Fundamentos em
ANATOMIA

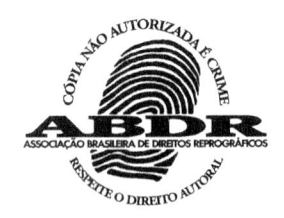

H337f Hartwig, Walter.
         Fundamentos em anatomia / Walter Hartwig ; tradução Terezinha Oppido, Ane Rose Bolner. – Porto Alegre : Artmed, 2008.
         432 p. ; 25 cm.

         ISBN 978-85-363-1380-1

         1. Anatomia humana – Fundamentos. I. Título.

                                                    CDU 611

Catalogação na publicação: Mônica Ballejo Canto – CRB 10/1023.

Walter C. Hartwig, Ph.D.
Touro University College of Osteopathic Medicine

Fundamentos em
ANATOMIA

Tradução:
Terezinha Oppido
Ane Rose Bolner

Revisão da tradução:
Sueli de Faria Müller
Professora adjunta do Departamento de Oftalmologia da Universidade Federal
de São Paulo-Escola Paulista de Medicina.

Consultoria, supervisão e revisão técnica desta edição:
Eduardo Cotecchia Ribeiro (capítulos 1 a 6, 8)
Professor associado da Disciplina de Anatomia Descritiva e Topográfica do Departamento de
Morfologia e Genética da Universidade Federal de São Paulo Escola Paulista de Medicina.

Marcelo Cavenaghi Pereira da Silva (capítulos 2 e 7)
Professor adjunto I da Disciplina de Anatomia Descritiva e Topográfica do Departamento de
Morfologia e Genética da Universidade Federal de São Paulo-Escola Paulista de Medicina.

artmed®

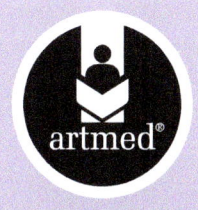

2008

Obra originalmente publicada sob o título
Fundamental Anatomy, 1st Edition
ISBN 978-0-7817-6888-7

Copyright © 2008 Lippincott Williams & Wilkins, a Wolters Kluwer business
Published by arrangement with Lippincott Williams & Wilkins/Wolters Kluwer Health Inc. USA

Indicações, reações colaterais e programação de dosagens estão precisas nesta obra, mas poderão sofrer mudanças com o tempo. Recomenda-se ao leitor sempre consultar a bula da medicação antes de sua administração. Os autores e a editora não se responsabilizam por erros ou omissões ou quaisquer conseqüências advindas da aplicação incorreta de informação contida nesta obra.

Capa: *Mário Röhnelt*

Leitura final: *Felicitas Hermany*

Supervisão editorial: *Letícia Bispo de Lima*

Editoração eletrônica: *Techbooks*

Reservados todos os direitos de publicação, em língua portuguesa, à
ARTMED® EDITORA S.A.
Av. Jerônimo de Ornelas, 670 - Santana
90040-340 Porto Alegre RS
Fone (51) 3027-7000   Fax (51) 3027-7070

É proibida a duplicação ou reprodução deste volume, no todo ou em parte, sob quaisquer formas ou por quaisquer meios (eletrônico, mecânico, gravação, fotocópia, distribuição na Web e outros), sem permissão expressa da Editora.

SÃO PAULO
Av. Angélica, 1.091 - Higienópolis
01227-100 São Paulo SP
Fone (11) 3665-1100   Fax (11) 3667-1333

SAC 0800 703-3444

IMPRESSO NO BRASIL
PRINTED IN BRAZIL

*Para Mitchell B. Day, com gratidão,
por ter dado o exemplo*

Agradecimentos

Eu não seria professor de anatomia, hoje, se não fosse pelo investimento das seguintes pessoas em minha educação. Por ter podido estudar anatomia 20 anos atrás, agradeço a Mitchell B. Day, Roderick V. Moore, F. Clark Howell e Sylvia Hixson. Eu primeiro aprendi anatomia no laboratório do saudoso Dr. Herbert Srebnik, David Lewis, Professor Marian Diamond e Joe Reyes na UC-Berkeley. Outro conselheiro que tive, Professor Tim White, ajudou-me no decorrer dos anos a compreender quanta anatomia ainda preciso conhecer.

Depois da UC-Berkeley, fui para Chicago, onde Alfred L. Rosenberger, Larry Cochard e Sandra Inouye alimentaram meu respeito pela anatomia. Uma oportunidade fortuita de pós-doutorado levou-me a SUNY Stony Brook, onde Jack T. Stern, William L. Jungers, Susan Larson, John Fleagle, Pierre Lemelin, Brian Richmond e, em especial, David Eliot treinaram-me e toleraram minhas fraquezas.

Na Touro University College of Osteophatic Medicine, minha noção de anatomia aprofundou-se sob a influência de Barbara M. Kriz e, especialmente, do fenomenal professor de anatomia Bruce Richardson. Outros colegas na California College of Podiatric Medicine e na Touro University College of Osteophatic Medicine – Reed A. Rowan, David Eliot (novamente), Bruce Silverman, James Binkerd, Ghulam Noorani, Nripendra Dhillon e Jeffrey Kwok – inspiraram-me a continuar trabalhando na tarefa incomum de ensinar e dissecar o corpo humano.

Na Lippincott Williams & Wilkins, agradeço a Betty Sun pelo primeiro endosso a este projeto. Crystal Taylor, Kelly Horvath e Jen Clements desenvolveram este projeto do início ao fim e gastaram horas intermináveis intervindo em minha incapacidade de seguir instruções. Kelly Horvath, em particular, fez de meu conceito um livro real, com paciência e bom-humor. Janis Acampora produziu as ilustrações originais.

Por mais de uma década à frente deste projeto, recebi apoio e incentivo incondicionais de minha esposa, Yeun, e das famílias Lee e Hartwig. O apoio de Yeun é uma parte vital deste trabalho, sem o qual eu jamais poderia tê-lo imaginado, tampouco terminado.

Prefácio*

A anatomia do corpo humano tem sido bem-documentada e absolutamente explicada ao longo, pelo menos, dos últimos 100 anos. Os pioneiros do ensino, como J.C.B. Grant, W.H. Hollinshead e D.J. Cunningham (citando apenas alguns), inspiraram o ensino da anatomia macroscópica com ênfase e perspectiva diferentes, porém elucidativas. Os resultados materiais foram profundos, com textos em várias edições e títulos sucessivos como *Grant's method of anatomy*, *Hollinshead's textbook of anatomy* e *Cunningham's textbook of anatomy*. Esses livros expressaram a estrutura cognitiva pessoal de seus criadores para a compreensão de como o corpo é construído. A abordagem de Grant foi acentuadamente visual e enfatizou o estudo de região por região do corpo. Hollinshead escreveu brilhantemente sobre a função e analisou a anatomia usando uma abordagem sistêmica e regional combinada. O texto de Cunningham, juntamente com o mais familiar *Gray's anatomy*, é uma das poucas abordagens puramente sistêmicas do assunto.

A era dos extensos cursos de anatomia já terminou; porém, em especial devido às exigências curriculares do limite de tempo que pode ser devotado à anatomia, nas escolas de medicina os estudantes são obrigados a pensar sobre as aplicações clínicas da estrutura desde o início de seu treinamento. Como resultado, os textos dominantes de hoje tendem a enfatizar a abordagem regional de Grant, complementada com correlações clínicas e estudos de caso. Os dias dos títulos com epônimos fazem parte da história, tendo sido substituídos por *Anatomia orientada para a clínica* ou *Anatomia clínica*, que também amadureceram por meio de numerosas revisões para que se tornassem referências abrangentes da anatomia macroscópica.

Acredito que os estudantes precisam de livros de "visão panorâmica", além de livros de referência abrangentes. As pessoas adquirem conhecimento sobre um assunto por meio de duas vias básicas, que às vezes são descritas como "de cima para baixo" e "de baixo para cima". A via "de baixo para cima" é o método de agrupar os fatos e dominar suas relações para chegar a alguma compreensão do assunto em geral. A via "de cima para baixo", naturalmente, é o oposto – um método de aprendizado da organização de um assunto antes de praticar sua base factual. Em teoria, essas vias possibilitam ao estudante compreender e dominar um assunto. Acredito que uma dose concisa da abordagem "de cima para baixo" pode melhorar muito a eficiência da abordagem "de baixo para cima". É esse o propósito que permeia esta obra.

O presente livro expande dois aspectos do ensino da anatomia que se mesclam perfeitamente: **embriologia** e **anatomia sistêmica**. Em muitas escolas de medicina, a embriologia é ensinada como um curso de unidade baixa para complementar a anatomia ou como algumas aulas dentro do curso de anatomia. Neste livro, tento explicar o desenvolvimento do corpo de modo

---

* N. de R.T. Alguns dos termos mantidos entre aspas ou mesmo entre parênteses não constam da Terminologia Anatômica (2001), porém são utilizados pelo autor nesta obra, além de serem de uso comum na área de saúde.

a torná-lo clinicamente relevante. Isso também se deve ao fato de eu acreditar que a percepção da embriologia resolve grande quantidade de detalhes anatômicos como um todo manejável, como é visto em Rosse, C. e Gaddum-Rosse, P. *Hollinshead's textbook of anatomy*, 5th Edition. Baltimore: Lippincott-Raven, 1997:6:

> *O estudo da anatomia não precisa consistir em memorização de longas listas de nomes, mas, sim, deve basear-se na visualização das partes e regiões do corpo em três dimensões, fundamentada na compreensão de como essas relações surgiram e por que existem. Essa compreensão pode ser atingida com o estudo da embriologia.*

A outra concepção de ênfase deste livro é a expansão da informação sistêmica. Muitos programas de graduação nas profissões de saúde agora ensinam o corpo "sistema por sistema", um modo eficiente de integrar estrutura e função normais de um complexo tecidual com os processos patológicos e o tratamento clínico. Os sistemas do corpo são unificados por função. A seqüência de sistemas, segundo a apresentação neste livro, tenta equilibrar a lógica do desenho do corpo com as informações mais relevantes sobre o tema. Um sistema do corpo todo, o circulatório, lidera como guia para todas as regiões do corpo. Os outros sistemas de órgãos seguem considerando-se embriologia e funções relacionadas e esquema de inervação relativamente simples (pelo menos, em termos anatômicos). Não existe um capítulo distinto para os órgãos endócrinos; ao contrário, eles são discutidos nas partes embriológicas apropriadas. O sistema nervoso periférico e o sistema músculo-esquelético são inter-relacionados espacial e funcionalmente. Embora a natureza de seu funcionamento seja similar de uma região para a seguinte, o número de nervos, músculos, ossos e articulações nomeados é bastante grande, de modo que esses capítulos são relativamente longos. Para manter o ritmo de narração embriológica, eles são colocados depois dos capítulos sobre órgãos.

Por último, um breve capítulo sobre a pele e a fáscia superficial conclui o livro. Esse é um tópico incomum para um livro de anatomia macroscópica sistêmica, porque, sendo uma estrutura de grande relevância clínica, a glândula mamária cresce no interior do sistema corporal denominado tegumento comum que, de resto, é mais microscópico (histológico) do que macroscópico. A mama precisa ser abordada em um livro de anatomia, e, como glândula excretora externa modificada (são glândulas sudoríferas altamente modificadas), optamos por colocá-la no capítulo sobre tegumento, ainda que confinada.

Para que os estudantes comecem a entender como a anatomia se relaciona com o exame, diagnóstico e tratamento do paciente, incorporei quadros de *Anatomia clínica* em todo o texto. Eles não têm a intenção de ser abrangentes, mas, sim, de salientar condições que são principalmente de desenvolvimento e anatômicas.

SUMÁRIO

1 FUNDAMENTOS DO DESENVOLVIMENTO INICIAL   13

2 SISTEMA CIRCULATÓRIO   59

3 SISTEMA DIGESTÓRIO   131

4 SISTEMA RESPIRATÓRIO   153

5 SISTEMAS URINÁRIO E GENITAL   165

6 SISTEMA NERVOSO   191

7 MÚSCULO E TECIDOS CONECTIVOS   271

8 TEGUMENTO COMUM   405

ÍNDICE   409

Fundamentos do Desenvolvimento Inicial

Introdução
Termos básicos de anatomia e orientação
A forma simples da vida animada
    Três famílias de tecidos básicos: sensação, movimento e absorção
    Crescimento do corpo por meio da divisão celular: diferenciação x proliferação
Desenvolvimento humano inicial
    As três primeiras semanas de crescimento
    Gastrulação
    Neurulação
    Pregueamentos lateral e longitudinal do embrião
    Crescimento mesodérmico
    Desenvolvimento inicial do coração e do sistema circulatório
    Desenvolvimento dos nervos

INTRODUÇÃO

A meta básica deste capítulo é compreender como se formam as três camadas germinativas de ectoderma, mesoderma e endoderma e o que elas passam a ser. A meta mais ampla é compreender como o tecido e os sistemas de órgãos funcionam no corpo pela incorporação das camadas germinativas. Para atender a meta básica, você aprenderá os nomes das estruturas que existem apenas de modo transitório no corpo (literalmente, uma questão de horas), mas que são a chave para a transição bem-sucedida de um bloco celular para outro. Com certeza, você será capaz de tratar um paciente no futuro sem ter de se lembrar imediatamente dessas informações, mas como estudante de medicina você sofrerá se não tiver a perspectiva de desenvolvimento do corpo.

TERMOS BÁSICOS DE ANATOMIA E ORIENTAÇÃO

A anatomia é um mapa do corpo, com linguagem e direções próprias. Algumas pessoas orientam-se por pontos de referência ("vire à esquerda no posto de gasolina") e outras, por padrões universais ("ande 2,1 km e a seguir vire para o norte"). Os profissionais de saúde precisam aprender o mapa do corpo, e todos os que tratam pacientes devem falar a mesma língua. Por esse motivo, aplicam-se termos universais de localização e movimento a uma orientação-padrão do corpo humano. A linguagem é complexa, mas tem de ser precisa. Este capítulo introduz a terminologia correta em uma narrativa relativamente descontraída, para facilitar a compreensão. Uma vez compreendida, a linguagem do discurso profissional deve ser apropriada e específica. (Ver Quadro 1.1 de Anatomia clínica.)

A FORMA SIMPLES DA VIDA ANIMADA

Este livro mostra a anatomia em termos das necessidades básicas de uma forma de vida animada. Todos os animais têm o mesmo plano corporal simples – os seres humanos são modificados apenas ligeiramente. O plano simples é descrito aqui com a abordagem "de cima para baixo", de modo a dar aos estudantes uma base para dominar os detalhes.

A forma de vida animada sobrevive por meio de três atividades básicas: sentir o mundo exterior, absorver energia do mundo exterior e mover-se em resposta às demandas dessas mesmas necessidades. Na história da vida na terra, esses imperativos manifestam-se como camadas de tecidos: uma camada externa de detecção e proteção, uma camada interna de absorção e uma camada média de contratilidade entre elas (Fig. 1.1). Essas camadas desenvolvem-se primeiro como colônias de células que são capazes de se diferenciar em formas e tamanhos especiais, e essas colônias de células, ou tecidos, têm nomes específicos: ectoderma para a camada externa, endoderma para a camada interna e mesoderma para a camada média. A diversidade da vida animal na terra não é resultado de tipos diferentes de camadas teciduais nos diferentes animais, mas, sim, do grau em que essas três camadas básicas se desenvolvem.

As formas de vida simples nada mais são do que essas três camadas organizadas em um corpo de forma tubular (Fig. 1.2). A camada externa pode ter os meios básicos para detectar o ambiente, porém sem sentidos especializados como olfação, visão ou audição. A camada interna absorve o que pode da matéria particulada que é ingerida ou levada até o animal pela água. O que não é absorvido simplesmente é conduzido para fora pela outra extremidade do tubo, sem separação de dejetos sólido e líquido. A camada derivada do mesoderma é nada mais que as células contráteis básicas que dão ao animal a capacidade de seguir seu caminho, pelo ambiente, por meio de pulsos.

Compare isso com uma forma de vida complexa, como um tigre (Fig. 1.3), que tem elaborações nos três níveis. A camada externa desenvolve pelos táteis e vibrissas e um sistema nervoso que pode detectar alterações em ondas luminosas, ondas sonoras e "farejar" ondas na atmosfera. A camada interna expande-se em uma grande bolsa (o estômago) para digerir proteína e, então, alonga-se para maximizar a absorção de nutrientes para energia. A água é recuperada da matéria não-digerida, e o tubo termina como um portal apenas para dejetos sólidos. A camada média é a mais complexa, incluindo quatro evaginações denominadas membros, para o movimento pode-

CAPÍTULO 1 ■ FUNDAMENTOS DO DESENVOLVIMENTO INICIAL   15

ANATOMIA CLÍNICA

QUADRO 1.1
TERMOS BÁSICOS DE ANATOMIA E ORIENTAÇÃO

Termos de referência para posição, orientação e direção relativa em anatomia no corpo humano

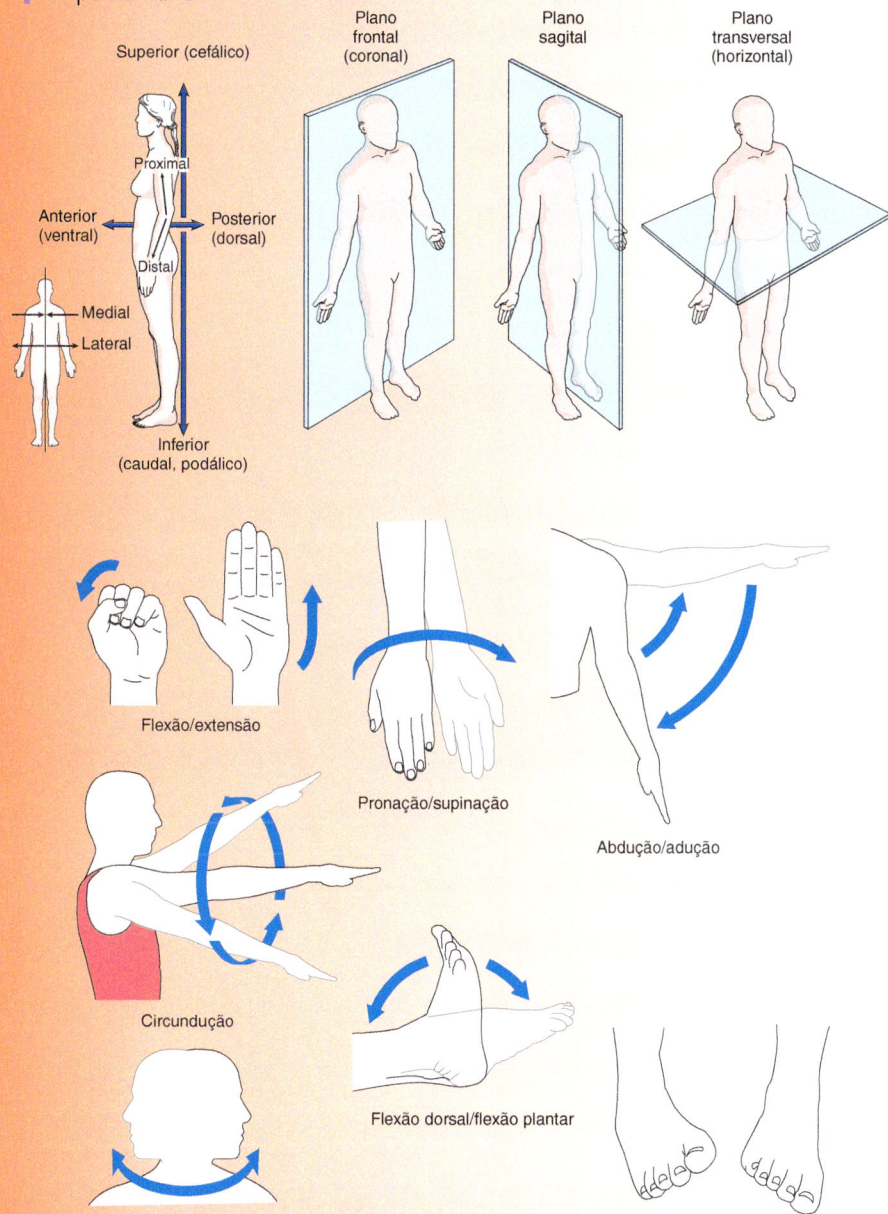

- Superior (cefálico)
- Proximal
- Anterior (ventral)
- Posterior (dorsal)
- Distal
- Medial
- Lateral
- Inferior (caudal, podálico)
- Plano frontal (coronal)
- Plano sagital
- Plano transversal (horizontal)

- Flexão/extensão
- Pronação/supinação
- Abdução/adução
- Circundução
- Flexão dorsal/flexão plantar
- Rotação
- Inversão/eversão

Termos básicos de anatomia e orientação. (De Cohen BJ, Taylor JJ. Memmler's The Human Body in Health and Disease, 10th Edition. Baltimore: Lippincott Williams & Wilkins, 2005.)

FIGURA 1.1 **Esquema de tecidos básicos de organismos animados.**

Um tecido (ectoderma) percebe o mundo exterior e protege o organismo. Outro tecido (endoderma) também está em contato com o mundo exterior, mas por meio de uma entrada protegida ("boca") e uma saída protegida ("ânus"). Essa camada absorve, com pouco poder de resistência, o que quer que entre em contato com ela. Uma terceira camada (mesoderma) preenche o espaço entre os tecidos interno e externo. O mesoderma pode desenvolver-se em estruturas que são muito frouxas (gordura) ou muito rígidas (osso). Pode desenvolver-se em estruturas que se contraem quando estimuladas (músculo), inclusive contrações voluntária (músculo esquelético) e involuntária (músculo liso ou cardíaco). Também pode comprimir o tubo endodérmico (peristaltismo) e mover um osso contra o outro (locomoção). "O mesoderma é o que torna animado o organismo animado."

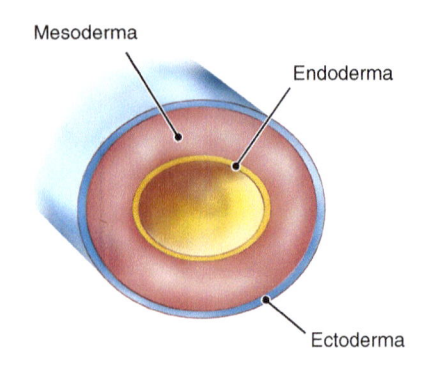

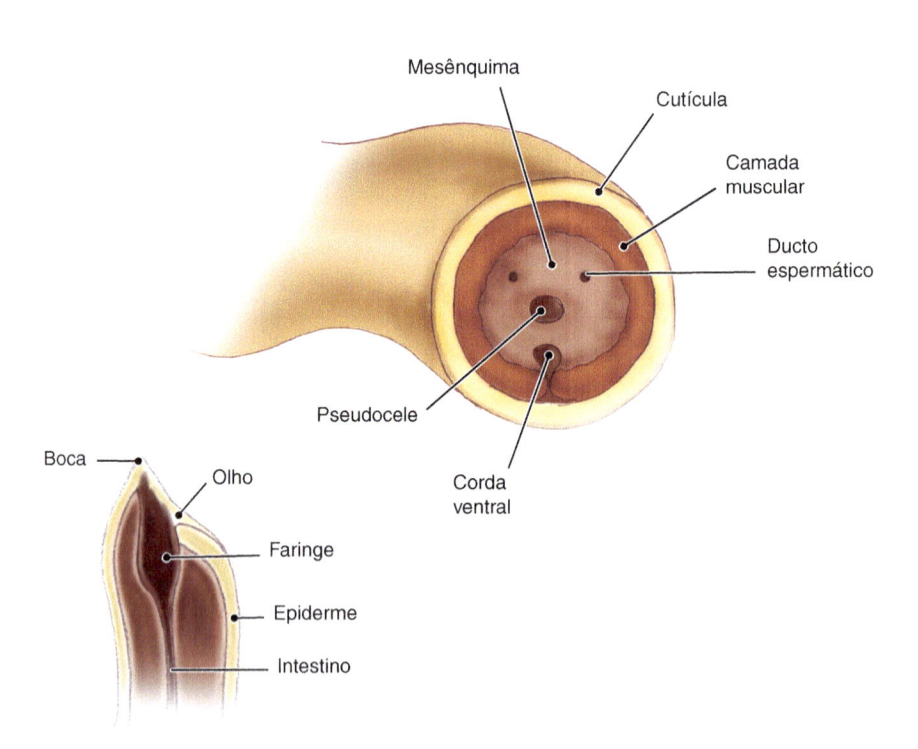

FIGURA 1.2 **Forma de vida animada simples, neste caso, um nematomorfo.**

As três camadas de tecidos básicos são pouco alteradas neste estado adulto, o qual apresenta uma camada externa protetora, porém não-especializada, uma camada interna absorvente, porém não-modificada, e um revestimento intermediário de musculatura sem brotos dos membros. As extremidades da "cabeça" e da "cauda" são pouco modificadas para "consumo" e "saída" de energia.

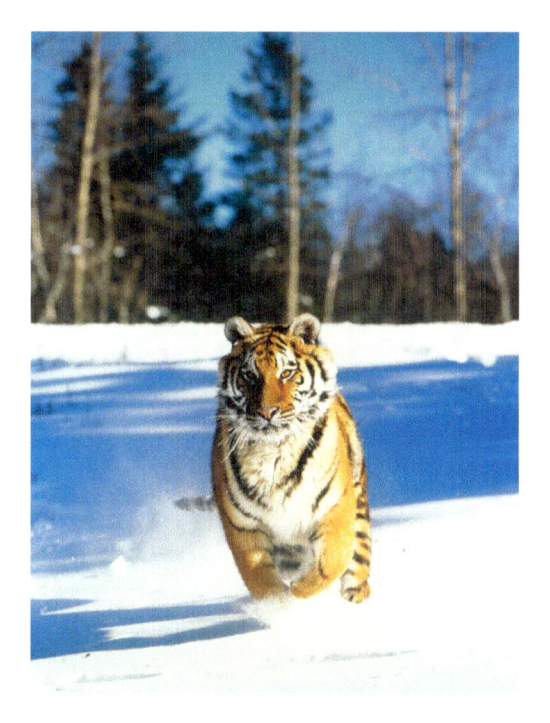

FIGURA 1.3 Exemplo de forma de vida complexa, na qual as três camadas de tecidos básicos foram grandemente modificadas.

Das três camadas, o mesoderma é a mais dinâmica, motivo pelo qual os organismos animados apresentam tantas variedades de tamanho, postura e locomoção. (Reproduzida com a permissão de Tom Brakefield/Photodisc Green/Getty Images.)

roso, preciso e consciente. O mais impressionante e reconhecível é a cabeça elaborada, que abriga a "parte de cima" expandida e especializada das três camadas. Mesmo com essa complexidade, o tigre é apenas uma coleção de finalidades celulares de ectoderma, endoderma e mesoderma.

Algumas das formas mais primitivas de vida animada são escassamente animadas. As superfícies simplistas de seu corpo proporcionam apenas sinais binários do mundo em torno delas e têm grandes portais abertos na extremidade "dianteira" e "traseira" para entrada e saída, respectivamente, de matéria particulada. Não têm apêndices e não podem controlar o efeito da gravidade sobre sua posição ou movimento. Os seres humanos são altamente desenvolvidos, por comparação, mas ainda somos apenas um conjunto altamente desenvolvido de tecidos neurais, tecidos digestórios e tecidos de sustentação. Muito do que você precisa lembrar em anatomia é como esses tecidos conectivos são governados pelo sistema nervoso e como eles se relacionam entre si. A derivação do simples **disco germinativo trilaminar** ("de três camadas") de ectoderma, endoderma e mesoderma é a melhor maneira de aprender anatomia, e isso é assunto da embriologia.

Três famílias de tecidos básicos: sensação, movimento, absorção

A camada ectodérmica detecta o ambiente. Do ectoderma, deriva-se a pele e todo o sistema nervoso, inclusive o sistema nervoso central (encéfalo e medula espinal) e o sistema nervoso periférico (as fibras que saem do sistema nervoso central e entram em contato com o ambiente por meio das terminações próximas da pele). Mesmo os sentidos "especiais" da olfação, visão, audição e gustação nada mais representam do que tecidos neurais (ectodérmicos) que são expostos diretamente à pele especializada (por exemplo, a córnea ou a membrana timpânica). Mesmo as células pigmentares, que se alteram diretamente pela exposição ao ambiente, representam o ectoderma que migrou, como um agente especial, do tubo centralizado que se transforma no "centro do pensamento".

Agora, considere o **endoderma**, que permanece relativamente inalterado durante o desenvolvimento e é representado no corpo adulto apenas por finas camadas de células que revestem a maioria das superfícies internas "úmidas". Em harmonia com nossa herança na estrutura animal, esse tubo endodérmico permanece aberto na extremidade superior (a boca) e na inferior (o ânus). Entre esses dois pontos, todo o tubo de células é responsável pela absorção de energia nutritiva para que o corpo permaneça exposto ao mundo exterior. Graças à terceira camada (germinativa), porém, podemos fechar o ectoderma sobre esses orifícios, de modo que partículas não voem, caiam ou sejam carregadas para dentro.

Exceto em dois locais, a camada **mesodérmica** ocupa cada ponto disponível entre o ectoderma e o endoderma. Um ponto não-ocupado é na extremidade cranial do embrião, e outra é na extremidade caudal. Nesses pontos, o mesoderma não pode romper a vedação do ectoderma sobre o endoderma; isso ocorre tanto durante o desenvolvimento quanto no corpo adulto. Pense em que lugar a pele seca se dobra para dentro e passa a ser úmida e absorvente. Esses pontos são transições diretas de ectoderma para endoderma, de ponta a ponta. Em todos os outros pontos, você tem mesoderma sob a pele.

O mesoderma desenvolve-se em todos os músculos e no tecido conectivo (por exemplo, osso, ligamento, tendão e fáscia) e também em tecidos especializados (por exemplo, vasos sangüíneos). Ele possibilita que se mantenha uma certa posição ou a mobilize, conforme as condições. O mesoderma desenvolve-se para determinado tecido conectivo rígido, como osso, e para um tecido conectivo muito complacente, como fáscia. Permanece firmemente preso ao tubo endodérmico, de modo que pode proporcionar contração rítmica para o tubo intestinal e mover as partículas de alimento em um processo denominado **peristalse**. O mesoderma é responsável pela postura e pela capacidade de mudá-la.

Algumas formas de vida animada, inclusive a maioria dos vertebrados, desenvolveram brotos mesodérmicos complexos no corpo – os membros – que possibilitam que se movam entre ou dentro de ambientes. O **esqueleto axial** do corpo sustenta cavidades (o tronco), e seu **esqueleto apendicular** possibilita o movimento coordenado. Não há endoderma nos membros; sua anatomia é um estudo do potencial do tecido conectivo.

Como este texto abrange os sistemas corporais, voltaremos à história do desenvolvimento. Precisamos considerar como as camadas embrionárias dobram-se para se tornarem o tronco e como o endoderma consegue permanecer tão fino, mas tornar-se tão comprido. Também precisamos considerar como o cérebro se desenvolve a partir da extremidade superior do tubo ectodérmico e, assim sendo, mencionar porque nossa face é relativamente plana e voltada para a frente, em comparação com a de nossos primos mamíferos. A história completa do desenvolvimento é envolvente, mas grande parte dos currículos médicos não permite que outro curso tão extenso quanto o de anatomia detenha-se somente nela.

Crescimento do corpo por meio da divisão celular: diferenciação x proliferação

Você é o resultado do que uma vez foi uma célula simples. Por meio da divisão celular, é produzida uma ampla gama de tipos muito diferentes de células – processo chamado de **diferenciação**. A capacidade de certas células de se dividirem em células de outros tipos é conhecida como **pluripotência**. Nos estágios iniciais de crescimento, as primeiras poucas gerações de células são **totipotentes**, porque cada uma delas tem a capacidade de produzir todos os vários tipos de células de um ser vivo. As qualidades de totipotência e pluripotência, porém, são transitórias – condição que é o cerne dos debates sobre as pesquisas de célula-tronco. Em algum ponto durante o crescimento embrionário, todos os tipos diferentes de células apareceram e, desse ponto em diante, o crescimento é questão de **proliferação** dos tipos de células existentes.

O período de nove meses pré-natais começa com poucas semanas de diferenciação celular agressiva, seguidas por um período extenso (vários meses) de pequena diferenciação celular e de grande multiplicação ou proliferação. A gravidade de um "defeito de nascença" (ou, mais apropriadamente, uma **anomalia congênita**) é resultado, em parte, do ponto durante o crescimento pré-natal no qual surge o problema. Uma carga insuportável para o embrião quando suas células ainda são pluripotentes resultará em células descendentes de tipos diferentes, que carregam os efeitos da agressão. Assim, os problemas que ocorrem durante esses estágios iniciais de crescimento podem ser incompatíveis com a vida, e o embrião não sobrevive. Ao contrário, se a carga for introduzida posteriormente, quando as células já não estão-se diferenciando, o resultado tende a ser menos grave, porque apenas um único tipo ou linhagem celular é afetado. O conhecimento da anatomia do desenvolvimento possibilitará que você se comunique com os pais preocupados, como profissional, usando termos que os deixem conscientes e seguros, sem incertezas ou perplexidade.

DESENVOLVIMENTO HUMANO INICIAL

Tente pensar no corpo humano em comparação com outras formas de vida animada. Essas formas de vida precisam sobreviver para se reproduzir, e precisam reproduzir-se para sobreviver. Parte da sobrevivência envolve a detecção do que é o mundo em torno de você (por exemplo, alimento ou perigo), e parte dela envolve obter energia do meio ambiente. Parte disso também envolve mover-se de um lugar para outro para evitar o perigo e encontrar alimento. Em um sentido bastante real, os seres humanos não são mais animados do que os vermes. Desenvolvemo-nos a partir dos mesmos grupamentos de células básicas: um para sentir o ambiente, um para processar os materiais do ambiente e um para se mover de um lugar para outro. A diferença está no grau em que nos desenvolvemos. É justo dizer que toda a anatomia está contida no período de desenvolvimento embrionário.

As três primeiras semanas de crescimento

O ovo humano fertilizado, ou zigoto, precisa primeiro proteger-se, alimentar-se e, depois, crescer. Conforme o zigoto gravita para uma superfície receptiva do útero materno, o processo inexorável de divisão celular transforma-o de uma célula em duas e cada uma dessas células em duas descendentes, e assim por diante, até que passe a ser uma massa crítica de 16 células (Fig. 1.4). Isso se chama estágio de **mórula**, do latim que significa amora, porque nos mamíferos as células aderem na forma agrupada ou em contas, como a amora. A divisão até esse ponto dura aproximadamente 96 horas, ou quatro dias, depois das quais o embrião em desenvolvimento tenta escavar a parede do útero (**implantação**) usando células que ele produziu, mas que per-

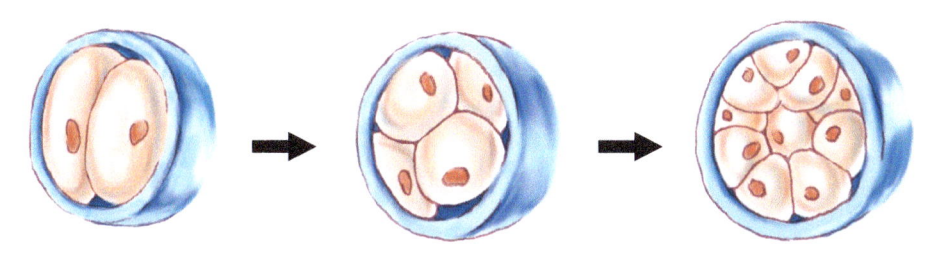

Estágio de 2 células   Estágio de 4 células   Mórula

FIGURA 1.4   **Amadurecimento do zigoto na mórula de 16 células.**

manecem em seu exterior (ou **extra-embrionárias**). Ainda nessa ocasião, as células internas ao embrião mantêm sua totipotência enquanto se dividem em suas descendentes com posição propositada e assimétrica. O plano simples está iniciado.

As células da mórula agrupam-se em duas camadas distintas, uma dentro da outra. A camada externa de células é chamada, obviamente, de **massa celular externa**, e sua finalidade é gerenciar os objetivos extra-embrionários do embrião. A camada interna denomina-se **massa celular interna** (ou **embrioblasto**), e sua função é dividir-se em cada célula que passa a fazer parte de você. Conceitualmente, o código genético está preparando algumas de suas células para estabelecer um perímetro ou uma estrutura de sustentação que, por último, é dispensável. Ela prepara o restante das células para que se desenvolvam nos tecidos corporais reais dentro de limites relativamente seguros da massa externa protetora. O sucessor da mórula é chamado de **blastocisto**, que significa, vagamente, cavidade produtora de células (Fig. 1.5).

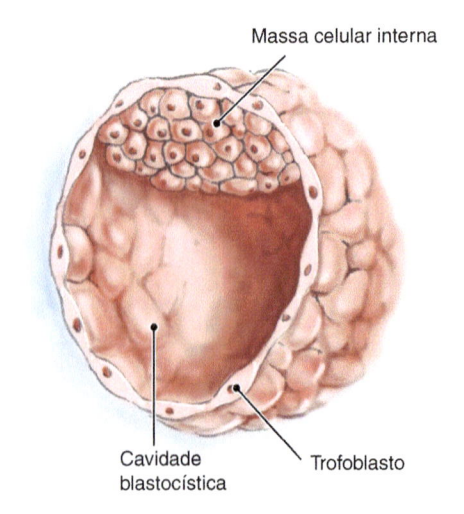

A história da implantação não é essencial ao desenvolvimento embrionário, mas ilustra um princípio orientador de como o embrião sobrevive e floresce. Pense no embrião como um parasita, um organismo que retira sua subsistência da energia de um hospedeiro. Os embriões humanos precisam fazer isso, porque os mamíferos dão à luz uma progênie, em vez de um "ovo" coberto. Para os animais que se desenvolvem dentro de um ovo com casca, a nutrição vem do próprio ovo e, basicamente, o animal emerge do ovo depois de ter exaurido o suprimento alimentar "doado" por sua mãe. Os embriões de mamíferos, porém, desenvolvem-se em associação com a mãe, e essa relação implica uma certa quantidade de drenagem de seus recursos.

A massa celular externa é a metade parasitária do organismo. Ela forma um anel (**citotrofoblasto**) em torno da massa celular interna para protegê-la do instinto natural do hospedeiro (a mãe), que é dissolver, rejeitar ou expeli-la. Algumas das células do citotrofoblasto dividem-se em uma colônia produtora de células que se infiltram no tecido uterino e neutralizam seu antagonismo. Essas células em geral são encontradas como conglomerados de núcleos sem paredes celulares definidas, um desenho denominado **sinciciotrofoblasto** (Fig. 1.6). Essa configuração básica expande-se significativamente e, por último, conecta-se às ilhotas de sangue do útero para difundir nutrientes de volta para o embrião. As camadas de interface do trofoblasto são dinâmicas, mas o anel básico original de células em torno do embrião não é. O parasita precisa manter uma rígida barreira contra os esforços contínuos do hospedeiro para expulsá-lo.

Enquanto a implantação vai chegando aos dias 7, 8 e 9, a massa celular interna continua a crescer. A camada de células voltada para a cavidade formada pela massa celular externa

FIGURA 1.5 A mórula transforma-se em blastocisto.

A mórula diferencia-se em uma camada externa e uma interna de células, um sanduíche de duas camadas. A camada externa será responsável pela relação entre o embrião e a mãe. A camada interna é o ancestral estrito de todas as células que passam a ser você.

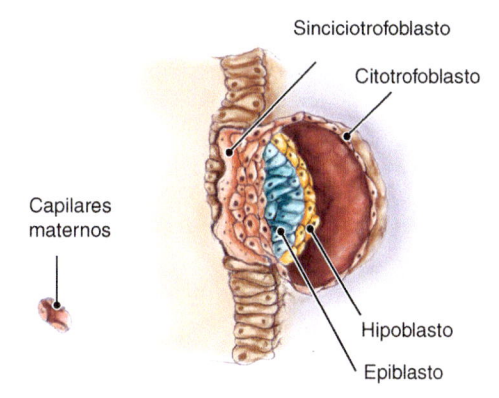

FIGURA 1.6 **Começo da implantação.**

O citotrofoblasto continua a ser uma barreira entre o embrião propriamente dito (mostrado aqui como uma camada epiblástica e uma camada hipoblástica) e o útero. Conforme o citotrofoblasto invade o útero, produz uma rede frouxa de células que não têm paredes rígidas (sinciciotrofoblasto). Essas células incorporam-se ainda mais na parede uterina e procuram acúmulos de sangue para levar nutrientes maternos para o embrião. Nesse ínterim, o embrião está prestes a armazenar sua própria "gema de ovo" na cavidade entre o hipoblasto e o citotrofoblasto.

produz uma nova camada de células que a reveste de um lado a outro. Essa camada de novas células é chamada **hipoblasto**, porque é formada "abaixo" do grupo original da massa celular interna, que agora é denominada **epiblasto**. Essas duas camadas de células expandem-se para formar carapaças que revestem o interior do anel citotrofoblástico, como meio de isolar mais ainda as células que formarão o corpo (o embrião "verdadeiro"). Esse processo de proliferação celular chama-se formação de **disco germinativo bilaminar** (Fig. 1.7).

O disco germinativo bilaminar corre risco ainda maior de ser removido da mãe hospedeira, porém ele expele uma nova camada de células de tamponamento entre si e seu próprio citotrofoblasto protetor. Essa camada de **mesoderma extra-embrionário** circundará todo o disco germinativo bilaminar (juntamente com suas membranas amniótica e do saco vitelino primitivo), e depois será comprimida contra ele de duas maneiras importantes. Uma delas é ao longo da margem do recém-criado **saco vitelino primário (primitivo)**, que ao ser comprimido forma um **saco vitelino secundário (definitivo)** menor (Fig. 1.8). A outra maneira é ao longo do limite entre as margens do epiblasto e do hipoblasto, onde o mesoderma extra-embrionário entra forçosamente no disco germinativo, longe do citotrofoblasto, e o suspende pelo **pedúnculo de conexão** assim formado (Fig. 1.9). O futuro cordão umbilical deriva, em parte, desse pedúnculo de conexão. Como o mesoderma extra-embrionário está amadurecendo, ele produz autocavitação, de modo que o embrião fica efetivamente suspenso pelo pedúnculo de conexão no interior de seu próprio saco, parecendo um casulo em uma **cavidade coriônica** cheia de líquido, isto é, envolvido por uma carapaça de mesoderma extra-embrionário contra o citotrofoblasto.

Gastrulação

O embrião atingiu um ponto de equilíbrio quanto a seus esforços para retirar nutrientes da mãe, de estar protegido contra o assalto celular e de abrigar alimento suficiente por si só no saco vitelino secundário (definitivo). Agora, é hora de a massa celular interna dinâmica diferenciar-se nas três camadas celulares funcionais básicas da vida animada: uma camada externa protetora e sensível, uma camada interna de absorção de energia e uma camada conectiva entre elas, que é capaz de movimento contrátil. Essas três camadas serão chamadas de ectoderma, endoderma e mesoderma, respectivamente, e o modo como o **disco germinativo trilaminar** básico é formado chama-se processo de **gastrulação**. A partir desse ponto, o suprimento alimentar próprio do embrião vai-se reduzindo, e suas camadas celulares transformar-se-ão em precursores de três camadas de tecido.

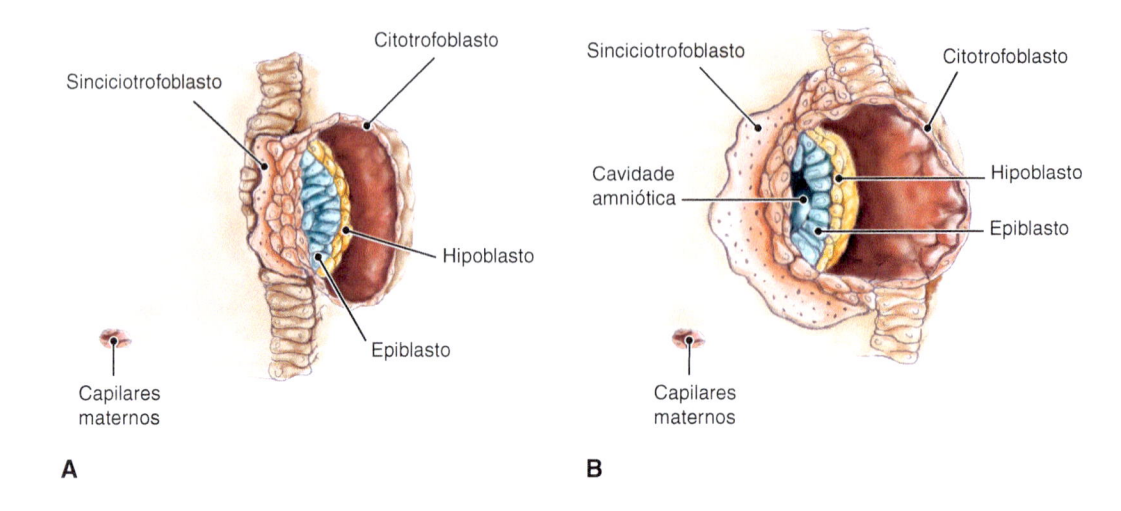

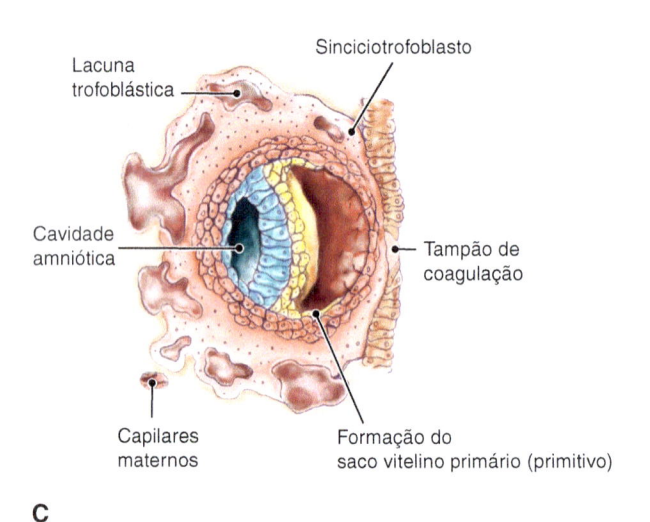

FIGURA 1.7 **O embrião forma duas cavidades no interior da carapaça protetora do citotrofoblasto.**

O epiblasto forma uma cavidade amniótica acima de si próprio, e o hipoblasto produz células abaixo de si próprio, prevendo o armazenamento de nutrientes **(A-C)**. A cavidade amniótica, por fim, desenvolve o embrião e o feto e lhe proporciona um ambiente líquido "autóctone".

Uma das primeiras indicações de que o embrião está-se diferenciando é o aparecimento de uma orientação, ou de um eixo, que sugere duas extremidades (a extremidade da cabeça [cranial] e a da cauda [caudal], supostamente) e um lado comprido para o disco embrionário. Aparece uma escavação na superfície das células epiblásticas perto de uma das extremidades. Sua posição na "linha mediana" do disco indica uma posição axial que, por fim, define a área da coluna vertebral e da medula espinal. Nesse momento, contudo, é definido o local em que as células produzidas pelo epiblasto serão afuniladas para baixo, para substituir o hipoblasto e criar as células endodérmicas e mesodérmicas definitivas. É a **linha primitiva** (Fig. 1.10).

Durante esse processo, as células que estão passando a ser mesoderma são despejadas no espaço entre o epiblasto (agora, camada de ectoderma) e o endoderma (espaço antes ocupado por

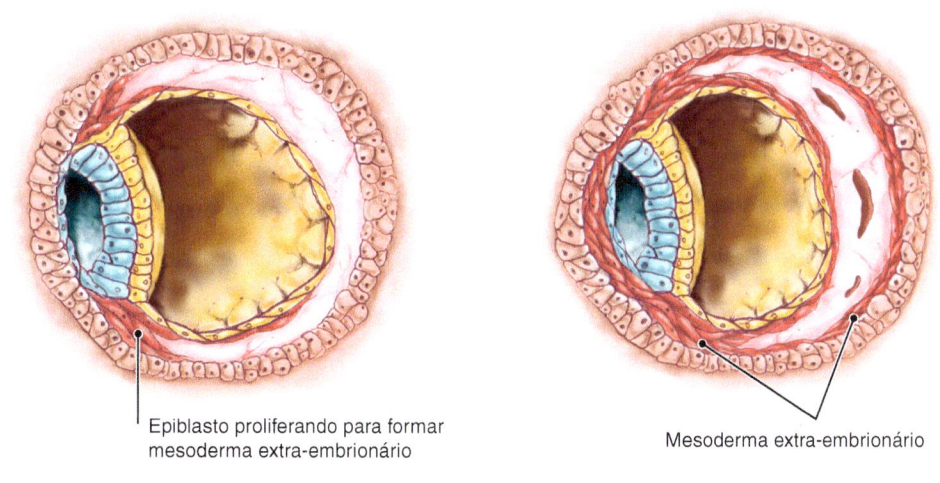

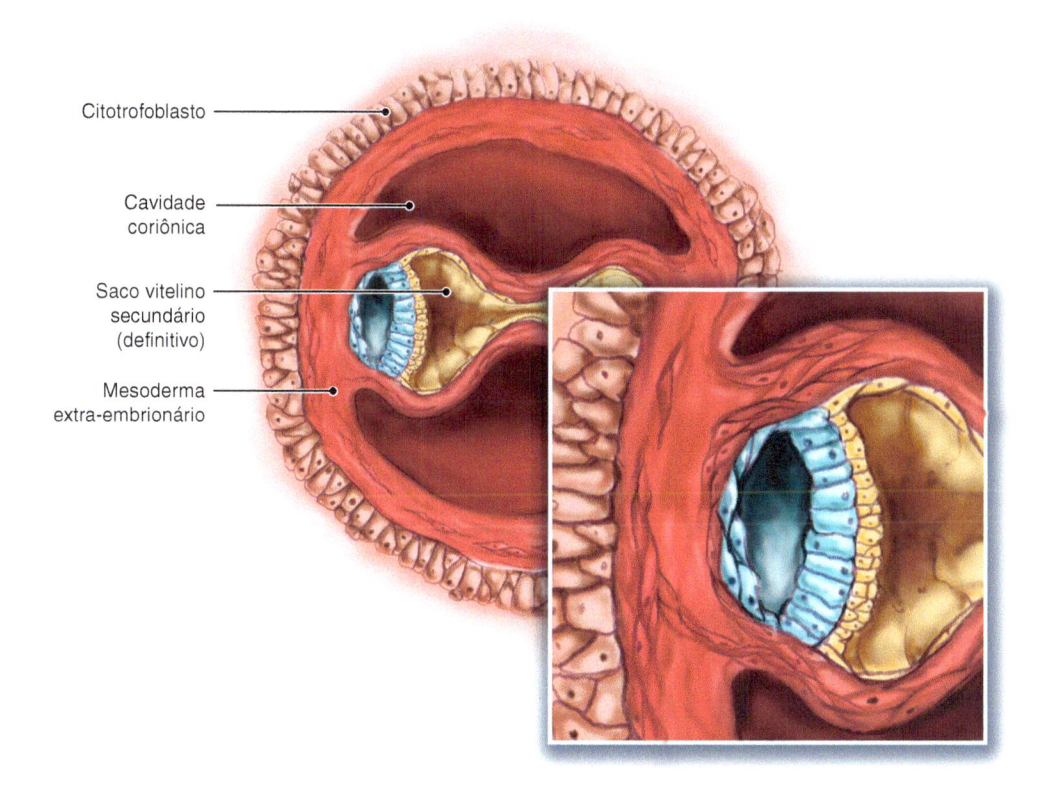

FIGURA 1.8 **Note como uma nova camada de células prolifera entre o embrião e o citotrofoblasto.**

Essa camada celular agressiva isola o embrião **(A, B)** e o suspende do revestimento interno do citotrofoblasto. O embrião fica, então, flutuando na cavidade coriônica **(C)**. O pedúnculo de conexão que o liga ao citotrofoblasto é o local do futuro cordão umbilical. O mesoderma extra-embrionário desenvolve-se para tamponar e isolar ainda mais o embrião. Observe como ele comprime um pouco o local do alimento do embrião, reduzindo o saco vitelino primário (primitivo) e gerando um menor, o saco vitelino secundário (definitivo).

FIGURA 1.9 O embrião suspende-se em uma cavidade coriônica.

Esta figura mostra a configuração básica do embrião em vista longitudinal, com o pedúnculo de conexão localizado quase na "extremidade de trás" do embrião. Note como uma pequena faixa de saco vitelino ficou presa no pedúnculo de conexão. Essa bolsa cega é denominada alantóide, palavra grega que significa "em forma de salsicha".

Saco vitelino

Mesoderma extra-embrionário
Cavidade amniótica
Linha primitiva
Epiblasto
Hipoblasto
Saco vitelino secundário (definitivo)

Linha primitiva
Epiblasto
Hipoblasto
Endoderma

Ectoderma (epiblasto)
Células mesodérmicas invaginantes
Endoderma

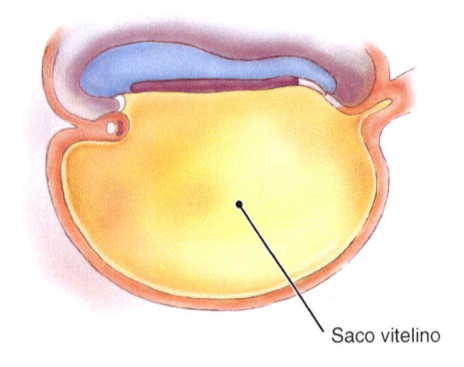

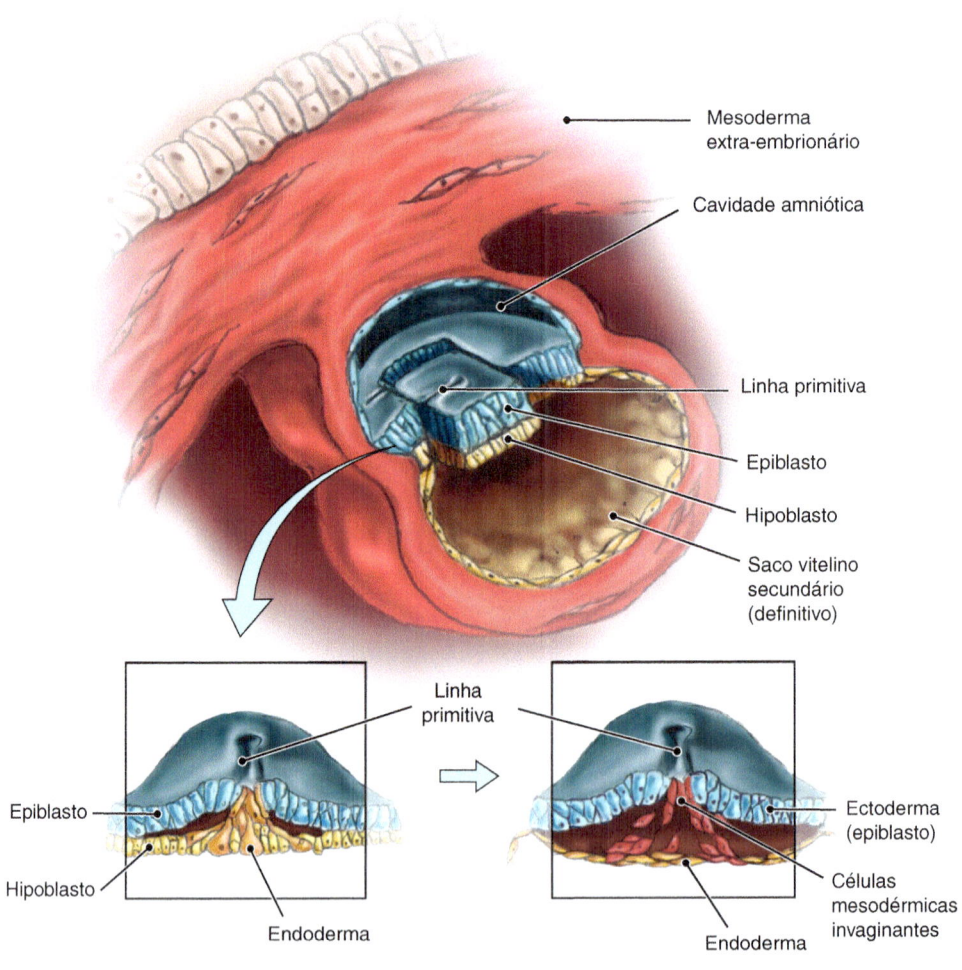

FIGURA 1.10 A linha primitiva escava o epiblasto e faz com que vertam células endodérmicas que substituem as células hipoblásticas originais.

Com o endoderma no lugar, a linha primitiva verte células mesodérmicas que migram entre ectoderma (azul) e endoderma (amarelo) em todo o disco embrionário. A linha primitiva também produz células que formam um eixo primitivo para o corpo, na forma de uma notocorda.

células hipoblásticas). Se não fosse controlado, esse depósito de células de mesoderma separaria completamente o endoderma do ectoderma, como a camada mais interna de um sanduíche separa as duas fatias de pão. Pense, contudo, no corpo adulto. Na extremidade da boca, você tem uma transição da camada externa protetora de pele para a camada interna absorvente que guarda continuidade com o esôfago. Da mesma forma, a região anal apresenta a mesma transição de ectoderma para endoderma. Assim, existem dois pontos do embrião em desenvolvimento nos quais o mesoderma não deve intervir entre ectoderma e endoderma. De fato, ao longo do eixo definido pela linha primitiva há duas "placas" de fusão entre ectoderma e endoderma. A que está na presumida extremidade cranial do embrião é chamada de **membrana bucofaríngea** (orofaríngea), e a da extremidade caudal é chamada de **membrana cloacal** (Fig. 1.11).

Quando o mesoderma coloca-se na posição, forma três protuberâncias ou colunas distintas de células. Essas protuberâncias são mais visíveis em um diagrama de corte transversal do embrião. A protuberância mais interna forma-se além do eixo central do embrião e é chamada **mesoderma (coluna) paraxial**. A camada seguinte de células na direção lateral do embrião é chamada **mesoderma (coluna) intermédio**, e o grupo de células mais externo é chamado de **mesoderma da placa lateral**. Por fim, o mesoderma da placa lateral faz contato com o mesoderma extra-embrionário quando atinge a margem de ectoderma e endoderma. Essa interface é importante porque representa onde as células intrínsecas do embrião entram em contato com as células extrínsecas do ambiente imediato (Fig. 1.12).

Como o mesoderma está-se formando em todo o espaço disponível entre ectoderma e endoderma, a linha primitiva projeta um grupo de células como um bastão do nó de células em sua ponta. Esse grupo de células é denominado **notocorda** e assume posição na linha mediana na metade cranial do disco quando a linha primitiva regride atrás dela (Fig. 1.13). Como veremos, a notocorda tem a capacidade exclusiva de empurrar o ectoderma acima dela, para se enrolar em outra forma. Antes que isso aconteça, porém, a linha primitiva deve ser totalmente reabsorvida (se isso não ocorrer, o resultado é uma **anomalia congênita** denominada **teratoma sacrococcígeo** – ver Anatomia clínica – Quadro 1.2).

Nesse ponto, acredita-se que o desenvolvimento humano mimetize o que se observa em pássaros, répteis e outros mamíferos, nos quais as três camadas germinativas definitivas do corpo aparecem primeiro em uma forma de sanduíche no padrão de panqueca. Esse **disco germinativo trilaminar** é assentado no saco vitelino secundário (definitivo) em forma de balão, mas logo os tamanhos relativos dos dois se invertem, quando o embrião cresce e o saco vitelino diminui. O desenvolvimento humano agora tem os precursores para todos os tecidos adultos necessários, mas esses precursores não se conformam quanto à forma, à condição animada. O ectoderma deve envelopar o organismo para formar um ambiente circundante sensível e protetor. O endoderma precisa converter-se de uma superfície em placa em um tubo, de modo que as substâncias possam entrar no corpo por uma extremidade e sair por outra, passando

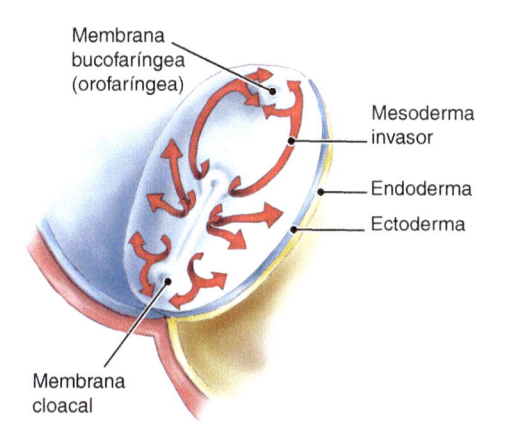

FIGURA 1.11 **As células de mesoderma migram para todos os locais que podem entre as camadas de ectoderma e endoderma.**

Elas não podem penetrar na aderência, na extremidade cranial do embrião, chamada de membrana bucofaríngea, e não podem penetrar na aderência na extremidade caudal, chamada de membrana cloacal. O mesoderma também não pode deslocar as células da notocorda que fluem para fora da linha primitiva e permanecem na linha mediana, entre a linha primitiva e a extremidade cranial.

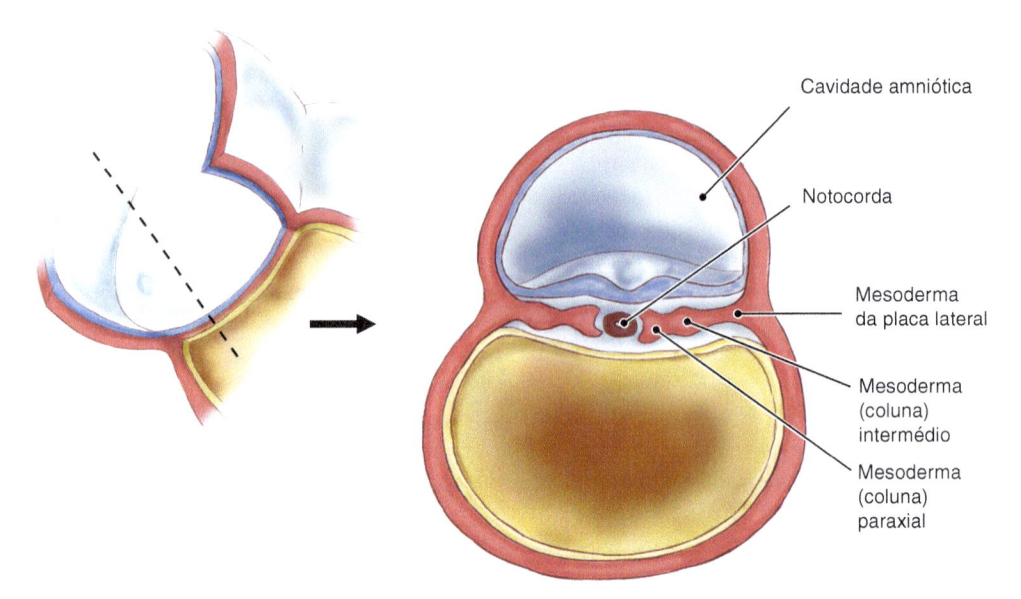

FIGURA 1.12 Vista em corte transversal do embrião na ocasião de migração de mesoderma.

As células mesodérmicas coalescem em três grupos ou colunas distintas. O mesoderma paraxial acompanha o trajeto da notocorda. O mesoderma intermédio dispõe-se bem junto a ele por uma pequena extensão do comprimento do embrião. O mesoderma da placa lateral preenche o resto do espaço e forma um contato importante com o ectoderma acima (dorsalmente), o endoderma abaixo (ventralmente) e a carapaça extra-embrionária do lado de fora.

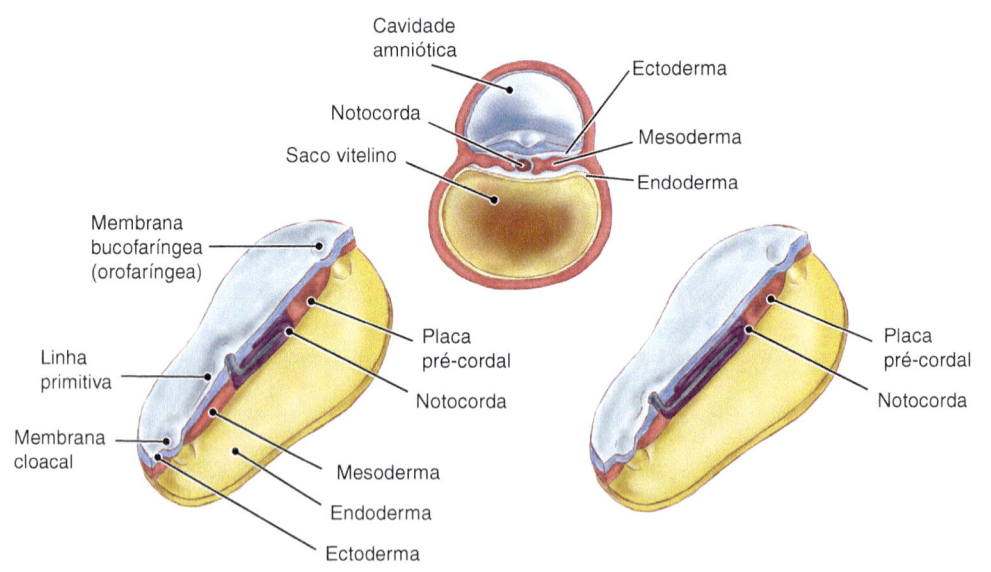

FIGURA 1.13 A linha primitiva produz um bastão de células na linha mediana do disco embrionário.

Esse bastão é a notocorda, e você pode ver no corte transversal que ela forma um tipo de eixo para o embrião. Conforme ela aumenta, a linha primitiva propriamente dita regride na direção da extremidade caudal do embrião. Se ela não regredir completamente, o ectoderma sobre essa parte do corpo será anormal. No adulto, essa parte do corpo é a parte inferior da coluna vertebral, e a alteração quando a linha primitiva não regride completamente é chamada de teratoma sacrococcígeo.

ANATOMIA CLÍNICA

QUADRO 1.2

TERATOMA SACROCOCCÍGEO

É possível que permaneçam remanescentes da linha primitiva perto da extremidade sacral da coluna vertebral em desenvolvimento. Esses remanescentes desenvolvem-se em uma massa tumoral chamada teratoma sacrococcígeo, que é o tumor mais comum em recém-nascidos. Em geral, o tumor emerge da ponta do cóccix. Como as células que emergem da linha primitiva podem produzir muitos tipos diferentes de células adultas (condição denominada pluripotência), o tumor pode conter exemplos dessas células. Por motivos desconhecidos, cerca de 75% dos tumores sacrococcígeos ocorrem em mulheres. O prognóstico é bom se o tumor for excisado logo após o nascimento; se o tumor não for diagnosticado logo após o nascimento, pode tornar-se maligno. Esse tipo de anomalia congênita pode representar uma das poucas circunstâncias em que se pode sobreviver a um erro que ocorre muito no início do desenvolvimento (21º dia, aproximadamente).

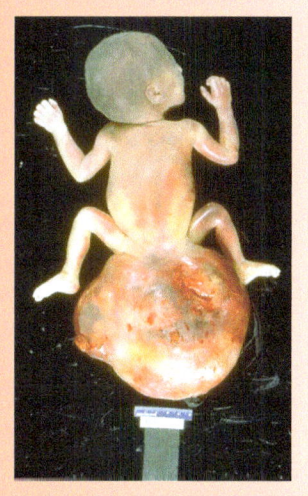

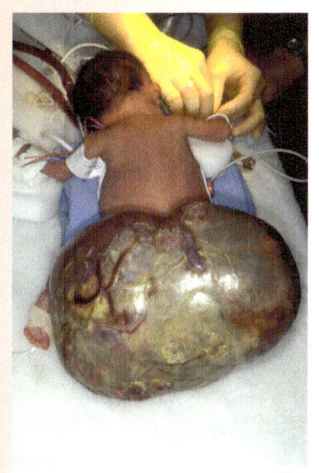

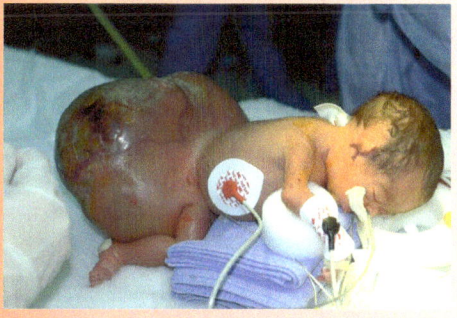

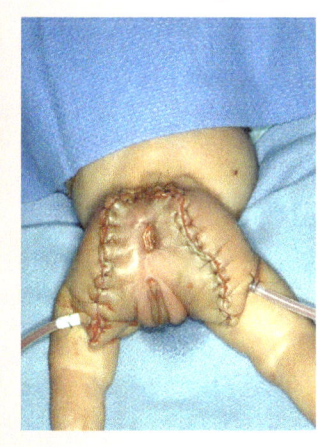

Teratoma sacrococcígeo. (Reproduzido com a permissão de www.virtualpediatrichospital.org)

"através" do corpo conforme são absorvidas. O mesoderma deve diferenciar-se na sustentação tridimensional e nas estruturas contráteis que dão ao organismo movimento independente. Essas complexas conversões ocorrem com muita rapidez, durante eventos críticos de **neurulação** e **pregueamento embrionário,** na terceira e quarta semanas depois da concepção.

Neurulação

A neurulação forma o tecido nervoso a partir da camada de células ectodérmicas. Imagine que as células destinadas a sentir o mundo exterior e a proteger você dele isolam-se parcialmente na carapaça do corpo, sendo que as "antenas" (algumas especiais e algumas comuns) permanecem em contato com o mundo exterior. A rápida migração celular que ocorre internamente ao longo da linha mediana do corpo em formação é chamada de **neurulação**, e resulta na medula espinal, que vai do pescoço para baixo, e em uma intumescência elaborada que se chama encéfalo, que vai do pescoço para cima. "Nervos" são o que conecta o encéfalo e a medula espinal ao ectoderma, que mantém uma "pele" ou envelope em torno dos outros tecidos do embrião.

A notocorda induz as células ectodérmicas imediatamente acima dela a se expandirem e afundarem para baixo, dando, assim, à superfície ectodérmica do embrião uma aparência laminada (placa) e, a seguir, **sulcada** (Fig. 1.14). A idéia é converter um pouco de células ectodérmicas em processadores especializados e submergir essas células em uma área protegida, primeiro sulcando a superfície ectodérmica, depois dobrando o sulco sobre si mesmo e, por fim, fechando as **pregas** completamente para formar um **tubo**, que é então "estrangulado" pelo ectoderma da superfície*. Quando o tubo é "estrangulado", fica aprisionado logo abaixo da superfície, em uma posição mediana.

Conforme a neurulação prossegue, nos dias 21 a 26, as pregas não se fecham para formar todo o tubo de uma única vez. O fechamento começa no meio da extensão das pregas neurais e, daí, prossegue tanto na direção da cabeça quanto da cauda (Fig. 1.15). O efeito é de "fechar o zíper", com uma abertura na extremidade caudal (neuróporo caudal) e uma abertura na extremidade cranial (neuróporo cranial). No futuro, para que a medula espinal e o encéfalo se formem e funcionem de modo adequado, esses poros precisam ser fechados completamente.

Conforme você estuda esta parte do desenvolvimento, pense sobre a lição maior de como o tubo neural consegue chegar onde está. No corpo, esse tubo é circundado por mais ou menos 29 ossos vertebrais que crescem como corpos em frente do tubo e se arqueiam em torno do tubo na direção do dorso. Você está estudando o desenvolvimento para aprender porque as coisas são do jeito que são no corpo adulto e para prever a natureza das **anomalias congênitas**. Deve-se estudar a neurulação como um meio de compreender a posição do sistema nervoso ao longo do eixo do corpo e de prever que muitas anomalias congênitas desse sistema são resultado do fechamento incompleto do mesoderma em torno dele. Em linhas gerais, essas alterações são variações da **espinha bífida**. (Ver Anatomia clínica – Quadro 1.3.)

A finalização da extremidade cranial do embrião é um processo tão fascinante que merece um capítulo apenas sobre ela mais adiante. Por enquanto, porém, tente compreender que, tendo um limite indeterminado na extremidade cranial, o tubo neural pode avolumar-se se outros vetores de crescimento em torno dele colaborarem. As diferenças no tamanho do encéfalo são distinções evidentes entre grupos de animais, como anfíbios, répteis e mamíferos e, em especial, entre diferentes grupos de mamíferos. Tudo o que diz respeito ao crescimento, contudo, envolve trocas, de modo que é preciso ter em mente, enquanto se estuda, como o resto da cabeça cresce.

Algumas células ectodérmicas são liberadas quando as pregas neurais se aproximam para formar um tubo (ver Fig. 1.14). Essas células da **crista neural** não fazem parte do ectoderma

---

* N. de R.T. O referido estrangulamento corresponde à fusão das margens do ectoderma acima do tubo neural formado, isolando-o do meio exterior.

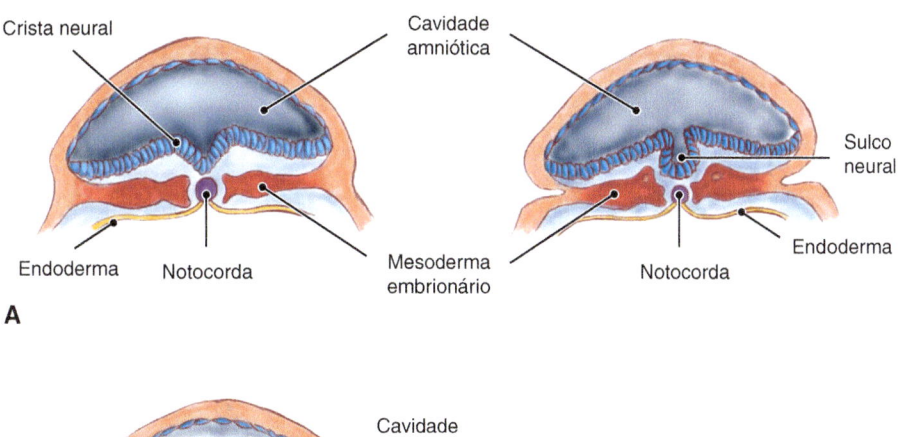

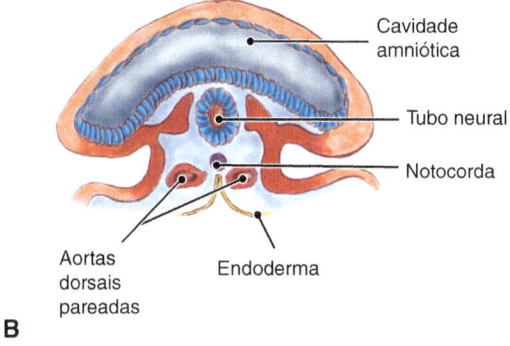

FIGURA 1.14 **Vistas em corte transversal da neurulação no disco embrionário de três camadas.**

Siga a camada de ectoderma azul desde a primeira prega, até ficar sulcada, logo acima da notocorda (**A**). O sulco então dobra-se sobre si mesmo para se transformar em um tubo, e o tubo distancia-se do ectoderma acima dele para se embutir abaixo deste (**B**). Esse processo é denominado neurulação e resulta em um tubo logo abaixo da pele do que no futuro será seu dorso. O tubo transforma-se na medula espinal e no encéfalo. (Adaptada de Sadler T. Langman's Medical Embryology, 9th Edition Image Bank. Baltimore: Lippincott Williams & Wilkins, 2003.)

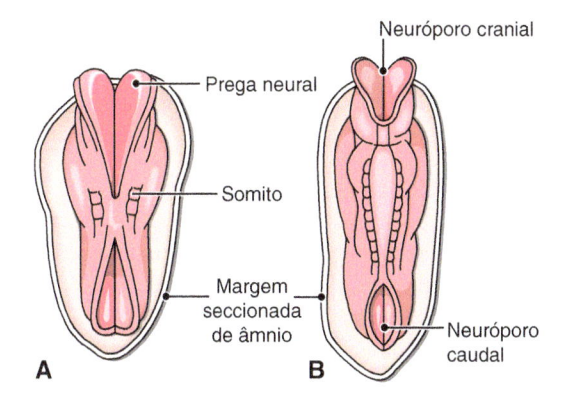

FIGURA 1.15 **Vista de cima para baixo da camada ectodérmica quando "fecha como zíper" o sulco neural em um tubo neural.**

Esse processo começa no meio do disco embrionário e continua daí tanto em direção da cabeça quanto da cauda (**A**). A parte da cabeça do tubo por fim expande-se em um grande encéfalo; a parte da cauda do tubo deve fechar-se sobre si mesma. Você pode ver como o mesoderma paraxial segue o sulco na forma de somitos (**B**), que são os precursores da coluna vertebral. (LifeART image copyright(c) 2006 Lippincott Williams & Wilkins. Todos os direitos reservados.)

ANATOMIA CLÍNICA

Quadro 1.3
DEFEITOS DO TUBO NEURAL

A falha de fechamento do tubo neural resulta em amplo espectro de situações, que vão de problemas estéticos à morte. O mesoderma em torno do tubo neural está intimamente envolvido em seu fechamento, porque ele forma os arcos vertebrais protetores nas vértebras. **Espinha bífida** refere-se a uma insuficiência de formação dos processos espinhosos e/ou dos arcos vertebrais, que resulta na exposição da medula espinal e/ou de suas meninges. Os termos que descrevem os tipos de espinha bífida referem-se a quanto do sistema nervoso central está comprometido no defeito. **Espinha bífida oculta** é uma insuficiência de ossificação completa do mesoderma, sendo a alteração mais leve. Na **espinha bífida cística**, uma intumescência de líquido cerebrospinal e das meninges circundantes expande-se para a região defeituosa (uma **meningocele**). O deslocamento da medula espinal em uma meningocele forma uma **meningomielocele**. O tipo final de exposição é o fracasso absoluto de fechamento do ectoderma, que resulta em exposição evidente da medula espinal ao mundo exterior.

Essas alterações também se aplicam ao fechamento do tubo neural na extremidade da cabeça do embrião. Nessa área, porém, os ossos do crânio e não os arcos vertebrais circundam o grande encéfalo e formam-se pela indução direta do próprio encéfalo em crescimento. A gama de defeitos do tubo neural na extremidade cranial inclui meningoceles, que podem parecer muito mais graves do que são; **encefaloceles**, que incluem porções do encéfalo; **anencefalia** e **raquisquise**, que implica falha absoluta de constituição do tubo neural.

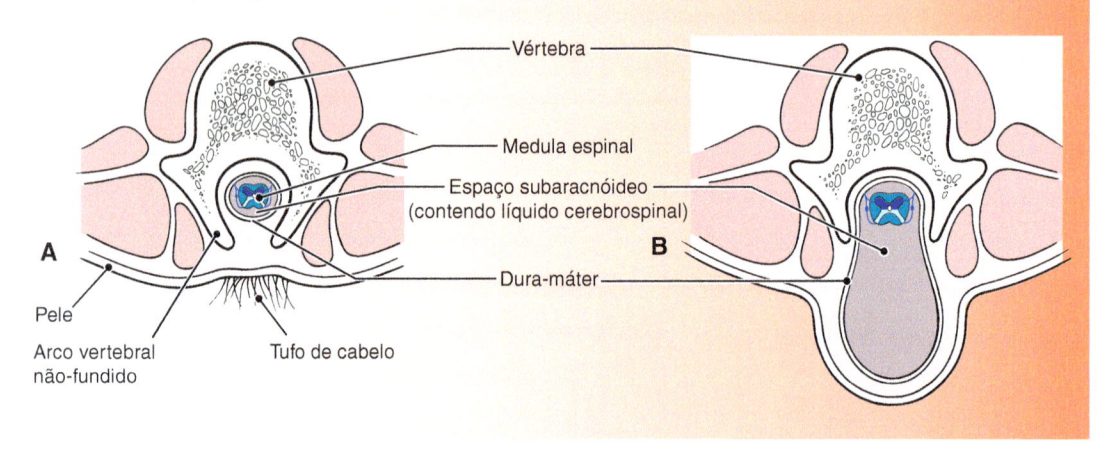

Legendas da figura: Vértebra; Medula espinal; Espaço subaracnóideo (contendo líquido cerebrospinal); Dura-máter; A; B; Pele; Arco vertebral não-fundido; Tufo de cabelo

"cicatrizado" e não fazem parte do tubo autolimitado. Em vez disso, estão à deriva no mesoderma entre os dois. **As células da crista neural dão origem a todos os neurônios externos ao encéfalo e à medula espinal.** Também dão origem a gânglios, à medula da glândula supra-renal e aos melanócitos – células que produzem pigmento. Os melanócitos exemplificam o papel da crista neural, porque representam células que detectam o mundo exterior (que é a função de sua origem ectodérmica) e respondem a ele de maneira protetora (o outro domínio do ectoderma), colorindo a derme do corpo, para bloquear a penetração de ondas luminosas nocivas. As células da crista neural interagem com o mesoderma para se desenvolverem em uma ampla

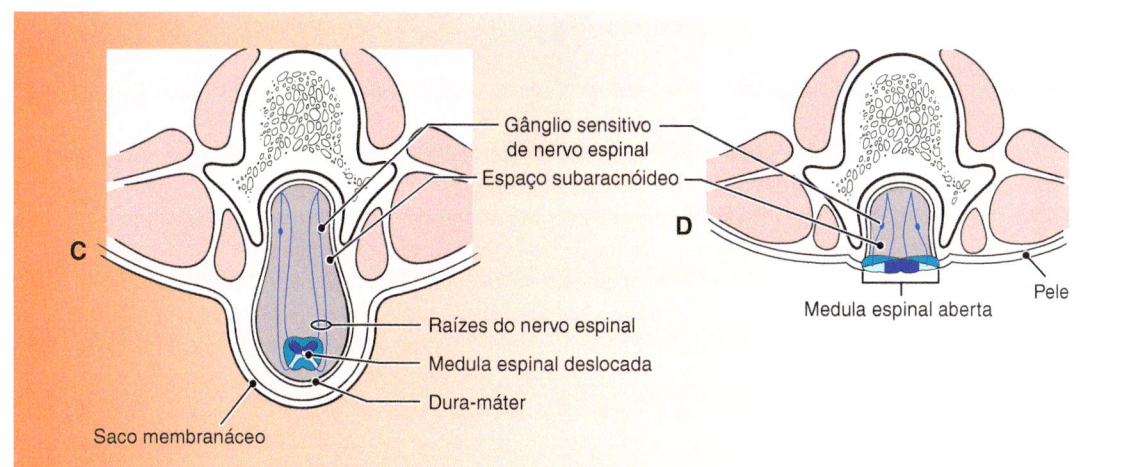

Defeitos do tubo neural. Se a neurulação não se completar na parte de cima (neuróporo cranial) ou de baixo (neuróporo caudal) do tubo neural, o mesoderma não envolve o tubo completamente em um anel ósseo. Isso se chama **espinha bífida**, e pode assumir formas que variam de **oculta (A)**, na qual o único sinal aparente é um tufo de cabelos estranho na região lombar inferior do dorso, a **cística (B)**, na qual o ectoderma sobrejacente "borbulha para cima" devido a um cisto expandido de líquido que banha a medula espinal. As formas císticas de espinha bífida podem variar da exposição das meninges neurais (**meningocele; B**) à exposição das meninges e do tecido nervoso (**meningomielocele; C**) até a exposição radical do tecido nervoso ao líquido amniótico (**raquisquise; D**). Na extremidade cranial do tubo neural, está em jogo a mesma dinâmica. Quando o tecido nervoso está maduro e banhado por líquido cerebrospinal, a cirurgia pode reduzir o efeito do crescimento mesodérmico defeituoso. Como profissional de saúde, é essencial que você possa informar aos pais sobre as opções de tratamento existentes amenizar o fator de choque que a anatomia cria por si só. (Modificado de Stedman's Concise Medical Dictionary for the Health Professions, 4th Edition. Baltimore: Lippincott Williams & Wilkins, 2001.)

variedade de estruturas adultas, inclusive em partes ou em cartilagens de ossos da cabeça. As células da crista neural confirmam a finalidade essencial da camada ectodérmica e a maneira criativa como suas células-filhas completam todas as possibilidades.

A neurulação é uma história clássica de proliferação e diferenciação. O resultado final é que um núcleo de células conectadas aprofunda-se no ectoderma na forma de um longo cordão e um (futuro) encéfalo intumescido. Essas células são capazes de detectar o mundo exterior por meio de conexões com a camada sobrejacente de ectoderma (os nervos) e por meio de alguns grupos de células sensitivas altamente especializadas na cabeça (os "órgãos" que vêem ondas luminosas, ouvem as ondas sonoras, cheiram moléculas e percebem o gosto de compostos químicos). O mais importante, contudo, é que essas células respondem às sensações com sinais químicos e elétricos que fazem com que as células mesodérmicas, que estão sempre em contato com eles, contraiam-se. Analisar como podemos direcionar essa atividade conscientemente é responsabilidade de um campo de estudo chamado de neurociências; o objetivo da próxima seção é mostrar como a anatomia até aqui abordada emerge logicamente durante o pregueamento do disco embrionário em uma forma corporal verdadeira.

Pregueamentos lateral e longitudinal do embrião

Três estruturas semelhantes a tubos fazem o trajeto ao longo do eixo do corpo adulto. Uma é a medula espinal, que, obviamente, não é um tubo, mas, sim, desenvolve-se a partir de um tubo de células. Outra é a coluna vertebral, que, mais uma vez, não é literalmente um tubo, e, sim, uma coluna cilíndrica completamente paralela à medula espinal, que está atrás dela (no interior), e ao esôfago, à sua frente. O esôfago é o terceiro tubo, e este é literalmente um tubo. Ele representa o início do tubo intestinal, que continua como estômago, intestinos e reto*. Essas colunas axiais derivam-se dos tecidos ectodérmicos, mesodérmicos e endodérmicos, respectivamente, em relação ao "desenho" do disco embrionário básico descrito até agora.

A pele que reveste a coluna vertebral continua em torno do corpo como um envoltório completo, contribuindo para o "volume" do corpo, que excede o espaço ocupado pelos três tubos básicos. Isso exige que, em determinado ponto, as três camadas germinativas tenham-se expandido de um simples desenho de "sanduíche" para uma configuração mais tridimensional. Esta etapa crítica do desenvolvimento animado ocorre logo após a neurulação, durante a quarta semana após a concepção. O processo envolve alterações em ambos os lados do disco embrionário (**pregueamento lateral**) e nas extremidades do embrião (**pregueamento longitudinal**). O resultado é um plano corporal semelhante ao de um peixe, que caracteriza toda a vida vertebrada.

A camada de ectoderma dá origem à camada externa da pele (a epiderme), mas antes do pregueamento existe apenas como a camada superior ou dorsal do disco germinativo. Essa camada deve assumir posição de circunscrição durante o episódio de pregueamento, o que significa que deve envolver a camada de mesoderma abaixo dela e a camada de endoderma mais abaixo. Não pode mover-se com muita rapidez, no entanto, senão interromperá a mudança simultânea na camada endodérmica.

Antes do pregueamento, o endoderma existe apenas como a camada inferior ou ventral do disco germinativo. Por fim, precisa tornar-se um tubo fechado, que se estende no corpo desde a garganta até o canal anal como uma bainha contínua e aberta. Ao mesmo tempo (reveja a Fig. 1.12), a camada endodérmica é exposta ao saco vitelino, uma bolsa nutritiva que fica suspensa como uma bola de chiclete. Se a camada endodérmica se dobrar sobre si mesma, criará um tubo, e algo deve acontecer com esse saco vitelino.

Em verdade, quando o endoderma começa o pregueamento lateral, projeta sua conexão com o saco vitelino para quase todas as localizações, exceto perto do centro do disco. Isso é lógico, porque, nesse momento de seu crescimento, o embrião exauriu seu suprimento alimentar próprio. Agora, ele está totalmente conectado à mãe e, assim, está pronto para receber dela a maior parte da energia de que precisa. O saco vitelino é dispensável, e o pregueamento lateral do embrião consome a maioria dele. O endoderma deve atingir esse pregueamento lateral antes do fechamento da prega ectodérmica, e o verdadeiro engenheiro dessa migração tecidual coordenada é o mesoderma.

Lembre-se que, conforme o mesoderma preenche o espaço entre o ectoderma e o endoderma, ele se assemelha a três grupos de tecido chamados de **mesoderma paraxial**, **mesoderma intermédio** e **mesoderma da placa lateral** (ver Fig. 1.15). Agora, seguimos o destino da região da placa lateral, cuja única propriedade é estar em contato com as células extra-embrionárias ao longo da margem do disco embrionário. Durante o pregueamento do disco, essas células extra-embrionárias precisam ser mantidas fora do embrião. Para tanto, o mesoderma deve "seqüestrar" o grupo final de células do ectoderma e o grupo final de células do endoderma ao longo dos lados do disco e, então, "encaixá-las" firmemente para dentro. Como fica em contato com o ectoderma e o endoderma como um sanduíche, o mesoderma da placa lateral pode fazer isso, mas o endoderma já começou a se enrolar para dentro e a se desfazer da membrana do saco vitelino. O mesoderma da placa lateral acomoda-se, dividindo-se em duas lâminas, uma apenas para revestir a parte de baixo do ectoderma e outra só para revestir a parte de cima do endoderma.

Imediatamente antes do início do pregueamento lateral, o grupo celular do mesoderma da placa lateral faz cavitação por meio do fascinante processo de morte celular programada (Fig. 1.16). Isso deixa uma camada do mesoderma da placa lateral em contato com o ecto-

---

* N. de R.T. Deve ser lembrado que o reto é uma parte do intestino grosso.

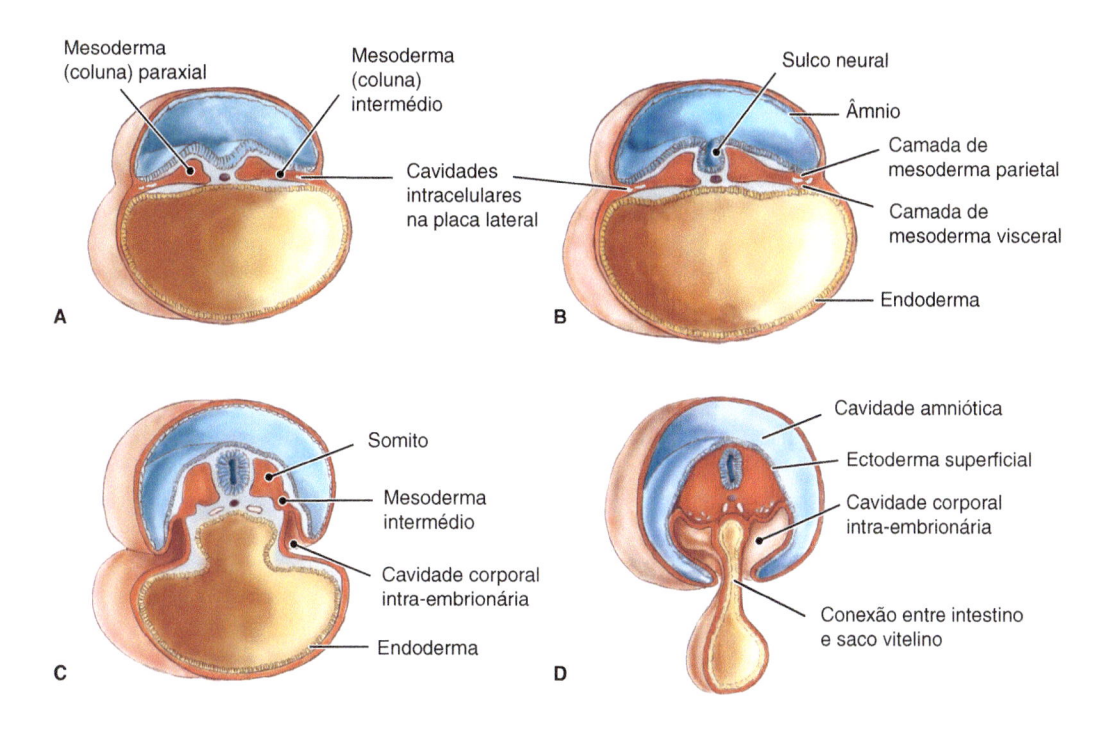

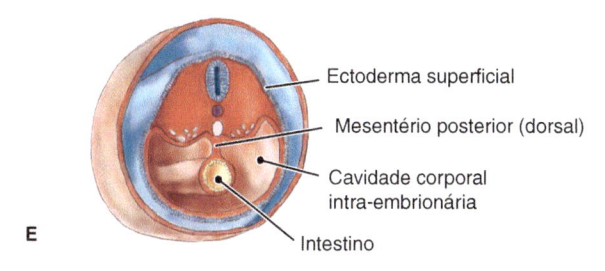

FIGURA 1.16 O mesoderma da placa lateral divide-se em duas "caudas" ao lado do disco embrionário.

Uma "cauda" firma-se no ectoderma sobrejacente e outra firma-se no endoderma subjacente **(A, B)**. Ambas as "caudas" forçam-se para baixo, levando consigo o ectoderma e o endoderma **(C)**. O endoderma transforma-se de uma placa chata de células com uma grande cavidade do saco vitelino em um tubo estreito de células, sendo a cavidade comprimida e desintegrada **(D)**. O ectoderma transforma-se de uma placa chata em um envoltório completo ao redor do embrião, que agora parece mais um cilindro do que um sanduíche. Como o exterior do cilindro é a camada de ectoderma, a cavidade acima dele (cavidade amniótica) agora circunda completamente o embrião, e enquanto está-se dobrando, o ectoderma expande-se ao longo da linha mediana em um tubo neural que se incrusta logo abaixo da superfície. Como a placa lateral se divide antes do pregueamento, a região entre as duas "caudas" é carregada com a prega e passa a ser parte do embrião, como a cavidade na qual o tubo endodérmico está suspenso **(E)**. O mesoderma que circunda o tubo endodérmico fica pendurado no "núcleo" do corpo do embrião, na forma de uma importante estrutura denominada mesentério. (Adaptada de Sadler T. Langman's Medical Embryology, 9th Edition Image Bank. Baltimore: Lippincott Williams & Wilkins, 2003.)

derma e uma camada separada do mesoderma da placa lateral em contato com o endoderma, com uma cavidade entre elas que é aberta para a cavidade de líquido coriônico, na qual todo o bulbo embrionário está suspenso pelo pedúnculo de conexão. Essa cavidade estende-se para todos os locais onde se forma o mesoderma da placa lateral, ou seja, em torno da extremidade cranial do disco, em frente da membrana bucofaríngea (orofaríngea) (ver Fig. 1.11). A cavidade resultante tem forma de ferradura quando vista de cima (Fig. 1.17).

A sutileza dessa transição é digna de um estudo minucioso. A camada de mesoderma que fica em contato como uma proteção abaixo do ectoderma chama-se **mesoderma somático** ou **parietal**. A camada que fica em contato como uma proteção acima do endoderma chama-se **mesoderma esplâncnico** ou **visceral**. O mesoderma somático torna-se muitos tecidos conectivos no corpo, já o mesoderma esplâncnico fica em contato íntimo com o endoderma e se torna um revestimento fino e forte de músculo liso, que ajuda a comprimir o tubo, conforme a necessidade.

O mesoderma esplâncnico ajuda a camada de endoderma a se dobrar sobre si mesma e a formar um tubo (muito semelhante ao tubo neural). Como um zíper que vai da extremidade cranial até a caudal do disco embrionário, o mesoderma esplâncnico penetra nos lados do embrião e se encontra na linha mediana. Essa colisão comprime o revestimento do saco vitelino e possibilita que as células de endoderma de um dos lados do disco embrionário mesclem-se com as células de endoderma do outro lado, como um tubo intacto. As células do mesoderma esplâncnico também sobrevivem à colisão e se mesclam para formar uma tipóia ao redor do novo tubo endodérmico.

Agora, pense sobre duas características importantes do novo tubo endodérmico. Primeiro, o tubo não se forma completamente no exato meio do embrião. Uma remanescência do saco vitelino continua pendurada para baixo (ventralmente) do tubo, como um balão (bolsa) desinflado. (Vamos ver o que acontece a essa bolsa quando visualizarmos o pregueamento longitudinal.) Segundo, o novo tubo endodérmico já não é mais adjacente ao tubo neural ao longo da linha mediana do embrião. Conforme o disco foi-se dobrando lateralmente, o mesoderma paraxial circundou o tubo neural, formando um corpo vertebral entre o tubo neural e o tubo intestinal. Por essa e por outras razões, o novo tubo endodérmico repousa em um tipo de "tipóia" formada pelo mesoderma esplâncnico e por suspensões de mesoderma da "parede" do corpo do embrião (ver Fig. 1.16).

Os embriologistas referem-se às três partes resultantes do tubo intestinal como **intestino anterior**, **intestino médio** e **intestino posterior**. Pense neles como a parte do tubo totalmente fechada antes do remanescente de saco vitelino (intestino anterior), a parte do tubo não-completamente fechada da qual pende o remanescente de saco vitelino (intestino médio) e a parte

FIGURA 1.17 **A divisão do mesoderma da placa lateral (seta verde) cria uma cavidade interna no embrião.**

A divisão alonga-se ao redor da margem do disco embrionário em forma de ferradura (ver as setas verdes acrescentadas). Isso é importante porque, conforme as duas "bainhas" do mesoderma da placa lateral penetram para baixo, trazem consigo a cavidade que há entre elas. Essa cavidade passa a ser a cavidade abdominal, a cavidade torácica e a cavidade do pericárdio quando o embrião se desenvolve, mas a parte dela que se arqueia em torno da extremidade cranial do disco embrionário não pode ficar nesse local. Ela precisa dobrar-se para baixo também.

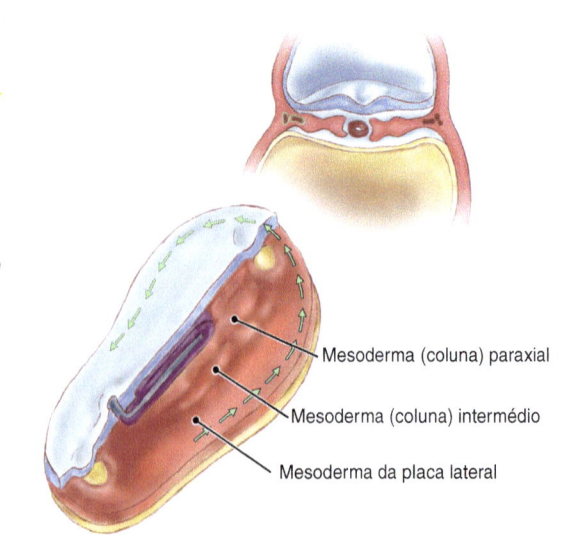

Mesoderma (coluna) paraxial
Mesoderma (coluna) intermédio
Mesoderma da placa lateral

do tubo totalmente fechada depois do remanescente de saco vitelino (intestino posterior). O intestino anterior é o mais notável, porque todos os órgãos acessórios da digestão (por exemplo, fígado e pâncreas) originam-se dele.

Durante esse período, o mesoderma somático adere à camada final de células do ectoderma nos lados do disco embrionário e dobra-se para dentro, como ocorre com o mesoderma esplâncnico. Nesse caso, porém, em vez de comprimir o revestimento de células que formou a bolha em seu redor, o mesoderma somático arrasta o revestimento da bolha atrás de si. Nesse processo, o ectoderma expande-se em uma circunferência completa, enquanto o mesoderma somático de um lado funde-se com o mesoderma somático do outro lado na parte ventral da linha mediana (ventral ao tubo endodérmico agora dobrado; ver Fig. 1.16). Da mesma maneira que ocorre com a camada de mesoderma esplâncnico, essa colisão na parte ventral da linha mediana resulta em uma fusão de ectoderma de ambos os lados com mesoderma somático de ambos os lados em uma cicatriz ininterrupta.

Como o mesoderma somático arrasta a membrana amniótica de células atrás de si, a membrana amniótica de um lado do disco funde-se com a membrana amniótica do outro lado para formar uma **cavidade amniótica** intacta que envolve todo o embrião. O líquido amniótico nessa cavidade é endógeno ao embrião e serve como um corpo intermediário de troca molecular entre o embrião e a mãe. Apesar da grande expansão durante o pregueamento lateral do embrião, a cavidade amniótica continua em sua posição celular original – revestida pelas células extra-embrionárias que formam a cavidade coriônica na qual todo o "pacote" do embrião é suspenso da parede uterina pelo pedúnculo de conexão.

É evidente que uma camada protetora circunda todo o corpo, mas observe que em todas as partes do corpo esse revestimento de ectoderma está coberto, no interior ou abaixo, pelo mesoderma. Por isso, a pele é, em verdade, composta de **epiderme** ectodérmica e **derme** mesodérmica. O mais importante é que essa camada de mesoderma somático tem capacidade de se tornar outros tipos de tecido conectivo, como músculo, osso e fáscia profunda. Assim, o corpo está equipado, em todos os locais, para a formação de estruturas que possibilitarão o movimento. Ainda, quando o mesoderma somático dobrou-se ao redor do tubo mais interno criado pelo mesoderma esplâncnico, foi criada uma cavidade que agora se situa dentro do corpo. Essa cavidade tem o nome de **celoma intra-embrionário**.

As camadas de mesoderma somático e esplâncnico terminam no interior do embrião, e guardam continuidade com uma outra, como um revestimento do espaço celômico. O corpo adulto ainda tem um celoma, mas ele foi segmentado em uma cavidade da região abdominal chamada de **"saco" peritoneal** e uma cavidade da região torácica chamada de **"saco" pleural***. O celoma é um saco vazio (com apenas pouco líquido residual dentro) completamente revestido por mesoderma. **As estruturas vão pressionar o revestimento do saco, mas nada virá a perfurá-lo.** A cavidade proporciona ao tronco do corpo um "espaço de barreira" entre os órgãos e a parede de músculo e osso que os envolve.

Se o pregueamento lateral fosse o fim da história, todos pareceríamos tubos com orifícios abertos em ambas as extremidades, bem semelhantes a vermes. Em vez disso, as duas extremidades são cobertas por invaginações e evaginações especializadas vindas de algum lugar. Coincidentemente com o processo de pregueamento lateral, ocorre uma leve curvatura da cabeça e da cauda, denominada **pregueamento longitudinal**. Para entender isso, precisamos lembrar da aparência do embrião imediatamente antes do início do pregueamento (Fig. 1.18).

A característica mais notável da extremidade cranial durante o desenvolvimento inicial é a firme aderência de células do endoderma e ectoderma, chamada de **membrana bucofaríngea** (orofaríngea) (ver Fig. 1.11). Aqui, o mesoderma não foi capaz de penetrar entre o endoderma

---

* N. de R.T. Na Terminologia Anatômica encontramos os termos cavidade peritoneal e cavidade pleural.

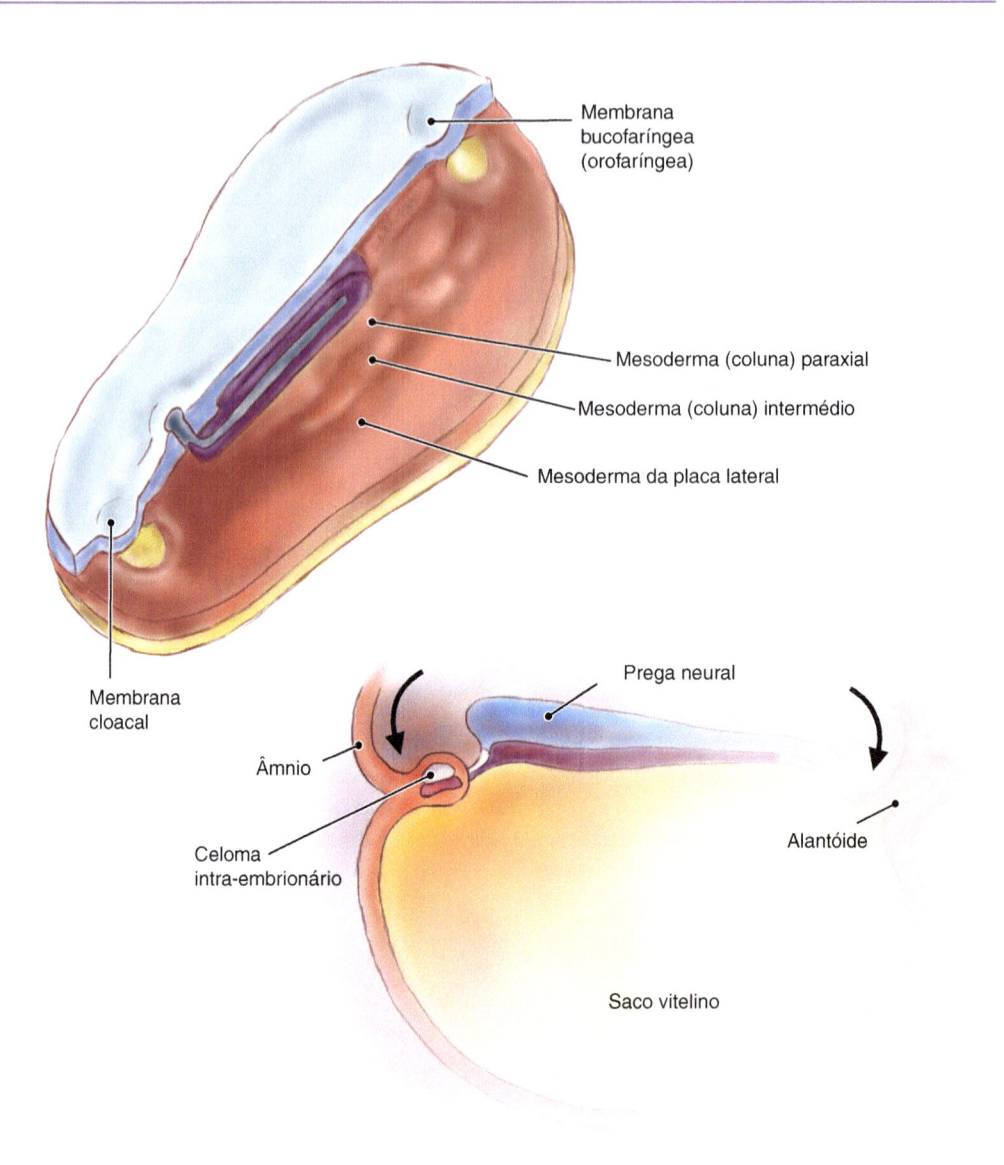

FIGURA 1.18 **Disco embrionário visto de cima (à esquerda) e pelo lado, antes do pregueamento longitudinal.**

A vista lateral é de um corte na linha mediana do embrião, motivo pelo qual você vê a notocorda (roxo), mas não o mesoderma. Concentre-se nos dois lugares em que ectoderma e endoderma estão fundidos. Eles encurvar-se-ão abaixo do disco embrionário durante o pregueamento longitudinal. Qualquer estrutura que estiver à frente ou atrás dessas duas membranas irá junto nesse processo. Na extremidade cranial, isso significa o "arqueamento da ferradura" que inclui o celoma intra-embrionário e o septo transverso de mesoderma. Na outra extremidade, isso significa o pedúnculo de conexão e o deslizamento do saco vitelino (alantóide) que ficou aprisionado em seu interior. (Adaptada de Sadler T. Langman's Medical Embryology, 9th Edition Image Bank. Baltimore: Lippincott Williams & Wilkins, 2003.)

e o ectoderma, mas com certeza conseguiu difundir-se acima, ou anteriormente, ou para a frente, até esse ponto. Essa região de mesoderma que faz uma ponte entre os dois lados do embrião é chamada de **septo transverso** (ver Fig. 1.18). Atrás do septo transverso na linha mediana entre o ectoderma e o endoderma, encontram-se a **membrana bucofaríngea** (orofaríngea), a **notocorda** e a **membrana cloacal**.

Crescendo dentro do mesoderma, para a frente, na direção da membrana bucofaríngea e imediatamente inferior ao celoma, há uma condensação de células que se tornará o **coração**. A história completa de como o sistema circulatório se desenvolve virá logo – então, por enquanto, contente-se com esta apresentação prévia. É importante compreender que a posição original do músculo cardíaco é para a frente, ou anterior, à região da boca e logo atrás, ou posterior ao septo transverso de mesoderma no ápice da extremidade cranial do disco (Fig. 1.19).

Lembre-se que a extremidade cranial (cefálica) do tubo neural não é limitada pelas colunas de mesoderma paraxial que serão a futura coluna vertebral. Terminam perto da localização da membrana bucofaríngea. O pregueamento do embrião nesse plano longitudinal é "causado" principalmente pela expansão irrestrita da extremidade cranial do tubo neural – como se o encéfalo tumefato forçasse a membrana da boca, o futuro coração e o septo transverso a se curvarem para baixo, ou ventralmente, para dar espaço. O importante a lembrar neste processo complicado é que a ordem das estruturas na direção da extremidade cranial (boca, coração e septo transverso) atua como o ponteiro dos minutos do relógio quando você olha para o pregueamento longitudinal em vista lateral (ver Fig. 1.19). Quando o encéfalo se expande e a extremidade cranial do embrião dobra-se para baixo, a membrana da boca gira quase 180°, de modo que a superfície endodérmica que antes era voltada para cima, na direção da placa de ectoderma, agora é voltada para baixo, na direção do saco vitelino que está diminuindo. A condensação do coração, que antes era anterior à boca, agora se curva abaixo, ou inferiormente a ela, levando consigo a parte de cima do celoma em "ferradura". Por fim, o septo transverso, que antes era a estrutura mais cranial do embrião, agora situa-se abaixo do coração. É como se o ponteiro dos minutos girasse dos 45 minutos depois da hora de volta para os 15 minutos depois da hora. O eixo da rotação foi a base da membrana bucofaríngea, que agora representa o limite mais cranial de mesoderma no embrião em desenvolvimento.

Depois do pregueamento longitudinal, a extremidade cranial do embrião é agora um encurvamento de ectoderma que cobre o grande tubo neural expandido (o futuro encéfalo); a membrana bucofaríngea fica inferior a ele, e o mesoderma da placa lateral em torno do coração, celoma e septo transverso é ainda mais inferior. O septo transverso é uma das poucas áreas do embrião em que uma camada contínua de mesoderma cruza a linha mediana. Qual é o único músculo no corpo adulto que realmente cruza de um lado para outro? O **diafragma**, que deriva do septo transverso. Porém o diafragma não está na extremidade superior do corpo, pois um dos desenlaces do pregueamento longitudinal é deslocar o septo transverso de sua origem, bem na extremidade cranial do disco embrionário, para um ponto entre o futuro tórax e o futuro abdome. A formação completa do diafragma é algo complicado, e os erros que ocorrem ao longo do caminho podem levar a algumas anomalias relativamente comuns de desenvolvimento.

Os músculos tendem a ter inserções proximais e distais, e delas depende o que acontece quando o músculo se contrai. O diafragma insere-se ao longo do perímetro interno da caixa torácica (inserção óssea), mas não tem inserção central óssea: ele insere-se em si mesmo, em seu próprio centro, numa estrutura chamada de **centro tendíneo** (Fig. 1.20). Pense na formação do diafragma como a chegada de uma estrutura central que precisa de ajuda a partir das linhas laterais para formar uma boa vedação entre a cavidade torácica e a cavidade abdominal. Muito dessa vedação vem das pregas de tecido que migram para dentro a partir da parede do corpo para estrangular o celoma em uma metade torácica e uma metade abdominal. A metade torácica é então chamada de **celoma pleural** ou saco pleural; a metade abdominal é o **celoma peritoneal** ou saco peritoneal; e a prega de tecido migrante é a **prega pleuroperitoneal** (Fig. 1.21).

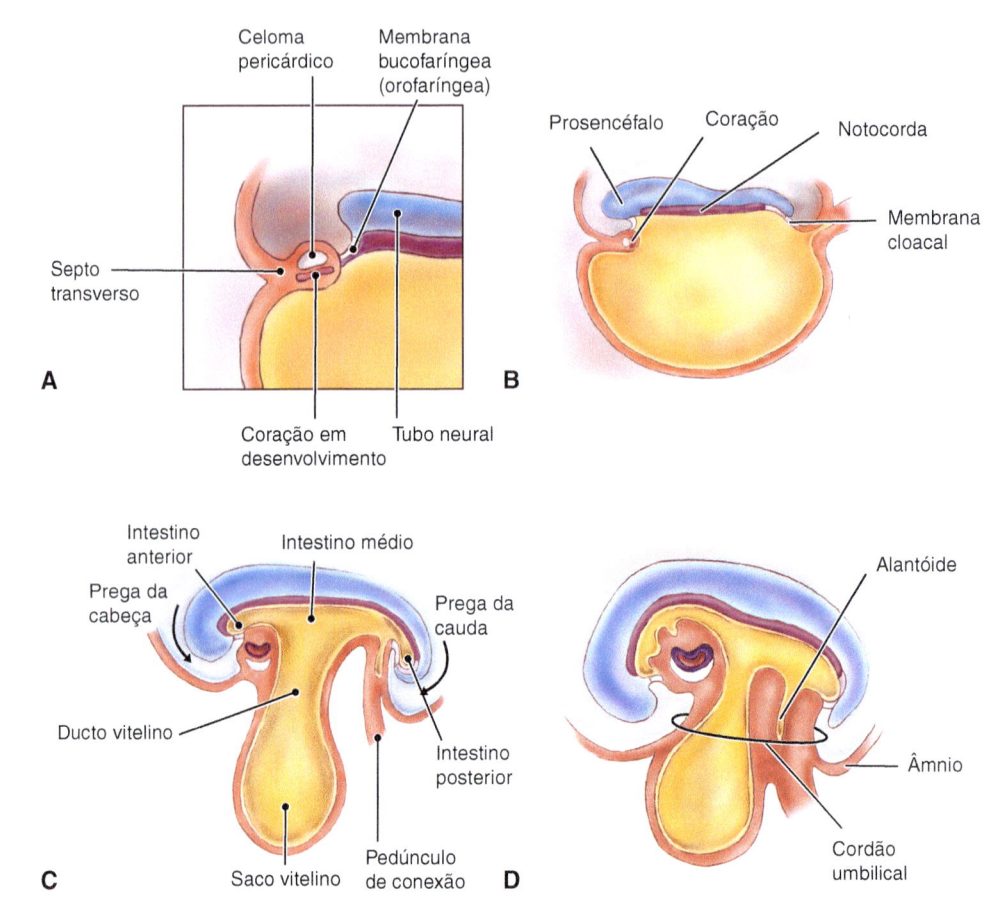

FIGURA 1.19   **Seqüência de pregueamento longitudinal.**

A extremidade cranial (cefálica) do tubo neural expande-se, forçando a camada de mesoderma a se curvar para baixo **(A, B)**. Isso arrasta a membrana bucofaríngea cerca de 180°. O septo transverso passa a se posicionar abaixo do celoma e do coração em desenvolvimento **(C)**. A extremidade cranial do embrião passa a ser dominada pelo tubo neural expandido **(D)**. Qualquer estrutura que antes estivesse à frente do tubo neural e contra a margem da membrana amniótica fica encurvada e acumulada abaixo do encéfalo em desenvolvimento. Se a membrana bucofaríngea é o local da futura boca, você pode ver como o revestimento endodérmico logo atrás dela fica pregueado no início de um tubo que virá a ser o esôfago **(E)**. (Adaptada de Sadler T. Langman's Medical Embryology, 9th Edition Image Bank. Baltimore: Lippincott Williams & Wilkins, 2003.)

Dois outros tecidos completam a construção do diafragma. Uma pequena quantidade do mesentério dorsal (reveja a Fig. 1.16) do esôfago contribui para a extensão central do diafragma. O contribuinte final é uma pequena região do mesoderma da placa lateral que veda o perímetro do diafragma à caixa torácica. Devido a este último elemento, a inervação sensitiva dessa parte do diafragma é a mesma da parede corporal nesse ponto. A inervação motora foi arrastada para baixo pelo septo transverso, que antes estava bem perto da extremidade cranial do embrião. Assim, porções dos ramos anteriores dos nervos espinais cervicais 3, 4 e 5 reúnem-se como **nervo frênico**, formando a inervação motora completa e sensitiva parcial para o diafragma. Saber que a massa do diafragma vem originalmente da extremidade cranial do embrião ajuda você a lembrar porque um músculo na parte de baixo do tórax é inervado por nervos originados na parte superior do pescoço.

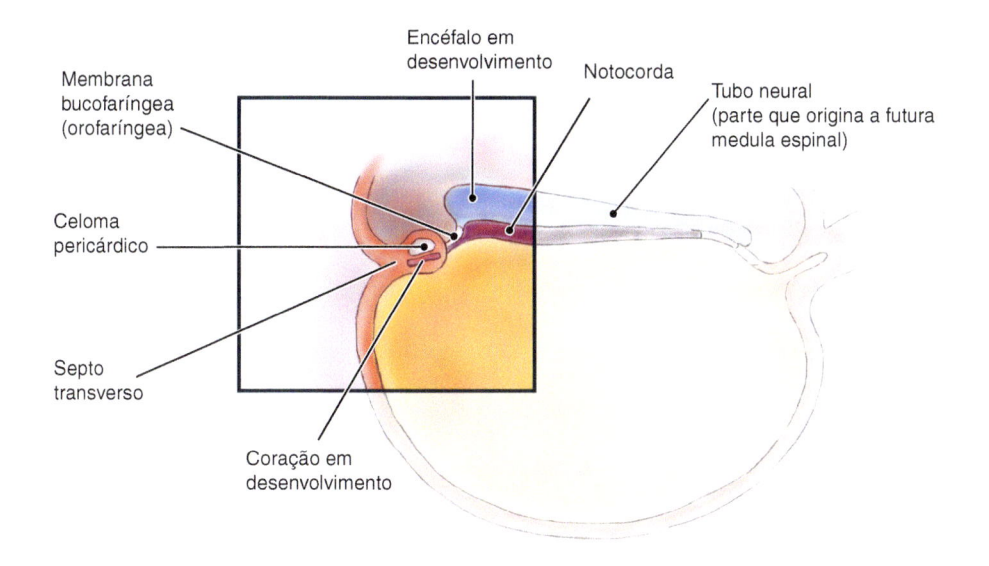

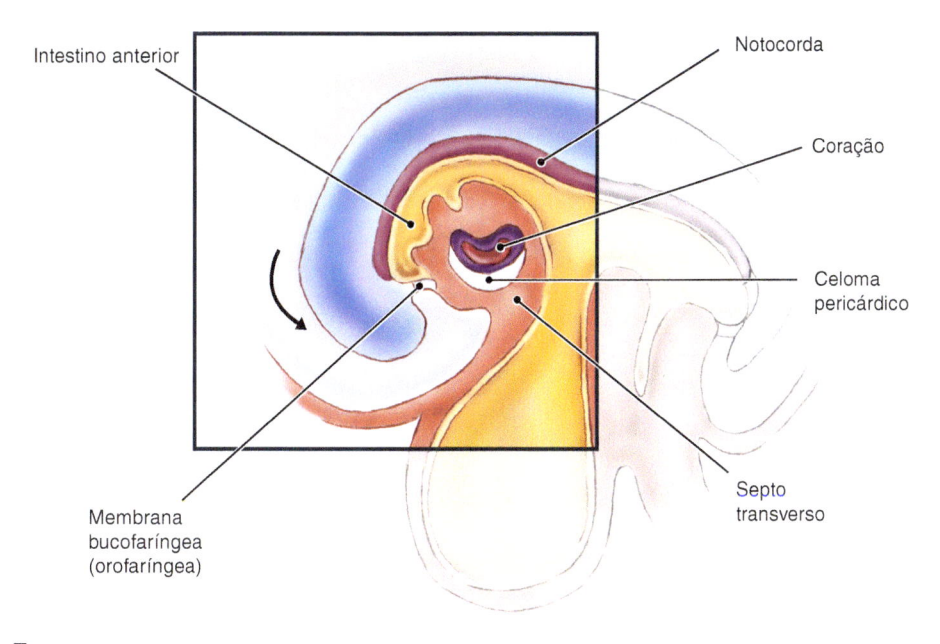

E

FIGURA 1.19 *(Continuação).*

Dada a complexa seqüência de eventos que levam à divisão das cavidades torácica e peritoneal, os defeitos de desenvolvimento no diafragma não são raros. Se as pregas pleuroperitoneais não migrarem completamente, permanece um hiato entre as cavidades torácica e abdominal. Como o conteúdo abdominal está sob maior pressão que o torácico, ele pode ser empurrado através dessa abertura e passar a se localizar na cavidade torácica. Essa alteração chama-se **hérnia diafragmática congênita** e em geral ocorre do lado esquerdo, onde o fechamento ocorre, via de regra, mais tardiamente que no lado direito. (Ver Anatomia clínica – Quadro 1.4.)

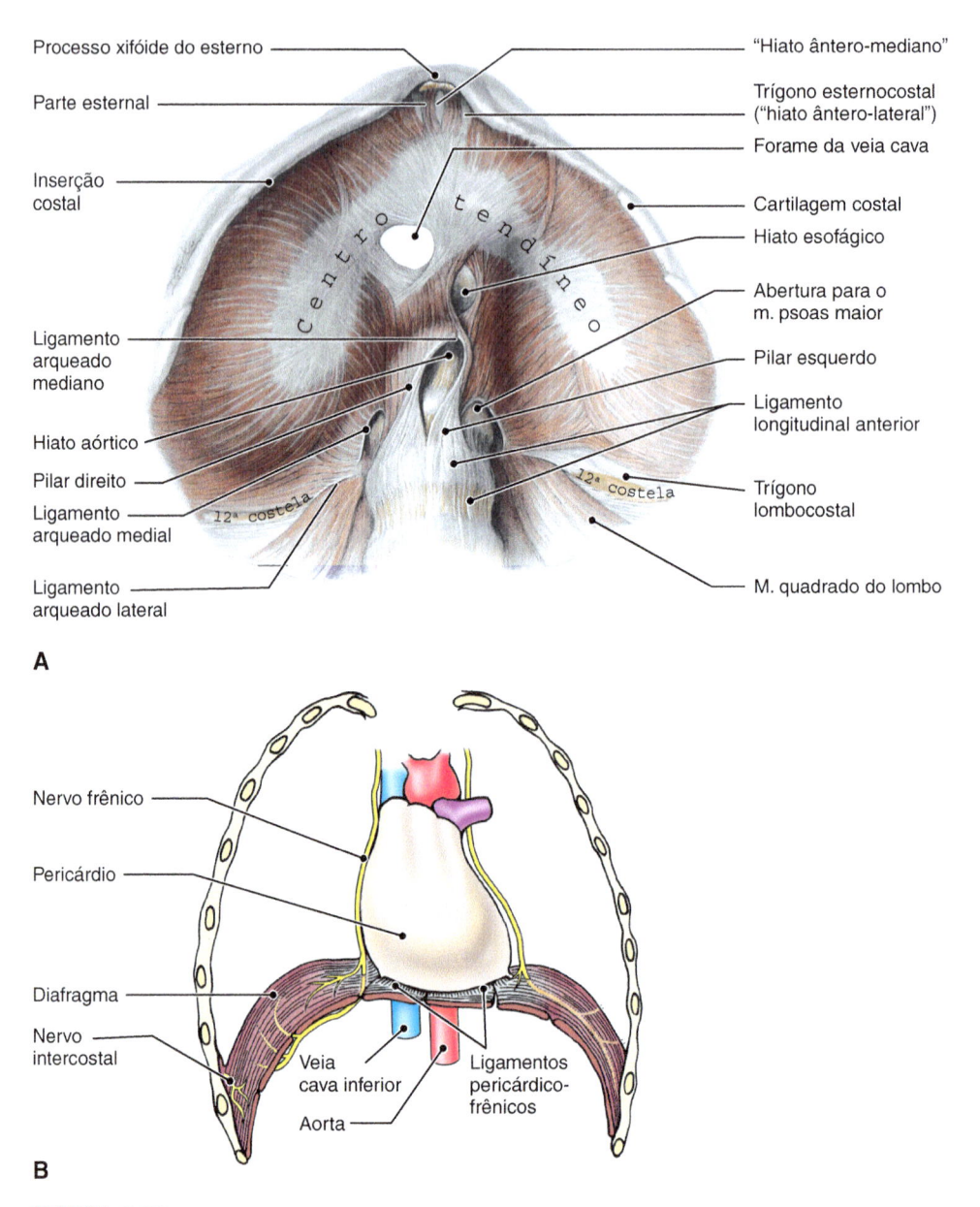

FIGURA 1.20 **Diafragma adulto.**

O músculo insere-se em todo o perímetro de seu tronco – o revestimento interno da caixa torácica e a coluna vertebral. Insere-se em si mesmo na forma de um tendão central (centro tendíneo) **(A)**. Quando se contrai contra essa região central, muda da forma abobadada de cobertura muscular frouxa para uma lâmina mais plana de tecido que se estende entre abdome e tórax **(B)**. (Adaptada de Moore KL, Dailey AF. Clinically Oriented Anatomy, 4th Edition. Baltimore, Lippincott Williams & Wilkins, 1999.)

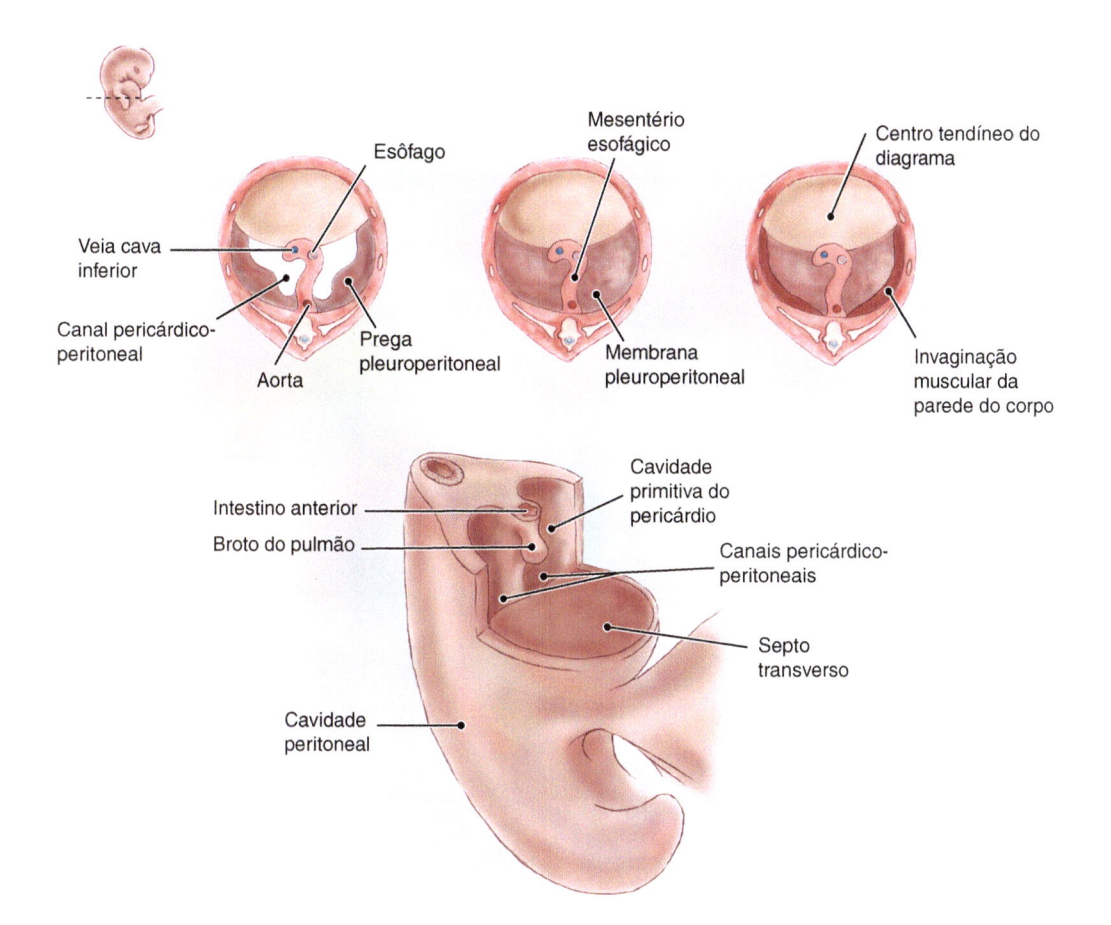

FIGURA 1.21 **Formação do diafragma.**

O diafragma forma-se a partir do septo transverso, invaginação da membrana pleuroperitoneal a partir do revestimento da cavidade, um pouco de mesentério dorsal do intestino anterior e, por último, invaginação de mesoderma da parede do corpo. O diafragma não é um disco circular, obviamente. É uma lâmina de músculo situada através do corpo sobre o fígado e o estômago. Tem forma de abóbada, principalmente porque os contribuintes adicionais migram a partir do perímetro, para dar mais espaço à parte central para que forme a cúpula. Como é formado por diferentes fontes, suas inervações sensitiva e motora também vêm de fontes distintas. As fibras motoras seguem o septo transverso para baixo desde a região da cabeça (via nervo frênico da região cervical), e as fibras sensitivas vêm do nervo frênico e dos mesmos nervos que suprem a parede do corpo nessa região (via nervos intercostais). (De Sadler T. Langman's Medical Embryology, 9th Edition Image Bank. Baltimore: Lippincott Williams & Wilkins, 2003.)

Em algum ponto, em futuro próximo, o pescoço deve tomar forma entre a membrana bucofaríngea e o coração. Não se preocupe se não for capaz de visualizar o processo de pregueamento com estas palavras e figuras. O conceito importante a ser mantido do pregueamento embrionário é que mesmo nas organizações anatômicas complexas, como a cabeça e a face, você ainda é composto de nada mais que uma camada externa protetora, uma camada interna absorvente e tecido conectivo no meio.

ANATOMIA CLÍNICA

Quadro 1.4

HÉRNIA DIAFRAGMÁTICA CONGÊNITA

Considera-se que as hérnias diafragmáticas congênitas ocorrem na freqüência de 1 em 2.000 a 2.500 recém-nascidos. São resultado clássico de falha no fechamento completo da prega pleuroperitoneal entre as cavidades torácica e abdominal. As pregas existem em ambos os lados do corpo, mas as hérnias diafragmáticas congênitas quase sempre se encontram do lado esquerdo. O crescimento inicial e prolífico do fígado no lado direito provavelmente assegura o amadurecimento desse lado do diafragma. A principal complicação da hérnia é que o conteúdo abdominal faz pressão contra o pulmão em desenvolvimento e o impede de amadurecer. O não-amadurecimento dos pulmões é a principal causa de óbito em recém-nascidos, de modo que as hérnias diafragmáticas congênitas são consideradas um grave risco de vida. Elas podem ser detectadas por ultra-som, o que abriu a possibilidade de cirurgia fetal, mas esse procedimento introduz outros riscos sérios para o feto e para a mãe.

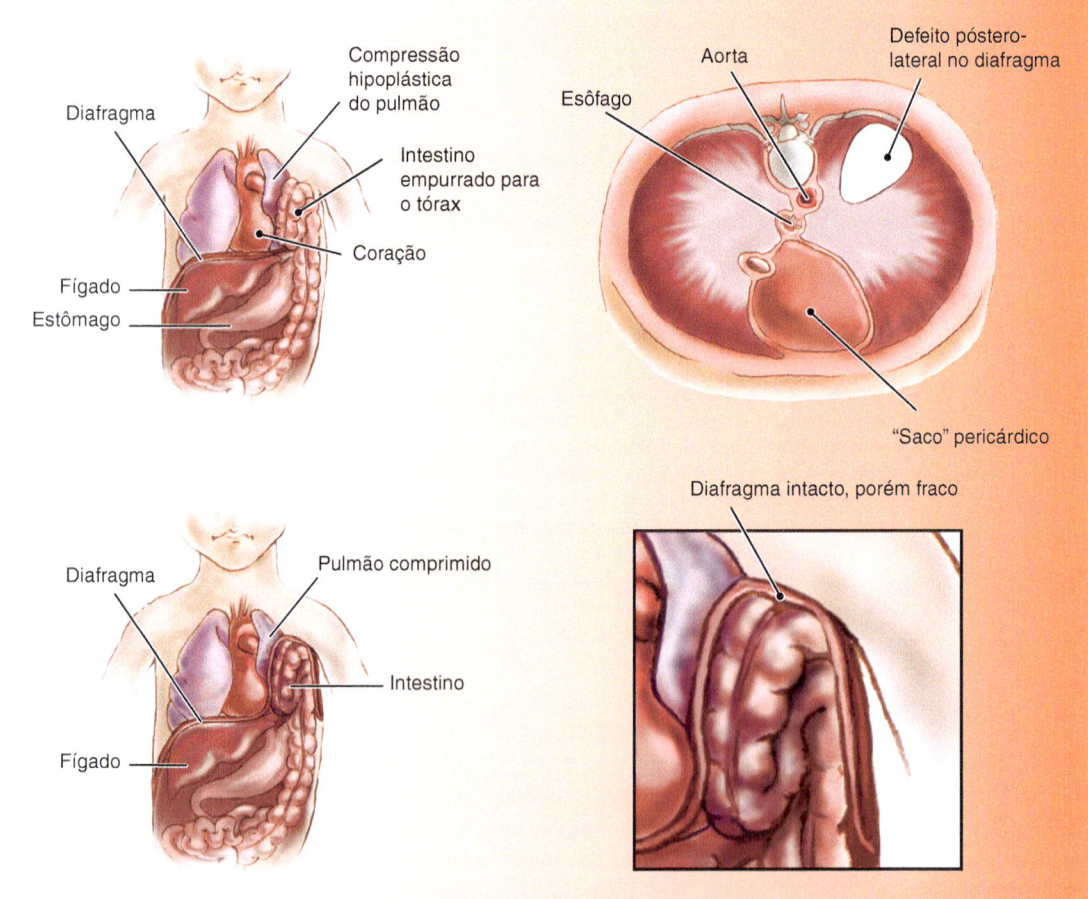

Hérnia diafragmática congênita, clássica (acima) e variação (abaixo).

O pregueamento longitudinal da extremidade caudal é menos complicado. Lembre-se ao que se assemelha a extremidade caudal do embrião antes do pregueamento (ver Fig. 1.18). A linha primitiva é quase completamente retrocedida. O ectoderma e o endoderma fundem-se na membrana cloacal, e a única estrutura significativa mais caudal a ela é o pedúnculo de conexão. Este formou-se quando o disco embrionário expeliu camadas de células protetoras e atingiu um estado de suspensão em uma bolsa de líquido. Representa a conexão vital entre pais e filhos, e, antes do pregueamento, situa-se praticamente na extremidade caudal do disco de três camadas (trilaminar).

É possível visualizar a prega de endoderma que foi aprisionada no pedúnculo de conexão nesse estágio. Essa prega é denominada **alantóide** e começa como um artefato simples do embrião, distanciando-se de sua própria implantação. Conforme o pregueamento da cauda prossegue, porém, esse artefato simples assumirá novo significado. O ponto de pivô para o pregueamento da cauda para baixo, ou ventral, é a parte terminal da linha primitiva (Fig. 1.22). Exatamente quando a membrana bucofaríngea dá a volta na prega da cabeça, a membrana cloacal gira para baixo (ventralmente) na prega da cauda. A alantóide, que antes se posicionava caudalmente (posteriormente) à membrana cloacal, pivoteia quase 180° e passa a se posicionar cranialmente (anteriormente) à membrana cloacal.

Essas mudanças parecem discretas em comparação com a reorientação do pedúnculo de conexão. Na prega da cauda, o pedúnculo de conexão segue o pivô e se encurva abaixo, ou inferiormente, ao embrião em pregueamento, até que colide com o que restou do saco vitelino

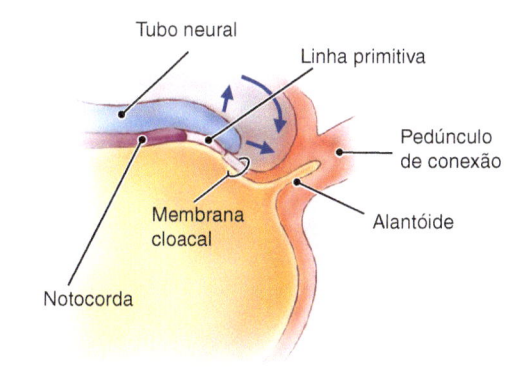

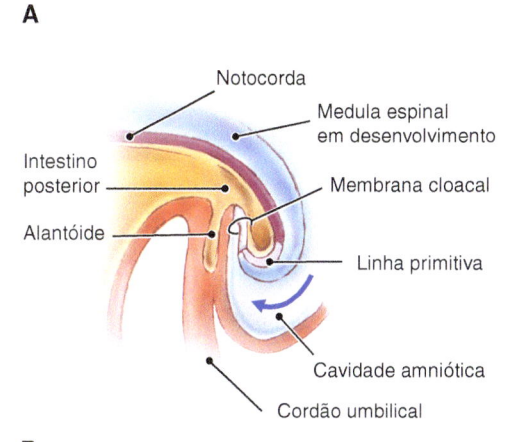

FIGURA 1.22 Vista sagital do pregueamento longitudinal da extremidade caudal do embrião.

O pedúnculo de conexão está sendo arrastado sob o disco embrionário na direção exata da linha mediana, ou "ventre" da superfície ventral **(A)**. Ele leva a alantóide consigo, o que muda a posição relativa da alantóide de trás para a frente da membrana cloacal **(B)**. A cloaca é a porta de saída primitiva para qualquer coisa que esteja no interior do tubo endodérmico. As formas animais simples eliminam os detritos sólidos e líquidos pela mesma abertura, chamada de cloaca. Os animais mais complexos, em especial os que dão à luz proles vivas, têm separação das vias reprodutivas em relação às vias excretórias e também separam o detrito líquido do sólido. Isso implica desenvolvimento mais complexo da membrana cloacal, mostrado aqui.

no centro da nova região da "barriga" do embrião (Fig. 1.23). Essa colisão resulta no fato de o pedúnculo de conexão incorporar o remanescente do saco vitelino e ainda reter a bolsa ou divertículo alantóide. O novo feixe é o **cordão umbilical** "oficial", e apresenta-se aproximadamente no meio da extensão total do recém-pregueado tubo endodérmico. Essa é uma porção remanescente do embrião em desenvolvimento que não é totalmente coberta por ectoderma, o que é lógico, dada a necessidade de o embrião estar voltado para o sistema circulatório da mãe.

O objetivo aqui não é dominar as transformações dos desenhos esquemáticos conforme o embrião muda, mas, sim, compreender como três placas (camadas) de tecido migram para posições temporárias durante o restante do crescimento. A camada externa, ou ectoderma, invagina seu próprio centro de controle, o tubo neural, e a seguir difunde-se para envolver as outras duas camadas. A camada interna ou endoderma dobra-se radicalmente, formando um tubo estreito que percorre o comprimento do embrião na linha mediana. Prende-se a um remanescente de seu suprimento alimentar original e faz contato com o mundo exterior através de apenas duas áreas de exposição: a membrana bucofaríngea e a membrana cloacal. A camada do meio ou mesoderma projeta as alterações do ectoderma e endoderma e assume quatro posições distintas no interior do embrião dobrado: uma posição paraxial para construir a estrutura para eixo do corpo; uma posição intermédia, que eventualmente se tornará a estrutura urogenital; uma posição de revestimento

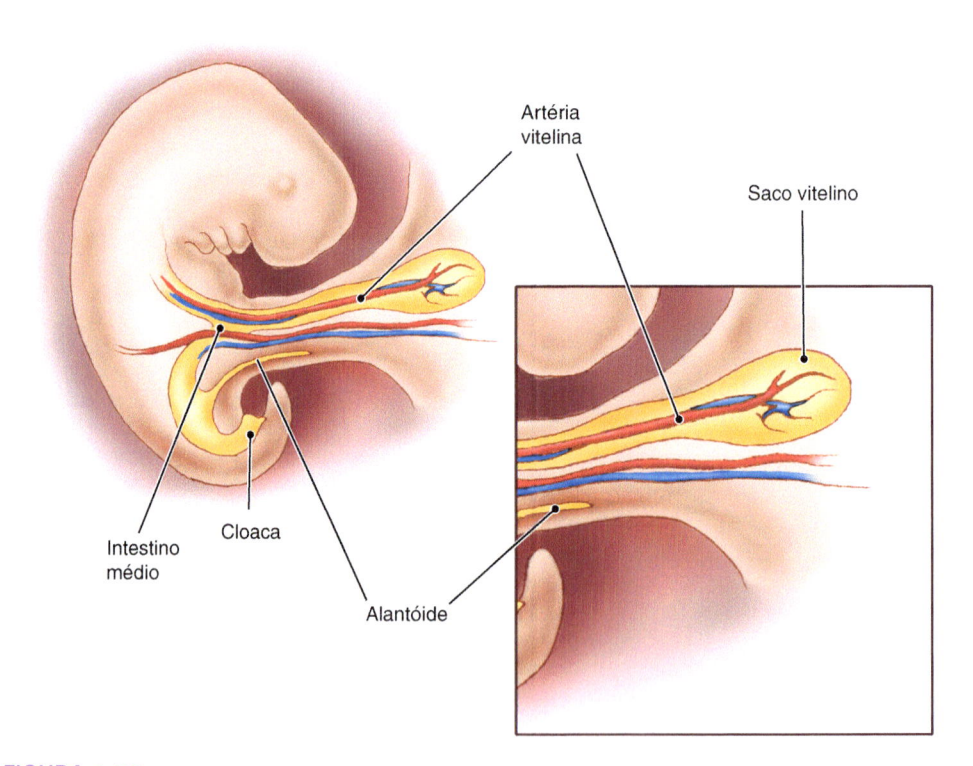

FIGURA 1.23 Formação do cordão umbilical.

Lembre-se que o saco vitelino original é estrangulado pelos pregueamentos lateral e longitudinal, exceto por uma bolsa minguante bem no centro do embrião. Agora, ela é chamada de ducto vitelino, e é uma bolsa cega que simplesmente pende ali até que o pedúnculo de conexão se choque com ela durante o pregueamento longitudinal, depois que o ducto vitelino e a bolsa cega, chamada de alantóide, são incorporados ao pedúnculo de conexão como cordão umbilical. (Adaptada de Sadler T. Langman's Medical Embryology, 9th Edition Image Bank. Baltimore: Lippincott Williams & Wilkins, 2003.)

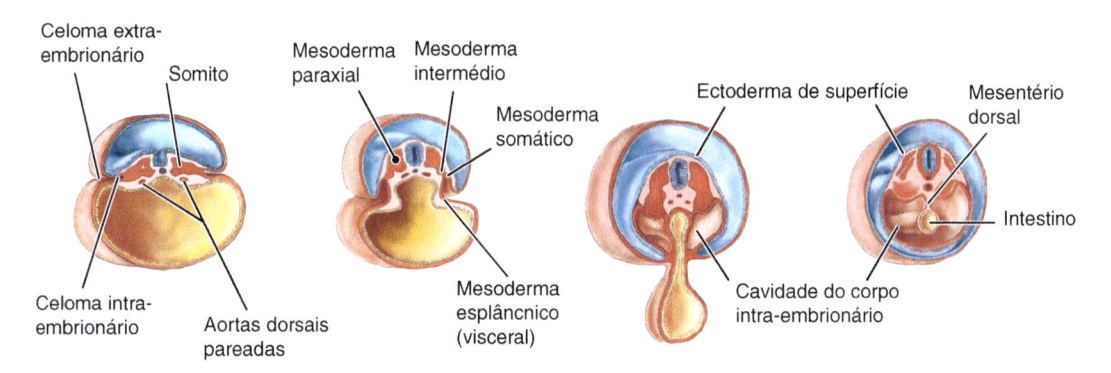

FIGURA 1.24 O mesoderma diferencia-se e migra.

Reveja como o mesoderma arquiteta uma prega para dentro do ectoderma e do endoderma. O resultado final é que o mesoderma reveste completamente a face inferior do ectoderma e "protege" totalmente a face externa do endoderma. (Adaptada de Sadler T. Langman's Medical Embryology, 9th Edition Image Bank. Baltimore: Lippincott Williams & Wilkins, 2003.)

somático abaixo do ectoderma em todas as partes do corpo; e um revestimento esplâncnico de encontro ao tubo endodérmico de ponta a ponta (Fig. 1.24). Considerando-se a extensão da proliferação de mesoderma no final da quarta semana, agora é um bom momento para explorar sua atividade.

Crescimento mesodérmico

Embora pensemos em nosso corpo em termos de quatro membros, um tronco e uma grande cabeça, o tronco é, na verdade, a entidade principal. Os membros serão pouco mais que crescimentos incomuns da parede do corpo; a cabeça e o pescoço serão elaborados a partir da extremidade superior dos tubos do tronco. O tronco, porém, proporciona a simetria axial do corpo, as câmaras para suas estruturas que absorvem energia e a posição definitiva da bomba auto-regulada que o mantém vivo – o **coração**. Antes que nossa cabeça e nossos membros sejam reconhecíveis, somos um tronco primitivo, e a estrutura definidora do tronco é a coluna vertebral, que se origina do mesoderma paraxial.

A região paraxial do mesoderma condensa-se em segmentos chamados **somitos**. O número de somitos aparentes no embrião é uma medida de sua maturidade; por fim, o corpo terá de 42 a 44 pares no total, a maioria dos quais contribui para as vértebras. O somito, porém, é um estudo no pacote completo do tecido conectivo que o mesoderma fornece. Ele começa como um bloco de tecido no lado do tubo neural, separado de seu parceiro do outro lado pela notocorda. Acima de tudo, ele deve fornecer sustentação para o tubo neural, de modo que muitas das linhagens celulares se tornarão o mais duro dos tecidos conectivos – **osso** – e permanece em sua posição original (Fig. 1.25). As células dos somitos de cada lado fundem-se para formar os corpos vertebrais e, ao fazer isso, "canibalizam" as células da notocorda entre eles. Do corpo vertebral crescerá o arco de osso que envolve o tubo neural posteriormente (dorsalmente). Outros agrupamentos de células no somito, porém, estendem-se para a camada ectodérmica que reveste o tubo neural e têm um destino diferente.

Os embriologistas consideram que o somito é um agrupamento de células-mãe de dois grupos de células-filhas: o grupo dos **esclerótomos** e o grupo dos **dermomiótomos**. Essas palavras definem bem uma fonte de material ósseo (esclerótomo) e uma fonte de material para a derme e

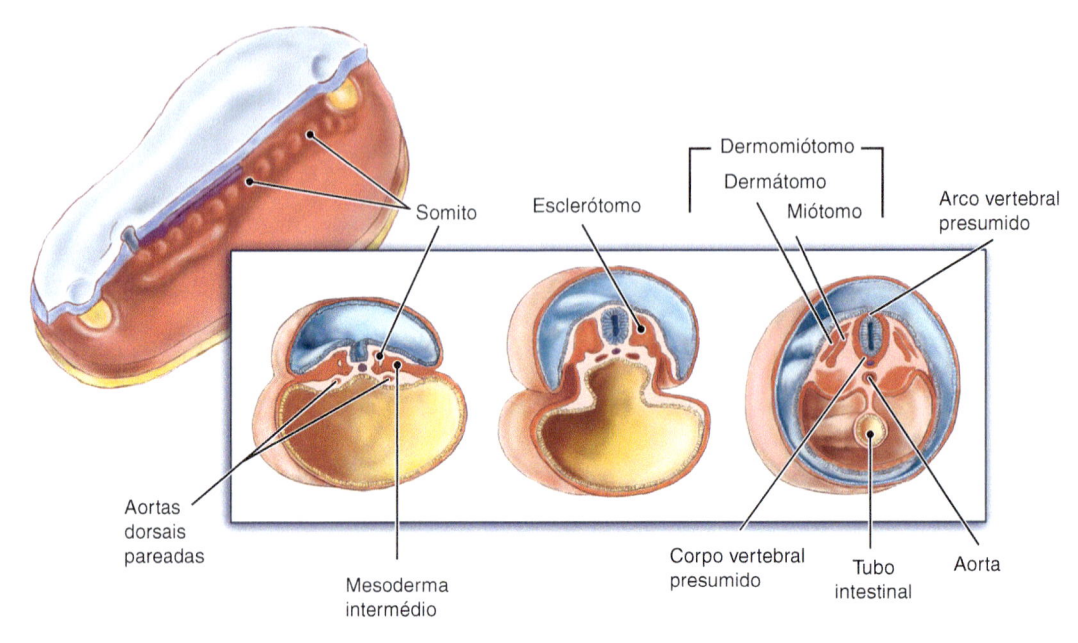

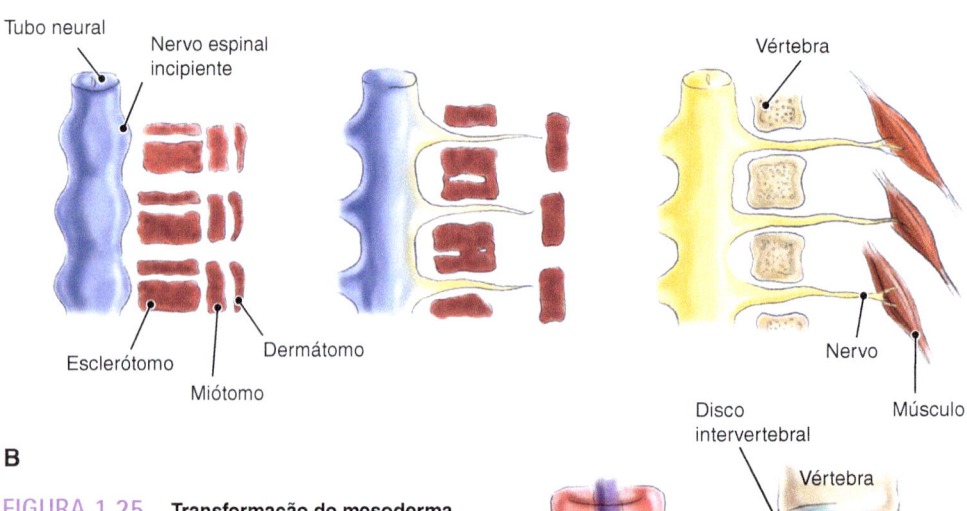

FIGURA 1.25 **Transformação do mesoderma paraxial.**

O mesoderma paraxial desenvolve as vértebras em torno do tubo neural, os músculos que movem as vértebras e a derme para o corpo. As colônias de células de músculo e derme são denominadas dermomiótomos **(A)**. Cada somito de mesoderma contribui para duas vértebras pela clivagem dos esclerótomos **(B)**. Assim, cada grupamento muscular derivado de um somito pode se estender sobre um espaço vertebral. Como os esclerótomos de cada lado fundem-se na linha mediana para formar os corpos vertebrais, "canibalizam" a notocorda **(C)**. A notocorda persiste nos espaços entre os corpos vertebrais adjacentes, onde passa a ser incluída em um disco articular intervertebral.

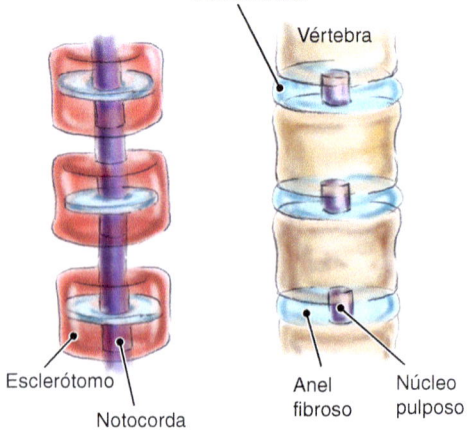

o músculo (dermomiótomo). Assim, enquanto a maioria dos somitos é dedicada a depositar um tecido conectivo duro para sustentar o tubo neural (um esclerótomo), alguns deles se dedicam a formar tecidos mais flexíveis, que fazem pontes no espaço entre o ectoderma e o tubo. O dermomiótomo começa no dorso do corpo, mas, com sua capacidade de deposição de músculo e derme, rapidamente migra em torno da parede do tronco em dois agrupamentos celulares distintos. Isso pode parecer abstrato neste estágio, enquanto o embrião é um pouco mais que um tubo em forma de feijão, mas ajudará você a compreender, mais tarde, a disposição de um **nervo espinal**.

No tronco do corpo, há um grupo de músculos que ligam uma vértebra à outra. Eles, às vezes, são chamados de músculos intrínsecos do dorso ou de músculos profundos do dorso, e são os músculos que ficam rígidos e doloridos na ausência de exercícios de alongamento regulares. Outro grupo de músculos se dispõe na circunferência do tronco, entre as costelas e em torno da parede abdominal (os músculos dos exercícios abdominais). Essas duas regiões de músculos dão ao tronco do corpo a sustentação e a capacidade de se mover. Entretanto, crescem em conjuntos distintos, porque um grupo é dedicado apenas à coluna vertebral, e o outro grupo, a todo o resto, *exceto* a coluna vertebral. Ambos se desenvolvem de um miótomo, porém de extremidades diferentes.

Conforme o miótomo cresce, divide-se em um agrupamento chamado **epímero** e outro chamado **hipômero**, que se refere ao fato de o grupo situar-se acima ou abaixo, respectivamente, de um tipo de linha imaginária que vai do processo transverso da vértebra até a pele (Fig. 1.26). Os músculos que emergem das células epiméricas servirão à coluna vertebral, e os músculos que emergem das células hipoméricas servirão à circunferência do tronco desde o processo transverso até a frente. O significado disso é que, quando o tubo neural ganha acesso ao ectoderma, fornece fibras nervosas espinais próprias e separadas para os músculos epiméricos, ao contrário dos músculos hipoméricos. Como os membros crescem a partir da parede do tronco, os músculos que dominam seu movimento são hipoméricos. As fibras nervosas que os inervam têm tamanho substancial, tornando o desenho de um nervo espinal bastante assimétrico. Em geral, a região epimérica do corpo está limitada à coluna vertebral e à estreita faixa de músculos profundos que fazem trajeto ao longo dos lados dos processos espinhosos das vértebras. (Os médicos, às vezes, reúnem todos esses músculos separados e chamam-nos de **músculos paraespinais** ou paravertebrais). O domínio dos tecidos hipoméricos é a história de como a vida animada transformou-se de formas simples, segmentadas e tubulares em formas complexas, com membros, quadrúpedes, bípedes ou até mesmo formas capazes de voar – e tudo começa na hora em que o corpo desenvolve um tipo de eixo.

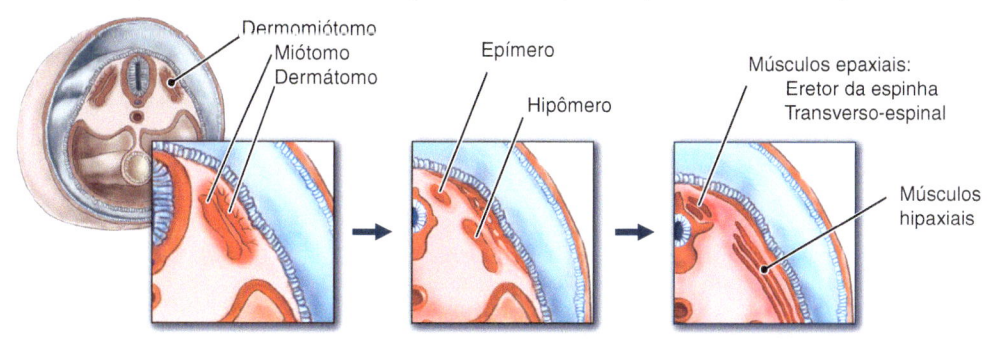

FIGURA 1.26 Os dermomiótomos dividem-se em componentes posteriores (dorsais) e anteriores (ventrais).

Cada dermomiótomo divide-se em agrupamentos de células dedicadas à região posterior do eixo do corpo (região epimérica do corpo) ou à região anterior, muito maior (região hipomérica do corpo). Os músculos que se desenvolvem estritamente para mover as vértebras são epaxiais; todos os outros músculos do tronco (e dos futuros membros) são músculos hipaxiais.

Tendo em vista que o mesoderma paraxial é a fonte de quase todo o tecido muscular esquelético, ou voluntário, do corpo, o papel da camada somática de mesoderma da placa lateral é mais limitado. Essa camada somática junta-se ao dermátomo da região paraxial para formar a derme da pele. A camada esplâncnica de mesoderma da placa lateral, contudo, forma músculo, especificamente o músculo liso que circunda o tubo intestinal. As paredes arteriais também têm músculo liso, mas ele se forma das células locais de mesoderma, como veremos ao estudarmos o sistema circulatório.

Desenvolvimento inicial do coração e do sistema circulatório

Até este ponto, vimos como as três camadas de tecidos básicos surgem e migram conforme o embrião vai assumindo forma tridimensional. Para completar nosso senso de um animal funcional, porém, precisamos ligar um suprimento de nutrientes e uma rede de impulsos a esses tecidos. O suprimento de nutrientes é administrado pelo sistema circulatório, e a rede de impulsos tem condução por fibras nervosas. Comecemos com o sistema circulatório.

Nos primeiros dias de desenvolvimento, o disco embrionário recebe nutrição de seu próprio saco vitelino e da difusão de sangue materno na rede citotrofoblástica de células (ver Fig. 1.6). Isso é suficiente para sustentar o disco embrionário até que ele desenvolva seu próprio sistema de vasos, que podem conectar-se diretamente às artérias maternas por meio do pedúnculo de conexão. Como o embrião exaure rapidamente seu próprio suprimento alimentar e excede o rendimento da difusão, precisa desenvolver seu próprio sistema de influxo de nutrientes e de efluxo de detritos o mais rápido possível. O sistema circulatório começa a funcionar durante a quarta semana de desenvolvimento embrionário e, assim, é o primeiro "sistema operacional" do embrião. Logicamente, é o mesoderma que se diferencia em estruturas anatômicas que formam o sistema circulatório.

O mesoderma que migrou cranialmente à membrana bucofaríngea durante a gastrulação se tornará o futuro coração, sendo chamado de **área (placa) cardiogênica** (Fig. 1.27). Essa área solidifica-se em tubos endocárdicos paralelos nos dois lados da linha mediana, e quando se vai para trás, na direção da cauda, cada tubo divide-se em um tubo endocárdico lateral e em uma aorta dorsal.

É fascinante como as células de mesoderma nessa área se transformam em unidades tubulares cooperativas, mas isso está além do escopo desta introdução à anatomia macroscópica.

FIGURA 1.27 **Vista superior do disco embrionário mostrando a área cardiogênica.**

O mesoderma que migra cranialmente no disco embrionário diferencia-se em células primordiais do coração. A área cardiogênica inicial impulsiona líquido através de uma tubulação primitiva que, por fim, formará vias distintas de influxo (tubo endocárdico) e efluxo (aorta) a partir das células contráteis da área cardiogênica.

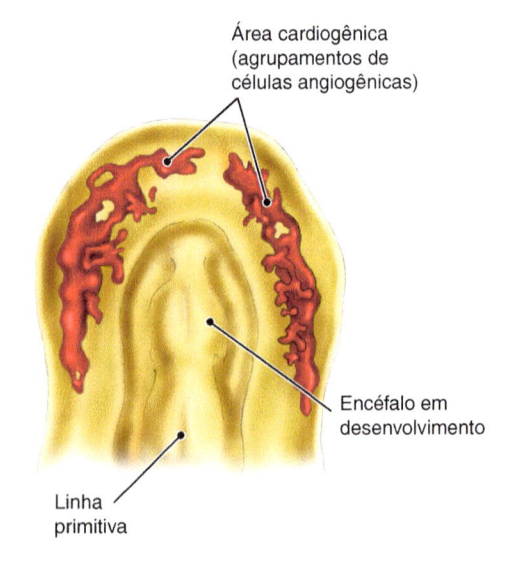

Área cardiogênica (agrupamentos de células angiogênicas)

Encéfalo em desenvolvimento

Linha primitiva

Retomaremos a história no final da terceira semana de desenvolvimento embrionário, no ponto imediatamente anterior ao pregueamento lateral. Conforme os **tubos endocárdicos laterais** e as **aortas dorsais** se aproximam da extremidade cranial do embrião, eles se fundem entre si. Logo, essa configuração de "bastão detector" resultará da fusão entre as estruturas de ambos os lados, quando o embrião estiver em pregueamento lateral. O resultado é um tubo de câmara única com quatro aberturas (Fig. 1.28).

Ao mesmo tempo em que a área cardiogênica está-se formando, as células de mesoderma em todo o disco embrionário coalescem em ilhas de sangue e, por fim, em tubos canalizados ao redor das moléculas de sangue. São como cabos soltos que buscam as tomadas em uma parede, e o pregueamento do embrião fornece exatamente isso. A prega lateral conduz os dois tubos endocárdicos para o contato entre si, e as aortas dorsais também fazem contato entre si. O contato funde os referidos tubos e os transforma em tubos únicos, um dos quais permanece durante toda a vida, como a **aorta**, e o outro torna-se a bomba muscular, que é o **coração** (ver Fig. 1.28). Na direção do fundo do local onde os tubos endocárdicos se fundem, encontra-se a região do coração primitivo, chamado **seio venoso**, que é receptivo aos vasos sangüíneos que transportam moléculas com depleção de oxigênio. Em outras palavras, os tubos endocárdicos fundidos desenvolvem um abrigo para as futuras veias do corpo (Fig. 1.29).

O pregueamento longitudinal do embrião garante que os tubos endocárdicos fundidos terminem no futuro tórax. Como o septo transverso estava cranial ao tubo cardíaco (consulte Fig. 1.19) e também era curvado para dentro durante o pregueamento, agora ele está situado inferiormente ao coração, assim como o diafragma no corpo. A prega longitudinal também cria uma alça interessante na aorta dorsal. Antes do pregueamento, a aorta dorsal ligou-se ao tubo cardíaco pela parte de baixo, ou da extremidade caudal do embrião. Conforme o tubo cardíaco segue a prega longitudinal, a aorta dorsal arqueia-se acima e cranialmente a ele, resultando na orientação da aorta do adulto, que se origina no coração e se arqueia na direção da cabeça.

O desenvolvimento do coração é um processo complicado de se visualizar, mas em termos conceituais é um processo bastante simples. Se você compreende como o mesoderma responde às necessidades circulatórias de um animal que respira ar, pode prever os tipos de defeitos cardíacos congênitos que encontrará na prática clínica (alguns dos quais estão ilustrados adiante).

O coração não começa como um músculo cardíaco de quatro câmaras, mas, sim, como um ponto central na rede tubular de influxo-efluxo de vasos sangüíneos. As câmaras surgem depois (ver a seguir), em resposta à necessidade de inspirar oxigênio como uma fonte de energia. Por enquanto, porém, o coração é apenas um corte de um cano, com uma extremidade formada

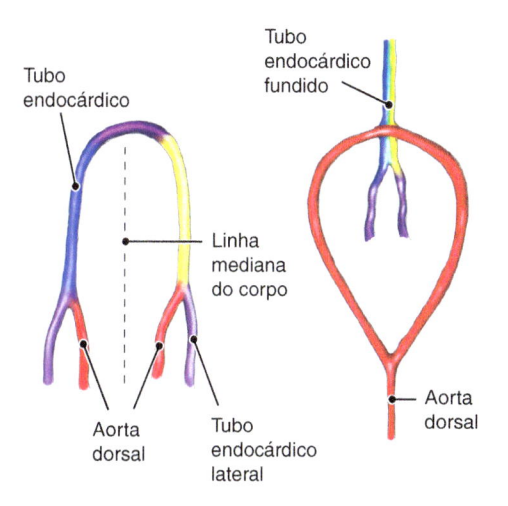

FIGURA 1.28 **Efeito do pregueamento lateral na área cardiogênica.**

O pregueamento lateral do embrião ocorre ao longo da linha tracejada nesta figura. O princípio do coração e da aorta ocorre junto, mas eles não se fundem completamente. Quando o embrião dobra-se para dentro, esses "bastões detectores" fundem-se de modo que os tubos endocárdicos tornam-se um único tubo endocárdico (coração), as aortas dorsais fundem-se na direção da cauda, mas ficam separadas perto do coração, e os tubos endocárdicos laterais continuam separados e passam a ser canais para o coração.

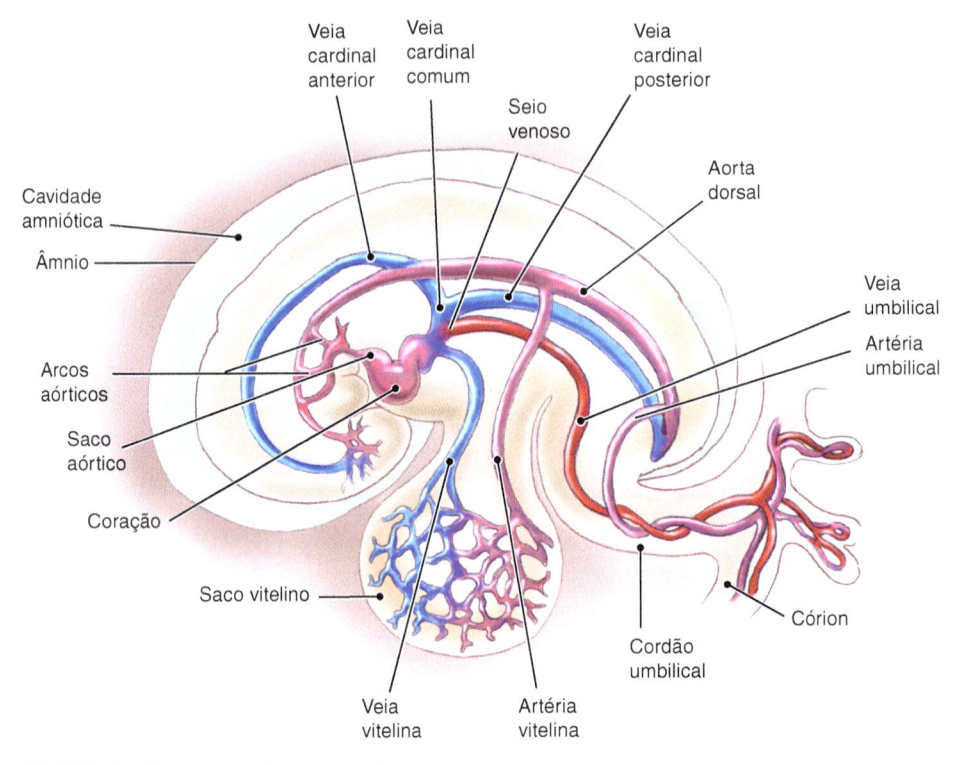

FIGURA 1.29 **Circulação no embrião.**

Três regiões são servidas por tubos primários de influxo e efluxo. O corpo do embrião propriamente dito é servido pela via da aorta em cada lado e devolve o sangue para o coração através de veias cardinais. O saco vitelino que está diminuindo é servido pelas artérias vitelinas e devolve o sangue através das veias vitelinas. O pedúnculo de conexão leva ao embrião a veia umbilical vital e recebe o efluxo embrionário através das artérias umbilicais. (Adaptada de Sadler T. Langman's Medical Embryology, 9th Edition Image Bank. Baltimore: Lippincott Williams & Wilkins, 2003.)

pela convergência de tubos vasculares atraídos pela fusão dos tubos endocárdicos e outra, pelo cano de efluxo resistente das aortas dorsais (que, por fim, se fundem em uma única aorta). Algumas células cardiogênicas agrupam-se em nós (nodos) que transmitem impulsos nervosos em contrações rítmicas, que é a propriedade exclusiva do músculo cardíaco.

Dois outros aspectos do desenvolvimento cardiovascular precisam ser mencionados neste momento. Primeiro, as veias incipientes que se abrem para o novo tubo cardíaco representam as fontes lógicas de onde o sangue deve ser drenado no embrião. Em cada lado do corpo, há uma **veia cardinal** para drenar o tecido corporal, uma **veia vitelina** para drenar o que resta do saco vitelino e uma **veia umbilical** que traz o sangue da mãe. Essas seis veias transformam-se em apenas duas veias principais (veias cavas superior e inferior) e em uma veia menor (seio coronário) no corpo do recém-nascido (ver adiante). O sistema arterial é muito mais simples, em determinado sentido, porque é todo originado de uma única aorta. O segundo aspecto importante a considerar é que toda essa transformação está ocorrendo próximo da cavidade intacta do celoma, que é paralela à área cardiogênica em torno da extremidade cranial do embrião. A cavidade dobra-se com o tubo cardíaco. Isso significa que o coração, semelhante à formação do tubo intestinal, cresce contra um espaço revestido por líquido definido por uma camada de células de mesoderma esplâncnico ou visceral. Veremos o enorme significado clínico dessa relação quando revisitarmos a formação do coração, mais adiante.

Desenvolvimento dos nervos

Até agora, verificamos como a parte **central** do sistema nervoso, o futuro encéfalo e a medula espinal, origina-se de uma invaginação da camada de ectoderma. No entanto, esse centro de comando de células ectodérmicas precisa manter uma conexão física com o mundo exterior e conectar-se à camada de mesoderma que é capaz de contração. Essas conexões são os nervos. Os anatomistas referem-se a essa parte do sistema como **sistema nervoso periférico**, que inclui tudo o que não está no encéfalo e na medula espinal.

O sistema nervoso periférico cresce por meio de um tipo incomum de célula denominada **neurônio** – incomum porque produz um crescimento em forma de braço chamado de **axônio**, que pode atingir comprimento extraordinário. Muitos dos nervos nomeados na anatomia macroscópica são, na verdade, apenas coleções de células únicas muito longas, envolvidas em membranas de sustentação. Os neurônios descendem das células da **crista neural** (ver anteriormente), que também contribui para uma grande quantidade de **gânglios**, ou coleções de corpos celulares de neurônios no sistema nervoso periférico, e células de sustentação, como as **células da glia** e **células de Schwann***, para o sistema nervoso.

Um modo de compreender como essas estruturas se desenvolvem é considerar qual é a tarefa do sistema nervoso periférico. Ele precisa sentir o ambiente, ou seja, alguns nervos atingem a pele e transmitem informações sensitivas básicas – dor, pressão, tato e temperatura – de volta para o tubo neural. Deve responder ao ambiente, ou seja, alguns nervos devem atingir os músculos que se desenvolvem a partir do mesoderma e fazer com que se contraiam. Algumas das respostas estão sob controle consciente e outras não. Por exemplo, o músculo do coração contrai-se sem esforço consciente real. Portanto, é lógico esperar que os nervos que atingem os músculos involuntários do corpo sejam diferentes daqueles que atingem os músculos voluntários. Os nervos para contração involuntária constituem o **sistema nervoso autônomo**.

Outras coisas que parecem ser "ações", na verdade, não precisam do sistema nervoso. A digestão, por exemplo, pode ser considerada um processo de absorção do que você põe em contato com o tubo intestinal ou membrana endodérmica. O movimento da matéria alimentar através do tubo é resultado de contração involuntária do músculo liso que reveste o tubo intestinal, mas a absorção real de moléculas e compostos através da camada de endoderma é um processo químico.

O plano do corpo animado é segmentado. Conforme o mesoderma prolifera durante a gastrulação, ele coleta aqueles três agrupamentos de células familiares: mesoderma paraxial, mesoderma intermédio e mesoderma da placa lateral. Lembre-se que o mesoderma paraxial condensa-se como uma série de blocos chamados de somitos que, por fim, têm cerca de 42 a 44 pares (Fig. 1.30). Dão ao embrião a aparência segmentada quando ele é visto de fora e contribuem para a ocorrência mais evidente de segmentação no corpo adulto – a coluna vertebral.

Essa segmentação afeta a formação dos nervos que cumprem as obrigações do tubo do sistema nervoso central. Emergem dele como uma série de **nervos espinais** paralelos ou segmentados. Como o encéfalo prolifera a partir da parte superior do tubo, acima da medula espinal, ele é muito menos segmentado, e os nervos que dele emanam, denominados **nervos cranianos**, também são menos uniformes (Fig. 1.31). Você estudará os nervos cranianos detalhadamente nos cursos de anatomia macroscópica e em outros cursos médicos; o objetivo neste momento é compreender como se desenvolve um nervo espinal básico.

Como o embrião tem mais a forma de um vertebrado em geral do que de um ser humano em pé, ereto, denominamos dorsal a parte de trás, em vez de posterior. Da mesma forma, a parte da frente é ventral, em vez de anterior. É importante fixar esses termos tradicionais aqui, porque eles permanecem na nomenclatura do sistema nervoso até a idade adulta. Diferentes vias de condução localizam-se na metade dorsal da medula espinal, em comparação com sua metade

---

* N. de R.T. As células de Schwann também são consideradas células da glia, presentes no sistema nervoso periférico.

FIGURA 1.30 **Vista lateral de embrião de cinco semanas.**

A coluna de somitos enfatiza a natureza segmentada do embrião neste estágio. Note a extremidade cranial já grande e os brotos dos membros indiferenciados. O sistema nervoso periférico obedece esse plano corporal segmentado e entra em contato com a superfície corporal e os tecidos internos por meio de uma série paralela de nervos chamados de nervos espinais. (Reproduzida com a permissão de Blechshmidt E. The Stages of Human Development Before Birth. Philadelphia: WB Saunders, 1961.)

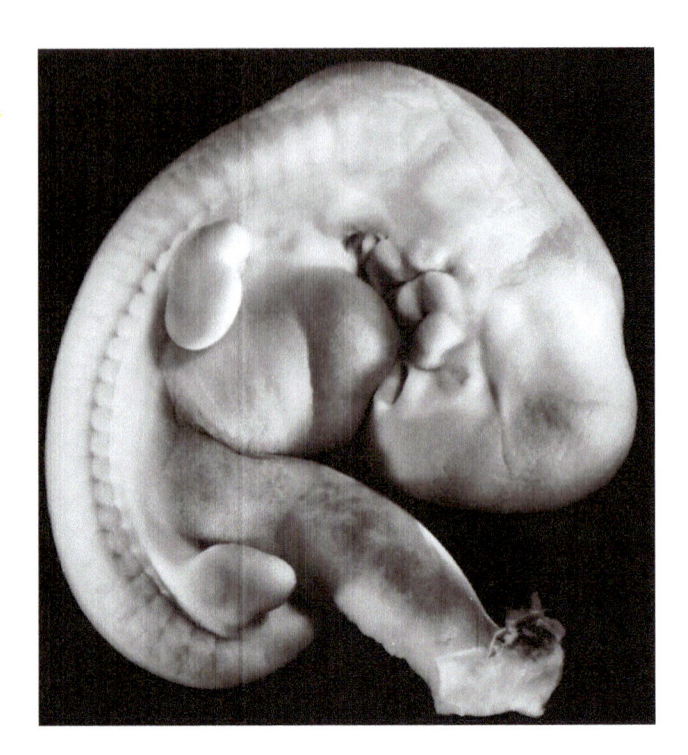

ventral. No final da quarta semana de desenvolvimento embrionário, as colunas de células nessas regiões começam a se especializar como sensitivas, motoras ou neurônios de associação. Comece a memorizar agora que a coluna dorsal da medula espinal desenvolve **neurônios de associação**, e a coluna ventral, **neurônios motores**.

Os neurônios da coluna dorsal conectam os neurônios motores da coluna ventral aos verdadeiros neurônios sensitivos que se estendem à medula espinal a partir dos gânglios originados de células da crista neural (Fig. 1.32). Tecnicamente, o **gânglio** é uma coleção de corpos celulares externos ao sistema nervoso central. O que é importante lembrar é que os **gânglios** dos nervos espinais se originam de **células da crista neural**, o que explica porque os gânglios são externos à medula espinal, que era o tubo neural. Os neurônios sensitivos são agrupados em cada segmento da medula espinal na vizinhança da coluna dorsal e ligam-se à medula como uma raiz denominada **raiz dorsal**. **A raiz dorsal conduz apenas informações sensitivas para a medula espinal**, onde é direcionada, pelo menos em parte, por meio dos neurônios de associação para a coluna motora. Em termos anatômicos, a estrutura resultante é uma raiz que se destaca da parte dorsal da medula espinal e que se conecta a uma intumescência de corpos celulares denominada **gânglio sensitivo de nervo espinal**. Como os neurônios sensitivos têm forma bipolar*, também têm uma projeção que se afasta do gânglio para longe da medula espinal. Isso também faz parte do que chamamos de raiz dorsal.

Assim como a informação sensitiva deve chegar à medula espinal, a resposta motora precisa sair desta. A partir da coluna ventral de células, projeta-se uma raiz para fora da medula espinal, em paralelo à raiz dorsal (ver Fig. 1.32). Obviamente, ela é chamada de **raiz ventral** e transporta fibras do sistema motor consciente e do sistema motor autônomo, ou subconsciente. Como se verá em detalhe mais adiante, o sistema nervoso autônomo forma **feixes de fibras simpáticas** e **feixes de fibras parassimpáticas**, que direcionam as bem diversas reações sub-

---

* N. de R.T. Os neurônios sensitivos presentes nos gânglios sensitivos de nervos espinais são do tipo pseudo-unipolar.

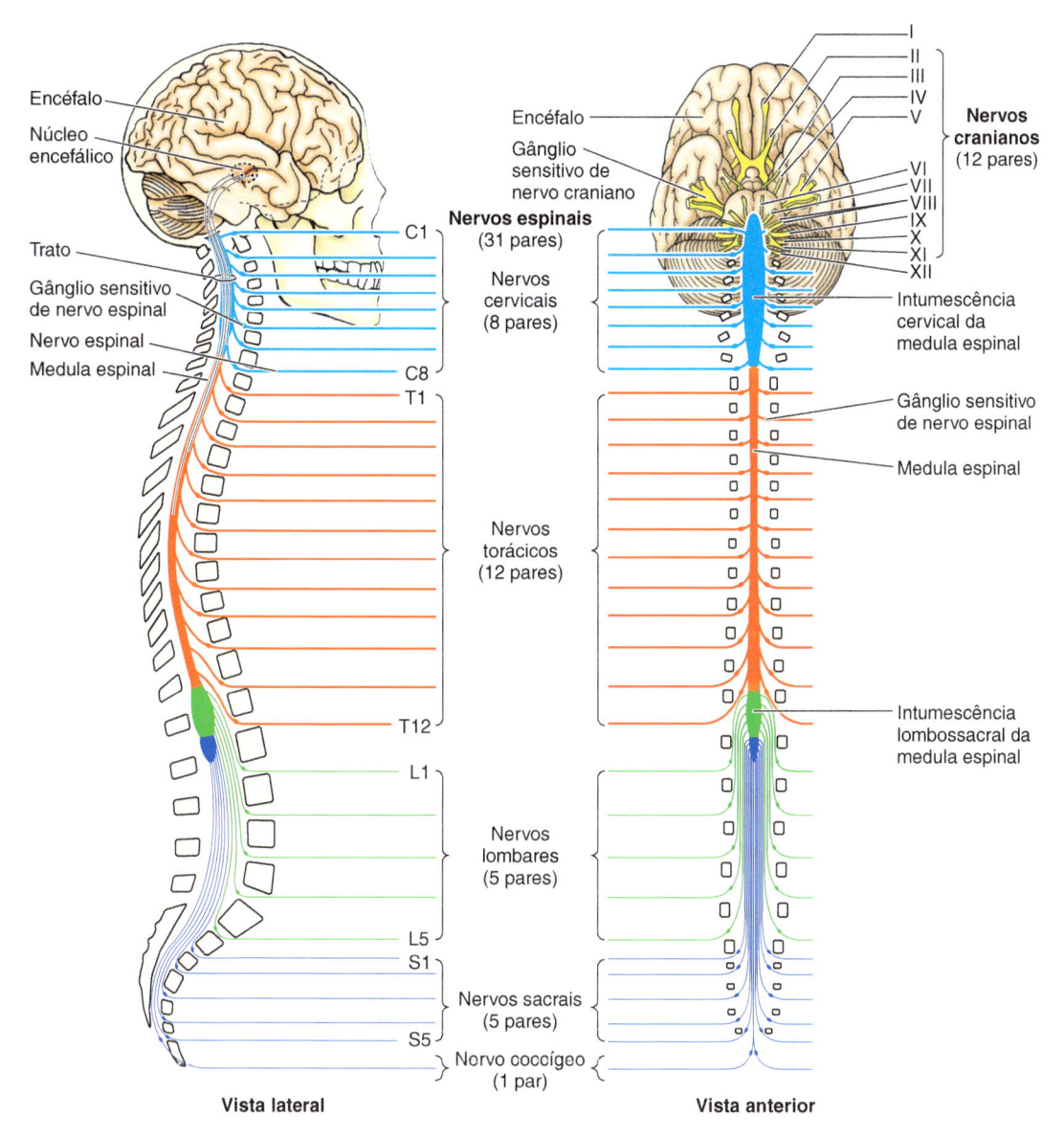

FIGURA 1.31 Os nervos espinais formam-se em paralelo com a segmentação do tecido conectivo do corpo.

Doze pares de nervos cranianos atendem às necessidades motoras e sensitivas da cabeça e do pescoço. (De Moore KL, Dalley AF. Clinically Oriented Anatomy. 4th Edition. Baltimore, Lippincott Williams & Wilkins, 1999.)

conscientes de excitação e equilíbrio, respectivamente. Neste momento, apenas entenda que os corpos celulares da parte **simpática** desse sistema são encontrados em uma coluna de células mais ou menos entre as colunas dorsal e ventral, denominada **coluna intermédia**. Essa coluna não se estende por toda a extensão da medula espinal, mas é limitada à região entre o primeiro nervo espinal torácico e o segundo ou terceiro nervo espinal lombar (**"T1-L2"**, denominação heurística que é repetida muitas vezes).

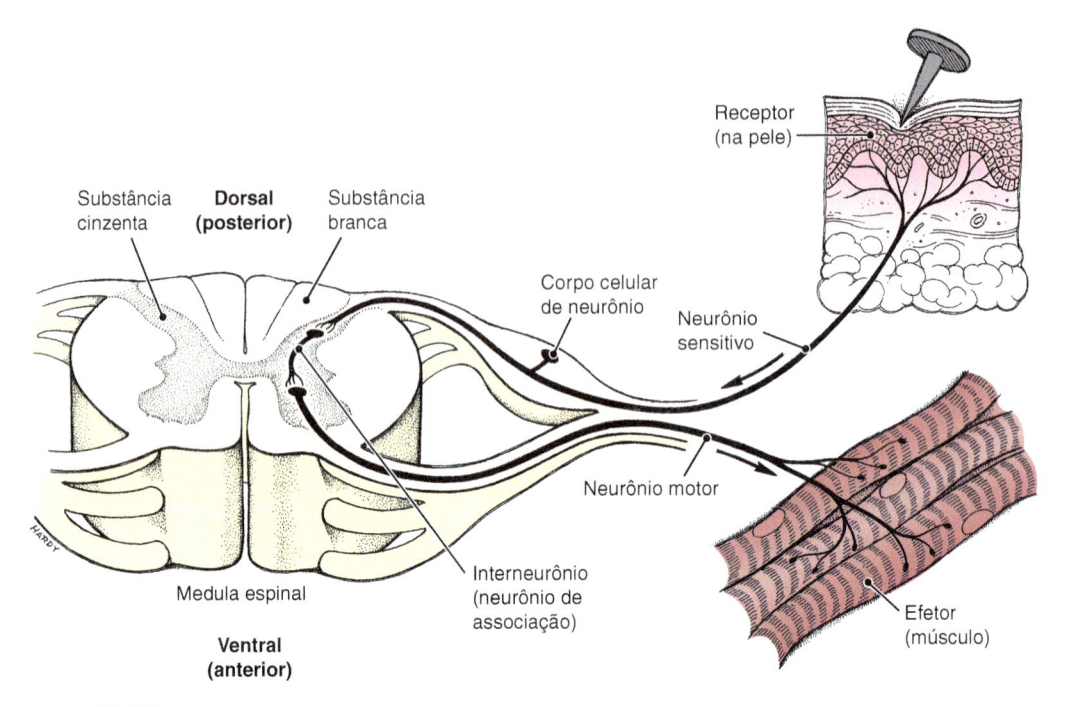

FIGURA 1.32 Formação de nervo espinal típico.

As informações sensitivas entram na medula espinal apenas através da raiz posterior (dorsal), e as informações motoras saem da medula espinal apenas através da raiz anterior (ventral). As raízes unem-se em um único feixe agrupado, muito perto da medula espinal. A partir daí, as fibras motoras e sensitivas podem fazer trajeto juntas no ramo posterior (dorsal) e no ramo anterior (ventral). Na anatomia macroscópica, alguns desses ramos são tão grandes que têm nome próprio. (De Neil O. Hardy. Westport, CT.)

Os corpos celulares da parte **parassimpática** situam-se no encéfalo (e seguem alguns nervos cranianos) ou nos segmentos sacrais da medula espinal. Como essas localizações são nos dois extremos das células simpáticas (tecnicamente, acima e abaixo delas no tubo neural), o sistema é, claro, chamado de parassimpático. Os axônios do sistema simpático e da parte sacral do sistema parassimpático projetam-se da medula espinal junto aos axônios motores voluntários e, assim, também são encontrados na raiz anterior (ventral) (ver Fig. 1.32).

Faz todo o sentido que as células nervosas com capacidades distintas (sensitivas X motoras) sejam separadas umas das outras quando integram o sistema nervoso central, mas não seria prático se elas mantivessem vias separadas em todo o corpo. Na verdade, as duas raízes fundem-se em um feixe único quase imediatamente. Em termos anatômicos, isso ocorre onde os arcos da coluna vertebral passam pelo lado da medula espinal (Fig. 1.33). Essa união da raiz posterior (dorsal) e da raiz anterior (ventral) é às vezes denominada **nervo espinal próprio***. É a primeira posição em que as fibras sensitivas e motoras podem ser encontradas em um único feixe.

Dois processos importantes acontecem quando os feixes de fibras destacam-se do nervo espinal próprio para o restante do corpo. Primeiro, eles se dividem em dois cabos, um voltado para trás (dorsalmente) e outro para a frente (ventralmente). Esses cabos são agora chamados de **ramo posterior (dorsal)** e **ramo anterior (ventral)**, respectivamente. Segundo, as fibras

---

* N. de R.T. Para esclarecimento dos leitores, na Terminologia Anatômica (2001) encontramos somente os seguintes termos: raiz e ramo **anteriores**; raiz e ramo **posteriores**; nervo espinal.

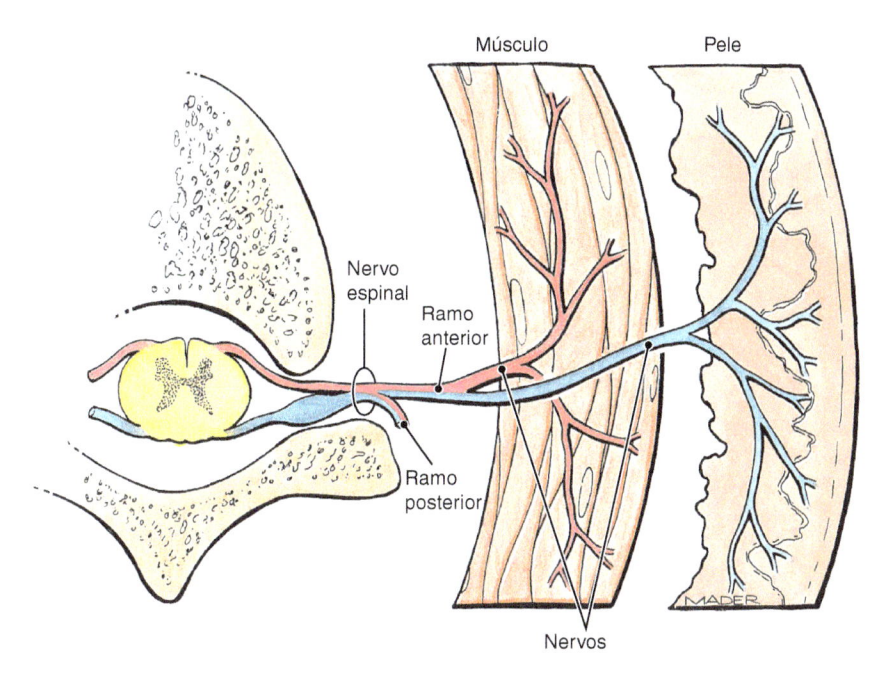

FIGURA 1.33 Esquema de corte transversal de nervo espinal.

Em termos topográficos, o nervo espinal "reúne-se" no forame intervertebral, onde a raiz posterior sensitiva e a raiz anterior motora fundem-se em um feixe agrupado de fibras. (De Agur AMR, Dalley AF. Grant's Atlas of Anatomy, 11th Edition. Baltimore: Lippincott Williams & Wilkins, 2005.)

simpáticas que deixam a medula espinal por meio da raiz anterior agora deixam o nervo espinal para entrar em sua própria estrutura nervosa independente. Esta se denomina **tronco simpático** e, no corpo do adulto, guarnece ao longo – como uma corrente ou "gargantilha" – os lados dos corpos vertebrais. É por isso que os gânglios do tronco simpático são às vezes chamados de **gânglios paravertebrais**.

Lembre-se que as células da crista neural formam muitas das células nervosas de gânglios no corpo. Também congregam-se para formar os gânglios da rede simpática. Os gânglios, porém, precisam conectar-se ao nervo espinal para que as fibras simpáticas os alcancem e estabeleçam sinapses. O grupo de fibras nervosas que sai do nervo espinal e atinge os gânglios simpáticos é chamado de **ramo comunicante branco**. A cor refere-se ao fato de que esse feixe de fibras nervosas ainda é revestido por mielina, mas na prática você não será capaz de detectar cor enquanto disseca essa região do corpo.

Como se descreve a seguir, as fibras nervosas simpáticas devem atingir todo o músculo liso do corpo, inclusive o músculo liso que reveste as artérias do corpo e o músculo liso nas glândulas sudoríferas (sudoríparas) da pele. Isso significa que certas fibras simpáticas fazem trajeto em melhores condições com as fibras do nervo espinal, de modo que um segundo ramo comunicante denominado **ramo comunicante cinzento** faz trajeto do gânglio simpático de volta para o nervo espinal (Fig. 1.34). Daí, as fibras simpáticas acompanham todos os nervos do corpo, até que possam chegar em um vaso sangüíneo ou glândula sudorífera.

Para atingir toda a extensão de mesoderma, o nervo espinal tem desenvolvimento muito econômico. Em vez de se mover para fora como um número infinito de fibras independentes na direção das células da derme e musculares, as fibras do nervo espinal ligam-se aos agrupamentos precursores de células de mesoderma antes que as referidas estruturas adultas se formem. Os

| FIGURA 1.34 **Distribuição de um nervo espinal típico.**

Cada ramo contém fibras motoras e sensitivas, mas os ramos anteriores suprem uma parte muito maior do corpo. As fibras que conduzem impulso nervoso simpático da medula espinal juntam-se e saem do nervo espinal para atingir uma cadeia de gânglios simpáticos a partir dos quais fazem trajeto para seus alvos diretamente ou retornam ao curso de um ramo de nervo espinal. (De Stedman's Medical Dictionary, 27th edition. Baltimore: Lippincott Williams & Wilkins, 2000.)

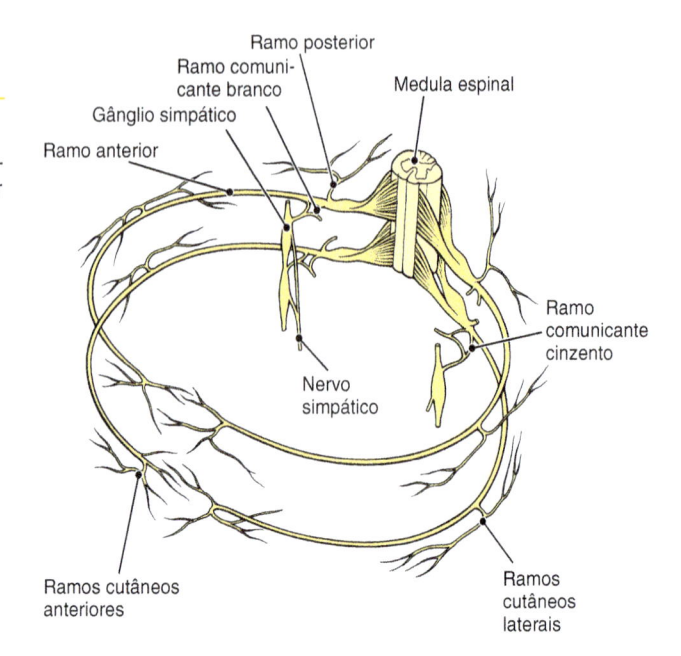

nervos espinais ligam-se em somitos enquanto ainda são somitos. Quando o somito se diferencia em um esclerótomo e um dermomiótomo, o nervo espinal dedica-se, ele próprio, ao futuro do dermomiótomo. Ele não percorreu uma longa distância e liga-se ao agrupamento celular na hora de ser transportado com ele por todo o corpo. Por esse motivo, o padrão de inervação somática (ou corporal) motora e sensitiva é segmentar. Dominar o plano segmentar básico da inervação da pele é essencial para diagnosticar corretamente e fazer a avaliação clínica eficiente do paciente.

Lembre-se que o dermomiótomo de cada somito segmentar divide-se em duas metades desiguais (reveja a Fig. 1.26). Uma das metades está-se transformando na derme e na musculatura que servem exclusivamente à coluna vertebral; esse é o **epímero**. A metade maior está-se tornando a derme e a musculatura que servem à parede do corpo desde os processos transversos das vértebras em todo o percurso ao longo da parte ventral do corpo; esse é o **hipômero**. O nervo espinal liga-se ao dermomiótomo nesse momento; portanto, tem uma ligação separada no epímero em crescimento e no hipômero em crescimento (ver Fig. 1.34). As conexões entre o próprio nervo espinal e os agrupamentos epiméricos e hipoméricos de células do mesoderma são, assim, chamadas de **ramo posterior** e **ramo anterior**, respectivamente.

Tenha o cuidado de distinguir entre raiz e ramo enquanto estuda. As raízes posterior e anterior são constituídas por fibras de uma determinada função ou modalidade. A **raiz posterior** é **sensitiva** e a **raiz anterior** é **motora**. O ramo posterior e o ramo anterior, porém, são feixes mistos – cada um deles está constituído por fibras sensitivas e motoras. Esse esquema de nomenclatura é fácil de confundir. Você terá de dominá-lo, porém, devido à sua relevância para as vítimas de lesão em nervo espinal. A lesão em um ramo tem sinais e sintomas diferentes da lesão na raiz correspondente, mesmo que estejam apenas a milímetros de distância um do outro na anatomia da coluna vertebral/medula espinal.

No adulto, o ramo posterior é consideravelmente menor que o ramo anterior, porque a quantidade de tecidos do corpo que cresce a partir do agrupamento de células hipoméricas é muito maior que a quantidade que cresce a partir do agrupamento de células epiméricas. Isso reflete diretamente no plano do corpo animado. As formas de vida animada básica são segmentares, em conformidade com o plano do somito. Para muitas delas, o movimento é limitado a uma contração ou expansão básica de segmentos lineares, parecido a um verme ou anêmona. O

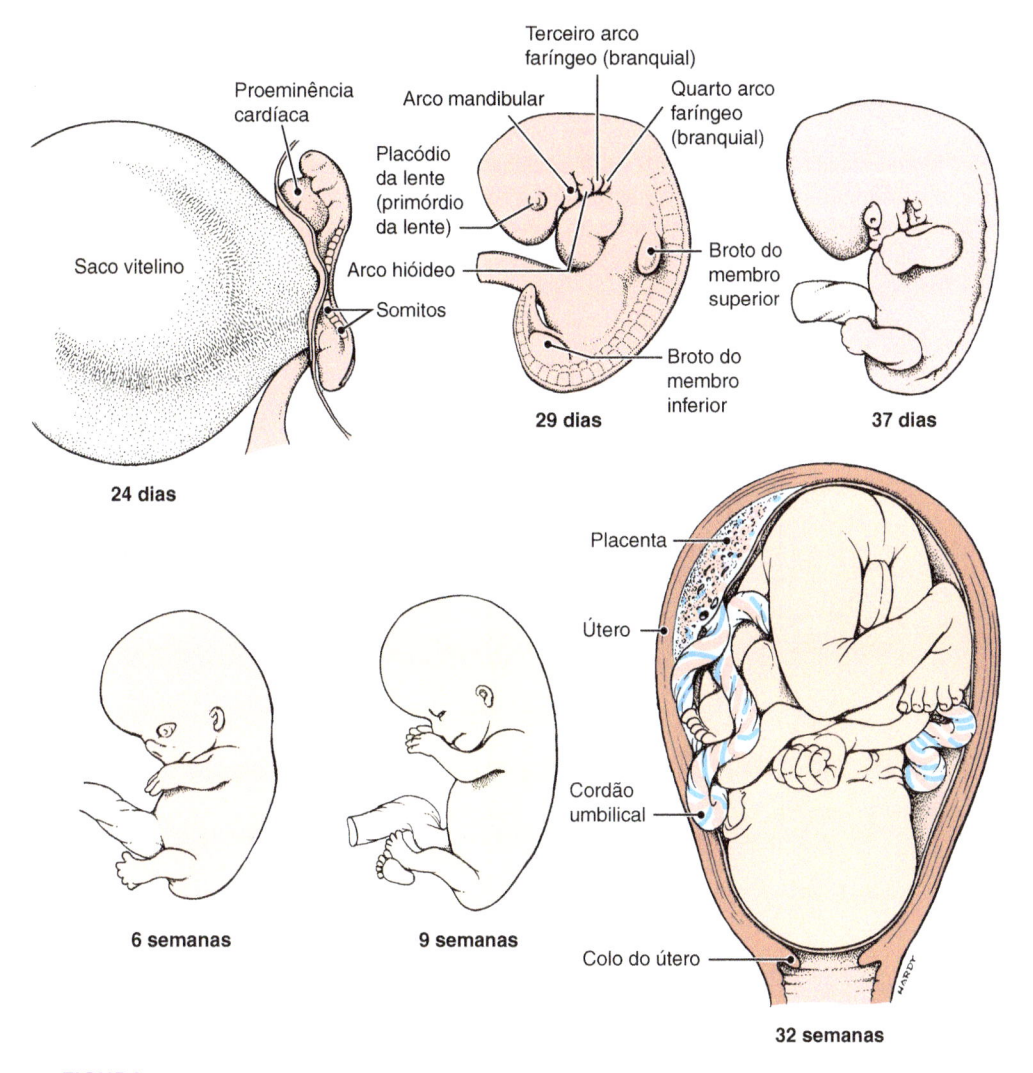

FIGURA 1.35 Estágios progressivos de maturidade embrionária e fetal.

Vistas laterais. (Reproduzida com a permissão de Blechshmidt E. The Stages of Human Development Before Birth. Philadelphia: WB Saunders, 1961; de Sadler T. Langman's Medical Embryology, 9th Edition Image Bank. Baltimore: Lippincott Williams & Wilkins, 2003.)

advento de membros em animais mais complexos garante uma série muito maior de movimentos possíveis. Esses membros, como se descreve a seguir, emergem da parte hipomérica da parede corporal, de modo que, dada a quantidade de células que precisam ser fornecidas, o ramo anterior que vai para o hipômero apresentará a maioria das fibras nervosas que estão reunidas no nervo espinal. Muito poucos ramos posteriores recebem nomes próprios em anatomia macroscópica. Os ramos anteriores, porém, atingem grande calibre, percorrem grandes distâncias e produzem sintomas importantes quando sofrem lesão, de modo que em geral recebem nomes específicos (por exemplo, nervo radial e nervo isquiático).

Este livro dá mais atenção a algumas partes do corpo em desenvolvimento do que a outras. Isso deve transmitir a você o quão importante é conhecer essas partes muito bem em termos de conceito. O desenho anatômico do sistema nervoso é uma das áreas em que tudo o que aprendemos será útil uma vez ou outra.

A partir desse plano corporal básico, precisamos desenvolver os sistemas de interação do corpo. Como mamíferos, precisamos desenvolver meios de levar o ar para nosso corpo e absorver dele o oxigênio. Mais generalizadamente, precisamos desenvolver um sistema digestório para absorver energia do ambiente. Precisamos desenvolver estruturas que nos possibilitem eliminar os detritos que sobram depois do consumo. Precisamos elaborar algumas estruturas para que possamos nos reproduzir. Precisamos desenvolver projeções de nosso corpo que auxiliem nosso movimento pelo mundo e, como seres humanos, essas projeções serão ligeiramente diferentes na metade superior (membros superiores) e na metade inferior (membros inferiores). Por último, porém não menos importante, precisamos elaborar a parte de nosso corpo que contém a parte superior do tubo neural e a entrada para a via de absorção – a cabeça e o pescoço. As anatomias resultantes são mais bem-compreendidas em termos dos processos de seu crescimento (Fig. 1.35).

Para tornar o estudo da anatomia macroscópica o mais eficiente possível, sairemos, agora, da descrição de ectoderma, endoderma e mesoderma, para uma abordagem sistêmica ou de sistema por sistema. Dentro de cada sistema, você estudará como os componentes completam seu desenvolvimento e a lógica de como são organizados e nomeados. Lembre-se que o objetivo é dominar a organização do corpo, para que você possa agrupar detalhes regionais específicos em um contexto lógico e estimulante.

Sistema Circulatório

Introdução
Formação do coração
    Alterações da circulação ao nascimento
O coração adulto
    Aorta
    Ramos da artéria axilar
    Parte descendente da aorta
    Além da aorta
    Retorno venoso ao coração
O sistema linfático

INTRODUÇÃO

O corpo deve, de alguma forma, fornecer energia que possa ser gasta por seus tecidos vivos. Uma superfície do embrião – o endoderma – desenvolve-se em uma superfície para absorver oxigênio e uma superfície para absorver matéria particulada (alimento). Esses materiais úteis são direcionados para os tecidos corporais por um **sistema circulatório**. O sistema circulatório é impulsionado por uma bomba muscular muito diligente – o **coração** – e atinge os tecidos por meio de canais que se estreitam continuamente, denominados **artérias** e **capilares**. O sangue que sofre depleção de seu oxigênio e de outros nutrientes volta para o coração através de um sistema passivo de **veias** coletoras*. Os tecidos e espaços entre eles contêm outros líquidos, principal-

---

* N. de R.T. Nem sempre, pois as veias pulmonares transportam sangue arterial.

mente água. Uma rede especializada de ductos e linfonodos denominada **sistema linfático** atende a esses líquidos e a infecções e corpos estranhos que invadem a corrente sangüínea. Os vasos linfáticos são semelhantes quanto à forma ao sistema venoso e o segue de perto por todo o corpo; por fim, toda a drenagem linfática do corpo esvazia-se em grandes veias perto do coração. A formação do coração e dos vasos sangüíneos foi descrita anteriormente. Agora, resumimos a história de como o coração e os grandes vasos se formam.

FORMAÇÃO DO CORAÇÃO

O tubo cardíaco, que se formou durante o pregueamento embrionário, agora situa-se acima do septo transverso que migrou e entre os dois botões do pulmão em desenvolvimento. Como os botões pulmonares e o tubo intestinal, ele empurra um saco fechado de líquido – neste caso, o "saco" pericárdico. O "**saco**" **pericárdico** é produto da divisão do celoma intra-embrionário pelas pregas pleuro-pericárdicas. Lembre-se de que o "topo" da "ferradura" da cavidade embrionária arqueia-se "para baixo" durante o pregueamento longitudinal. As pregas pleuro-pericárdicas isolam a parte da cavidade adjacente ao coração, e isso se transforma no pericárdio.

As pregas pleuro-pericárdicas nunca se movem, é claro. Persistem como uma "cortina" de tecido entre o coração (e seu envoltório) e os pulmões (e seus envoltórios) – Figura 2.1. No adulto, essa cortina praticamente se funde com a camada externa do "saco" pericárdico, o que faz o coração parecer pressionado contra um único saco. O **pericárdio fibroso** é a parte que se origina das pregas pleuro-pericárdicas e constitui a camada "externa" do saco. O **pericárdio seroso** é o "saco" pericárdico original. O pericárdio fibroso é, via de regra, sensível, o que é relevante no caso de como as pessoas têm dor no tórax relacionada com doenças do coração. Também é ligeiramente fixo no espaço, dada sua fusão com o diafragma, o esterno e os grandes vasos. Sua falta de elasticidade agrava as pressões que podem se acumular no pericárdio, como um **tamponamento cardíaco** (ver Anatomia clínica – Quadro 2.1).

O tubo cardíaco precisa dedicar parte de seu esforço para retirar sangue das vias regulares (pense aqui em **circulação sistêmica**) e levá-lo para os tubos de abastecimento (pense aqui em **circulação pulmonar**). Ou seja, o sangue precisa ser aspirado para fora da circulação corporal e exposto ao oxigênio que é inspirado para os pulmões, sendo devolvido ao coração para ser bombeado pelo tubo de efluxo (**aorta**). O tubo cardíaco realiza esse circuito anatômico primeiro dilatando e constringindo partes de suas paredes para formar câmaras iniciais "de

FIGURA 2.1 **Divisão do celoma na cavidade torácica.**

A prega pleuro-pericárdica que migra para dentro da parede corporal para separar a pleura do pericárdio fica intacta durante o crescimento e passa a ser uma "cortina" entre os dois sacos. "Aconteça o que acontecer", ela é chamada de pericárdio fibroso e, conforme o coração se desenvolve, a camada externa de seu próprio "saco" pericárdico quase se funde ao pericárdio fibroso adjacente.

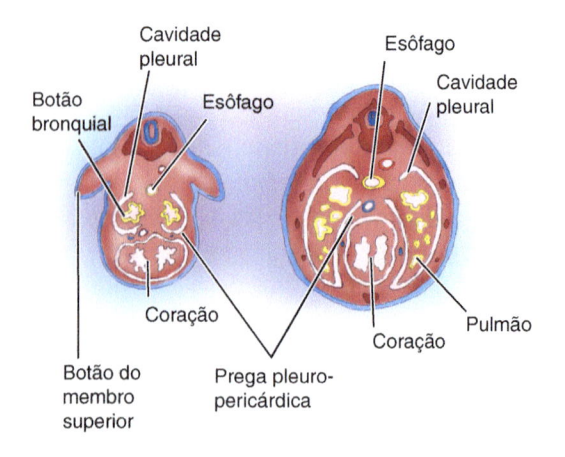

ANATOMIA CLÍNICA

Quadro 2.1
TAMPONAMENTO CARDÍACO

O coração cresce contra um "saco" pericárdico contendo líquido e, juntos, eles pressionam o que resta da prega pleuro-pericárdica, o pericárdio fibroso. O pericárdio fibroso é ancorado ao tecido conectivo circundante, como ao esterno, ao diafragma, aos grandes vasos e às vértebras. Ele não é muito elástico. Quando há acúmulo de líquido no pericárdio, é mais provável que a pressão acumulada comprima o músculo cardíaco do que distorça o pericárdio fibroso. Isso leva a uma afecção com risco de morte denominada tamponamento cardíaco. Se a pressão não for aliviada, por fim, "sufoca" a capacidade do coração de se contrair.

Tamponamento cardíaco

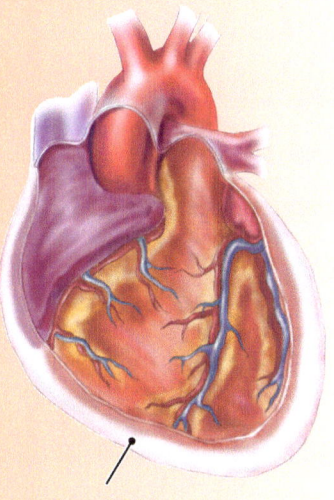

O acúmulo de líquido no interior da cavidade do pericárdio faz pressão sobre o coração, o que pode impedir que ele bombeie o sangue com eficiência

---

frente para trás". A câmara mais próxima da aorta torna-se um **ventrículo**, e a mais próxima da extremidade de influxo torna-se um **átrio**. Assim, o primeiro passo é simplesmente deformar as duas câmaras básicas, sem redirecionamento de sangue. Para dar espaço a todo esse crescimento, o tubo dobra-se, levando a extremidade de efluxo para mais perto do fundo do espaço pericárdico e a extremidade de influxo para mais perto do topo. Esse processo requer que a extremidade de influxo perfure, de alguma maneira, ou deslize pelo **septo transverso** em desenvolvimento. É por isso que a **veia cava inferior** parece perfurar o **diafragma**.

A seguir, o tubo cardíaco emite "botões", alguns dos quais suprem os pulmões pela autodivisão em metades direita e esquerda, sendo que as metades esquerdas representam a continuação essencial do tubo original (Fig. 2.2). As metades direitas adotam a nova responsabilidade

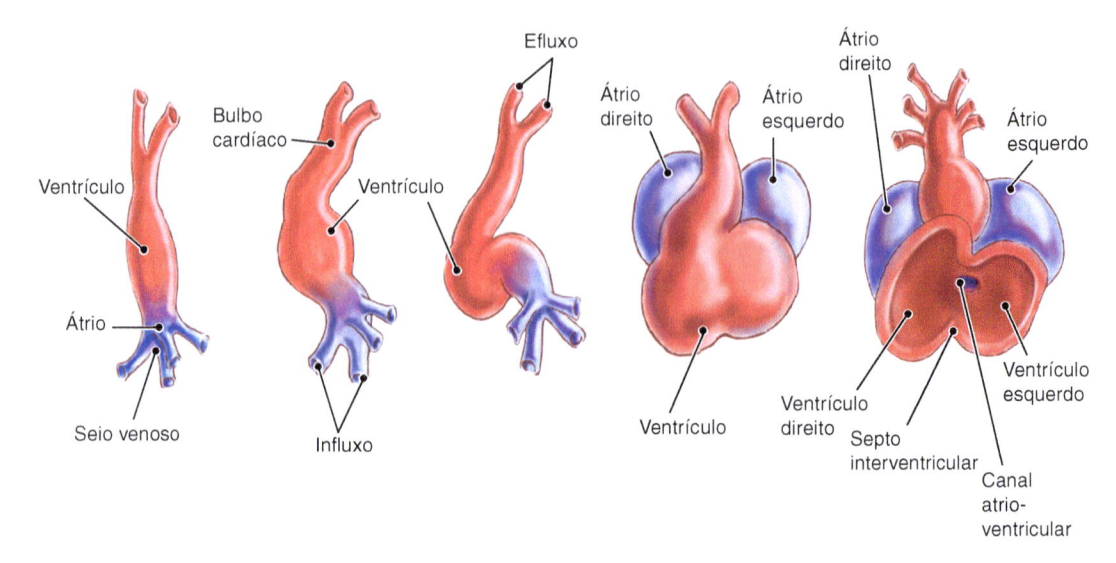

FIGURA 2.2 **O tubo cardíaco.**

Durante os estágios iniciais, o coração é um tubo com uma extremidade de entrada (influxo) e uma de saída (efluxo). O tubo expande-se e se enrola em si mesmo para se manter contido no mediastino. A expansão do tubo cardíaco toma a forma de um pequeno átrio e um grande ventrículo, com uma área constrita entre eles. Essas câmaras iniciais têm o papel óbvio de receber sangue (átrio) e, a seguir, bombeá-lo vigorosamente para diante, por meio de uma contração do músculo do ventrículo expandido. Como somos criaturas aeróbias, o tubo cardíaco logo se divide em câmaras direita e esquerda paralelas para desviar o sangue de entrada para os pulmões, antes de recebê-lo de volta e bombeá-lo através da aorta. (Adaptada de Snell RS. Clinical Anatomy, 7th Edition. Baltimore: Lippincott Williams & Wilkins, 2003.)

de reunir sangue para a distribuição aos pulmões. É por isso que o **átrio direito** recebe sangue desoxigenado do corpo, e o **ventrículo direito** bombeia esse sangue para os pulmões. O **átrio esquerdo** ainda recebe sangue oxigenado, como fazia a partir da mãe, quando era a extremidade de influxo do tubo cardíaco. Agora, porém, o sangue parte de seu próprio corpo. O **ventrículo esquerdo** bombeia sangue oxigenado através da aorta, assim como o ventrículo original.

O tubo cardíaco dilata-se e se comprime para formar átrio e ventrículo originais. A compressão que separou os dois persiste quando o tubo estrangula um conjunto de câmaras "laterais" (direitas). A proliferação de células adjacentes à constrição infla a parede do coração até que pareça um coxim endocárdico (Fig. 2.3). Por meio desse processo simples de "concentração" ou "amontoamento", a estreita abertura entre átrio e ventrículo originais (e, mais tarde, entre os átrios e ventrículos direitos e esquerdos) é mantida. No coração em amadurecimento, a região em que os coxins se inflam é chamada de **septo intermédio**. Como ela se localiza no "centro morto" do tubo cardíaco, também precisa ajudar a separar os dois átrios um do outro e os dois ventrículos um do outro. Em princípio, isso não parece mais complicado do que manter a "metade superior" (os átrios) separada da "metade inferior" (os ventrículos), mas esse é o esforço que resulta, com mais freqüência, em insuficiência e defeitos cardíacos congênitos. Por esse motivo, preste muita atenção em como os átrios fecham a parede entre eles e como os ventrículos se mantêm separados. Isso ajuda a explicar os defeitos cardíacos relativamente comuns, conhecidos como **persistência do forame oval** e **defeito de septo ventricular** (DSV – ver Anatomia clínica – Quadro 2.2).

Os pulmões amadurecem, e o coração conforma-se a eles muito antes de o feto precisar respirar seu próprio oxigênio. O pulmão fetal não tem o gradiente de pressão necessário para devolver o sangue para o coração através das **veias pulmonares**, de modo que o coração fetal

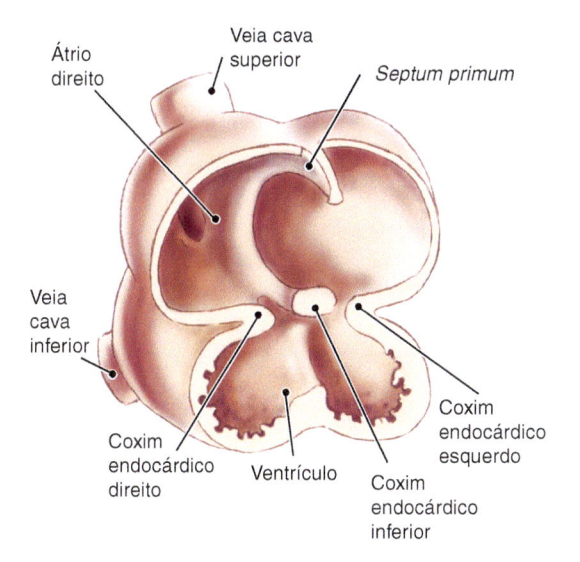

FIGURA 2.3 **O coração é dividido em câmaras por septos.**

A parede do coração cresce para dentro, de modo a formar um pilar limitante no ponto central entre o átrio e o ventrículo. Essa invaginação é o coxim endocárdico. Ele também permite uma estreita comunicação entre átrio e ventrículo, e passa a ser um ponto de ligação para crescimentos posteriores que separam átrio e ventrículo em metades direita e esquerda.

(Rótulos da figura: Átrio direito; Veia cava superior; Septum primum; Veia cava inferior; Coxim endocárdico direito; Ventrículo; Coxim endocárdico inferior; Coxim endocárdico esquerdo)

mantém um canal aberto entre os átrios direito e esquerdo até o nascimento. Assim, o sangue que entra no átrio direito do feto, advindo do corpo, pode desviar direto para o átrio esquerdo, sem passar pelo ventrículo direito e pelos pulmões. Esse sangue, de qualquer maneira, contém grande quantidade de oxigênio, porque começou como sangue ricamente oxigenado entrando no feto a partir da circulação materna e dirigindo-se diretamente para o coração. Esse sangue, então, passa do átrio direito para o átrio esquerdo, de onde derivados do tubo cardíaco original o bombeiam para o restante do corpo fetal através da aorta. O desvio do átrio direito para o esquerdo é fornecido pela maneira como as paredes de separação são formadas.

A parede que separa os dois átrios começa a se formar como um retalho da parede do coração a partir da parte superior da câmara atrial, descendendo para o septo intermédio (Fig. 2.4). Porém esse retalho não é sólido: há nele um orifício lacunar ligeiramente descentrado. Logo um segundo retalho começa a se formar bem à direita do primeiro, mas também há um orifício lacunar – neste caso, ligeiramente descentrado na direção oposta. O resultado é uma "parede" entre os dois átrios que se forma a partir de dois retalhos, cada um com seu orifício. Os orifícios não se sobrepõem diretamente, mas a pressão sangüínea que se acumula quando o átrio direito se enche força o sangue através do orifício do retalho direito. Esse sangue empurra o retalho esquerdo, encontra seu caminho através do orifício do retalho esquerdo e, a partir daí, verte na câmara do átrio esquerdo (Fig. 2.5). Curiosamente, há pouco refluxo de sangue para o átrio direito, porque o gradiente de pressão no átrio esquerdo é aliviado tão logo o sangue coletado siga para o ventrículo esquerdo.

O orifício do retalho atrial é chamado de **forame oval**. No desenvolvimento normal, os dois retalhos fundem-se ao nascimento, e o orifício de um retalho é "vedado" pelo tecido sólido de outro. Isso deixa uma depressão no septo interatrial fundido, denominada **fossa oval**. No desenvolvimento anormal, o septo interatrial não se funde, e os dois orifícios permitem que o sangue passe do átrio direito para o esquerdo. Essa permeabilidade do forame oval é chamada de **persistência do forame oval** e reduz a capacidade do recém-nascido de oxigenar seu próprio sangue.

A história dos ventrículos é similar no sentido de que uma parede cresce a partir do perímetro da câmara (a parede inferior do ventrículo) na direção do septo intermédio. Nesse caso, porém, é uma única parede e não dois retalhos. A parede única chama-se **septo interventricular**, e começa com uma barreira bastante muscular e substancial entre os dois ven-

ANATOMIA CLÍNICA

Quadro 2.2
DEFEITOS CARDÍACOS CONGÊNITOS COMUNS

Defeitos do septo interatrial

O não-fechamento do forame oval em fossa oval ocorre em cerca de 0,64 em 1.000 nascimentos. O sangue oxigenado desvia do átrio esquerdo para o átrio direito depois do nascimento, devido à maior pressão no lado esquerdo. Isso aumenta o átrio e o ventrículo direitos e dilata o tronco pulmonar. Dependendo da gravidade da permeabilidade, essa alteração pode não ser detectada ou ser praticamente assintomática na ausência de atividade física intensa.

Defeitos de septo interventricular

O fechamento completo do septo interventricular também é um processo complexo. O não-fechamento do septo ocorre em 1,2 em 1.000 nascimentos, tornando-o o defeito cardíaco congênito mais comum. Isso resulta em desvio do sangue do ventrículo esquerdo, com maior pressão, para o ventrículo direito, com menor. Um defeito grande pode levar à sobrecarga do ventrículo direito, doença pulmonar (por exemplo, hipertensão do fluxo de retorno) e, por fim, insuficiência cardíaca. O defeito de septo interventricular pode ser reparado cirurgicamente.

Tetralogia de Fallot

As anomalias congênitas ocorrem com freqüência em grupos e não isoladamente. Quatro anomalias inter-relacionadas do desenvolvimento cardíaco ocorrem juntas em cerca de 1 em cada 1.000 nascimentos: estenose pulmonar, defeitos de septo interventricular, dextroposição da aorta e hipertrofia ventricular direita (tetralogia de Fallot). Nesse grupo, é muito difícil o coração bombear sangue com eficiência, mas, se o problema for detectado precocemente, pode ser corrigido por cirurgia. A apresentação primária no lactente é cianose periférica ao exercício – a "maldição da tetralogia" – como após um episódio de choro intenso.

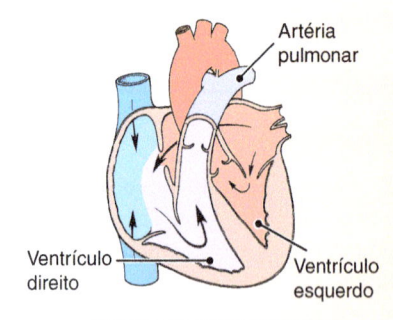

Defeito de septo interatrial — **Defeito de septo interventricular** — **Tetralogia de Fallot**

(De Neil O. Hardy. Westport, CT.)

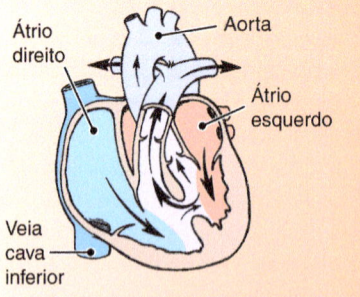

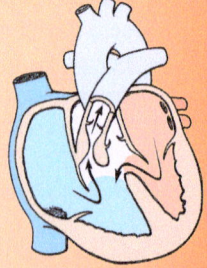

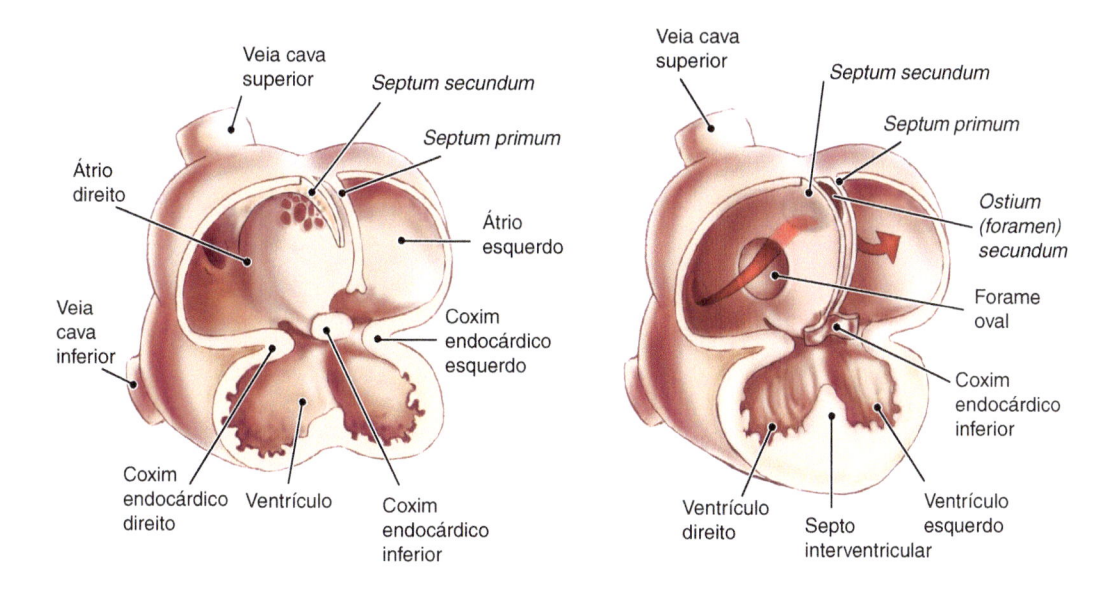

FIGURA 2.4 Formação atrial.

Um septo cresce para baixo, no meio do átrio, para dividi-lo em átrios direito e esquerdo. Esse processo é interessante e complicado **(A)**, porque tanto o primeiro quanto o segundo septo são incompletos (mas em locais diferentes). Isso resulta em um desenho de "dois retalhos", que permite que um pouco de sangue passe do átrio direito para o esquerdo **(B,** seta vermelha**)**. Como o coração fetal não transporta oxigênio para a circulação pulmonar, isso é tolerado até o nascimento. Com a mudança da pressão pulmonar ao nascimento (quando os pulmões se enchem de ar pela primeira vez), esses dois retalhos em geral se fundem, e a delicada abertura do lado direito para o esquerdo é obliterada. O pequeno hiato nos septos é denominado forame oval; o septo que se funde corretamente após o nascimento converte o forame em uma fossa.

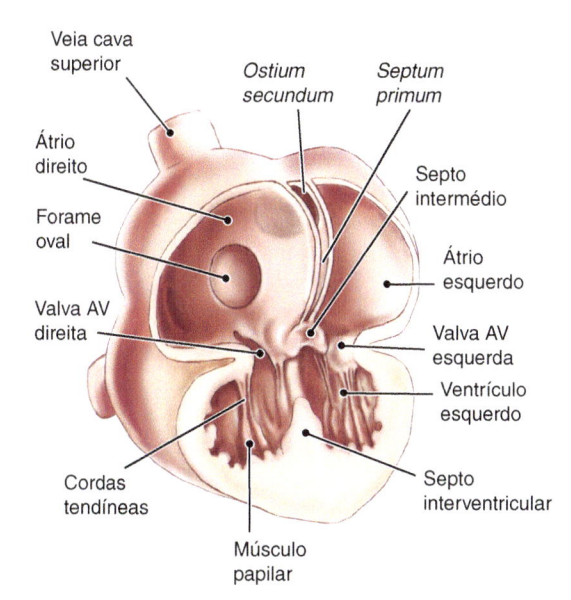

FIGURA 2.5 Conclusão do septo interatrial.

Primeiro, o septo entre os átrios forma-se frouxamente para permitir o desvio do sangue da direita para a esquerda e, depois do nascimento, funde-se permanentemente. Note as alterações simultâneas na região do ventrículo.
AV = atrioventricular.

> **FIGURA 2.6** Formação dos ventrículos.
>
> Um processo similar à septação atrial tem lugar no ventrículo. A parede do coração migra na direção do coxim endocárdico. A metade inferior do septo é mais espessa que a metade superior.

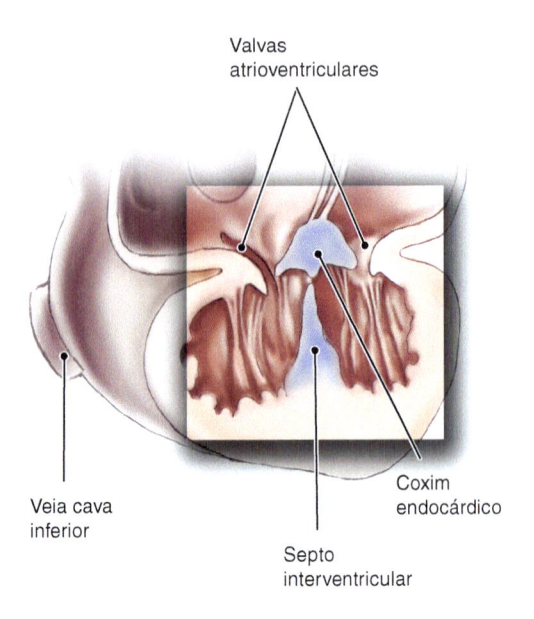

Legendas da figura: Valvas atrioventriculares; Veia cava inferior; Septo interventricular; Coxim endocárdico.

trículos (Fig. 2.6). Conforme se aproxima da conclusão, porém, fica mais fina e, em alguns casos, não atinge o septo intermédio. Isso torna a barreira entre os dois ventrículos muito fraca e, tipicamente, um espaço aberto entre eles. Essa alteração é denominada **defeito de septo interventricular** (DSV), constituindo o **defeito cardíaco mais comum ao nascimento**.

A transformação do tubo cardíaco estende-se além do coração, nas porções de influxo e efluxo do tubo. A parte de influxo do tubo cardíaco encrava-se em parte do novo átrio direito. Conforme se funde, passa a ser parte da parede do átrio direito. Isso explica porque o revestimento interno do átrio direito contém uma parte muscular e uma parte "lisa". A parte lisa representa a região onde o tubo de influxo invadiu o átrio, conduzindo às grandes veias que se esvaziam no átrio direito: a **veia cava superior** e a **veia cava inferior**. O átrio esquerdo também contém uma superfície grande e de parede lisa e um pequeno "retalho em forma de orelha" de tecido muscular. Nesse átrio, a superfície lisa é resultado do crescimento das **veias pulmonares** na parede atrial, que "empurram" o tecido muscular para o lado (Fig. 2.7).

A veia cava superior e a veia cava inferior drenam todas as partes do corpo, **exceto o músculo cardíaco propriamente dito**. O coração tem uma veia própria chamada de **seio coronário**, que se forma ao mesmo tempo que as grandes veias do corpo. Como a parte de influxo original do tubo está migrando contra o átrio, uma porção dele enrola-se no tubo cardíaco e "degenera", ou se transforma, em uma veia que supre o músculo cardíaco. No coração do adulto, o seio coronário cinge a "cintura" do coração na margem posterior entre os átrios e ventrículos.

A porção de efluxo do tubo cardíaco sofre uma transformação ainda mais extensa quando o embrião se dobra, e o mesoderma em torno das extremidades cefálicas do tubo neural e do tubo endodérmico prolifera para formar a cabeça e o pescoço. Em termos conceituais, esse tubo de efluxo precisa recolher o sangue que está saindo do coração para os pulmões para "reabastecer", e, a seguir, recuperá-lo do coração para distribuição a todo o corpo. É seguro supor que a distribuição ao corpo precisará de artérias próprias nos seus lados direito e esquerdo, a fim de suprir a cabeça, o tronco e os membros. Como o tronco forma-se primeiro, a continuação do efluxo original do tubo cardíaco, a **aorta**, supre principalmente o tronco. As mudanças de direção da aorta suprem as regiões do corpo que amadurecem mais tarde (a cabeça e os membros). A partir de agora, tentemos perceber como as artérias chegam a esse ponto.

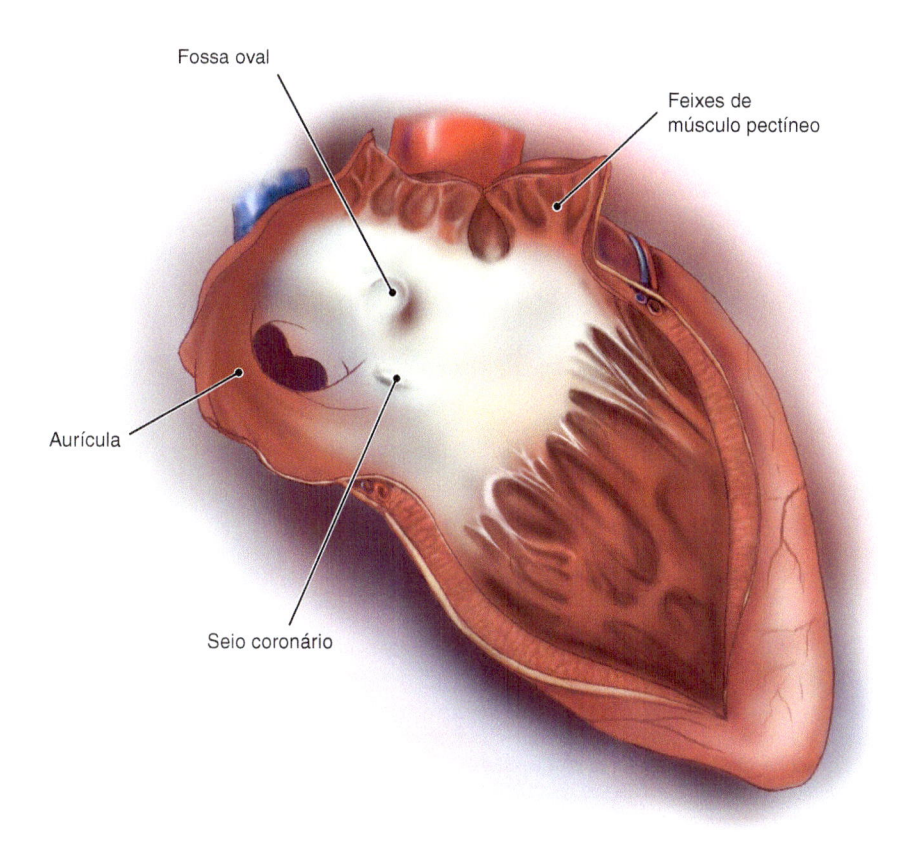

FIGURA 2.7 Topologia interna das câmaras do coração.

Como as veias que levam ao coração crescem na parede dos átrios originais, o revestimento na parte interna é liso em vez de muscular. Grande parte da câmara atrial real é o final das veias que nele se esvaziam. A estrutura muscular original é empurrada para o lado, como a aurícula. Os feixes musculares na superfície interna do átrio são chamadas de músculos pectíneos. Note também a depressão rasa na parede posterior do átrio; essa é a fossa oval, o forame oval ocluso entre o átrio direito e o esquerdo. (Adaptada de SCO, Bare BG. Brunner e Suddarth's Textbook of Medical-Surgical Nursing, 9th Edition. Philadelphia: Lippincott Williams & Wilkins, 2002.)

Comece bem na base do tubo de efluxo, na região onde o ventrículo original passa a ser a aorta. No embrião, essa região é chamada de **tronco arterial**. Conforme o ventrículo dilata-se e se divide em dois ventrículos, o tronco arterial também cresce por si só – um septo que começa como uma invaginação da parede, bastante parecido com a divisão original do tubo intestinal anterior e com o divertículo respiratório. Na verdade, a semelhança é mais do que uma coincidência. Quando o intestino anterior se estrangula em um botão que se torna o pulmão, a irrigação sangüínea que originalmente supria essa parte do intestino anterior precisa ir com ele. Devido ao pregueamento embrionário, essa irrigação sangüínea é muito próxima do coração, que migrou na prega longitudinal para ficar bem perto dos pulmões em desenvolvimento. Assim, quando o intestino anterior dá origem ao botão respiratório, as câmaras do coração dão origem ao átrio e ventrículo do lado direito, e, acima dos ventrículos, o tubo de efluxo, que era simples, origina um **tronco pulmonar** para ficar com o ventrículo direito e irrigar os botões pulmonares (Fig. 2.8).

Uma "virada" interessante dessa história é que o tronco arterial faz exatamente este movimento – vira – conforme está-se dividindo. O resultado é que o efluxo do tronco pulmonar

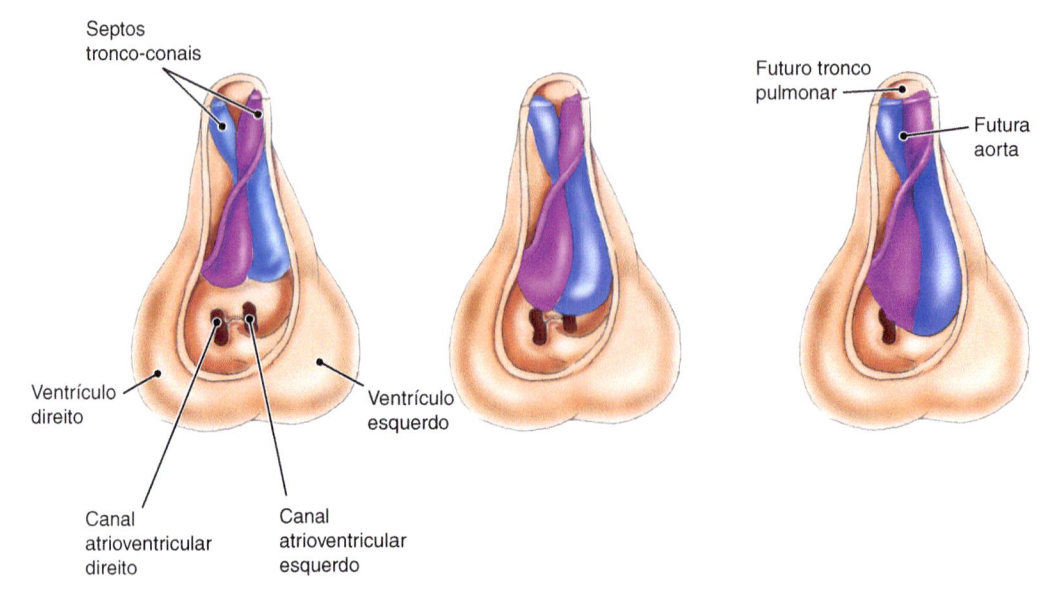

FIGURA 2.8 A via de efluxo a partir do coração também se separa.

Diferentemente de outros septos cardíacos, o septo que continua para as espirais do tubo de efluxo explica porque a aorta adulta parece surgir posterior ao tronco pulmonar, mas, então, arqueia-se para a frente sobre ele e, a seguir, atrás dele, novamente. (De Sadler T. Langman's Medical Embryology, 9th Edition Image Bank. Baltimore: Lippincott Williams & Wilkins, 2003.)

maduro do ventrículo direito parece virar em torno e inferiormente ao efluxo da parte ascendente da aorta do ventrículo esquerdo. Outra vez, o desenvolvimento explica a anatomia macroscópica. Outra semelhança interessante no desenvolvimento arterial é a comunicação persistente entre o tronco pulmonar e a aorta, durante o crescimento fetal. Lembre-se de que os dois átrios ficam em comunicação entre si até o nascimento, porque o sangue do feto não é oxigenado no seu pulmão. Embora o tronco pulmonar se forme para direcionar o sangue do ventrículo direito para os pulmões, essa via também é desnecessária até o nascimento e o início da respiração. Nesse ínterim, o sangue no tronco pulmonar pode sair através de um ducto persistente que o liga à parte ascendente da aorta, o **ducto arterial** (Fig. 2.9). Como o forame oval, esse ducto via de regra se fecha ao nascimento, resultando em um ligamento remanescente – o **ligamento arterial**. Quando esse ducto não se fecha (**ducto arterial persistente**), o coração do recém-nascido respalda-se com sangue oxigenado e tem muito mais trabalho para conseguir o volume através do circuito pulmonar (ver Anatomia clínica – Quadro 2.3).

O sistema respiratório dos vertebrados é uma modificação da camada de absorção do embrião – o endoderma. Efetivamente, os vertebrados que respiram ar são originários de ancestrais que "respiravam água" e obtinham oxigênio do meio aquoso no qual viviam. Eles conseguiam isso por meio de um sistema de fendas branquiais na região do pescoço. Nesses animais, a porção de efluxo embrionário do tubo cardíaco divide-se em artérias próprias para cada comissura – o **arco branquial** ou **arco faríngeo**. Essas artérias coalescem formando a aorta dorsal superior e posteriormente às guelras (Fig. 2.10). Nos vertebrados que respiram ar, desenvolve-se uma rede similar de arcos ao longo da aorta, mas obviamente não desenvolvemos guelras (brânquias). Essa rede precisa assumir a configuração assimétrica da maioria das artérias.

Em seu estado original, a aorta divide-se em cinco arcos faríngeos logo além do coração, antes de coalescer de volta para uma só aorta "descendente" ou partes torácica e abdominal da

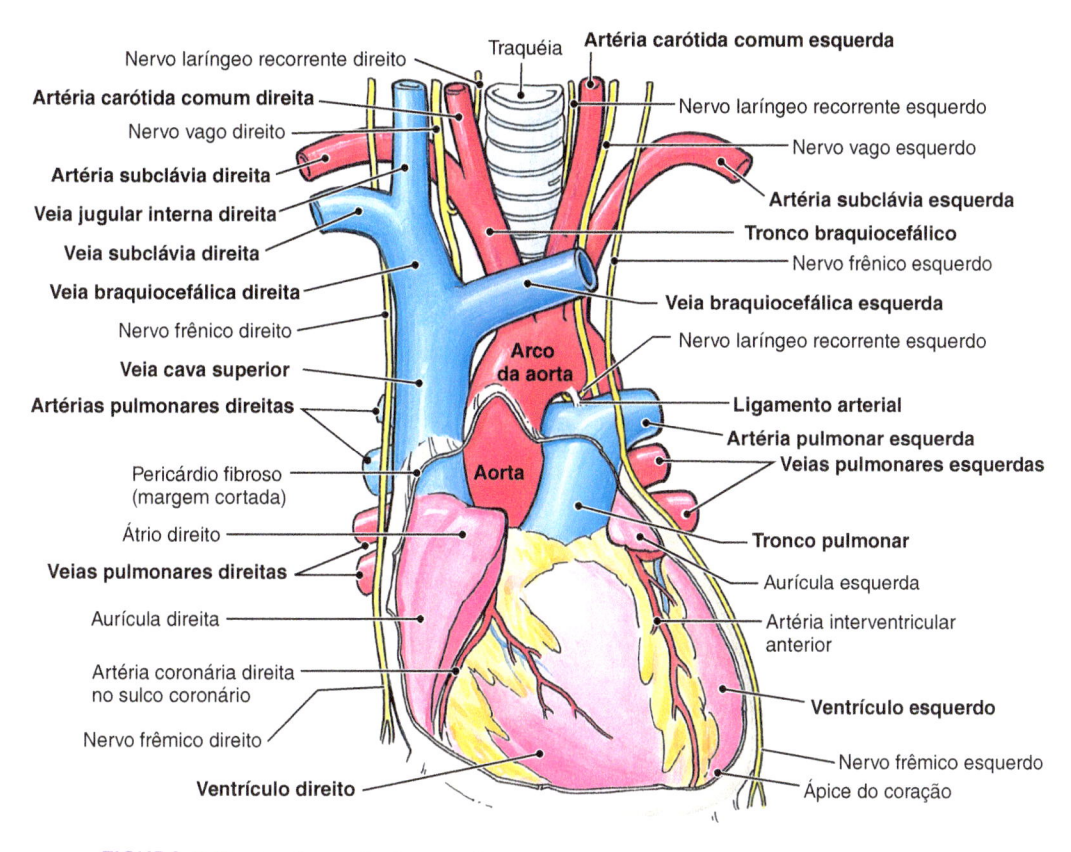

FIGURA 2.9 **Configuração dos grandes vasos no adulto.**

Note a faixa de tecido que conecta o tronco pulmonar ao arco da aorta. Ela é o ligamento arterial, uma reminiscência atrofiada de uma antiga conexão aberta entre os dois tubos. Note como o ligamento parece aprisionar um nervo que se enrola em torno do arco da aorta. (De Moore KL, Agur AMR. Essential Clinical Anatomy, 3rd Edition. Baltimore: Lippincott Williams & Wilkins, 2007.)

aorta (Fig. 2.11). Em vez de persistirem como artérias da abertura branquial, os arcos da aorta incorporam-se aos destinos do mesoderma do arco. Como a porção da aorta que forma o arco nesse primeiro lugar é a que precede a "descida" para o tórax e abdome ao longo da coluna vertebral, essas incorporações devem envolver de alguma maneira o envio de sangue para a cabeça, o pescoço e os membros superiores. Esse processo é complicado – e um dos poucos do desenvolvimento do corpo que não é perfeitamente simétrico. Algumas artérias do arco desintegram-se totalmente, outras fundem-se entre si e há, ainda, as que se alongam quando amadurecem. Você pode ver essa assimetria compreendendo que, enquanto a aorta arqueia e descende, também desvia da direita para a esquerda. De fato, desvia tanto que um único grande ramo é necessário para recolher o sangue da aorta na direita, de modo que ela possa se dividir nas artérias próprias da cabeça e do membro superior. Esse ramo em extensão é chamado de **tronco braquiocefálico**. Do lado esquerdo do corpo, a artéria da cabeça e do pescoço (**carótida**) e a artéria do membro superior (**subclávia**) originam-se diretamente da aorta. Essa assimetria é produto da transformação do arco da aorta. A conexão do tronco pulmonar às artérias pulmonares é outro produto lógico, porque os arcos ancestrais da aorta serviram o mecanismo de oxigenação das guelras originais. Quando os arcos da aorta se transformam, pedaços de alguns deles continuam conectados ao sistema respiratório.

ANATOMIA CLÍNICA

Quadro 2.3
DUCTO ARTERIAL PERSISTENTE

A relação mãe-feto alivia o sistema circulatório fetal pela oxigenação de seu próprio sangue. Ao nascimento, o gradiente de pressão muda abruptamente, e essa transição abrupta induz um desvio remanescente entre os vasos pulmonares e sistêmicos, para se encolher em um cordão atrofiado (o ligamento arterial). Quando esse desvio remanescente não se atrofia, a alta pressão do tubo sistêmico força o sangue para trás, para o tubo pulmonar, com menor pressão, o que, por fim, faz com que o coração trabalhe mais para atingir uma boa circulação.

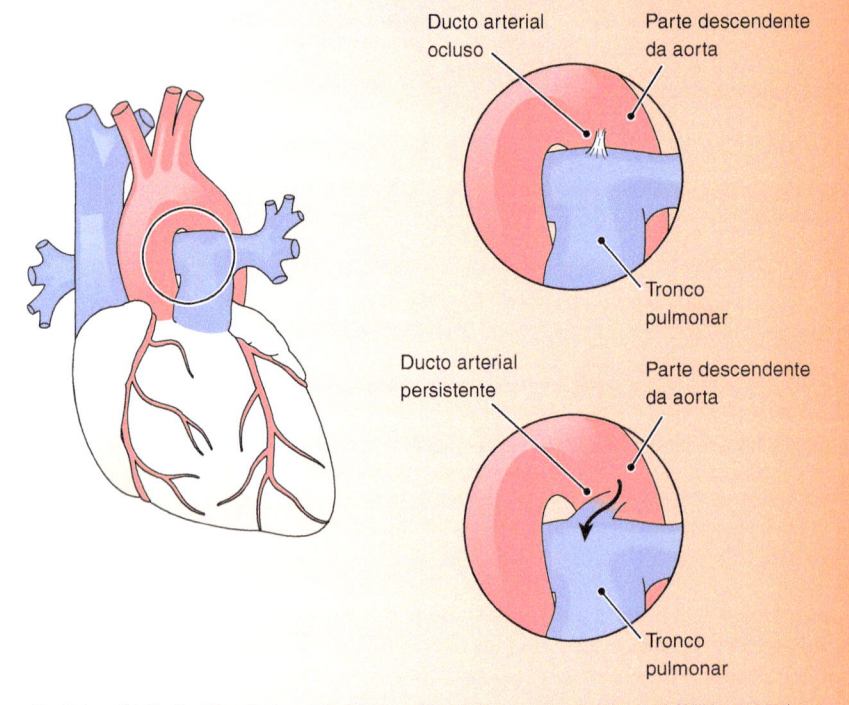

(De Cohen BJ. Medical Terminology, 4th Edition. Philadelphia: Lippincott Williams & Wilkins, 2003.)

Alterações da circulação ao nascimento

Considere as necessidades do embrião e do feto. Durante os estágios iniciais, o sistema precisa conseguir nutrientes de seu próprio saco alimentar (o saco vitelino) para seus tecidos. Esse sistema consiste em **veias vitelinas** (uma de cada lado do pedúnculo de conexão). Outro sistema precisa obter sangue oxigenado da mãe para os tecidos fetais, porque o feto não respira oxigênio por si só. Esse sistema consiste nas **veias umbilicais** (novamente, uma de cada lado do pedúnculo de conexão, ou cordão umbilical). E outro sistema precisa direcionar os nutrientes e o sangue oxigenado para os tecidos fetais e, nesse processo, trocá-los por células transportadoras com depleção. Esse

Aorta dorsal direita • Aorta dorsal esquerda • Notocorda • Artérias do arco da aorta • Neurocrânio • Fenda branquial

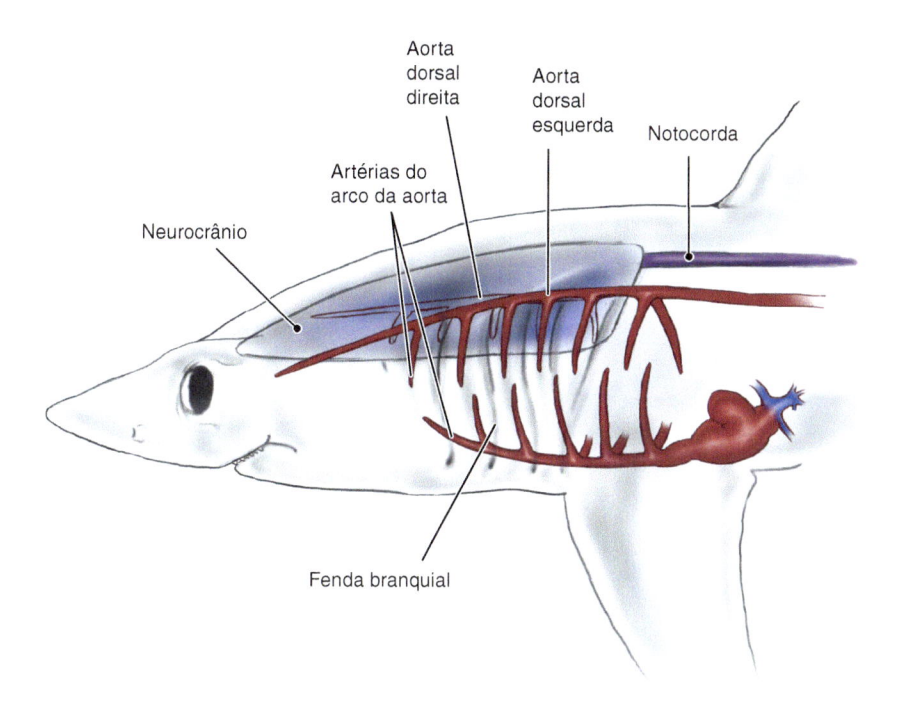

FIGURA 2.10 **Esquema primitivo dos arcos da aorta.**

O padrão humano de circulação, além do coração, deriva de um plano básico de vertebrados que respiram na água, no qual a aorta se ramifica em torno da região do pescoço, para trocar gases com o meio aquoso que fluiu sobre as fendas branquiais no tubo endodérmico. Os mamíferos, inclusive os seres humanos, modificam esse sistema de arcos durante o desenvolvimento fetal. Isso explica, em parte, a existência do tronco pulmonar, porque a aorta se arqueia na direção posterior do lado esquerdo e porque a aorta tem três ramos principais direcionados para a cabeça e os membros superiores.

sistema consiste no vaso de **efluxo aórtico** e na **veia de influxo cardinal**, ligadas ao tubo cardíaco muscular nas extremidades opostas. O que acontece a todos eles ao nascimento? (Ver Fig. 2.12.)

Espera-se que as veias cardinais e a circulação aórtica persistam, porque elas se desenvolvem a partir do corpo fetal, por ele e para ele. Espera-se também que as veias umbilicais desapareçam ou passem a ter outro uso, pois elas possuem uma função mais limitada que, ao nascimento, é assumida por outra parte do corpo (pulmões). Por fim, espera-se que as veias vitelinas atrofiem e desintegrem, porque o embrião exaure rapidamente seu próprio saco vitelino. De fato, todo esse processo é muito próximo do que realmente acontece.

Antes do nascimento, a veia umbilical direita é direcionada diretamente ao coração. Durante a gestação, ela degenera, deixando a tarefa da irrigação da circulação placentária somente para a veia umbilical esquerda. Esta atinge o coração fetal "navegando" parte do umbigo e por meio de outro órgão de grande desenvolvimento, **o fígado**. Em parte, ela desvia do fígado e esvazia-se no **ducto venoso**, que desvia diretamente na parte do sistema de veias cardinais que se está tornando a **veia cava inferior**. O ponto a lembrar é que o sangue materno passa para os lobos do fígado e entre eles. Ao nascimento, o que permanece da veia umbilical esquerda atrofia, junto com o ducto venoso, em um ligamento mole que liga a parede abdominal à veia cava inferior. Ele se chama **ligamento redondo do fígado**, porque parece ir do interior do umbigo direto para a fissura entre os dois lobos do fígado (Fig. 2.13).

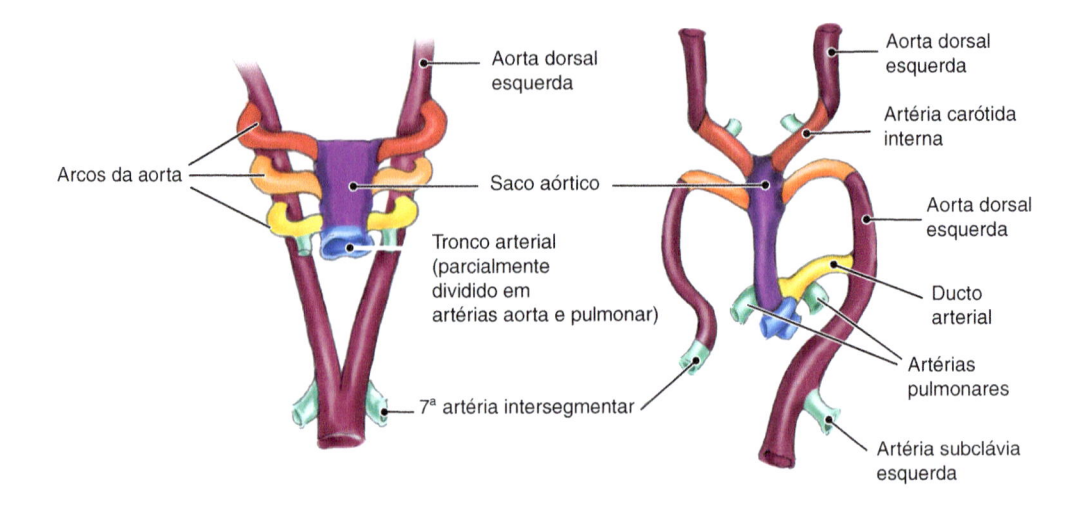

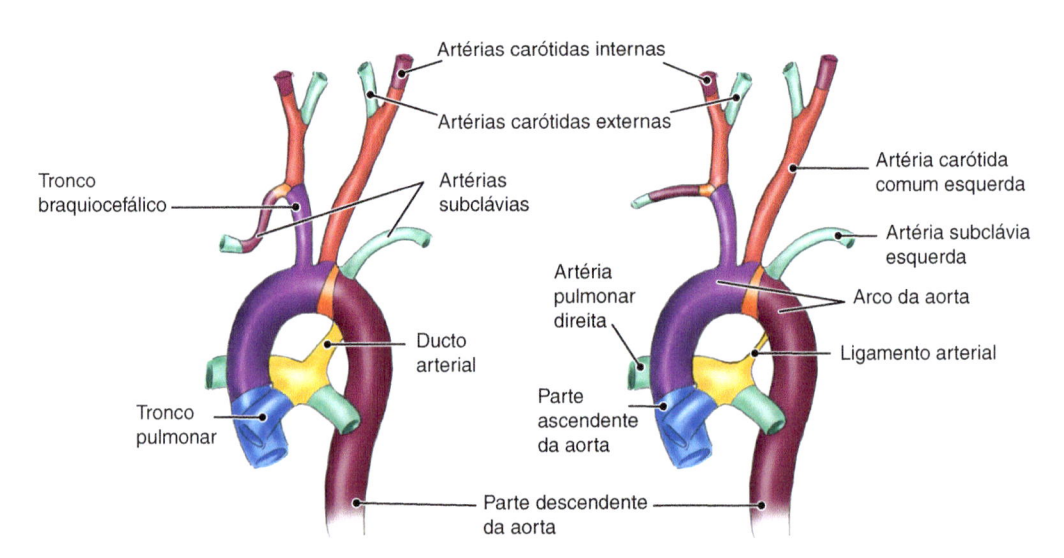

FIGURA 2.11   Transformação dos arcos da aorta.

Este esquema mostra como o tubo de efluxo original do coração é septado e, a seguir, transforma seu padrão de arco de vertebrados em padrão de mamíferos. Apesar dessa transformação complexa, os erros evolutivos são raros – certamente mais raros do que os defeitos cardíacos congênitos.

Para que essa veia umbilical alcance o ducto venoso, precisa lidar com o **mesentério anterior (ventral)** do intestino anterior, que parece apresentar uma barreira, como uma cortina, contra qualquer coisa que tente atingir a parte posterior da parede abdominal (onde se situa a veia cava inferior), a partir da região anterior. Efetivamente, a real existência do mesentério anterior é o que permite essa conexão vital entre mãe e feto. Ele constitui-se de uma camada dupla de peritônio, com um espaço em potencial entre as duas lâminas. A veia umbilical esquerda faz trajeto nesse espaço em potencial e, quando atrofia ao nascimento, forma um ligamento tipo cordão, que define a margem inferior do mesentério maduro.

Conforme o saco vitelino é exaurido, as veias vitelinas são absorvidas, em parte, na substância do fígado, e a veia vitelina esquerda perde sua conexão com o coração. A veia vitelina

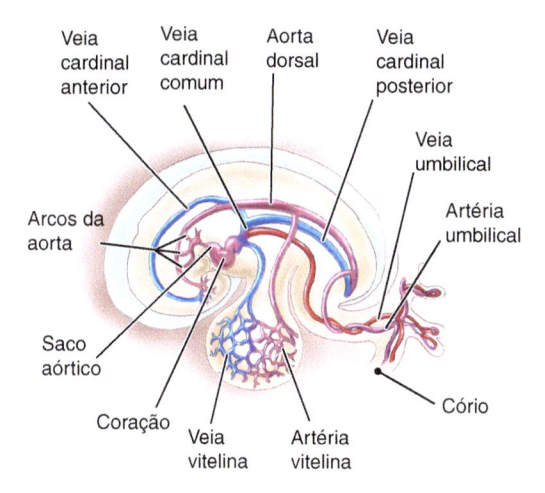

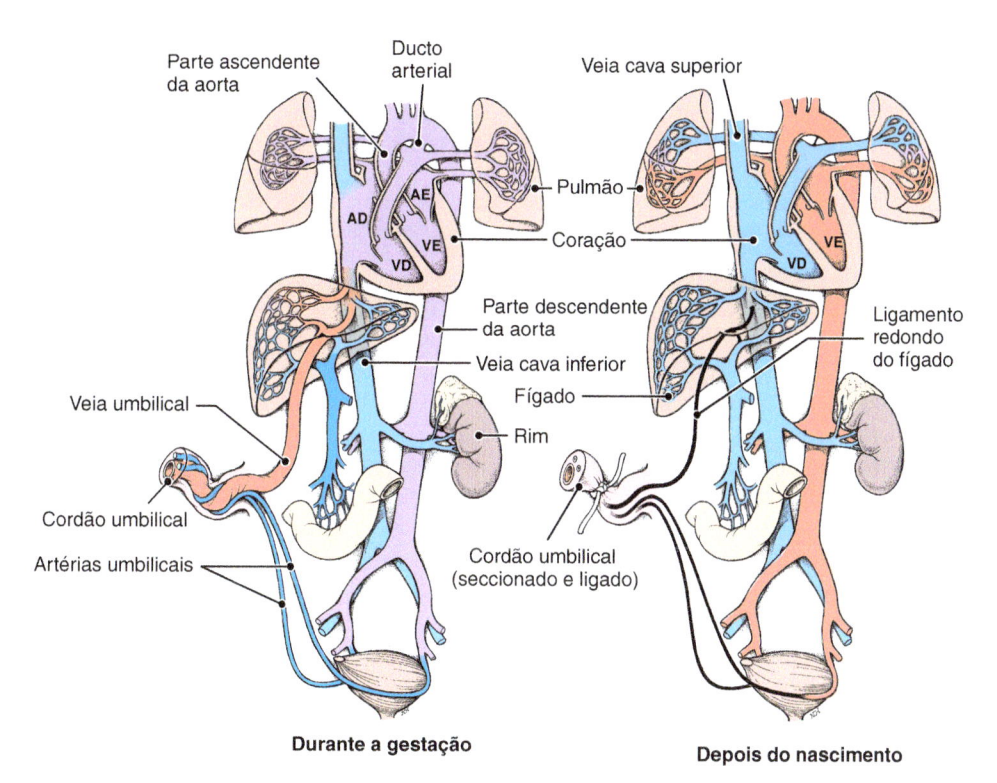

FIGURA 2.12 Vias circulatórias durante a gestação (A) e mudanças ao nascimento (B).

Ao nascimento, as conexões entre mãe e feto são literalmente rompidas. As artérias e veias umbilicais desaparecem, formando cordões ligamentosos. Nessa ocasião, o saco vitelino diminuiu até uma unidade trivial, e porções dos vasos vitelinos transformam-se em partes de outros vasos maiores. A introdução do oxigênio atmosférico no pulmão do recém-nascido leva ao fechamento mecânico do forame oval e ao desaparecimento da derivação entre o tronco pulmonar e a aorta. AE = átrio esquerdo; VE = ventrículo esquerdo; AD = átrio direito; VD = ventrículo direito. (De Sadler TW. Langman's Medical Embryology, 10th Edition. Baltimore: Lippincott Williams & Wilkins, 2006. Fig. 12.46, p.190, e 12.47, p. 192.)

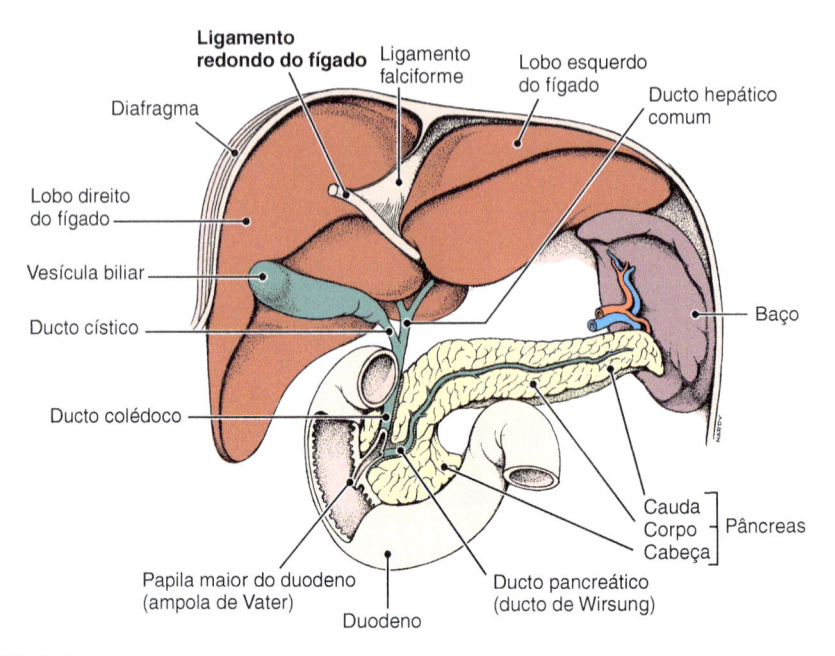

FIGURA 2.13 Remanescentes da circulação fetal.

Na idade adulta, o mesentério anterior desvia do fígado para a parede anterior do abdome; isso é demonstrado na parte superior desta figura. O "fundo" desse mesentério anterior é um cordão redondo de tecido fibro-adiposo, denominado ligamento redondo do fígado, que é o remanescente da veia umbilical esquerda. O sistema circulatório fetal é dinâmico, exato para os planos teciduais mesodérmicos, e persistente no corpo adulto – mesmo se estiver na forma em extinção. (De Neil O.Hardy, Westport, CT. Stedman's Medical Dictionary, 28th Edition. Baltimore: Lippincott Williams & Wilkins, 2006.)

direita persiste como importantes "últimos centímetros" da **veia cava inferior** entre o fígado e o coração. Também persiste inferiormente ao fígado como a veia de reunião para os vasos que drenam o tubo intestinal. Essa função é importante, porque passa a ser a via específica para que o sangue venoso que é drenado do tubo intestinal chegue ao coração. Assim, ele transporta tudo o que o intestino absorveu do mundo exterior. Antes de chegar ao coração, esse sangue deve passar por uma triagem de toxicidade. A **veia vitelina direita** inferior ao fígado passa a ser a **veia porta do fígado** – o desvio crítico do tubo intestinal para o fígado para o processamento dos compostos absorvidos antes que o sangue atinja o coração.

O sistema fechado de circulação é centralizado por uma bomba "autocontrátil" de músculo cardíaco denominada **coração**. O efluxo original direciona os ramos do tubo em uma série de artérias e, a seguir, capilares, que liberam seu conteúdo nutritivo por meio da difusão entre o sangue e as membranas teciduais. Esses acúmulos de líquido são direcionados para as redes capilares complementares que convergem constantemente em veias de calibre cada vez maior, as quais, por definição, transportam o sangue de volta para o coração (o influxo original direciona partes do tubo).

O CORAÇÃO ADULTO

O coração é um músculo notável para ser um órgão – e um órgão notável para ser um músculo. Todos os campos da medicina são dedicados ao estudo e tratamento de algo que é pré-programado para "funcionar" da mesma maneira durante décadas e que é quase impossível de "consertar" quando "se quebra". A anatomia macroscópica é muito simples em termos conceituais, mas é visualmente complexa. O coração também é uma das estruturas mais peculiares do corpo – vale dizer que parece comparativamente muito diferente de pessoa para pessoa. Você pode estudar um ou dois exemplos de músculo bíceps braquial e ter um bom conhecimento de sua anatomia macroscópica, mas o coração é diferente. (Use o tempo no laboratório para estudar todos os corações que estiverem na sala.)

Como mencionado anteriormente, o coração é a protuberância muscular da parte central do tubo circulatório original. Ele se desenvolve de um pedaço de si mesmo, para se transformar no "mediador" do ciclo de oxigenação (a circulação pulmonar) e, assim, completar seu crescimento como um músculo-pipa de dois lados e quatro câmaras, que se contrai de modo rítmico. As câmaras já são conhecidas: dois átrios para receber sangue e dois ventrículos para ejetar sangue. O átrio direito recebe sangue do corpo e o despeja no ventrículo direito, que o bombeia para fora, até os pulmões, através do tronco e das artérias pulmonares. A partir dos pulmões, o sangue retorna ao coração através das veias pulmonares. Acumula-se no átrio esquerdo, que o despeja no ventrículo esquerdo, o qual o bombeia com força para fora do coração através da aorta e, a seguir, para o corpo todo (a circulação sistêmica).

Em termos anatômicos, então, não devemos esperar muito dos átrios, os quais parecem ser meramente tumefações na transição de vasos tubulares para a bomba contrátil nos ventrículos. Uma sólida musculatura deve ser encontrada nos ventrículos, porque a força de sua contração precisa ser suficiente para enviar sangue para tecidos distantes. E é necessário que haja algo como um portal entre as diferentes partes do sistema – entre átrio e ventrículo (uma **valva atrioventricular**) e entre os ventrículos e seus vasos arteriais (uma **valva do tronco pulmonar** e uma **valva da aorta**). Esses portais têm a função de evitar que o sangue tenha fluxo "retrógrado" por influência de fadiga, gravidade, disfunção ou bloqueio em algum ponto desse sistema tubular fechado. Também podemos esperar uma via para o músculo cardíaco propriamente dito, para que esta receba o sangue que o nutre e que volta depletado, pois este músculo está trabalhando, no mínimo, tão arduamente quanto qualquer outra parte do corpo.

Os átrios, portanto, satisfazem as expectativas. O átrio direito é tão monopolizado pelas portas venosas de entrada, que não é mais que uma bolsa na qual o sangue se acumula antes de passar para o ventrículo direito (Fig. 2.14). A **veia cava superior** conecta-se superiormente, trazendo sangue da cabeça, do pescoço, da "parede torácica" (as vértebras e costelas) e dos membros superiores. Seu complemento inferior é a **veia cava inferior**, que traz sangue de quase toda a parte inferior do corpo para o coração. Só resta o coração propriamente dito. A drenagem do coração, em última análise, acumula-se em uma veia circular denominada **seio coronário**, que se esvazia no átrio direito ao longo de sua margem inferior, perto da entrada da veia cava inferior.

Quando se secciona o átrio direito e se desloca posteriormente sua parede, é possível visualizar as superfícies lisas que circundam o ponto de conexão das veias (ver Fig. 2.14). Visualiza-se também uma pequena parte de superfície marcada por bandas ou cristas musculares semelhantes a cordas. Essas cristas são denominadas **músculos pectíneos** e constituem os remanescentes do átrio original que se deslocou para o lado direito, quando o coração se desenvolveu. O átrio direito mostra dois outros panoramas de anatomia macroscópica. Um é a depressão remanescente na parede entre ele e o átrio esquerdo, que durante o período fetal permitiu um fluxo direto entre os dois lados, o chamado **forame oval**. Essa depressão rasa é chamada **fossa oval**. O outro panorama notável de anatomia macroscópica é o orifício entre o átrio direito e o ventrículo direito. Ele é chamado de **óstio atrioventricular direito**, e três lâminas de tecido que se fecham sobre ele constituem a **valva atrioventricular direita** (tricúspide).

O ventrículo direito tem um grande orifício de entrada (o **óstio atrioventricular**) e um grande vaso de saída (o **tronco pulmonar**). O restante dele é uma caixa espessa de compressão muscular (Fig. 2.14). Nesta caixa, há uma rede de cristas musculares denominadas **trabéculas cárneas** em vez de músculos pectíneos, e uma das trabéculas é visivelmente espessa e situada ao

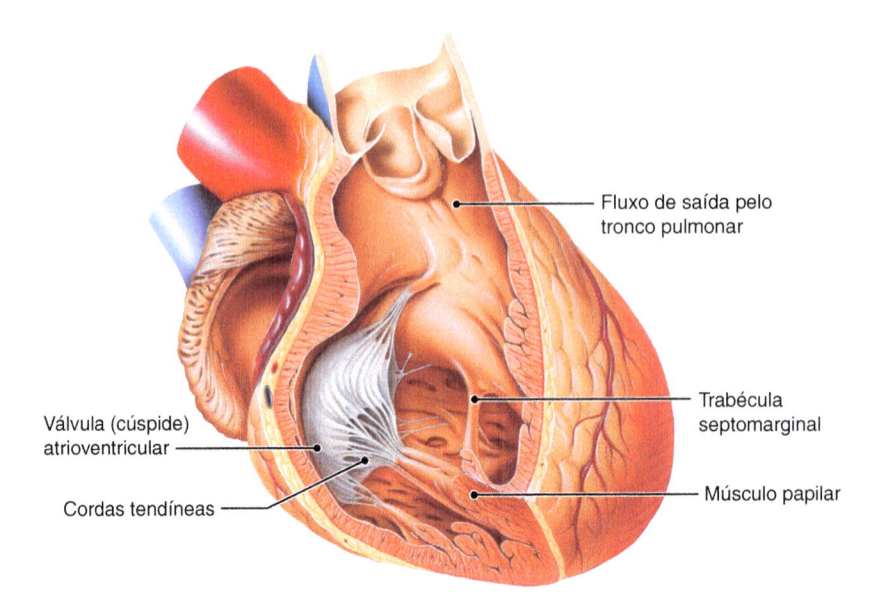

FIGURA 2.14   Vista anterior do lado direito do coração.

O óstio atrioventricular lembra um "alçapão" através do qual o sangue que se acumulou no átrio "descende". As valvas são organizadas de modo a evitar que o fluxo de sangue volte para o átrio, quando o ventrículo contrai, e não para liberar sangue do átrio para o ventrículo. (Imagem fornecida por Anatomical Chart Co.)

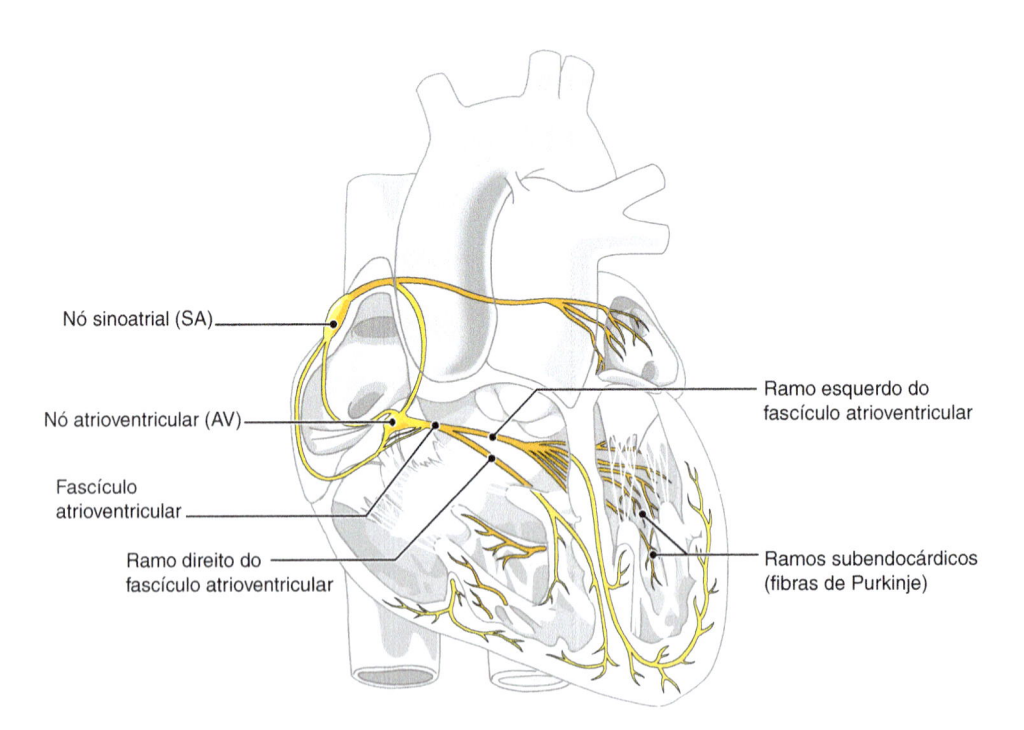

FIGURA 2.15   Complexo estimulante do coração (sistema condutor do coração).

(Imagem com direitos autorais de LifeART © 2007 Lippincott Williams & Wilkins. Todos os direitos reservados.)

longo do septo, entre os ventrículos direito e esquerdo. Ela é chamada de **trabécula septomarginal** e fornece fibras condutoras de impulso elétrico essenciais ao ventrículo (Fig. 2.15).

As partes móveis em qualquer sistema mecânico são, em geral, as que sofrem desgaste e rupturas, entrando em colapso. O coração não é exceção. Suas partes móveis são as válvulas (cúspides) das valvas que direcionam o sangue para dentro e para fora das câmaras, e elas podem sofrer colapso e prolapso. Seguindo a direção do fluxo sangüíneo, a primeira é a valva atrioventricular direita. Lembre-se de que ela têm três válvulas, denominadas válvulas **posterior**, **septal** e **anterior**, mais ou menos de acordo com o modo como se enquadram no indivíduo, em posição anatômica. Elas se engrenam bem e, devido ao tônus muscular intrínseco, mantêm bom fechamento passivo do óstio. Quando o sangue se direciona do átrio direito para o ventrículo direito, em geral é como um grande volume no topo de um alçapão passivo. A superfície ventricular da valva, porém, é muito mais desenvolvida.

O óstio atrioventricular é responsabilidade do ventrículo direito quando este se contrai para impulsionar o sangue através do tronco pulmonar. Essa contração aumenta muito a pressão no ventrículo, o que significa que o sangue pode retornar com muita facilidade pela valva atrioventricular direita para o átrio direito. No interior do ventrículo direito, a superfície inferior da valva atrioventricular direita é conectada à parede do ventrículo por cordas denominadas **cordas tendíneas**, e a protuberância muscular na parede do ventrículo na qual elas se fixam é chamada **músculo papilar**. Esse desenho assemelha-se a um pára-quedas, no qual a calha de escoamento propriamente dita é a válvula, as correias do pára-quedas são as cordas tendíneas e o pára-quedista (para o qual todas as correias convergem) é o músculo papilar (Fig. 2.16). Esse aparato de correias, na verdade, puxa as válvulas (cúspides) da valva atrioventricular direita para baixo durante a contração ventricular ou, no mínimo, impede

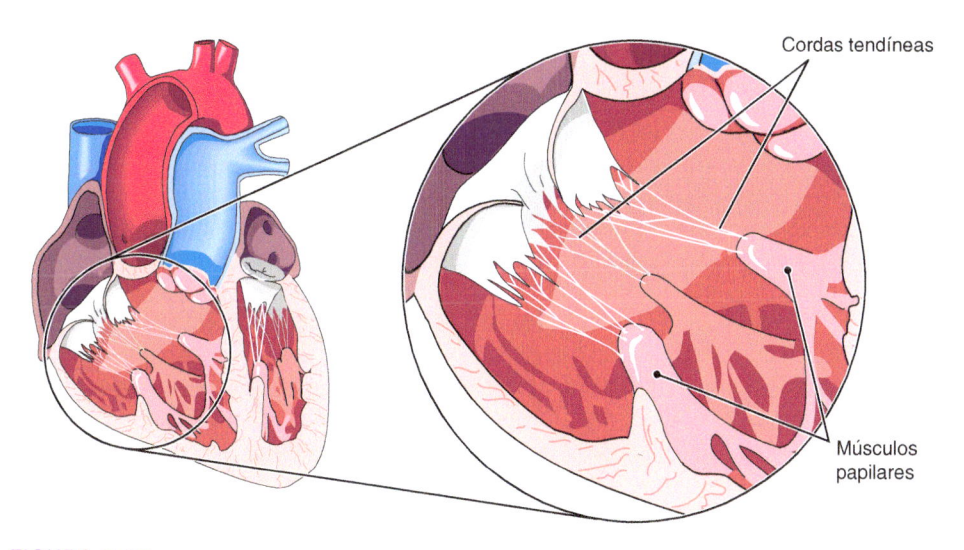

FIGURA 2.16 Anatomia funcional da valva atrioventricular direita (tricúspide).

Os desenhos do coração sempre dificultam a apreciação do funcionamento do músculo papilar e das cordas tendíneas, que evitam que as válvulas atrioventriculares retornem para o átrio quando o sangue é expelido vigorosamente dos ventrículos através do tronco pulmonar ou da aorta. Em realidade, é um desenho refinado e surpreendentemente resiliente, considerando-se o número de vezes que o coração bate durante nossa vida. Na sala de dissecação anatômica, os estudantes verão o quão frágeis parecem essas válvulas e cordas, mas mesmo assim esse desenho funciona literalmente, por toda a vida. (Imagem com direitos autorais de LifeART © 2007 Lippincott Williams & Wilkins. Todos os direitos reservados.)

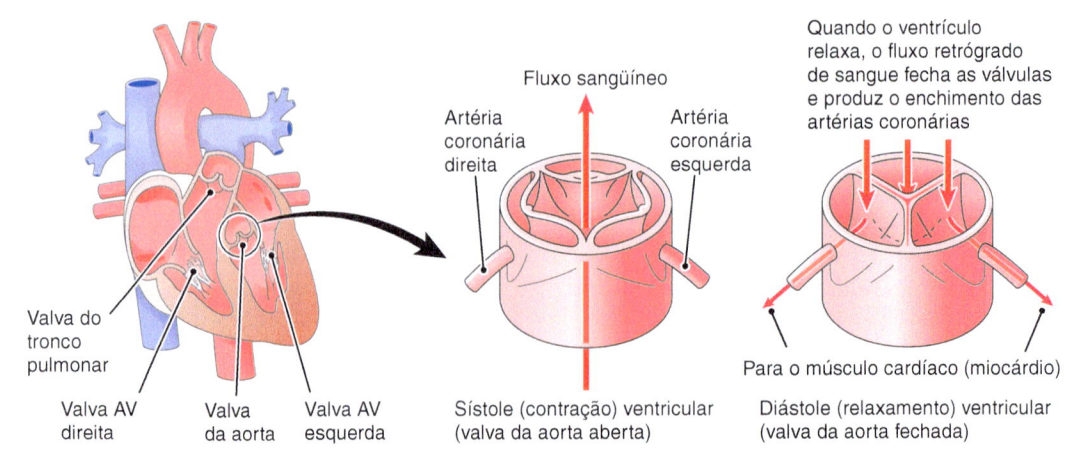

FIGURA 2.17   **Dinâmica do efluxo na aorta e no tronco pulmonar.**

As valvas da aorta e do tronco pulmonar desempenham a tarefa de evitar o refluxo, diferentemente das valvas atrioventriculares (AV). O sangue lança-se facilmente pelos "portões", vindo de baixo, mas, uma vez que passa, tem muito trabalho para voltar aos ventrículos. Ele acumula-se nos pequenos poços entre as folhas do portão e a parede do vaso (seios da aorta), e o peso desses acúmulos age para manter o ponto de encontro central das folhas (válvulas) do portão fortemente pressionadas. Os nódulos sobrecarregados das válvulas bem no centro destas ajudam a "bater" as folhas de volta para baixo, depois do pulso de sangue, reposicionando-as, assim, para o fluxo de sangue que retorna pelo vaso. (De Cohen BJ. Memmler's Human Body in Health and Disease, 10th Edition. Baltimore: Lippincott Williams & Wilkins, 2005.)

que elas entrem em prolapso no átrio direito quando a pressão aumenta no ventrículo direito em contração.

O **óstio do tronco pulmonar**, é obvio, deve ser aberto exatamente durante a mesma contração. Também possui três válvulas, **anterior**, **direita** e **esquerda** – que não oferecem resistência ao fluxo de sangue que abandona o ventrículo direito e se encaminha para os pulmões. Esse orifício, contudo, deve evitar de alguma forma que o sangue escorra de volta pelo tronco pulmonar para o ventrículo direito. A concavidade/convexidade dessas válvulas produz um fechamento tipo "flebotomia" (como já mencionado). Isso efetivamente impede o fluxo retrógrado de sangue, sem necessidade de um sistema de músculos papilares na parede do tronco pulmonar (Fig. 2.17).

O retorno sangüíneo aos pulmões é feito em quatro veias pulmonares, duas de cada pulmão. Essas quatro veias conectam-se diretamente no átrio esquerdo e, conforme já descrito, tornam-se grande parte da parede do átrio esquerdo. Como o átrio direito, o átrio esquerdo retém uma parte da superfície muscular original, que também é denominada **músculo pectíneo**, e é encontrado na **aurícula** esquerda. Nenhuma outra veia entra no átrio esquerdo, e o sangue acumulado logo sobrepuja a resistência da valva que fecha o **óstio atrioventricular esquerdo**. Esta valva atrioventricular esquerda possui somente duas válvulas (cúspides e bicúspide), em comparação com as três do lado direito do coração (Fig. 2.18). Em geral, é denominada **valva mitral** (aludindo à forma de alguns barretes e turbantes religiosos chamados de mitra).

A valva atrioventricular esquerda (mitral), como a direita (tricúspide), é ligada à parede do ventrículo inferiormente a ela. Esse seria o ventrículo esquerdo, o mais espesso e resistente quadrante do coração. Devido à extraordinária pressão que se pode gerar no ventrículo esquerdo, em especial se o coração tiver de trabalhar em demasia, essa valva suporta desgaste e ruptura substanciais. Se as válvulas da valva não se encontrarem em alinhamento perfeito, como pode ocorrer em uma pequena porcentagem da população, pode resultar em **prolapso da valva atrioventricular esquerda (mitral)** – problema cardíaco relativamente comum.

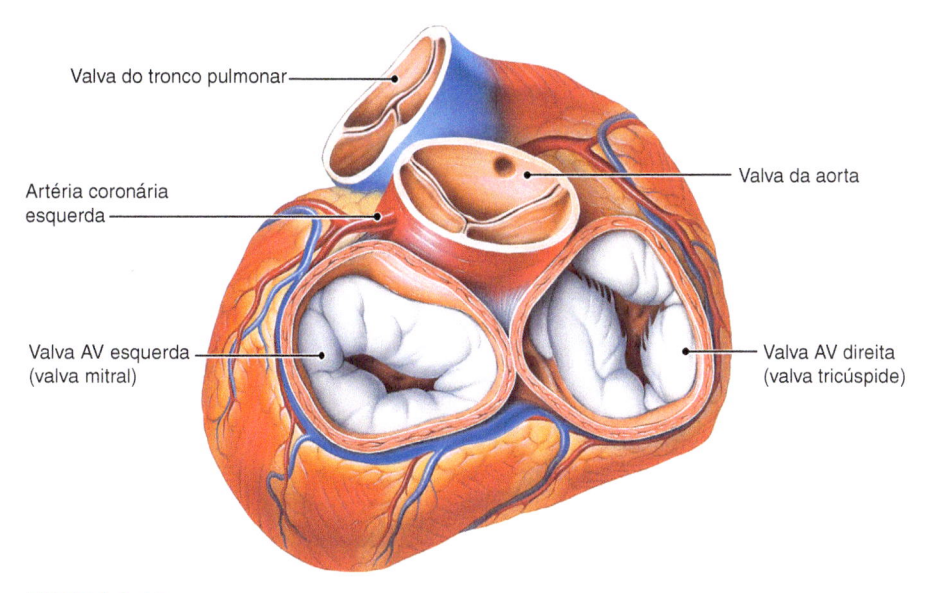

FIGURA 2.18 Vista superior das "portas" ventriculares.

Esta é uma vista artística, porém não muito anatômica, dos dois óstios atrioventriculares (na parte inferior do desenho) e dos orifícios dos vasos sangüíneos que saem do coração (os dois orifícios superiores). O óstio atrioventricular esquerdo é fechado por uma valva com duas válvulas (cúspides) em vez de três. Os médicos a denominam valva bicúspide ou mitral. (Imagem fornecida por Anatomical Chart Co.)

O ventrículo esquerdo, assim, apresenta o mesmo desenho básico que o ventrículo direito: cordas tendíneas e músculos papilares para prender a valva atrioventricular, cristas musculares para acentuar a contração da parede ventricular e uma grande passagem para efluxo (neste caso, a aorta). A **valva da aorta** é tricúspide: válvulas semilunares **direita**, **esquerda** e **posterior**. Como na valva do tronco pulmonar, essas válvulas mantêm bom fechamento passivo devido a seu desenho caliciforme.

Os batimentos cardíacos irregulares levam o paciente a procurar atendimento médico. Uma parte de toda rotina de exame físico é auscultar os sons das câmaras e valvas do coração com o estetoscópio. Na verdade, a posição anatômica do coração, posteriormente ao esterno e parte das costelas, limita os locais em que os sons valvares podem ser auscultados a pontos

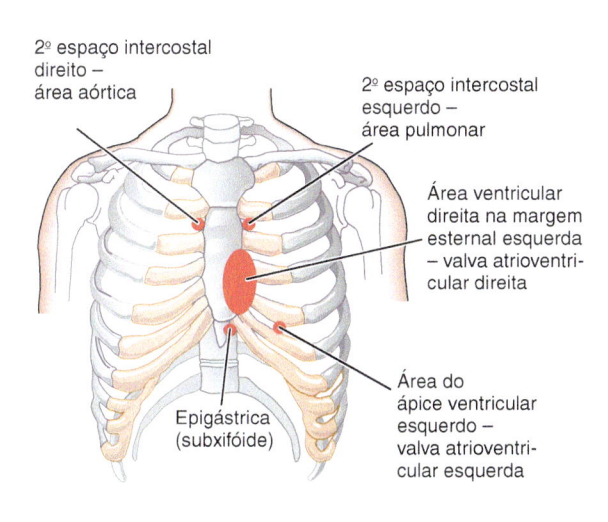

FIGURA 2.19 **Regiões de sons cardíacos reflexos na parede torácica.**

A caixa torácica dificulta os esforços para se auscultar os sons cardíacos nas regiões onde eles são produzidos. O som é conduzido ao longo da via sangüínea, de modo que as zonas de auscultação para detectar os sons cardíacos refletem onde o som pode ser auscultado melhor entre as costelas e as margens do esterno. (De Bickley LS, Szilagyi P. Bates' Guide to Physical Examination and History Taking, 8th Edition. Philadelphia: Lippincott Williams & Wilkins, 2003.)

bastante específicos. Como o som faz trajeto na direção do fluxo sangüíneo, esses locais específicos encontram-se nos espaços entre as costelas que se situam na direção do fluxo sangüíneo de cada valva (Fig. 2.19). Agora é hora de aprender por que os sons são auscultados nesses pontos. A habilidade para ouvir desenvolve-se com a prática.

Encravados no seio das válvulas semilunares direita e esquerda encontram-se orifícios que levam para pequenas artérias. São elas a **artéria coronária direita** e a **artéria coronária esquerda** (Fig. 2.20). Elas têm início exatamente na base da aorta e ramificam-se em diversos padrões para suprir a superfície do coração. Possuem diâmetro pequeno – absurdamente reduzido, comparado com o diâmetro da base da aorta. Devido à alta pressão do fluxo sangüíneo que elas precisam regular e agravadas pelas exigências incessantes de oxigênio do músculo cardíaco, essas artérias são vulneráveis ao rompimento. Se uma delas se romper, o sangue oxigenado deixará de atingir uma parte do músculo cardíaco. Essa afecção é conhecida como **infarto do miocárdio** (IM) e, normalmente, é chamada de "ataque do coração". O bloqueio das artérias coronárias com placa ou aterosclerose requer que um cirurgião redirecione o sangue (**cirurgia de revascularização** ou *bypass*) da aorta para as regiões irrigadas pela artéria afetada. Se a revascularização envolver mais de um canal de uma artéria coronária, é chamada de revascularização dupla, tripla, quádrupla e assim por diante. A capacidade do coração de suportar um infarto e de resistir à falha de uma artéria e a seu reparo cirúrgico é impressionante.

As artérias coronárias marcam o primeiro desvio possível de sangue oxigenado quando este abandona o coração através da aorta. A descrição do restante da **circulação sistêmica** seguirá os possíveis desvios sucessivos, seus desvios e assim por diante, até que os ramos sejam muito diminutos para serem registrados em um curso de anatomia macroscópica. O objetivo é apresentar uma idéia de como o tronco (a aorta) "emite ramos" e "projeta ramos pequeníssimos" em todo seu percurso, até atingir as estruturas importantes do corpo (Fig. 2.21). Com o tempo, você vai aprender a importância da **anastomose**, um tipo de conexão término-terminal de diferentes artérias que possibilita ao sangue atingir o alvo por mais de um caminho. A anastomose é como a intersecção de artérias, de modo que, em caso de bloqueio de um canal, o sangue possa voltar e depois prosseguir em torno do bloqueio, utilizando a conexão proporcionada pela intersecção ou anastomose.

Aorta

Considere primeiramente a aorta completa. Os anatomistas descrevem a aorta subdividida em regiões: parte **ascendente**, diretamente do coração; **arco**, quando ela se arqueia posteriormente e para a esquerda, a fim de fazer trajeto ao longo da coluna vertebral; parte **descendente**, que descreve todo o restante de sua extensão; e, ainda, na parte descendente da aorta, uma parte **torácica** acima do diafragma e uma parte **abdominal** abaixo do diafragma. O final do que chamamos aorta é encontrado superiormente à pelve, onde parece dividir-se em duas grandes artérias, uma para cada membro inferior (Fig. 2.22). Nesse caso, cada metade da divisão é chamada de **artéria ilíaca comum**, a partir da qual surge uma **artéria ilíaca interna**, que irriga a cavidade pélvica, e uma **artéria ilíaca externa**, que continua a linha central para o membro inferior propriamente dito.

Ramos do arco da aorta

Conforme a aorta se arqueia para atingir a coluna vertebral, aproxima-se mais da cabeça. Em grande parte, as artérias seguem a rota mais conservadora que o desenvolvimento permite, de modo que é seguro supor que os ramos do arco da aorta destinar-se-ão a irrigar a cabeça, o pescoço e os membros superiores, que se situam próximos. Na verdade, o primeiro ramo do arco (quando o sangue flui, ou de proximal para distal ao longo do tubo) é denominado **tronco bra-**

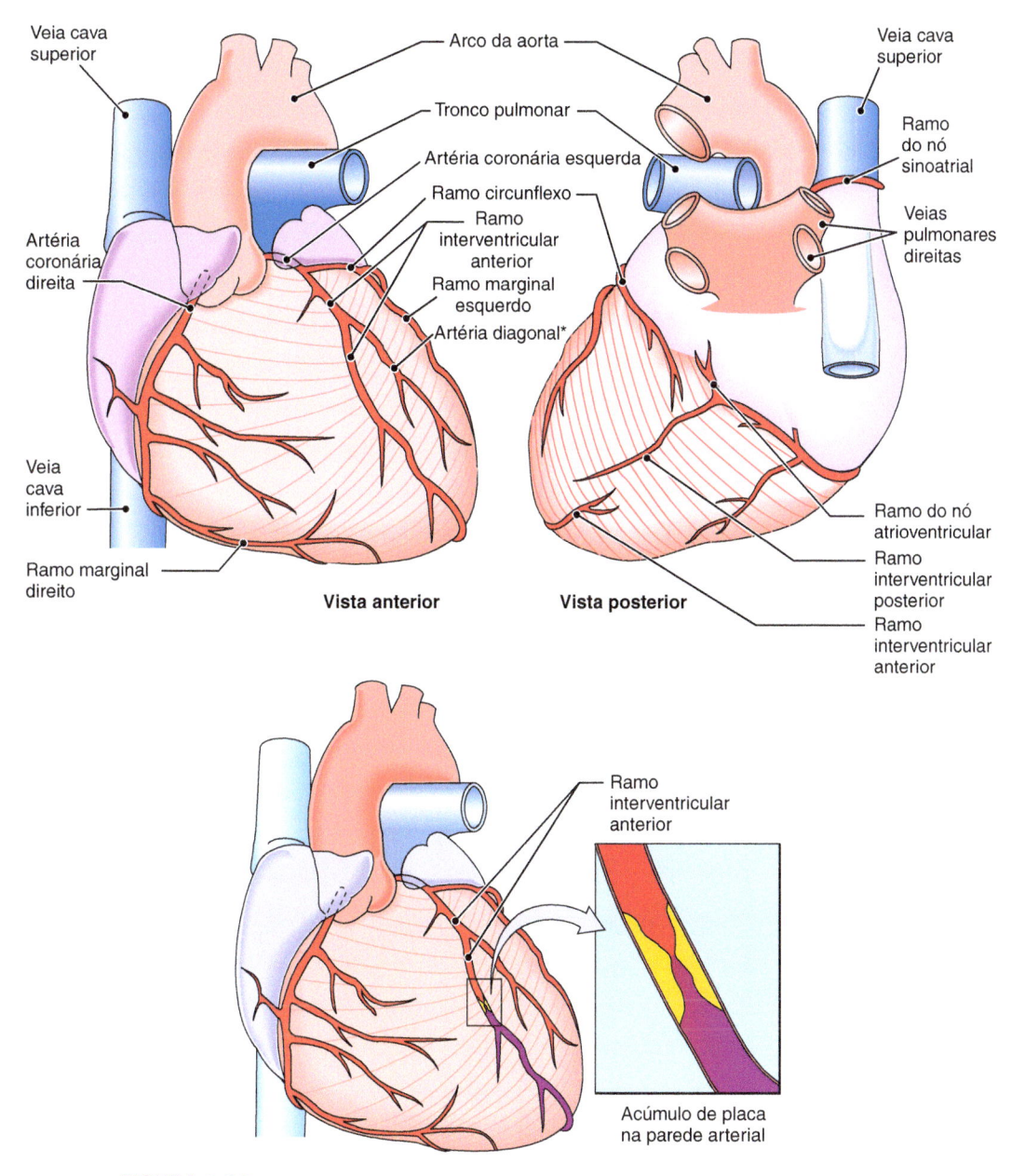

FIGURA 2.20 **Artérias coronárias.**

As artérias coronárias direita e esquerda emergem exatamente na base da aorta. Irrigam o músculo cardíaco como artérias terminais funcionais (vasos sem o "respaldo" adequado). Em conseqüência, a formação de placa pode levar à inanição do tecido muscular (isquemia), à morte tecidual (necrose) e ao "ataque do coração" (infarto do miocárdio). (De Willis MC. Medical Terminology: A Programmed Learning Approach to the Language of Health Care. Baltimore: Lippincott Williams & Wilkins, 2002.)

---
* N. de R. T. O termo artéria diagonal não é citado na Terminologia Anatômica.

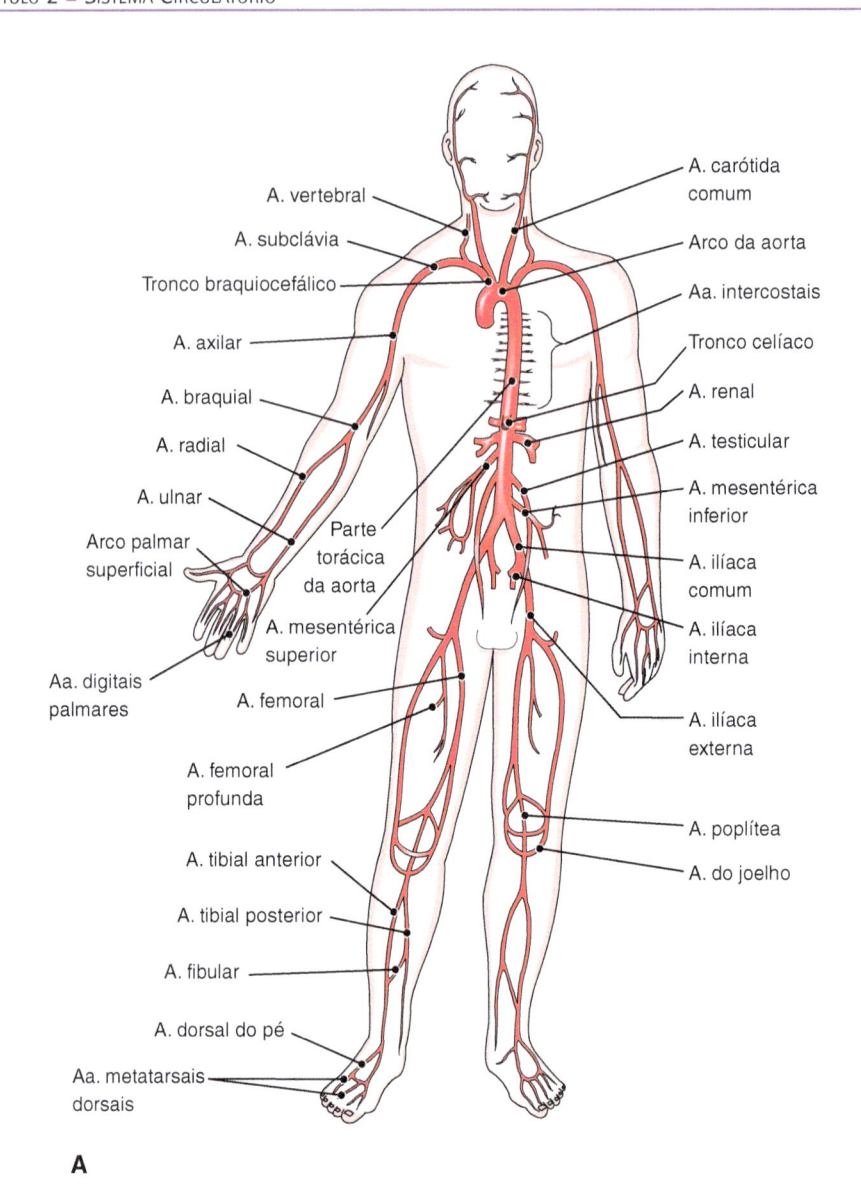

FIGURA 2.21 Via central do fluxo arterial, com as principais ramificações denominadas.

(De Cohen, BJ, Taylor JJ. Memmler's Human Body in Health and Disease, 10th Edition. Baltimore: Lippincott Williams & Wilkins, 2005.)

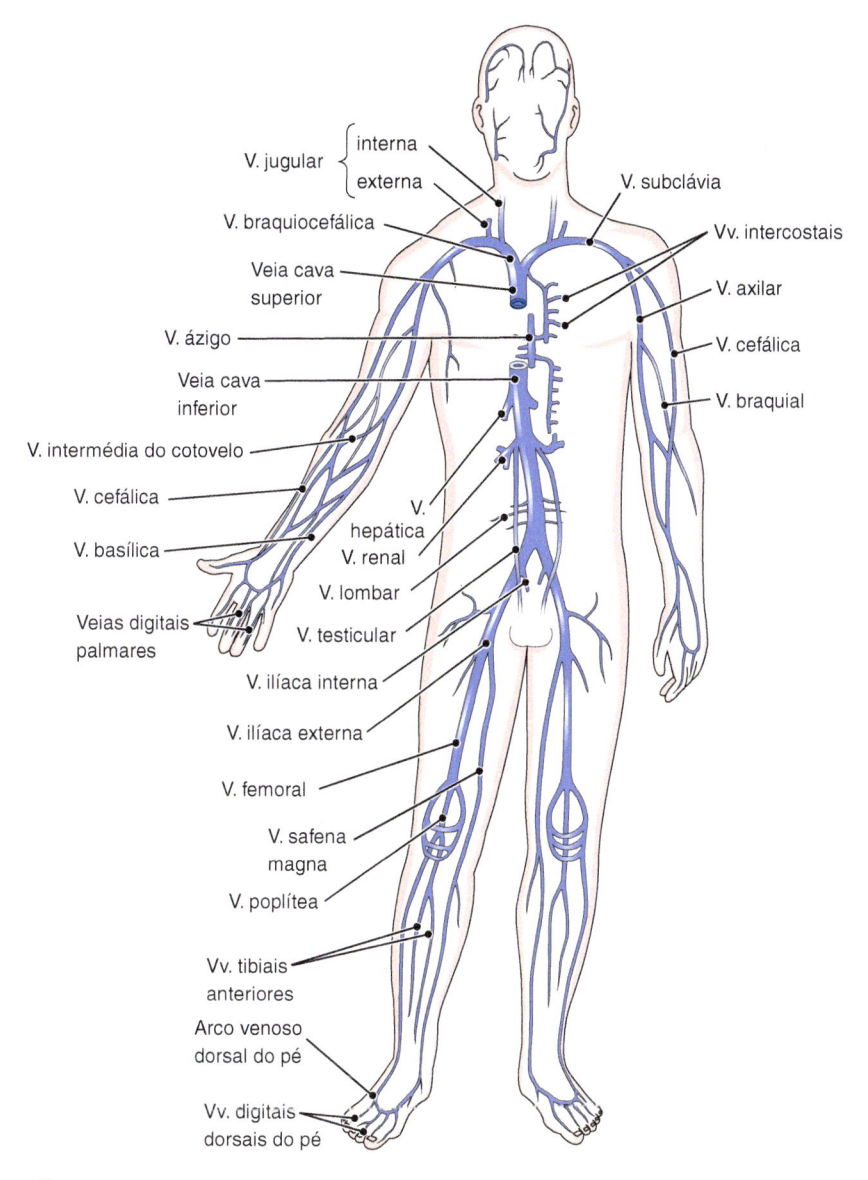

B

FIGURA 2.21 *(Continuação).*

FIGURA 2.22 A aorta inferiormente ao diafragma.

Dessa posição, a aorta irriga diretamente o tubo intestinal longo, os rins, as gônadas, os membros inferiores e a parede circundante do corpo. (Modificada de imagem com direitos autorais de LifeART © 2007 Lippincott Williams & Wilkins. Todos os direitos reservados.)

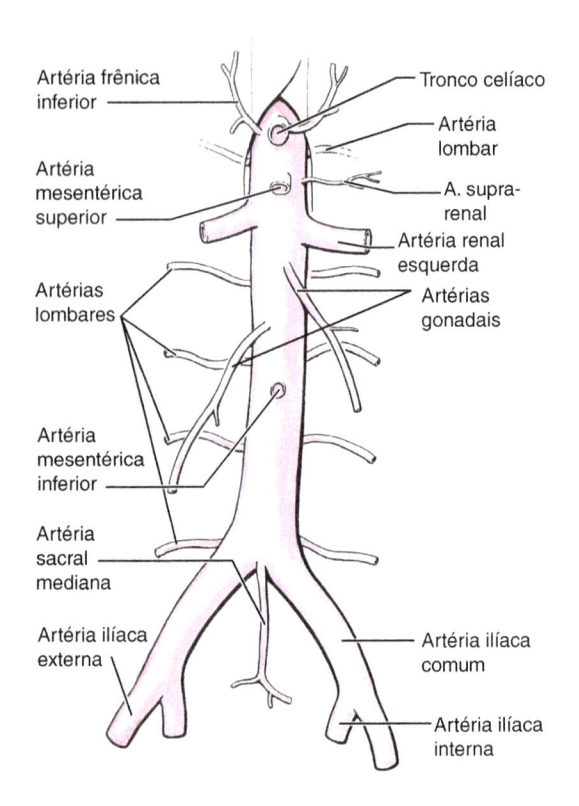

quiocefálico. Esse nome, embora extenso, explica exatamente para onde o ramo é endereçado – o braço (*brachium* é um radical que significa braço) e a cabeça (*cephalus*, de *ceph*, cabeça).

O tronco braquiocefálico existe porque o arco da aorta se desloca da direita para a esquerda e de anterior para posterior. O arco precisa fazer um grande desvio para o lado direito até que fique suficientemente alinhado abaixo do lado direito da cabeça e do pescoço, a fim de enviar um ramo próprio para a cabeça e outro para o braço. Como o arco é angulado para o lado esquerdo do tronco, pode emitir nesse lado um ramo direto para a cabeça (**artéria carótida comum esquerda**) e um ramo direto para o braço esquerdo (**artéria subclávia esquerda**). À direita, esses dois ramos unem-se em um tronco comum (**tronco braquiocefálico**) para se ancorarem na aorta. Este pode ser visto como um modelo mais conservador do que a manutenção de dois ramos distintos, porém paralelos e próximos, que se estendem pela parte superior do tórax.

O tronco braquiocefálico divide-se em **artéria carótida comum direita** e **artéria subclávia direita**. A artéria carótida faz trajeto ascendente no pescoço e ramifica-se em muitas outras artérias que irrigam o pescoço, a cabeça e o encéfalo. A artéria subclávia recebe esse nome porque começa profundamente à clavícula, na raiz do pescoço. Voltaremos a ela depois de estudarmos os numerosos ramos da artéria carótida comum.

A artéria carótida comum é assim chamada porque conduz o sangue para as partes "externa" (face, pescoço e crânio) e "interna" da cabeça (encéfalo). As duas vias carótidas separam-se logo em uma artéria carótida externa e outra interna (Fig. 2.23). A artéria carótida interna não se divide mais até que realmente entre na cavidade do crânio e irrigue o encéfalo. A artéria carótida externa, porém, ramifica-se em várias artérias menores que têm por objetivo a cabeça e o pescoço. São descritas aqui na ordem clássica de ramificação, mas você deve pensar nelas em termos de regiões lógicas da cabeça e do pescoço que precisam ser irrigadas.

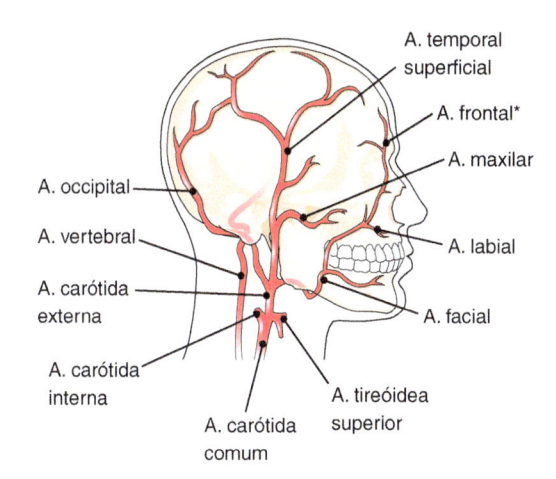

FIGURA 2.23 Circulação carótica.

A irrigação sangüínea para a cabeça e pescoço faz trajeto principalmente no sistema carótico, primeiro através da artéria carótida comum e, depois, através da artéria carótida interna para o encéfalo e da artéria carótida externa para todo o restante. (De Cohen, BJ, Taylor JJ. Memmler's Human Body in Health and Disease, 10th Edition. Baltimore: Lippincott Williams & Wilkins, 2005).

* N. de R.T. O termo artéria frontal não é citado na Terminologia Anatômica como ramo da artéria facial. Há um ramo frontal da artéria temporal superficial.

O primeiro ramo da artéria carótida externa é denominado **artéria tireóidea superior**. Seu nome indica duas particularidades: primeiro, que irriga a **glândula tireóide** e a área geral do pescoço, e, segundo, que em algum local deve haver uma artéria tireóidea inferior (porque a tradição anatômica exige descritores complementares). O próximo ramo é denominado **artéria faríngea ascendente**, um ramo pequeno e profundo raramente visto nos cursos de anatomia macroscópica. Ela irriga os músculos da faringe. Um ramo maior e mais evidente da artéria carótida externa denomina-se **artéria lingual**, que tem como território o leito da língua. O próximo ramo é a proeminente **artéria facial**, que se situa cruzando a mandíbula, contorcendo-se nas margens da boca e do nariz e no ângulo do olho, onde, finalmente, dissipa-se. Como o nome indica, a artéria facial deve irrigar a maior parte do que se pode palpar inferiormente aos olhos e superiormente à linha da mandíbula.

A "última metade" da artéria carótida externa começa com a **artéria occipital**, uma artéria longa que serpenteia em torno da parte posterior da cabeça para irrigar as estruturas superficiais desta região. O próximo constitui-se de um ramo diminuto da artéria carótida externa, a **artéria auricular posterior**. É dedicada à junção da orelha com a cabeça, função que partilha com ramos menores dos outros ramos da artéria carótida externa. Isso deixa mais dois ramos diretos da artéria carótida externa. Sempre que uma artéria termina em dois ramos, eles podem ser descritos como as continuações da artéria. Neste caso, temos duas regiões da cabeça que ainda não foram irrigadas: a região posterior ao osso zigomático e à mandíbula e a parte superior e frontal do crânio (regiões da têmpora e da fronte). Os dois ramos terminais da artéria carótida externa são a **artéria maxilar** e a **artéria temporal superficial**. A artéria maxilar mergulha no espaço póstero-medial à mandíbula e se ramifica para todos os locais mais profundos além dela. Por fim, seus ramos irrigam a cavidade nasal e atravessam um pequeno forame na base do crânio para irrigar os revestimentos meníngeos do encéfalo. A artéria temporal superficial serpenteia para o lado da cabeça, anteriormente à orelha, e se difunde para irrigar o couro cabeludo, desde a parte mais posterior, onde a artéria occipital irriga, até a parte anterior, a fronte.

A **artéria carótida interna** não se ramifica até entrar no crânio (por meio de uma série de forames e canais que a forçam a alguns desvios em ângulo reto). Uma vez que entra em contato com o encéfalo, porém, fornece um ramo para irrigar uma extensão embriológica do encéfalo (o bulbo do olho) e, a seguir, participa de um círculo anastomótico vital em torno da base do encéfalo (conhecido como círculo de Willis ou **círculo arterial do cérebro**). O ramo que irriga o bulbo do olho é chamado de **artéria oftálmica**. Esse nome é perfeito, porque o bulbo do olho é extensão do encéfalo para a detecção do mundo exterior. A artéria oftálmica envia um ramo próprio, denominado **artéria central da retina**, para a bainha dural do nervo óptico. Esse é o verdadeiro final da artéria, não conectado a nenhuma outra via, de modo que seu bloqueio resulta em necrose irreversível da retina.

A artéria oftálmica também irriga as estruturas que se desenvolvem para movimentar o bulbo do olho, de modo que é considerada a principal artéria da órbita. Termina com trajeto através de um forame no osso frontal e se difundindo sobre os supercílios, onde realiza anastomoses com os ramos terminais da artéria temporal superficial, ramos da artéria carótida externa.

Estude com atenção a terminação da artéria carótida interna. Ela constitui uma fonte importante de irrigação sangüínea para o encéfalo e, como tal, seus ramos com freqüência são a origem dos **acidentes vasculares encefálicos** (AVE) ou derrames. O desenho dos ramos formados pelas artérias carótidas internas e pelas **artérias vertebrais** (ver a seguir) é denominado **círculo arterial do cérebro** (círculo de Willis). As artérias carótidas internas contribuem com o círculo por meio das **artérias cerebrais anteriores** e **comunicantes posteriores**. Como o nome indica, o círculo arterial do cérebro é bastante anastomótico (Fig. 2.24). Isso ajuda em caso de acidentes vasculares encefálicos, cuja maioria resulta do sangue que fica sob muita pressão em uma artéria de grande calibre, tentando alcançar um ramo arterial menor que faz trajeto para longe do círculo (ver Anatomia clínica – Quadro 2.4).

A **artéria subclávia direita** transporta o restante do sangue do tronco braquiocefálico, e a **artéria subclávia esquerda** é um ramo direto do arco da aorta. As artérias subclávias enviam

Círculo arterial do cérebro

Vista inferior do encéfalo

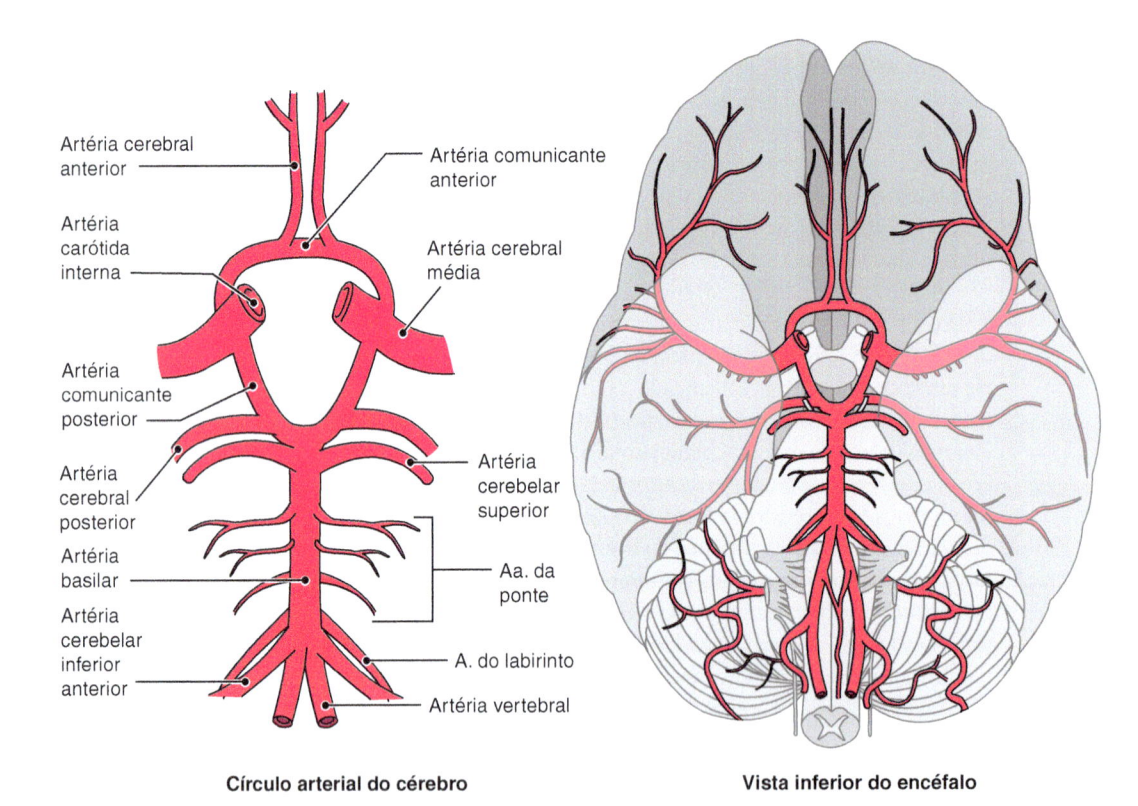

FIGURA 2.24 Divisão da artéria carótida interna.

A artéria carótida interna começa a se ramificar logo que entra na cavidade do crânio e atinge a superfície inferior do encéfalo. Depois de enviar uma artéria oftálmica para a órbita, à frente, a artéria divide-se em uma grande artéria cerebral média e uma pequena artéria cerebral anterior, como parte do círculo arterial do cérebro (de Willis) que irriga todo o cérebro. (Modificada de imagem com direitos autorais de LifeART © 2007 Lippincott Williams & Wilkins. Todos os direitos reservados.)

ANATOMIA CLÍNICA

QUADRO 2.4

ANEURISMAS E ACIDENTE VASCULAR ENCEFÁLICO (AVE)

Quando a irrigação da artéria carótida interna falha, o tecido encefálico não recebe sangue, e os déficits neurológicos podem ser imediatos, profundos e irreversíveis. O aneurisma (A) resulta da dilatação da parede arterial, cujo rompimento impede que o sangue atinja seus alvos, e do acúmulo de sangue pressionando o tecido encefálico (hematoma). Uma placa deslocada do acúmulo aterosclerótico na artéria carótida comum pode alojar-se em um ramo de menor calibre (B). Isso leva à necrose do tecido encefálico porque o sangue pára no tamponamento, ou rompe o vaso menor, com a força que exerce atrás da placa (que também leva a hematoma; ver C). A interrupção da irrigação sangüínea para o encéfalo é chamada, informalmente, de derrame.

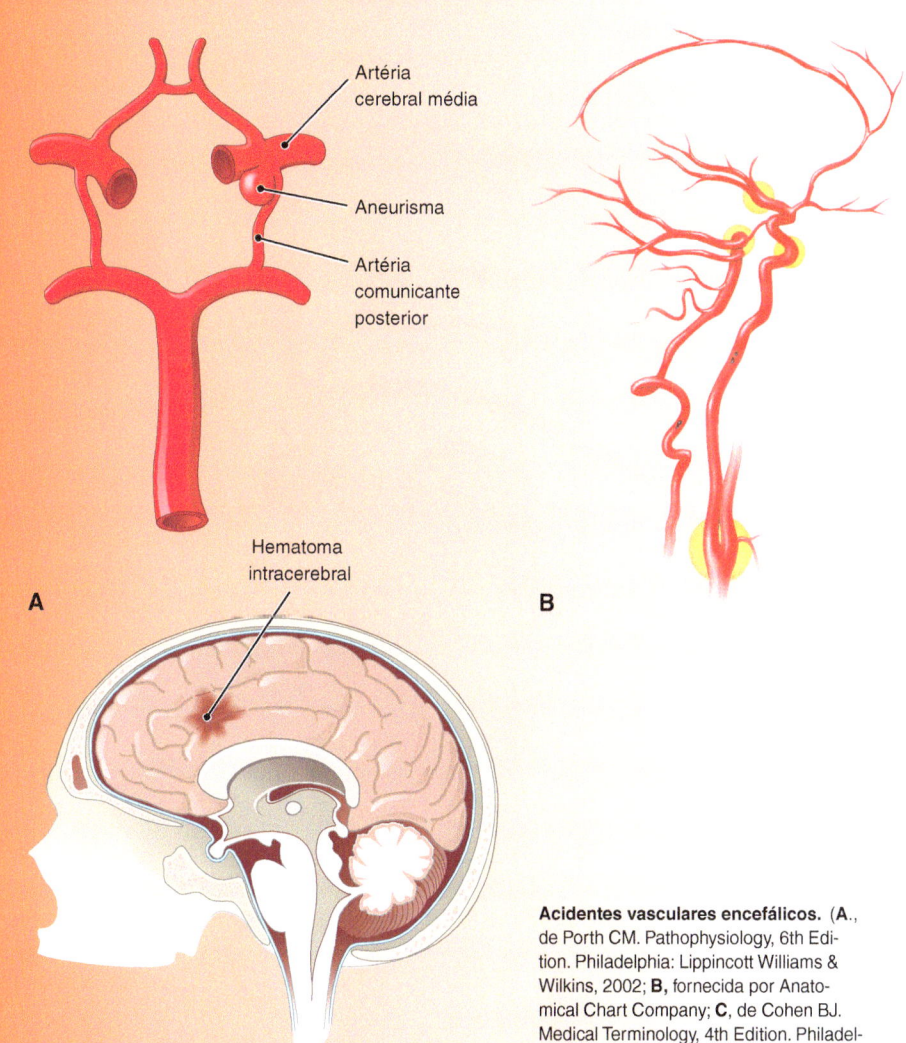

Artéria cerebral média

Aneurisma

Artéria comunicante posterior

Hematoma intracerebral

A

B

C

Acidentes vasculares encefálicos. (**A**., de Porth CM. Pathophysiology, 6th Edition. Philadelphia: Lippincott Williams & Wilkins, 2002; **B**, fornecida por Anatomical Chart Company; **C**, de Cohen BJ. Medical Terminology, 4th Edition. Philadelphia: Lippincott Williams & Wilkins, 2003.)

sangue para o membro superior. Como seu trajeto é inferior à clavícula e através da axila para atingir esse ponto, elas são a "escolha perfeita" para que as artérias acessórias concluam a irrigação para o pescoço e a cabeça. Outro modo de pensar é que elas emitem ramos que se anastomosam com a via das artérias carótidas. Também emitem um ramo incomum, artéria **torácica interna**, que transporta o sangue para a superfície interna da parede torácica.

Os ramos da artéria subclávia são, em seqüência, **artéria vertebral**, **tronco tireocervical**, **artéria torácica interna** e **tronco costocervical**. Irrigam o encéfalo, as partes mais profundas da região inferior do pescoço, a superfície superior da caixa torácica e a parede do tórax (Fig. 2.25). A artéria subclávia muda de nome para **artéria axilar** depois que emerge da parte inferior da clavícula e mergulha na axila.

A **artéria vertebral** é o mais direto dos quatro ramos. Depois de emergir da artéria subclávia, ascende para o encéfalo através dos forames transversários das vértebras cervicais. Quando faz trajeto para fora das vértebras cervicais, serpenteia junto ao forame magno e o atravessa, fazendo trajeto ao lado do tronco encefálico na cavidade do crânio. As duas artérias vertebrais unem-se no centro para formar a **artéria basilar**, que é um vaso importante do círculo arterial do cérebro. Anastomosa-se com a circulação da artéria carótida interna por meio de suas **artérias cerebrais posteriores**, que se conectam às **artérias comunicantes posteriores**. Ramos pequenos, porém muito importantes da artéria vertebral, são a **artéria espinal anterior** e a **artéria espinal posterior**, que fornecem sangue para toda a extensão da medula espinal (com a ajuda de outras artérias).

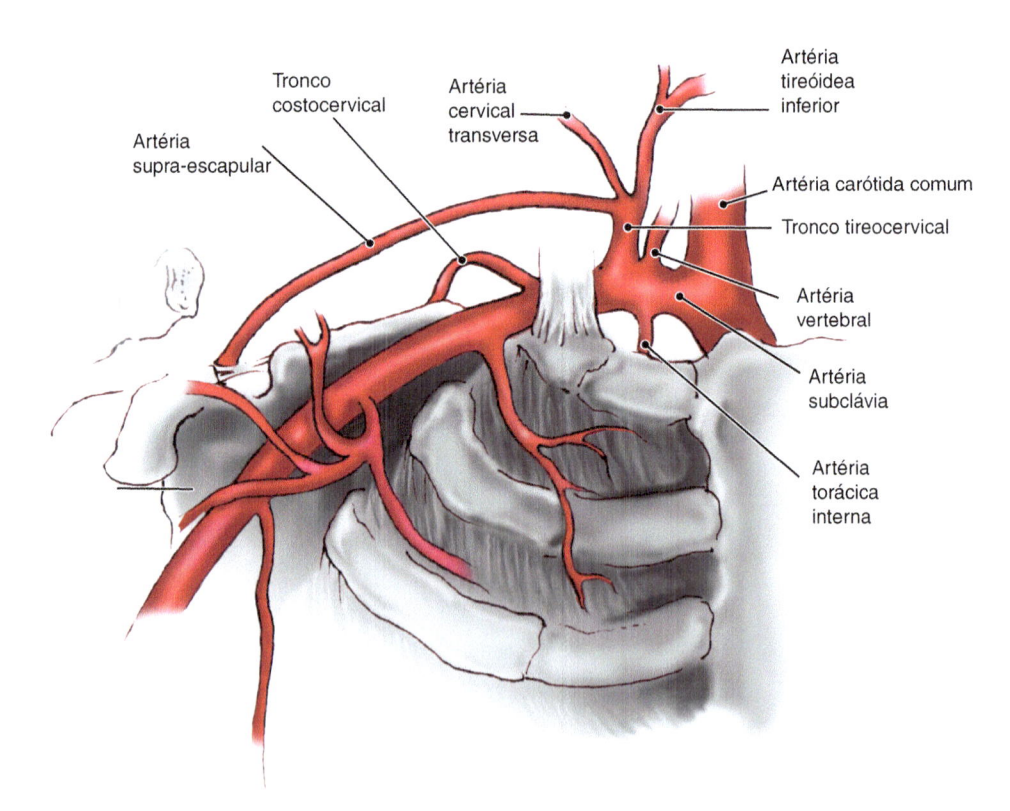

FIGURA 2.25 **O percurso da artéria subclávia.**

A partir daqui, emite os ramos que suprem a parte profunda do pescoço, o ombro, a parede torácica, a coluna vertebral e o encéfalo.

Como o nome indica, o **tronco tireocervical** leva sangue para a glândula tireóide e o pescoço. Atinge a glândula tireóide por meio da **artéria tireóidea inferior** (complementando, assim, e fazendo anastomose com a artéria tireóidea superior da artéria carótida externa). Irriga o pescoço por meio de dois ramos: a **artéria cervical transversa** e a **artéria supra-escapular**. A artéria supra-escapular destina-se à escápula e participa nesse local de uma anastomose importante. A **artéria torácica interna** não tem relação com o pescoço ou o membro superior, o que a torna um ramo incomum da artéria subclávia. Como o nome indica, faz trajeto ao longo da superfície interna da parede torácica, mas não mais do que isso. É a artéria de origem para muitos dos **ramos intercostais anteriores** que fazem trajeto em torno da parede torácica, paralelos às costelas. Isso a torna uma espécie de substituta da aorta na parte anterior do tronco (Fig. 2.26). Na parte inferior do esterno, divide-se em um ramo que segue o arco da caixa torácica para o lado (**artéria musculofrênica**) e, a seguir, continua ao longo da superfície interna, da parede abdominal (como **artéria epigástrica superior**). A artéria torácica interna, assim, fornece numerosas possibilidades de conexão entre o sangue que transita na artéria subclávia e o sangue que transita pelas partes torácica e abdominal da aorta, e, passando perto do coração, junto à superfície interna do esterno, a artéria torácica interna é bem posicionada para ser usada como artéria de revascularização para reparar a circulação para o coração. Na verdade, entre a artéria vertebral que irriga a cabeça e a artéria torácica interna que irriga o tronco, a extensão da principal artéria, denominada subclávia, é muito mais que apenas um tubo de sangue para o membro superior.

O **tronco costocervical** é o menos proeminente dos ramos subclávios. Por meio de sua **artéria cervical profunda**, ele fornece uma via de anastomose com a artéria occipital da artéria carótida externa. Devido à sua posição relativa à primeira costela, também fornece a primeira e a segunda **artérias intercostais posteriores**. A parte descendente da aorta fornece todos os outros (em conseqüência de sua localização próximo à coluna vertebral, onde se articulam as costelas); contudo, devido ao arco da aorta, o tronco costocervical está mais próximo das duas costelas mais superiores.

Ramos da artéria axilar

Assim que emerge inferiormente à clavícula, o tubo que transporta sangue da aorta para os membros superiores muda de nome, de artéria subclávia para artéria **axilar**. Antes de atingir o membro superior propriamente dito, ela tem várias oportunidades de enviar sangue para a margem do tronco, para a axila e para o primeiro grande espaço articular encontrado – a articulação do ombro. A artéria axilar atinge esses possíveis alvos por meio de seis ramos clássicos (Fig. 2.27).

O primeiro ramo é a artéria torácica mais alta, ou **artéria torácica superior**. Como o tronco costocervical, ela irriga o primeiro espaço intercostal e constitui o ramo que, com menor probabilidade, será encontrado ao se dissecar um cadáver. Um ramo maior e mais evidente é a **artéria torácica lateral**, que se entrelaça ao lado da caixa torácica e, ao longo do trajeto, é uma fonte de sangue para a glândula mamária. Uma **artéria tóraco-acromial** ostensiva emerge da artéria axilar como um hidrante, emitindo um conjunto de ramos que irrigam os grandes músculos envolvidos nesta região: os músculos peitorais maior e menor e o músculo deltóide. Os três ramos finais são encontrados na própria axila. A **artéria subescapular** passa a ser a **artéria toracodorsal** e a **artéria circunflexa da escápula**, que se enrola em torno da parte inferior da escápula (como a artéria supra-escapular do tronco tireocervical, na parte superior). Duas artérias **circunflexas do úmero (anterior** e **posterior)** "laçam" o corpo (diáfise) do úmero distal à articulação do ombro para formar uma anastomose simples. Depois da saída das artérias circunflexas do úmero, o tubo que continua no braço é chamado **artéria braquial**.

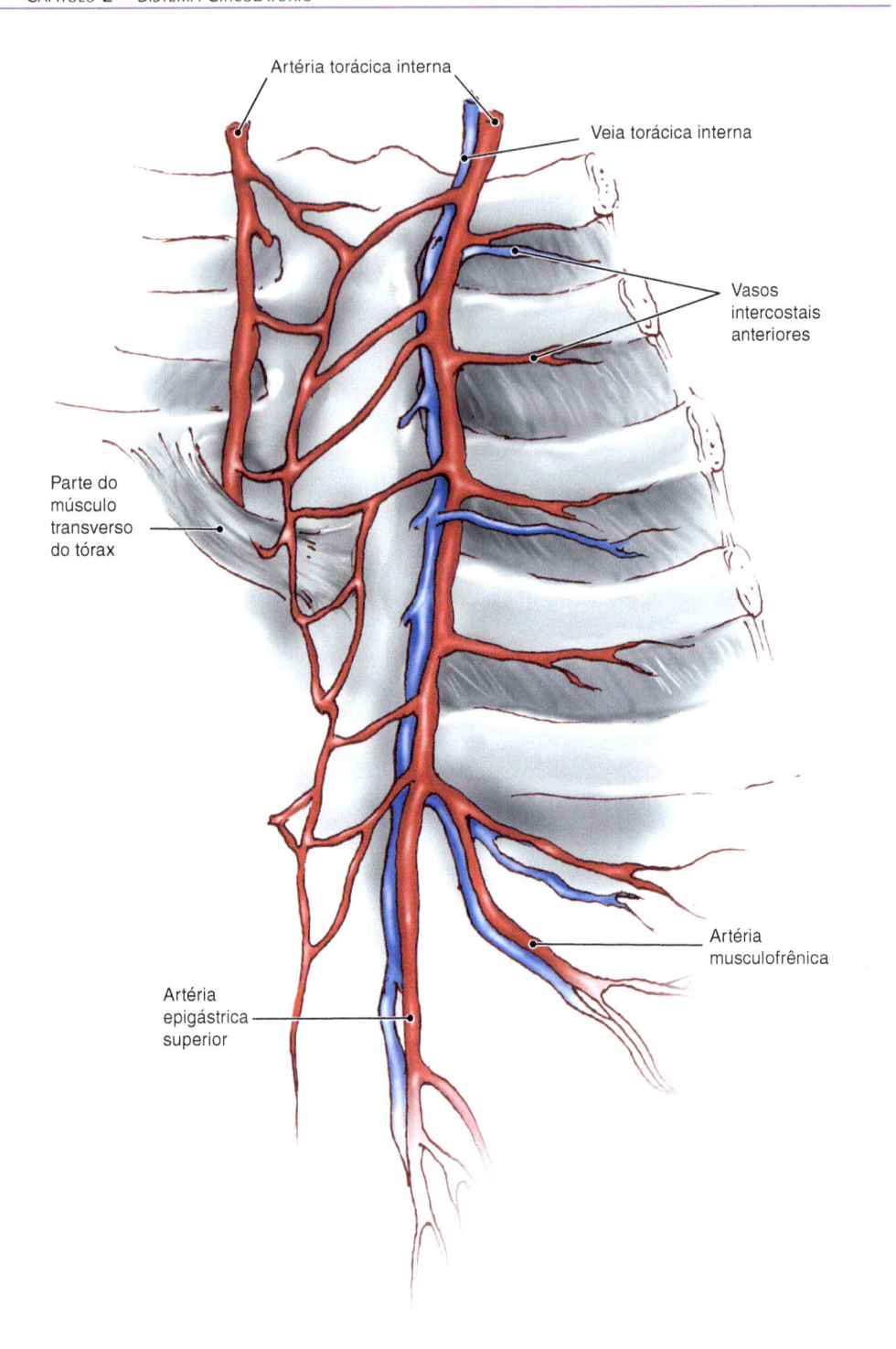

FIGURA 2.26 **Artéria torácica interna da artéria subclávia.**

Esta artéria irriga a parede anterior do tórax e pode formar uma excelente anastomose com as artérias intercostais posteriores da parede torácica que se originam diretamente da parte torácica da aorta. Ela termina como artérias musculofrênica e epigástrica superior, que irrigam a parede abdominal.

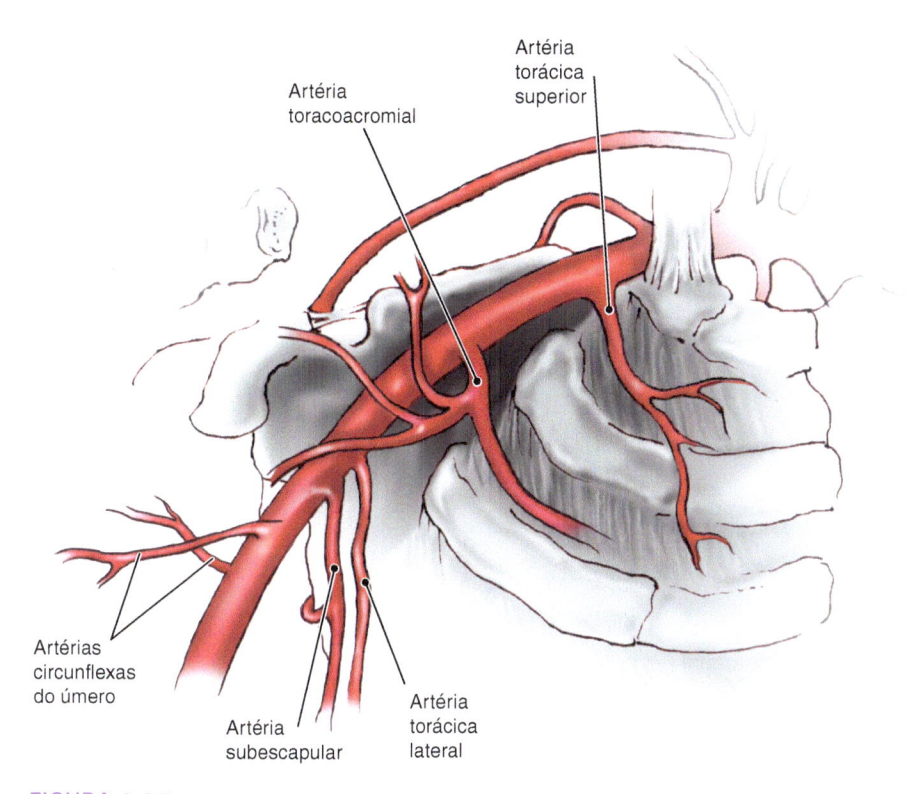

FIGURA 2.27 **Artéria axilar.**

O segmento axilar da via central de circulação é continuação do segmento subclávio e leva ao segmento braquial. Os ramos da artéria axilar irrigam o ombro, a axila, o membro superior, a mama e a parede do tórax.

A natureza dos vasos sangüíneos de se abrirem como leque em torno de uma articulação é um padrão comum no corpo e merece atenção. A maioria das articulações do corpo permite intensa flexão ou extensão em torno da articulação. Uma posição como essa poderia estrangular um grande vaso que tentasse cruzar a articulação para irrigar estruturas mais distais. Para compensar, os vasos sangüíneos possuem duas particularidades. Primeiro, tendem a atravessar a parte mais côncava da articulação, de modo que se estirem o mínimo possível, e, segundo, tendem a se abrir em leque, com muitos vasos menores em torno da articulação, como proteção contra a tensão.

Continuaremos seguindo a trajetória da artéria subclávia. Acabamos de identificar os seis ramos do componente axilar do tubo arterial. A partir de agora, denominada **artéria braquial**, esse tubo entra na parte do membro superior que pende ao lado do corpo (a parte inferior à articulação do ombro), normalmente chamada de **braço**. Por necessidade, a artéria agora se situa paralela ao corpo do úmero, muito próxima a ele. A **artéria braquial profunda** ramifica-se no meio do percurso no braço e passa a ser a principal artéria para a musculatura posterior ao úmero. Na articulação do cotovelo, a artéria braquial emite alguns ramos, ou artérias colaterais, antes de se dividir nas proeminentes artérias paralelas **radial** e **ulnar** (Fig. 2.28). A artéria radial é familiar porque seu pulso é sentido logo "acima" ou proximalmente à base do polegar.

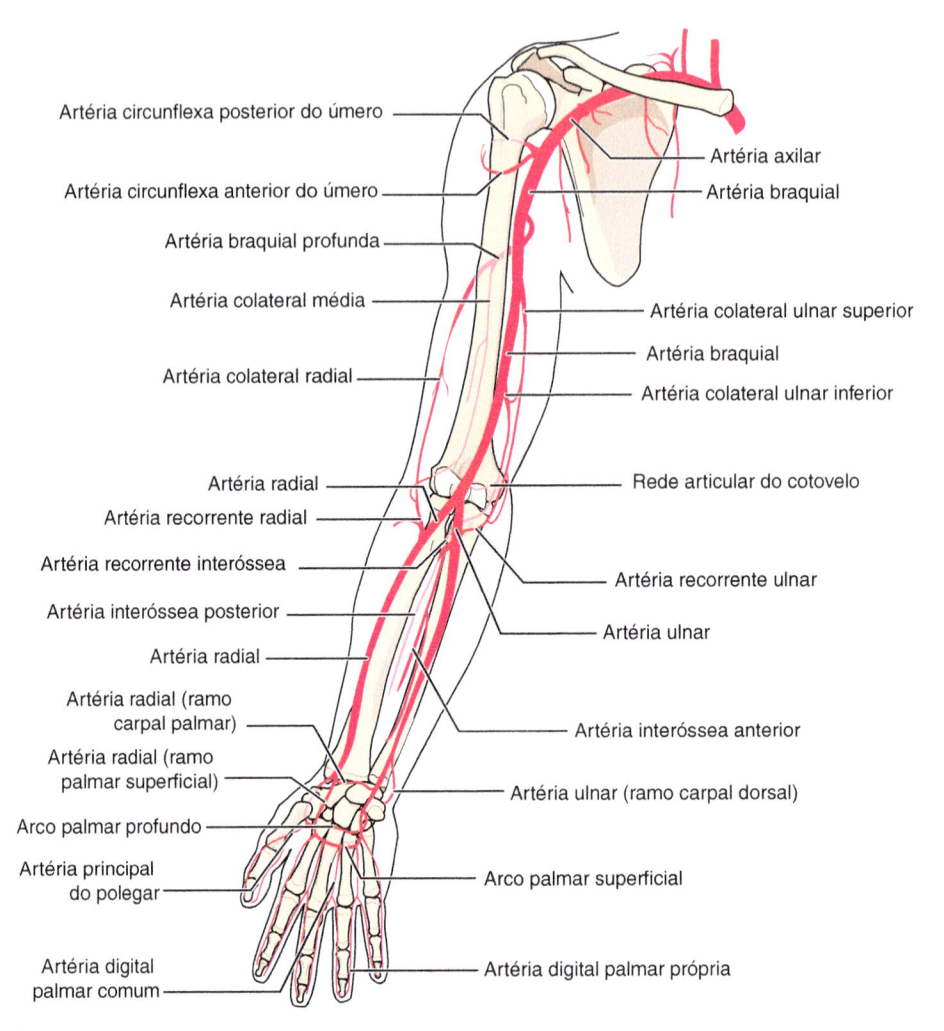

FIGURA 2.28 Irrigação arterial para o braço, antebraço e mão.

Uma vez que está na articulação do ombro, a via arterial espelha a estrutura óssea, com densas redes em torno das articulações e um "fundo de saco" que faz alça na extremidade da palma da mão. (Modificada de imagem com direitos autorais de LifeART © 2007 Lippincott Williams & Wilkins. Todos os direitos reservados.)

Essas artérias, contudo, fazem trajeto rapidamente para um "beco sem saída". Contudo, em vez dessas duas artérias se direcionarem diretamente para os dedos como um "beco sem saída", elas se estiram uma para a outra na palma da mão e formam duas arcadas ou arcos (Fig. 2.29). A artéria ulnar assume o papel de liderança no **arco palmar superficial**, e a artéria radial assume a liderança no **arco palmar profundo**, terminando, assim, o caminho da artéria subclávia da via central da circulação sistêmica.

Parte descendente da aorta

Aproximadamente 10 cm após deixar o coração, a aorta fornece todo o sangue para irrigar a cabeça, o pescoço e os membros superiores. A parte descendente da aorta deve irrigar o

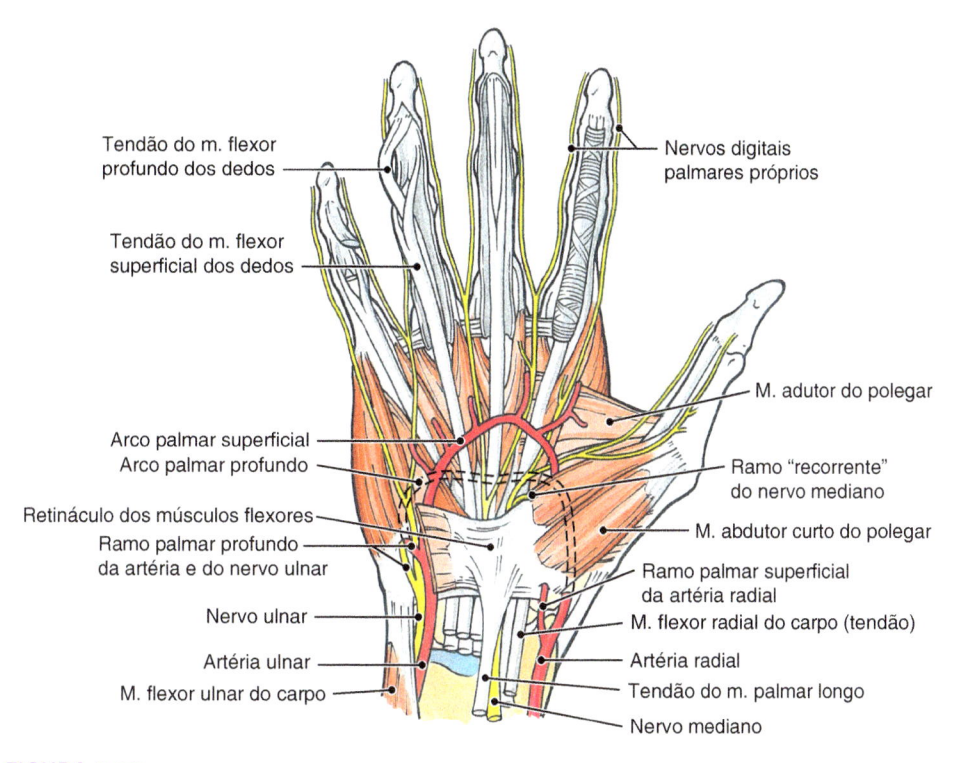

FIGURA 2.29 **Anastomoses arteriais da mão.**

As artérias radial e ulnar conectam-se por meio de alças: um arco palmar superficial e um arco palmar profundo. Isso garante a perfusão adequada em caso de lacerações, que são lesões comuns nos dedos. (De Moore KL, Agur AMR. Essential Clinical Anatomy, 3rd Edition. Baltimore: Lippincott Williams & Wilkins, 2007.)

tronco e seu conteúdo antes de se dividir para irrigar os membros inferiores. Como o tórax e o abdome parecem ser tão diferentes entre si no adulto, os anatomistas tipicamente citam a **parte torácica da aorta** e a **parte abdominal da aorta**, mas essa distinção é puramente espacial. A parte torácica da aorta irriga os pulmões e a parede corporal, definida pela caixa torácica. Não irriga diretamente o músculo cardíaco, porque essa é a tarefa fundamental da parte ascendente da aorta por meio das **artérias coronárias**, e, na realidade, sua irrigação para os pulmões parece relativamente menor. Pequenos **ramos bronquiais** fazem trajeto da parte torácica da aorta ou de um de seus ramos somáticos e seguem os brônquios no interior da arquitetura do pulmão. O tamanho dos pulmões comparado com o diminuto tamanho dessas artérias parece absurdo, até que você compreenda que os pulmões dizem respeito à oxigenação de um grande volume de sangue levado pelas artérias pulmonares. Uma quantidade razoável de difusão direta de oxigênio compensa o pequeno volume de sangue oxigenado transportado pelos ramos da aorta até os pulmões. Outros ramos viscerais da parte torácica da aorta, como os ramos esofágicos, também são tão pequenos que é improvável que sejam descobertos ao se dissecar um cadáver.

Os principais ramos da parte torácica da aorta são as **artérias intercostais posteriores**, que são segmentares (Fig. 2.30).Começando no terceiro espaço intercostal, a aorta envia ramos em ângulo reto que fazem trajeto ao longo da margem inferior sulcada de cada costela. Essas artérias intercostais ramificam-se para irrigar todas as estruturas associadas à parede corporal, como a mama. Também formam uma ou mais anastomoses no corpo. Quando as artérias intercostais

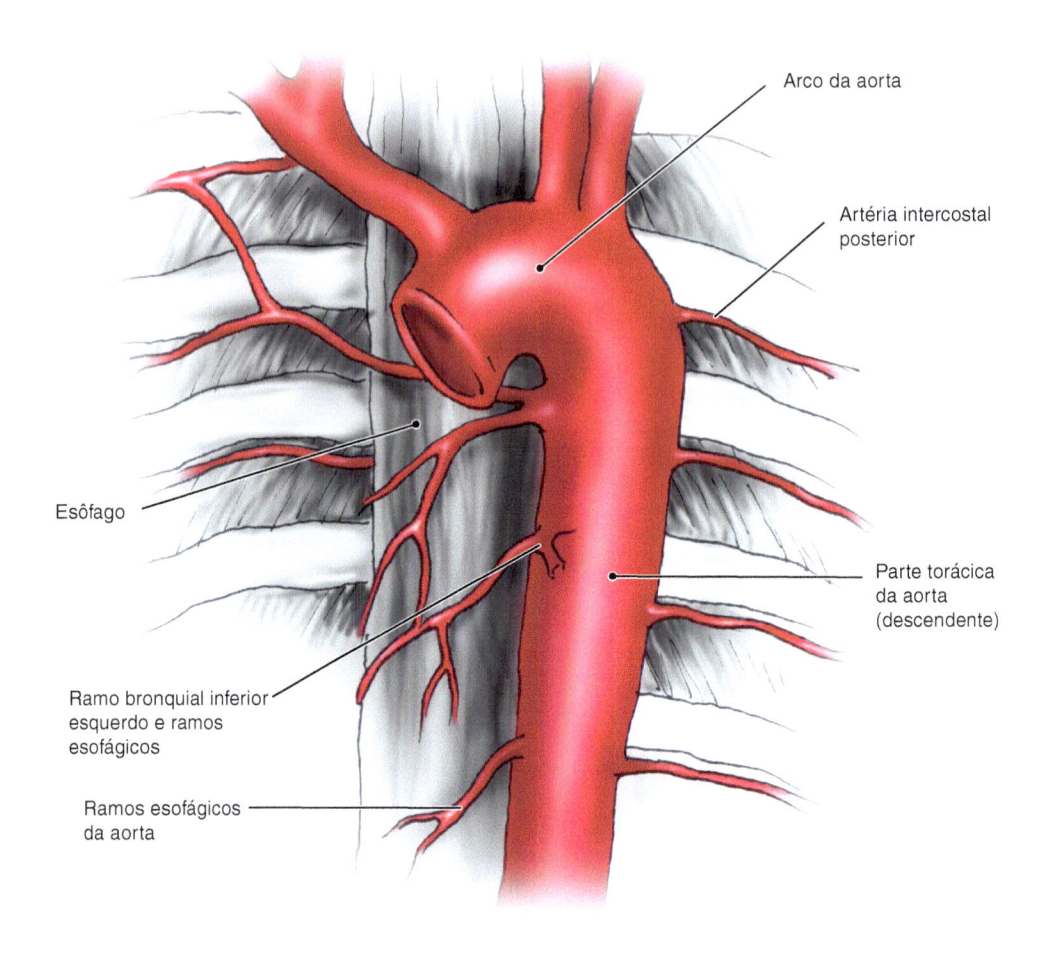

FIGURA 2.30 **Parte torácica da aorta.**

Depois que o sangue passa pelas artérias em direção à cabeça, ao pescoço e ao membro superior, a aorta transporta-o para o tórax. A organização segmentar do tronco fica em total evidência aqui – quando a aorta desce, origina artérias intercostais para cada nível vertebral.

posteriores fazem trajeto ao redor da margem da costela, elas se conectam aos **ramos intercostais anteriores**, os quais constituem ramos da artéria torácica interna, ramo da artéria subclávia. Na realidade, é mais fácil pensar na artéria torácica interna e na parte torácica da aorta como ligadas diretamente pelas artérias intercostais paralelas à caixa torácica. Essa anastomose é extensa e pode ter o importante papel de levar sangue para a metade inferior do corpo no caso de constrição congênita na região superior da parte torácica da aorta (**coartação da aorta**).

O diafragma marca o limite entre as cavidades torácica e abdominal. Como a aorta passa posterior a ele, podemos esperar que alguns ramos o irriguem. Uma pequena **artéria frênica superior** origina-se da parte torácica da aorta e supre a superfície superior do diafragma, e uma pequena **artéria frênica inferior** origina-se da parte abdominal da aorta e supre a superfície inferior do diafragma. Grande parte do restante do diafragma é irrigada por um dos ramos terminais da artéria torácica interna, a **artéria musculofrênica**.

A parte abdominal da aorta deve irrigar uma quantidade maior de vísceras, considerando a extensão do tubo intestinal e de seus grandes derivados (por exemplo, o fígado). Seus ramos mais proeminentes são agora os viscerais, que podem ser divididos em pareados (um de cada lado) e em troncos únicos na linha mediana. Os ramos pareados viscerais irrigam os órgãos não-digestórios (rins e gônadas). Os troncos viscerais não-pareados da linha mediana irrigam o tubo intestinal também não-pareado e seus derivados, incluindo um tronco da parte abdominal da aorta para cada "região" que se desenvolve do tubo intestinal: o intestino anterior, o intestino médio e o intestino posterior (ver discussão relacionada com o tubo intestinal, a seguir).

A artéria do intestino anterior, o **tronco celíaco**, emerge da superfície anterior da aorta imediatamente após atravessar o diafragma. Para irrigar todos os derivados do intestino anterior, esse tronco divide-se rapidamente em três ramos (Fig. 2.31). O primeiro é a **artéria**

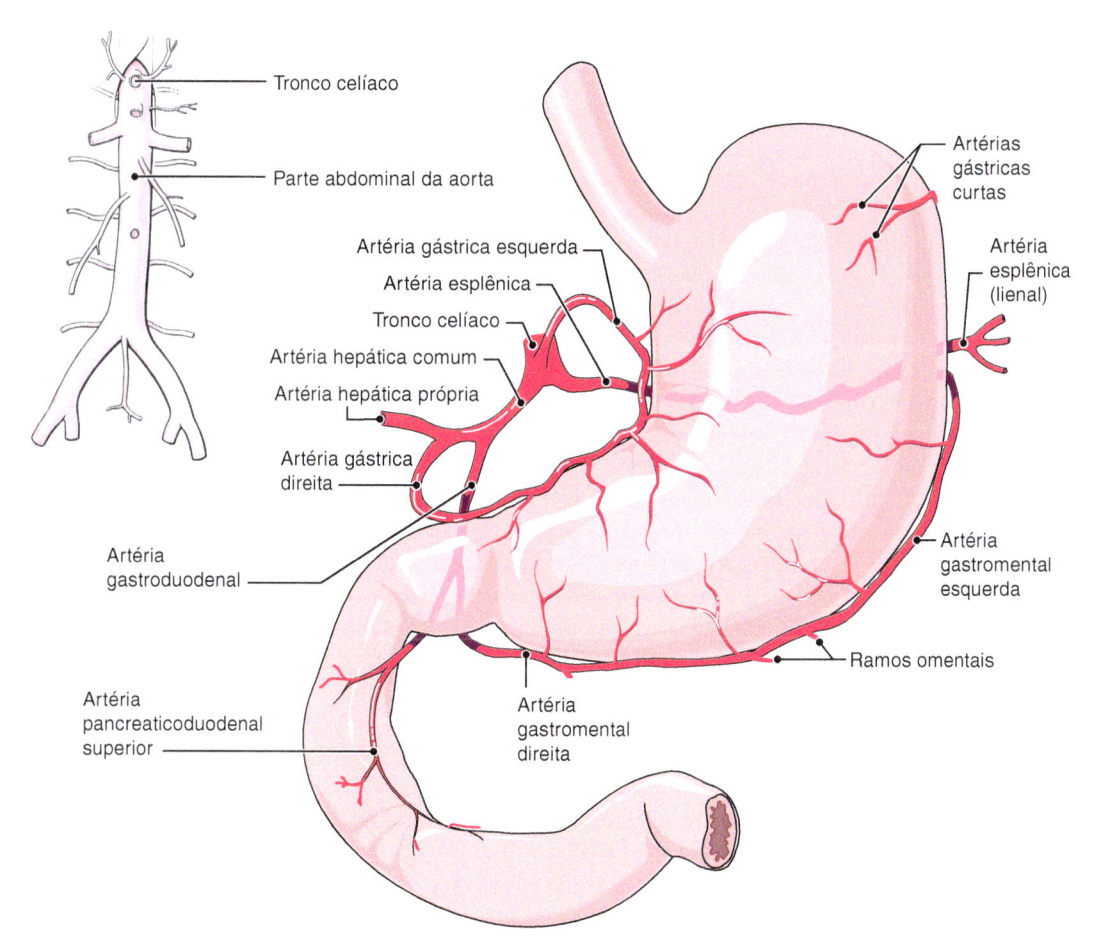

FIGURA 2.31 **Parte abdominal da aorta e irrigação dos órgãos do intestino anterior.**

A aorta abaixo do diafragma irriga o tubo intestinal por meio de três artérias na linha mediana. A primeira, cujo percurso é até os derivados do intestino anterior, é o tronco celíaco. Divide-se quase imediatamente em um pequeno ramo para parte do estômago, um grande ramo para o baço e um grande ramo para o fígado, vesícula biliar, duodeno e o restante do estômago. (Modificada de imagem com direitos autorais de LifeART © 2007 Lippincott Williams & Wilkins. Todos os direitos reservados.)

gástrica esquerda, responsável pela região superior da parte grande e tumefeita do tubo – o estômago. O segundo é a **artéria hepática comum**, responsável por outra parte grande originada do intestino anterior – o fígado. Ao longo do trajeto, esta artéria irriga também uma porção importante do estômago. O terceiro é a **artéria esplênica**, que faz trajeto até o distante lado esquerdo do corpo para irrigar o baço. Ao longo do percurso, a artéria esplênica (lienal) situa-se contra a substância do pâncreas, fornecendo-lhe ramos.

Como primeiro modo de aprender os nomes das artérias do tubo intestinal, considere as suas funções. O estômago é um cilindro inflado. As artérias envolvem-no como uma rede de pesca primitiva, originárias em cada um dos três ramos celíacos (artérias gástrica esquerda, esplênica e hepática comum). O fígado, contudo, é mais parecido com uma esponja. Como tal, recebe uma única grande artéria em sua porta: é a **artéria hepática própria**, ramo da artéria hepática comum. A vesícula biliar associada recebe uma artéria associada (**artéria cística**) de uma das que irrigam o fígado. Isso determina que alguns derivados fiquem retroperitoneais (posteriores ao peritônio) ou quase – a parte proximal do duodeno e pâncreas. Esses derivados recebem a irrigação dos pequenos ramos próximos das artérias hepática comum e esplênica. Os três ramos do tronco celíaco anastomosam-se extensamente entre si e seus sub-ramos, os quais irrigam a parte final do intestino anterior e anastomosam-se com os sub-ramos da artéria do intestino médio, que irriga as partes iniciais do intestino médio.

A **artéria mesentérica superior** do intestino médio emerge da aorta aproximadamente 1 ou 2 cm abaixo do tronco celíaco (Fig. 2.32). Sua região distal é muito diferente, porém, porque irriga uma única expansão linear do tubo intestinal: o restante do duodeno, o jejuno e o íleo do intestino delgado, assim como o ceco, o colo ascendente e parte do colo transverso do intestino grosso. Isso significa que ela supre vários metros do tubo, de modo que assume a tarefa muito moderadamente. Permanecendo no interior do **mesentério posterior** do intestino médio, a artéria mesentérica superior simplesmente se abre em leque com uma série de ramos que atingem segmentos seqüenciais até que se anastomosa ao longo da margem do colo transverso. Como o padrão da artéria mesentérica inferior é muito semelhante, a anastomose entre as artérias mesentéricas superior e inferior é ininterrupta ao longo da margem do colo transverso.

As "pás do ventilador" de artérias que irrigam o intestino médio começam com as **artérias pancreaticoduodenais**, que se anastomosam com ramos similares do tronco celíaco, irrigando o duodeno e o pâncreas. Lembre-se de que, embora as regiões do tubo intestinal correspondam a artérias próprias, a regra da anastomose sobrepuja qualquer tendência das partes do tubo para manterem vias exclusivas de irrigação sangüínea. Assim, os primeiros ramos da artéria do intestino médio anastomosam-se com os últimos ramos da artéria do intestino anterior.

Os nomes das pás que formam o "ventilador" mesentérico superior são as artérias **jejunais**, **ileais**, **ileocólica**, **cólica direita** e **cólica média**, e elas revelam as partes do tubo intestinal irrigadas por seus ramos descendentes. A pá ileocólica é responsável pela transição essencial do estreito íleo para o dilatado ceco, que também é a região do **apêndice vermiforme**. A pá cólica direita assume o colo ascendente, a cólica média, obviamente, supre o colo transverso, pelo menos até a faixa em que a pá mesentérica inferior supre a mesma arcada arterial vinda da região da flexura esquerda do colo (ângulo onde o colo transverso tem continuidade como colo descendente).

A **artéria mesentérica inferior** emerge bem inferior às outras duas artérias do tubo intestinal e não exatamente na linha mediana da aorta (Fig. 2.33). Isso reflete o fato de que a maior parte do que ela irriga está do lado esquerdo da cavidade abdominal: a metade esquerda do colo transverso, o colo descendente, o colo sigmóide e, finalmente, na linha mediana, o reto. Seu método para atingir essas partes do tubo é similar ao da artéria mesentérica superior – ela envia uma seqüência de ramos como pás e arcadas através do mesentério posterior. As pás são classicamente as artérias **cólica esquerda** (que atinge o colo transverso para se anastomosar com a artéria cólica média), **sigmóideas** e **retal superior**.

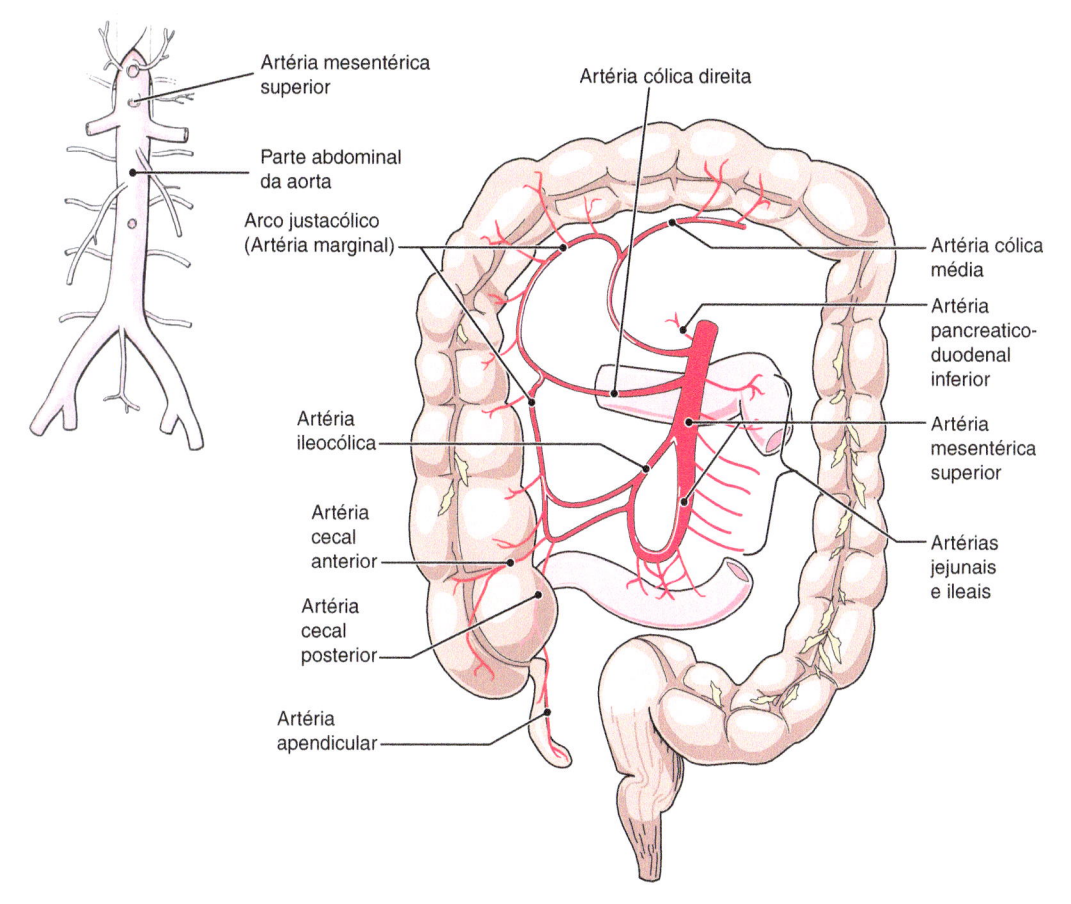

FIGURA 2.32 A artéria mesentérica superior irriga os derivados do intestino médio.

Esta artéria é mais comprida que o tronco celíaco e classicamente inclui ramos primários para o pâncreas, o duodeno, a junção ileocecal, o colo ascendente e o colo transverso. O longo jejuno e o íleo recebem uma bateria de ramos primários provenientes do lado esquerdo da artéria mesentérica superior. (Modificada de imagem com direitos autorais de LifeART © 2007 Lippincott Williams & Wilkins. Todos os direitos reservados.)

A **artéria retal superior** é a extensão final da artéria mesentérica inferior, mas não irriga a extremidade inferior do reto. Constitui uma área em que as artérias do tubo intestinal anastomosam-se com artérias que irrigam a parede corporal. Como já se descreveu, a extremidade final do intestino posterior é uma combinação do final do endoderma e uma "bainha para dentro", ou invaginação, do ectoderma. A parte terminal do canal anal (inferiormente ao final da parte endodérmica do tubo) é irrigada pela **artéria retal média** e pela **artéria retal inferior**, que são ramos a partir da bifurcação da aorta. O sangue drenado pelas veias que acompanham as artérias retais média e inferior é transportado ao coração sem passar pelo fígado. O sangue drenado pelas veias que acompanham a artéria retal superior passa através do fígado e, assim, estas veias estão sujeitas a tumefação se o sistema porta estiver bloqueado. As varizes retais que podem resultar de tumefação são denominadas popularmente **hemorróidas**.

Agora que já enviamos o sangue para a parte abdominal do tubo intestinal, voltemos para o início da parte abdominal da aorta e consideremos o que mais ela tem de irrigar, como a parede abdominal (parte anterior e posterior) e os órgãos que não são parte do tubo intestinal. A parte abdominal da aorta não emite ramos que irriguem diretamente a parte anterior da

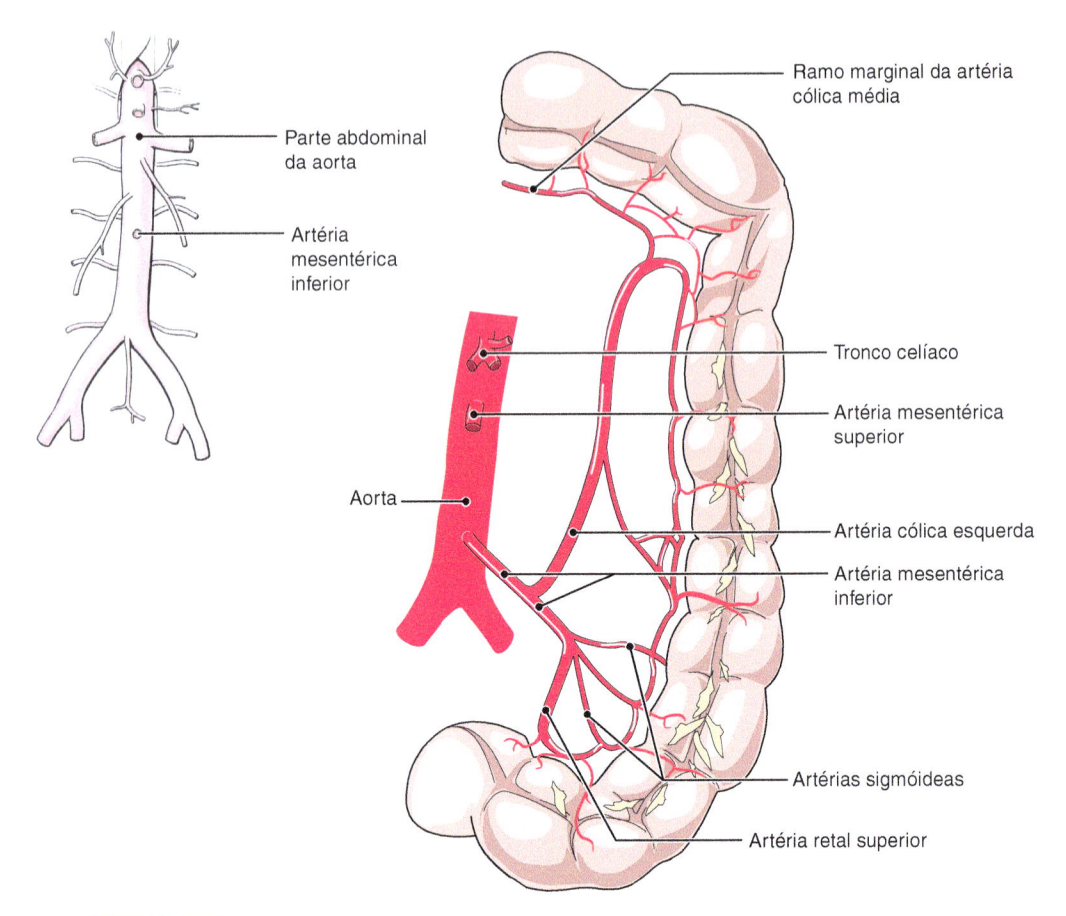

FIGURA 2.33 A artéria mesentérica inferior irriga os derivados do intestino posterior.

A artéria mesentérica inferior começa com uma irrigação anastomótica para o colo transverso e termina com uma artéria retal superior para o reto. Classicamente, tem menor calibre do que as outras duas artérias intestinais e pode ficar comprometida por aneurismas da parte abdominal da aorta, o que, via de regra, ocorre logo abaixo das artérias renais. (Modificada de imagem com direitos autorais de LifeART © 2007 Lippincott Williams & Wilkins. Todos os direitos reservados.)

parede abdominal. Lembre-se de que a artéria torácica interna, ramo da artéria subclávia, faz trajeto ao lado da superfície interna do esterno e, a seguir, divide-se em uma **artéria musculofrênica** e uma **artéria epigástrica superior**. Esta faz trajeto pela extensão da parede abdominal, em ambos os lados do umbigo e profundamente à camada muscular. Por fim, anastomosa-se com uma **artéria epigástica inferior**, mas esse é um ramo da **artéria ilíaca externa**, continuação da aorta.

A parte abdominal da aorta irriga a região posterior da parede abdominal de modo idêntico ao da irrigação da região posterior do tórax. Em cada nível vertebral, a aorta envia um ramo em ângulo reto ao seu maior eixo (ver Fig. 2.22). Na região lombar da coluna vertebral, porém, não há costelas para orientar o trajeto das artérias. Então, as artérias lombares formam "sanduíches" entre as duas camadas musculares da parede abdominal e, a seguir, difundem-se para suprir as regiões posterior e laterais da parede abdominal. Seus ramos anastomosam-se com os ramos das artérias epigástricas superior e inferior, completando, assim, o circuito em torno da parede.

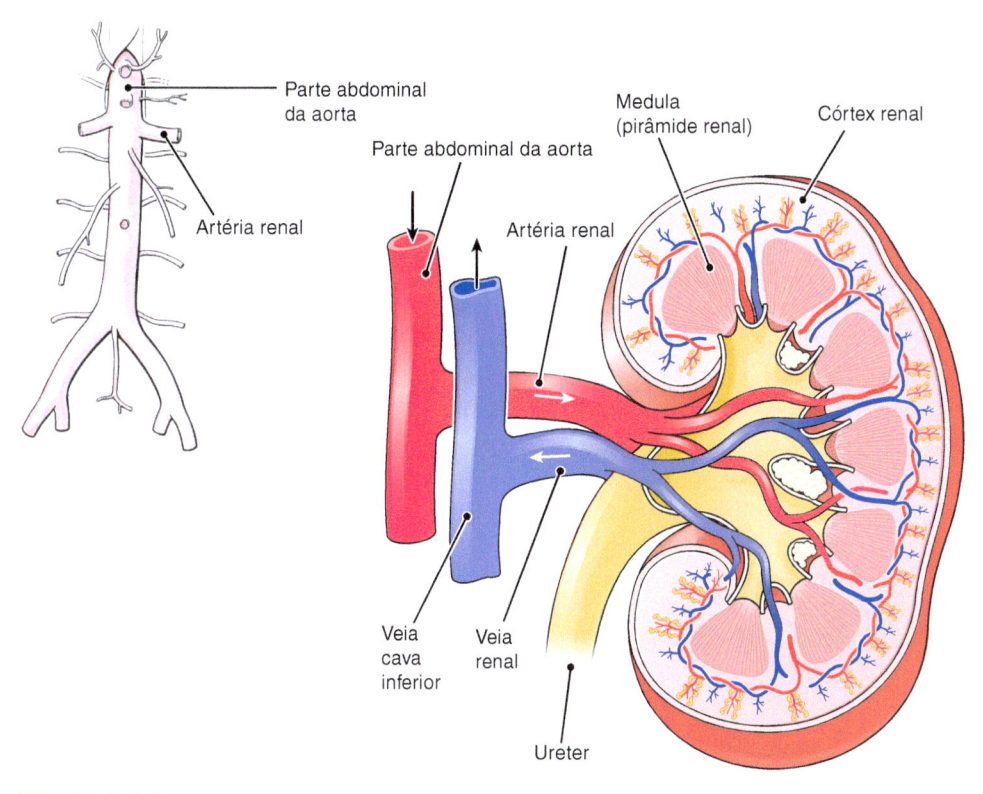

FIGURA 2.34 Irrigação dos rins.

As artérias renais originam-se da parte abdominal da aorta em ângulo de aproximadamente 90°. São artérias de grande calibre que bombeiam todo o fluxo de sangue para os rins em um curto período. Também originando-se diretamente da parte abdominal da aorta, há as artérias gonadais, que acompanham a migração do testículo ou do ovário, e as artérias (segmentares) lombares, que fazem trajeto para a musculatura da parede do corpo. (De Cohen BJ. Memmler's Human Body in Health and Disease, 10th Edition. Baltimore: Lippincott Williams & Wilkins, 2005.)

Os órgãos não-digestórios encontrados ao longo da parede posterior do abdome incluem as glândulas supra-renais, os rins e as gônadas (antes da migração). A parte abdominal da aorta irriga cada um deles com ramos diretos próprios. As glândulas supra-renais de cada lado recebem a **artéria supra-renal média**. Também recebem várias artérias supra-renais superiores pequenas provenientes da artéria frênica inferior e uma artéria supra-renal inferior proveniente da artéria renal. A pequena glândula supra-renal é muito vascularizada.

Sem dúvida, os maiores ramos da parte abdominal da aorta são as **artérias renais**, em geral encontradas inferiormente à articulação entre a primeira e a segunda vértebras lombares (Fig. 2.34). Como a aorta é posicionada um pouco à esquerda da linha mediana, a artéria renal direita é mais longa e precisa cruzar os corpos vertebrais para chegar ao lado direito. A artéria renal divide-se em um delicado ramo para cada um dos cinco segmentos renais, e essa área do corpo é onde faltam anastomoses (isto é, os cinco ramos da artéria renal não se anastomosam entre si). Como já se mencionou, a artéria renal emite um ramo supra-renal inferior para a glândula supra-renal e pequenos ramos para a pelve renal e a parte superior do ureter, que drena o rim.

Uma das artérias mais incomuns do corpo é a **artéria gonadal**, que é o ramo visceral direto final da aorta. A artéria gonadal é incomum porque tem diâmetro estreito e emerge diretamente da aorta, de grande diâmetro. Também é incomum porque deixa a aorta no meio da região lombar e percorre uma grande distância para atingir seu alvo. A gônada masculina ou **testículo** localiza-se longe, no escroto. A gônada feminina ou **ovário** pende no interior da cavidade pélvica. Porém essa organização pouco comum faz sentido porque as gônadas se originam ao longo da região posterior da parede abdominal, onde suas artérias aparecem pela primeira vez. As gônadas, então, migram e, com isso, levam consigo as artérias. No homem, a artéria é denominada **artéria testicular** e, na mulher, chama-se **artéria ovárica**. O significado clínico dessa irrigação sangüínea é que a migração faz com que as artérias cruzem outras estruturas delicadas, como o ureter, que passa posteriormente às artérias, e as artérias ilíacas. Do lado esquerdo, os vasos cruzam o mesocolo sigmóide (uma bainha de tecido que sustenta o colo sigmóide do intestino grosso). O mesocolo está sujeito a torções que podem necessitar de cirurgia; portanto, os cirurgiões devem ter cuidado e ligar a artéria gonadal antes de reduzirem o **vólvulo sigmóide**.

Falta mencionar apenas um ramo direto da parte abdominal da aorta. Bem ao final, a aorta bifurca-se em **artérias ilíacas comuns** direita e esquerda para passar pela pelve em seu caminho para o membro inferior. Partindo inferiormente dessa bifurcação, encontra-se a **artéria sacral mediana**, assim chamada porque é uma artéria ímpar e, via de regra, localizada na linha mediana. Passa ao longo da face pélvica do sacro e fornece uma anastomose final entre a parte abdominal da aorta e os ramos de seus ramos.

Além da aorta

A melhor via para o membro inferior é, na verdade, sobre a parte superior dos ossos do quadril e não através da cavidade pélvica. Portanto, a aorta divide-se mais ou menos no nível da vértebra LIV, logo antes da entrada para a cavidade pélvica. Esta divisão resulta em artérias denominadas **artérias ilíacas comuns**, o que, neste caso, significa que o sangue que transportam irriga de maneira comum as superfícies interna e externa do ílio. Explicando de outra forma, a artéria ilíaca comum transporta o sangue para a cavidade pélvica, internamente à crista ilíaca, e para o membro inferior que brota de seu limite externo. As artérias ilíacas comuns direcionam-se para a via de menor resistência em torno da curvatura do ílio, semelhante a um carro de corrida que percorre a pista interna ao longo de uma curva fechada.

Como essa continuação da aorta deve suprir os órgãos da cavidade pélvica, esse é o momento certo para que o ramo próprio deixe o circuito. A **artéria ilíaca interna** origina-se da artéria ilíaca comum em seu caminho junto à curvatura da pelve (Fig. 2.35). Essa artéria "cai" no precipício da cavidade pélvica e se dissemina-se para todas as estruturas que encontrar. A organização espacial dos ramos é muito complexa e altamente variável. A dissecação da artéria em um cadáver é complicada e, para economizar tempo, muitos cursos usam cadáveres já dissecados (e até mesmo não ensinam essa parte completamente). A melhor estratégia é considerar quais estruturas devem ser irrigadas e estudar uma ilustração da artéria ilíaca interna típica. O conteúdo da cavidade é bem perfundido e raramente sujeito a isquemia, de modo que dominar a configuração exata da artéria ilíaca interna tem menor relevância clínica do que outras áreas do corpo.

Os órgãos da cavidade pélvica também precisam de irrigação. Ambos os gêneros possuem bexiga urinária, e um ramo inicial da artéria ilíaca interna deve irrigá-la. A **artéria umbilical** origina-se logo no início da artéria ilíaca interna, faz trajeto descendente até a bexiga urinária e continua como o **ligamento umbilical lateral*** fibroso de cada lado do corpo. Conforme

---

* N. de R.T. A parte oclusa da artéria umbilical constitui, na realidade, o ligamento umbilical medial, que, por sua vez, determina a formação da prega umbilical medial.

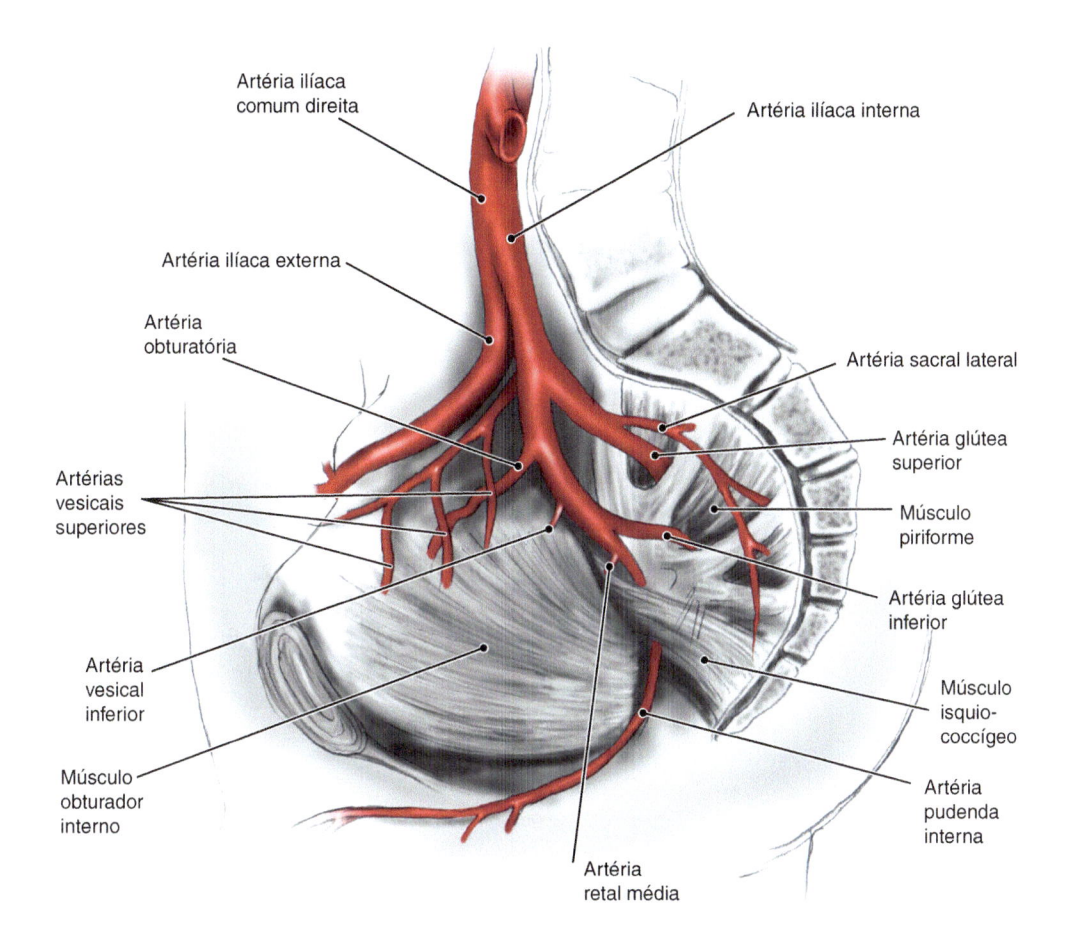

FIGURA 2.35 Bifurcação da aorta e ramos da artéria ilíaca interna.

A aorta bifurca-se em artéria ilíaca externa, para irrigar o membro inferior e artéria ilíaca interna, que irriga a cavidade pélvica e os órgãos genitais.

passa junto à bexiga urinária, envia uma **artéria vesical superior** para sua ampla superfície superior. O trato genital em ambos os gêneros será irrigado também. Nos homens, esse trato consiste em: **próstata, ducto deferente** e **glândulas seminais**. Como essas estruturas estão justapostas ao sistema urinário, sua irrigação sanguínea vem da **artéria vesical inferior**, ramo da artéria ilíaca interna, que também irriga a parte inferior da bexiga urinária. Nas mulheres, um conjunto de órgãos muito maior deve ser irrigado. Para o **útero** e a **vagina**, coopera uma rede de artérias (que se originam da artéria ilíaca interna como artérias uterina e vaginal). Além disso, ambos os gêneros têm a parte inferior do reto irrigada pela **artéria retal média**. Note que essa parte mais inferior do sistema digestório é irrigada por artérias que não fazem parte do trio do tubo intestinal descrito anteriormente; da mesma forma, a drenagem venosa dessa região faz trajeto de volta para o coração, sem passar pelo fígado.

É lógico supor que os ramos da artéria ilíaca interna irrigam a parte que se exterioriza dos órgãos pélvicos, e isso é parcialmente verdadeiro. Como há uma quantidade substancial de pele envolvendo essas mesmas estruturas, a irrigação sanguínea é partilhada entre os ramos das artérias ilíacas interna e externa. A **artéria pudenda interna**, ramo da artéria ilíaca interna, é a principal fonte de sangue para o limite externo do ânus e para os órgãos genitais externos (Fig. 2.36). Contudo, assim como há um diafragma muscular separando a cavidade torácica da cavidade abdominal, um diafragma similar estende-se pela parte inferior da cavidade pélvica, ajudando a sustentar e manter em posição o conteúdo da cavidade abdominopélvica. Para que esse ramo da artéria ilíaca interna atinja as estruturas do **períneo**, ele precisa perfurar esse diafragma ou passar em torno dele. Ele escolhe este último trajeto.

Para chegar às estruturas perineais, esse referido ramo da artéria ilíaca interna sai da cavidade pélvica através do forame isquiático maior, a seguir gira na direção anterior e atinge a superfície externa do diafragma da pelve. Dá origem a uma terceira artéria essencial para irrigar o final do reto, a **artéria retal inferior**. Uma vez que a artéria pudenda interna está em torno

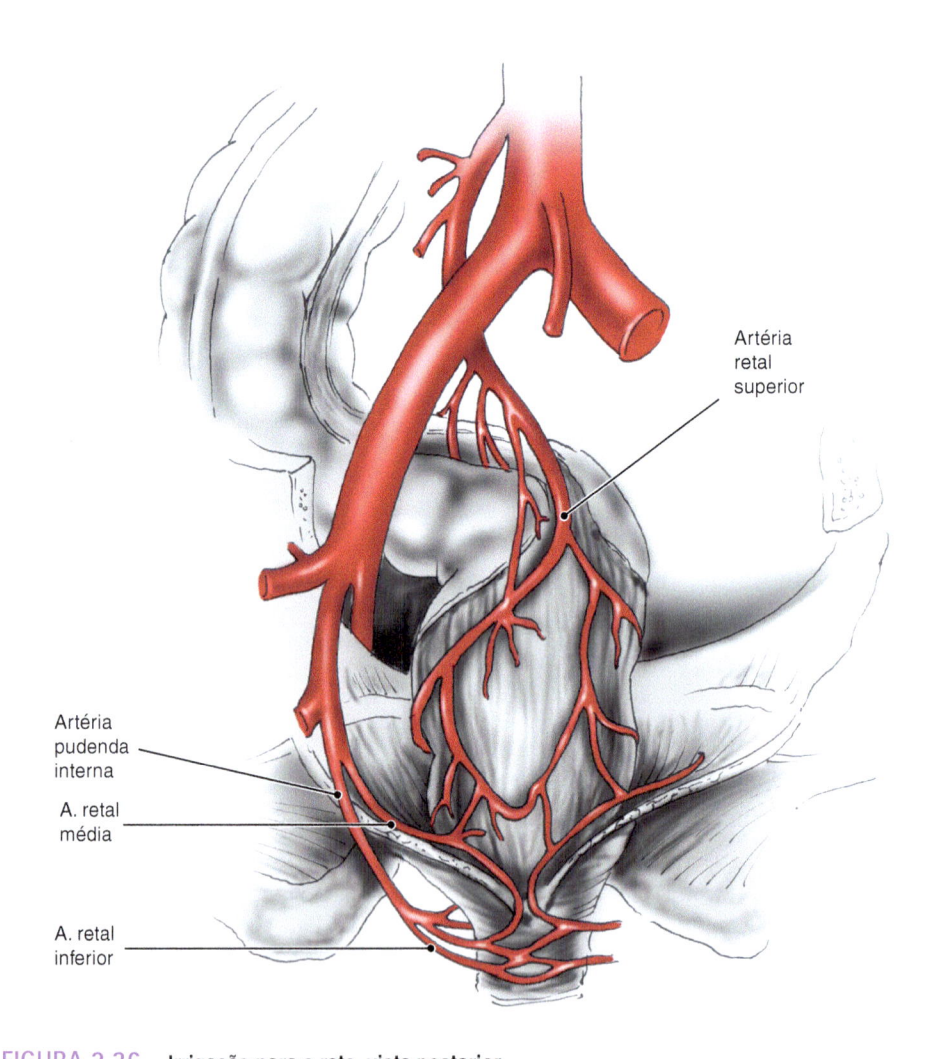

FIGURA 2.36 Irrigação para o reto, vista posterior.

Os ramos da artéria ilíaca interna completam a irrigação para o reto, que começou com a artéria retal superior, ramo da artéria mesentérica inferior. Assim, a parte proximal do reto é irrigada pelas artérias do tubo intestinal, e a parte distal do reto e ânus é irrigada por ramos somáticos. A drenagem venosa, da mesma maneira, segue vias diferentes no retorno para o coração.

da parte anterior do corpo, ramifica-se para irrigar as estruturas urogenitais e compõe uma pequena anastomose com a **artéria pudenda externa**, que se origina da **artéria femoral**, na proximidade.

O fato de as artérias menores poderem deixar a cavidade pélvica ajuda a explicar os outros ramos da artéria ilíaca interna. Em toda a volta da cavidade pélvica, há passagens para os compartimentos musculares do membro inferior. Anteriormente à cavidade, encontra-se o compartimento medial ou adutor da coxa. Pela parte posterior da cavidade, de onde sai a artéria pudenda interna, encontra-se a região glútea do membro inferior. Em função disso, uma **artéria obturatória**, ramo da artéria ilíaca interna, sai furtivamente sob o púbis e irriga os músculos adutores, e a **artéria glútea superior** e a **artéria glútea inferior** voltam-se para lateral, através do forame isquiático maior, para irrigar os músculos glúteos.

A artéria obturatória, curiosamente, é a artéria de origem do único pequeno ramo que irriga a cabeça do fêmur no interior da cavidade da articulação do quadril. Porém esse ramo não é suficientemente apto para a tarefa (ver discussão sobre necrose avascular da cabeça do fêmur, a seguir). Os dois ramos finais da artéria ilíaca interna têm a função de irrigar a parte da parede corporal que a aorta não supre. Um ramo é a **artéria iliolombar**, que serpenteia ao longo da articulação sacroilíaca e se anastomosa com as artérias lombares mais inferiores. O outro é a **artéria sacral lateral**, que percorre a extenção da face pélvica do sacro e se anastomosa com a artéria sacral mediana.

Por definição, a **artéria ilíaca externa** começa onde a artéria ilíaca interna começa (Fig. 2.37). Uma grande parte da artéria ilíaca externa é uma extensão não-ramificada da via aórtica ao longo da margem da pelve. Conforme se aproxima da região anterior da pelve, deve passar superiormente ao púbis – mas profundamente ao ligamento inguinal – para, então, descer pelo membro inferior em trajeto anatômico livre. Antes de cruzar sob o ligamento inguinal e mudar de nome para **artéria femoral**, dá origem a um ramo principal para a parte anterior da parede abdominal (a **artéria epigástrica inferior**) e um ramo menor para a região lateral da parede abdominal (a **artéria circunflexa ilíaca profunda**). Lembre-se de que a artéria epigástrica inferior se anastomosa com a artéria epigástrica superior ("boca a boca") em um ponto perto do umbigo para concluir uma potente anastomose entre a circulação subclávia e a circulação inferior da aorta. No caso de obstrução radical na parte abdominal da aorta, o sangue pode atingir o membro inferior por meio do desvio das artérias subclávia–torácica interna–epigástrica superior–epigástrica inferior.

Um motivo clínico ainda mais importante para dominar a anatomia da artéria epigástrica inferior é diagnosticar uma afecção comum de **hérnia inguinal**. Uma diferença diagnóstica entre a hérnia inguinal **indireta** e a **direta** é sua posição em relação ao trajeto da artéria epigástrica inferior. A artéria marca um tipo de linha limítrofe em que, lateralmente à artéria, uma alça do intestino pode entrar no canal inguinal (**hérnia indireta**). Medialmente à artéria, porém, ela deve empurrar as camadas da parede abdominal (**hérnia direta**). Outros fatores ajudarão você a determinar qual tipo de hérnia é preciso corrigir, mas a anatomia da artéria continua sendo um fator diagnóstico importante.

Depois de cruzar o ligamento inguinal, a continuação da via central de circulação denomina-se **artéria femoral** (Fig. 2.38). O restante da descrição da irrigação refere-se ao membro inferior. De certo modo, o conhecimento desse membro é melhor aplicável no atendimento clínico do que o conhecimento do membro superior (devido aos problemas circulatórios nos idosos e em pacientes com obesidade mórbida). Os dedos do pé estão muito longe do coração e são mais difíceis de permanecerem em posição superior ao coração, de modo que a doença vascular periférica e o risco de formação de trombo é maior no membro inferior.

Vimos que artérias independentes irrigam a parte medial da coxa e a região glútea. Os ramos da artéria femoral anastomosam-se com elas; mas, antes disso, a artéria femoral origina

Artéria ilíaca externa

Ligamento inguinal

Artéria epigástrica inferior

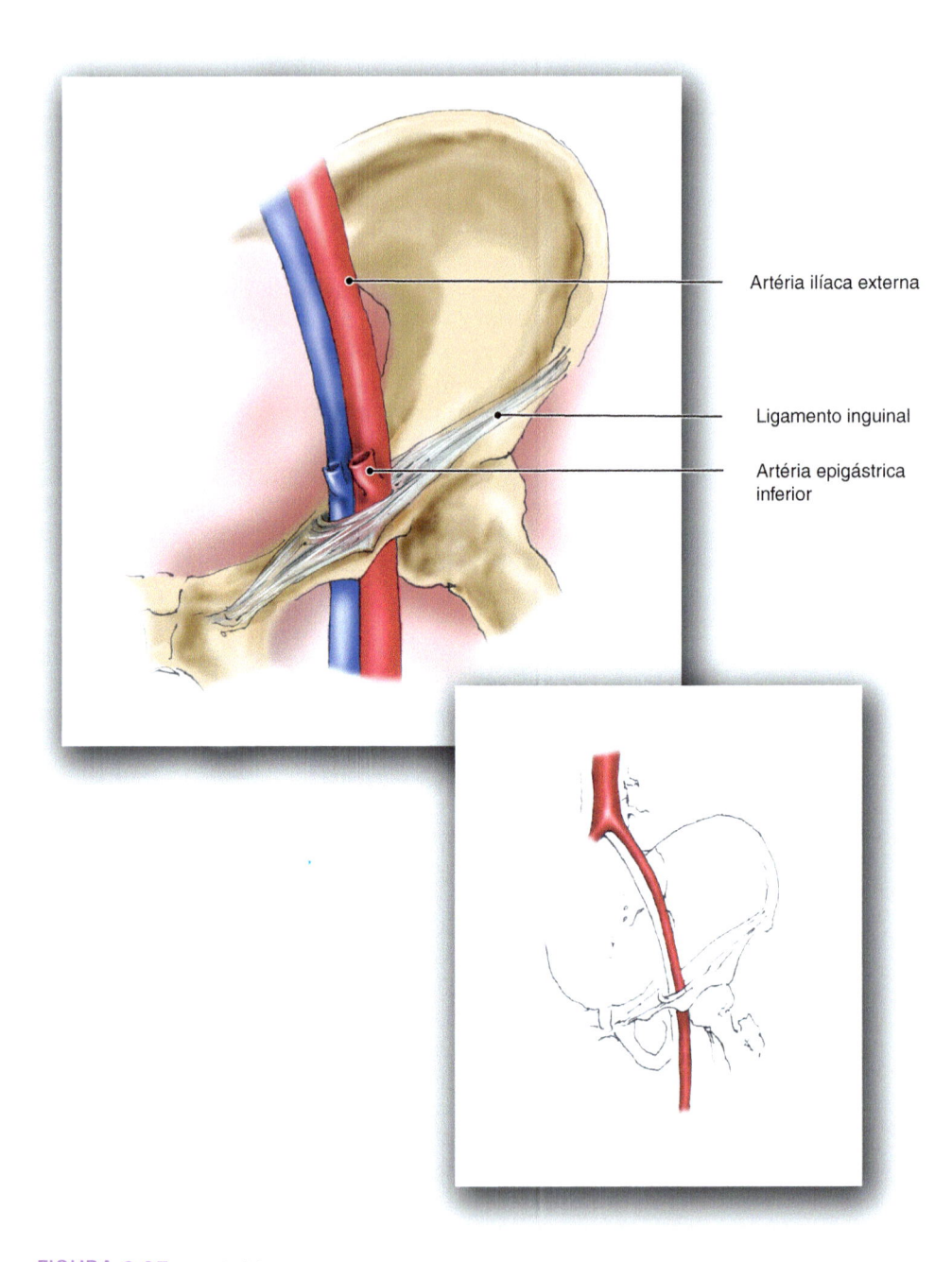

FIGURA 2.37   **A via ilíaca externa.**

Durante o trajeto para atingir o membro inferior, profundamente ao ligamento inguinal, a artéria ilíaca externa fornece uma artéria epigástrica inferior que é recorrente para a parede abdominal e se anastomosa com terminações da artéria epigástrica superior, da artéria torácica interna. Além disso, a via da artéria epigástrica inferior marca o limite entre uma hérnia inguinal indireta (lateral à artéria) e direta (medial à artéria).

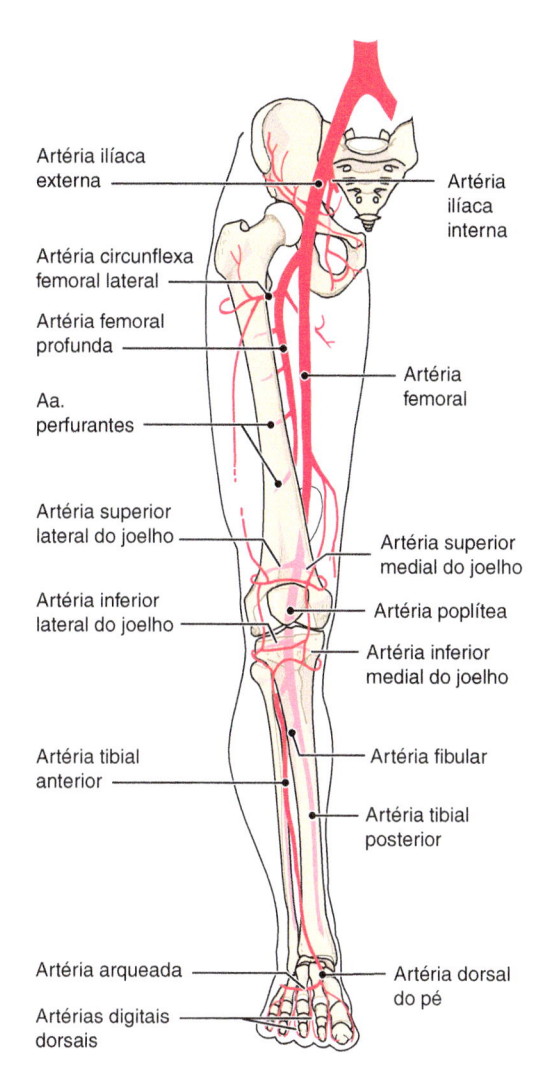

FIGURA 2.38 **Artéria femoral.**

A artéria femoral está disposta próximo à pele, inferiormente ao ligamento inguinal, o que a coloca em perigo durante trauma. É conveniente, para acesso durante procedimentos clínicos, a colocação de cateter. Ela envia sangue para a parte que rodeia a articulação do quadril e para a parte muscular da coxa, através das artérias femoral profunda e circunflexa femoral. (Modificada de imagem com direitos autorais de Life-ART © 2007 Lippincott Williams & Wilkins. Todos os direitos reservados.)

algumas artérias complementares menores, como a artéria **circunflexa ilíaca superficial** (para combinar com um ramo da artéria ilíaca externa) e as artérias **pudendas externas** (em geral uma superficial e outra profunda) para irrigar áreas periféricas dos órgãos genitais externos.

Seguindo o padrão do membro superior, o primeiro ramo importante da artéria femoral faz trajeto paralelo a ela e irriga um componente distinto do grande cilindro da coxa. Esta é a **artéria femoral profunda** e origina-se logo no início da artéria femoral. Esse ramo calibroso faz trajeto ao longo da margem de um grande músculo na parte medial da coxa (o adutor magno) e envia ramos de calibre igual ao seu através do músculo para que atinjam o compartimento posterior da coxa (as artérias perfurantes). Outra maneira de pensar é que o compartimento posterior da coxa (o compartimento dos músculos posteriores da coxa) não tem uma artéria longitudinal própria.

Na maioria dos casos, a artéria femoral profunda origina dois outros ramos importantes depois de sua origem da artéria femoral. São eles a **artéria circunflexa femoral medial** e a **circunflexa femoral lateral**, que desempenham o mesmo papel de suas análogas no braço (as artérias circunflexas anterior e posterior do úmero). Em alguns casos, uma ou ambas artérias circunflexas femorais se originam diretamente da artéria femoral ou como um tronco comum da artéria femoral profunda, para se subdividirem depois. Contudo, estas artérias aparecem de outras formas. A artéria circunflexa femoral lateral emite um grande ramo para a região lateral da coxa, logo antes de fazer sua ascensão final para a articulação do quadril. Esse é o **ramo descendente**, que proporciona uma grande quantidade de sangue para o compartimento anterior da coxa e até mesmo participa da extensa anastomose em torno da articulação do joelho. A artéria circunflexa femoral medial supre uma grande circulação internamente à cápsula da articulação do quadril, que em geral não é bem irrigado colateralmente. A **necrose avascular** da cabeça do fêmur é uma afecção grave e irreversível, que pode resultar de rompimento traumático dessa artéria em uma partida de futebol ou em acidente com veículo automotor.

A grande artéria femoral, então, começa gradualmente a se curvar e direcionar-se inferiormente na coxa, profundamente ao músculo sartório. Como ocorre no braço, a principal artéria deve evitar o pinçamento quando as articulações que ela cruza estão em diferentes posições. A principal articulação que a artéria femoral cruza é a do joelho, e a melhor posição é posteriormente a ela, não anteriormente (posição inicial da artéria femoral na coxa). O trajeto da artéria femoral mostra sua necessidade de ficar posteriormente à articulação do joelho. Ela "espera" até a última oportunidade possível para girar e, imediatamente superior ao epicôndilo medial do fêmur, atravessa um espaço junto ao músculo adutor magno chamado de **hiato dos adutores**. Quando isso ocorre, ela origina uma pequena **artéria descendente do joelho** que participa da anastomose da articulação do joelho.

A artéria femoral agora deve-se colocar entre os epicôndilos, de modo que possa descer entre eles, ao longo da superfície posterior da cápsula da articulação do joelho. Nesse ponto, é chamada de **artéria poplítea**, pois encontra-se na fossa poplítea. E, assim, a história da artéria femoral é concluída: ramos essenciais que se originam no início e, a seguir, uma via direta pela coxa e ao redor do joelho.

A **artéria poplítea** emite outros ramos que circunscrevem a articulação do joelho e se ligam aos ramos femorais mencionados anteriormente (Fig. 2.39). Os ramos poplíteos são denominados **artéria superior do joelho** e **artéria inferior do joelho** (*genu* é o nome do joelho em latim), e cada uma tem um componente medial e um lateral. Entre elas, localiza-se a pequena

FIGURA 2.39 Vias arteriais e a articulação do joelho.

A artéria poplítea, continuação da artéria femoral, envia ramos circunjacentes ao joelho para manter o fluxo sangüíneo em qualquer posição da perna. A articulação é bem perfundida por essa rede articular do joelho. (Modificada de LifeART © 2007 Lippincott Williams & Wilkins. Todos os direitos reservados.)

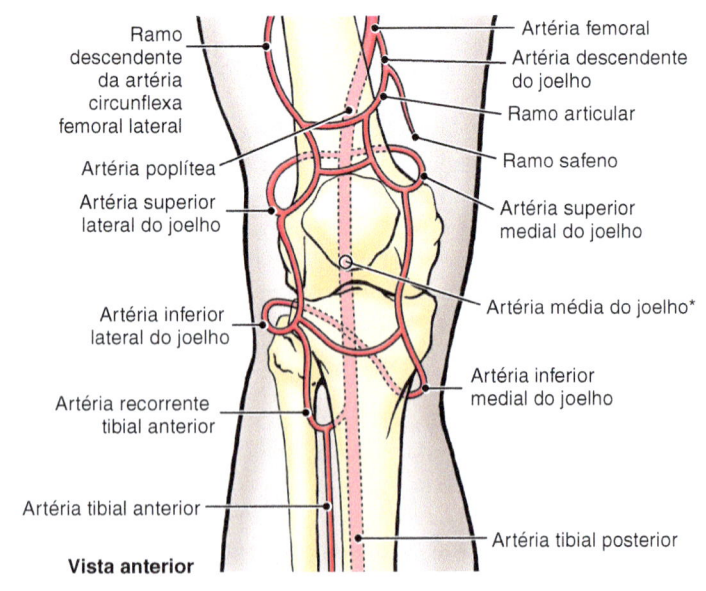

Vista anterior

---

* N. de R.T. Na realidade, a artéria média do joelho é um ramo da artéria poplítea que se origina entre as artérias superiores e inferiores (laterais e mediais) do joelho. Portanto, ela não está representada neste desenho.

artéria média do joelho, que entra na cápsula da articulação do joelho propriamente dita. Uma vez que ultrapassa a articulação do joelho, a artéria poplítea dá origem a importantes **artérias surais,** que irrigam as cabeças do músculo gastrocnêmio. Essas artérias são importantes porque, segundo algumas opiniões, são artérias quase terminais em si mesmas. Se sofrerem avulsão ou forem bloqueadas, as cabeças do músculo gastrocnêmio podem sofrer necrose e morrer; esse risco é elevado nas pessoas que praticam esportes de contato, como futebol, lacrosse e rúgbi.

A via arterial central agora atinge a perna propriamente dita. Assim como a artéria braquial divide-se para formar as artérias paralelas radial e ulnar, a artéria poplítea tipicamente se divide nesse ponto para formar a **artéria tibial anterior** paralela à **artéria tibial posterior** (Fig. 2.40). A artéria tibial posterior é maior, porque a maior parte da massa muscular na perna situa-se posteriormente à tíbia. Comecemos com a artéria tibial anterior.

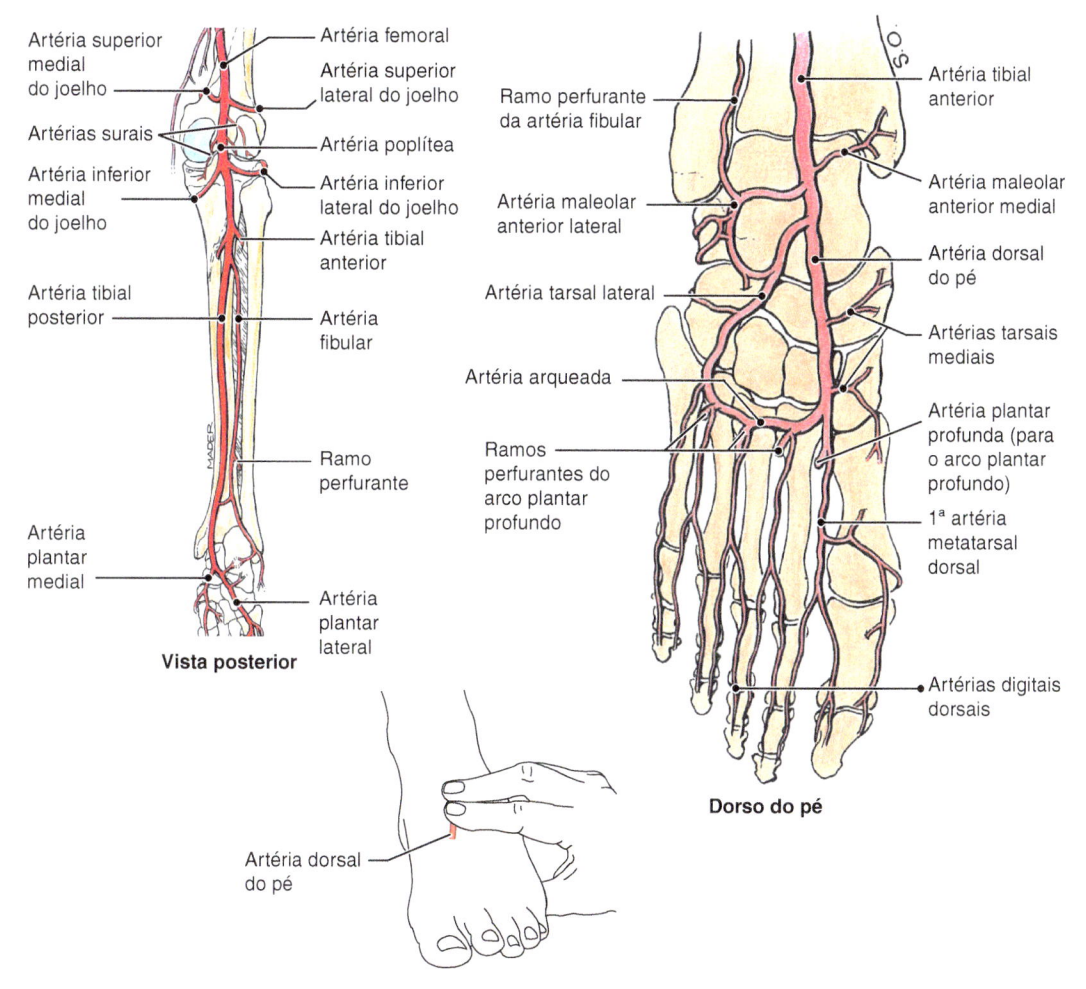

FIGURA 2.40 Irrigação da perna.

A artéria poplítea continua nos músculos posteriores da perna como artéria tibial posterior. A artéria tibial anterior atinge a região anterior da perna e cruza a articulação do tornozelo, no dorso do pé, como artéria dorsal do pé. Pode-se sentir o pulso, nesse ponto, como medida da integridade do fluxo sangüíneo periférico. (De Moore KL, Agur AMR. Essential Clinical Anatomy, 3rd Edition. Baltimore: Lippincott Williams & Wilkins, 2007. Detalhe de Bickley LS, Szilagyi P. Bates' Guide to Physical Examination and History Taking, 8th Edition. Philadelphia: Lippincott Williams & Wilkins, 2003.)

Um pequeno compartimento muscular anterior preenche a parte anterior da região lateral da perna. Esses músculos estendem os dedos do pé na direção do joelho (**flexão dorsal**) e auxiliam a tração da parte medial do pé para cima (**inversão**). Esses músculos são irrigados pela **artéria tibial anterior**, que os atinge fazendo percurso através de uma membrana interóssea entre a tíbia e a fíbula. Durante esse percurso, fornece uma artéria recorrente tibial anterior para a rede articular do joelho. Assim que os músculos do compartimento anterior da perna atingem a região superior do pé (o dorso do pé), a artéria tibial anterior cruza a articulação do tornozelo e termina em uma alça entre eles. Quando se aproxima da articulação do tornozelo, vinda de superior, segue de perto o curso do músculo tibial anterior. Quando está na articulação do tornozelo, sua continuação é chamada de **artéria dorsal do pé**, e o pulso dessa artéria é palpável lateralmente junto ao grande tendão do músculo tibial anterior (ver Fig. 2.40).

A artéria dorsal do pé termina enviando uma artéria arqueada junto às bases dos dedos menores do pé e continuando como a primeira artéria metatarsal dorsal, perto do hálux. Esse constitui um ramo importante, porque fornece um pequeno ramo que mergulha profundamente na substância do pé e se anastomosa com a extensa circulação da planta do pé.

Enquanto isso, a **artéria tibial posterior** deve suprir um grupo muito mais extenso de músculos. Para isso, ela envia uma artéria paralela denominada **artéria fibular** para a região lateral da perna. Juntas, elas irrigam os compartimentos posterior e lateral da perna, respectivamente. Das duas, a artéria tibial posterior continua para a planta do pé como a principal irrigação sangüínea para as camadas de tecido que abrangem esse complemento da planta do pé.

A **artéria fibular** irriga os dois músculos do compartimento lateral e termina em torno da articulação do tornozelo, fornecendo anastomose para as artérias tibiais anterior e posterior. Pode ser considerada a única artéria expressiva do membro inferior que não participa da anastomose da articulação do joelho (rede articular do joelho).

A artéria tibial posterior situa-se profundamente ao interior do forte compartimento muscular posterior da perna. Acompanha alguns tendões em torno da região medial da articulação do tornozelo e, sob o grande arco do pé, atinge as camadas musculares na sua planta. Estes são os tendões, que garantem a poderosa flexão dos dedos do pé. Juntos com a artéria tibial posterior e o nervo tibial, fazem trajeto por uma via bem protegida ao longo da articulação do tornozelo até atingir a superfície plantar do pé. Ao longo do caminho, a artéria tibial posterior envia um pequeno ramo para o calcâneo, que se situa posteriormente, e para a articulação do tornozelo, pela qual acabou de passar.

O equilíbrio e a locomoção dependem intensamente do hálux; não é sem motivo que os outros dedos do pé são chamados de "dedos menores do pé". Uma vez no interior da planta do pé, não surpreende que a artéria tibial posterior divida-se em uma **artéria plantar medial** e uma **artéria plantar lateral** (Fig. 2.41). A artéria plantar medial é responsável principalmente pelo hálux, e a artéria plantar lateral é responsável por quase todo o resto. A artéria plantar medial faz trajeto praticamente reto ao longo da linha do hálux e envia uma "rampa de saída" superior para o arco plantar profundo, formado pela artéria plantar lateral na base do hálux, completando, assim, uma alça muito similar aos arcos palmares da mão. Esse arco plantar profundo apresenta uma artéria comunicante (artéria plantar profunda) através do espaço entre o primeiro e o segundo dedo do pé, que se anastomosa com a artéria dorsal do pé, completando, assim, a comunicação arco a arco remanescente das conexões entre os arcos plantares superficial e profundo.

Uma vez que a artéria poplítea dá origem às artérias da perna, que, por sua vez, irrigam o pé, a via central da circulação sistêmica é exaurida. Agora, você é capaz de deduzir como o sangue atinge uma determinada estrutura no caso de uma parte importante da via ser bloqueada, ou necessitar ser bloqueada, para a realização de um procedimento. Deve-se usar o conhecimento de anatomia para compreender porque algumas artérias correm maior risco de lesão do que outras. Além disso, deve-se aplicar o conhecimento sobre desenvolvimento para compreender porque o coração tem tal aparência e quando e porque o tubo que se dirige para longe dele se ramifica.

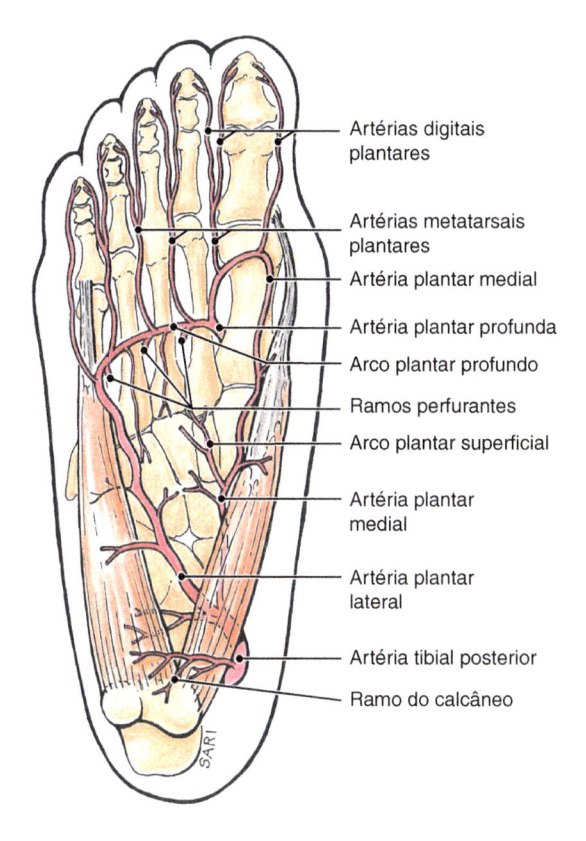

FIGURA 2.41 **Irrigação da planta do pé.**

A parada final da circulação do membro inferior é a planta do pé, onde a artéria tibial posterior divide-se em uma pequena artéria plantar medial dedicada ao hálux e uma grande artéria plantar lateral para os dedos menores do pé. A planta do pé não tem a mesma conexão arqueada da palma da mão, mas os ramos perfurantes das artérias plantares realmente se conectam com a artéria arqueada da artéria dorsal do pé. (De Moore KL, Agur AMR. Essential Clinical Anatomy, 3rd Edition. Baltimore: Lippincott Williams & Wilkins, 2007.)

Legendas da figura: Artérias digitais plantares; Artérias metatarsais plantares; Artéria plantar medial; Artéria plantar profunda; Arco plantar profundo; Ramos perfurantes; Arco plantar superficial; Artéria plantar medial; Artéria plantar lateral; Artéria tibial posterior; Ramo do calcâneo.

A metade restante da circulação é o sistema venoso, que tende a se desenvolver de maneira oportunista e menos programática. Por isso, é descrito com menos detalhes.

Retorno venoso ao coração

Agora, pense a respeito do caminho que o sangue segue para voltar ao coração. A partir das redes capilares microscópicas, as veias progressivamente se anastomosam em canais sangüíneos cada vez maiores, até que a estrutura macroscópica de uma veia seja formada. A veia propriamente dita não drena a região do tecido; ao contrário, simplesmente transporta o sangue coletado para uma veia maior, depois para uma veia ainda maior, e assim por diante, até que atinja uma das principais tributárias do coração. Lembre-se de que o sangue venoso entra no coração através de uma de três portas: a **veia cava superior**, a **veia cava inferior** ou o **seio coronário**, que drena o músculo cardíaco propriamente dito. Essa seção descreve a história de como as veias se formam e quais as que exigem um estudo mais detalhado.

As veias variam substancialmente de uma pessoa para outra, o que dificulta os esforços dos anatomistas macroscópicos para nomeá-las de forma adequada. Apenas as maiores veias do corpo formam um padrão regular, de modo que a ênfase recairá sobre as principais vias de retorno ao coração. O risco cirúrgico de fazer uma incisão em um paciente, sem saber onde se localizam suas veias, é atenuado pelo fato de a maioria das veias não ter uma camada de músculo liso que as mantenha abertas na ausência de pressão sangüínea. Se uma veia próxima da pele for seccionada, o sangue flui. Contudo, a veia pode ser cauterizada (permanentemente) na mesma etapa, e o sangue encontrará uma via alternativa para voltar ao coração. Não há muito sentido em falar sobre anastomoses no sistema venoso, porque o próprio sistema é quase reflexivamente anastomótico. Em outras palavras, poucas vias venosas são lineares, e a maioria das regiões do corpo é suprida por extensas redes e plexos venosos.

O sistema de retorno venoso, um tanto passivo, baseia-se amplamente em postura, contração muscular e equilíbrio hídrico para funcionar com eficiência. Depois de captar sangue para as vênulas, por meio da ação capilar, a única forma de continuar o fluxo por canais maiores e mais largos (em geral, contra a gravidade) é "comprimi-lo" na direção do coração mediante a contração dos músculos adjacentes. Na verdade, a atividade física é essencial para se obter adequado retorno venoso, motivo pelo qual pacientes inválidos e em período pós-operatório precisam usar meias de compressão, camas reclináveis e fazer fisioterapia.

As veias são encontradas principalmente em duas áreas do corpo: imediatamente subjacente à pele (**veias superficiais**) e na companhia de grandes artérias profundas (**veias acompanhantes**). As veias próximas à superfície do corpo ajudam a regular a temperatura corporal, levando o sangue perto o suficiente da atmosfera para que ocorra a difusão de calor. Essas veias superficiais também podem enviar sangue quando a posição do corpo ou um bloqueio interno obstrui as veias acompanhantes mais profundas. As veias profundas são bem protegidas e sustentadas pelas massas musculares as quais drenam e acompanham. Algumas veias são grandes o suficiente para conter válvulas resistentes ao fluxo retrógrado.

Como as artérias, é melhor aprender as veias na direção do fluxo sangüíneo, de modo que reverteremos nossa abordagem do corpo, começando com o membro inferior e terminando com o sangue da cabeça e do pescoço, atingindo, por fim, o coração. Isso não é tão difícil quanto parece, porque na maioria das áreas as veias são intimamente adjacentes às artérias e recebem o mesmo nome. Portanto, ao aprender as vias arteriais, você pode verificar as vias de retorno venoso. Nas regiões mais significativas, as veias tendem a ter nomes próprios, não podendo ser aprendidas simplesmente pela lembrança da artéria adjacente. As veias formam-se de modo "oportunista", o que significa que, em geral, assumem o menor trajeto até uma veia maior, em vez de fazer todo o percurso na contramão da artéria que acompanham. Por esse motivo, o sistema venoso é substancialmente mais assimétrico do que o arterial.

Formação da veia cava inferior

O sangue do corpo inferiormente ao diafragma retorna ao coração através, em última análise, da veia cava inferior. Isso inclui a importante drenagem do tubo intestinal, pois esse sangue primeiro precisa passar por uma filtração rigorosa no fígado. De muitas maneiras, a formação da veia cava inferior assemelha-se à separação da parte abdominal da aorta, o que torna sua descrição relativamente concisa.

Começando no pé, há dois importantes canais venosos, um superficial e um profundo, como se comentou anteriormente. O canal profundo acompanha as artérias plantares medial e lateral e leva às veias profundas do membro inferior, com nomes idênticos aos das artérias da via central (**veias tibiais posteriores**, **veia poplítea**, **veia femoral**, **veia ilíaca externa**, **veia ilíaca comum** e **veia cava inferior**). Suas tributárias incluem as veias que acompanham os ramos da artéria femoral, como a **veia femoral profunda**.

O canal superficial é, de certa forma, de grande significado clínico. Começa como um **arco venoso dorsal do pé** na base dos dedos do pé, semelhante ao desenho do arco arterial que resulta da artéria tibial anterior. O arco venoso dorsal do pé continua pela articulação do tornozelo medial e lateralmente. A passagem lateral torna-se a **veia safena parva**, também superficial, ao longo da região posterior da perna. A passagem medial torna-se uma das mais importantes veias do corpo, a **veia safena magna**, que começa imediatamente anterior à grande saliência medial da articulação do tornozelo, o maléolo medial (Fig. 2.42). Em algumas descrições, essa é a localização mais regular da veia no corpo, que a torna o último recurso para punção venosa se outros acessos não puderem ser encontrados. A partir desse início, a veia safena magna per-

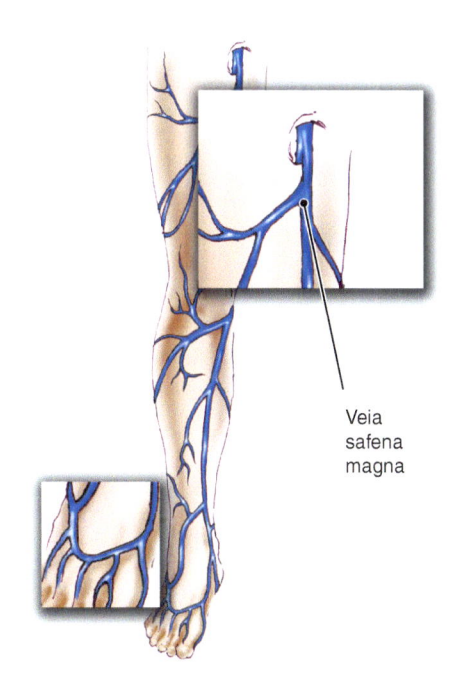

FIGURA 2.42 **Veia safena magna.**

A longa jornada do sangue venoso de volta para o coração começa no pé, onde as veias superficiais "carreiam" mais sangue do que as profundas, que acompanham as artérias centrais. Logo anteriormente ao maléolo medial da tíbia, encontra-se o início da mais longa veia do corpo, a veia safena magna, que utiliza a contração muscular contra a pele como uma "bomba" para manter o sangue fluindo contra a gravidade e na direção do coração. Essa veia é tão grande e espessa que pode ser usada como "artéria" nas cirurgias de revascularização cardíaca.

Veia safena magna

manece superficial e medial enquanto percorre a perna, passando pela região medial do joelho até a coxa, acima do compartimento dos músculos adutores, até desembocar na **veia femoral**, no centro da região conhecida como **trígono femoral** (Fig. 2.43). A veia safena magna torna-se "magna" por ser responsável por quase toda a drenagem superficial do membro inferior. A veia safena parva une-se inferiormente à veia poplítea, deixando grande parte da perna e toda a coxa para sua parceira, a veia safena magna.

A **veia safena magna** é a veia contínua mais longa do corpo, o que pode ser visto como desvantagem, considerando-se que ela está mais longe do coração do que qualquer outra veia. O corpo às vezes tem de se esforçar para manter pressão venosa suficiente, a fim de garantir boa circulação no interior das veias safena magna e femoral. Se perder essa luta, o resultado pode ser o desconforto causado por insuficiência venosa e **veias varicosas**. O exercício regular é a melhor profilaxia contra essa forma de edema. Às vezes, porém, mesmo a veia safena saudável precisa ser removida – mas com o propósito de se tornar uma "artéria" substituta em cirurgia de revascularização cardíaca. A veia safena magna é tão grande e resistente que constitui um excelente enxerto nas cirurgias vasculares. O procedimento é bastante comum, sendo chamado popularmente de "ponte de safena".

Uma vez que a veia safena magna desemboca na veia femoral, o sistema já quase atinge o ligamento inguinal. Nessa posição, a grande veia femoral é vulnerável, porque não há músculos entre ela e a superfície da pele. Ainda nessa posição, ela se situa medialmente à artéria femoral. Essa orientação é incomum para grandes veias e artérias. A artéria femoral também é vulnerável nesse ponto, e o motivo é o desenvolvimento. O membro inferior sofre rotação durante o desenvolvimento, de modo que se possa ficar em pé eficientemente sobre o membro em total extensão. Como resultado, a região do trígono femoral (que corresponde à região da axila no membro superior) fica exposta e voltada para anterior (ver Fig. 2.43).

Quando a veia femoral passa profundamente ao ligamento inguinal e penetra na cavidade pélvica, seu nome muda para **veia ilíaca externa**. Ela coleta o sangue que retorna das veias que acompanham as artérias circunflexa ilíaca profunda e epigástrica inferior. Logo se junta à **veia ilíaca interna** para formar a **veia ilíaca comum**, paralela à artéria de mesmo nome. A veia ilíaca

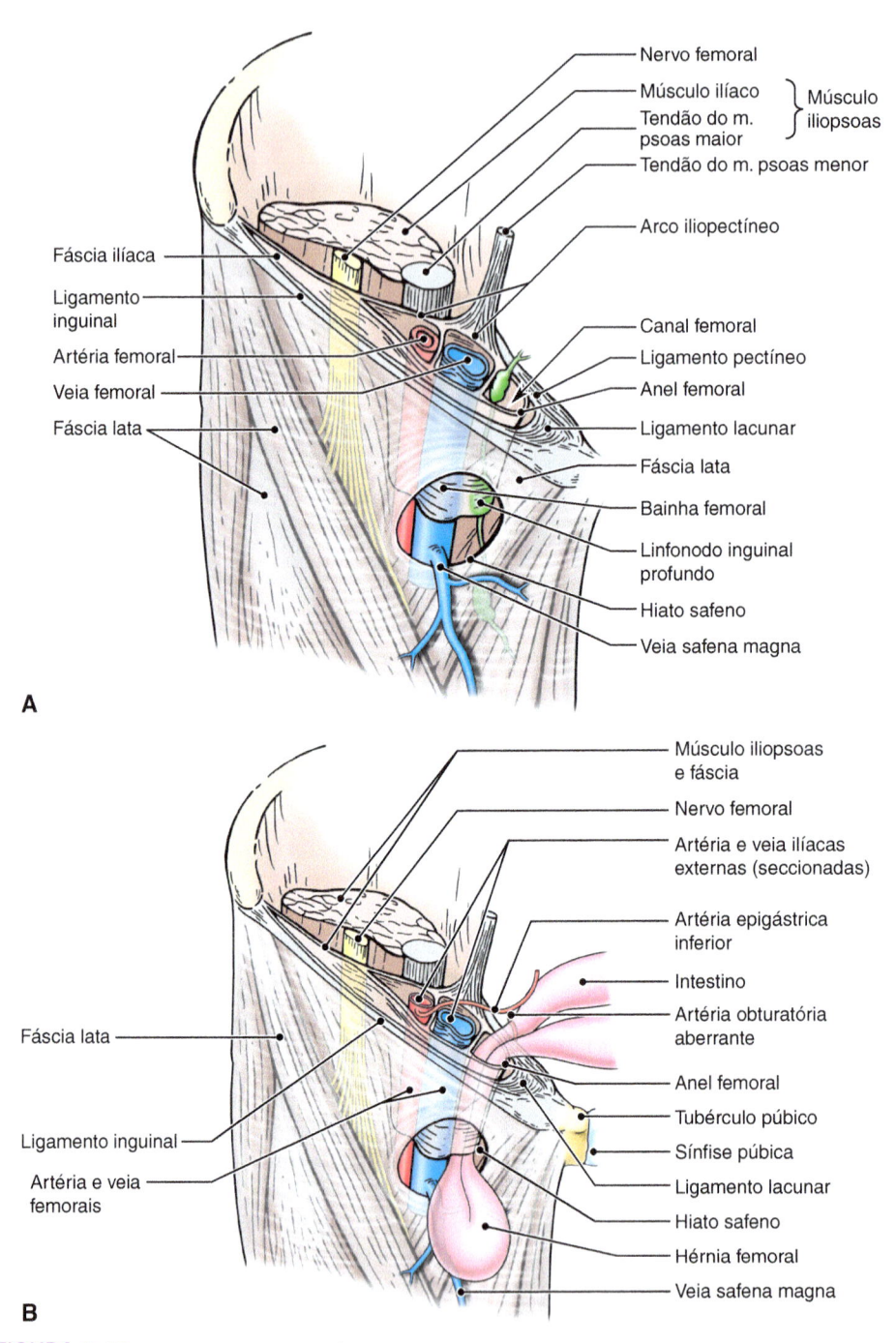

FIGURA 2.43 A veia femoral e o trígono.

A veia safena magna esvazia-se na rede venosa profunda, na região superior da coxa: nessa região, contudo, ela é tão grande que não pode fazê-lo discretamente. Ao contrário, entra por um grande espaço na fáscia profunda, denominado hiato safeno **(A)**. Na verdade, o trígono femoral em torno dos grandes vasos é suscetível à herniação, embora menos do que a região inguinal. Medialmente à veia femoral, há um canal que é fracamente compactado com gordura e linfonodos, através do qual o tubo intestinal pode penetrar em decorrência de pressão abdominal indevida **(B)**. (De Moore KL, Dalley AF Clinically Oriented Anatomy, 5th Edition. Baltimore: Lippincott Williams & Wilkins, 2006.)

interna espelha a artéria ilíaca interna quase completamente, no sentido de que cada ramo da artéria tem uma veia correspondente, que drena na direção da veia ilíaca interna; uma exceção é a **veia iliolombar**, pelas razões explicadas a seguir. Algumas tributárias da veia ilíaca interna merecem atenção especial.

Lembre-se de que a artéria ilíaca interna, por meio da artéria pudenda interna, irriga os órgãos genitais externos. O retorno venoso dessas estruturas, portanto, deve terminar na veia ilíaca interna, o que em geral ocorre. Uma veia essencial nessa via é a **veia dorsal profunda do clitóris**, nas mulheres, ou **do pênis**, nos homens (Fig. 2.44). Essa veia, por fim, desemboca no canal que acompanha a veia pudenda interna. O estado de ereção, parte essencial da resposta ao estímulo sexual, é resultado de um grande volume de sangue que entra em um tecido conectivo esponjoso e fica ali aprisionado. Sua saída venosa precisa ser bloqueada para que o tecido torne-se túrgido ou "ereto". A obliteração bem-sucedida (natural) da veia dorsal profunda é necessária para se atingir esse estado.

Outra tributária da veia ilíaca interna tem significado clínico. A **veia retal inferior** que acompanha a artéria retal inferior ao longo do canal anal está comprometida na afecção das **hemorróidas**. O sangue venoso do canal anal não passa pelo fígado. Ele é transportado pelas **veias retais média** e **inferior**, as quais são tributárias da veia ilíaca interna e, portanto, é lançado diretamente na **veia cava inferior** (Fig. 3.19). O significado clínico dessa observação é que o tecido dessa região é suprido pelas mesmas terminações nervosas sensitivas que atingem o restante da pele. Os tecidos cujo sangue drenado vai para a veia porta não são sensíveis à dor geral, ao tato ou à temperatura.

Agora, estamos muito próximos do início da veia cava inferior. As veias ilíacas externa e interna unem-se para formar a veia ilíaca comum, curta, porém calibrosa. A artéria de mesmo nome não tem ramos pequenos, mas a veia apresenta uma pequena tributária. A veia iliolombar adjacente desemboca diretamente na veia ilíaca comum, em vez de retornar para a cavidade pélvica e desembocar na veia ilíaca interna. Esse é um exemplo recorrente do desenho "oportunista" na rede venosa. A veia iliolombar encontra a veia ilíaca comum, maior

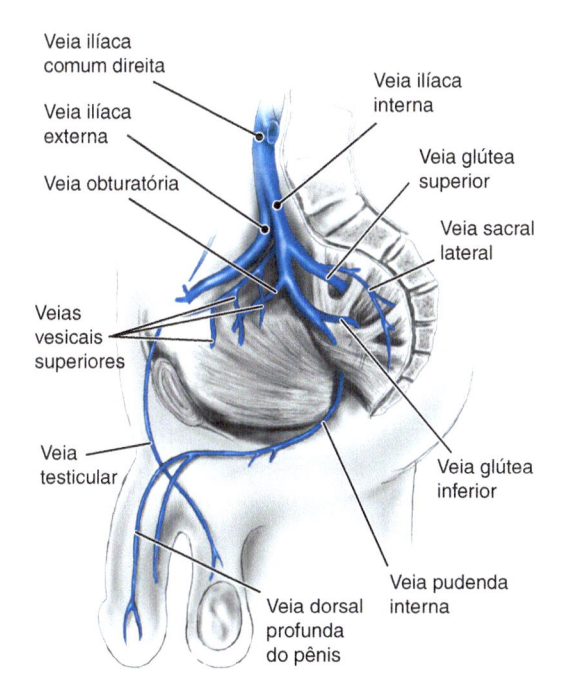

FIGURA 2.44 Retorno venoso da pelve e do períneo.

A via de drenagem pélvica e perineal é paralela à estrutura arterial, incluindo as veias que drenam os órgãos genitais externos. Essas veias são importantes para manter o estado de ereção, resultado do ingurgitamento dos tecidos com sangue e da supressão do retorno venoso a partir deles, por um pequeno período de tempo.

e mais próxima, e a fusão é induzida. Para o sangue retornar para a cavidade pélvica, só o fato de ele ascender novamente para atingir a veia ilíaca comum seria insuficiente. As artérias, ao contrário das veias, são governadas em sua formação por um esquema mais fixo de como seus órgãos-alvo se desenvolvem.

Como a **veia cava inferior** localiza-se imediatamente à direita da linha mediana (em conjunto com a aorta, localizada à esquerda), a veia ilíaca comum esquerda precisa estirar-se e cruzar a linha mediana para atingi-la (Fig. 2.45). Isso coloca a veia ilíaca comum esquerda na posição mais adequada para receber a **veia sacral mediana**, o que em geral ocorre. A formação da veia cava inferior é na junção entre as vértebras LIV-LV, ligeiramente inferior à bifurcação da aorta. Classicamente, a artéria ilíaca comum direita cruza anteriormente a convergência das veias ilíacas comuns.

A veia cava inferior é um vaso enorme. Começa como um conduto único para todo o sangue venoso da pelve e dos membros inferiores. Quando ascende pela cavidade abdominal, assimila a drenagem venosa da parede do corpo e dos rins. Contudo, é preservada da substancial drenagem do tubo intestinal, que primeiro segue pelo **sistema porta** de veias para o fígado (veia porta do fígado), mas só temporariamente. No recesso oculto posterior ao fígado e logo inferior ao diafragma, a veia cava inferior recebe duas **veias hepáticas** de grande calibre, que garantem a drenagem do tubo intestinal.

Algumas das veias que acompanham as artérias lombares segmentares no abdome desembocam diretamente na veia cava inferior quando esta ascende junto à coluna vertebral. As **veias lombares** superiores fornecem uma via alternativa para o coração, formando o início da rede da **veia ázigo** (ver a seguir). Em paralelo às grandes artérias renais, fazem trajeto as grandes

FIGURA 2.45 **Formação da veia cava inferior.**

O retorno venoso do membro inferior, da pelve e da parede abdominal forma o "grande rio" da veia cava inferior, imediatamente à direita da linha mediana e ligeiramente inferior à bifurcação da aorta. As veias renais também esvaziam-se diretamente na veia cava inferior. Lembre-se de que os canais venosos são oportunistas – formam-se localmente, em vez de programaticamente. É por isso que a veia gonadal do lado esquerdo desemboca na veia renal, que está perto, em vez de cruzar a linha mediana para chegar diretamente à veia cava inferior. Note que não há drenagem do tubo intestinal participando desse sistema; o sangue venoso passa separadamente pelo fígado, antes de entrar na veia cava inferior por meio das curtas, porém calibrosas veias hepáticas (parte superior da figura).

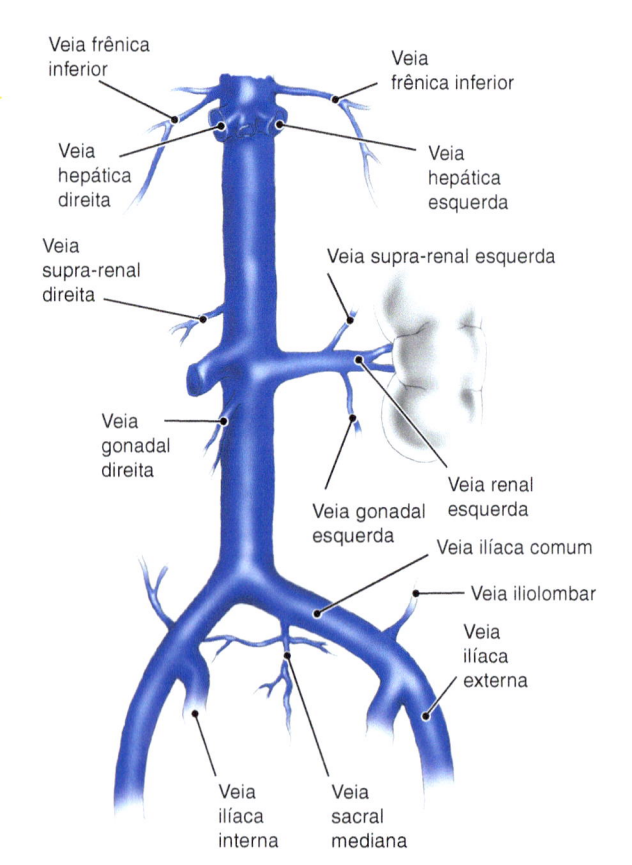

veias renais, diretamente para a veia cava inferior. A veia renal esquerda é mais longa que a direita, de modo que se localiza em posição adequada para receber outras veias. Por exemplo, as **veias gonodais**, em teoria, deveriam desembocar diretamente na veia cava inferior, porque as artérias gonadais são ramos diretos da aorta; mas, na verdade, esvaziam-se na veia cava inferior, no lado direito, e na veia renal, no esquerdo. Da mesma forma, a **veia supra-renal** do lado direito percorre uma curta distância diretamente para a veia cava inferior, mas a veia supra-renal esquerda desemboca na veia renal esquerda, mais próxima. Em realidade, o sistema venoso é uma operação virtual de "pegue o quanto puder".

A veia cava inferior termina seu trajeto atravessando uma abertura própria no centro tendíneo do diafragma (forame da veia cava) e ligando-se ao átrio direito do coração, logo acima do diafragma. As últimas veias que se esvaziam na veia cava inferior são as **veias hepáticas**. Elas são tão curtas que mal podem ser chamadas de vasos. A calibrosa veia hepática direita e a veia hepática esquerda drenam o sangue tratado da maioria do tecido hepático, e a veia hepática intermédia classicamente drena o sangue do **lobo caudado** do fígado. Veias menores e mais numerosas podem atingir a veia cava inferior inferiormente a essas importantes veias, como uma conexão oportunista entre elas e os lobos caudado e direito adjacentes.

O fígado, obviamente, tem a função vital de processar o material que o corpo absorveu para a corrente sangüínea do mundo exterior. A maior parte desse material é a matéria nutritiva que você ingeriu (o alimento que comeu), mas parte dele é imprópria, indesejável ou tóxica para os tecidos. Como resultado, toda a drenagem (venosa) do início do estômago até próximo ao final do reto é direcionada para o fígado. A rede de veias formada ao longo do caminho é denominada sistema porta, e a anatomia desse sistema deve ser estudada minuciosamente.

O sistema porta de retorno venoso

Tenha em mente que a formação das veias é altamente variável e que o sistema venoso porta clássico descrito a seguir é apenas isso: clássico. Ele não se assemelha com a irrigação (arterial) para o tubo intestinal, o que o torna ligeiramente mais difícil de aprender. A separação básica das vias do intestino anterior, intestino médio e intestino posterior aplica-se às veias, mas os nomes e interconexões são diferentes. As estruturas do intestino anterior, por exemplo, têm seu sangue venoso lançado em uma grande **veia esplênica** (lienal), que acompanha a artéria esplênica na região posterior do abdome. Ao longo do caminho, a veia esplênica recebe muitas pequenas veias que drenam o estômago, mas algumas das veias gástricas atingem diretamente a veia terminal do sistema (a **veia porta** do fígado). A **veia gástrica esquerda** e as veias da curvatura menor do estômago, às vezes, desembocam diretamente na veia porta (Fig. 2.46).

Lembre-se de que a veia esplênica está do lado esquerdo do corpo. A porção do tubo intestinal que se origina do intestino posterior também está mais à esquerda do corpo, de modo que não é surpresa que a **veia mesentérica inferior** desemboque diretamente na veia esplênica em vez de na veia porta, mais distante. Lembre-se, ainda, de que a veia mesentérica inferior drena essa parte do tubo intestinal, até quase o final do reto. A última tributária da veia mesentérica inferior é a **veia retal superior**, o que indica que a parte inferior do reto e o canal anal têm seu sangue venoso lançado em outro lugar (ver Capítulo 3).

O intestino médio é drenado pela **veia mesentérica superior** que, em termos de abrangência, é exatamente como sua parceira arterial. Conforme as tributárias se unem, o diâmetro da veia mesentérica superior aumenta e, ao dissecá-la, parece ser uma via direta que conduz à veia porta do fígado. A **veia porta do fígado** é o resultado da junção da veia mesentérica superior com a veia esplênica, e ocupa uma posição importante no mesentério do abdome conforme se aproxima do fígado. Agora, consideraremos essa porção em detalhe.

Como será descrito minuciosamente mais adiante, grande parte do tubo intestinal é suspenso por um mesentério posterior. O fígado brota anterior ou ventralmente do tubo intestinal e fica suspenso no mesentério anterior (ventral), que é exclusivo do intestino anterior. Na transição de intestino anterior/intestino médio, o mesentério anterior termina deixando um tipo de margem inferior livre na cortina de tecido mesodérmico. Como o estômago gira muito durante o desenvolvimento, essa margem livre começa, logicamente, no plano transversal, mas gira para cima e para a direita, de modo que termina em um plano mais vertical, voltado para o lado direito do corpo. Como ocorre com outras conexões de tecido mole no corpo, essa dobra inferior do mesentério anterior é chamada de ligamento (o **ligamento hepatoduodenal**). Três importantes elementos fazem trajeto a partir do fígado e para ele protegidos pelo ligamento hepatoduodenal: a **artéria hepática comum**, que irriga o fígado; um ducto biliar (ducto colídoco), que leva o produto do fígado para o intestino; e uma grande veia (a **veia porta**), que leva sangue ao fígado para ser processado.

Essa combinação de estruturas é denominada "**tríade portal**", e sua organização no interior do ligamento hepatoduodenal é parte essencial do conhecimento clínico. A remoção cirúrgica da vesícula biliar requer que o ducto cístico, que se estende da vesícula biliar ao ducto hepático comum, seja seccionado; contudo, o cirurgião deve ser muito cuidadoso para não cortar a artéria hepática própria e a veia porta próximas. A organização típica no

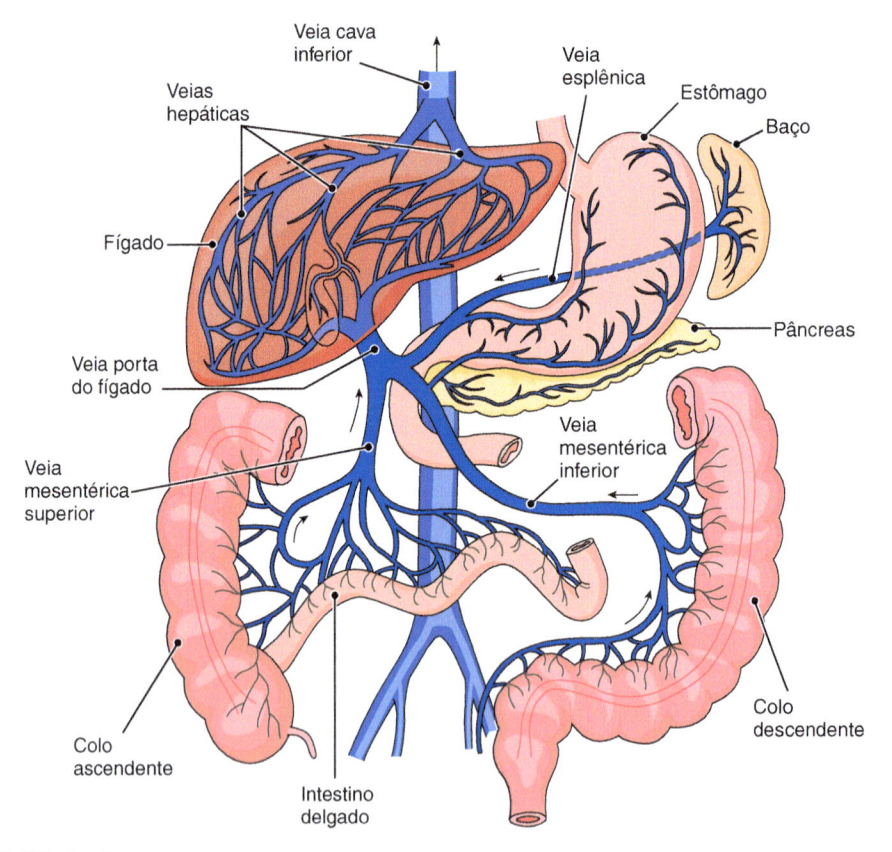

FIGURA 2.46 O sistema porta do fígado de drenagem do tubo intestinal.

A drenagem (venosa) do tubo intestinal e dos órgãos associados faz trajeto primeiro para o fígado, antes de retornar ao coração. Os problemas no fígado podem causar um "congestionamento" do sangue que tenta chegar a ele, o que causa problemas na periferia, onde as veias são pequenas. (De Cohen, BJ, Taylor JJ. Memmler's Human Body in Health and Disease, 10th Edition. Baltimore: Lippincott Williams & Wilkins, 2005.)

espaço tem o ducto hepático comum disposto à direita, a artéria hepática própria disposta à esquerda e a grande veia porta do fígado disposta posteriormente (atrás deles).

Quando a veia porta atinge o fígado, ela se divide novamente até os capilares, de modo que o sangue portal pode se distribuir ao tecido hepático (parênquima do fígado). Depois de processado, o sangue dos sinusóides é coletado em um leito de capilares venosos que se unem em veias maiores (porém, curtas). A nova coleta de sangue e a reconstrução das veias passam a ser o complexo chamado de **veias hepáticas**. Essa arquitetura é denominada sistema porta em geral, de modo que a designação apropriada para a drenagem do tubo intestinal é, na verdade, o **sistema porta do fígado**.

O funcionamento correto do sistema porta do fígado depende muito do vigor deste órgão. Um fígado com lesões não pode processar adequadamente o influxo e o efluxo, de modo que partes do sistema localizadas antes e depois sofrem. O corpo transporta mais toxinas, e o sangue recua para a veia porta e suas tributárias. A **hipertensão portal** é uma das afecções clínicas mais comuns atualmente. Além de importantes complicações associadas ao fígado incompetente, a hipertensão portal também ocasiona conseqüências anatômicas. A pressão faz o sangue recuar todo o percurso até os últimos limites da drenagem do tubo intestinal. Isso ocorre na parte superior (**junção esofagogástrica**), na parte inferior (**reto**) e, estranhamente, no umbigo. A pressão no sistema porta tende a forçar o sangue portal para as veias sistêmicas, que drenam o esôfago e a parte inferior do reto. Isso produz varizes e/ou hemorróidas.

O umbigo está envolvido porque inclui o remanescente da conexão vascular entre mãe e filho. Embora a **veia umbilical** do feto tenha-se transformado no **ligamento redondo do fígado**, uma série de pequenas veias paraumbilicais ainda conecta a parede abdominal às conexões primitivas da veia umbilical, inclusive à veia porta, na proximidade. A obstrução ou a alta pressão no sistema porta faz com que essas veias paraumbilicais fiquem túrgidas, criando um problema pronunciado e diagnóstico em torno do umbigo, conhecido como **cabeça de medusa** (referindo-se à semelhança com o cabelo em forma de cobras da figura da mitologia grega Medusa) – Fig. 2.47.

Formação da veia cava superior

O restante do corpo, por fim, tem seu sangue venoso lançado em um canal grande, mas curto, denominado **veia cava superior**. A parede do corpo tende a ter a drenagem de seu sangue venoso independente dos membros superiores que, por sua vez, são independentes da cabeça e do pescoço. A história da veia cava superior é a do **sistema da veia ázigo** da parede do corpo (Fig.

"Cabeça de Medusa" em cirrose do fígado

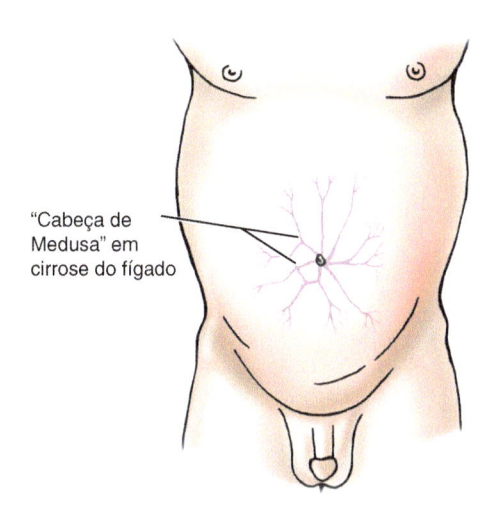

FIGURA 2.47 Hipertensão portal.

A hipertensão portal resulta na expansão e possível ruptura de veias na periferia do sistema porta do fígado. As apresentações clássicas são ruptura das veias da junção esofagogástrica, hemorróidas retais e um padrão em forma de cobras determinado por veias avolumadas em torno do umbigo, chamado de "cabeça de Medusa" (mostrado aqui). (De Moore KL, Dalley AF Clinically Oriented Anatomy, 5th Edition. Baltimore: Lippincott Williams & Wilkins, 2006.)

FIGURA 2.48 Sistema da veia ázigo.

A parede do tórax, o coração*, os pulmões, o membro superior e a cabeça são drenadas por veias que formam a veia cava superior. A última região a se conectar é a parede do tórax, por meio da veia ázigo. Essa veia ímpar também é importante porque liga a veia cava inferior à veia cava superior e, assim, pode ser utilizada como uma via alternativa para o coração a partir da região inferior ao diafragma.

---

* N. de R.T. As veias intrínsecas que drenam o coração formam um vaso sanguíneo denominado seio coronário, que desemboca diretamente no átrio direito.

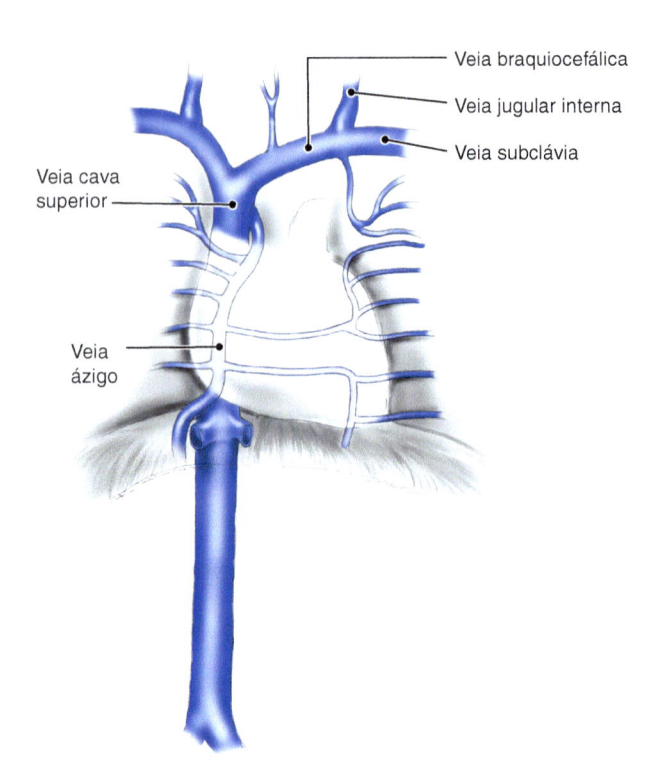

2.48), do **sistema subclávio** do membro superior e do **sistema jugular** de veias da cabeça e do pescoço. Como a veia cava superior está imediatamente à direita da linha mediana, também podemos esperar que algumas veias do lado esquerdo cruzem a linha mediana em sua direção.

O **sistema ázigo** reflete dois principais objetivos da anatomia do sistema venoso. Um é proporcionar diversas vias para o retorno do sangue. Outro é tornar o curso menos complicado a partir da fonte tecidual até a "veia de passagem", ou a veia que devolve o sangue para o coração, em oposição à veia que drena o tecido diretamente. A analogia do sistema viário norte-americano pode ser útil aqui. Os povoados (tecidos) são servidos por redes de estradas com muitas pequenas trilhas, ruas e intersecções (veias pequenas, irregulares e sem denominação). Uma rodovia segue para fora do povoado e em direção à via expressa (veia grande ou veia de passagem). A via expressa tem poucas rampas de entrada (veias tributárias) de outros povoados, mas, na maior parte, é uma via expressa em direção à cidade (o coração).

O sistema ázigo origina-se de duas grandes veias de passagem na região abdominal. No lado direito do corpo, classicamente começa como uma veia de saída a partir da veia cava inferior. No lado esquerdo, surge tipicamente da parte posterior da veia renal. Assim, o sistema ázigo fornece um pequeno desvio para o sangue na direção do coração, nas grandes veias abdominais de passagem. No lado direito, a veia incipiente é chamada de **veia ázigo**, e no lado esquerdo é chamada **veia hemiázigo**.

Desse início, o sistema ázigo faz trajeto em direção ao coração, ao longo e lateralmente aos corpos vertebrais, onde as veias ficam em posição perfeita para coletar as veias segmentares que drenam a parede do corpo e fazem trajeto junto às artérias intercostais e lombares. Na verdade, a partir de um ponto variável ao longo das vértebras lombares, as veias segmentares começam a se esvaziar nas veias ázigo e hemiázigo, em vez de na veia cava inferior, de acordo com o objetivo primário do sistema venoso de tornar a via para chegar à veia de passagem mais próxima menos complicada. As veias lombares ascendentes também podem conectar as veias iliolombares do sistema ilíaco interno ao sistema ázigo, estendendo ainda mais esta rede.

No lado esquerdo do corpo, a veia hemiázigo ascende para o tórax junto ao pilar esquerdo do diafragma, até aproximadamente o nível da oitava vértebra torácica. Nesse ponto, curva-se para o lado direito, posteriormente à aorta, junto ao corpo vertebral, para desembocar na veia ázigo. Isso deixa os espaços intercostais superiores não-drenados no lado esquerdo. Uma **veia hemiázigo acessória** forma-se aproximadamente no quarto espaço intercostal. A veia intercostal nesse ponto gira inferiormente quando atinge o corpo vertebral. Ela recebe o restante das veias intercostais até o nível da veia hemiázigo, onde cruza junto às vértebras, em paralelo, e desemboca na veia ázigo. As veias intercostais mais superiores, porém, desembocam em veias mais próximas, como a **veia braquiocefálica** (ver a seguir).

No lado direito do corpo, a veia ázigo ascende ininterruptamente desde seu discreto início na região lombar superior, da veia cava inferior, até passar posteriormente à raiz do pulmão e atingir o nível do átrio direito (ver Fig. 2.48). Passa posteriormente ao diafragma acompanhando a aorta, bem próximo da linha mediana do corpo. Nesse ponto, a veia cava inferior é puxada para anterior, na região do centro tendíneo do diafragma, graças à aproximação do fígado e à posição do átrio direito do coração. Depois que a veia ázigo passa posteriormente à raiz do pulmão, recebe uma veia tributária de espaços intercostais superiormente à raiz do pulmão. A seguir, gira em 90 graus junto ao corpo vertebral e desemboca na veia cava superior, logo antes de a veia cava superior propriamente dita atingir o topo do átrio direito. O sistema ázigo, assim, proporciona uma via menor para uma parte do sangue do sistema da veia cava inferior atingir o coração e uma via oportunista para o sangue da parede do corpo atingir uma veia de passagem maior.

O **sistema subclávio** direciona o retorno do sangue do membro superior para o coração. Assim como a artéria subclávia irriga a parte adjacente do pescoço e as estruturas da parede do tórax quando se dirige ao braço, a veia subclávia coleta o sangue venoso de todas as estruturas próximas do tronco quando conecta a via de drenagem do braço à veia cava superior. Começando distalmente, nos dedos, encontram-se as redes superficial e profunda de veias, do mesmo modo que no pé. A rede profunda é anatomicamente comum, porque acompanha em espaço e nome, os ramos dos segmentos radial, ulnar, braquial e axilar da via central de circulação. Esse acompanhamento é tão completo, de fato, que, na grande extensão da via até o braço, a rede venosa forma verdadeiras veias acompanhantes, ou pares de veias paralelas em cada lado da artéria. Essas veias acompanhantes pareadas classicamente coalescem em uma só veia na parte proximal do braço (uma **veia braquial**) ou na axila (uma **veia axilar**).

A rede superficial de veias no membro superior é mais interessante em termos anatômicos. A rede palmar da mão é pequena, comparada com a dorsal, como você pode ver agora em sua própria mão. Já no nível do punho, é possível detectar dois principais canais de veias superficiais da **rede venosa dorsal da mão**, que fazem trajeto ascendente na extensão do antebraço pronado (Fig. 2.49). Uma veia menor (em termos clássicos e relativos) do lado do dedo mínimo (medial, na posição anatômica-padrão) é chamada de **veia basílica**, e uma maior (em termos clássicos e relativos) no lado do polegar (lateral) é chamada de **veia cefálica**. A veia cefálica é contínua em todo o percurso pelo membro superior até a região anterior do ombro (onde ainda é chamada de veia cefálica). Nesse ponto, faz trajeto superficial no sulco próprio entre o músculo deltóide e o músculo peitoral maior. Transporta uma quantidade significativa de sangue no membro superior, como a veia safena magna faz no membro inferior, e termina como tributária da **veia axilar**, logo antes de ela atingir a clavícula.

A rede superficial de veias no membro superior tem importância clínica para o procedimento de coleta de sangue (**punção venosa**). As veias superficiais na fossa cubital (a parte anterior

FIGURA 2.49 Drenagem (venosa) do membro superior.

O membro superior é drenado como o inferior, no sentido de que uma grande quantidade de sangue venoso é transportado pelas veias superficiais. A partir de uma rede venosa proeminente no dorso de sua mão, você pode traçar um canal ascendente no lado radial do antebraço até a fossa cubital, onde as veias intermédia do cotovelo, basílica e cefálica normalmente são visíveis e disponíveis para a punção venosa. A veia cefálica, que recebe a maior parte do sangue no sistema, esvazia-se nas veias profundas que acompanham as artérias. Nesse ponto, as veias profundas coalescem em uma única e grande veia braquial, que passa a ser denominada veia axilar, quando faz trajeto junto à artéria de mesmo nome. (De imagem com direitos autorais de LifeART © 2007 Lippincott Williams & Wilkins. Todos os direitos reservados.)

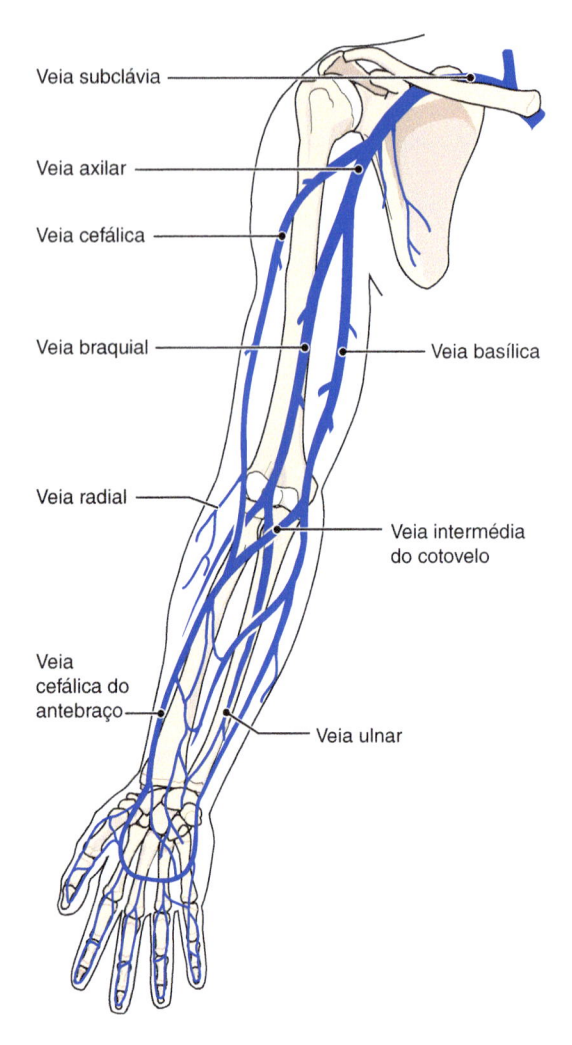

ou "concavidade" do cotovelo) em geral são a primeira escolha para a punção venosa de rotina. Nesse ponto, as veias cefálica e basílica são conectadas pela **veia intermédia do cotovelo**, que, via de regra, é a mais visível sob a pele e, portanto, de interesse para os flebotomistas.

A **veia axilar** é, tipicamente, a primeira veia profunda não-pareada. É considerada como a própria continuação da veia braquial e recebe a rede superficial. Ao contrário da veia cefálica, a veia basílica assume um percurso mais sutil precocemente, ao longo do músculo bíceps braquial, deslizando ligeiramente para a profundidade até atingir o início da veia axilar. A veia axilar também coleta sangue da formação "estelar" de veias que acompanham as artérias que se ramificam na axila. O sangue do complexo do ombro, da região lateral da parede do corpo, dos músculos peitorais e, o mais importante, da mama é coletado nas veias (**veia circunflexa da escápula**, **veia torácica lateral** e **veia toracoacromial**) que retornam para a veia axilar.

A veia axilar muda de nome para **veia subclávia** ao passar junto à margem externa da primeira costela. É importante compreender seu trajeto inferiormente à clavícula, para conhecer a introdução de cateteres nesta via central. A veia subclávia une-se à **veia jugular interna** para formar a **veia braquiocefálica**, posteriormente à extremidade esternal da clavícula. Entre seu começo e seu fim, a veia subclávia recolhe o sangue principalmente de uma tributária, a **veia**

jugular externa. Na verdade, as veias que acompanham os ramos da artéria subclávia (artéria **vertebral**, **tronco tireocervical**, artéria **torácica interna** e **tronco costocervical**) desembocam em outros vasos próximos, como as veias jugular externa e braquiocefálica (Fig. 2.50).

Como as outras tributárias principais da veia subclávia, a **veia jugular externa** drena sangue de um amplo território superficial da cabeça e do pescoço. Em geral, drena sangue das regiões irrigadas pela artéria carótida externa, mas, diferentemente dessa artéria, pode ser pequena ou ausente. Nesses casos, a **veia jugular interna** é maior. As redes venosas são extensas na cabeça, como você pode perceber quando está constrangido ou fazendo muita força. Não existe um padrão "típico" confiável para descrever, mas determinadas veias tributárias são mais regulares que outras. As veias do couro cabeludo classicamente se unem para formar a v**eia temporal superficial** que corresponde à artéria, sendo uma veia de dilatação estereotipada da região temporal nas caricaturas de pessoas iradas. Essa veia recolhe o sangue da **veia maxilar** (que acompanha a artéria maxilar) quando desce na região lateral da cabeça. Com base em sua posição nesse ponto, é denominada **veia retromandibular** e, em geral, é a origem da veia jugular externa. A variação anatômica é comum.

A outra importante via de drenagem das estruturas externas da cabeça é a **veia facial**, paralela ao curso da artéria facial. Quando a veia facial cruza inferiormente a margem da mandíbula, ela pode enviar um pouco de sangue para a veia jugular externa, por meio de uma comunicação entre ela e a veia retromandibular. Uma vez unida, a veia jugular externa faz trajeto descendente acentuado e lateral no pescoço, superficialmente ao grande músculo esternocleidomastóideo. A veia proeminente fica ainda mais proeminente nessa posição, sob distensão muscular. A veia jugular externa dirige-se profundamente à clavícula, bem ao lado da inserção do músculo esternocleidomastóideo, e nessa posição desemboca na veia subclávia.

Para formar a veia cava superior, então, o que resta é o sangue do sistema nervoso central e de estruturas próximas à cabeça. A artéria carótida interna é própria do sistema nervoso central. Parte de sua irrigação atinge os tecidos periféricos em torno dos olhos, mas a maior parte de seu fornecimento é para o encéfalo. As veias que drenam o mesmo tecido não são exclusivas do sistema nervoso central, mantendo a coerência com a natureza oportunista da drenagem venosa. A **veia jugular interna** drena o encéfalo, mas também os tecidos próximos da face e do pescoço, em seu caminho para o tórax. Seu início é muito interessante do ponto de vista anatômico.

O encéfalo é altamente vascularizado. Contém uma rede típica e completa de vasos semelhantes a veias que drenam os ventrículos encefálicos próximos com líquido cerebrospinal. Essas veias drenam a partir da região "interna" do encéfalo para sua região "externa", o que significa que o sangue se move em direção à superfície do encéfalo e da interface

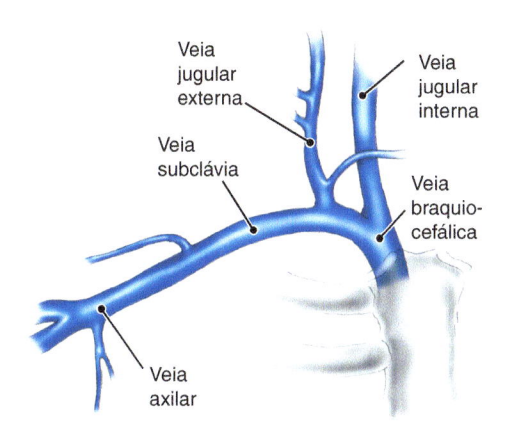

FIGURA 2.50 **Veias axilar, jugular externa e subclávia.**

O sangue drenado do membro superior, do pescoço e da face é lançado nas veias axilar e jugular externa, respectivamente. A continuação da veia axilar na direção do coração é chamada de veia subclávia, em consonância com a artéria que a acompanha.

entre o tecido nervoso e as meninges (especificamente a **dura-máter**). Os **seios** (venosos) **da dura-máter** são desvios fixos, embainhados pela dura-máter, que drenam o sangue do encéfalo e o enviam ao redor da circunferência interna da calvária, como uma "bola de roleta" (Fig. 2.51).

Os seios da dura-máter aparentes em anatomia macroscópica são: **seio reto**, **seio sagital superior**, **seio sagital inferior**, **seio sigmóideo**, **seios petrosos superior** e **inferior**, **seio cavernoso** e **seio transverso**. Eles conectam-se entre si e/ou se fundem e, por fim, conduzem o sangue para um buraco ósseo, o **forame jugular**, perto do forame magno. Aqui, como uma bolsa de coleta, o tecido endotelial de uma veia verdadeira começa como um vaso "pendente" a partir do forame jugular. Esse é o início da veia jugular interna, que se situa muito próximo do percurso e do ponto de entrada da artéria carótida interna. O estudo das impressões dos seios nos ossos do crânio é uma tradição nos cursos de anatomia macroscópica.

Os seios ímpares começam com o seio sagital superior na região mais anterior da cavidade do crânio. Esse seio forma um sulco na linha mediana do crânio, onde a dura-máter forma uma prega que se projeta no espaço entre os dois hemisférios cerebrais. Essa prega da dura-máter é chamada de **foice do cérebro**. O seio sagital superior termina na parte posterior do crânio, tornando-se o seio transverso direito,* junto ao osso occipital, numa estrutura conhecida, logicamente, como confluência dos seios. Um seio menor na linha mediana é o seio sagital inferior, que faz trajeto na margem inferior da foice do cérebro. Termina na direção da parte posterior do encéfalo, quando tem continuidade com o seio reto, presente na linha de união entre a foice do cérebro e o **tentório do cerebelo**. Essa via, em geral, termina no seio transverso esquerdo.

Os outros seios macroscópicos aparecem em pares. Os seios cavernosos situam-se na região entre o encéfalo e os órgãos da visão e olfação na face. Tecnicamente, esses seios são saliências da dura-máter, dos dois lados do corpo do osso esfenóide, mas na prática estão perigosamente perto das superfícies da órbita e do nariz. Infecções podem passar do nariz para o seio cavernoso, possibilitando um contato direto com a circulação encefálica. O risco aqui é que uma trombose na veia facial pode retornar para o grande e aberto canal do seio cavernoso, alojando-se, a seguir, em uma veia tributária mais fina do encéfalo. A artéria carótida interna faz trajeto através do seio cavernoso, como um cabo subaquático.

Os seios continuam posteriormente, a partir da fissura orbital superior e do corpo do esfenóide, como seios petrosos (superior e inferior), os quais percorrem a dura parte óssea (petrosa) que abriga a orelha interna. O seio petroso superior desemboca na parte final do seio transverso, ao passo que o seio petroso inferior desemboca inferiormente, como se fosse pela gravidade, diretamente para o forame jugular.**

Os seios transversos, conforme denominados, fazem trajeto transversal ao longo dos ossos parietal e occipital. Cada um deles começa na confluência dos seios, no limite posterior do crânio, e direciona o sangue para anterior, para a parte petrosa do temporal. Ali, o seio transverso recebe o seio petroso superior e continua como o seio sigmóideo, num trajeto tortuoso, até o forame jugular. Conceitualmente, isso não é diferente do modo como a chuva é direcionada pelas calhas e canos, em seu caminho para a galeria subterrânea de águas pluviais.

Os seios também recebem sangue das veias emissárias que drenam os ossos do crânio e conectam-se às veias superficiais do couro cabeludo. Da mesma forma, as tributárias próximas do sistema jugular externo são conectadas aos seios por desvios e veias menores.

Em seu trajeto para a base do pescoço, a **veia jugular interna** acompanha a artéria carótida comum e o **nervo vago** (ver a seguir) em uma bainha de tecido conectivo protetor. A veia jugular interna pode receber pequenas tributárias da veia lingual, e, em seu curso pelo

---

* N. de R.T. O seio sagital superior tem continuidade, na maioria dos casos, com o seio transverso direito. Contudo, pode também ter continuidade com o seio transverso esquerdo ou com ambos.
** N. de R.T. O seio petroso inferior desemboca no início da veia jugular interna.

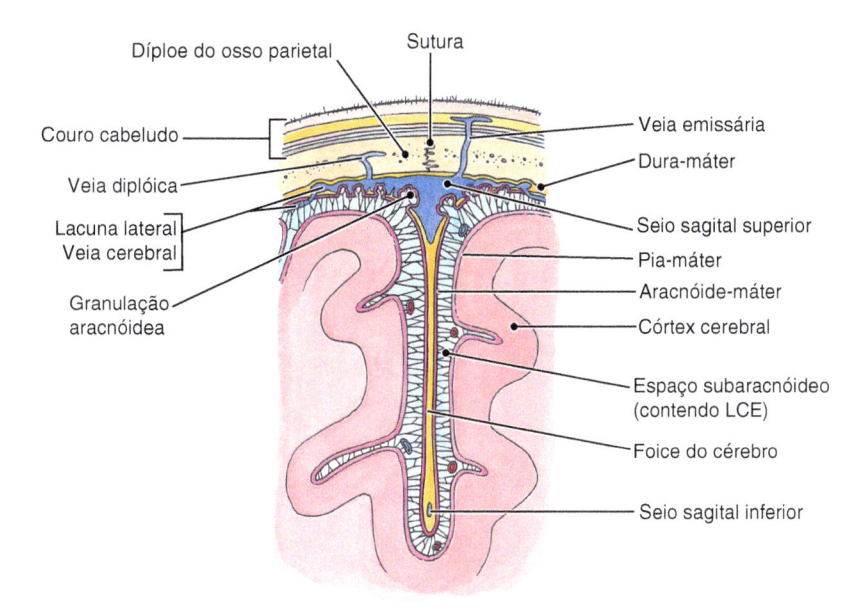

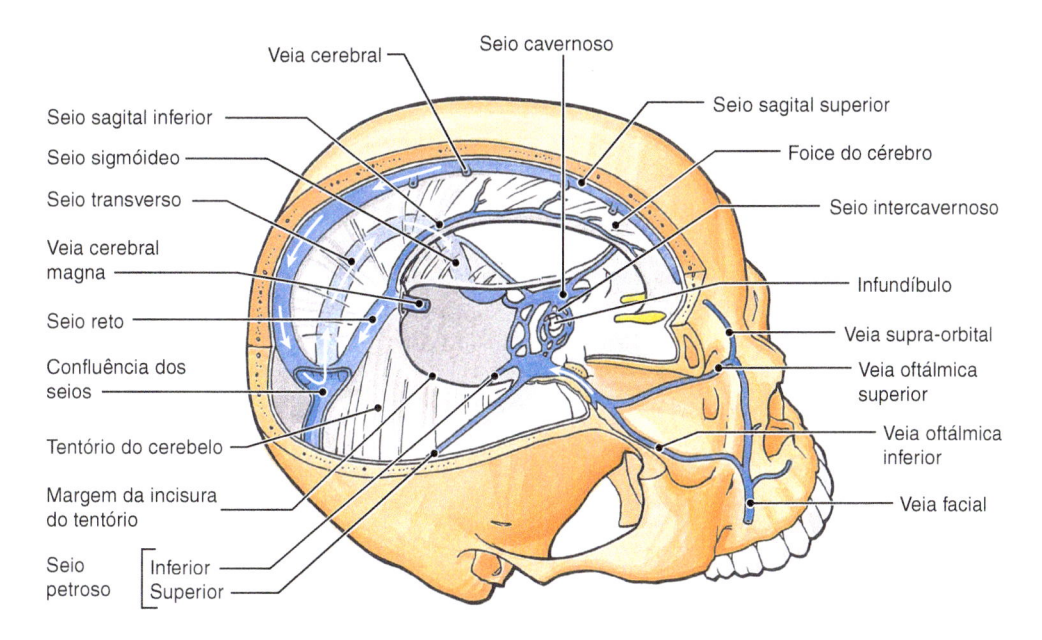

FIGURA 2.51 **Drenagem venosa do encéfalo.**

O sangue do encéfalo é drenado diferentemente do sangue de qualquer outra parte do corpo. As redes venosas no espaço subaracnóideo desembocam diretamente nos espaços da dura-máter, denominados seios da dura-máter (por exemplo, seio sagital, figura superior). Os seios da dura-máter atuam como um sistema de tubulação periférica que direciona o sangue posteriormente à confluência dos seios e, depois, em torno da convexidade da caixa craniana, até que todo ele seja despejado através do forame jugular, semelhante ao ralo de uma pia (figura inferior). LCE = líquido cerebrospinal. (De Moore KL, Agur AMR. Essential Clinical Anatomy, 3rd Edition. Baltimore: Lippincott Williams & Wilkins, 2007.)

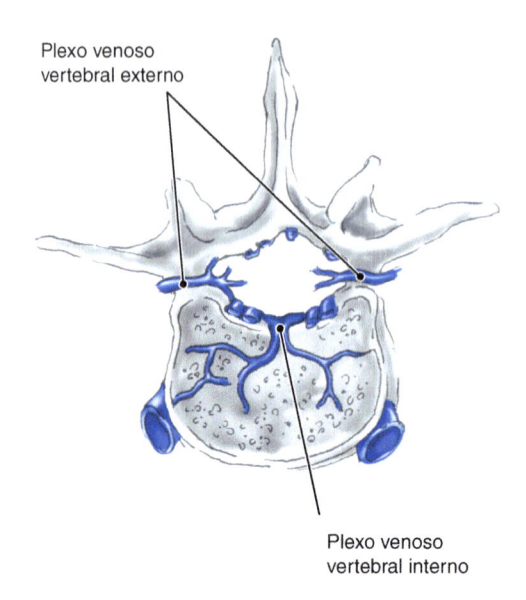

FIGURA 2.52 **Drenagem venosa da medula espinal e das vértebras.**

A drenagem do sangue da medula espinal mistura-se com o sangue drenado da coluna vertebral, que é uma possível fonte de disseminação de infecção para o sistema nervoso central. O trajeto desse ponto para retornar ao coração obedece à "tradição venosa" – através da veia calibrosa mais próxima, que, no caso da coluna vertebral, poderia ser a veia vertebral no pescoço, a veia ázigo no tórax ou a veia cava inferior, inferiormente ao diafragma.

(Plexo venoso vertebral externo; Plexo venoso vertebral interno)

pescoço, tipicamente recebe o fluxo da rede da veia facial. Termina unindo-se à veia subclávia posteriormente à extremidade esternal da clavícula. Essa mesma organização aplica-se a ambos os lados do corpo, de modo que a veia resultante da união é denominada **veia braquiocefálica** (literalmente, do braço e da cabeça). As duas **veias braquiocefálicas** convergem (de forma ligeiramente desigual; ver a seguir) para formar a **veia cava superior** (ver Fig. 2.48).

A veia braquiocefálica está posicionada muito convenientemente para ser ignorada pelos tecidos da região. A abrangência desde a extremidade esternal da clavícula até a margem externa (inferior) da primeira costela do lado direito coloca a veia braquiocefálica em posição favorável para receber veias menores. A veia braquiocefálica direita recebe, classicamente, a **veia torácica interna**, a **veia vertebral**, a **veia intercostal suprema** e, às vezes, uma **veia tireóidea inferior**. O mesmo é verdadeiro para a veia braquiocefálica esquerda, que, então, precisa cruzar a linha mediana para atingir sua homônima do lado direito.

Agora, considere a veia vertebral mais detalhadamente, porque ela ajuda a drenar o sistema nervoso central. Acompanha a via da artéria vertebral, com freqüência como veia acompanhante verdadeira. Conforme desce através dos forames transversários das vértebras cervicais, participa do sistema de veias "de portão aberto" que drena a medula espinal e a coluna vertebral. As veias da medula espinal desembocam, em parte, em um **plexo vertebral interno** de veias que, por sua vez, desemboca em um **plexo vertebral externo** que se liga à **veia vertebral** (Fig. 2.52). Em outras palavras, o sangue é drenado, no modo típico das veias, pela via local mais conveniente. Para a medula espinal, isso significa distribuir sangue para os plexos vertebrais, nos quais ele é recolhido pela veia sistêmica mais próxima, como as veias intercostais, ázigo ou vertebral. Por outro lado, **isso significa que a drenagem venosa do sistema nervoso central é exposta à circulação do restante do corpo e vice-versa**. As metástases e a disseminação de infecções são facilitadas por um sistema como esse.

O SISTEMA LINFÁTICO

O coração, as artérias e as veias pertencem, na maioria, porém não na totalidade, à anatomia do sistema circulatório. O corpo também desenvolve uma rede inteligente de tubos conectados ao sistema venoso que conduz uma solução líquida importante, chamada de **linfa**. Linfa é uma palavra latina que significa "fonte cristalina", e sua finalidade é "manter limpas as partes que se movem", algo parecido com o óleo do motor auto-sustentável do corpo. A linfa mantém e troca líquidos entre as células funcionais do corpo, e captura e filtra proteínas e células danosas ou estranhas. A anatomia do sistema raramente aparece no cadáver, em um curso de anatomia macroscópica, mas a compreensão de seu funcionamento é essencial para a clínica médica.

O corpo possui três "filtros" ou "estações de troca" muito importantes para manter a homeostase ou equilíbrio químico. Os pulmões trocam dióxido de carbono por oxigênio e, assim, suprem novamente as células de hemoglobina com uma fonte de combustível vital. O fígado processa o que você absorve do mundo exterior e transforma, desintoxica e elimina por meio do sistema venoso. Os rins filtram os detritos, entre outras substâncias, da corrente sangüínea. Esses três órgãos diligentes e complexos são essenciais para a saúde e a vida. Mesmo os menores problemas podem levar a um estado patológico agudo que impõe risco à vida. Para aliviar um pouco sua carga e atender às necessidades locais de pequenos ajustes, o sistema linfático percorre todos os lugares percorridos pela circulação, proporcionando um tipo de "aterro sanitário" para elementos indesejáveis e tamponando ou diluindo os compostos hostis, para tratamento permanente pelo fígado e pelos rins.

A anatomia do sistema linfático tornará clara (sem trocadilhos!) essas funções. Os embriologistas suspeitam, mas não têm certeza, de que esse sistema de ductos, linfonodos e canais deriva diretamente do tecido das veias em desenvolvimento. Essa seria a hipótese conservadora lógica, porque, em última análise, os ductos linfáticos desembocam no sistema venoso (Fig. 2.53). No âmbito do contato com as células, o sistema consiste em vasos diminutos (capilares). Os vasos linfáticos conduzem a **linfonodos**, que agem como um tipo de filtro físico e químico, constituindo coleções de linfócitos – um tipo de célula branca do sangue. As partículas e substâncias que não são degradadas pelo líquido linfático podem ser aprisionadas por um linfonodo — possivelmente, para sempre. Assim, os linfonodos podem agir como um "aterro sanitário" de material nocivo. Os linfonodos em torno dos pulmões, por exemplo, podem aprisionar os subprodutos do tabaco e tornar-se muito rapidamente grumos negros endurecidos.

A linfa, tipicamente, atinge um linfonodo por meio de vários vasos de entrada (aferente), mas normalmente sai do linfonodo por um único vaso de efluxo, ou eferente. Toda a linfa, via de regra, passa através de múltiplos linfonodos antes de entrar no sistema venoso.

A concentração linfática não é distribuída de modo uniforme em todo o corpo. O sistema nervoso central, por exemplo, parece não ter vasos linfáticos. Por outro lado, as regiões de intenso contato com o mundo exterior, como a derme e as túnicas mucosas, são supridas por densas redes de vasos linfáticos. Em alguns casos, o sistema linfático não forma vasos e linfonodos, como no caso das tonsilas na cavidade oral; ao contrário, são estações auto-suficientes de linfócitos ativos.

Alguns agrupamentos de linfonodos são encontrados em determinadas regiões que agem como "zonas de coleta", como a raiz do pulmão (**linfonodos broncopulmonares**), a axila (**linfonodos axilares**) e ao longo da região inguinal no trígono femoral, perto do ligamento inguinal (**linfonodos inguinais**). Como a cabeça tem muitas superfícies que interagem com o mundo exterior, a drenagem linfática nesse local é especialmente importante. Além dos tecidos linfáticos que prevalecem na cavidade oral, como as tonsilas, a linfa da cabeça, no final, é coletada em linfonodos palpáveis ao longo da grande veia jugular interna. Na prática clínica, você examinará os linfonodos que são palpáveis por meio da pele. Esses linfonodos são sentinelas fundamentais das possíveis infecções ou doenças contagiosas. Parte de todo exame físico de rotina é a avaliação manual dos linfonodos regionais superficiais principais — inguinal, jugular e axilar — sem falar do familiar "–Diga: AHHH!", estabelecido para verificar as tonsilas. Sua densidade e dureza refletem como o material infeccioso ou patogênico foi transportado até eles do tecido afetado primário (por exemplo, da mama ou do lábio ou dos órgãos genitais externos).

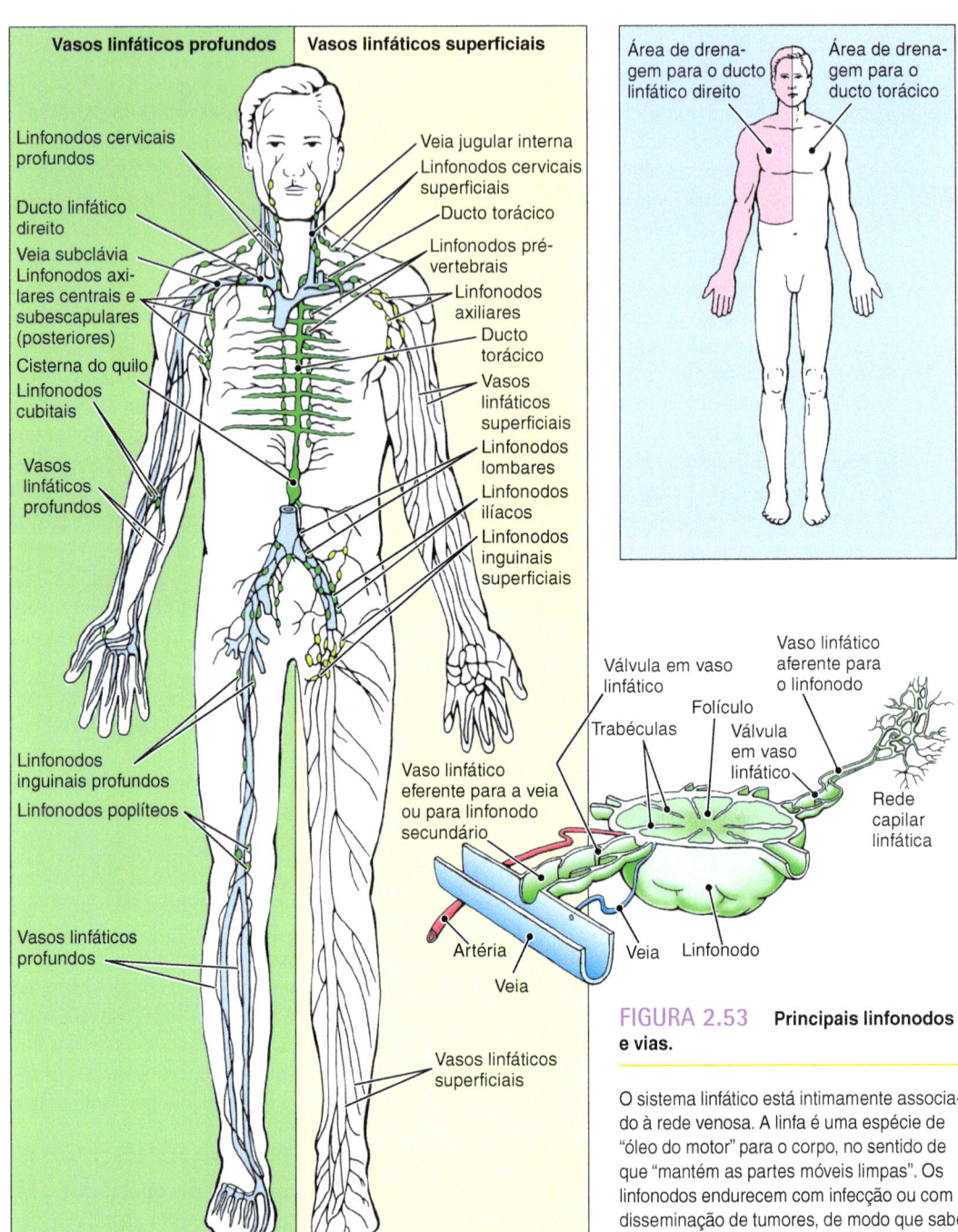

FIGURA 2.53 Principais linfonodos e vias.

O sistema linfático está intimamente associado à rede venosa. A linfa é uma espécie de "óleo do motor" para o corpo, no sentido de que "mantém as partes móveis limpas". Os linfonodos endurecem com infecção ou com a disseminação de tumores, de modo que saber sentir um linfonodo endurecido é um exame clínico importante. Alguns dos linfonodos estão bastante próximos da pele, facilitando a palpação, em especial onde a veia com a qual eles fazem trajeto, também está muito próxima à pele (por exemplo, região inguinal [veia femoral], axila [veia axilar] e região cervical [veia jugular externa]). (De Moore KL, Dalley AF Clinically Oriented Anatomy, 4th Edition. Baltimore: Lippincott Williams & Wilkins, 1999; Cohen BJ, Taylor JJ. Memmler's Human Body in Health and Disease, 10th Edition. Baltimore: Lippincott Williams & Wilkins, 2005.)

FIGURA 2.53 (*Continuação*).

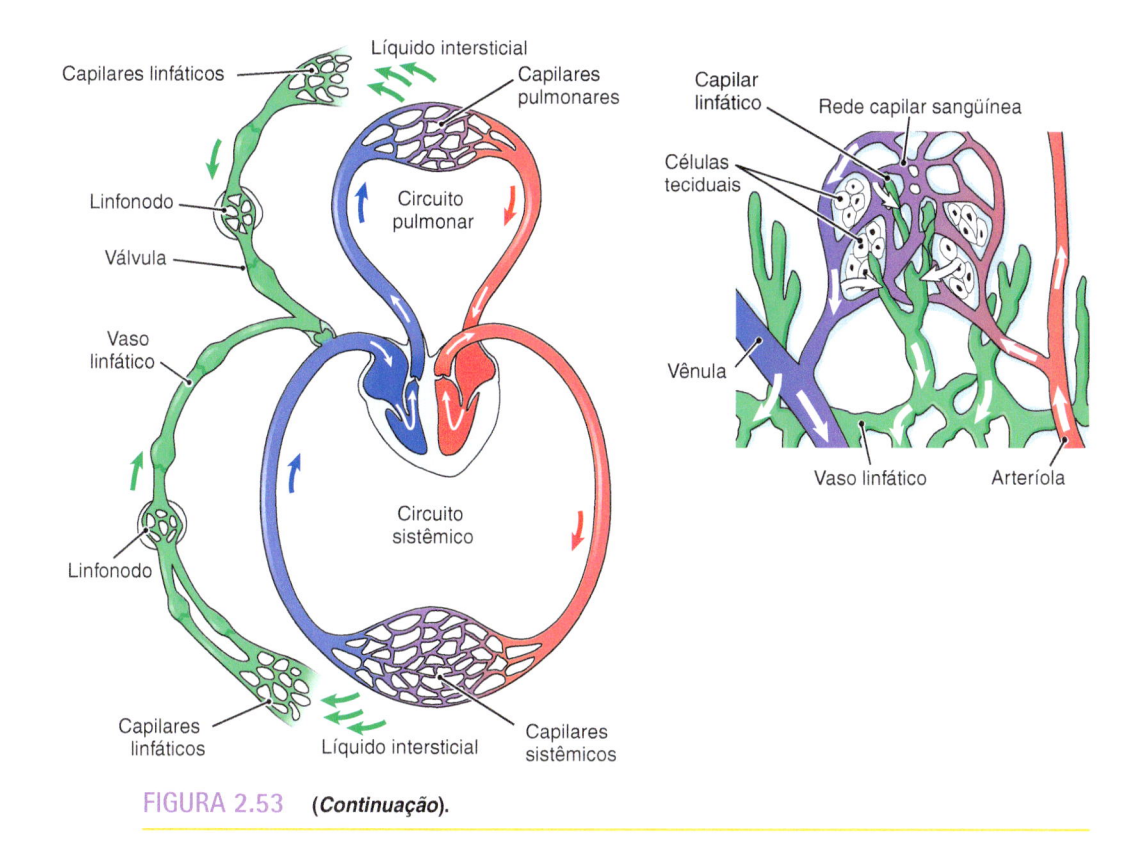

A partir dos membros inferiores e do abdome, os linfonodos lançam a linfa numa bolsa profunda na região lombar superior, denominada **cisterna do quilo**. A partir desse acúmulo de líquido capturado começa o **ducto torácico**, um tubo definido, mais ou menos central, que faz trajeto ao longo da coluna vertebral. Próximo, encontram-se a veia ázigo, o esôfago e a aorta. O final do ducto torácico direciona-se para a esquerda e passa posteriormente ao coração e aos grandes vasos, desembocando no início da veia braquiocefálica esquerda* (Fig. 2.54). Ao longo do trajeto, coleta a linfa do tórax, do membro superior esquerdo e do lado esquerdo da cabeça e do pescoço. A linfa do lado direito do tórax, da cabeça e do pescoço e do membro superior direito é coletada em um **ducto linfático direito** muito menos visível, que se esvazia na região posterior da veia braquiocefálica direita.

As exigências impostas ao sistema linfático mudam com a idade. As crianças em crescimento são mais vulneráveis que os adultos, de modo que precisam de um sistema de limpeza interno mais potente. Para esse fim, desenvolvem o **timo** na região do pescoço, que estimula o desenvolvimento desse sistema. O timo cresce até a puberdade; a seguir, diminui em tamanho e função durante toda a vida (ver Capítulo 6). A manutenção do líquido intersticial fica mais complicada com a idade. A obstrução no interior do sistema venoso ou nos vasos linfáticos pode levar a acúmulo excessivo de líquido, ou **edema**. O edema periférico é um sinal de ineficiência ou enfermidade do sistema circulatório.

Se o sistema linfático tivesse algo como um órgão próprio, esse órgão seria o **baço**. Quando as células sangüíneas perdem sua utilidade ou ficam "poluídas", elas são "removidas" pelo

---

* N. de R.T. Muitas vezes, o ducto torácico desemboca na junção das veias jugular interna e subclávia esquerdas, que alguns anatomistas denominam ângulo jugulo-subclávio.

FIGURA 2.54 Ducto torácico.

A linfa de quase todos os pontos do corpo é coletada pelo ducto torácico, que se situa ao longo das vértebras torácicas antes de desembocar no sistema venoso, no início da veia braquiocefálica esquerda. A linfa do pulmão direito, do lado direito do tórax, do membro superior direito e do lado direito da cabeça é coletada complementarmente pelo ducto linfático direito.

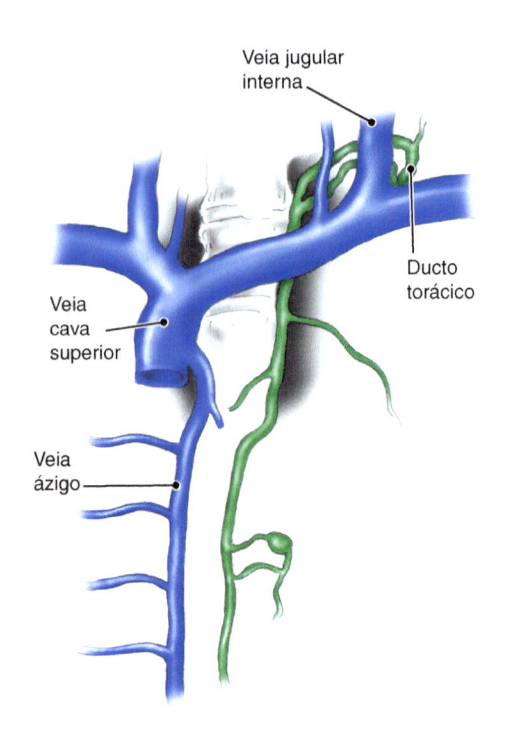

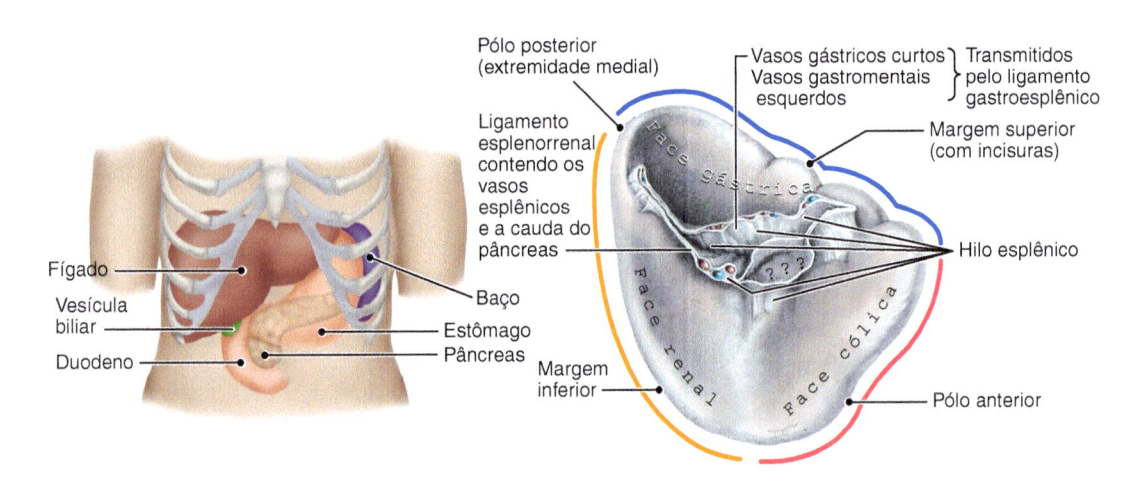

FIGURA 2.55 O baço.

O baço é um órgão linfático que monitora e filtra o sangue a partir de sua posição protegida pelas costelas, no quadrante superior esquerdo do abdome. Um baço aumentado pode ser palpado inferiormente à margem da costela. Pode ser visto como uma usina gigante de filtração no final da artéria esplênica e no começo da veia esplênica. (De Moore KL, Dalley AF. Clinically Oriented Anatomy, 4th Edition. Baltimore: Lippincott Williams & Wilkins, 1999.)

sistema circulatório por meio da "canibalização" linfática, assim como pelo processamento do rim e fígado. Contudo, elas precisam ser substituídas, e, enquanto o corpo está crescendo, novas células precisam ser produzidas para corresponder à demanda de novas células até a idade adulta. (O baço produz células sangüíneas novas, em especial nas crianças em crescimento.) Seu desenvolvimento ocorre no interior do mesentério posterior (dorsal) do intestino anterior, e sua posição no corpo adulto tem determinado significado clínico.

As células mesodérmicas alojadas no mesentério posterior do intestino anterior trabalham em conjunto e condensam-se conforme o tubo endodérmico se desenvolve. Essas células desenvolvem os desenhos clássicos de cápsula e parênquima típicos dos órgãos, mas nunca saem da bainha do mesentério posterior. Além de se abstrair na extensa rotação e inclinação do mesentério posterior quando o estômago se expande e gira, o baço mergulha na direção da parede abdominal posterior quando o intestino anterior amadurece (Fig. 2.55).

Ele se isola no recesso posteriormente ao estômago, que girou anteriormente ao rim esquerdo e superiormente ao arco do colo transverso para o colo descendente (que é conhecido como **flexura esquerda do colo**). Sua irrigação sangüínea advinda do tronco celíaco (artéria esplênica ou lienal) segue junto à parede posterior do corpo, ao longo do pâncreas. Isso explica por que uma parte substancial da circulação do pâncreas advém da artéria esplênica.

O baço não tem um sistema próprio de ductos, de modo que não tem complemento para o ureter do rim ou o ducto bilífero do fígado. Ele bombeia novas células sangüíneas na corrente através da veia esplênica, um componente importante do sistema porta do fígado. A localização do baço de encontro às costelas inferiores, no "ponto macio" do lado esquerdo da parede abdominal, torna-o vulnerável ao trauma, que pode resultar em "ruptura de baço" em decorrência da delicada cápsula do órgão. Nesses casos, o baço de um adulto pode ser removido com conseqüências mínimas.

3

Sistema Digestório

Introdução
Cavidade abdominal
Esôfago e Intestino anterior
Órgãos acessórios da digestão
    Fígado e vesícula biliar
    Pâncreas
Intestino médio
Intestino posterior

INTRODUÇÃO

Na extremidade cranial do endoderma (membrana orofaríngea), o ectoderma e o mesoderma elaboram-se para proteger o sensível endoderma do contato direto com o mundo exterior. Lábios, dentes e uma grande cavidade oral crescem como um posto de segurança para proteger o tubo intestinal. Eles processam fisicamente o que você consome antes da absorção.

Desse ponto em diante – ou "para baixo", por assim dizer – o endoderma conforma-se a um tubo e absorve da mesma maneira partículas benéficas e nocivas. Algumas partes do tubo são mais receptivas a certos compostos, como proteínas, do que outras, e certas partes recuperam principalmente a água que o corpo acrescenta à mistura, para evitar a desidratação. "Órgãos" inteiros desenvolvem-se a partir do tubo para auxiliar na complexa tarefa de degradar moléculas antes de entrarem na longa e sinuosa estrada intestinal da absorção.

O convoluto tubo intestinal é suspenso na cavidade abdominal por uma alça de mesoderma, como é comandado pelo desenvolvimento inicial do embrião. Como os pulmões que dele derivaram, o tubo intestinal pressiona contra uma bolsa fechada – neste caso, o peritônio. O peritônio parietal é altamente sensível e, em geral, sofre as conseqüências dos transtornos do tubo intestinal ou, pelo menos, a dor referida do trânsito intestinal. O diagnóstico e tratamento dos estados patológicos relacionados com o tubo intestinal, porém, baseiam-se principalmente nos dados de bioquímica sangüínea, que limitam as aplicações da anatomia macroscópica básica. Os objetivos preliminares do aprendizado do tubo intestinal devem ser compreender tanto a posição relativa dos órgãos para o diagnóstico físico quanto as imagens clínicas, e dominar a posição e as qualidades informativas da bolsa peritoneal contra a qual o tubo e seus órgãos acessórios crescem.

CAVIDADE ABDOMINAL

Quando rastreamos pela última vez o endoderma, ele havia-se enrolado, formando um tubo contínuo, e estava praticamente circundado por uma camada de mesoderma (sendo agora denominado mesoderma visceral ou esplâncnico). Essa organização é mais bem-apreciada em corte transversal (Fig. 3.1). O endoderma desenvolve-se primariamente no **sistema digestório**, que inclui o tubo propriamente dito, mais os órgãos que brotam dele. O tubo expande-se, forma convoluções, dá origem a órgãos e gira quando se torna o **trato gastrintestinal** (GI) adulto. O contato com o mesoderma visceral leva à formação de uma parede de músculo liso em torno

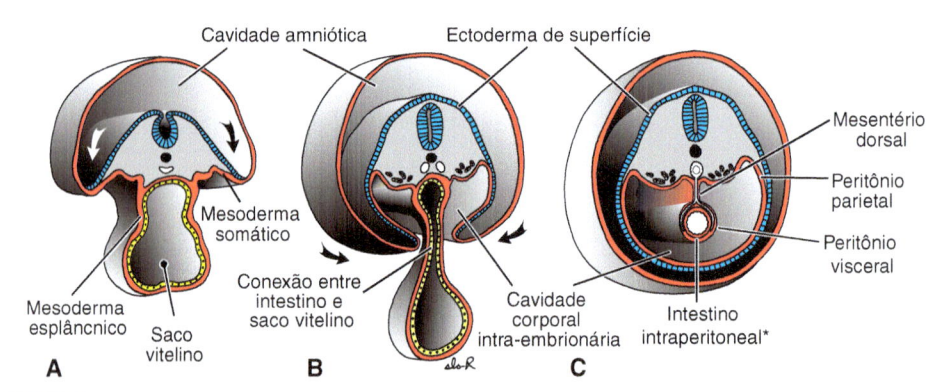

FIGURA 3.1 O endoderma dobra-se para formar um tubo.

Esta vista clássica de corte transversal do pregueamento embrionário mostra como a camada endodérmica de células dobra-se para formar um tubo **(A)**. Quando ela se torna tubular, mantém superfície de contato com a camada visceral do mesoderma da placa lateral **(B)**. O tubo endodérmico passa a ser "suspenso" por uma faixa de mesoderma visceral. Essa faixa é constituída por duas lâminas (uma de cada lado do corpo) e um potencial espaço entre elas **(C)**. Observe como a aorta é posicionada de modo que possa enviar um ramo para o tubo intestinal "entre" as duas lâminas do mesoderma que o suspendem. Essa estrutura de mesoderma chama-se mesentério. Como o que se mostra aqui se projeta da parede "de trás" do corpo, é denominado mesentério dorsal. Lembre-se que o endoderma dá origem apenas ao epitélio do tubo intestinal, não ao músculo liso que atua sobre ele. Esse músculo liso é derivado do mesoderma. Quando se contrai, o tubo é comprimido, e essa ação facilita o efeito peristáltico de movimento das partículas alimentares ao longo da linha de produção. (Adaptada de Sadler T. Langman's Medical Embryology, 9th Edition Image Bank. Baltimore: Lippincott Williams & Wilkins, 2003.)

---

* N. de R.T. Na realidade, o intestino é considerado uma víscera peritonizada por estar envolto pelo peritônio.

das células endodérmicas, que dão ao tubo intestinal a aparência tubular verdadeira. Também possibilita a compressão mecânica da bainha endodérmica (peristaltismo), que ajuda a mover a matéria alimentar processada, ou ingerida, ao longo do sistema.

Parte do tubo é encontrada no **tórax** adulto, ou **cavidade torácica**, e parte encontra-se no **abdome**, ou **cavidade abdominal**. Essas duas cavidades do corpo são separadas pelo **diafragma**, que, como você deve lembrar, era parte do septo transverso de mesoderma, mas foi reposicionado durante o pregueamento longitudinal. Agora, terminaremos a história das cavidades antes de examinarmos o desenvolvimento do tubo propriamente dito.

O pregueamento lateral do embrião cria uma cavidade capturada, o celoma intra-embrionário. Esse espaço de confluência de cavidades é contínuo de cima a baixo, até que o septo transverso secciona a cavidade única em metades, durante o pregueamento longitudinal (ver Figs. 1.18 a 1.21). A metade superior passa a ser a cavidade torácica, e o pedaço de celoma que permanece ali parece um arco pendente. O coração cresce contra a curva do arco, e os pulmões crescem contra os "membros" do arco. Abaixo do diafragma, os membros mesclados do celoma passam a ser o **saco peritoneal**. A camada de mesoderma que reveste completamente e, assim, constitui a cavidade peritoneal é chamada agora de **peritônio**. Uma parte dele reveste a parede do corpo (**peritônio parietal**) e outra parte reveste o tubo intestinal (**peritônio visceral**). O tubo intestinal, bastante alongado e gerando órgãos, empurra (força) de tal maneira o peritônio que sobra muito pouca "cavidade" livre no saco. Assim, o acúmulo de líquido dentro dessa bolsa (ascite) rapidamente leva ao desconforto e exige atendimento médico.

Agora que estabelecemos como se forma o saco peritoneal, podemos prosseguir com a descrição da anatomia macroscópica do sistema digestório. Esse sistema de estruturas relativamente simples do corpo é incrivelmente complexo em termos fisiológicos. O espectro clínico de complicações nesse sistema é grande, porque sua estrutura fica em contato com o mundo exterior e todas as suas impurezas. Fisiopatologias como diabetes, cirrose e colite resultam de comportamento disfuncional desse sistema em decorrência, em certos casos, do comportamento de consumo. A anatomia clínica dessas doenças é menos aparente, de modo que, no estudo da anatomia macroscópica do sistema digestório, os objetivos são dominar os nomes de suas partes, compreender sua inervação e suprimento sangüíneo e posicionar o tubo com relação à parede do corpo que o circunda.

ESÔFAGO E INTESTINO ANTERIOR

A primeira parte do tubo a considerar é o segmento que conecta a abertura de entrada (a boca, ou cavidade oral) à unidade de processamento (estômago, intestinos, etc.). Essa parte é chamada de **esôfago** e situa-se no tórax*. Esse segmento do tubo endodérmico muda muito pouco com relação à sua aparência inicial (Fig. 3.2). Continua sendo um tubo flácido circundado por músculo. O músculo origina-se do mesoderma visceral que revestiu o tubo intestinal após o pregueamento lateral (ver Fig. 1.16). Quando os músculos do esôfago contraem, eles impulsionam o que quer que esteja no seu interior para baixo. Esse **peristaltismo** é aumentado pelas fibras parassimpáticas do **nervo vago** (X par de nervos cranianos). A disfunção desse processo é cada vez mais comum e pode levar ao **refluxo gastresofágico** (RGE).

O esôfago passa posteriormente ao diafragma, mas se projeta para a frente o suficiente para que o diafragma faça um "colarinho" nele. O grau em que o diafragma comprime a transição entre o esôfago e o estômago (junção esofagogástrica) pode levar à indigestão, ao refluxo de alimentos e/ou "azia". Em inglês, azia é *heartburn* ("queimação no coração"), dando um sentido

---

* N. de R.T. Devemos lembrar que o esôfago apresenta três partes diretamente relacionadas às regiões do corpo que atravessa: cervical, torácica e abdominal. Também devemos lembrar que entre a cavidade oral e o esôfago há outra parte do tubo, denominada **faringe**.

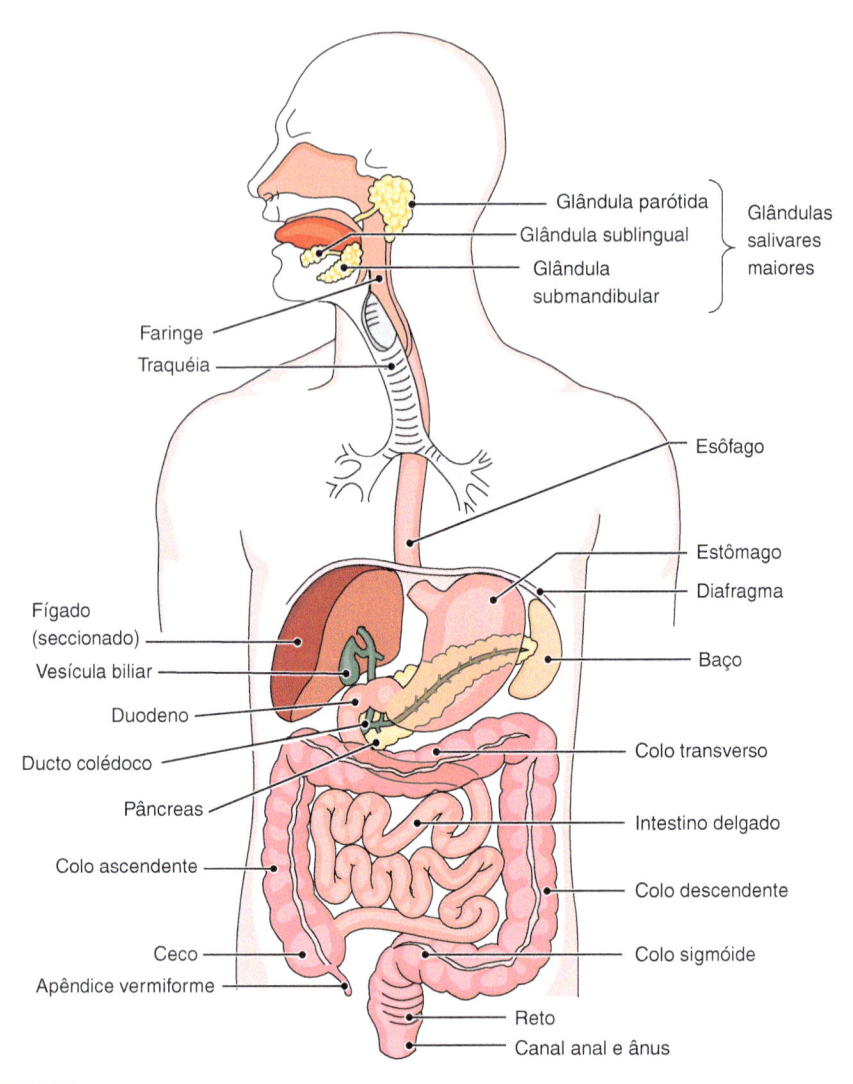

FIGURA 3.2 Tubo intestinal adulto.

O esôfago, um tubo não-modificado, é apenas um condutor entre o local em que o alimento é inicialmente processado (cavidade oral) e onde é digerido (estômago e adiante). (De Cohen BJ, Wood DL. Memmler's The Human Body in Health and Disease, 10th Edition. Baltimore: Lippincott Williams & Wilkins, 2004.)

errôneo de que o desconforto é próximo do coração e não no esôfago, o que, por sua vez, pode levar o paciente diretamente ao pronto-socorro. A junção esofagogástrica também torna o diafragma vulnerável ao afrouxamento, o que pode resultar em herniação do tubo intestinal. A **hérnia deslizante de hiato** é aquela em que toda a junção esofagogástrica e a parte superior do estômago desliza para cima através do hiato esofágico do diafragma, criando um "aperto" desconfortável do estômago (Fig. 3.3).

Os anatomistas descrevem o tubo intestinal em desenvolvimento abaixo do diafragma apresentando três regiões: um **intestino anterior**, um **intestino médio** e um **intestino posterior**. Cada região recebe uma artéria própria do sistema circulatório em desenvolvimento, de modo que essa classificação é lógica. O intestino anterior também é a parte do tubo que dá origem a todos os órgãos acessórios, de modo que a divisão em intestino anterior e intestino médio

FIGURA 3.3 **Hérnia de hiato.**

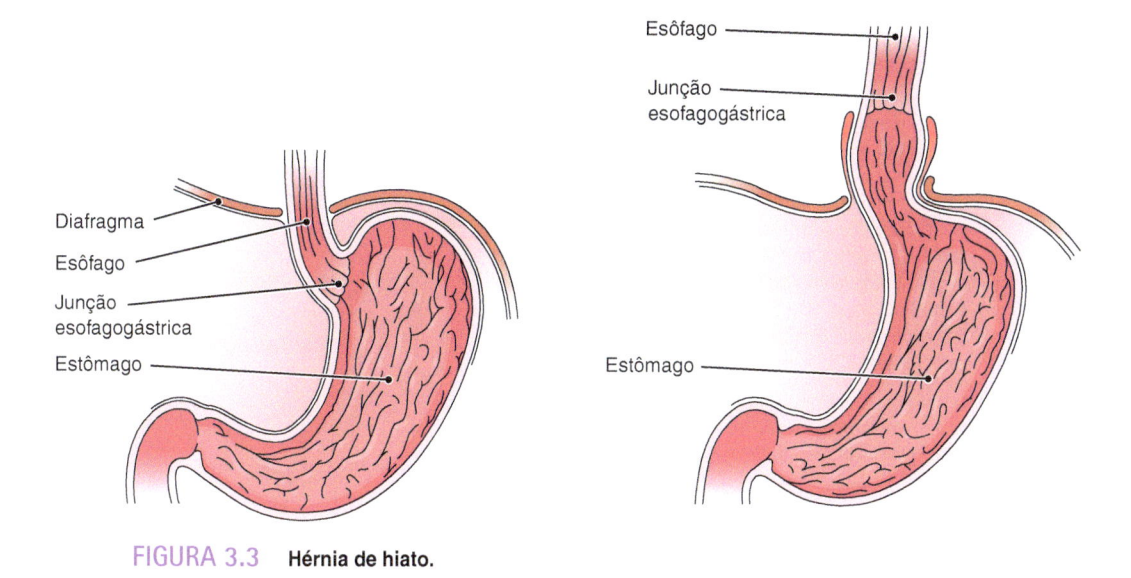

A relação entre o tubo intestinal e o diafragma é complacente o bastante para que o tubo possa formar hérnia no tórax, em geral "deslizando" pelo hiato esofágico. (De Cohen BJ, Wood DL. Memmler's The Human Body in Health and Disease, 9th Edition. Philadelphia: Lippincott Williams & Wilkins, 2000.)

é ainda mais lógica. A transição do intestino médio para o intestino posterior é mais arbitrária, no sentido de que ambos têm função de absorção semelhante, suas inervações se sobrepõem e o ponto exato em que o suprimento sangüíneo de um mescla-se com o do outro é vago.

A região do intestino anterior passa a ser o estômago, os órgãos acessórios da digestão e a primeira parte do duodeno do intestino delgado. Tudo isso faz sentido, considerando-se que o sistema digestório deve atuar sobre o alimento ingerido quando finalmente atinge a parte abaixo do diafragma. O intestino anterior é o domínio do **tronco celíaco** de artérias (Fig. 3.4), o primeiro dos ramos da linha mediana da **parte abdominal da aorta**. O intestino anterior tem mais uma característica distintiva. Quando o septo transverso surge para dividir o tórax do abdome, na verdade ele faz uma ponte no espaço desde o intestino anterior até a parede anterior do corpo. Quando a porção cranial do septo transverso desenvolve-se no diafragma, a porção caudal afina em um mesentério anterior (ventral). Apenas o intestino anterior tem um mesentério anterior (Fig. 3.5). Assim, esse mesentério anterior, que é exatamente semelhante ao mesentério posterior (dorsal) que faz trajeto por toda a extensão do tubo intestinal, fica disponível para envolver como um sanduíche qualquer órgão que possa originar-se do intestino anterior.

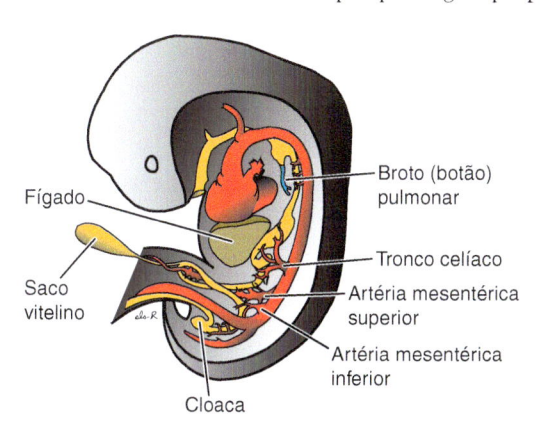

FIGURA 3.4 **Um ramo próprio da aorta irriga cada região do tubo intestinal.**

O tronco celíaco irriga a região do intestino anterior e os órgãos que dele se originam. A artéria mesentérica superior irriga a região do intestino médio, e a artéria mesentérica inferior irriga a região do intestino posterior. Note que o termo mesentérica é usado aqui. Isso significa que as artérias estão localizadas no interior do mesentério, entre a parede do corpo e o tubo intestinal. (De Sadler TW. Langman's Essential Medical Embryology. Baltimore: Lippincott Williams & Wilkins, 2006. Figura 6.6A.)

FIGURA 3.5 Formação de um mesentério anterior (ventral) na região do intestino anterior.

Os órgãos acessórios da digestão (fígado, pâncreas e vesícula biliar) derivam somente do intestino anterior. Como o tubo intestinal, repousam em uma "faixa" de mesoderma, mas, como o tubo intestinal já ocupa o mesentério posterior, esses órgãos precisam de um mesentério próprio. O mesentério anterior parece formar-se pelo adelgaçamento do mesoderma sobrejacente ao septo transverso. (De Sadler TW. Langman's Medical Embryology, 9th Edition Image Bank. Baltimore: Lippincott Williams & Wilkins, 2004.)

* N. de R.T. As partes específicas do mesentério ventral e do mesentério dorsal relacionadas ao estômago são denominadas mesogástrio ventral e mesogástrio dorsal, respectivamente.

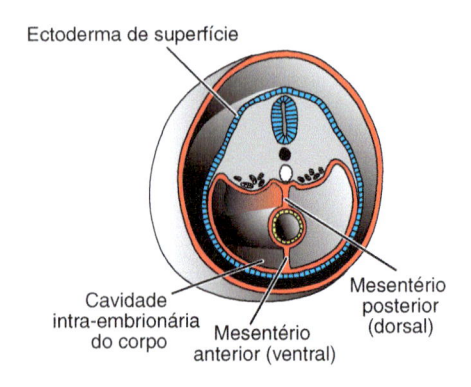

A primeira tarefa do intestino anterior é armazenar o alimento ingerido, e sua primeira estrutura é uma parte inflada do tubo, chamada **estômago**. Estruturalmente, o estômago é apenas uma expansão do tubo intestinal para formar uma grande bolsa. Funcionalmente, o estômago secreta uma série de ácidos fortes para reduzir ainda mais o alimento ingerido. Esses ácidos funcionam eficientemente sobre compostos protéicos.

O estômago não é centralizado no meio do corpo, que é onde ele surge como parte do tubo intestinal endodérmico. Na verdade, o estômago gira enquanto se forma (Fig. 3.6). A margem posterior (dorsal) do intestino anterior expande-se primeiro, criando uma **curvatura maior** ao longo dessa margem e uma **curvatura menor** ao longo da margem anterior (ventral). Ao mesmo tempo, o tubo gira 90° em seu próprio eixo, devido ao rápido crescimento do fígado (ver a seguir). Isso posiciona a curvatura maior voltada para o lado esquerdo. Por fim, essa curvatura

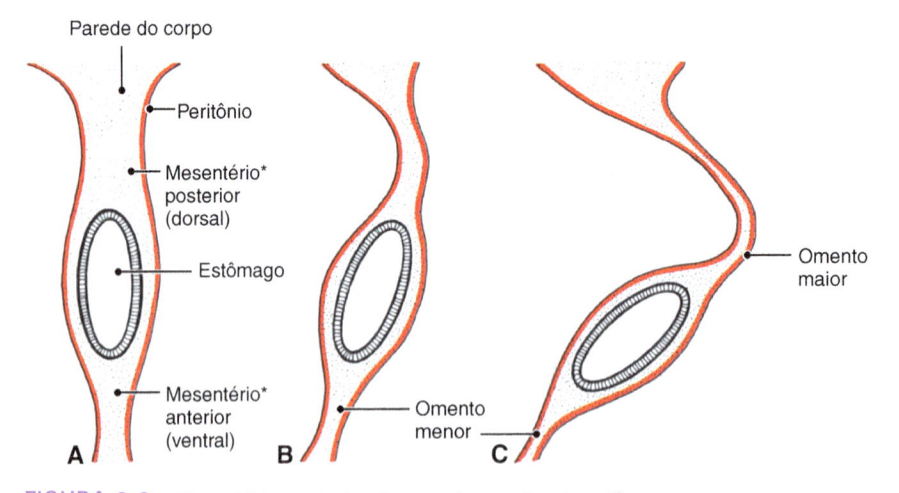

FIGURA 3.6 Mesentério posterior da curvatura maior do estômago.

O estômago, parte do tubo intestinal que se abaula posterior, mas não anteriormente, apresenta como resultado uma superfície de maior curvatura e uma de menor curvatura. O estômago também gira **(A, B)** para acomodar o fígado adjacente, de rápido crescimento (não-mostrado). Um resultado é um "aventar" mais comprido de mesentério posterior, que é conhecido como omento maior **(C)**. (De Sadler TW. Langman's Medical Embryology, 10th Edition. Baltimore: Lippincott Williams & Wilkins, 2006. Figura 13.9A, p. 293.)

maior expandida gira mais, de modo que aponta para baixo, sendo essa a posição final do estômago normal, o órgão dominante no quadrante superior esquerdo do abdome (Fig. 3.7).

Lembre-se que, como todas as partes do tubo intestinal, o intestino anterior está suspenso da coluna vertebral pelo envoltório de mesentério posterior criado pela camada visceral de mesoderma. A expansão, a rotação e o abaulamento da região do estômago afetam também esse mesentério. Ele segue a posição da curvatura maior de modo que se alonga bastante e se dobra para baixo como um "avental" no final do crescimento. Esse avental de mesentério é chamado de **omento maior** (ver Fig. 3.7).

Cada região do tubo intestinal é irrigada por uma artéria própria. A irrigação sangüínea do estômago vem da artéria do intestino anterior, o **tronco celíaco**. Um ponto maior, porém, está em jogo aqui. Observe que o tubo intestinal começou como uma estrutura na linha mediana,

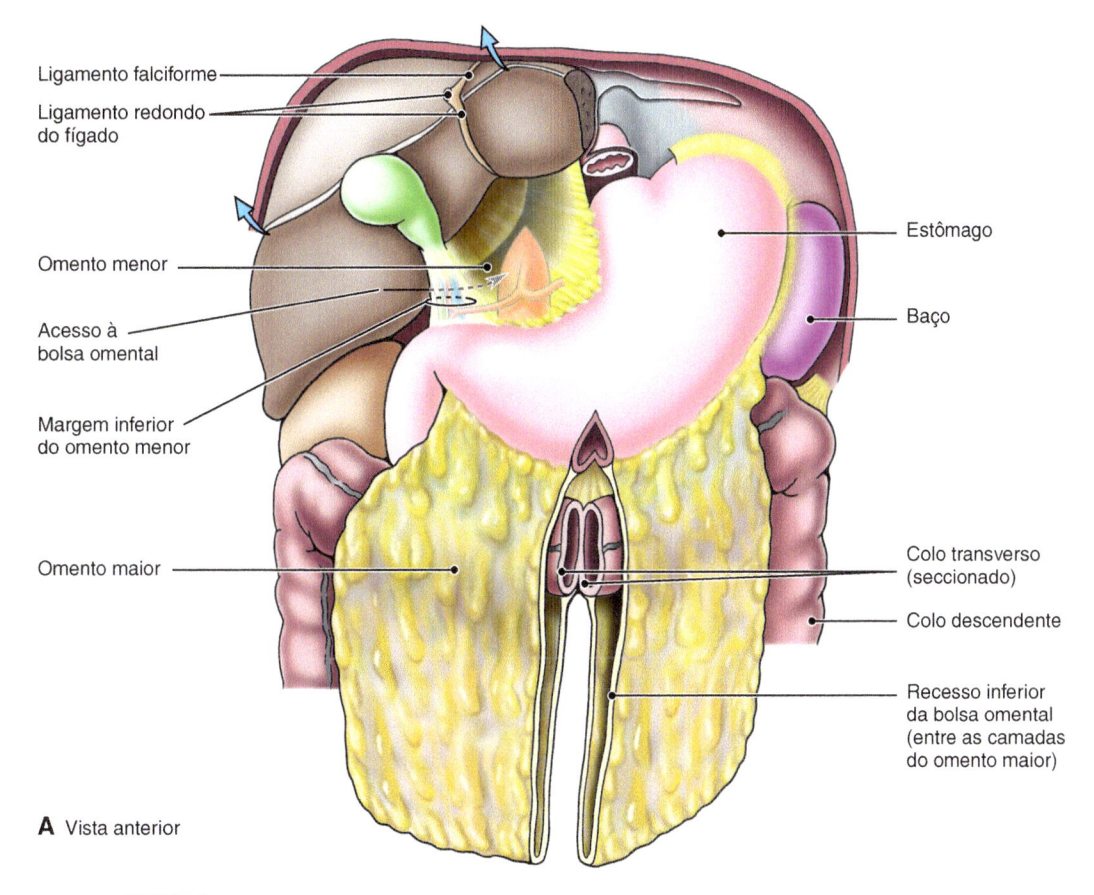

A Vista anterior

FIGURA 3.7   **O estômago e seus omentos.**

O mesentério posterior (dorsal) persiste como o notável omento maior, uma projeção de duas camadas de tecido conectivo rico em gordura **(A)**. De difícil manejo, essa expansão de mesentério, por fim, incorpora a parte transversa do colo **(B)**. Foi chamado de "policial abdominal" devido a seu papel na defesa do peritônio, por meio da adesão a locais de inflamação, absorvendo bactérias e outros contaminantes, e fornecendo leucócitos para gerar resposta imunológica local. O mesentério anterior (ventral) persiste como o omento menor. Ele delimita uma parte menor da cavidade peritoneal posteriormente (bolsa omental) e embainha os ductos que conectam os órgãos acessórios ao tubo intestinal. (De Moore KL, Dalley AF. Clinically Oriented Anatomy, 5th Edition. Baltimore: Lippincott Williams & Wilkins, 2006. Figura 2.20, p. 237; de Cohen BJ, Wood DL. Memmler's The Human Body in Health and Disease, 10th Edition. Baltimore: Lippincott Williams & Wilkins, 2004.)

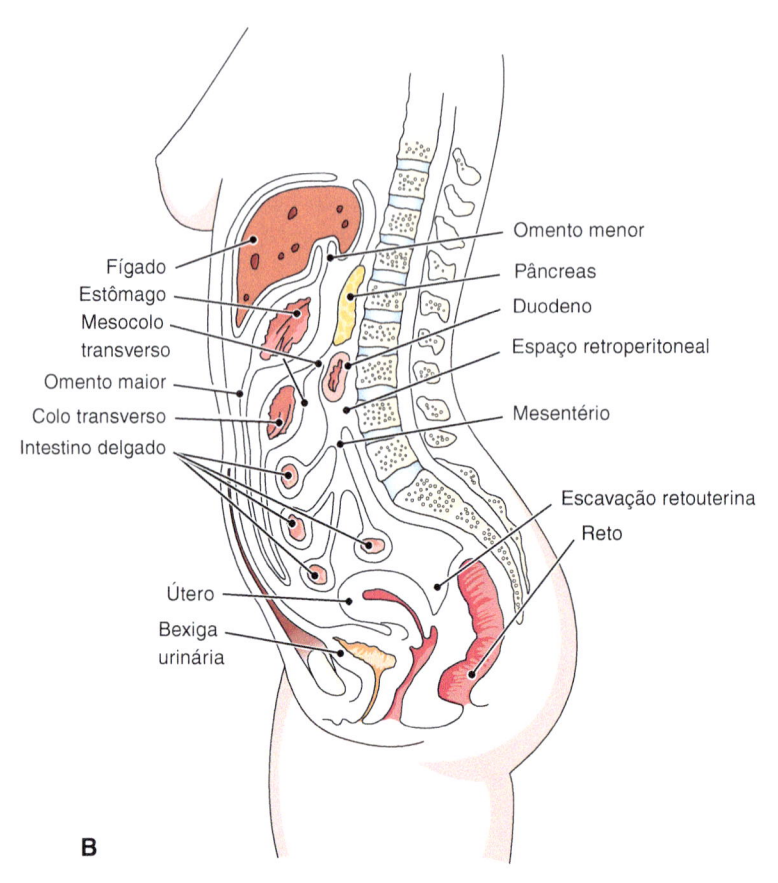

FIGURA 3.7 *(Continuação).*

com trajeto paralelo à coluna vertebral, mas à sua frente. A única estrutura entre os dois é a aorta. A via mais curta possível para que o sangue atinja o tubo intestinal é um ramo direto da aorta que faz trajeto entre as duas camadas de mesoderma, que se projetam da parede do corpo para servir de "tipóia" para o tubo intestinal, envolvendo-o (ver Fig. 3.1). No caso do estômago, as artérias são ramos do tronco celíaco. No entanto, como o mesentério posterior do estômago alonga-se conforme o intestino anterior se expande e gira, não seria "econômico" que o suprimento sangüíneo também se alongasse e pendesse como um avental. Em vez disso, o suprimento sangüíneo para o estômago aproxima-se da parte de cima do mesentério posterior (para chegar ao topo das curvaturas maior e menor), ou vai e volta no fundo da expansão do estômago (para chegar à parte inferior das curvaturas maior e menor) (ver Fig. 2.31).

A porção do intestino anterior distal ao estômago formará a parte proximal do **duodeno** (Fig. 3.8). Esse tubo em forma de "C" marca a transição para a porção absorvente do tubo intestinal; também marca o final dos órgãos acessórios que estão ligados ao tubo (ver a seguir). Em termos de desenvolvimento, a parte do duodeno que se forma a partir da região do intestino anterior está indicada pela persistência de um mesentério anterior (ventral) (ver Fig. 3.7). Todas as partes subseqüentes do tubo têm só mesentério posterior (dorsal).

O duodeno demonstra um princípio essencial da anatomia do sistema digestório. O tubo intestinal alonga-se muito durante o crescimento, atingindo distância linear de cerca de 6 metros. Para acomodar tudo isso no pequeno volume da cavidade abdominal adulta, o tubo

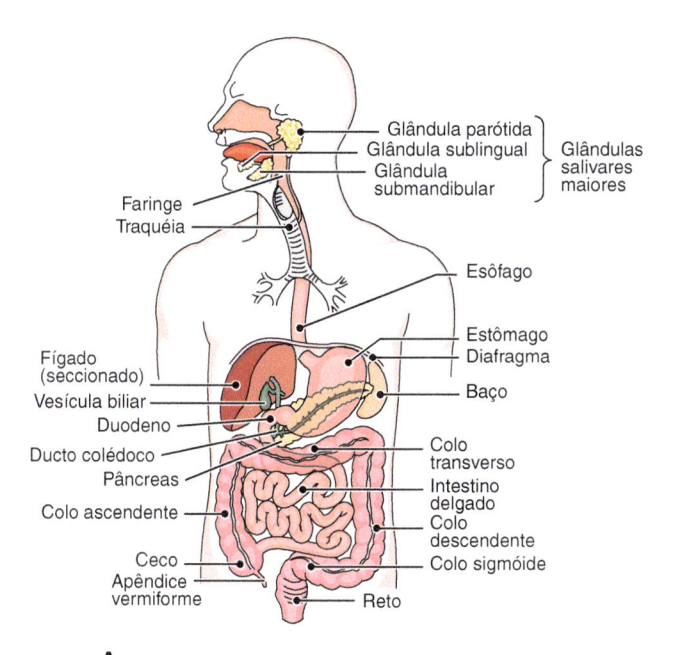

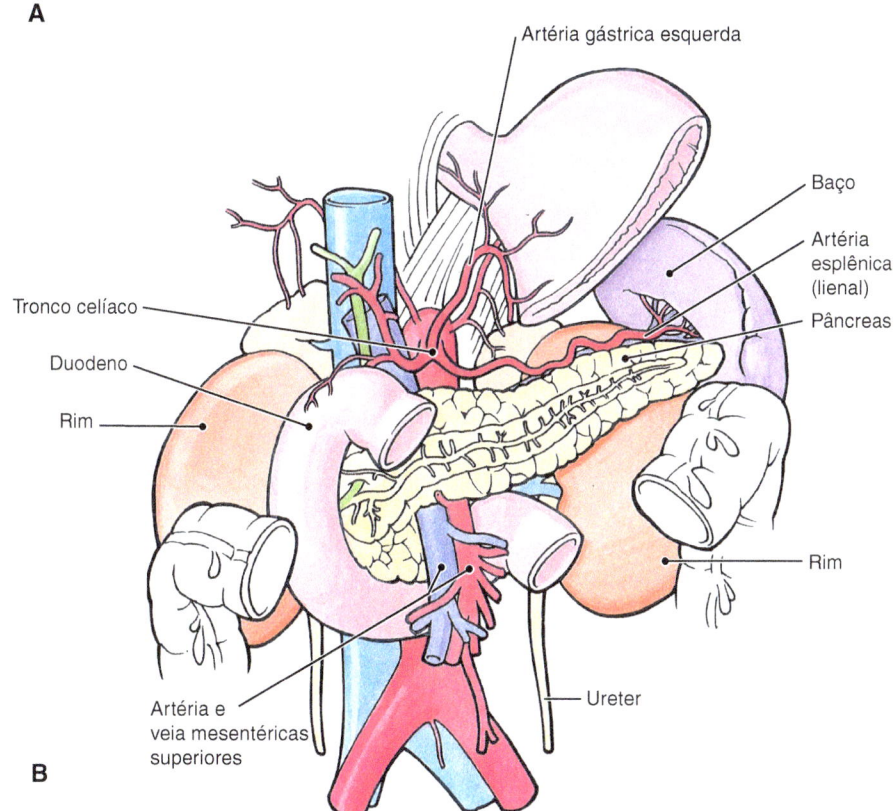

FIGURA 3.8 **Anatomia regional do duodeno.**

O duodeno é a continuação, em forma de "C", do tubo intestinal, em seguida ao estômago **(A)**. Repousa numa região fundamental do abdome, perto de cada um dos órgãos acessórios da digestão e dos rins, do baço, da veia cava inferior e da aorta **(B)**. (De Moore KL, Agur A. Essential Clinical Anatomy, 2nd Edition. Philadelphia: Lippincott Williams & Wilkins, 2002.)

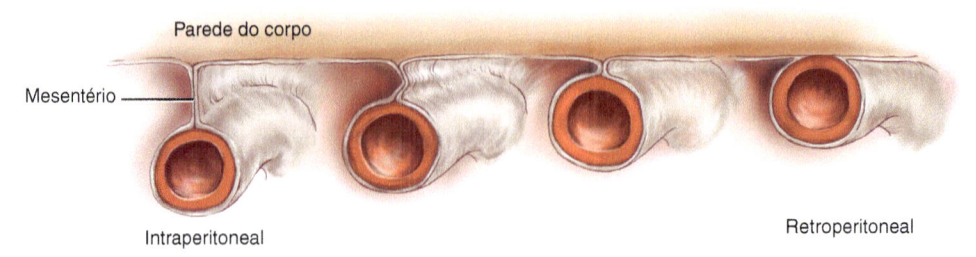

FIGURA 3.9 O tubo faz pressão contra o peritônio em graus variáveis.

Devido ao espaço apertado na cavidade abdominal, a relação entre o tubo intestinal e o mesentério posterior (dorsal) é distorcida durante o crescimento. Em certas regiões, o tubo intestinal é empurrado contra a parede posterior do corpo, removendo efetivamente o mesentério posterior. Essa condição é chamada de "retroperitoneal", e o tubo intestinal está essencialmente fixado no espaço contra a parte posterior do abdome. Em outras regiões, o mesentério posterior expande-se e se torce drasticamente para dar ao tubo intestinal o máximo de flexibilidade e mobilidade.

precisa enrolar-se e formar um "novelo", como se tentássemos colocar uma mangueira comprida em uma caixa pequena. Toda essa acomodação distorce a relação do tubo com o mesentério posterior. Os desfechos possíveis estão ilustrados na Figura 3.9.

Lembre-se que o **mesentério** é realmente apenas duas camadas de mesoderma, com um espaço entre elas. Parte desse espaço é ocupada pelo tubo intestinal e parte é vazia, exceto pelos vasos sangüíneos e nervos que suprem o tubo e seu revestimento. Às vezes, o tubo arrasta-se para mais longe da coluna vertebral, estirando, assim, o mesentério posterior. Isso dá ao tubo a propriedade de ser bastante dobrável e móvel na cavidade abdominal, porque está "oscilando" mais livremente do pilar de sustentação da coluna vertebral. O **jejuno** e o **íleo** do intestino delgado são exemplos dessa condição. Como parece que o tubo está completamente circundado pelo mesoderma visceral, essa condição denomina-se **intraperitoneal***. O tubo não está no interior da cavidade peritoneal, mas isso será melhor visualizado seguindo as possibilidades de desenvolvimento (ver Fig. 3.9).

Partes do tubo são empurradas contra a parede posterior do corpo pela pressão de outros órgãos. Essa condição é chamada **retroperitoneal**, porque todo o tubo parece estar atrás do mesoderma visceral que forma o revestimento da cavidade peritoneal. Essas partes do tubo estão em posição fixa e são recobertas só pela membrana peritoneal tangente. O duodeno tem uma parte intraperitoneal e uma parte retroperitoneal (Fig. 3.10). A primeira parte do duodeno, derivada do intestino anterior, é intraperitoneal; os outros dois terços do duodeno são retroperitoneais.

O duodeno está realmente à mercê do estômago e do grande fígado que estão-se desenvolvendo. Isso significa que, quando o estômago gira em seu eixo longitudinal e mergulha para a esquerda, o duodeno é empurrado para a direita e, no final, a convexidade do "C" do duodeno situa-se à direita da coluna vertebral (ver Fig. 3.10). A posição do duodeno cruzando o nível das primeiras vértebras lombares provará ser essa uma área muito ocupada da cavidade abdominal.

ÓRGÃOS ACESSÓRIOS DA DIGESTÃO

As necessidades dietéticas humanas são amplas. Precisamos de uma grande variedade de tipos de alimentos, muitos dos quais desafiam o sistema digestório. Logicamente, as estruturas que

---

* N. de R.T. O termo mais adequado para a condição citada de uma víscera totalmente envolta pelo peritônio é peritonizada, e não intraperitoneal, que se refere à condição de uma víscera no interior da cavidade peritoneal (por exemplo, ovário).

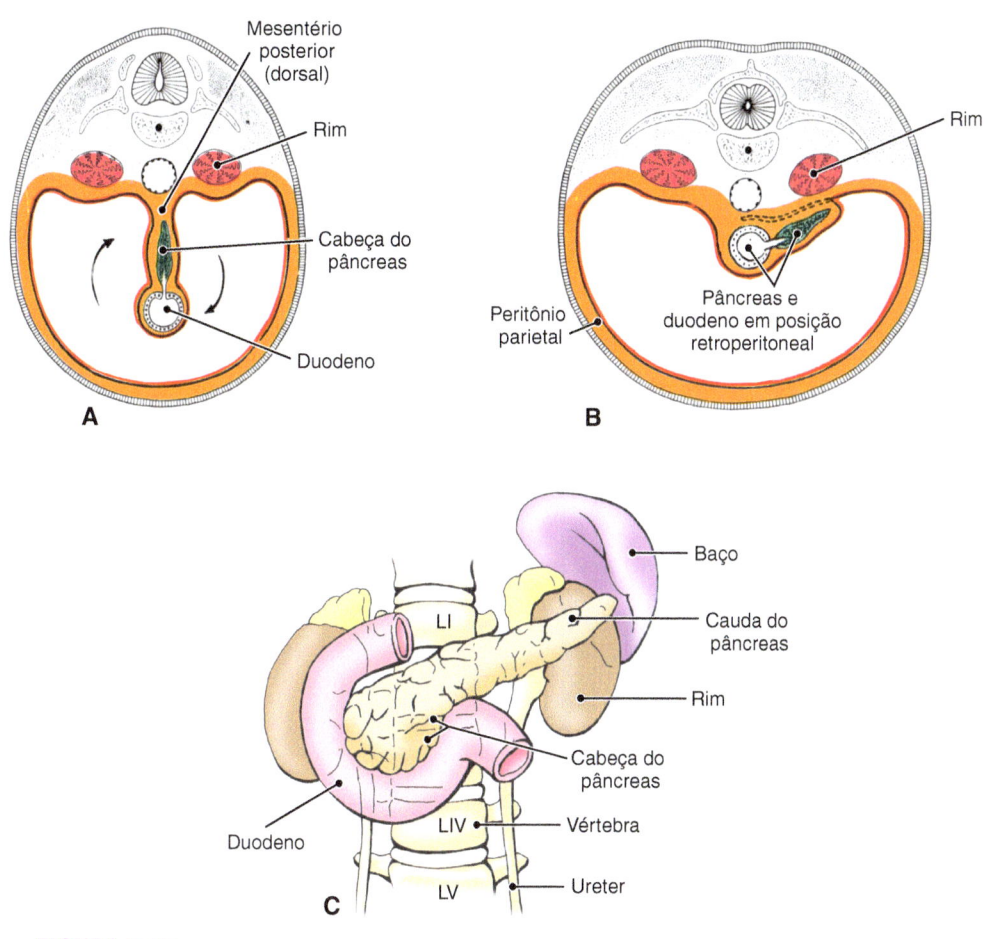

FIGURA 3.10 O duodeno é empurrado para a direita pelo fígado e estômago.

Como a cauda de um cachorro ou a ponta de um chicote, o duodeno dobra-se em forma de "C", é tracionado para cima com a ascensão do fígado e vai de encontro à parede posterior do corpo. **(A–B)** Termina no nível das vértebras LI–LIII **(C)** em um desenho que descende ao lado dos corpos vertebrais, depois faz trajeto transversal antes de terminar como o jejuno. (Modificada de Sadler TW. Langman's Essential Medical Embryology. Baltimore: Lippincott Williams & Wilkins, 2006. Figure 6.5N,O,P, p. 65.)

ajudam você a digerir estarão localizadas na parte superior em vez de no final do sistema. Os órgãos acessórios da digestão são **fígado, vesícula biliar** e **pâncreas**, cada um dos quais deriva do intestino anterior. Além disso, eles originam-se de brotos do intestino anterior no interior de outro aspecto exclusivo da anatomia do intestino anterior – o **mesentério anterior** (ventral). O fato de o intestino anterior ser a única região que contém órgãos acessórios da digestão e um mesentério anterior não é coincidência, é claro.

Fígado e vesícula biliar

O fígado começa a brotar do tubo do intestino anterior durante a quarta semana de desenvolvimento embrionário. Nesse ponto, é chamado de **divertículo hepático** (Fig. 3.11). A parte superior, ou cranial, do divertículo continua a se desenvolver para se transformar no fígado, que

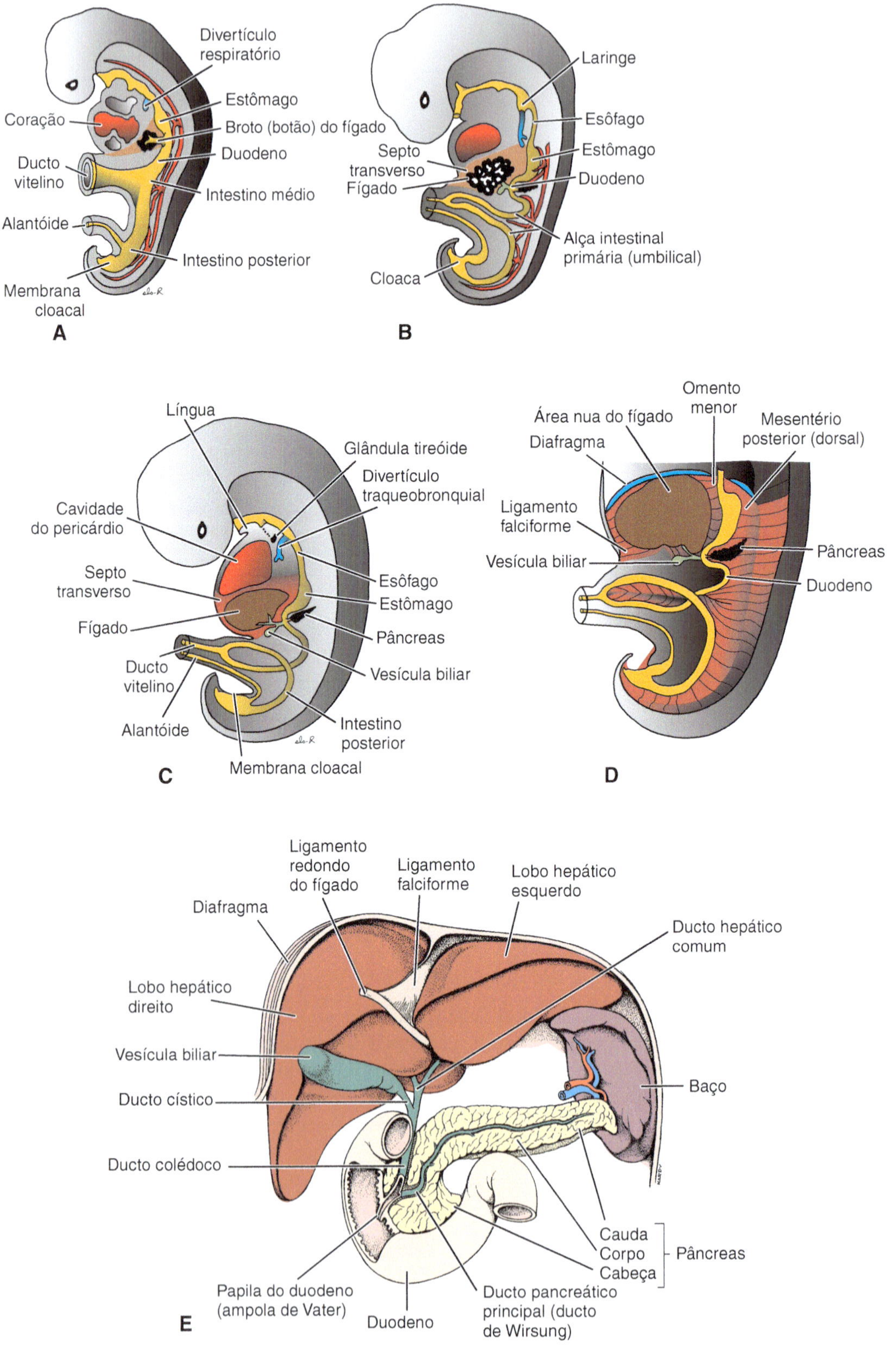
Divertículo respiratório
Estômago
Coração
Broto (botão) do fígado
Duodeno
Ducto vitelino
Intestino médio
Alantóide
Intestino posterior
Membrana cloacal
A
Laringe
Esôfago
Estômago
Septo transverso
Fígado
Duodeno
Alça intestinal primária (umbilical)
Cloaca
B
Língua
Glândula tireóide
Divertículo traqueobronquial
Cavidade do pericárdio
Septo transverso
Esôfago
Estômago
Fígado
Pâncreas
Ducto vitelino
Vesícula biliar
Alantóide
Intestino posterior
Membrana cloacal
C
Omento menor
Área nua do fígado
Mesentério posterior (dorsal)
Diafragma
Ligamento falciforme
Pâncreas
Vesícula biliar
Duodeno
D
Ligamento redondo do fígado
Ligamento falciforme
Lobo hepático esquerdo
Diafragma
Ducto hepático comum
Lobo hepático direito
Vesícula biliar
Baço
Ducto cístico
Ducto colédoco
Cauda
Corpo
Cabeça
Pâncreas
Papila do duodeno (ampola de Vater)
Duodeno
Ducto pancreático principal (ducto de Wirsung)
E

> **FIGURA 3.11** **Origem dos órgãos acessórios da digestão.**
>
> Os órgãos acessórios da digestão (fígado, vesícula biliar e pâncreas) emergem, primeiro, como brotos (botões) do tubo do intestino anterior no espaço fornecido pelo mesentério anterior. **(A–B)** Quando os órgãos aumentam e se movem, o mesentério anterior (ventral) do intestino anterior os acompanha e persiste da mesma maneira que faz o mesentério posterior. **(C–E)** (De Sadler TW. Langman's Medical Embryology, 10th Edition. Baltimore: Lippincott Williams & Wilkins, 2006. Figuras 14.14 e 14.15, p. 212; do Stedman's Medical Dictionary, 27th Edition. Baltimore: Lippincott Williams & Wilkins, 2000.)

rapidamente passa a ser o maior órgão do feto. A produção de células sangüíneas é uma função inicial do fígado. A pequena parte mais inferior do divertículo torna-se a **vesícula biliar**. Juntos, o fígado e a vesícula biliar localizam-se no interior do mesentério anterior (ventral), no quadrante superior direito, para onde o fígado em rápida expansão migrou como resultado, em parte, da expansão do estômago. Isso cria uma dinâmica em que a metade superior da cavidade abdominal é dominada pelo estômago à esquerda e pelo fígado à direita, com um mesentério anterior estirado localizado entre eles (ver Figs. 3.6 e 3.7).

O mesentério anterior continua adiante do fígado para a parede abdominal anterior; no adulto, essa projeção de tecido é denominada **ligamento falciforme**. Lembre-se que o espaço mesentérico (entre as duas camadas de mesoderma que o formam) está disponível como um itinerário para que os nervos e os vasos sangüíneos transitem na cavidade abdominal, sem perfurar ou ficar dentro da cavidade peritoneal. O ligamento falciforme proporciona exatamente essa oportunidade.

O fígado cresce tanto que causa impacto no diafragma acima dele, como um balão de hélio que sobe até o teto. Essa compressão do fígado, revestido por mesentério ventral, contra o diafragma, também revestido em sua superfície inferior pela camada somática de mesoderma, provoca "erosão" dos revestimentos e deixa o tecido hepático em contato com a fáscia do diafragma. Isso se chama a **área nua** do fígado (Fig. 3.12). Nas margens da área nua do fígado, o

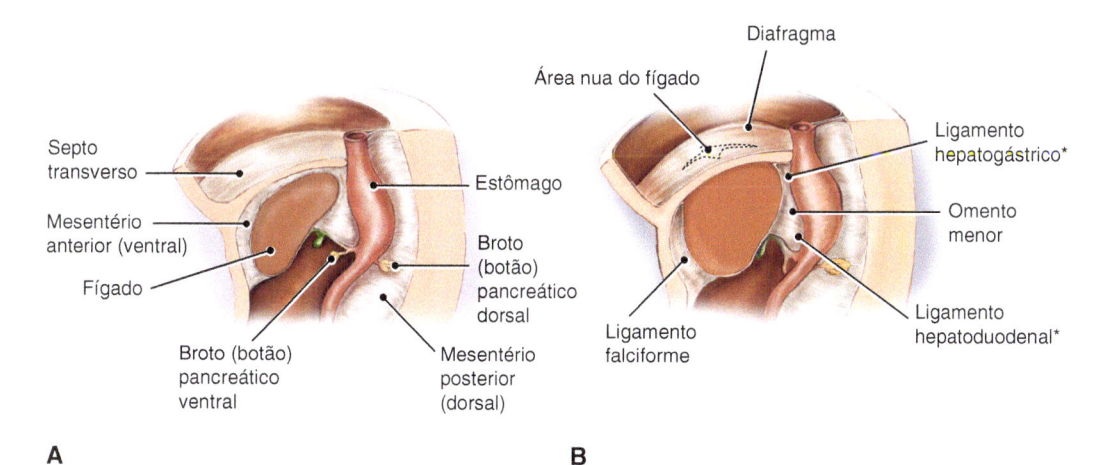

> **FIGURA 3.12** **O fígado ascende durante o crescimento (A) e causa impacto no diafragma (B).**
>
> Esse impacto empurra ("desvia") o revestimento peritoneal do fígado e do diafragma, formando uma espécie de "área nua" na parte superior do fígado (face diafragmática). O fígado funde-se essencialmente ao diafragma, o que veda os arcos desviados de peritônio e mantém a cavidade peritoneal como um espaço fechado. (Adaptada de Larsen WJ. Human Embryology, 1st Edition. New York: Churchill-Livingstone, 1993. Figura 9.8, p. 216.)

---

* N. de R.T. A Terminologia Anatômica considera esses ligamentos pertencentes ao omento menor.

revestimento de mesoderma desvia para o diafragma adjacente. A cavidade peritoneal ainda está hermética ao longo dessas reflexões, mas diversas bolsas cegas (recessos) são deixadas onde o líquido no interior da cavidade pode se acumular.

A **vesícula biliar** forma-se porque o fígado produz mais bile do que o corpo necessita, e essa bile precisa ser armazenada em algum lugar. Quando o fígado está em expansão a partir do broto original do tubo do intestino anterior, a conexão que ele mantém com o tubo separa-se como um estreito **ducto bilífero**. Uma parte desse ducto forma uma bolsa que origina a vesícula biliar passiva e o **ducto cístico**, que a conecta de volta ao ducto bilífero (ver Fig. 3.11D,E). Como os problemas da vesícula biliar são apresentações clínicas comuns, é importante aprender sua posição específica e o nome de todos os ductos e vasos sangüíneos próximos a ela.

O fígado e a vesícula biliar originam-se do tubo intestinal quase no limite inferior ou distal do mesentério anterior (ventral). Com o tubo intestinal em seu estado linear original, esse limite inferior do mesentério anterior tem a forma da parte de baixo de uma tipóia, e forma um tipo de canaleta. Depois que o estômago e o fígado giraram, inclinaram e se elevaram na cavidade, esse limite inferior de mesentério orienta-se reto para cima e para baixo, e volta-se para a direita (ver Fig. 3.7A). Forma a tipóia perfeita para a passagem dos ductos que conectam o fígado e a vesícula biliar ao tubo intestinal. Seus ductos formam um desenho ramificado refinado antes de se juntarem ao ducto do **pâncreas**, imediatamente antes de entrar na parte proximal do duodeno (ver Fig. 3.11E). Esses ductos bilíferos fazem trajeto dentro da tipóia, na extremidade distal do mesentério anterior, que, no adulto, é chamado de **ligamento hepatoduodenal**.

Esse ligamento embainha três grandes e importantes estruturas relacionadas com a fisiologia e a circulação do tubo intestinal: a artéria hepática, que irriga os órgãos do intestino anterior; a veia porta, que envia todo o sangue venoso do tubo intestinal para o fígado; e o ducto bilífero (colédoco), que é o local comum de transtornos clínicos (por exemplo, cálculos biliares). Essas três estruturas são chamadas coletivamente de **tríade portal** – reconhecer sua anatomia macroscópica durante a mobilização ou cirurgia do intestino é uma habilidade fundamental.

Pâncreas

O pâncreas é o órgão acessório final da digestão, que se forma do tubo do intestino anterior. Ele começa realmente como um **broto** (botão) **dorsal** e um **ventral** distintos, cada um com seu próprio ducto conector ao intestino anterior. O broto pancreático dorsal em geral é maior, e o broto ventral, por fim, gira em sua direção (Fig. 3.13). Como ocorre com muitas estruturas teciduais

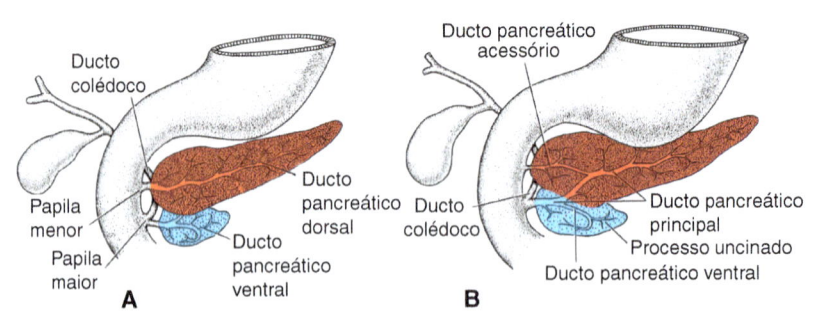

FIGURA 3.13 O pâncreas forma-se a partir de dois brotos.

O broto ventral, que é ligado à base do broto que evoluiu para fígado, gira em harmonia com o duodeno **(A)**. Quando ele se funde ao broto dorsal **(B)**, os ductos principal e acessório, via de regra, também se fundem. (De Sadler TW. Langman's Medical Embryology, 10th Edition. Baltimore: Lippincott Williams & Wilkins, 2006. Figura 14.21, p. 216.)

semelhantes entre si, uma vez que os brotos ventral e dorsal entram em contato, fundem-se em termos funcionais. O pâncreas fundido fica conectado ao duodeno através do **ducto pancreático principal**, que também incorpora o ducto colédoco. Assim, imediatamente antes de entrarem no duodeno, o ducto pancreático principal e o ducto colédoco unem-se para formar a **ampola hepatopancreática**. A ampola invade a parede do duodeno em um local chamado **papila maior do duodeno**. Assim, todos os esforços dedicados ao desenvolvimento de órgãos acessórios da digestão convergem em uma pequena linha de entrada.

Dos órgãos acessórios da digestão, o fígado e a vesícula biliar permanecem intraperitoneais, ao passo que o pâncreas migra para uma posição retroperitoneal. O fígado e a vesícula biliar recebem todo seu sangue arterial de ramos do tronco celíaco, mas o pâncreas recebe sangue da artéria do intestino anterior (**tronco celíaco**) e da artéria do intestino médio (**mesentérica superior**) (ver Fig. 3.8).

INTESTINO MÉDIO

O intestino médio inclui a grande extensão de intestino entre a parte proximal do duodeno e o colo transverso (Fig. 3.14). A grande extensão do intestino médio é conquistada por meio de um processo incomum de crescimento no qual o tubo intestinal é liberado do feto através do hiato umbilical e, a seguir, substancialmente alongado, retorna por meio de rotação significativa.

As partes adultas do tubo intestinal que se desenvolvem a partir do intestino médio são o restante do **duodeno**, o **jejuno**, o **íleo**, o **ceco**, o **colo ascendente** e parte do **colo transverso**. Você pode pensar no intestino médio originando a extensão do **intestino delgado** e parte do **intestino grosso**. A função básica do intestino médio é simples – comprimir a matéria alimentar digerida contra a superfície interna absorvente de um tubo muito longo, para extrair nutrientes que foram liberados pela digestão iniciada no intestino anterior.

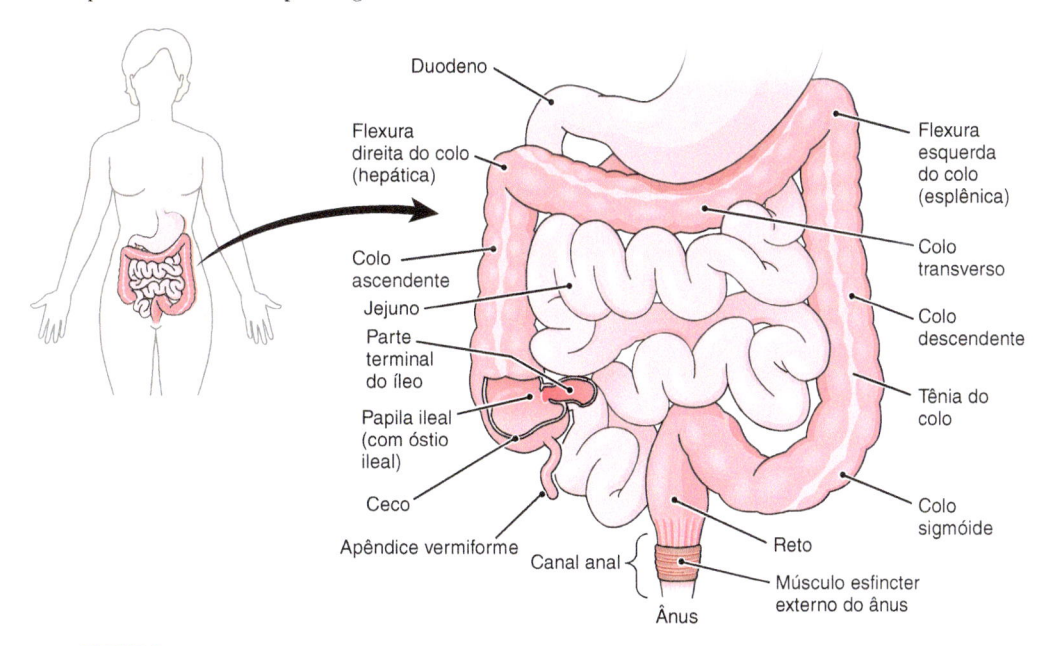

FIGURA 3.14   **Derivados do intestino médio.**

O intestino médio amadurece como o terço final do duodeno, todo o jejuno e íleo e as porções ascendente e transversa do colo. (De Cohen BJ, Wood DL. Memmler's The Human Body in Health and Disease, 10th Edition. Baltimore: Lippincott Williams & Wilkins, 2004.)

O intestino médio alonga-se muito e gira durante seu desenvolvimento, bem como permanece ligado à parede abdominal posterior pelo mesentério posterior (dorsal), o que explica porque esse mesentério começa a se parecer com um leque asiático, ou oriental, aberto. Desde o início, ele é irrigado pela artéria do intestino médio, a **artéria mesentérica superior**, ramo da aorta (Fig. 3.15).

O primeiro evento durante o desenvolvimento do intestino médio é o alongamento, que faz com que o tubo se projete ventralmente, ou na direção do umbigo do embrião (Fig. 3.16), e simplesmente continue a se projetar. O intestino médio alonga-se tanto que, de fato, forma uma hérnia no cordão umbilical. Isso é considerado uma herniação normal ou **fisiológica**. A migração é tão padronizada que se podem identificar um **membro superior** (cranial) e um **membro inferior** (caudal) nos lados opostos de um eixo formado pela artéria mesentérica superior que irriga o intestino médio (ver Fig. 3.16A). O membro cranial vai-se alongando excessivamente e constitui o novelo ondulado e sinuoso do intestino delgado que forma a hérnia no cordão umbilical. O membro caudal, que se tornará o **ceco**, o **apêndice vermiforme**, o **colo ascendente** e parte do **colo transverso** expande-se menos radicalmente antes de voltar para o interior do feto.

Enquanto ainda está no cordão umbilical, a alça do intestino médio gira 90° no sentido anti-horário em torno do eixo criado pela artéria mesentérica superior (como se vê a seguir). Essa é a primeira das três rotações antes que o tubo finalmente se assente no lugar durante a décima semana do desenvolvimento embrionário. Tal fato pode ajudar a explicar porque o início do intestino grosso situa-se no lado inferior direito da cavidade abdominal; ele começa como o membro caudal da herniação do intestino médio. Depois de 270° de rotação no sentido anti-horário, amontoa-se contra o lado direito da parede do corpo.

Quando o tubo do intestino médio está crescendo e girando, um pedaço do membro caudal não cresce na mesma velocidade que o resto do tecido circundante – semelhante à ponta de um balão fino e comprido enquanto você o enche de ar. Essa bolsa de crescimento lento é um **divertículo** do ceco, sendo a porção do tubo do intestino médio que se transforma no **apêndice vermiforme** do adulto (ver Fig. 3.15B,C). Para muitas pessoas, a remoção do apêndice vermiforme é uma primeira exposição ao mundo dos médicos e dos hospitais. Achar o apêndice abaixo da pele do abdome durante um exame físico baseia-se no conhecimento de como o tubo intestinal gira antes do nascimento; como o ceco termina na fossa do osso do quadril direito (ver Fig. 3.15A), você pode sentir o apêndice vermiforme entre o osso do quadril e o umbigo.

Depois que o intestino médio acaba de se alongar, ele volta para a cavidade abdominal do feto da mesma forma que você sugaria um espaguete com os lábios contraídos. As partes que se originam do membro cranial voltam primeiro e se acumulam como um emaranhado gigante e irregular, na parte central da região inferior do abdome. Tecnicamente, o mesentério que o suspende começa na **flexura duodenojejunal**, bem à esquerda da linha mediana. O mesentério termina na primeira parte do alongamento que se torna retroperitoneal, que é a área do ceco no quadrante inferior direito. Assim, o mesentério dorsal do intestino tem sua raiz fixa na parede abdominal posterior, ao longo de uma linha oblíqua que corre da parte superior, à esquerda, para a parte inferior, à direita. Ele sustenta bem os aproximadamente 3 metros de tubo intestinal, apesar de sua raiz ter cerca de 25 centímetros de comprimento. É isso que dá ao mesentério adulto, nessa localização, sua aparência de leque (muito mais comprido na periferia do que na base).

FIGURA 3.15 **O intestino delgado suspende-se como um leque.**

O longo tubo do intestino delgado inclui uma transição sutil do jejuno para o íleo antes de atingir o grande ceco. A parte jejunal encontra-se enovelada nos quadrantes superiores do abdome **(A)** e classicamente faz transição para o íleo no quadrante inferior esquerdo. A junção ileocecal **(B)** e o apêndice vermiforme são as características principais do quadrante inferior direito. A irrigação sangüínea das arcadas da artéria mesentérica superior é através do mesentério **(C)**. (De Moore KL, Dalley AF. Clinically Oriented Anatomy, 5th Edition. Baltimore: Lippincott Williams & Wilkins, 2006. Figuras 2.37, 2.38B e 2.42B, p.265, 267 e 273, respectivamente.)

CAPÍTULO 3 ■ SISTEMA DIGESTÓRIO   147

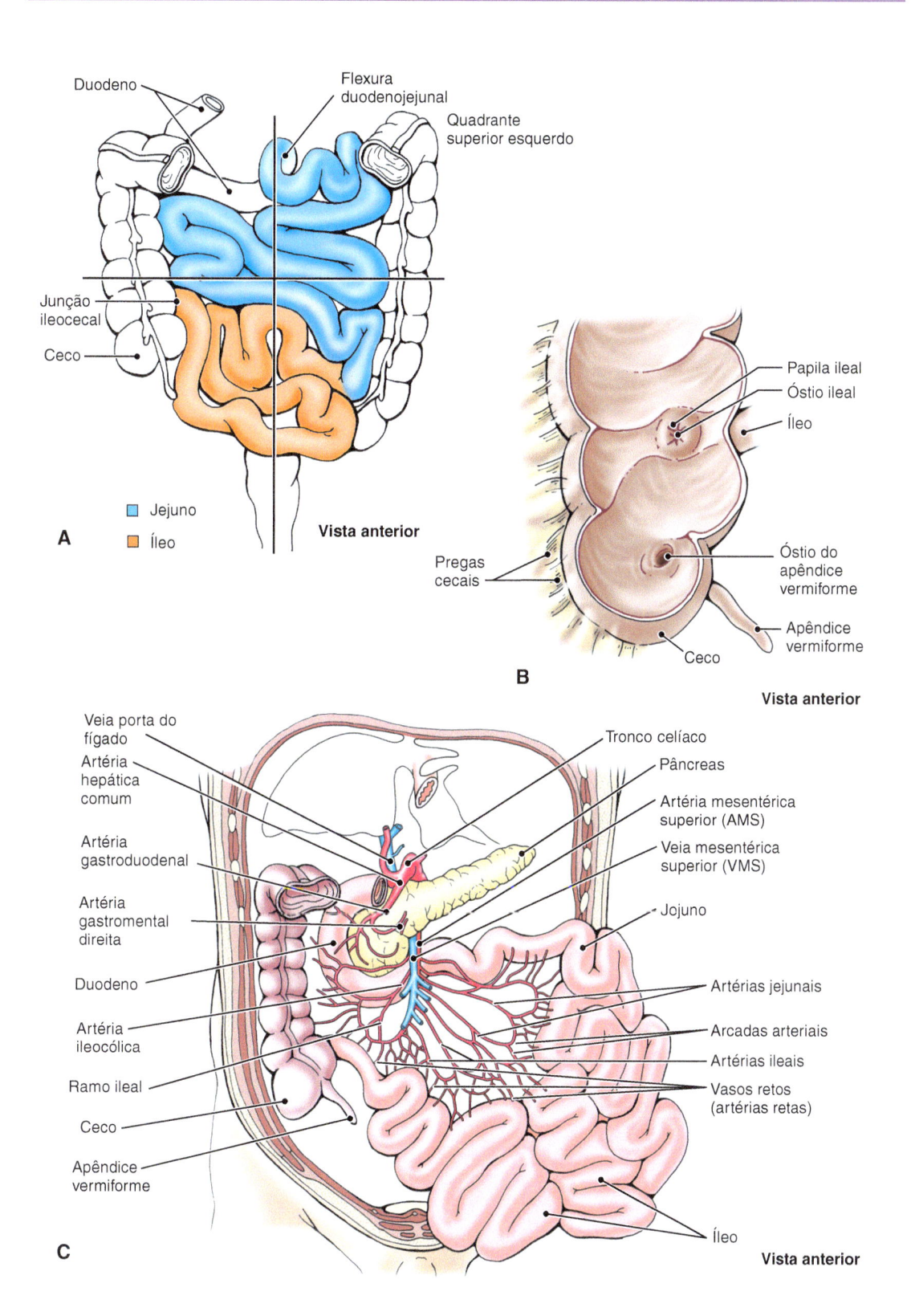

A — Vista anterior
- Duodeno
- Flexura duodenojejunal
- Quadrante superior esquerdo
- Junção ileocecal
- Ceco
- Jejuno
- Íleo

B — Vista anterior
- Papila ileal
- Óstio ileal
- Íleo
- Pregas cecais
- Óstio do apêndice vermiforme
- Apêndice vermiforme
- Ceco

C — Vista anterior
- Veia porta do fígado
- Artéria hepática comum
- Artéria gastroduodenal
- Artéria gastromental direita
- Duodeno
- Artéria ileocólica
- Ramo ileal
- Ceco
- Apêndice vermiforme
- Tronco celíaco
- Pâncreas
- Artéria mesentérica superior (AMS)
- Veia mesentérica superior (VMS)
- Jejuno
- Artérias jejunais
- Arcadas arteriais
- Artérias ileais
- Vasos retos (artérias retas)
- Íleo

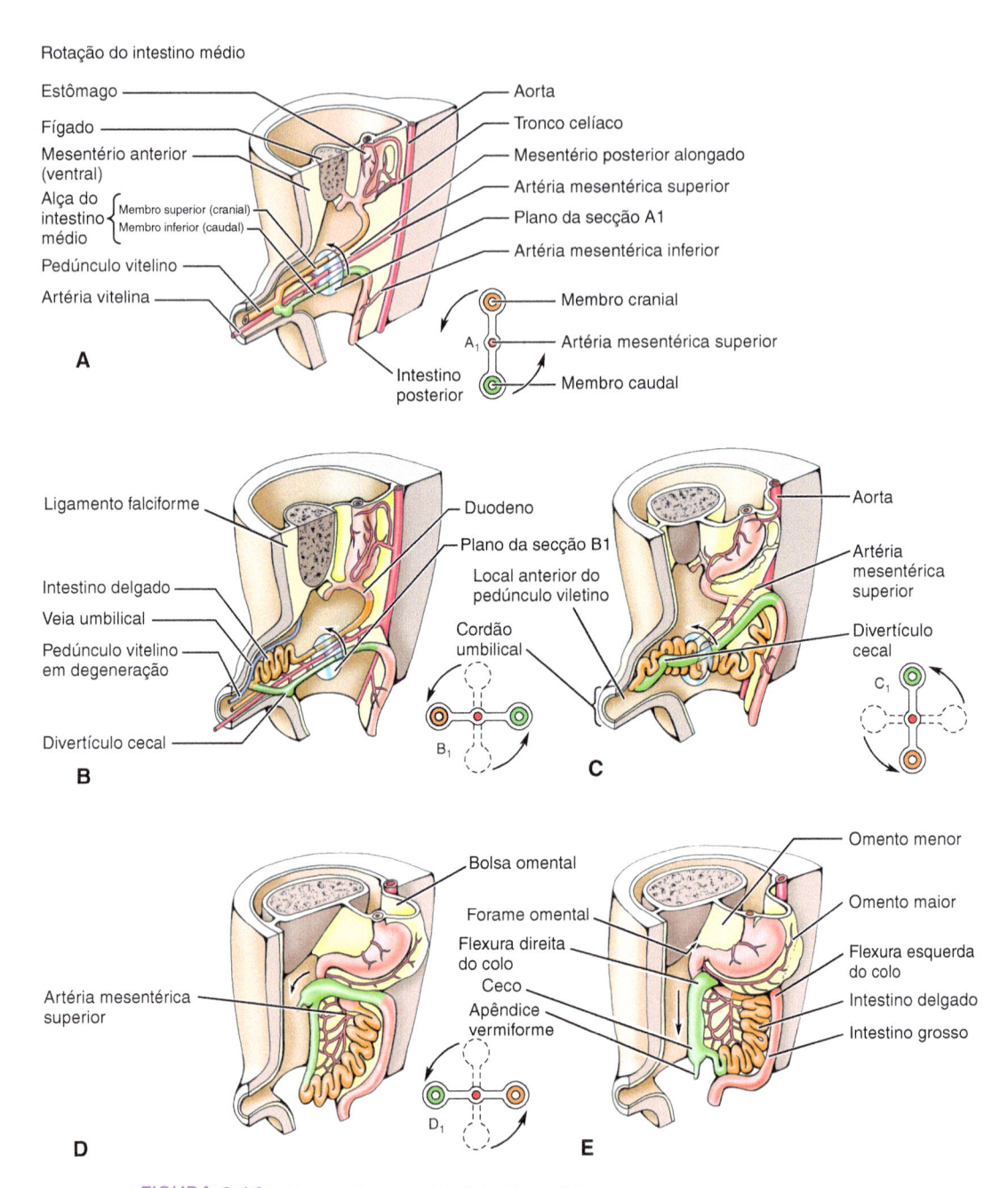

FIGURA 3.16 **Herniação normal do intestino médio.**

Quando o intestino médio forma a hérnia no cordão umbilical **(A-C)**, ele também gira (sentido anti-horário, em vista anterior). Para acomodar mais tubo na mesma quantidade de espaço, o tubo enovela-se em uma serpentina apertada, que persiste no estado adulto como as alças do intestino delgado. A rotação do intestino médio completa sua volta final, e as alças do intestino médio voltam para o abdome fetal. A rotação de 270° explica porque o ceco termina no quadrante inferior direito **(D)**. A herniação é reduzida quando o tubo retorna para a cavidade abdominal do feto **(E)**. (De Moore KL, Dalley AF. Clinically Oriented Anatomy, 4th Edition. Baltimore: Lippincott Williams & Wilkins, 1999.)

O membro caudal da alça do intestino médio retorna para o abdome fetal e se posiciona na periferia, que é o único espaço disponível, por causa da posição central do intestino delgado. Segue o tubo intestinal desde o ceco, ascendendo no lado direito do abdome (**colo ascendente**) até o fígado, onde ele se vira medialmente e faz trajeto transversal no abdome como **colo transverso**. A porção do intestino médio do tubo intestinal faz a transição para a porção do intestino posterior no local onde a maior fonte de irrigação sangüínea para o colo transverso faz a transição da **artéria mesentérica superior** para a **artéria mesentérica inferior**. Essa transição é sutil no sentido em que a morfologia do colo transverso não apresenta alteração abrupta; apenas vira-se inferiormente ao longo do lado esquerdo da cavidade abdominal (**colo descendente**), em paralelo com o ceco e o colo ascendente no lado direito.

INTESTINO POSTERIOR

Em comparação com o desenvolvimento do intestino médio e do intestino anterior, o desenvolvimento do intestino posterior é simples. O intestino posterior precisa abrir-se para o mundo exterior, para que os detritos possam ser expelidos, e essa junção do tubo interno com o mundo exterior é o foco do desenvolvimento do intestino posterior. Quando o tubo do intestino posterior forma-se durante o pregueamento lateral do embrião, ele se abre para o mundo exterior através de uma extremidade inferior (caudal) não-modificada, chamada **cloaca** (Fig. 3.17A). Muitas espécies de animais usam essa porta de saída não-modificada para eliminar todas as formas de detrito (líquido e sólido) e para expelir ovos. Os mamíferos placentários modificam a cloaca em tubos separados para detritos sólidos e líquidos e também fazem acomodações para a via reprodutiva. Concentre-se nesse aspecto da embriologia, porque ele explica a anatomia de posição da região **perineal**. As normas sociais desencorajam as pessoas a aprender sobre essa parte de si mesmas, apesar de sua considerável relevância clínica. Saber como ela se desenvolve é o primeiro passo para dominar sua anatomia.

A divisão da cloaca do intestino posterior resulta da interferência do tecido mesodérmico. Uma colônia de células mesodérmicas chamada de septo **urorretal** migra de seu ponto de formação entre o tubo do intestino posterior e o pedúnculo de conexão. Reveja nas Figuras 1.23 e 3.11, que o divertículo **alantóide** fica aprisionado dentro do pedúnculo de conexão nessa ocasião, de modo que o septo urorretal efetivamente se localiza entre a bolsa cega do alantóide e o tubo do intes-

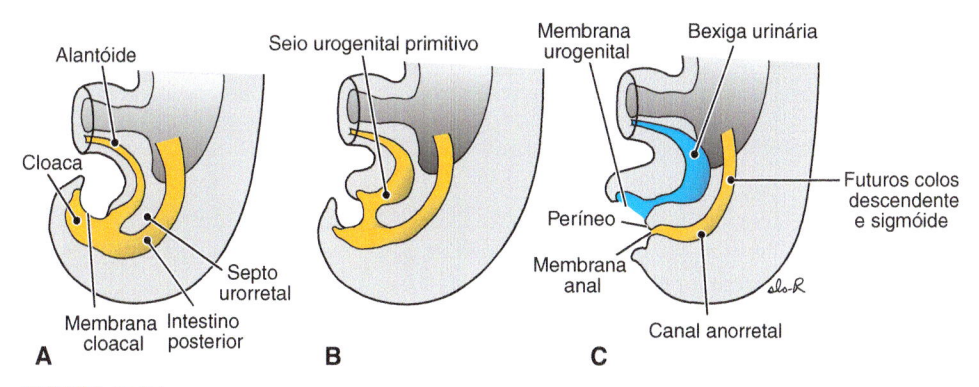

FIGURA 3.17 Uma cunha de mesoderma divide o intestino posterior.

Lembre-se que o divertículo alantóide está aprisionado no pedúnculo de conexão **(A)**. O septo urorretal migrante de mesoderma rompe a base fechada do divertículo do intestino posterior **(B e C)**. Isso resulta em duas portas (futuras aberturas) para o mundo exterior, uma das quais ainda está ligada ao tubo intestinal (anal) e a outra é uma bolsa cega (urogenital). (De Sadler TW. Langman's Medical Embryology, 10th Edition. Baltimore: Lippincott Williams & Wilkins, 2006. Figura 14.36, p. 225.)

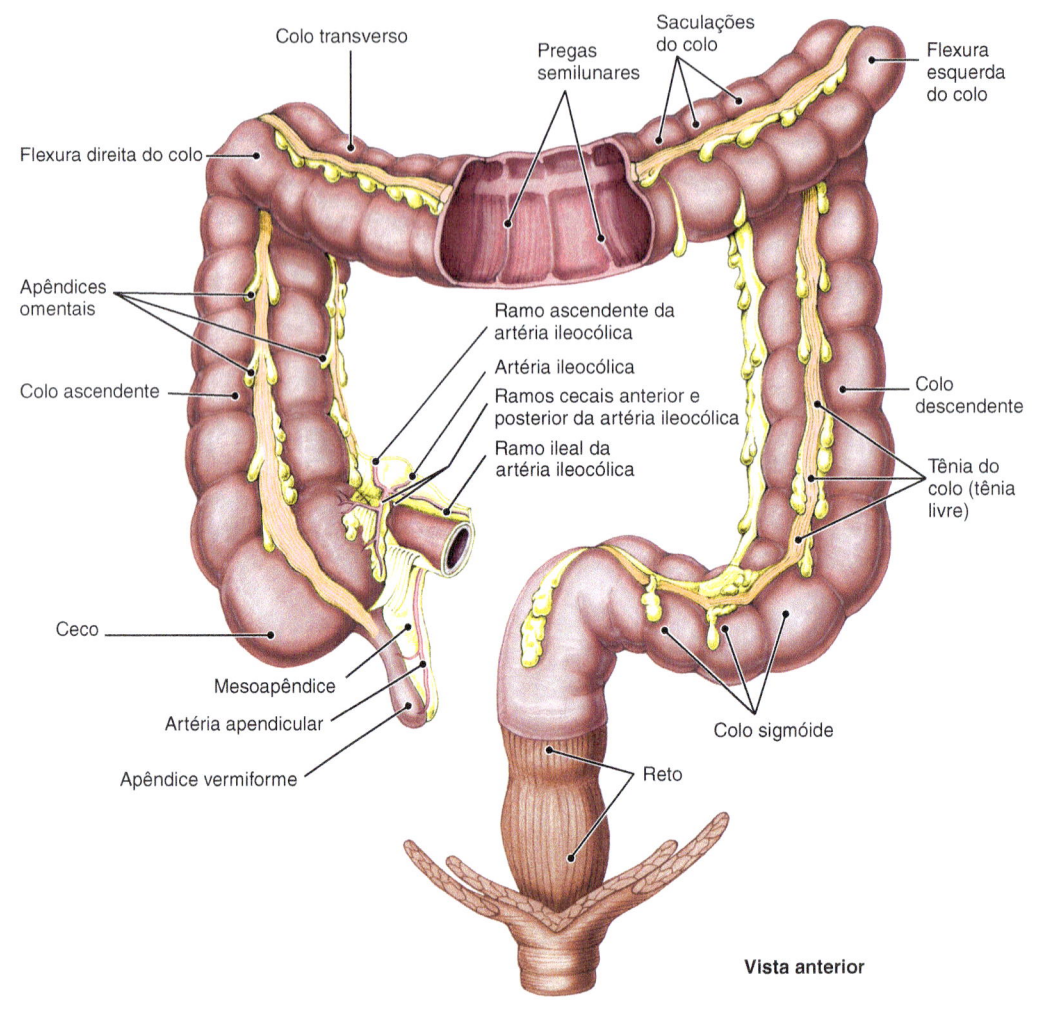

FIGURA 3.18 **Derivados do intestino posterior.**

A transição funcional e estrutural entre intestino médio e intestino posterior é sutil – ao longo da porção distal (esquerda) do colo transverso. O intestino posterior desenvolve-se no restante do colo transverso, colo descendente, colo sigmóide e reto. (De Moore KL, Dalley AF. Clinically Oriented Anatomy, 5th Edition. Baltimore: Lippincott Williams & Wilkins, 2006. Figura 2.41, p. 272.)

tino posterior propriamente dito. Como diz o nome, o septo urorretal migrará na direção da extremidade inferior do embrião e, ao fazer isso, introduzirá uma cunha de mesoderma entre o intestino posterior e o alantóide (Fig. 3.17B,C).

Porém, para atingir a extremidade inferior (caudal) do embrião a partir dessa posição, o referido septo precisa projetar-se (invadir) através da cloaca. O conglomerado de mesoderma que se introduz através do endoderma da cloaca e faz contato com o ectoderma agora é denominado **corpo do períneo**. Divide a primitiva membrana cloacal em uma parte posterior, que fica na extremidade caudal do intestino posterior (membrana anal), e uma parte anterior, que fica no pedaço que se separa do intestino posterior e que ainda está conectado ao alantóide (membrana urogenital). Essa divisão agora dá ao corpo uma via de saída própria para detritos sólidos (o intestino posterior) e uma bolsa cega que termina logo "acima" dela, como o **seio urogenital** para excreção de líquido e para a reprodução. Obviamente, essa bolsa cega precisa de mais modificações (ver Capítulo 5).

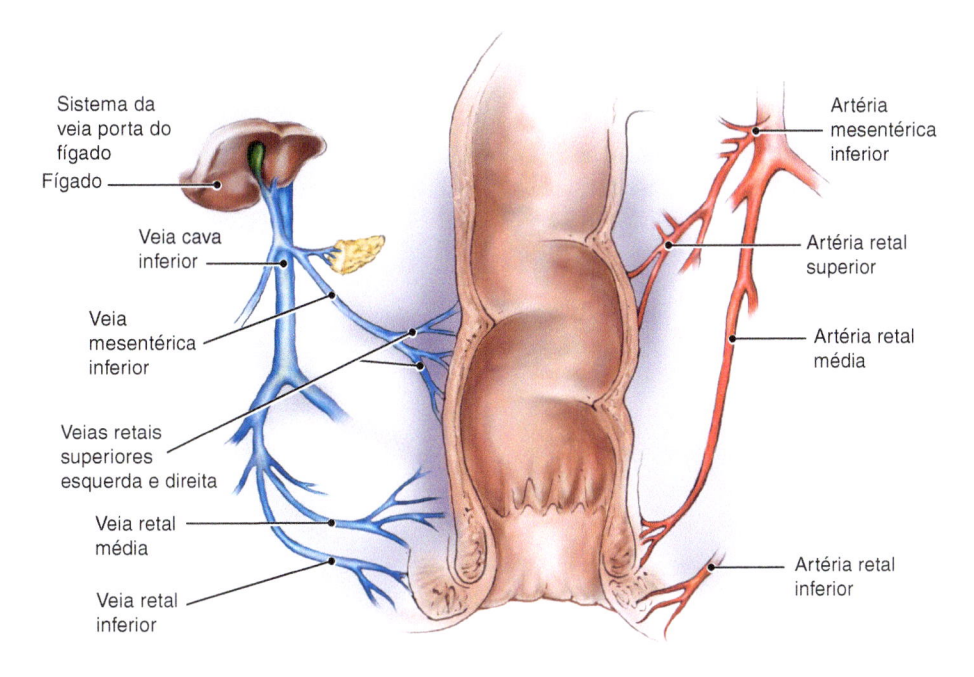

FIGURA 3.19 O canal anal encontra o mundo exterior.

A extremidade inferior (caudal) do tubo intestinal é exposta ao mundo exterior, mas não sem determinada proteção. O contato do ectoderma com o final do tubo curva-se para dentro, o que empurra o endoderma aproximadamente 2,5 centímetros para cima no canal anal. Isso possibilita que o músculo esfincter externo do ânus, voluntário (ver Capítulo 7) mantenha o ânus (abertura anal) fechado. De acordo com o desenvolvimento, a porção endodérmica do canal anal é irrigada por uma artéria do tubo intestinal e drena seu sangue para o fígado (através da veia mesentérica inferior), enquanto a porção ectodérmica é irrigada e drenada pela circulação sistêmica (através dos vasos retais médio e inferior).

Os derivados adultos do intestino posterior são as porções finais do intestino grosso e o **reto***. Você já previu como o intestino posterior faz a transição do colo transverso para o colo descendente. Conforme o colo descendente atinge a fossa ilíaca no quadrante inferior esquerdo do abdome, na verdade, ele se afasta da parede do corpo e, mais uma vez, fica intraperitoneal**. Pense nele como um tubo que jaz ao longo da parte interna de uma estrutura de sustentação, mas que termina mais como um tubo isolado do que como a estrutura de sustentação. Um estiramento relativamente longo do tubo deve ajustar-se entre a margem pélvica e a linha mediana do corpo, de modo que se abra em leque, como o ocorrido com o intestino delgado. Essa parte é chamada **colo sigmóide** e permanece intraperitoneal (suspensa pelo **mesocolo sigmóide**) até que atinja a linha mediana. Aqui, ele se desloca para trás contra a parede do corpo e faz trajeto retilíneo em direção ao mundo exterior como o **reto** (Fig. 3.18).

O desenvolvimento do tubo intestinal agora está quase completo. A região que confina (sem trocadilho!) a extremidade caudal do embrião se tornará o **canal anal**. Essa é a outra região (além da boca) em que o endoderma encontra o ectoderma. Conforme essa junção se desenvolve, a parte derivada do ectoderma realmente se invagina ou enrola-se para dentro (Fig. 3.19). Essa etapa protetora mantém o revestimento absorvente de endoderma fora da ex-

---
* N. de R.T. Salientamos mais uma vez que o reto faz parte do intestino grosso, e a última parte do referido intestino é o canal anal.
** N. de R.T. Conforme mencionamos anteriormente, o mais adequado é falar em vísceras peritonizadas, e não intraperitoneais.

posição constante ao mundo exterior. A parte inferior do canal anal é, assim, composta de pele "voltada para dentro", que pode fazer pressão contra si mesma por meio da ação dos músculos esfincteres. Essa é uma área em que existe compartilhamento de drenagem venosa entre os vasos que levam o sangue diretamente de volta ao coração (**veia cava inferior**) e os que levam de volta primeiro para o fígado (**veia porta do fígado**). Portanto, diz-se que o canal anal é uma região de "anastomose porto-cava".

4

Sistema Respiratório

Introdução
Desenvolvimento
Maturidade funcional da respiração
Anatomia clínica do pulmão adulto

INTRODUÇÃO

A vida depende da absorção de energia, tanto gasosa quanto particulada, do mundo exterior. Faz todo o sentido, então, que a anatomia para captar oxigênio e transferi-lo para o corpo tenha origem a partir do mesmo tecido que absorve matéria particulada – o tubo intestinal. O sistema respiratório é uma elaboração da camada endodérmica que é modificada para lidar com um tipo diferente de matéria – gás em oposição ao sólido.

Para expansão, o tubo intestinal alonga-se muito na região do intestino médio. Esse processo aumenta a área de superfície do endoderma absorvente, de modo que as propriedades úteis do que você ingere possam ser totalmente removidas quando as partículas são conduzidas através do tubo. Também podemos esperar, da mesma maneira, que a parte do tubo que é modificada para extrair oxigênio do ar expanda-se muito. O sistema respiratório expande-se conforme se desenvolve, mas, neste caso, a expansão das partes essenciais – os sacos aéreos terminais – ocorre por último. Isso é importante devido à relação entre a maturidade do saco aéreo e a viabilidade nos bebês prematuros.

DESENVOLVIMENTO

A primeira evidência de crescimento do sistema respiratório é encontrada ao longo da parte do tubo endodérmico que se transformará em esôfago e que une o soalho da região da **faringe** no pescoço (mais adiante, há mais detalhes sobre o desenvolvimento do pescoço). Nesta área, aparece um **sulco laringotraqueal** no endoderma, que cresce caudalmente (projeta-se para baixo), na forma de um tubo laringotraqueal. Esse tubo dilata-se como uma bolsa na superfície anterior do futuro esôfago, na forma de um **divertículo respiratório** ou **broto pulmonar** (Fig. 4.1). Em algum momento, essa proeminência do tubo endodérmico precisa separar-se de sua origem, caso contrário você teria uma conexão aberta entre a via do alimento e a via do ar. Essa separação é atingida por um septo de tecido migrante, chamado, logicamente, de **septo traqueoesofágico**. Se esse septo não realizar sua tarefa, ocorre a anomalia de desenvolvimento mais comum da parte inferior do sistema respiratório – **fístula traqueoesofágica** (ver Quadro de Anatomia Clínica 4.1).

Assim como o tubo intestinal repousa contra uma camada de mesoderma (o **mesoderma visceral** ou **membrana peritoneal** na região abdominal), a parte do tubo intestinal que brota para formar os pulmões também o faz. Todas as vezes, o broto pulmonar expande-se contra essa mesma camada de mesoderma visceral, que na região do tórax é denominada **membrana pleural** em vez de membrana peritoneal (Fig. 4.2). Tenha em mente a imagem de um órgão (o pulmão) crescendo contra uma bolsa fechada de tecido (a pleura). A pleura mantém um tipo de "embalagem retrátil" contra a superfície pulmonar conforme o pulmão se expande (ver Fig. 2.1). Essa "bolsa pleural" reduz muitíssimo o atrito entre a parede do tórax e o delgado e delicado revestimento dos sacos aéreos (alvéolos) infláveis.

Quando dois sistemas de órgãos importantes (pulmões e coração) começam a se formar na cavidade torácica, induzem uma camada de células mesodérmicas somáticas (placa lateral) a migrarem para dentro, de cada lado, na direção da linha mediana. As células formam as **pregas pleuropericárdicas** de tecido. O importante é lembrar que elas se unem entre si para "separar com uma cortina" o coração em desenvolvimento dos pulmões em desenvolvimento (Fig. 4.3). As referidas pregas continuam no corpo como uma barreira física entre o coração e os pulmões; no adulto, essa barreira denomina-se **pericárdio fibroso**.

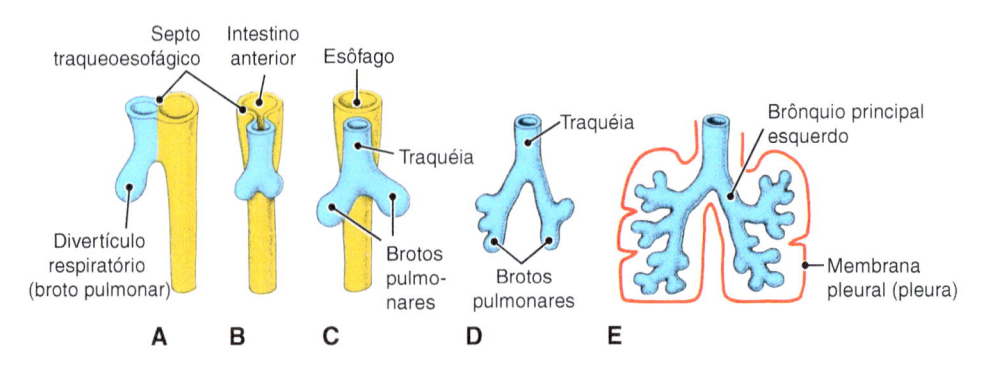

FIGURA 4.1 A via aérea brota do tubo intestinal.

Com apenas uma camada de tecido para absorver o que vem do mundo exterior, a separação da parte de absorção de ar daquela de absorção de alimento ocorre dentro desse tecido, na parte superior do tubo intestinal **(A)**. O broto respiratório cresce quase como uma árvore invertida **(B-E)**, com um tronco que se forma primeiro, depois os ramos, a seguir os ramos menores e assim por diante, na direção das cavidades em ambos os lados da coluna vertebral no tórax. (De Sadler TW. Langman's Medical Embryology, 10th Edition. Baltimore: Lippincott Williams & Wilkins, 2006. Figura 13.2a-c, p.196; de Sadler TW. Langman's Medical Embryology, 9th Edition Image Bank. Baltimore: Lippincott Williams & Wilkins, 2004. Figura 1205REV A & B.)

ANATOMIA CLÍNICA

QUADRO 4.1
FÍSTULA TRAQUEOESOFÁGICA

A anomalia congênita mais comum da parte inferior do sistema respiratório é a **fístula traqueoesofágica**, na qual o esôfago e a traquéia mantêm uma conexão aberta (A). Classicamente, o esôfago termina em uma bolsa de fundo cego [atresia esofágica (B)]. Lembre-se que a traquéia e os pulmões formam-se a partir de uma bolsa que cresce para a frente do tubo intestinal. Se o processo de crescimento não completar o surgimento e a separação da traquéia, então permanecerá uma conexão anormal com o esôfago (A-C). Os fetos com atresia esofágica podem não ser capazes de deglutir ou absorver líquido amniótico. Em conseqüência, o líquido amniótico acumula-se, gerando uma alteração denominada poli-hidrâmnio (~1% das gestações). Poli-hidrâmnio é ligado a outras anomalias congênitas também, o que o torna um achado sinalizador durante o atendimento pré-natal.

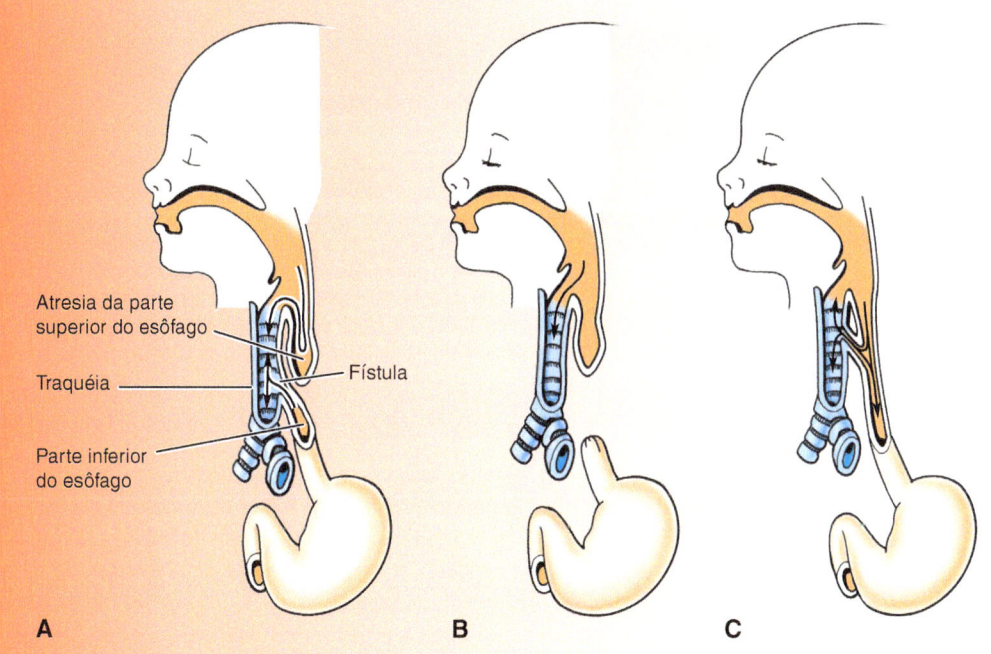

Fístula traqueoesofágica. (De Moore KL, Dalley AF. Clinically Oriented Anatomy, 4th Edition. Baltimore: Lippincott Williams & Wilkins, 1999.)

MATURIDADE FUNCIONAL DA RESPIRAÇÃO

O crescimento do pulmão é simples e lógico. A "bolha" original de um divertículo precisa expandir muito sua área de superfície. O único espaço no qual ela pode crescer é na direção da parede do tórax (desde seu ponto de início ao longo da parte anterior do esôfago). Isso é possível tanto no lado direito quanto no esquerdo da linha mediana, porque cada lado tem uma metade da cavidade torácica. Assim, bem no início de sua diferenciação, a parte cen-

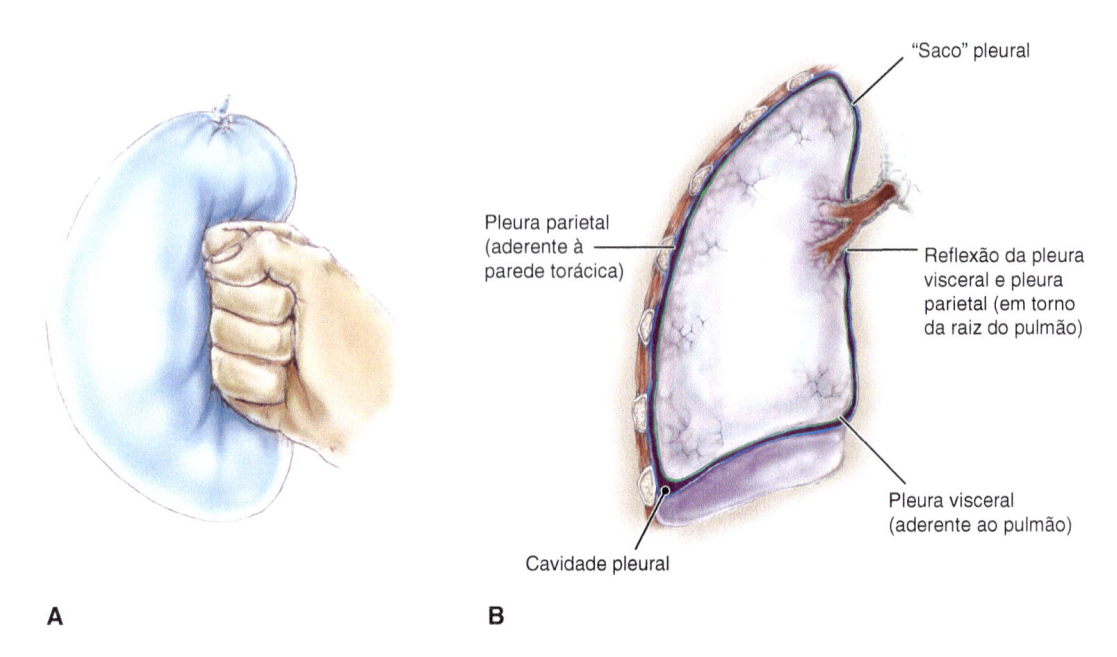

FIGURA 4.2 Os pulmões fazem pressão contra um saco fechado.

A expansão do pulmão vai contra a membrana de mesoderma visceral, o que se parece com empurrar um balão fechado **(A)**. O balão, neste caso, é a pleura, e o "saco" pleural apresenta uma cavidade em potencial preenchida com líquido lubrificante. Ela possibilita que o pulmão se insufle e desinsufle sem ter contato direto com a parede do tórax, reduzindo, assim, o atrito **(B)**. A pleura que entra em contato com a parede torácica (pleura somática ou parietal) é relativamente espessa; a pleura que entra em contato com o pulmão (pleura visceral) é tão delgada que não pode ser dissecada da superfície externa do próprio pulmão. (De Moore KL, Dalley AF. Clinically Oriented Anatomy, 4th Edition. Baltimore: Lippincott Williams & Wilkins, 1999; adaptada de Hall-Craggs ECB. Anatomy as a Basis for Clinical Medicine, 3rd Edition. London: Williams & Wilkins Waverly Europe, 1995. Figura 4.14, p.176.)

tral do broto (que se transforma na **traquéia**) bifurca em metade direita e metade esquerda. Porém, se o pulmão simplesmente se expandisse como um balão na cavidade torácica, sua área de superfície poderia ser, no máximo, tão grande quanto a área de superfície da parede torácica, e isso não seria suficiente. Em vez disso, o broto pulmonar replica-se em um padrão muito semelhante ao de uma árvore invertida. A parte original do broto na linha mediana condensa-se para formar a traquéia, que se bifurca inferiormente em tubos de ar que suprem separadamente os lados direito e esquerdo da cavidade torácica. Esses tubos de ar são denominados agora **brônquios principais** (primários) – um brônquio principal direito e um brônquio principal esquerdo (Fig. 4.4). O brônquio direito e o brônquio esquerdo não são iguais em forma ou tamanho. O brônquio principal esquerdo precisa acomodar-se à configuração final do coração nas partes central e esquerda da cavidade torácica, de modo que se apresenta em ângulo diferente. O brônquio principal direito divide-se em três brônquios lobares (secundários), ao passo que o brônquio principal esquerdo, com um menor espaço onde crescer, divide-se em apenas dois.

Esse padrão de divisão continua "quase infinitamente". Os brônquios principais dividem-se em brônquios lobares, que se dividem em brônquios segmentares (terciários), e assim por diante. Em cada nova divisão, o calibre do brônquio estreita-se, e sua elasticidade aumenta. Por fim, a rede é o mais ramificada possível no espaço existente, e os pequenos "ramos" terminam

FIGURA 4.3 O celoma é dividido em "sacos" distintos.

Os pulmões e o coração crescem, inicialmente, contra um único saco fechado. Nessa série de cortes transversais, siga as pregas pleuropericárdicas enquanto elas crescem para dentro a partir da parede corporal e dividem o saco original em três outros distintos **(A-C)**. Devido ao encurvamento do saco nesse momento, é difícil captar o processo em uma única visão. As pregas pleuropericárdicas encontram-se na linha mediana e fundem-se para formar uma sólida barreira entre os pulmões e seus "sacos" envoltórios, e o coração e seu respectivo "saco" **(B)**. No adulto, esse tecido físico é denominado pericárdio fibroso. (De Sadler TW. Langman's Essential Medical Embryology. Baltimore: Lippincott Williams & Wilkins, 2006. Figura 3.7.)*

---

* N. de R.T. Devemos lembrar que, internamente ao pericárdio fibroso, há o pericárdio seroso, com suas lâminas parietal e visceral. Esta constitui o epicárdio. Em relação à pleura, apresenta-se independente nos lados direito e esquerdo da cavidade torácica. Potanto, há uma pleura direita e uma pleura equerda com suas respectivas lâminas parietal e visceral e respectivas cavidades pleurais delimitadas por essas lâminas.

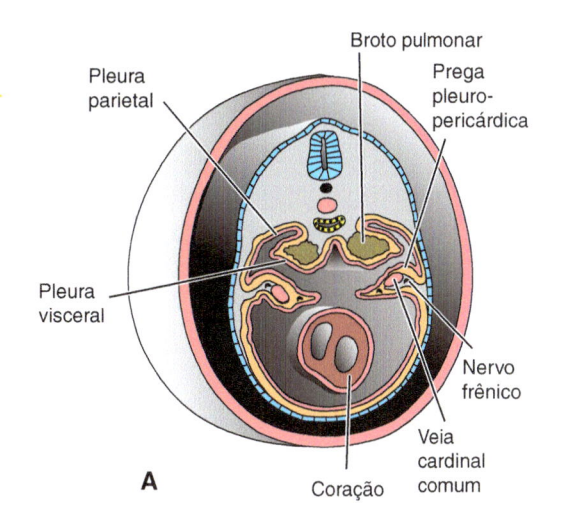

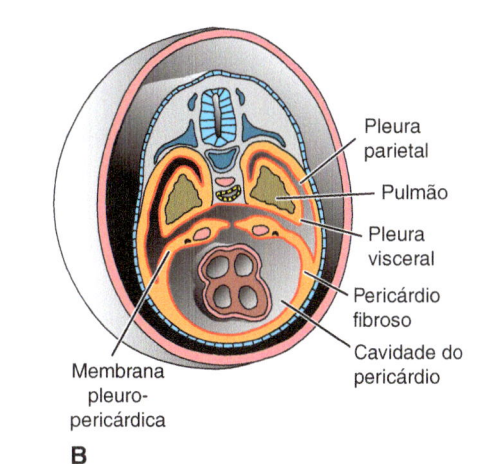

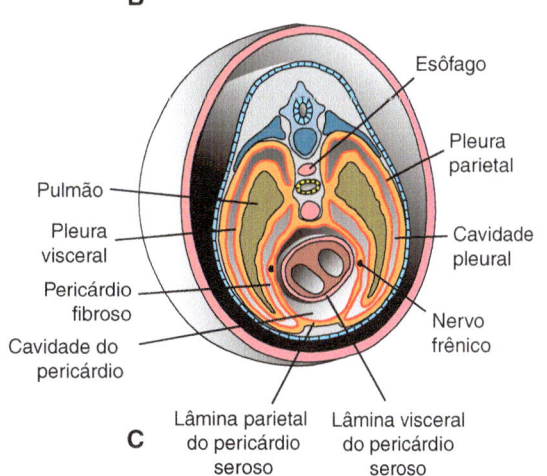

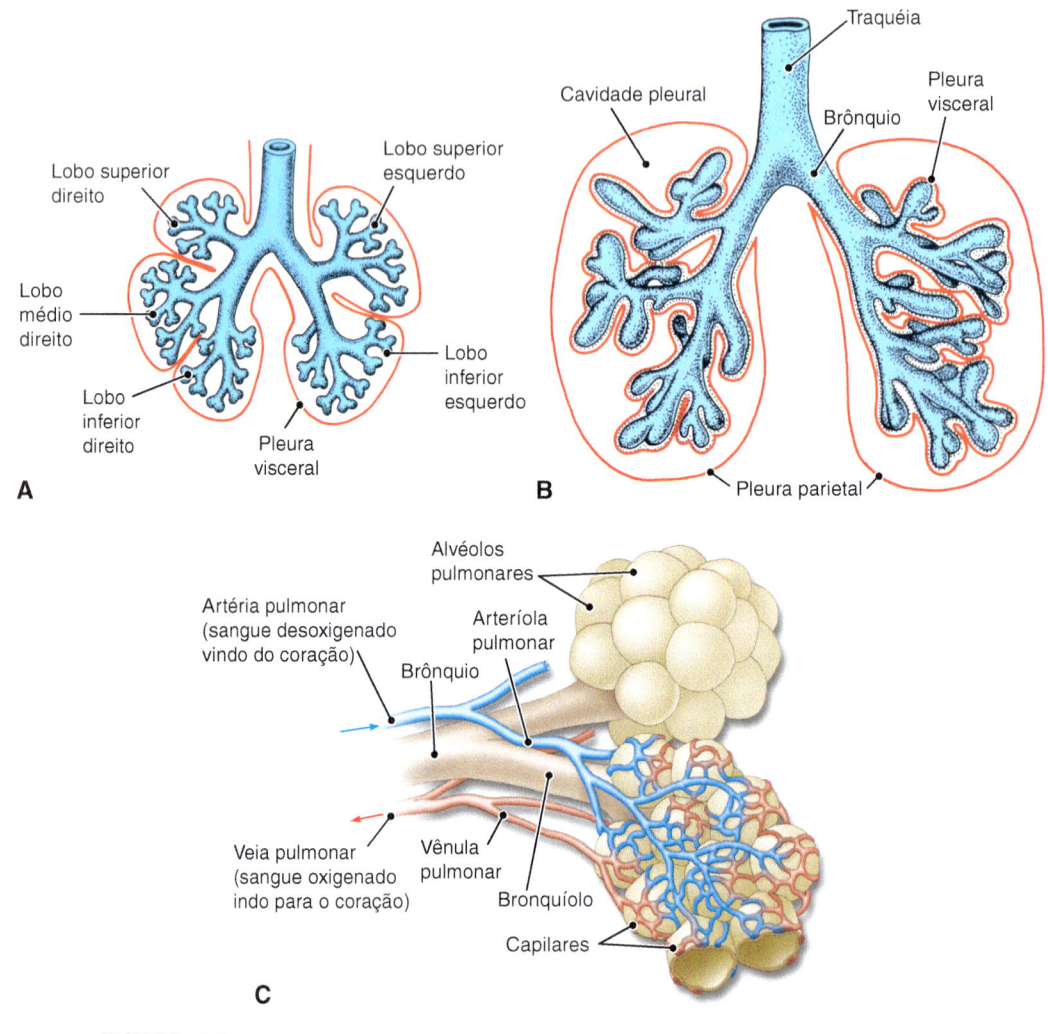

FIGURA 4.4 Amadurecimento dos pulmões.

Conforme os brônquios crescem para distal, formam unidades tubulares cada vez menores. Cada brônquio lobar (secundário) constitui um lobo do pulmão que tem nome **(A)**. Mesmo os brônquios dividindo-se em bronquíolos e depois em alvéolos continuam a empurrar a pleura complacente **(B)**. Por último, um saco funcional de ar forma-se na extremidade de cada alvéolo **(C)**. (De Sadler TW. Langman's Medical Embryology, 9th Edition Image Bank. Baltimore: Lippincott Williams & Wilkins, 2004; de McArdle WD, Katch FI, Katch VL. Essentials of Exercise Physiology, 2nd Edition. Baltimore: Lippincott Williams e Wilkins, 2000.)

como "brotos" ou "bolhas" endodérmicos denominados sáculos (sacos) alveolares*. A combinação das áreas de superfície desses muitos sacos terminais excede em muito a simples área de superfície do revestimento interno da cavidade torácica. O pulmão funcional é, portanto, uma estrutura tubular de brônquios (Fig. 4.4) que termina em uma quantidade quase infinita de sacos absorventes (alvéolos). O oxigênio é absorvido na superfície do saco e é conduzido para a corrente sangüínea por difusão em ricos leitos capilares pulmonares. Os gases residuais acumulam-se e são expirados antes da próxima respiração. Depois do nascimento, o sistema

---

* N. de R.T. Cada sáculo alveolar é constituído por diversos alvéolos pulmonares.

continua a crescer por meio da ramificação de mais e mais alvéolos pulmonares. Assim, na juventude são necessários boa qualidade do ar e atividade física para a saúde respiratória total durante a idade adulta.

O pulmão desenvolve-se em seqüência, no sentido de que seu saco terminal é a última parte a amadurecer. O "tronco" (traquéia) e os "grandes ramos" (brônquios) formam-se primeiro. Essa via de diferenciação é notável, porque o feto precisa ter sacos terminais funcionais (alvéolos) para sobreviver fora do útero. Esses sacos funcionais também precisam ser capazes de revestir-se com o líquido protetor chamado de **surfactante**, que protege o saco aéreo jovem do colapso sob pressão da nova interface ar-água (sangue). No mesmo sentido, o peso total do recém-nascido é irrelevante – a viabilidade depende do quão prontos estão os pulmões para enfrentar a pressão (literal e figurativamente) da respiração. O desenvolvimento do pulmão foi descrito como progressivo, ocorrendo em quatro estágios ligeiramente sobrepostos:

- **Período pseudoglandular** (semanas 5 a 17 de gestação): a arquitetura do pulmão é muito imatura para a respiração. Mesmo se fosse possível introduzir ar através dos brônquios em desenvolvimento, ele não seria absorvido, porque os sacos terminais ainda não se formaram.
- **Período canalicular** (semanas 16 a 25 de gestação): os tubos bronquiais formam um canal (totalmente aberto), e o tecido pulmonar é vascularizado. Os alvéolos primitivos formam-se no final desse período. Portanto, a respiração é possível, mas os sacos não têm o surfactante para proteger sua tensão superficial contra o colapso. O feto nascido no final desse período pode sobreviver, mas as chances são baixas, e o risco de complicações ao longo da vida é elevado.
- **Período do saco terminal** (semana 24 até o nascimento): os sacos terminais (alvéolos) proliferam durante esse período. É importante salientar que as células que produzem surfactante pulmonar também começam a se formar. A produção adequada de surfactante é essencial para a sobrevida de lactentes que nascem durante esse período.
- **Período alveolar** (último período fetal até ~8 anos de idade): os alvéolos maduros começam a substituir os sacos terminais e continuam assim durante vários anos. As crianças expostas a ambientes nocivos para a respiração durante essa época correm risco de não desenvolver a capacidade ou a função pulmonar total (ver Quadro de Anatomia Clínica 4.1).

ANATOMIA CLÍNICA DO PULMÃO ADULTO

O pulmão maduro insufla-se e desinsufla-se passivamente enquanto você aproveita o diferencial de pressão entre a atmosfera e a cavidade pleural. Como a respiração difícil é uma crise clínica importante, e o pulmão funciona na mesma proporção regional e globalmente, esteja ciente da anatomia de relação do pulmão com o saco pleural e a parede do corpo em todo o contorno da cavidade torácica (Fig. 4.5). Os lobos do pulmão, por exemplo, formam fronteiras entre si em locais previsíveis (Fig. 4.6). As **fissuras** que marcam o espaço entre os lobos passam profundamente a locais óbvios na parede torácica. A **fissura horizontal** entre o **lobo superior** e o **lobo médio** do pulmão direito encontra-se profundamente à linha da quarta costela. A **fissura oblíqua** entre o **lobo médio** e o **lobo inferior** cruza a linha medioclavicular entre a quinta e a sexta costelas. Esses pontos de referência anatômica determinam, por exemplo, onde posicionar o estetoscópio para estar corretamente dentro dos limites apenas do lobo superior ou do lobo inferior de um determinado pulmão (Fig. 4.7).

O saco pleural estende-se além do limite dos pulmões, ao redor da periferia da cavidade torácica. Essa expansão constitui uma oportunidade para coletar, sem danificar o pulmão, o líquido pleural que se acumula na cavidade pleural. Na verdade, as regiões do saco recebem os nomes de acordo com a área que revestem – **pleura visceral** para a parte do saco pleural adjacente à superfície do pulmão, e **pleura parietal** para a parte adjacente a todo o restante. A pleura parietal é ainda dividida em **parte costal** (contra as costelas), **parte diafragmática** (con-

FIGURA 4.5 Nome das partes da pleura parietal.

A pleura parietal é descrita em mais detalhe pelo nome do tecido conectivo contra o qual é pressionada, como costal para as costelas e diafragmática para o diafragma. Para que os pulmões se insuflem com eficiência máxima, o saco precisa revestir completamente a cavidade torácica. O espaço entre a pleura parietal e a superfície interna da parede do tórax é apenas um espaço em potencial. (De Moore KL, Dalley AF. Clinically Oriented Anatomy, 5th Edition. Baltimore: Lippincott Williams & Wilkins, 2006. Figura 1.23, p.113.)

Vistas laterais

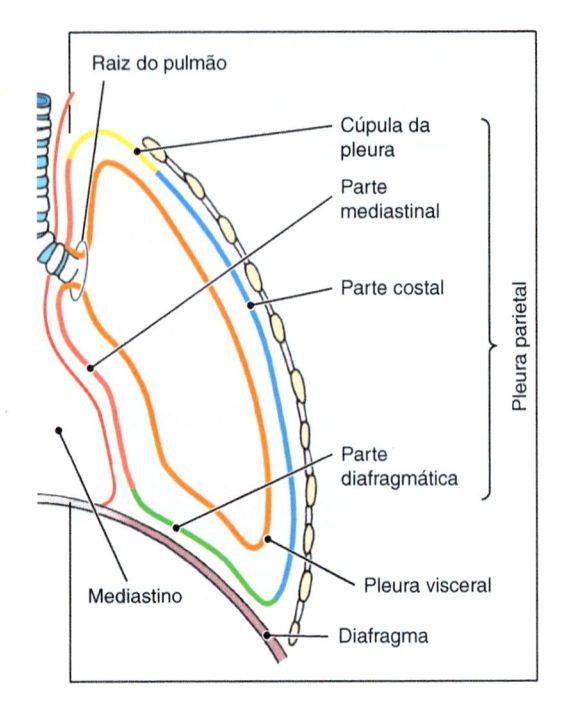

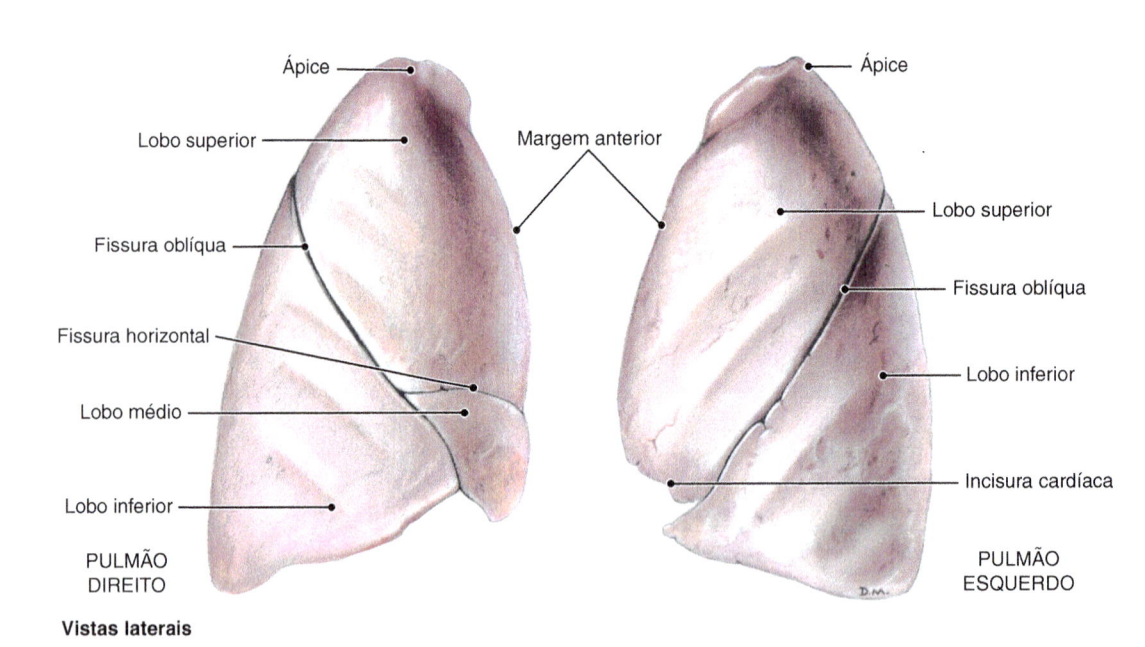

FIGURA 4.6 Vistas laterais dos pulmões adultos.

O conhecimento das fissuras entre os lobos dos pulmões facilita o exame respiratório. As pneumonias e outros acúmulos de líquido podem estar restritas a lobos isolados do pulmão e, assim, podem ser detectadas pela apreciação da "linha de macicez" ou atrito ao percutir a parede do tórax ou auscultar os pulmões (De Agur A, Dalley AF. Grant's Atlas of Anatomy, 11th Edition. Baltimore: Lippincott Williams & Wilkins, 2005. Figura 1.27A, p.122.)

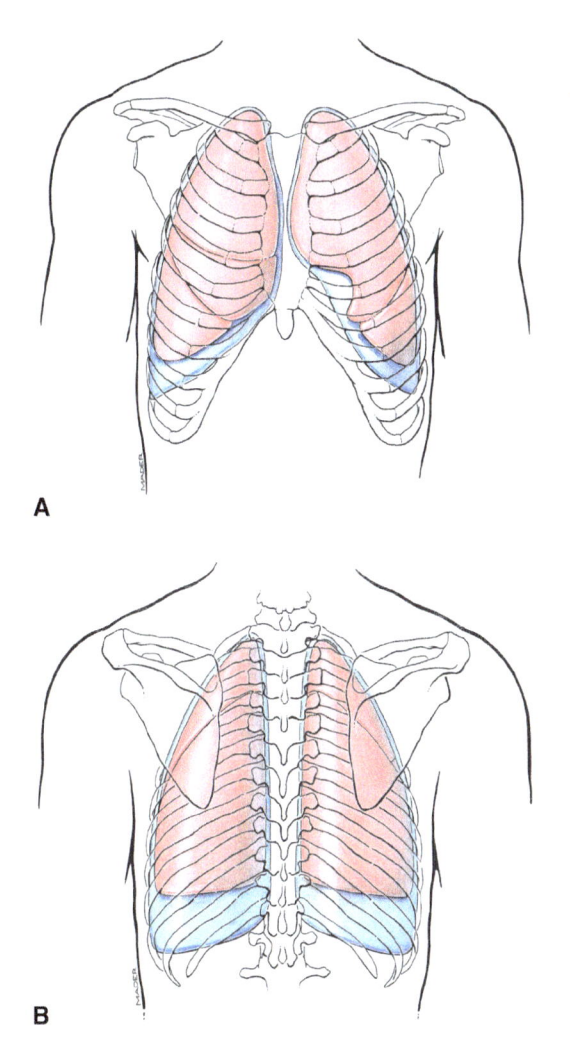

FIGURA 4.7 **Pontos de referência anatômica no exame dos pulmões.**

As margens entre os lobos do pulmão em um paciente normal e sentado em geral correspondem às localizações mostradas aqui. **(A)** Vista anterior mostrando a fissura horizontal do pulmão direito atrás da quarta costela, fissura oblíqua no quinto espaço intercostal, na linha medioclavicular, e fissura oblíqua do pulmão esquerdo no quinto espaço intercostal, na linha medioclavicular. **(B)** Vista posterior mostrando a margem inferior de ambos os pulmões na oitava costela, na linha axilar média, e na décima costela, inferiormente ao ângulo inferior da escápula. As reflexões do saco pleural estão mais abaixo (décima costela na linha axilar média, e décima-segunda costela inferior à escápula). (De Agur A, Dalley AF. Grant's Atlas of Anatomy, 11th Edition. Baltimore: Lippincott Williams & Wilkins, 2005.)

tra o diafragma) e **parte mediastinal** (contra o mediastino, que é o espaço entre os pulmões) e **cúpula da pleura** (acima da linha da primeira costela, na depressão rasa na base do pescoço) (Fig. 4.5).

A cavidade pleural estende-se abaixo do limite do pulmão, no profundo **recesso costodiafragmático**, que contorna a parte inferior da cavidade torácica. A gravidade levará o excesso de líquido pleural para esse recesso quando o paciente ficar em pé (posição ortostática). Essa localização entre a nona e a décima costela na linha axilar média é conveniente para a coleta de amostras de líquido pleural (**toracocentese**), sem riscos para o pulmão (Fig. 4.8).

Ar, sangue ou outros líquidos não-desejados podem entrar na cavidade pleural e preenchê-la, o que pode tornar difícil a respiração. O saco age mais ou menos como o *air bag* dos automóveis. Se o *air bag* for acionado, fará pressão contra você e tornará muito difícil que você force sua face para a frente, na direção do volante. Da mesma forma, o saco pleural pressurizado (a partir do influxo de ar ou líquido) impede que as delicadas bolsas de ar (alvéolos) do pulmão sejam insufladas, tornando, assim, a respiração difícil e, possivelmente, levando a "colapso" de pulmão (Fig. 4.9). O excesso de ar na cavidade pleural constitui **pneumotórax**; o excesso de sangue, **hemotórax**.

FIGURA 4.8 **O pulmão corre risco quando se coletam amostras de líquido pleural.**

O líquido pleural ou outros exsudatos acumulam-se nos recessos junto às margens inferiores da cavidade pleural. Assim, podem ser coletados por aspiração com agulha (toracocentese), com menor risco de lesar o tecido pulmonar. (De Cohen BJ, Wood DL. Memmler's The Human Body in Health and Disease, 10th Edition. Baltimore: Lippincott Williams & Wilkins, 2004.)

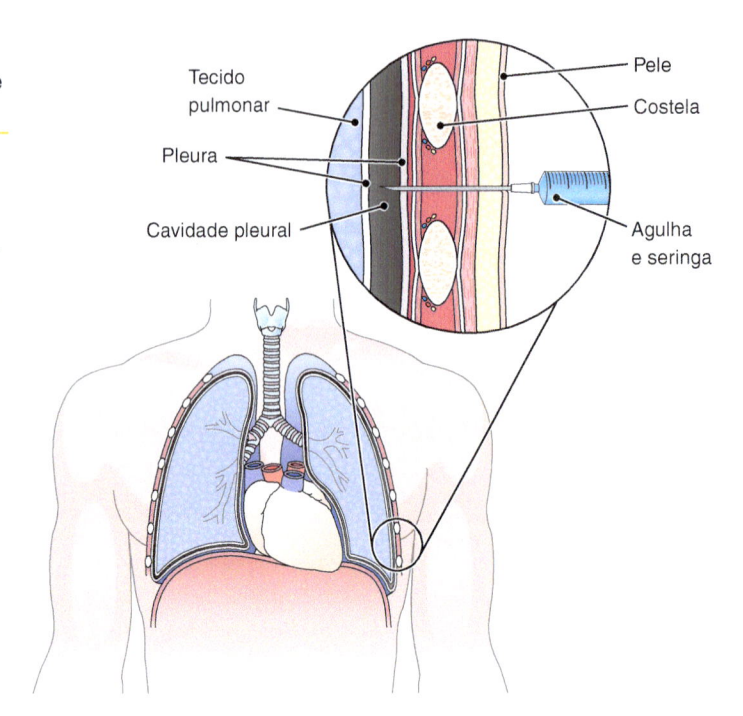

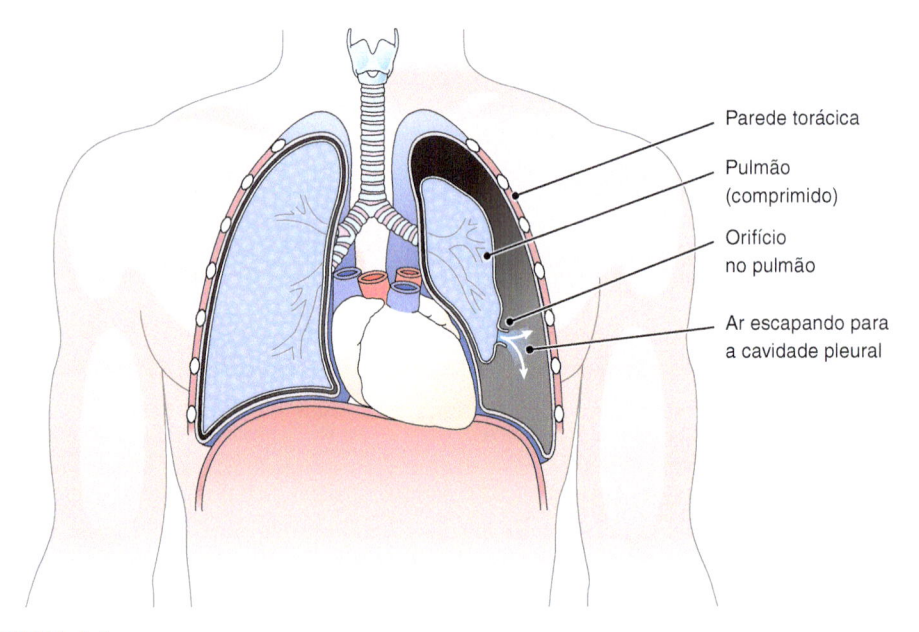

FIGURA 4.9 **A pressão pleural positiva causa "colapso" do pulmão.**

Como ocorre com a cavidade do pericárdio e o coração, a pressão que se acumula na cavidade pleural (por exemplo, de ar ou sangue) sobrepuja a capacidade dos alvéolos de se insuflarem contra o saco pleural, resultando em colapso do pulmão. (De Cohen BJ, Wood DL. Memmler's The Human Body in Health and Disease, 10th Edition. Baltimore: Lippincott Williams & Wilkins, 2004.)

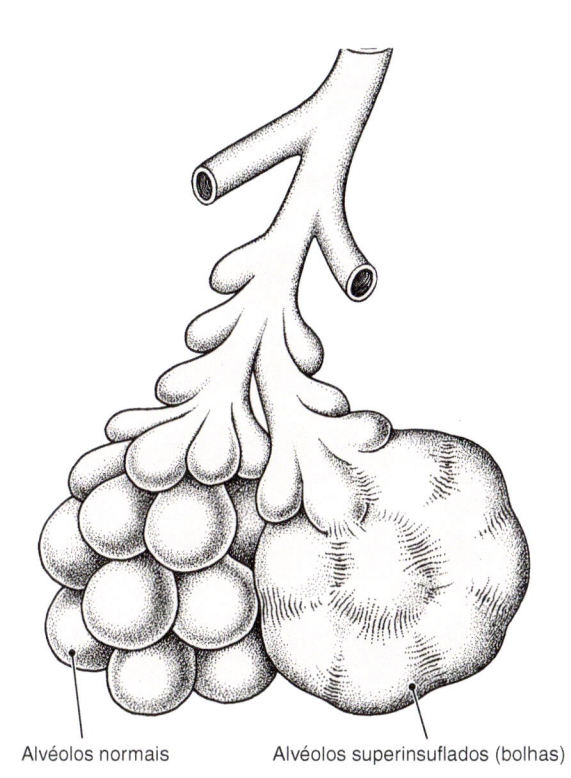

FIGURA 4.10 **Enfisema.**

A superfície de um pulmão saudável é cheia de alvéolos intimamente agrupados. O bronquíolo enfisematoso não funciona bem, porque os alvéolos ficaram flácidos ou se degradaram completamente. O ar inspirado preenche o espaço, mas não pode ser expirado com facilidade. (De Werner R, Benjamin BE. A Massage Therapist's Guide to Pathology, 2nd Edition Baltimore: Lippincott Williams & Wilkins, 2002.)

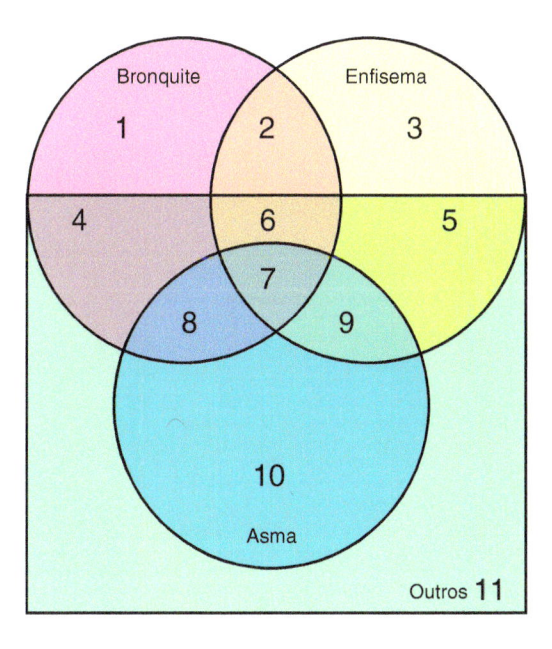

Alvéolos normais   Alvéolos superinsuflados (bolhas)

FIGURA 4.11 **Principais famílias de dispnéias.**

A maioria das pessoas que tem dificuldade para respirar sofre de bronquite, enfisema, asma ou alguma combinação dessas afecções. Como mostra o esquema, um paciente pode ter uma, duas ou três delas de uma vez. O perímetro do quadro indica os pacientes com alguma forma de obstrução das vias aéreas (11). Os pacientes com duas ou mais dessas afecções são mais comuns que os pacientes que têm uma só. (De Snider GL, ed. Clinical Pulmonary Medicine. Boston: Little, Brown and Company, 1981 p. 249.)

O delicado revestimento dos alvéolos do pulmão pode deteriorar por irritação crônica, como a causada pelos efeitos do tabagismo. Se o revestimento desintegrar, o ar ainda entrará nos bronquíolos, de forma parecida com soprar um balão fino com um buraco na extremidade mais distante, mas escapará pelo espaço entre o alvéolo e a cavidade pleural ou pelos alvéolos flácidos. A erosão localizada de tecido funcional do pulmão é chamada de **enfisema** (Fig. 4.10).

A dificuldade respiratória pode surgir de uma obstrução, como asma ou bronquite, que dificulta a passagem do ar pela árvore respiratória bronquial. Também pode surgir devido à compressão, como efusão pleural, ou por incompetência, como enfisema. O paciente pode ter uma ou mais dessas afecções de uma vez e/ou por um período extenso de tempo (Fig. 4.11). Um componente expressivo da medicina de atendimento primário refere-se a ajudar os pacientes idosos com história de tabagismo a viver com um complexo de afecções respiratórias conhecido como **doença pulmonar obstrutiva crônica (DPOC)**. A DPOC envolve uma ou mais afecções obstrutivas, compressivas ou de incompetência da respiração. O estudo da anatomia de desenvolvimento do tubo respiratório e da relação que ele mantém com o saco pleural ajudará você a prever os motivos pelos quais as pessoas têm dificuldade para respirar.

5

Sistemas Urinário e Genital

Introdução
Desenvolvimento do rim e do ureter
Desenvolvimento da bexiga urinária e da uretra
Sistema genital
    Anatomia genital feminina
    Anatomia genital masculina

INTRODUÇÃO

O corpo precisa eliminar o que não pode absorver e precisa fornecer ou receber células sexuais para se reproduzir. Essas funções corporais são íntimas para nossa sensação de bem-estar, de modo que as complicações dessas funções afligem muito os pacientes. Já vimos como se forma o intestino posterior e como ele começa a fazer interface com o mundo exterior. Neste capítulo, completamos o quadro de como o final do tubo cresce e examinamos a região do mesoderma entre a coluna paraxial e a coluna da placa lateral (lembre-se da Fig. 1.12).

O sistema urinário mantém o equilíbrio e a bioquímica dos líquidos vitais. Como no sistema respiratório, a anatomia macroscópica do órgão (o rim) e da tubulação é comum em comparação com seu significado clínico substancial. Ainda, como ocorre no sistema respiratório, o domínio de como as estruturas aparecem nas radiografias é o objetivo do estudo da anatomia.

Acredita-se que a reprodução sexuada em animais seja uma derivação de um modelo original, no qual as espécies eram auto-reprodutivas – isto é, de um modelo que não envolve "machos" e "fêmeas". Para originar a anatomia da reprodução sexuada, "masculino" e "feminino" resultam da cooptação das mesmas zonas teciduais, porém seletivamente e em graus opostos. Os três tipos de tecidos básicos crescem visando uma meta de projeção ou invaginação, que possibilita o acoplamento entre indivíduos, necessário para realizar os comportamentos reprodutivos.

DESENVOLVIMENTO DO RIM E DO URETER

Lembre-se que o mesoderma condensa-se, inicialmente, em três regiões – colunas paraxial, intermédia e lateral (ver Fig. 1.12). O mesoderma paraxial forma o esqueleto axial e a musculatura de sustentação do corpo. O mesoderma da placa lateral ajuda a formar a parede do corpo que se encurva e compõe o tronco do corpo. O conglomerado de mesoderma entre os aglomerados das colunas paraxial e lateral, o **mesoderma intermédio**, é implicado no crescimento dos sistemas urinário e genital.

No espaço real, a cunha de mesoderma intermédio situa-se ao lado da aorta primitiva, imediatamente ventral às colunas de somitos que estão-se tornando os corpos vertebrais. A cunha protrai contra a continuidade da camada de células da membrana peritoneal que, exceto por essa protrusão, no resto é lisa, de modo que é chamada de **crista urogenital**. Desde os primórdios da formação, a crista tem um **cordão nefrogênico** de células próprio para o sistema urinário e uma **crista gonadal**, ou **crista genital**, para o sistema genital (Fig. 5.1). Eles cooperam devido à conveniência de um portal de saída que é fornecido pelo primeiro e às intrigantes conseqüências da diferenciação sexual do segundo.

Mesmo que não possa fazer isso diretamente para o mundo exterior, o feto em desenvolvimento precisa eliminar detritos líquidos. Para esse fim, logo se desenvolve um sistema interno

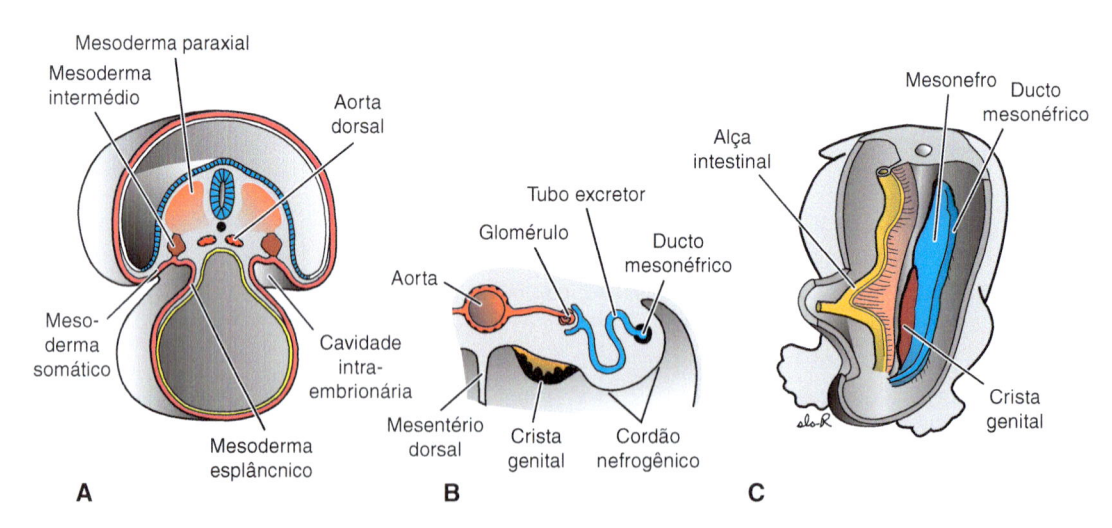

FIGURA 5.1 **Mesoderma intermédio.**

O mesoderma intermédio é adjacente ao peritônio durante todo o preguamento lateral do embrião **(A)**. Desenvolve-se em colônias adjacentes de células genitais e néfricas **(B)**. A proximidade dessas colônias com o peritônio explica como seus derivados adultos relacionam-se com a cavidade abdominal e entre si **(C)**. (De Sadler TW. Langman's Medical Embryology, 10th Edition. Baltimore: Lippincott Williams & Wilkins, 2006. Figura 15.1A, p. 230; Figura 15.17A,B, p. 240.)

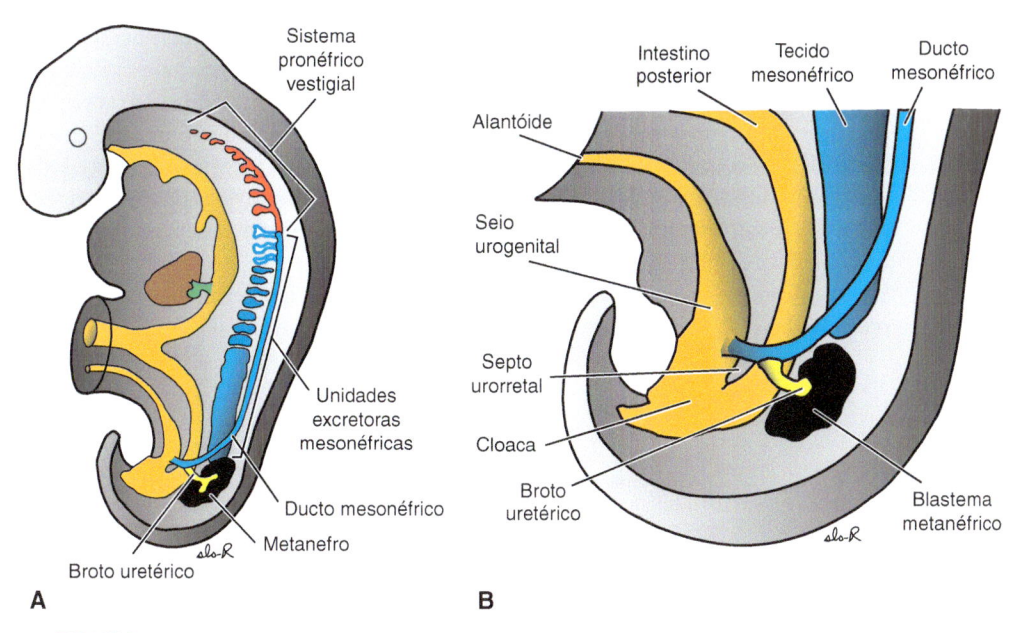

FIGURA 5.2 **Drenagem inicial de líquido no embrião.**

O ducto mesonéfrico percorre a extensão do corpo do embrião e termina na parede posterior do tubo intestinal, muito perto da base do alantóide **(A)**. Os túbulos transversais que drenam líquido dos vasos sangüíneos embrionários desintegrar-se-ão com o tempo, deixando apenas o ducto mesonéfrico longitudinal atrás **(B)**. O futuro rim brota da base do ducto mesonéfrico. O broto uretérico desenvolve-se em um rim em sua extremidade superior e em um ureter que conecta o rim à parte posterior da futura bexiga urinária. (De Sadler TW. Langman's Medical Embryology, 10th Edition. Baltimore: Lippincott Williams & Wilkins, 2006. Figura 15.2, p. 230; Figura 15.4, p. 231.)

de tubos de drenagem (que, por fim, é substituído por um órgão e um ducto permanentes). O sistema provisório forma-se no interior do cordão nefrogênico como uma série de ductos de drenagem (**glomérulos**) que se conectam em forma de "treliça" para formarem um tubo de saída, ou **ducto mesonéfrico** (ver Fig. 5.1B). O ducto precisa ir para algum lugar, e esse é o ponto em que o tubo endodérmico intestinal entra em cena. Lembre-se que o septo urorretal de mesoderma dividiu a extremidade cloacal do tubo intestinal em duas partes, isolando uma extremidade natural para o tubo intestinal (reto) de outra que é um remanescente separado em duas regiões, uma extremidade apresentando-se para o mundo exterior e a outra conectada ao alantóide. Esse remanescente separado só está bem-posicionado para a drenagem para o mundo exterior se algo conectar-se a ele (Fig. 5.2).

Esse remanescente separado é uma bolsa em fundo cego de endoderma, formalmente chamado de **seio urogenital**. O seio comunicar-se-á com o mundo exterior através do que antes era a metade superior da cloaca. Isso se transformará nos orifícios (óstios) **urinário** e **genital** do corpo, e agora está claro como esses portais passam a estar "na frente" ou anteriores ao portal anal. Se, contudo, internamente a esse portal o seio urogenital é uma bolsa cega, então ela nada tem a excretar. O **ducto mesonéfrico** aproveita essa oportunidade e conecta o sistema de filtração de líquido do corpo a uma via de saída, porém apenas temporariamente (ver Fig. 5.2). Logo após a conexão, o seio induz a formação dos órgãos do sistema urinário permanente.

O ducto mesonéfrico forma-se enquanto o corpo do embrião ainda está-se diferenciando. Esse ducto é uma "treliça" dinâmica de tubos de drenagem, com alguma conformação na parte inferior do corpo ao mesmo tempo que os mais antigos e mais superiores estão-se desintegrando. Enquanto a "treliça" e a função original do sistema de ductos desaparecem, o ducto propriamente dito persiste em cada lado, em paralelo com a coluna vertebral. Ele perde sua finalidade de filtração de detritos líquidos, mas fica disponível para ser cooptado pelo sistema genital.

Concentre-se agora na extremidade do ducto mesonéfrico, onde ele se abre para a parte posterior do seio urogenital. Assim que essa relação é forjada, o ducto mesonéfrico emite um "broto" agressivo, ou **divertículo**, a partir do ponto de junção (ver Fig. 5.2). Este botão é chamado **broto uretérico** ou **blastema metanéfrico**. O termo "broto uretérico" afirma que o ureter é derivado dele; o termo "blastema metanéfrico" implica que ele é um sistema néfrico ou renal (**rim**) revisado. Substitui o antigo sistema mesonéfrico.

A origem do broto uretérico é a parte complicada. Uma vez que aparece, o restante do processo de crescimento do ureter e do rim é, em grande parte, apenas uma expansão do tubo

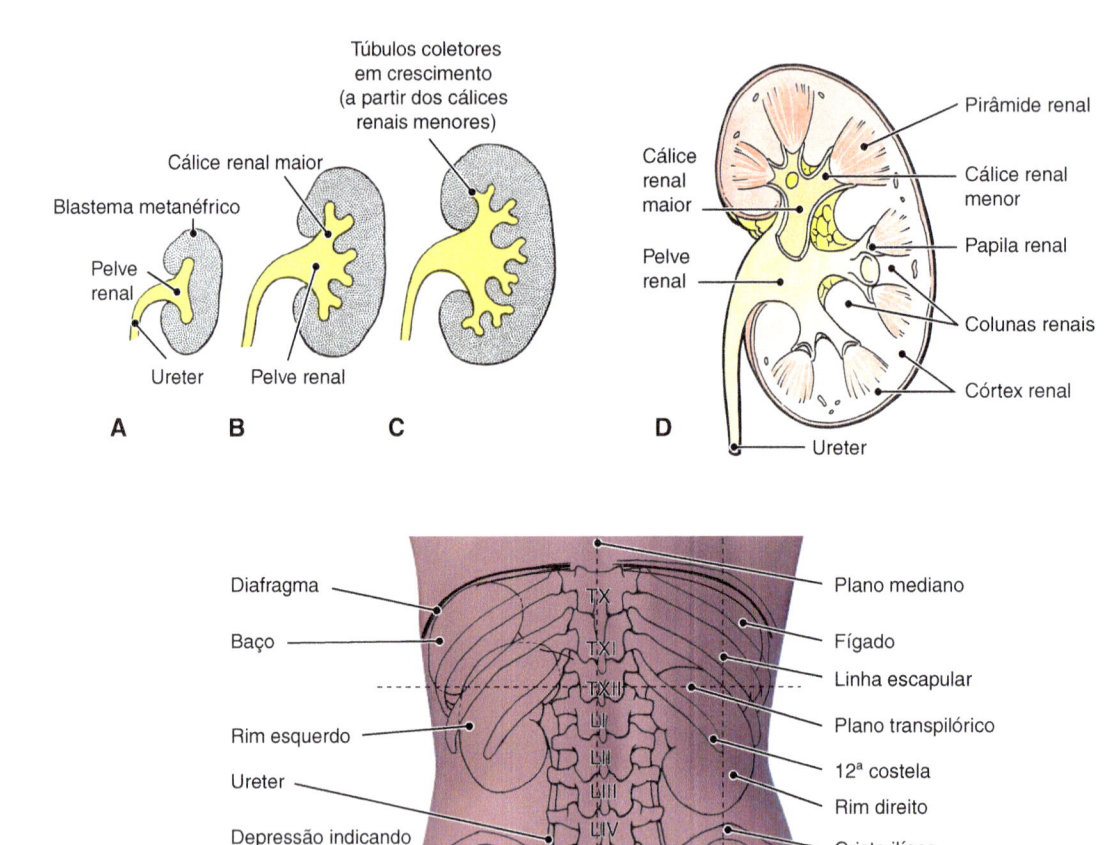

FIGURA 5.3 Desenvolvimento do rim.

Os rins amadurecem como um agregado de túbulos coletores **(A-C)**. O corte longitudinal (frontal) de um rim adulto **(D)** demonstra a confluência de canais de drenagem da periferia para o ureter. Os rins ascendem **(E)** ao longo da parte posterior da parede abdominal, até que passem a repousar logo abaixo do diafragma (e abaixo do fígado, no lado direito). Isso significa que o ureter deve "serpentear", fazendo um trajeto descendente junto à parte posterior da parede abdominal e sobre a margem pélvica, antes que possa penetrar na região posterior da bexiga urinária. (De Sadler TW. Langman's Medical Embryology, 9th Edition. Baltimore: Lippincott Williams & Wilkins, 2004. Figura 14.5, p. 325; De Moore KL, Agur AMR. Essential Clinical Anatomy, 2nd Edition. Baltimore: Lippincott Williams & Wilkins, 2002. Figura 3.34, p. 182 e p. 186.)

(o futuro **ureter**) e da cobertura em forma de orelha na sua extremidade, chamado de **blastema metanéfrico** (o futuro **rim**) (Fig. 5.3). O rim em desenvolvimento estabelece uma importante conexão vascular com a aorta quando ele se torna o órgão essencial da filtração de uréia. Conforme o rim se expande, o ducto mesonéfrico persiste, mas já não é conectado aos leitos capilares regionais por glomérulos que parecem treliças. Sua extremidade superior é aberta, e sua extremidade inferior drena na região posterior do **seio urogenital**.

Se os rins estivessem localizados na pelve, esse seria o fim da história do desenvolvimento do sistema urinário. Porém os rins são encontrados mais acima, sobrepondo-se às costelas inferiores e junto à parede posterior do corpo no mesmo nível do duodeno e do pâncreas (ver Fig. 5.3E). Eles precisam chegar nesse nível superior a partir de seu início, profundamente na cavidade pélvica, mas os meios pelos quais "ascendem" não estão claros. Não existe motivo funcional para que os rins situem-se onde se encontram no adulto. Em parte, eles provavelmente desviam na goteira lombar disponível quando o feto se alonga e o intestino médio herniado volta para a cavidade abdominal. O ureter agora é bastante alongado e permanece como um tubo muscular delgado e liso que conecta o rim à região posterior do seio urogenital. Faz trajeto superficial (anterior) a certas estruturas (vasos ilíacos comuns) e profundo (posterior) a outras (vasos gonadais) até atingir o seio urogenital, que permanece na pelve (Fig. 5.4).

A anatomia macroscópica do rim adulto é mais bem visualizada em corte frontal (coronal) (ver Fig. 5.4B). O órgão amadurece como cinco agrupamentos relativamente independentes de túbulos funcionais, cada qual com seu próprio ramo particular da artéria renal. O córtex, que é firmemente aderido na fáscia (cápsula renal), abriga colônias piramidais de túbulos que drenam na direção do hilo do rim em cálices renais próprios na parte superior do ureter. Como um sistema de "riachos e rio", cálices menores fundem-se em cálices maiores, que coletivamente

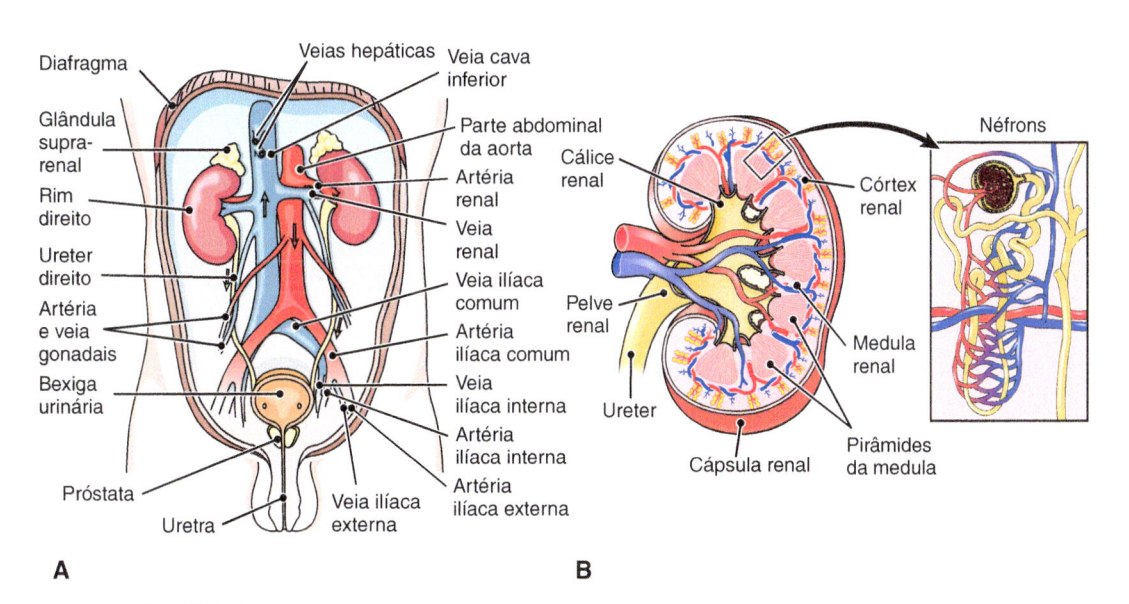

FIGURA 5.4 **O rim e os ureteres** *in situ*.

Os rins repousam contra a parede posterior do corpo no nível das partes torácica inferior e lombar superior da coluna vertebral **(A)**. Note que o ureter passa posteriormente aos vasos gonadais no caminho para a bexiga urinária. Por meio de comunidades compactas, eficientes e piramidais de néfrons **(B)**, eles rapidamente filtram o sangue fornecido e drenado pelos grandes vasos renais. (De Cohen BJ, Wood DL. Memmler's The Human Body in Health and Disease, 10th Edition. Baltimore: Lippincott Williams & Wilkins, 2004.)

formam a pelve renal, ou "delta do rio". A conformação de cálices faz com que os primórdios do ureter assemelhem-se a uma profusão de trombetas.

O ureter estreita-se consideravelmente uma vez que recebeu o débito do rim. Esse estreitamento complica o transporte de calcificações que podem surgir no interior da rede renal (cálculos renais ou pedras nos rins). As margens agudas dos cálculos renais podem incrustar-se no revestimento interno do ureter, ficando aprisionados e causando espasmos do músculo liso do ureter, dor visceral e restrição parcial da drenagem de urina.

Os rins direito e esquerdo "ascendem" em diferentes níveis vertebrais devido à barreira física do fígado no lado direito. Embora ambos os rins se sobreponham às margens da décima-segunda costela e da primeira vértebra lombar, o rim direito é ligeiramente mais inferior, como se vê em vista frontal, do que o rim esquerdo. Ambos os rins passam a ser adjacentes às glândulas supra-renais, que, como diz o nome, são encontradas acima e ao longo do pólo superior de cada rim (ver Fig. 5.4A). Do ponto de vista espacial, as duas estruturas são relacionadas, mas são predominantemente independentes em termos funcionais.

DESENVOLVIMENTO DA BEXIGA URINÁRIA E DA URETRA

A parte proximal do sistema urinário processa o líquido corporal e o transporta para um órgão de armazenamento que se desenvolve a partir do seio urogenital. O órgão de armazenamento (a **bexiga urinária**) amadurece da mesma maneira em homens e mulheres, mas sua continuação distal para o mundo exterior (a **uretra**) modifica-se de modo diferente de acordo com o gênero.

Enquanto o ducto mesonéfrico e o broto uretérico desenvolvem-se a partir do mesoderma intermédio, o seio urogenital é uma estrutura endodérmica. Como ocorre com outros derivados endodérmicos do tubo intestinal, ele é envolto por uma camada de mesoderma que tem propriedades contráteis (músculo liso). No estado adulto, esse envoltório de músculo liso da bexiga urinária é denominado **músculo detrusor da bexiga**.

O seio urogenital tem três partes distintas: vesical, pélvica e fálica (Fig. 5.5). Na extremidade superior, o **alantóide**, a bolsa cega em forma de dedo de luva, agora encarcerado na base do cordão umbilical, expande-se como a região **vesical** para formar a **bexiga urinária**. Ele se expande porque o ducto mesonéfrico e seu broto uretérico associado invadem a parede do seio (Fig. 5.5 D-G). A ponta do alantóide, porém, continua inserida na estreita abertura do cordão umbilical. Normalmente ela se degenera no lugar, até ser apenas uma faixa fibrosa de tecido que liga a parede da bexiga urinária à superfície interna da parede abdominal (o **úraco**). Porém, se o alantóide não degenerar, a urina que se acumula na bexiga urinária pode extravasar através da abertura para um cisto perto do umbigo ou mesmo gotejar pelo nó (cicatriz) umbilical (**cisto ou fístula do úraco**) (Fig. 5.6).

A parte **pélvica** do seio urogenital não apresenta singularidades: simplesmente conecta a bexiga urinária tumefeita à barreira de pele, onde o óstio urinário estará localizado. No estado maduro, essa parte estreitada do seio será denominada **uretra pélvica** e **uretra membranácea**. É mais notável clinicamente porque, nos homens, elabora-se para formar as estruturas secretoras da próstata. Assim, a prostatite e os tumores de próstata invadem a uretra, resultando no principal sintoma de **micção prejudicada** (dificuldade para urinar).

A parte **fálica** do seio urogenital é bastante notável. Tem a mesma configuração original em todos os embriões, mas é radicalmente alterada na presença de um cromossomo Y (isto é, nos homens). O tubérculo genital (ou falo) embrionário é apenas uma protuberância na parede do corpo, logo acima da saída do tubo intestinal do corpo (ver Fig. 5.5C). Na verdade, a parte inferior do tubérculo genital é formada pela porção superior da membrana cloacal. Quando o septo urorretal separa a membrana cloacal em um orifício anal e um orifício urogenital, este é a parte que permanece ao longo da parte inferior do tubérculo genital.

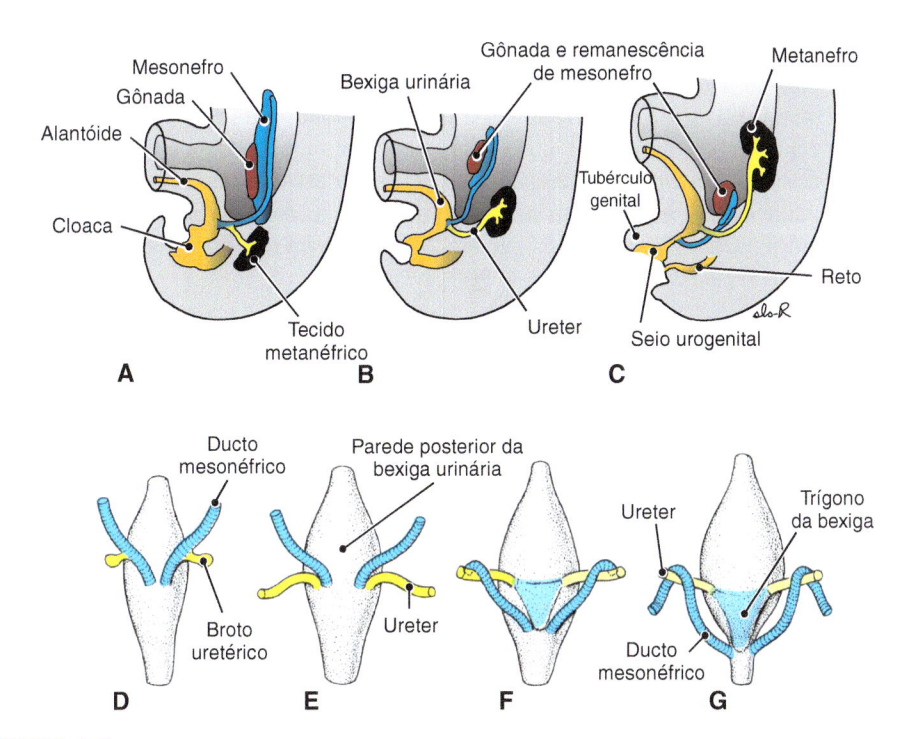

FIGURA 5.5 **A bexiga urinária desenvolve-se a partir da base do alantóide.**

A parede posterior do seio urogenital é conectada ao ducto mesonéfrico **(A)**. Conforme o ureter e o rim crescem, a raiz do ducto mesonéfrico enterra-se na parede do seio **(B** e **C)**. Por fim, uma parte suficiente do ducto descende gradualmente "mergulha" na parede da bexiga urinária, de modo que a conexão do ureter com o ducto mesonéfrico é perdida, como se vê nas vistas posteriores da bexiga urinária em desenvolvimento **(D-G)**. (De Sadler TW. Langman's Medical Embryology, 10th Edition. Baltimore: Lippincott Williams & Wilkins, 2006. Figura 15.10, p. 236; figura 15.14, p. 238.)

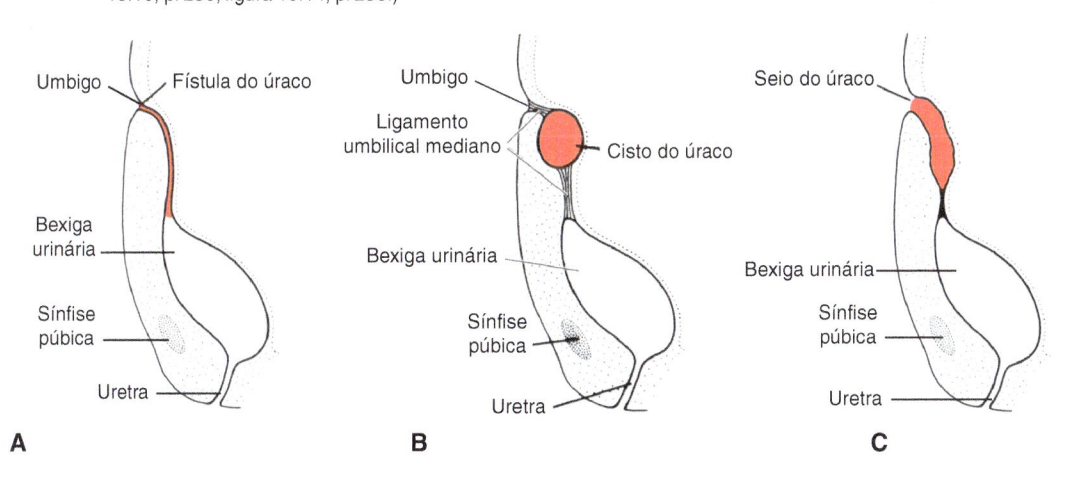

FIGURA 5.6 **Cistos e fístulas do úraco.**

O alantóide degenerado nem sempre se transforma em um cordão fibroso (o úraco ou ligamento umbilical mediano) entre a bexiga urinária e o umbigo. Se o úraco permanecer aberto, líquido pode gotejar do umbigo através de uma fístula **(A)** ou ficar aprisionado em um cisto **(B)**. O úraco também pode formar uma conexão sinusal com o exterior, mas não com a bexiga urinária **(C)**. (De Sadler TW. Langman's Essential Medical Embryology, 10th Edition. Baltimore: Lippincott Williams & Wilkins, 2006. Figura 7.6C–E p. 77.)

O **tubérculo genital** (falo) transforma-se de maneira diferente em homens e mulheres. Nas mulheres, ele não se desenvolve em detalhes, de modo que, mesmo que seja relativamente grande no feto, é relativamente pequeno no estado maduro. A relação do orifício urogenital com o tubérculo genital muda muito pouco nas mulheres, como mostra a vista externa do desenvolvimento fetal (Fig. 5.7). Na verdade, a estrutura externa da região fálica madura na mulher é uma modificação mínima do que se vê no feto. A parte fálica do seio urogenital tem muito pouco "comprimento", de modo que a **uretra** nas mulheres é uma via curta da bexiga urinária para o mundo exterior.

Nos homens, o tubérculo genital alonga-se e leva a parte fálica do seio urogenital consigo. Isso significa que a parte inferior do tubérculo genital é sulcada por uma longa abertura parecida com uma fenda que, nesse estágio, pode ser chamada de **sulco uretral** (Fig. 5.8). No estado maduro, esse sulco se fecha e é "engolido" no interior do tubérculo genital, onde é chamado uretra masculina (**peniana**)*. Apesar de ser encerrada no interior do tubérculo genital, ela ainda precisa atingir o mundo exterior, e essa parte do desenvolvimento genital é muito interessante (ver a seguir).

Em resumo, o corpo desenvolve um filtro para coletar detritos líquidos e utiliza um remanescente do tubo intestinal como via para que esse líquido saia do corpo. O filtro começa como "pia e cano" simples, denominados **mesonefro** (túbulos coletores conectados por um ducto mesonéfrico). Esse filtro temporário, por fim, é substituído por seu próprio broto, o **metanefro**. Este expande-se para formar um único órgão de filtração (o rim), que é conectado ao remanescente do tubo intestinal por sua própria raiz (o broto uretérico, que é o futuro ureter). Esse filtro elimina o detrito líquido no remanescente do tubo intestinal, que agora tem a extremidade superior expandida (a bexiga urinária) e a extremidade inferior estreita e tubular (a uretra).

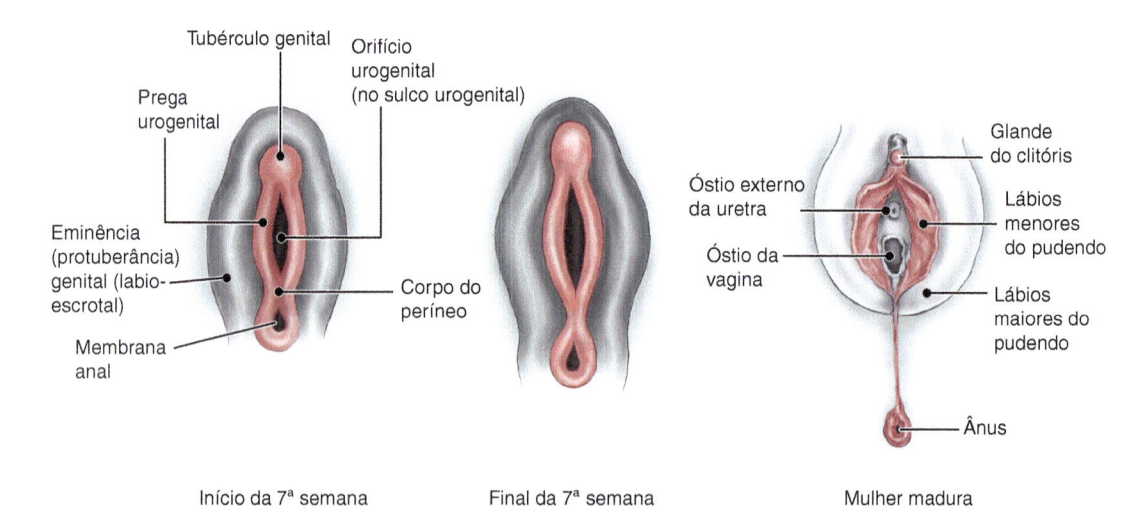

FIGURA 5.7 O seio urogenital atinge o mundo exterior.

Quando a região perineal amadurece do estágio sexual indiferenciado para o estágio genital específico do gênero, o desenho original do seio urogenital "abaixo" do tubérculo genital muda pouco. Esses tecidos, mostrados aqui em vista externa, tornar-se-ão os órgãos genitais externos em ambos os gêneros. (Adaptada de Larsen WJ. Human Embryology. New York: Churchill-Livingstone, 1993. Figura 10.18, p. 257.)

---

* N. de R.T. A uretra masculina adulta encontra-se formada por quatro partes seqüenciais: intramural, prostática, membranácea e esponjosa.

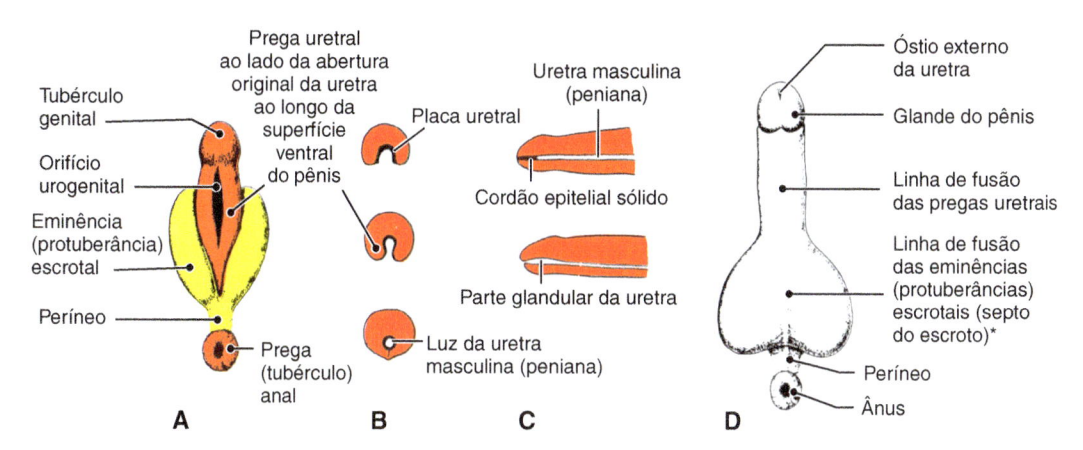

FIGURA 5.8 O desenvolvimento masculino altera o orifício urogenital.

Embora os órgãos genitais masculinos externos pareçam muito diferentes dos femininos, eles se originam dos mesmos tecidos. O tubérculo genital alonga-se (**A**), levando consigo o sulco em sua parte inferior (**B**). O pênis adulto, porém, libera urina e sêmen através de uma abertura em sua ponta, de modo que o sulco uretral na superfície ventral deve ser fechado, o que ocorre durante a migração do tecido em ambos os lados. Isso deixa a uretra embutida no corpo do pênis, mas não se expõe para o mundo exterior (**C**). Uma depressão na ponta do pênis avança para dentro, até se ligar com a extremidade da uretra, resultando na configuração pós-natal (**D**). (De Sadler TW. Langman's Medical Embryology, 10th Edition. Baltimore: Lippincott Williams & Wilkins, 2006. Figura 15.33a–d, p. 249.)

---

* N. de R.T. O septo do escroto é interno, constituindo uma parede divisória. Na superfície externa do escroto identificamos a rafe do escroto, que corresponde à linha de fusão referida no desenho.

A abertura externa da uretra é o derivado adulto da membrana urogenital, que é metade da membrana cloacal original. Sua configuração difere entre homens e mulheres.

SISTEMA GENITAL

A anatomia do sistema genital, obviamente, difere entre homens e mulheres, mas como e por quê? A parte do "por que" envolve codificação genética para a produção de hormônios que influenciam como as colônias de células diferenciam-se. A parte do "como" é a história do que acontece com o **ducto mesonéfrico** descartado.

As células relevantes estão no mesoderma intermédio (Fig. 5.9). Uma das margens da coluna de mesoderma é denominada **crista genital**, ou **crista gonadal**, porque as células germinativas aglomeram-se em seu interior. A **gônada** transforma-se em **testículo** no homem e em **ovário** na mulher, mas ambas se originam da parte posterior da região abdominal, no interior da crista gonadal. Perto dessa crista encontra-se o ducto mesonéfrico, que faz trajeto vertical (longitudinal) para baixo a partir da crista e esvazia-se, como mencionado anteriormente, na bexiga urinária. O evento importante a ser observado é como o **revestimento peritoneal** do mesoderma intermédio "infiltra-se", ou invagina-se na coluna de mesoderma propriamente dita (Fig. 5.10). É como se o ducto mesonéfrico quisesse ter um parceiro, entrando na margem de seu próprio território em um segundo tubo paralelo. Essa bainha ou tubo incorporado, logicamente, denomina-se **ducto paramesonéfrico**.

Esses dois ductos têm grande peso na diferenciação entre homens e mulheres, o que é lógico, quando se pensa que há duas vias adultas distintas (masculina e feminina) e dois ductos "utilizá-

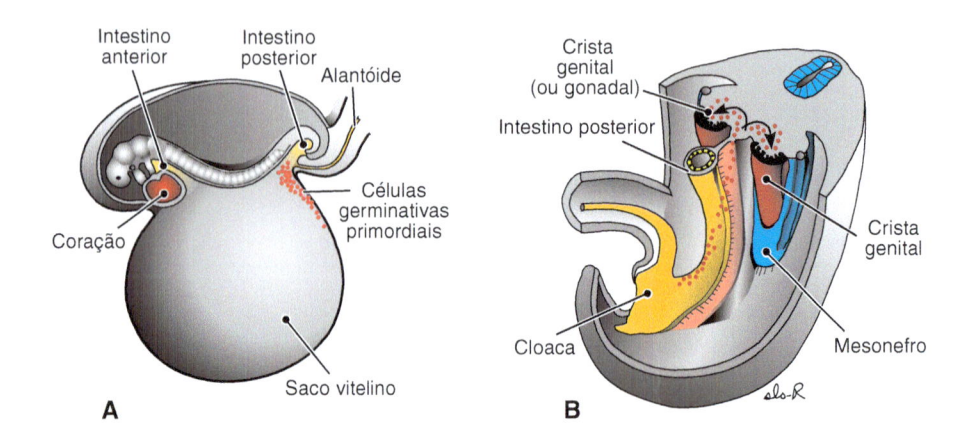

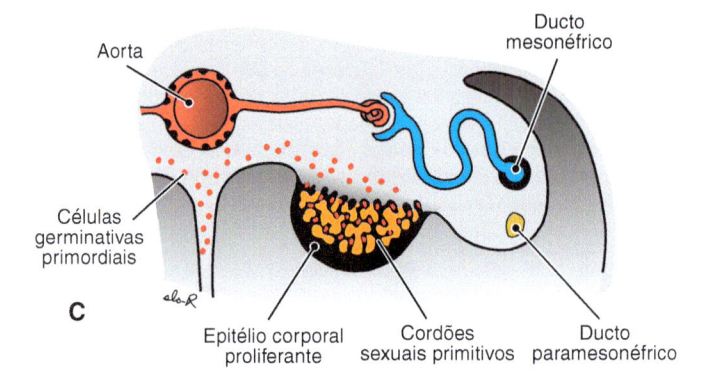

FIGURA 5.9 Futuras células espermatogênicas e oócitos reúnem-se na crista genital.

Os gametas originam-se no endoderma do tubo intestinal **(A)** e migram através do mesentério posterior (dorsal) **(B)** para cordões sexuais primitivos receptores que estão proliferando na crista genital **(C)**. (De Sadler TW. Langman's Medical Embryology, 10th Edition. Baltimore: Lippincott Williams & Wilkins, 2006. Figura 15.18a,b, p. 240; Figura 15.19, p. 249.)

FIGURA 5.10 **Formação do ducto paramesonéfrico.**

Conforme os gametas migram para a crista genital (gonadal), o sistema do ducto mesonéfrico induz a invaginação do revestimento peritoneal da parede do corpo (ver lado esquerdo). O ducto paramesonéfrico resultante é, na verdade, uma bainha (ou tubo) da cavidade peritoneal com extremidades superior e inferior abertas (ver lado direito). (Adaptada de Moore KL, Persaud TVN. The Developing Human, 5th Edition. Philadelphia: W.B. Saunders, 1988. Figura 13-20, p. 281.)

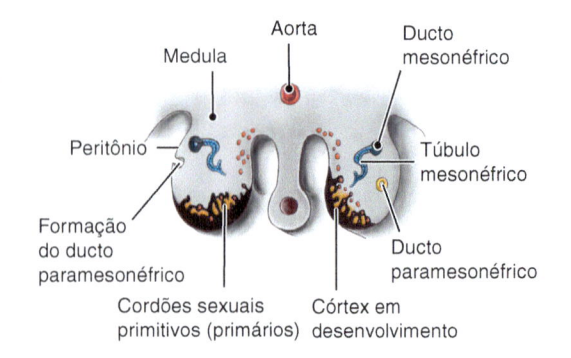

veis" diferentes (mesonéfrico e paramesonéfrico). Agora, descreveremos como a crista genital (gonadal) usa um deles, mas não o outro, dependendo da identidade sexual das células germinativas.

Anatomia genital feminina

A identidade feminina resulta da configuração XX no vigésimo-terceiro cromossomo e da subseqüente formação das células germinativas primordiais no saco vitelino. Essas células germinativas migram na direção da crista gonadal. Quando elas se reúnem ao longo da crista gonadal, as células da crista abrigam-nas totalmente. As mulheres desenvolvem um número finito de ovos primários ou oócitos. Eles precisam ser guardados com cuidado e liberados com moderação (classicamente, um por mês durante 30 a 35 anos). Esse é o porquê, no início do desenvolvimento, de as células da crista formarem uma cápsula em torno das células germinativas, a qual impede que estas estabeleçam uma relação com os túbulos próximos do ducto mesonéfrico (Fig. 5.11). Lembre-se que os túbulos desintegram quando o rim e o ureter amadurecem, de modo que, sem capacidade para drenar os oócitos da gônada feminina, os túbulos mesonéfricos são reabsorvidos. Na ausência de algo a ser drenado no ducto mesonéfrico, em sua extremidade superior, o ducto também se dissolve.

O **ducto paramesonéfrico** continua a ser a via de escape mais provável para os oócitos que a gônada feminina libera periodicamente. Em termos físicos, porém, ele não se relaciona com o **ovário** em desenvolvimento, de modo que, no máximo, pode ser um tipo de "bacia" para coletar o óvulo expelido (Fig. 5.12). Esse é um grande desafio. O outro desafio importante é o que fazer com o óvulo uma vez que ele foi coletado pela extremidade aberta do ducto paramesonéfrico. Para enfrentar esse desafio, o ducto paramesonéfrico distorce-se em uma câmara de retenção chamada **útero** (Fig. 5.13). Essa não é uma tarefa pequena.

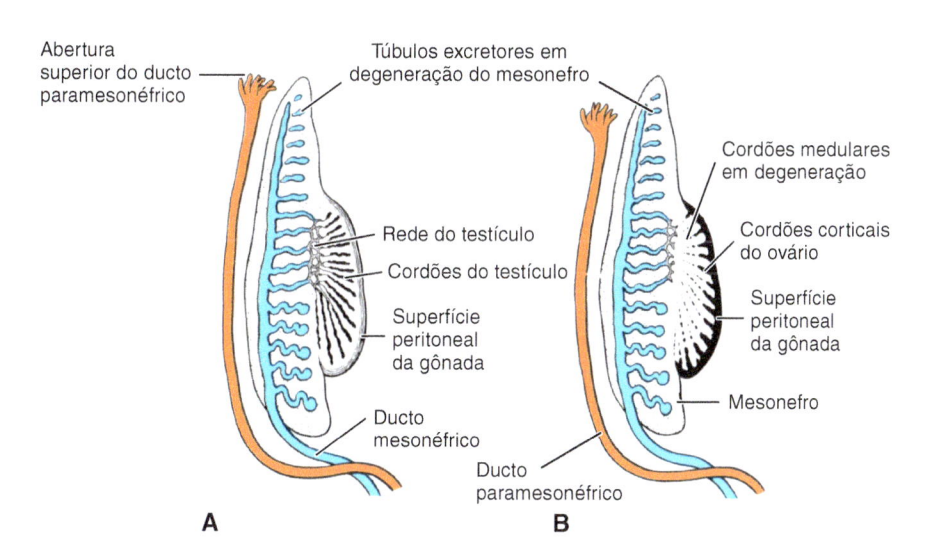

FIGURA 5.11 Diferenciação sexual na crista genital (gonodal).

O tecido reprodutivo masculino em desenvolvimento mantém uma conexão com o sistema do ducto mesonéfrico e uma proximidade menos íntima da membrana peritoneal **(A)**. Não há função para o ducto paramesonéfrico nos homens. Ao contrário, os gametas na gônada feminina em desenvolvimento são seqüestrados por fortes cordões corticais **(B)**. Na ausência de contato íntimo com a gônada, o ducto mesonéfrico degenera, e o ducto paramesonéfrico persiste. (De Sadler TW. Langman's Medical Embryology, 9th Edition Image Bank. Baltimore: Lippincott Williams & Wilkins, 2004.)

FIGURA 5.12 Formação do ovário.

A crista genital forma uma gônada nos homens e nas mulheres. A gônada feminina (ovário) é pressionada contra o revestimento peritoneal e continua praticamente encapsulada por ele. O ducto mesonéfrico desintegra **(A)**, removendo qualquer conexão possível do ovário para o trato urinário. O ducto paramesonéfrico chegou a seu lugar, mesmo desenvolvendo uma abertura expandida com projeções que se assemelham a dedos **(B)**. (De Sadler TW. Langman's Medical Embryology, 10th Edition. Baltimore: Lippincott Williams & Wilkins, 2006. Figura 15.24, p. 243.)

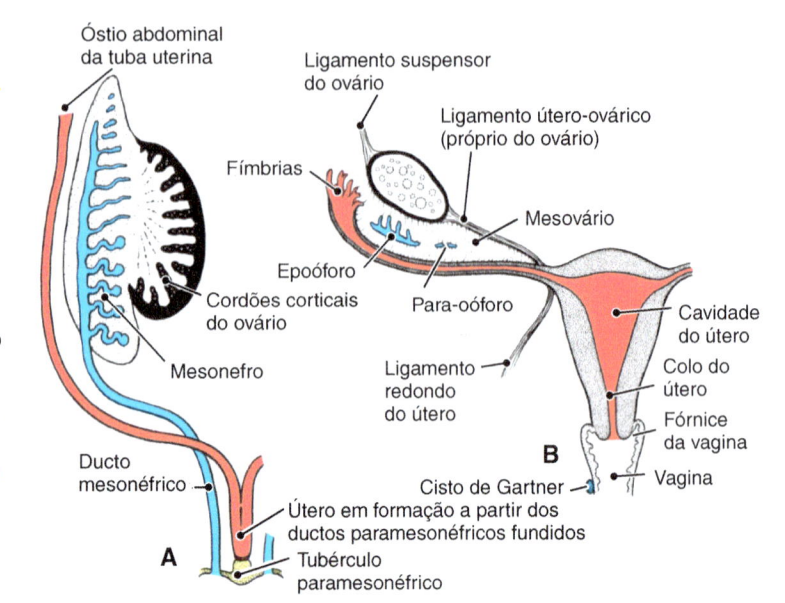

No início da formação dos ductos paramesonéfricos, eles eram apenas invaginações da margem de uma coluna de células. **A extremidade superior era aberta para a cavidade peritoneal, assim como a extremidade inferior**. Se você estivesse nadando na cavidade peritoneal, poderia entrar pela extremidade superior do ducto e sair pela extremidade inferior do canal, na própria cavidade peritoneal. Da mesma maneira, se um oócito é liberado através da membrana

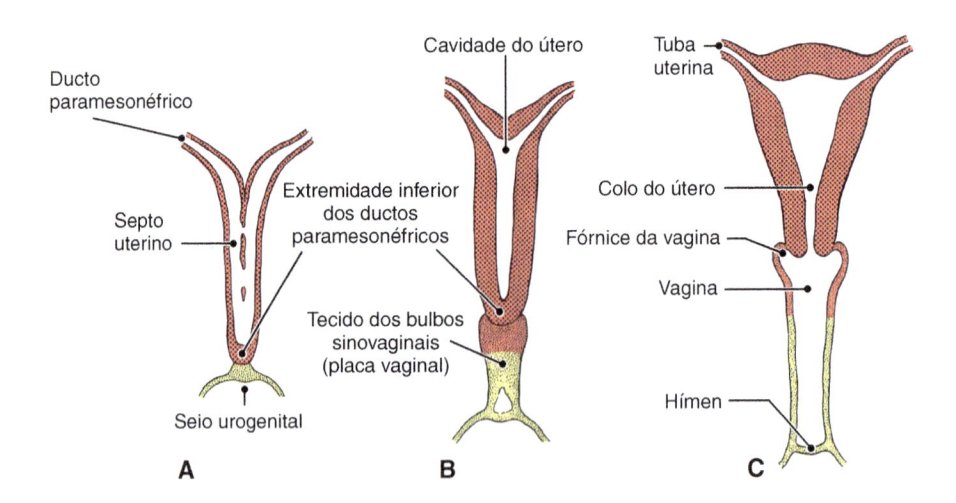

FIGURA 5.13 Os ductos paramesonéfricos fundem-se para formar o útero.

Os ductos paramesonéfricos de cada lado fundem-se na parte inferior e consomem suas paredes fundidas para formar uma única câmara, o futuro útero, como se vê na vista frontal do desenho **(A)**. A fusão ainda está junto à parede posterior da bexiga urinária (mostrada aqui como o seio urogenital), mas, por fim, o ducto aproxima-se da parede posterior **(B)** e a elimina para formar um canal na extremidade inferior do útero **(C)**. É importante notar, como se vê mais à direita **(C)**, que esse canal ainda está fechado para o mundo exterior, porque nunca rompeu para baixo a parede posterior da bexiga urinária. (De Sadler TW. Langman's Medical Embryology, 9th Edition Image Bank. Baltimore: Lippincott Williams & Wilkins, 2004.)

peritoneal pelo ovário e entra pela extremidade superior do ducto paramesonéfrico, ele poderá terminar na cavidade peritoneal, na parte inferior do abdome – a menos que a parte inferior dos ductos paramesonéfricos direito e esquerdo se feche unida e se expanda em uma câmara de retenção, que é precisamente o que acontece (ver Fig. 5.13).

Assim, o útero forma-se na linha mediana do corpo, com duas **tubas uterinas** (trompas de Falópio, ovidutos ou salpinges) estendendo-se para cada um dos lados, na direção do ovário encapsulado. A fusão dos ductos paramesonéfricos pelas extremidades inferiores, contudo, cria uma alça fechada. O útero precisa atingir o mundo exterior, de modo que dois eventos importantes podem acontecer: primeiro, a célula germinativa de um homem pode atingir o óvulo e, segundo, o concepto resultante pode vir à luz. Na direção desse objetivo, o ducto paramesonéfrico, que agora é o útero, faz o que o ducto mesonéfrico também fez – abre-se na parte posterior do seio urogenital.

Diferentemente do ducto mesonéfrico que, na verdade, empurra o seio e abre um orifício, a união uterina dos ductos paramesonéfricos apenas se aproxima da superfície do seio (Fig. 5.14). Afinal de contas, as extremidades inferiores dos ductos já se fundiram na câmara uterina; quando muito, ela pode encostar na parede do seio com sua própria parede. Quando a parede da câmara uterina colide com a parede do seio, ela induz o estiramento da parede do seio e, por fim, forma-se uma cavidade no interior da parede do próprio seio urogenital. Esse é o estágio inicial da **cavidade vaginal**. A parte superior desta cavidade, que é formada a partir do impacto original da parede uterina na parede do seio, é consumida, mas a parte inferior da cavidade continua a apresentar uma parede intacta. Isso será importante mais tarde.

Neste ponto, portanto, a cavidade uterina está à beira de romper a cavidade do seio urogenital (a futura bexiga urinária). Em vez de se misturar à via de transporte de detritos líquidos e células germinativas, a cavidade uterovaginal estabelece sua própria via para o mundo exterior. Usando sua parede inferior intacta como guia, a cavidade uterovaginal gira e a dirige diretamente na direção do orifício urogenital abaixo do tubérculo genital (ver Fig. 5.14C). Ela efetivamente estende-se num canal paralelo à bexiga urinária e à uretra. Essa, é claro, é a configuração femini-

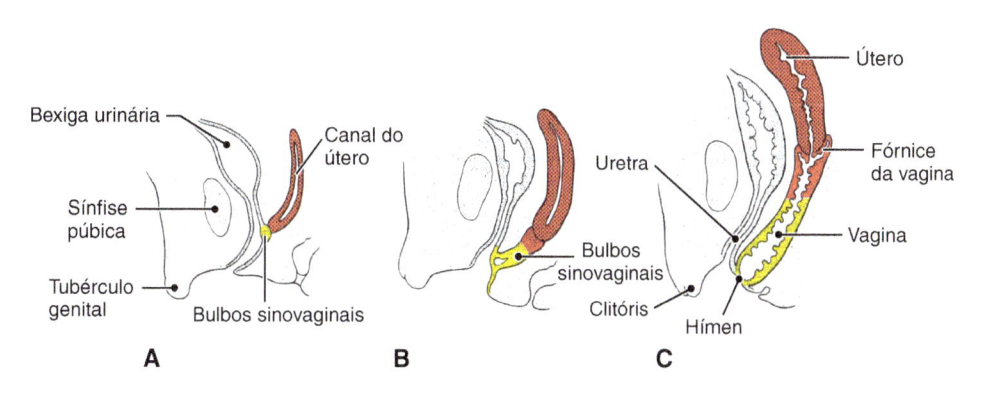

FIGURA 5.14 O útero induz um canal vaginal.

Como se vê em vista lateral, o útero arrasta a parede da bexiga urinária posteriormente (**A** e **B**), ao mesmo tempo que esvazia (evacua) o tecido em um canal que se abre para o útero. Contudo, ele nunca rompe a parede posterior da bexiga urinária (**C**): ao contrário, ele a empurra para baixo e para a frente, até que ela se apresente diretamente para o mundo exterior, logo abaixo da via verdadeira da uretra. Por fim, parte dessa parede, conhecida como hímen, rompe-se e permite o acesso da célula sexual ao mundo exterior, e vice-versa. (De Sadler TW. Langman's Medical Embryology, 9th Edition Image Bank. Baltimore: Lippincott Williams & Wilkins, 2004.)

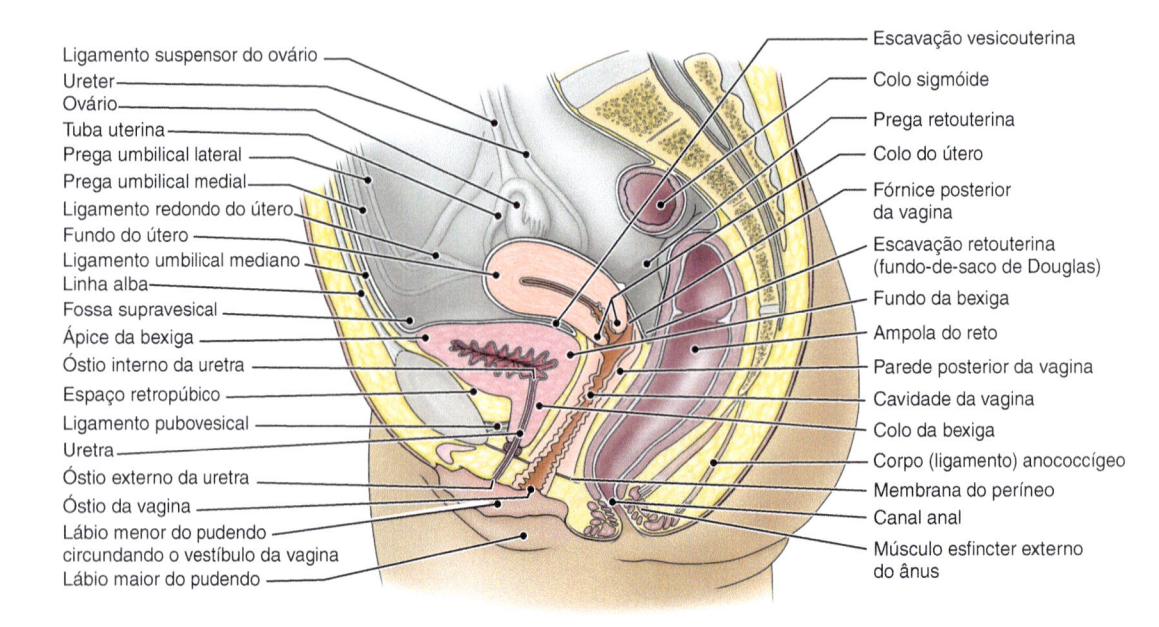

FIGURA 5.15 **Vista sagital da pelve feminina.**

O peritônio dobra-se sobre o ovário, os órgãos genitais e o reto. O corpo espesso do útero faz a transição para a vagina através do colo do útero. Uma arcada, ou fórnice, na extremidade superior do canal vaginal circunda o colo do útero e relaciona-se com o peritônio posteriormente. (De Moore KL, Dalley AF. Clinically Oriented Anatomy, 5th Edition. Baltimore: Lippincott Williams & Wilkins, 2006.)

na adulta clássica, na qual o óstio da vagina situa-se "atrás", ou posteriormente à uretra. A vagina e o útero situam-se diretamente posterior à bexiga urinária na linha mediana (Fig. 5.15).

Durante todo esse processo, a parede inferior do canal vaginal continua intacta, fechando efetivamente o sistema genital feminino para o mundo exterior. Por algum tempo após o nascimento, essa parede (o **hímen**) persiste. Ela se desintegra em um momento variável antes do início da primeira **menstruação**, ou do ciclo reprodutivo.

Enquanto os rins ascendem até sua localização madura, as gônadas descendem de sua localização original. Na mulher, o **ovário** permanece firmemente preso ao revestimento peritoneal contra o qual cresceu. O ovário migra inferiormente, até a margem da pelve (o limite interno da cavidade pélvica), guiado por um cordão de tecido denominado **gubernáculo**. Por motivos que ainda não são claros, o gubernáculo na mulher é "mais fraco" do que o gubernáculo no homem – a ponto de, na mulher, não "puxar" a gônada para muito longe de sua origem. O ovário migra aproximadamente metade do caminho junto à parede abdominal antes de repousar na cavidade pélvica logo abaixo da margem da pelve*. O gubernáculo persiste, porém como uma faixa fibroadiposa frouxa de tecido, denominada **ligamento redondo do útero** (Fig. 5.16).

As tubas uterinas permanecem fisicamente afastadas do ovário, sendo separadas dele pela camada de peritônio que recobre a cápsula do ovário. Durante a **ovulação**, quando o ovário libera um óvulo, este perfura o revestimento peritoneal sobre o ovário e, em um átimo de segundo, entra na cavidade peritoneal. Muito perto, encontra-se a grande abertura (óstio abdominal) na extremidade da tuba uterina (antes, o ducto paramesonéfrico), e o óvulo

---

* N. de R.T. Uma adequada referência para esta margem da pelve referida pelo autor é a linha arqueada do ílio.

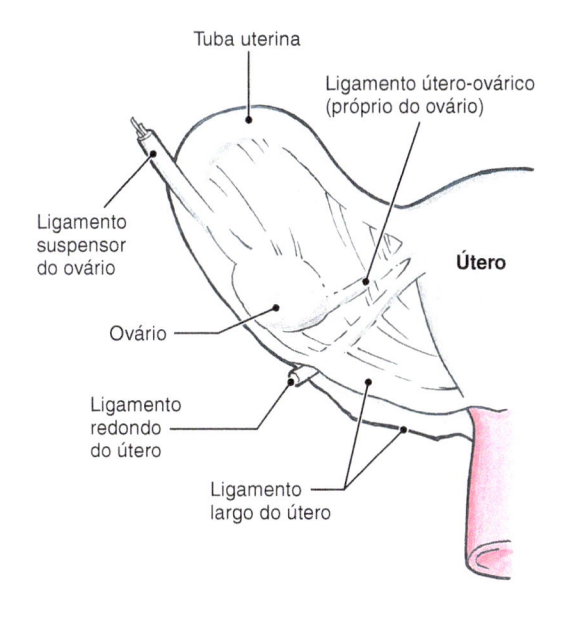

FIGURA 5.16 Esquema da posição do ovário adulto.

Esta vista frontal destina-se a mostrar que a gônada feminina também migra, apenas não o faz para tão longe quanto a gônada masculina. Conforme ela migra, o ovário empurra-a contra o revestimento peritoneal até ficar completamente envolto pelo peritônio. Também leva consigo seus vasos sangüíneos, de modo que a artéria e a veia ováricas deslizam pelo único corredor entre a reflexão peritoneal (chamada de ligamento suspensor do ovário). A cobertura de peritônio sobre a tuba uterina e o útero é o ligamento largo do útero, cujas pregas (ligamento útero-ovárico e ligamento redondo do útero) são as remanescências fibrosas da corda entre a gônada e a parede abdominal. A ovulação é o processo pelo qual o ovário "expele" um óvulo, precipitando-o através do revestimento peritoneal na cavidade peritoneal, "furando", assim, a superfície do ovário que é vista com o período e a sensação dolorosa que algumas mulheres têm à ovulação. O oócito então penetra na tuba uterina (ducto paramesonéfrico). (De Moore KL, Agur AMR. Essential Clinical Anatomy, 2nd Edition. Baltimore: Lippincott Williams & Wilkins, 2002. Figura 4.20A, p. 244.)

normalmente é "sugado" ou flui para a abertura, sendo conduzido pela tuba uterina até a cavidade do útero. Essa é a única ocorrência natural de ruptura do "saco" peritoneal.

A parte complicada do sistema genital feminino está, agora, completa. As formas das superfícies externas do sistema diferem pouco daquelas do estágio fetal inicial (Fig. 5.17). Os órgãos genitais externos femininos são um **amadurecimento** do plano básico. Os órgãos genitais externos masculinos, ao contrário, **transformam** o plano básico. Este consiste no tubérculo genital ou falo; as pregas de pele que se formam junto a ele; e o **orifício urogenital** que está abaixo dele. É importante compreender as duas pregas de pele. A externa é uma protrusão do ectoderma e da fáscia subjacente (mesoderma frouxo) da parede abdominal, denominada **eminência (protuberância) genital (labioescrotal)**. Nas mulheres, essas bolsas salientes cheias de gordura pressionam uma contra a do outro lado como um fechamento efetivo, se passivo, do **vestíbulo da vagina**, que contém as aberturas para os sistemas urinário e genital.

Medialmente a essas eminências labioescrotais, encontram-se pregas menos roliças de ectoderma que são intimamente paralelas ao vestíbulo; fazem trajeto pela extensão do sulco uretral original, ou orifício urogenital, ao longo da superfície inferior do tubérculo genital. Elas são chamadas **pregas urogenitais**. Não têm camada de gordura subjacente, mas abrigam um corpo esponjoso de tecido que pode armazenar uma grande quantidade de sangue – tem a capacidade de ficar túrgido com a pressão do líquido. Nas mulheres, esse corpo esponjoso chama-se **bulbo do vestíbulo**. Na mulher madura, as eminências labioescrotais passam a ser os **lábios maiores do pudendo**, e as pregas urogenitais passam a ser os **lábios menores do pudendo**, sendo que ambos "escoltam" o vestíbulo da vagina que congrega as duas aberturas recém-separadas da uretra e da vagina (ver Fig. 5.17).

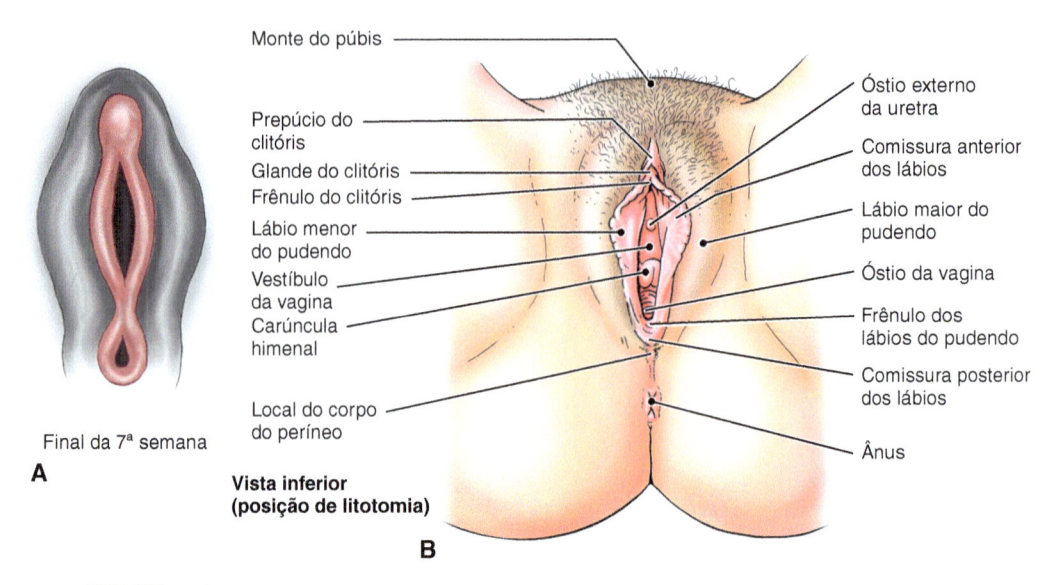

FIGURA 5.17 Pudendo feminino fetal e adulto (órgãos genitais externos).

Nas mulheres, o tubérculo genital pouco modificado abriga os tecidos eréteis do clitóris. As pregas urogenitais, de cada lado do orifício **(A)**, permanecem como um pequeno retalho de tecido (lábio menor) que fecha passivamente as aberturas uretral e vaginal (coletivamente chamadas de vestíbulo) **(B)**. A eminência labioescrotal (protuberância genital) inicial não recebe a gônada, mas, em vez disso, mantém uma subcamada de tecido gorduroso e passa a ser o lábio maior, que fornece um fechamento tamponado mais passivo para o vestíbulo. (De Moore KL, Dalley AF. Clinically Oriented Anatomy, 5th Edition. Baltimore: Lippincott Williams & Wilkins, 2006.)

Como já se mencionou, o tubérculo genital na mulher não prolifera. No estado maduro, continua a ser um bulbo de ectoderma na parte superior do vestíbulo da vagina. Como os lábios menores do pudendo, essa parte do tubérculo genital abriga um rico leito vascular que pode ficar túrgido com sangue (o **corpo cavernoso**). A ponta desse leito, a culminação do tubérculo genital na linha mediana, é o **clitóris** na mulher madura.

Anatomia genital masculina

A transformação para o gênero masculino começa a partir do mesmo desenho básico dos ductos mesonéfrico e paramesonéfrico (ver Fig. 5.11). Conforme as células germinativas se acumulam na crista gonadal, porém, nenhuma cápsula firme as envolve. Os homens produzem um número quase infinito de células sexuais durante toda sua vida adulta, de modo que o imperativo não é abrigá-las, mas, sim, liberá-las. Convenientemente, há uma avenida no lugar para essa liberação, na forma de túbulos coletores originais do ducto mesonéfrico (Fig. 5.18). Assim, na presença de células sexuais masculinas, o ducto mesonéfrico continua intacto como o portal mais conveniente para sua transmissão, porque está ligado a um grande número de túbulos. O ducto persiste como **ducto deferente**, ligado à gônada através dos túbulos maduros, agora denominados **rede do testículo**. Essa preservação induzida sinaliza a morte do ducto paramesonéfrico, que começa a degenerar ao mesmo tempo.

Fiel à idéia principal da minimização da anatomia genital interna do homem, as células sexuais liberadas simplesmente elegem a **via urinária** para atingir o mundo exterior. O ducto mesonéfrico não tem de fabricar um novo caminho para escoar as células sexuais liberadas,

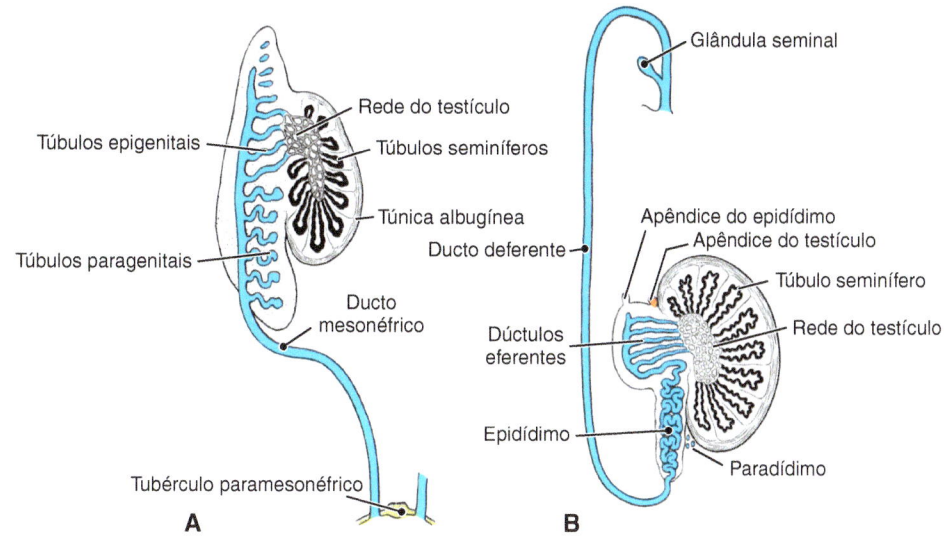

FIGURA 5.18 Formação do testículo.

No homem, a crista urogenital contribui para a estrutura básica do testículo, que não adere firmemente ao revestimento peritoneal adjacente. Ao contrário, as células sexuais condensam-se na medula que está perto o suficiente dos túbulos coletores originais do sistema do ducto mesonéfrico para usá-los como condutores **(A)**. Com mais liberdade para migrar, o testículo descende, levando consigo o ducto **(B)**. (De Sadler TW. Langman's Medical Embryology, 10th Edition. Baltimore: Lippincott Williams & Wilkins, 2006.)

porque ele já tem uma abertura para a parte posterior da região de onde a bexiga urinária passa a ser a próstata. A energia real de desenvolvimento durante a transformação masculina é gasta de duas outras maneiras – primeiro, fazer com que a gônada descenda para a parte mais inferior do tronco, de modo que possa ficar suspensa longe do corpo, e, segundo, fazer crescer uma extensão genital do sulco uretral.

A temperatura corporal central é muito alta para as células espermáticas abrigadas na gônada sobreviverem. A gônada precisa liberar-se dessa armadilha da temperatura, mas como? O extraordinário processo da descida da gônada masculina força para fora a parte inferior da parede abdominal, formando um saco tão fino que a gônada que ele sustenta pode aproveitar o efeito refrescante de estar "do lado de fora" da cavidade do corpo tão "exposta" aos elementos quanto o nariz ou a ponta dos dedos. Isso, é claro, torna essa parte da parede abdominal vulnerável a outras pressões internas. Muitas delas manifestam-se como **hérnias**; assim, o estudo da anatomia da parede abdominal deve incluir ênfase sobre o **canal inguinal** e a abertura forjada pela gônada descendente.

Como observado anteriormente, as gônadas desenvolvem-se na parte posterior da região abdominal do feto. Como se nota a seguir, o mesoderma da parede abdominal forma um sanduíche de três camadas de músculos. A gônada desenvolve-se no espaço entre a camada mais interna desse sanduíche e a membrana de revestimento denominada **peritônio**. (Fig. 5.19). Nos homens, assim como nas mulheres, um gubernáculo de tecido fibroadiposo direciona a gônada junto à parede abdominal. Nos homens, porém, o gubernáculo "reboca" a gônada por todo o percurso até a parede abdominal anterior. Durante esse processo, induz a parede a formar uma bolsa para fora, de modo que a eminência labioescrotal passa a ser um verdadeiro **escroto**. De acordo com o padrão embriológico conservador, todas as camadas de tecido entre a gônada e a pele seguem a bolsa – a **fáscia transversal**, o **músculo oblíquo interno do abdome**, o **músculo oblíquo externo do abdome**, a

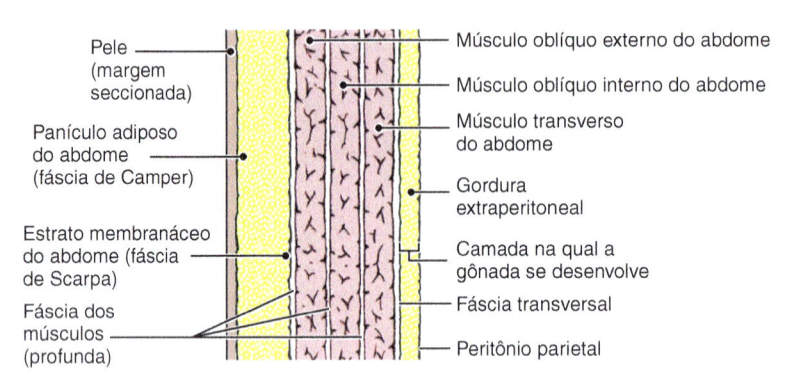

FIGURA 5.19 Posição da gônada com relação à parede abdominal.

A gônada desenvolve-se no tecido frouxo entre o peritônio parietal e a musculatura da parede corporal. Conforme a gônada masculina descende, faz trajeto junto à parede do corpo, mas nunca "rompe" ou faz punção na camada anterior a ela. Ela simplesmente empurra essa camada para a frente de si mesma e para o escroto. (De Moore KL, Dalley AF. Clinically Oriented Anatomy, 5th Edition. Baltimore: Lippincott Williams & Wilkins, 2006. Figura 2.4, p. 197.)

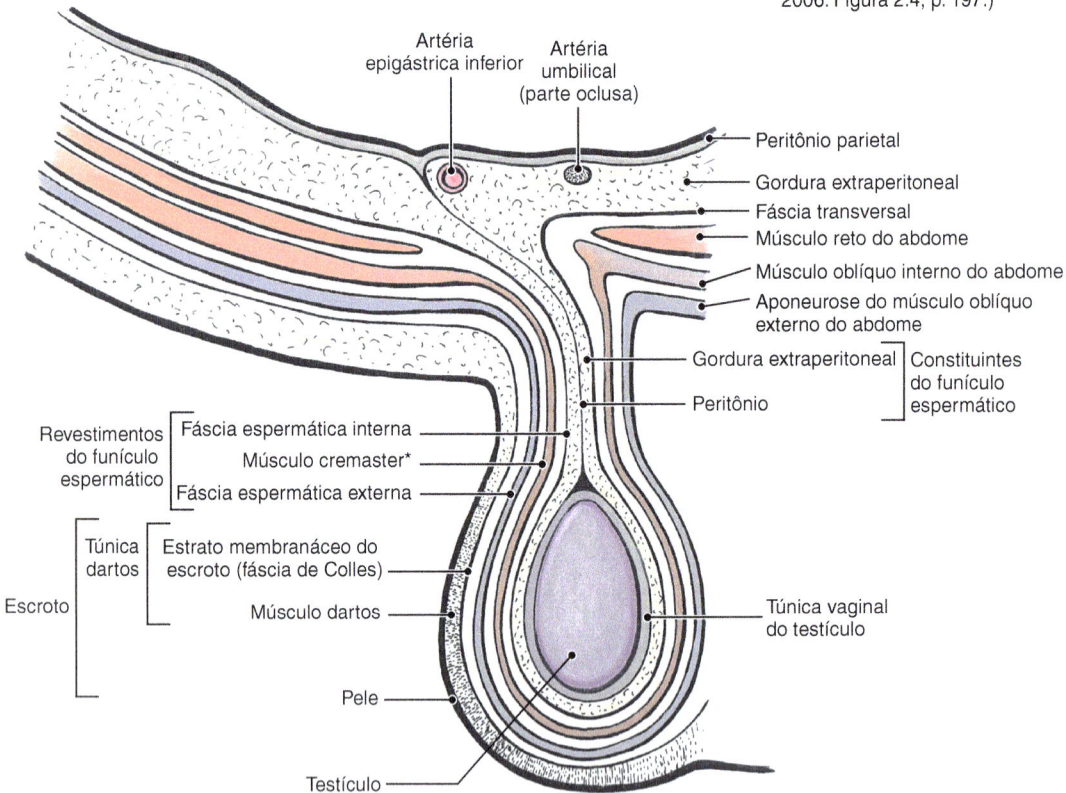

Legendas da figura 5.19:
- Pele (margem seccionada)
- Panículo adiposo do abdome (fáscia de Camper)
- Estrato membranáceo do abdome (fáscia de Scarpa)
- Fáscia dos músculos (profunda)
- Músculo oblíquo externo do abdome
- Músculo oblíquo interno do abdome
- Músculo transverso do abdome
- Gordura extraperitoneal
- Camada na qual a gônada se desenvolve
- Fáscia transversal
- Peritônio parietal

Legendas da figura 5.20:
- Artéria epigástrica inferior
- Artéria umbilical (parte oclusa)
- Peritônio parietal
- Gordura extraperitoneal
- Fáscia transversal
- Músculo reto do abdome
- Músculo oblíquo interno do abdome
- Aponeurose do músculo oblíquo externo do abdome
- Gordura extraperitoneal
- Peritônio
- Constituintes do funículo espermático
- Revestimentos do funículo espermático: Fáscia espermática interna, Músculo cremaster*, Fáscia espermática externa
- Escroto: Túnica dartos (Estrato membranáceo do escroto (fáscia de Colles), Músculo dartos)
- Túnica vaginal do testículo
- Pele
- Testículo

FIGURA 5.20 O testículo desce para a eminência labioescrotal.

Nesse corte transversal da parede abdominal e do escroto, a gônada migrou junto à parede abdominal, ficando em seu espaço entre o peritônio parietal e a musculatura da parede do corpo. Bem na parte anterior da parede, a gônada protrai, levando consigo todas as camadas para o escroto, que é o derivado masculino da eminência labioescrotal. Assim, existe uma fraqueza inerente na região inguinal da parede anterior do abdome, onde essas camadas se estiram para formar o escroto. (De Agur A, Dalley AF. Grant's Atlas of Anatomy, 11th Edition. Baltimore: Lippincott Williams & Wilkins, 2005.)

---

* N. de R.T. O músculo cremaster encontra-se na fáscia cremastérica.

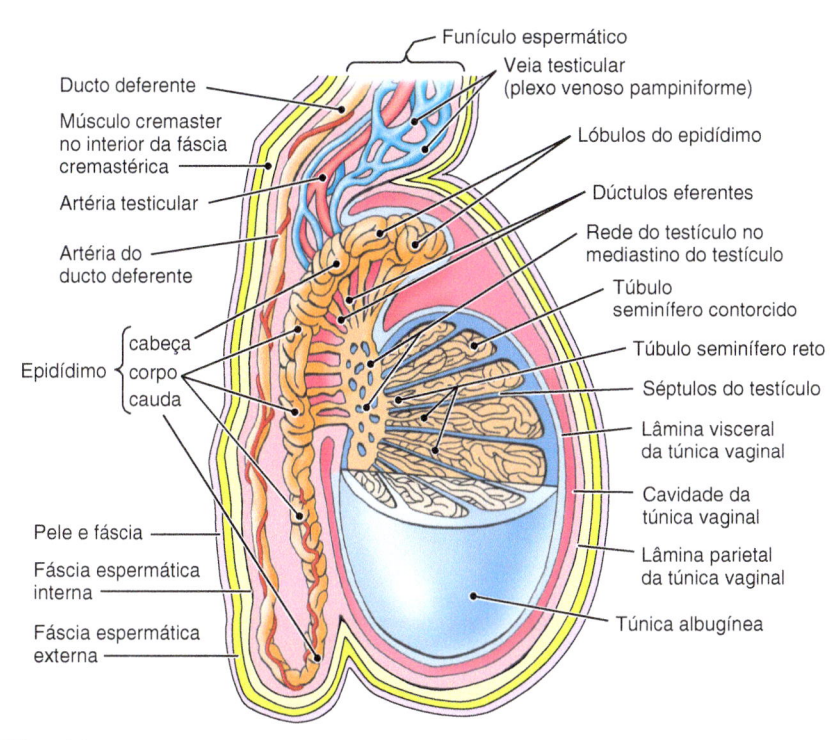

FIGURA 5.21 Camadas de tecido em torno do testículo que desceu.

O testículo é envolto pelas camadas da parede abdominal que o acompanharam até o escroto. Essas camadas também envolvem os vasos sangüíneos e o ducto que faz trajeto do testículo de volta para a cavidade corporal. Em conjunto, esse complexo denomina-se funículo espermático. Note que, durante sua migração, o testículo "estrangulou" um pedaço de peritônio que tinha atingido a eminência labioescrotal antes da chegada do testículo. Isso passa a ser o saco fechado (túnica vaginal do testículo) contra a gônada, muito semelhante aos sacos pleural, pericárdico e peritoneal. Como eles, a túnica vaginal pode avolumar-se com excesso de líquido e abalar a função do órgão.

---

fáscia superficial* e a **pele** (Fig. 5.20). O músculo mais interno da parede (**músculo transverso do abdome**) não se estende suficientemente para baixo, para ficar no caminho do canal inguinal, de modo que não participa da formação do **funículo espermático**. Uma vez formada a bolsa a partir da parede abdominal, essas camadas de tecido são chamadas de **fáscia espermática interna, músculo cremaster, fáscia espermática externa, músculo dartos** e **pele**, respectivamente (Fig. 5.20).

O testículo ainda deve estar conectado com o mundo interior do corpo, de modo que um feixe neurovascular e um ducto espermático devem se conectar a ele e fazer trajeto entre ele e a cavidade corporal através do canal inguinal. A **artéria testicular** do feixe continua a ser um ramo direto da parte abdominal da aorta, o que significa que ela tem um percurso bastante sinuoso para baixo e junto à parede do corpo para manter a trilha da gônada que migrou (Fig. 5.21). O **ducto deferente**, que é um remanescente do ducto mesonéfrico, estende-se do **testículo** à região posterior da **bexiga urinária**, como designado originalmente, de forma que ele se curva na cavidade pélvica logo ao deixar o canal inguinal no **anel inguinal profundo**.

O ponto em que o escroto protrai primeiro na parede abdominal representa um enfraquecimento expressivo da parede, porque cada camada de tecido é forçada para fora e se distende

---

* N. de R.T. A atual Terminologia Anatômica não recomenda o uso do termo fáscia superficial, que possibilita diferentes interpretações internacionais. Devemos utilizar tela subcutânea (ou tecido subcutâneo).

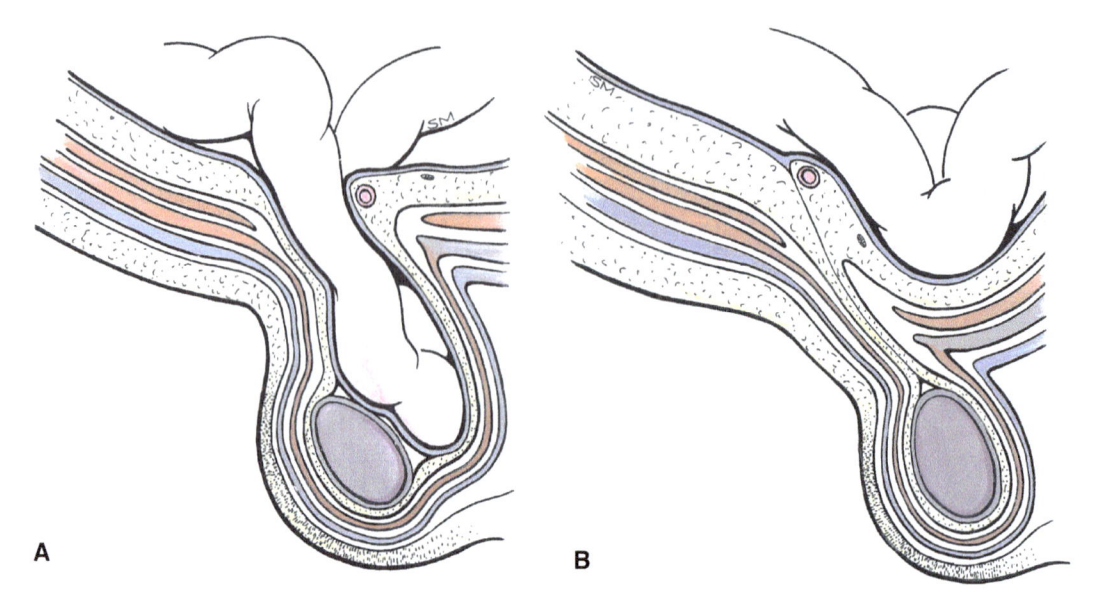

FIGURA 5.22 O tubo intestinal pode herniar no caminho do testículo.

As hérnias inguinais rompem a fraqueza da parede abdominal junto ao caminho do testículo. As hérnias inguinais indiretas **(A)** resultam de quando uma parte do intestino segue a mesma via do testículo, empurrando o peritônio para a protuberância que ele criou durante a migração. As hérnias indiretas são paralelas ao funículo espermático e podem distender o escroto. As hérnias inguinais diretas **(B)** resultam de quando a pressão abdominal excede a resistência da parede abdominal medialmente ao anel inguinal superficial e ao trajeto da artéria epigástrica inferior. Elas são causadas pela pressão intensa, como quando se levanta um grande peso de forma imprópria, formando uma protuberância na parede abdominal, via de regra acima da raiz do escroto. (De Agur A, Dalley AF. Grant's Atlas of Anatomy, 11th Edition. Baltimore: Lippincott Williams & Wilkins, 2005.)

consideravelmente. Esse ponto da parede abdominal é chamado de **anel inguinal superficial**, e é a localização das **hérnias inguinais** quando a pressão interna excessiva força o tubo intestinal através do canal inguinal (**hérnia indireta**) ou através da parede muscular remanescente do abdome, entre o anel inguinal superficial e a linha mediana (**hérnia direta**) (Fig. 5.22).

Se o gubernáculo puxar com êxito o testículo para o escroto, ele então se reduz a nada mais que um minúsculo ligamento que liga o testículo ao fundo do saco. Porém o sucesso não é garantido, e o testículo pode ficar aprisionado ao longo do caminho e demorar um ano após o nascimento para descender completamente. A condição de descida incompleta do testículo é denominada **criptorquidismo** (ver Quadro 5.1, Anatomia Clínica).

Lembre-se que, diferentemente do ovário em desenvolvimento, a gônada masculina em desenvolvimento une-se de modo mais íntimo aos túbulos coletores do que ao peritônio que reveste a crista gonadal. A **medula** do **testículo** passa a ser uma fábrica de produção de células sexuais masculinas e permanece entrelaçada com os túbulos mesonéfricos. Os outros túbulos do ducto mesonéfrico degeneram como parte da transferência planejada da função urinária para o metanefro. O ducto mesonéfrico, porém, permanece (e agora é o **ducto deferente**), e sua junção e do metanefro com a bexiga urinária passa a ser um ponto de interesse.

No estado maduro, o ureter e o ducto deferente atingem a parte posterior da bexiga urinária em diferentes locais, mas, no estado fetal, são dois ramos de um único tronco que é "enraizado" na parte posterior do seio urogenital (Fig. 5.23). Esse tronco escava progressivamente a parte posterior do seio (agora a bexiga urinária), de modo que se mistura à parede da bexiga propriamente dita, na forma de um triângulo ou **trígono**. Essa escavação absorve toda a extensão do

CAPÍTULO 5 ■ SISTEMAS URINÁRIO E GENITAL   185

ANATOMIA CLÍNICA

QUADRO 5.1

CRIPTORQUIDISMO

O nascimento de uma criança é um dos momentos mais excitantes da vida, mas também é o mais inquietante. Quando os pais vêem seu filho pela primeira vez, naturalmente querem saber se tudo parece "normal". O desenvolvimento, porém, pode ser interrompido, perturbado ou apenas ligeiramente fora de sincronia. Um dos papéis mais valiosos que você pode desempenhar como profissional de saúde é explicar as condições do bebê recém-nascido para os pais aflitos. Por exemplo, os pais que esperam um menino podem ficar angustiados ao ver a área escrotal com aspecto assimétrico ou "plano". Isso pode ser resultado de **criptorquidismo**, uma condição em que a gônada não descendeu completamente para o escroto.

Em cerca de 3% dos recém-nascidos do gênero masculino, um ou ambos os testículos ainda não desceram ao nascimento. Via de regra, a descida tardia da gônada ocorrerá durante os três meses posteriores ao nascimento. Porém, se a gônada permanecer seqüestrada, pode não amadurecer adequadamente, levando à infertilidade, a problemas renais e a tumores testiculares.

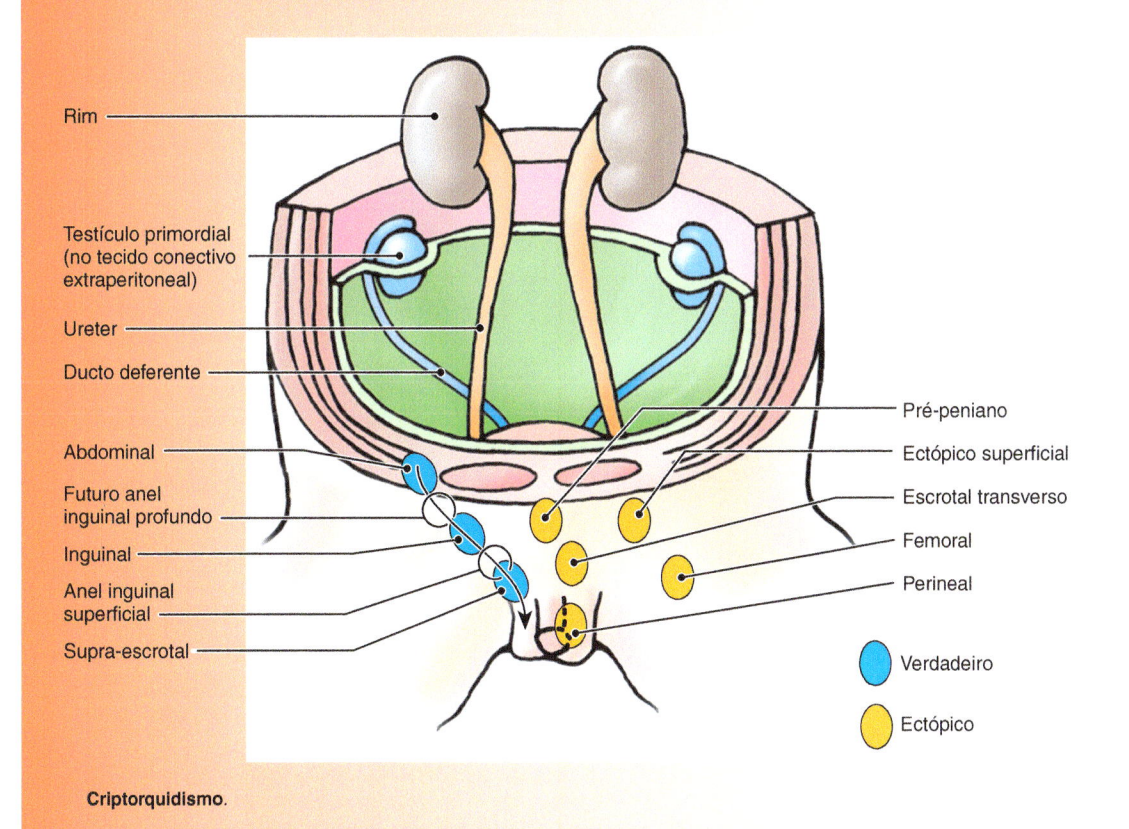

Rim

Testículo primordial (no tecido conectivo extraperitoneal)

Ureter

Ducto deferente

Abdominal

Futuro anel inguinal profundo

Inguinal

Anel inguinal superficial

Supra-escrotal

Pré-peniano

Ectópico superficial

Escrotal transverso

Femoral

Perineal

Verdadeiro

Ectópico

Criptorquidismo.

tubo partilhado entre os ductos mesonéfrico e metanéfrico e, no final, cada tubo esvazia-se na bexiga urinária, em um lugar diferente. Essa diferença é afetada pela descida da gônada, que faz com que o ducto mesonéfrico (ducto deferente) se curve junto ao perímetro da bexiga urinária. Esse momento detalhado de desenvolvimento é importante porque explica duas coisas sobre a anatomia do homem adulto – primeiro, por que o ducto deferente parece cobrir (cavalgar) o ureter, e, segundo, por que o ducto deferente esvazia-se na próstata, abaixo da bexiga urinária (em vez de na parte posterior da bexiga, onde o processo começou) (ver Fig. 5.23). Essa posição prostática do ducto espermático possibilita uma separação básica da urina coletada (na bexiga urinária, contida por um esfincter) e do sêmen, que entra na uretra abaixo da bexiga urinária.

Para preservar a integridade das células sexuais no canal comum da uretra, os órgãos acessórios da reprodução formam-se perto do fundo da bexiga urinária. Um deles é a **glândula seminal**, que é uma bolsa da parte inferior do próprio ducto mesonéfrico, parecida com o broto uretérico original. O outro é a **próstata**, que é uma expansão (abaulamento) do revestimento da própria uretra, envolvida em um revestimento de mesoderma (Fig. 5.23). Anatomicamente, a próstata circunda a parte inicial da uretra. O ducto deferente recebe o ducto excretor da glândula seminal, e a partir desse ponto o ducto comum é chamado de **ducto ejaculatório**. Esse ducto está incrustado no parênquima da próstata, de modo que o ponto em que as células sexuais masculinas entram pela primeira vez no sistema urinário é a **parte prostática da uretra**

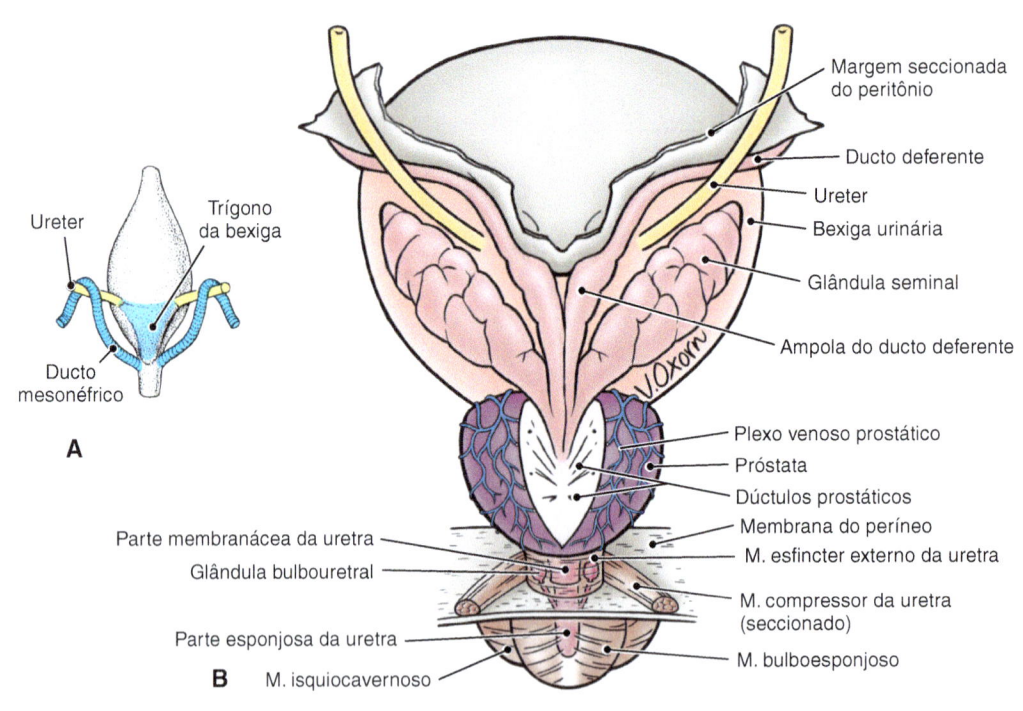

FIGURA 5.23 Anatomia urinária e genital masculina fetal e adulta.

O ducto mesonéfrico escava tão abaixo na parede posterior da bexiga urinária que forma uma zona de "trígono" **(A)**. Uma vez que o ducto genital é independente do ureter, há relativamente pouca alteração até o estado adulto, como se vê posteriormente **(B)**. A próstata prolifera a partir da interface do ducto mesonéfrico e da uretra, e uma glândula seminal brota do ducto genital. Essas glândulas proporcionam líquidos e meios essenciais para as células espermáticas produzidas no testículo. (De Moore KL, Agur AMR. Essential Clinical Anatomy, 2nd Edition. Baltimore: Lippincott Williams & Wilkins, 2002. Figura 4.13, p. 281.)

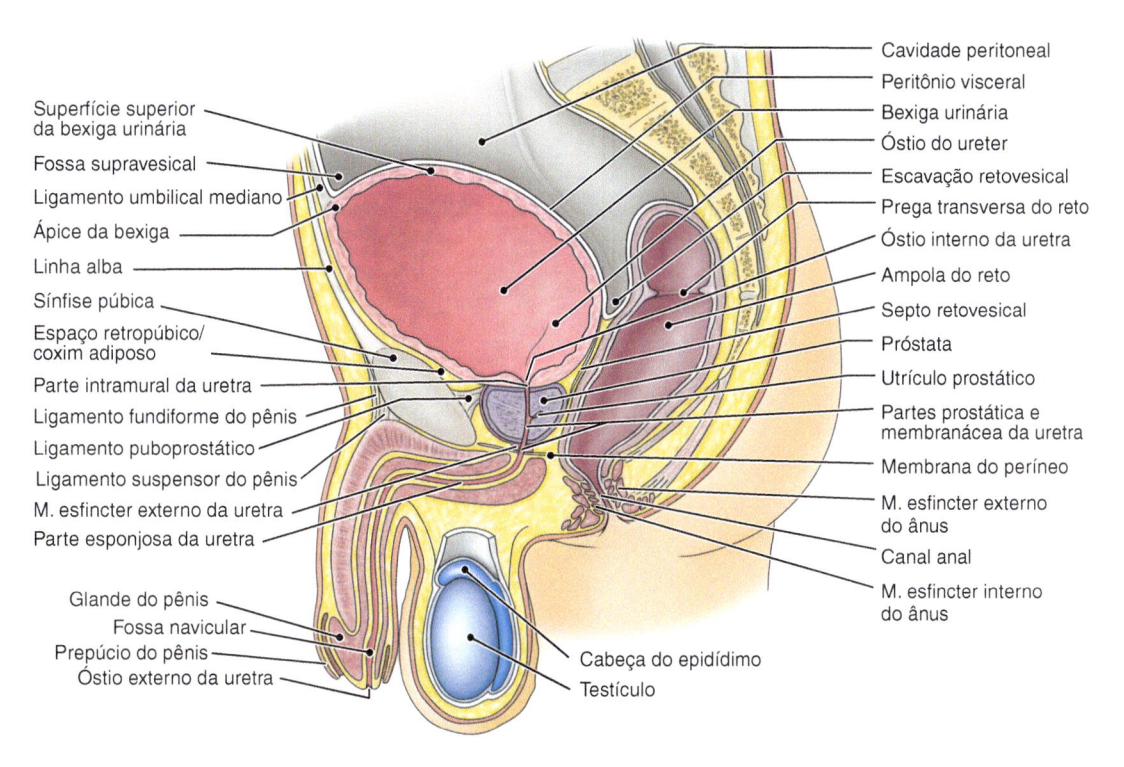

FIGURA 5.24 **Corte sagital da pelve masculina.**

O peritônio reveste a topologia relativamente simples da bexiga urinária e do reto. A próstata, que está sujeita a hiperplasia com o avanço da idade, pode ser palpada através do reto. (De Moore KL, Dalley AF. Clinically Oriented Anatomy, 5th Edition. Baltimore: Lippincott Williams & Wilkins, 2006. Figura 3.17A, p. 397.)

(Fig. 5.24). Como esta parte da uretra é totalmente incluída na próstata, o aumento desta devido a prostatite ou câncer de próstata pode constringir o fluxo de urina. A urgência freqüente para urinar seguida por fluxo diminuído é um sintoma primário importante de doença prostática.

A anatomia genital masculina e a feminina são, logicamente, complementares. A anatomia interna feminina é elaborada, mas a anatomia externa é pouco modificada. A anatomia interna masculina é especialmente mínima, mas a anatomia externa é muito modificada. A anatomia masculina aproveita a oportunidade de usar o pênis como uma extensão da uretra. Os tecidos originais disponíveis a serem incorporados são os mesmos que os da mulher – o **tubérculo genital**, a **eminência labioescrotal** (protuberância genital) e as **pregas urogenitais** que margeiam o **sulco uretral** (sulco urogenital) (ver Figs. 5.7 e 5.8). Nos homens, o tubérculo genital direciona o desenvolvimento do sistema genital para a frente.

Como já se descreveu, a superfície inferior do tubérculo genital é sulcada pela uretra, que é o ponto de saída para a excreção de urina e da ejaculação das células sexuais. Conforme o tubérculo se alonga para frente nos homens, ele leva consigo o sulco. O leito vascular do tubérculo é descrito como cavernoso, porque pode reter grande volume de sangue. Identificamos essa porção importante do **pênis** em desenvolvimento como **corpo cavernoso**, sendo homólogo ao corpo do clitóris (Fig. 5.25). As pregas urogenitais também se estendem ao longo da extensão do pênis porque, como na mulher, elas margeiam o óstio da uretra. Na extremidade anterior (livre) do sulco uretral, as pregas urogenitais unem-se para formar um limite natural para o referido sulco. Esse limite desenvolve-se como um chapéu de cogumelo (capuz) em um tipo de "cabeça" do pênis. No

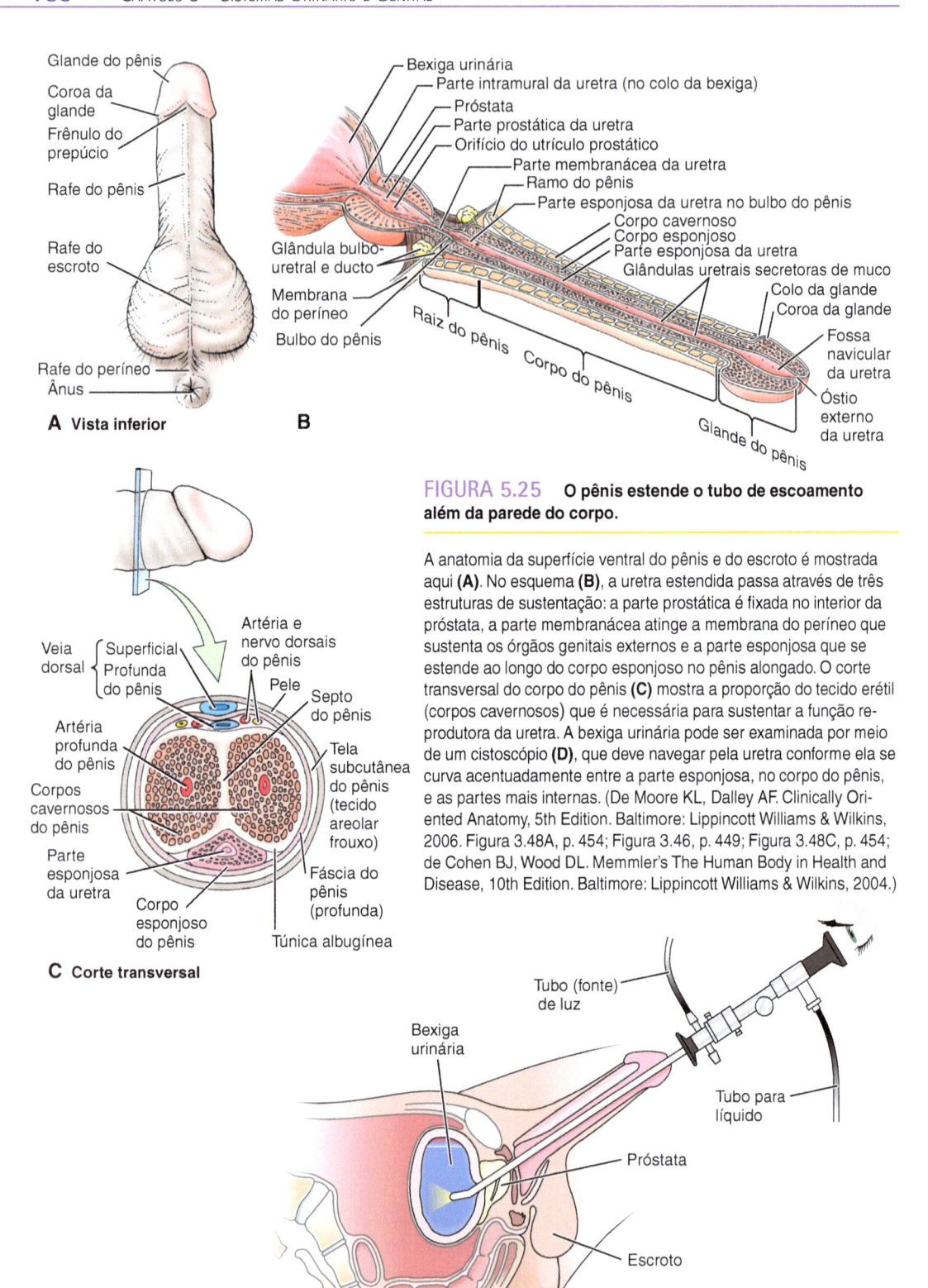

FIGURA 5.25 O pênis estende o tubo de escoamento além da parede do corpo.

A anatomia da superfície ventral do pênis e do escroto é mostrada aqui (**A**). No esquema (**B**), a uretra estendida passa através de três estruturas de sustentação: a parte prostática é fixada no interior da próstata, a parte membranácea atinge a membrana do períneo que sustenta os órgãos genitais externos e a parte esponjosa que se estende ao longo do corpo esponjoso no pênis alongado. O corte transversal do corpo do pênis (**C**) mostra a proporção do tecido erétil (corpos cavernosos) que é necessária para sustentar a função reprodutora da uretra. A bexiga urinária pode ser examinada por meio de um cistoscópio (**D**), que deve navegar pela uretra conforme ela se curva acentuadamente entre a parte esponjosa, no corpo do pênis, e as partes mais internas. (De Moore KL, Dalley AF. Clinically Oriented Anatomy, 5th Edition. Baltimore: Lippincott Williams & Wilkins, 2006. Figura 3.48A, p. 454; Figura 3.46, p. 449; Figura 3.48C, p. 454; de Cohen BJ, Wood DL. Memmler's The Human Body in Health and Disease, 10th Edition. Baltimore: Lippincott Williams & Wilkins, 2004.)

ANATOMIA CLÍNICA

Quadro 5.2
HIPOSPADIA

Se o corpo esponjoso do pênis não se fundir junto ao sulco uretral, a uretra do recém-nascido abrirá ao longo da face uretral (superfície ventral) do corpo do pênis, em vez de se abrir na extremidade da glande do pênis. Chamada de **hipospadia**, essa alteração pode variar de uma pequena transposição do óstio externo da uretra até uma grande abertura em forma de fenda no corpo do pênis. O bebê pode urinar, só que não pelo local que seria esperado. Na verdade, muitos casos de hipospadia são clinicamente benignos ou passam despercebidos e não são tratados até a adolescência, quando os meninos ficam mais interessados por seu próprio corpo. Conhecendo como o pênis se desenvolve, você pode ajudar a explicar as opções de tratamento para essa alteração simples, mas de aparência estranha, para os pais.

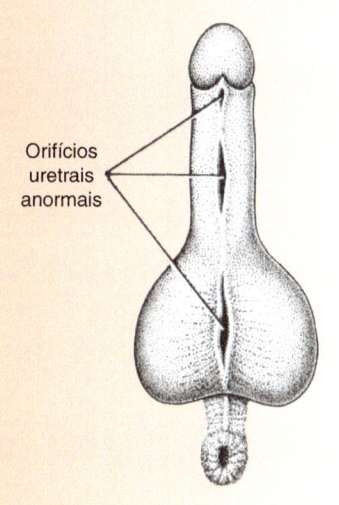

Hipospadia. (De Sadler TW. Langman's Medical Embryology, 10th Edition. Baltimore: Lippincott Williams & Wilkins, 2006. Figura 15.35A, p. 250.)

---

estado maduro, a prega urogenital no homem é denominada **corpo esponjoso**, e sua extremidade anterior é a **glande do pênis**.

A configuração anatômica tem, agora, a forma básica de um pênis maduro, mas a longa abertura da uretra parece muito estranha na superfície inferior do corpo do pênis. No desenvolvimento normal, as pregas urogenitais unem-se e fecham como um zíper, cobrindo essa abertura uretral extensa. Isso resolve o problema ao longo do corpo do pênis, mas cria um outro – a uretra agora não tem uma abertura para o mundo exterior. Para solucionar esse problema, a extremidade anterior do corpo esponjoso, agora a glande do pênis, forma cavitação, ou perfura um orifício em si mesma (ver Fig. 5.8). A glande do pênis, assim, desenvolve uma fossa que escava um túnel para dentro, até atingir a uretra fechada. A não-conclusão desse processo por completo leva a uma anomalia anatômica relativamente comum do sistema genital masculino, chamada de **hipospadia** (ver Quadro 5.2, Anatomia clínica).

6

Sistema Nervoso

Introdução
Desenvolvimento e organização da cabeça e do pescoço
    Os arcos faríngeos
    As bolsas faríngeas
    As fendas faríngeas
    Desenvolvimento da face
    Desenvolvimento da cabeça e do sistema nervoso central
O sistema nervoso
    Definição
    Anatomia macroscópica do sistema nervoso central
    Anatomia macroscópica do sistema nervoso periférico
    Divisão autônoma do sistema nervoso (sistema nervoso autônomo)

INTRODUÇÃO

A cabeça e o pescoço de um adulto desenvolvem-se para atender às necessidades das extremidades superiores do sistema nervoso e dos sistemas de absorção (digestão e respiração). De sua posição situada ao longo da margem posterior dos corpos vertebrais, o tubo neural expande-se em sua extremidade. Esta expansão deve ser recoberta pelo ectoderma. Em seres humanos, ela é tão grande que dobra, ou força para baixo em flexão, as estruturas anatômicas na frente dos corpos vertebrais. Esta anatomia é o topo do tubo intestinal, e o resultado é uma cabeça de adulto em que o encéfalo situa-se sobre uma plataforma óssea conectada aos corpos vertebrais, e a "face" pende abaixo desta mesma plataforma (Fig. 6.1).

FIGURA 6.1 Perfil esquemático da cabeça, com um corte sagital do encéfalo.

A cabeça é parte encéfalo e parte face. (De Stedman's Medical Dictionary, 27th Edition. Baltimore: Lippincott Williams & Wilkins, 2006.)

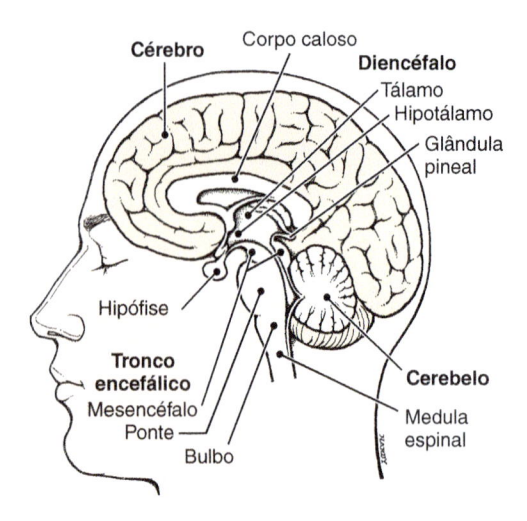

DESENVOLVIMENTO E ORGANIZAÇÃO DA CABEÇA E DO PESCOÇO

A face consiste de tecidos do ectoderma e mesoderma que crescem como um portão de segurança para o endoderma de absorção. Deve se formar uma porta de entrada para o sistema respiratório (o **nariz**) e uma estação de processamento para o sistema digestório (a **cavidade oral**). Através e em torno desta anatomia, o sistema nervoso central deve se estender para o mundo exterior com terminações que são sensíveis a ondas especiais – ondas luminosas (**visão**), sonoras (**audição**), químicas (**olfação** e **gustação**) e líquidas (**equilíbrio**). Algumas dessas requerem a cooperação com a face (olfação e gustação); outras apenas se dirigem aos lados (audição) ou ao topo (visão) dela.

Finalmente, um artefato do passado biológico dos mamíferos deve ser resolvido. Quando o embrião se pregueia a partir de um disco em um "corpo", o ectoderma e mesoderma da região cervical dobram-se ao redor, para completar o desenho do tubo, mas as costelas não se estendem a partir dos processos transversos das vértebras. Em vez disso, um cilindro relativamente "frouxo" de tecido conectivo (o pescoço) se desenvolve entre a cavidade do tronco e o topo dos tubos neural e intestinal. Esta é a região branquial ou das guelras em animais que respiram dentro da água, e a região faríngea/laríngea em animais que respiram ar (Fig. 6.2). Os embriões de mamíferos transformam um pescoço com os rudimentos de uma anatomia de respiração aquática em um pescoço liso, que não possui quaisquer protuberâncias, depressões ou pregas.

A adaptação essencial dos organismos de respiração aquática é para desenvolver uma série de arcos em torno da região que vai da parte anterior do tronco às vértebras. A Figura 6.2 fornece uma noção de como a estrutura em arco é vista. A idéia é fornecer uma membrana permeável de trocas entre o sistema circulatório do animal e a água em que o animal vive. Os arcos branquiais contêm cada qual uma unidade completa de osso-músculo-nervo-vaso sangüíneo, e os espaços entre os arcos permitem que a água flua contra as camadas de tecidos que poderiam trocar gases com ela (as **guelras** ou **brânquias**). A partir desta base, a cabeça e o pescoço do ser humano adulto desenvolvem-se com as mesmas unidades próprias de osso-músculo-nervo-artéria em cada arco faríngeo.

O advento da vida terrestre e a oportunidade de absorver oxigênio da atmosfera resultaram no desenvolvimento de pulmões a partir do tubo intestinal. Os pulmões são muito efetivos, mas eles não derivam de ou trabalham com os arcos branquiais. A forma corporal terrestre não tem lugar ou razão para um sistema de brânquias que está exposto ao mundo exterior. O sistema

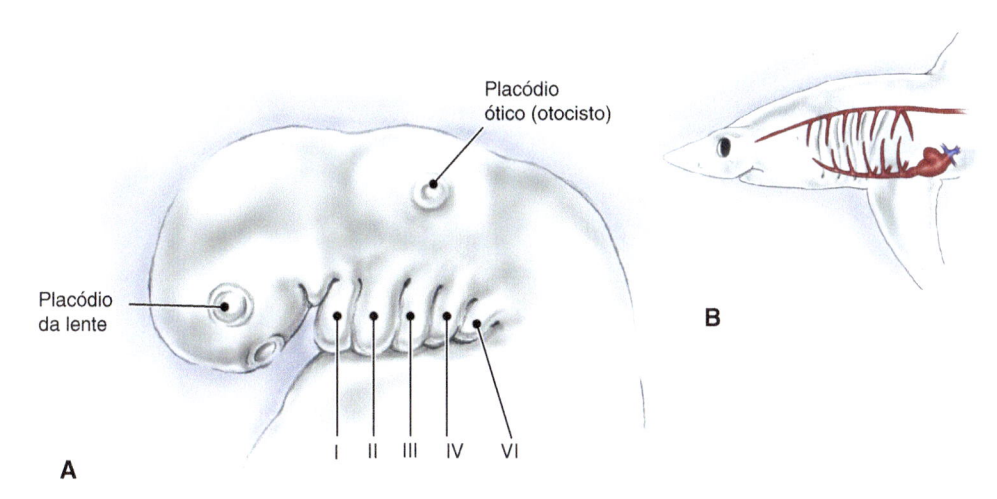

FIGURA 6.2 Os arcos faríngeos derivam de uma vida ancestral na hidrosfera.

Os arcos faríngeos do embrião humano **(A)** são homólogos às estruturas que se tornam as fendas branquiais nos peixes **(B)**. Os padrões da anatomia da face, da garganta e do pescoço são melhor compreendidos, acompanhando os destinos desses arcos.

de arcos se transformou, nos répteis e mamíferos, fechando-se sobre si mesmo, de modo que a região do pescoço, nesses animais, é efetivamente fechada ao mundo exterior. O modo como os arcos transformam-se explica porque os nervos cranianos servem a alguns músculos, mas não a outros, e porque o arco da aorta origina as artérias subclávia e carótida comum daquela forma.

Na anatomia macroscópica, é importante usar a embriologia para compreender a estrutura do adulto. É menos importante compreender o relato passo a passo de como a cabeça e o pescoço se desenvolvem. Nesta seção, note como o embrião recém-dobrado transforma seus arcos e apresenta o crescimento da face sob o seu encéfalo. Muitos detalhes específicos serão excluídos, a fim de compreender bem o plano geral.

Os arcos faríngeos

Durante a quarta e quinta semanas de desenvolvimento, a região presuntiva do pescoço do embrião desenvolve uma série de arcos, que são melhor apreciados em um corte frontal (coronal) (Fig. 6.3). O desenho dos arcos é simples, e toda a superfície é importante. O arco em si consiste de um centro de **mesênquima** da placa lateral e do mesoderma paraxial. Dentro do arco há um agrupamento de **células da crista neural**, uma **artéria** própria e um **nervo** próprio. A superfície externa do arco é ectoderma, e a superfície interna é efetivamente a região **faríngea** do endoderma.

Os arcos não são verdadeiramente separados um do outro como as brânquias dos peixes. Em vez disso, uma camada fina de ectoderma situa-se sobre o exterior dos arcos, da parte superior à inferior, e o endoderma faríngeo recobre o interior pela mesma distância. Por entre os arcos, o ectoderma e o endoderma encontram-se, criando no pescoço uma série de **fendas** entre os arcos, observadas externamente, e uma série de **bolsas** entre os arcos, em vista interna. Alguns arcos, fendas e bolsas permanecem como partes anatômicas distintas no corpo, como o centro da mandíbula e a tuba auditiva.

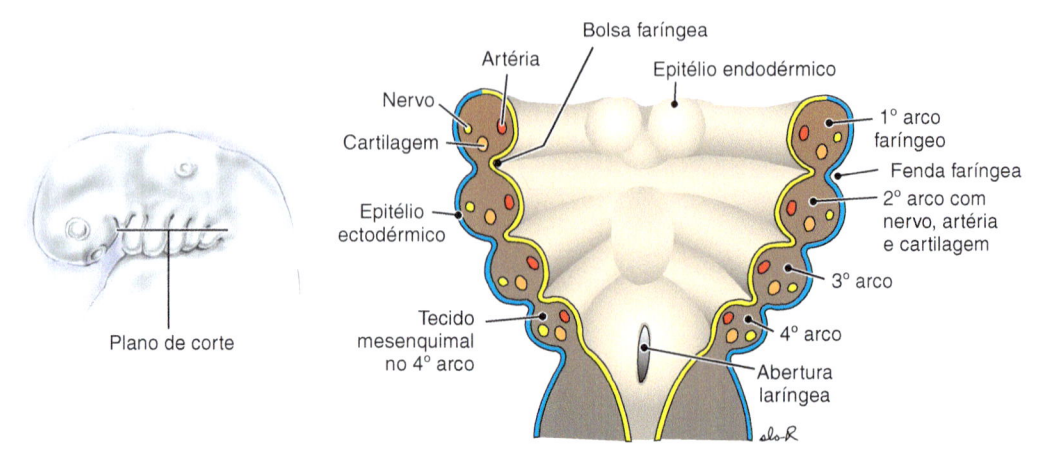

FIGURA 6.3 Corte frontal (coronal) através dos arcos faríngeos.

Esta vista anterior mostra as superfícies de corte e revestimento interno dos arcos faríngeos. Todas as superfícies são relevantes para o desenvolvimento da face e pescoço. Cada arco possui um nervo, uma artéria e uma cartilagem próprios. Entre cada arco há uma fenda externa e uma bolsa interna. (De Sadler TW. Langman's Medical Embryology, 10th Edition. Baltimore: Lippincott Williams & Wilkins, 2006. Fig. 16.6A, p. 260.)

Tente visualizar que, acima dos arcos, o tubo endodérmico termina como a ponta de uma mangueira de jardim, em que a ponteira próxima da extremidade é ondulada (os arcos), e a mangueira termina logo acima dela. Apoiado dorsalmente e curvando a ponta da mangueira para a frente, há um **tubo neural** gigante, que envia sensores, como o futuro olho e a futura orelha, em direção à superfície. À medida que os arcos se transformam, eles irão "engolir" a extremidade do tubo intestinal e envolver os músculos e ossos, tanto em torno deles quanto entre eles e o mundo exterior. Com o tempo, eles efetivamente se tornarão a **face** que protege o endoderma, especialmente em termos da **maxila** e **mandíbula**.

O embrião desenvolve seis arcos faríngeos ao longo de duas a três semanas. Eles são numerados de cima para baixo, mas, para as regiões biológicas antigas, o quinto arco faríngeo falha em ser gerado ou degenera muito rapidamente após se formar. Assim, há efetivamente cinco arcos no total, mas eles são numerados 1, 2, 3, 4 e 6. A história da transformação dos arcos neste ponto prossegue arco por arco, fenda por fenda e bolsa por bolsa.

Primeiro arco faríngeo

O mesênquima do primeiro arco faríngeo torna-se a maxila, o osso zigomático, parte do osso temporal e a mandíbula. Em alguns animais, a parte inferior da boca consiste de três ossos que interagem. Em seres humanos, um desses ossos, a mandíbula, tornou-se dominante. Os outros dois ossos se desenvolvem como remanescentes de uma seção da cartilagem do primeiro arco, denominada **cartilagem de Meckel**. Eles são ocultados na extremidade posterior do primeiro arco ou na extremidade posterior da mandíbula – ossos **martelo** e **bigorna** da orelha (Fig. 6.4).

O nervo próprio do primeiro arco é o quinto par craniano, denominado **nervo trigêmeo**. Os músculos que atuam nos derivativos ósseos do primeiro arco são logicamente inervados por este nervo (por exemplo, os músculos da mastigação). Um músculo, o tensor do tímpano, atua sobre o martelo, de modo que sua inervação pelo quinto par craniano faz sentido. Alguns músculos que atuam na mandíbula, como o milo-hióideo e o ventre anterior do digástrico, também são inervados pelo quinto par craniano. As regras destes "nervos dos arcos" não são absolutas, mas o padrão explica boa parte da inervação motora dos nervos cranianos V, VII, IX e X.

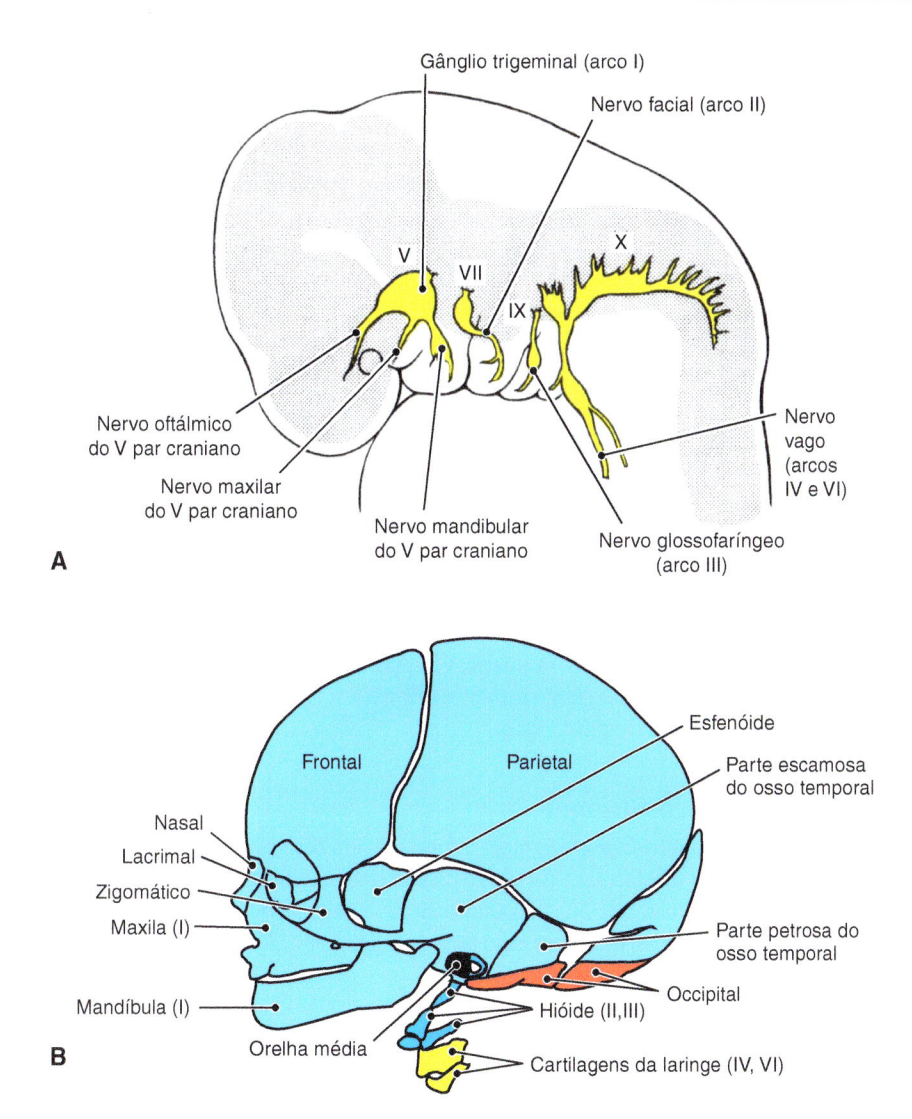

FIGURA 6.4 Nervos e cartilagens próprios resultantes dos arcos faríngeos.

Os músculos que atuam cruzando os ossos que derivam de cada arco logicamente possuem inervação motora pelos nervos próprios daquele arco **(A)**. Os ossículos da audição **(B)** finalmente são seqüestrados em uma câmara da orelha média, profundamente à pele, a qual se distende de forma tensa o suficiente para ser sensível às ondas sonoras. (De Sadler TW. Langman's Medical Embryology, 10th Edition. Baltimore: Lippincott Williams & Wilkins, 2006. Fig. 16.7, p. 261.)

O nervo craniano V é predominantemente um nervo sensitivo (ver a seguir). Ele é o principal nervo sensitivo para a pele da face. Como o primeiro arco faríngeo desenvolve a estrutura óssea da face, não surpreende que a pele suprajacente seja servida pelo mesmo nervo craniano próprio. O primeiro arco irá se formatar em uma estrutura facial que guarda a entrada do tubo intestinal. Isto seria simples, exceto pelo fato de que, ao mesmo tempo em que está se desenvolvendo, o tubo intestinal está dando origem a um sistema respiratório. Este também deve atingir o mundo exterior, de modo que a elaboração da face é um pouco mais complicada do que apenas envolver uns lábios em torno de uma membrana. Isto significa que ela merece uma seção separada, pois muitos problemas clínicos e defeitos congênitos estão associados com a sua formação. A geometria e a migração das alterações teciduais farão mais sentido após os "finais" ou destinos de cada um dos arcos, fendas e bolsas serem examinados.

Segundo arco faríngeo

O segundo arco faríngeo algumas vezes é chamado **arco hióideo**. A cartilagem deste arco origina o osso estribo na orelha, o processo estilóide do osso temporal, o ligamento estilo-hióideo e o corno menor e parte superior do corpo do osso hióide. No adulto, estas estruturas situam-se em um tipo de arco, tanto em torno quanto acima do pescoço, em direção ao processo mastóide, atrás da orelha (ver Fig. 6.4). Este arco segue abaixo dos derivativos do primeiro arco, o que faz sentido perfeitamente.

O fato de que o nervo craniano VII, o **nervo facial**, é o nervo craniano próprio deste arco também faz algum sentido, pois ele vem depois do nervo do primeiro arco (nervo craniano V). Os músculos inervados pelo **nervo facial** (ventre posterior do digástrico, estilo-hióideo e estapédio) agem nos ossos do segundo arco faríngeo. O nervo facial também fornece a inervação motora aos músculos na pele da face que permitem a expressão facial. Estes **músculos da face (expressão facial)** não se ajustam ao modelo do arco faríngeo tão bem quanto os outros alvos motores do nervo facial, pois os músculos da face distribuem-se por toda a cabeça e pescoço. Entretanto, eles se originam inicialmente no pescoço e, então, migram sobre a cabeça, levando com eles as fibras do nervo craniano VII. As fibras do nervo facial responsáveis por este processo saem do crânio através do forame estilomastóideo, o que faz muito sentido, pois o processo estilóide deriva do segundo arco.

Terceiro arco faríngeo

O terceiro arco faríngeo completa a formação do osso hióide e conduz a somente um músculo – o músculo estilofaríngeo. O nervo do terceiro arco faríngeo é o **nervo glossofaríngeo** (nervo craniano IX), de modo que suas únicas fibras motoras voluntárias são dedicadas a este músculo. Situado inferiormente ao segundo arco faríngeo, ou hióideo, o terceiro arco faríngeo desenvolve a região faríngea da garganta.

Quarto e sexto arcos faríngeos

O quarto e sexto arcos faríngeos derivam de forma bastante integrada um com o outro. Lembre-se de que o quinto arco faríngeo é um vestígio do desenvolvimento em vertebrados mais simples e está ausente no desenvolvimento humano. Os componentes cartilagíneos do quarto e sexto arcos faríngeos se fundem para formar a estrutura cartilagínea da **laringe**. Os músculos que se originam do mesênquima nesses arcos incluem o músculo cricotireóideo, o levantador do véu palatino e os constritores da faringe. Estes músculos são inervados pelo nervo laríngeo superior do **nervo vago**, que é o nervo próprio do quarto arco faríngeo.

Todos os outros músculos intrínsecos da laringe são inervados por um ramo diferente do nervo vago, o **nervo laríngeo recorrente**. Este feixe de fibras do nervo craniano X é considerado o nervo próprio do sexto arco faríngeo. O nervo craniano X também fornece inervação parassimpática para uma grande parte do corpo. Seu papel na cabeça está focalizado na faringe e laringe, que são a região da garganta derivada dos arcos faríngeos, para a qual ele é o nervo craniano próprio.

As bolsas faríngeas

As bolsas de endoderma também se transformam. Retorne à Figura 6.3 e imagine como o endoderma que reveste a superfície interna dos arcos faríngeos permanece contínuo e sem rupturas.

A "garganta", porém, não é perfeitamente lisa desde a parte posterior da boca até a continuação do tubo intestinal, pois a seqüência de arcos e bolsas não desaparece completamente. Algumas das bolsas permanecem como tais e outras transformam-se em glândulas da garganta.

A primeira bolsa faríngea, que está entre o primeiro e o segundo arcos faríngeos, permanece como a estrutura mais semelhante a uma bolsa, pouco se alterando do embrião ao estado adulto. Lembre-se de que o primeiro arco faríngeo está se tornando o tecido conectivo da face, e o segundo arco faríngeo está deslizando sob ele, em direção à lateral da cabeça e ao que é agora a região da orelha em desenvolvimento. A primeira bolsa faríngea permanece no espaço entre as alterações no primeiro e segundo arcos faríngeos, formando a **tuba auditiva** (**trompa de Eustáquio**) no adulto.

A tuba auditiva é uma bolsa revestida de endoderma no fundo, no topo e nas laterais da cavidade oral (Fig. 6.5). Ela conduz a uma extremidade cega que não é nada mais que o revestimento original de ectoderma entre o primeiro e segundo arcos faríngeos. No corpo adulto, esta junção intacta de endoderma e ectoderma entre os derivados do primeiro e segundo arcos faríngeos é a **membrana timpânica** (**tímpano**). Sua superfície ectodérmica está exposta ao mundo exterior e é tão fina que as alterações nas ondas sonoras a fazem vibrar.

A segunda bolsa faríngea, que está entre o segundo e terceiro arcos faríngeos, desaparece quase completamente. O pouco de mesoderma entre ela e a segunda fenda faríngea migra para cima, à medida que o primeiro arco faríngeo amadurece e, finalmente, torna-se a tonsila palatina. Esta é um agrupamento de tecido linfático (derivado do mesoderma) particularmente sensível às pressões imunológicas na cavidade oral. A segunda bolsa faríngea permanece como uma pequena cripta no revestimento da cavidade oral, que abriga a saliência conhecida como tonsila palatina (Fig. 6.6). O aspecto desta região é uma parte-chave de qualquer exame oral.

A terceira bolsa faríngea de fato expande-se, assemelhando-se a um bulbo. No entanto, o terceiro e quarto arcos faríngeos fecham-se em torno dela, aprisionando efetivamente a bolsa como um saco endodérmico cego no tecido conectivo do pescoço. A bolsa então migra inferiormente para se assentar muito próximo à base do pescoço e ao topo da cavidade torácica, em um espaço da fáscia profundamente ao esterno. Ela agora tem as propriedades de uma glândula, denominada **glândula timo**. É um regulador importante do sistema imunológico, logo após o nascimento. A terceira bolsa faríngea também encapsula uma glândula pequena, denominada **glândula paratireóide inferior**, que desce com o timo em direção à parte inferior do pescoço e termina por situar-se logo ao lado da glândula tireóide (daí seu nome) (ver Fig. 6.5).

O fato de que o tecido conectivo acima e abaixo desta bolsa se funde atrás dela é o primeiro sinal de que o revestimento do restante da "garganta" será liso. De fato, de aproximadamente o nível das tonsilas para baixo, somente o sistema respiratório interrompe o revestimento liso do endoderma do tubo intestinal.

A quarta bolsa faríngea mimetiza a terceira. Ela colapsa sobre si mesma, assegurando o revestimento liso do interior da faringe. Ela também encapsula a **glândula paratireóide superior**, que vem a se localizar acima e ao lado da glândula tireóide e dá origem ao corpo interno final das bolsas derivadas – o **corpo ultimobranquial**. Este corpo de células auxilia na capacidade da glândula tireóide de fornecer uma importante regulação do cálcio.

A **glândula tireóide** é a maior glândula endócrina do corpo. Ela se desenvolve a partir de grupos de células endodérmicas, que se tornam entrelaçados em cordões de mesoderma na linha mediana da parede ventral da faringe inicial. A glândula tireóide é a primeira glândula endócrina a se desenvolver, a aproximadamente 24 dias após a concepção, na junção onde o primeiro e segundo arcos faríngeos estão formando o botão lingual (ver a seguir). Finalmente, ela migra para baixo e termina situada imediatamente inferior à grande cartilagem tireóidea da laringe. A glândula é de localização acessível, pois é fácil ver e palpar a cartilagem tireóidea

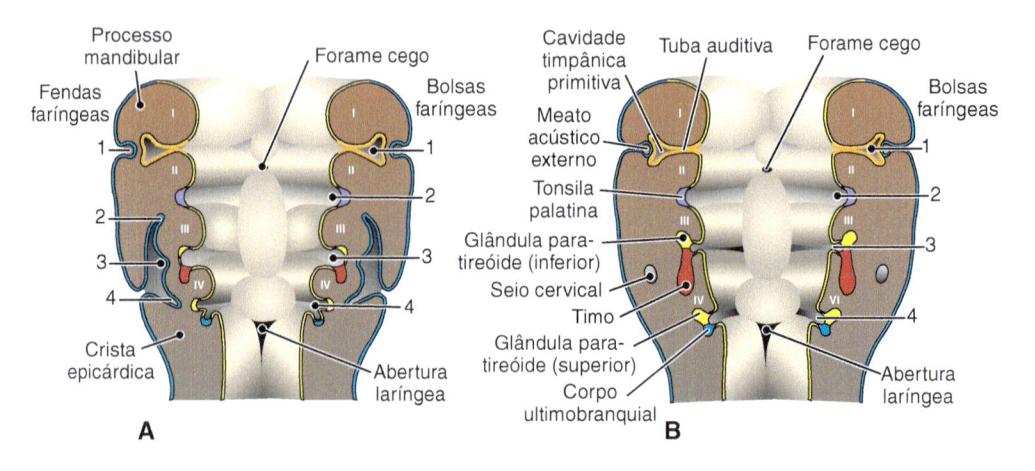

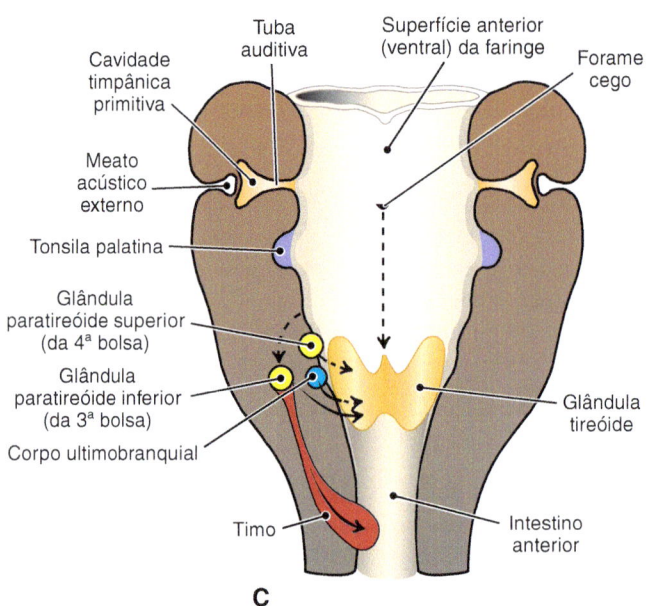

FIGURA 6.5 **Cortes frontais referentes às transformações dos arcos faríngeos.**

A primeira bolsa muda pouco **(A)**. Ela permanece como uma barreira fina entre o exterior e o interior – a membrana timpânica da orelha. No lado interno está a tuba auditiva, que é aberta para a garganta, e no lado externo está o meato acústico externo. As fendas remanescentes alisam-se como resultado da expansão e descida do segundo arco, deixando a possibilidade de um cisto aprisionado ou uma fístula no tecido conectivo do pescoço **(B)**. A segunda bolsa abriga uma condensação de tecido linfático – a futura tonsila **(C)**. As glândulas paratireóides e o tecido imunológico crítico (a glândula timo) desenvolvem-se a partir de involuções da terceira e quarta bolsas. Da linha mediana da superfície anterior da faringe, a glândula tireóide origina-se do revestimento do forame cego e desce externamente ao tubo intestinal **(C)**. (Adaptada de Sadler TW. Langman's Medical Embryology, 10th Edition. Baltimore: Lippincott Williams & Wilkins, 2006. Fig. 16.10A,B, p. 263; Fig. 16.11, p. 264.)

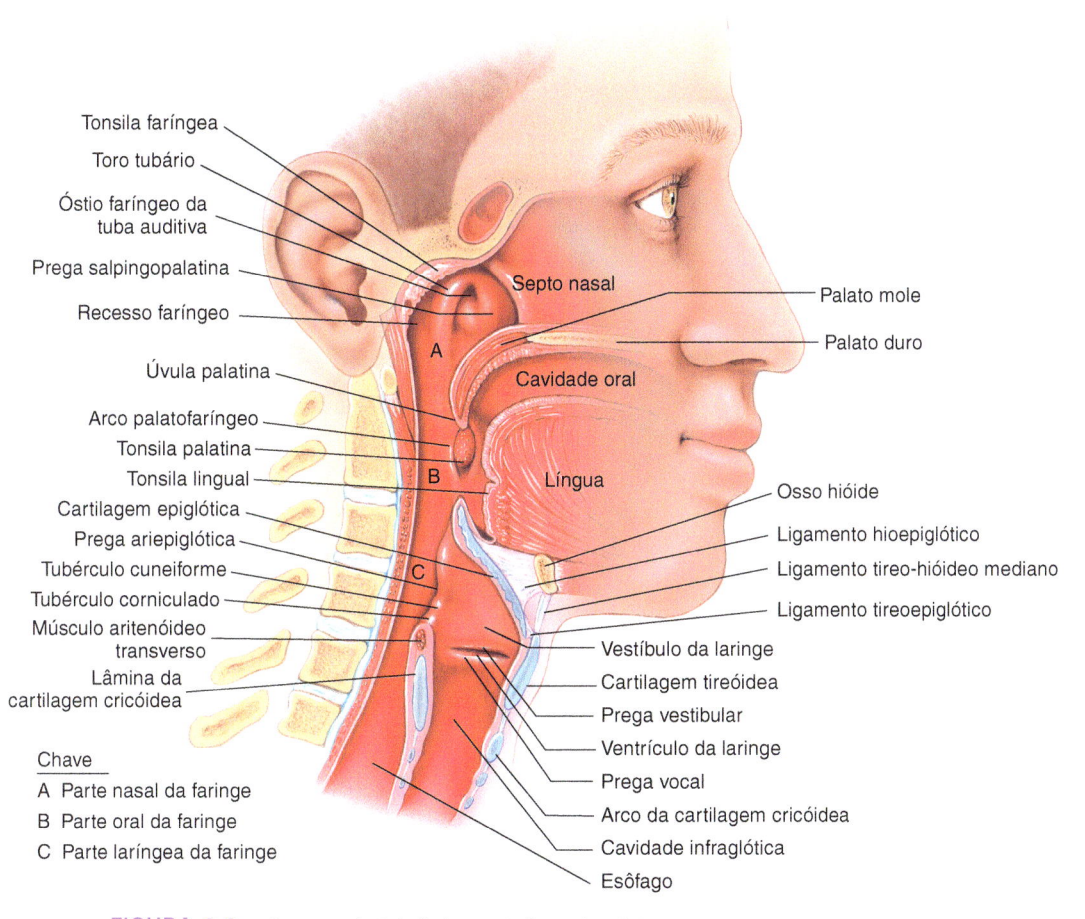

FIGURA 6.6 Corte sagital da faringe e laringe do adulto.

O óstio faríngeo da tuba auditiva (de Eustáquio) e a cripta da tonsila são derivados óbvios do sistema de bolsas. Uma face complexa posiciona-se anterior à faringe, desenvolvendo-se a partir do crescimento impressionante do primeiro arco. (Anatomical Chart Company, © 2007.)

que se projeta superiormente a ela. **Bócio** é um aumento da glândula tireóide, que em geral resulta da falta de iodo no suprimento de água local (Fig. 6.7).

As fendas faríngeas

Assim como o revestimento interno do sistema de arcos se transforma, também o faz o revestimento externo, originando as fendas faríngeas. Obviamente, o resultado final das mudanças no pescoço do embrião é que o ectoderma é alisado, em vez de permanecer com arcos. As fendas faríngeas complementam as bolsas de diversos modos. A primeira fenda faríngea permanece mais ou menos intacta (assim como a primeira bolsa faríngea), e a segunda, terceira e quarta fendas faríngeas colapsam sobre si mesmas (assim como a terceira e quarta bolsas faríngeas, de certa forma).

A primeira fenda faríngea é a mais interessante, pois persiste quase inalterada à medida que o primeiro arco faríngeo acima dela migra agressivamente em direção à futura face. Lembre-se

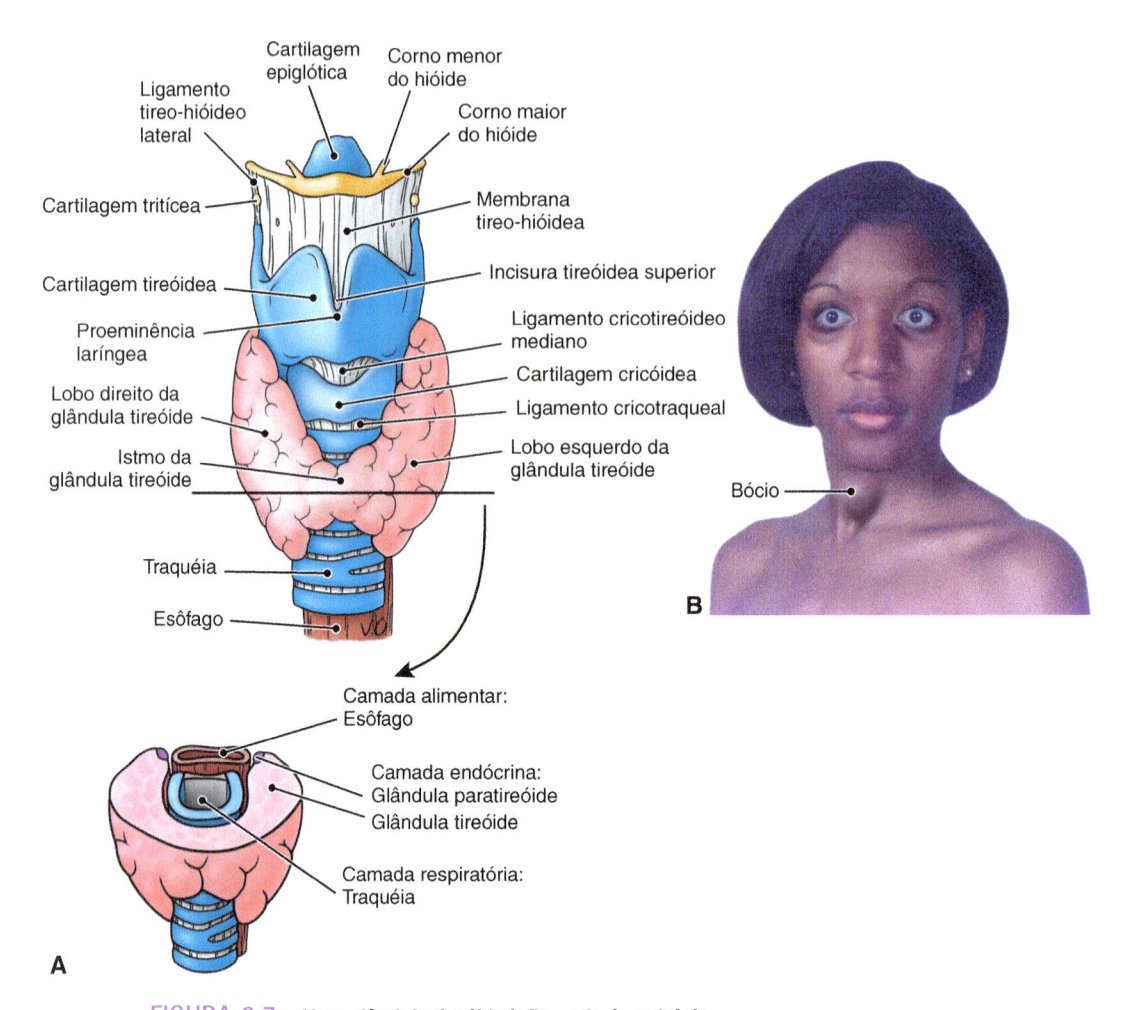

FIGURA 6.7 **Uma glândula tireóide inflamada é um bócio.**

Vista anterior da glândula tireóide inferior à cartilagem tireóidea proeminente **(A)**. A inflamação da glândula tireóide (bócio) apresenta-se como um edema progressivo próximo a e em geral incluindo a linha mediana do pescoço, abaixo da cartilagem tireóidea palpável **(B)**. (De Moore KL, Agur AMR. Essential Clinical Anatomy, 2nd Edition. Baltimore: Lippincott Williams & Wilkins, 2002. Fig. 9.12, p. 619; de Moore KL, Dalley AF. Clinically Oriented Anatomy, 5th Edition. Baltimore: Lippincott Williams & Wilkins, 2006. Fig. B8.8, p. 1086.)

de que a primeira bolsa faríngea persiste como a tuba auditiva. Somente uma fina membrana de ectoderma e endoderma, a **membrana timpânica** no adulto, separa a tuba auditiva do mundo exterior no embrião (ver Fig. 6.5).

À medida que o primeiro arco faríngeo se expande e migra, o centro do arco, que se torna a mandíbula, domina a parte inferior e anterior do arco. Seus outros dois componentes ósseos, o martelo e a bigorna, são deixados para trás como **ossículos** (literalmente, "ossos pequenos") e empurrados para trás, para a parte posterior do arco. A parte posterior do arco está próxima das vértebras cervicais em desenvolvimento ou, efetivamente, das laterais da cabeça. O segundo arco faríngeo contorna o primeiro, e seus derivados ósseos são retraídos da mesma forma para a parte posterior da cabeça (o processo estilóide e o ossículo da audição, o estribo).

Esta expansão da parte anterior dos arcos à custa da parte posterior dos mesmos reduz a fenda entre o primeiro e segundo arcos faríngeos a algo como o furo de um dedo em uma luva, ou seja, uma bolsa externa que é o oposto exato de sua bolsa interna (agora a tuba auditiva). Esta bolsa externa termina como a superfície ectodérmica da membrana timpânica, e a bolsa tubular em si é agora denominada **meato acústico externo**.

O resultado final é que a cabeça agora tem uma superfície construída tão fina que vibra quando as ondas sonoras se alteram. Tudo o que é preciso é uma extensão do encéfalo (VIII nervo craniano) para tirar vantagem dessa capacidade. O ectoderma em torno da primeira fenda organiza-se em um disco coletor de ondas (**membrana timpânica**), e os ossos remanescentes do primeiro e segundo arcos faríngeos (martelo, bigorna e estribo) tornam-se "marionetes" da membrana timpânica vibratória, transmitindo as vibrações às terminações sensitivas do nervo craniano, alojadas em uma sólida estrutura óssea que circunda as orelhas média e interna.

A segunda, terceira e quarta fendas faríngeas se "desdobram" (perdem o aspecto de reentrâncias) à medida que o pescoço se alonga, e o segundo arco faríngeo inclina-se para baixo sobre os dois inferiores (ver Fig. 6.5). Um músculo da (expressão) face estende-se inferiormente na tela subcutânea, da mandíbula à clavícula. Este músculo é o platisma, e pode percorrer o comprimento do pescoço como resultado da descida do segundo arco faríngeo sobre a parte externa do terceiro, quarto e sexto arcos faríngeos.

Desenvolvimento da face

Um importante processo do desenvolvimento da cabeça e pescoço é a transformação do arco em torno do topo do endoderma na face. O primeiro arco faríngeo se transforma em tudo, desde as túnicas mucosas para os ossos que contêm os seios da face até o endurecimento elaborado do ectoderma em **dentes**. A importante topografia do que você vê quando pede ao paciente para dizer "Aaah" é a história de como a margem que circunda o endoderma se torna um posto de guarda avançado, pendendo de uma prateleira abaixo do encéfalo.

Superior à coluna vertebral, os somitos occipitais embrionários e as células da crista neural combinam-se para formar uma prateleira óssea sob o tubo neural. A tábua óssea, ou prateleira, é composta dos ossos singulares da linha mediana na cabeça: occipital, esfenóide e etmóide. Eles se estendem como se fossem corpos vertebrais adicionais, mas também se inclinam para a frente (pois o tubo neural repousando acima deles é bastante grande e flexionado) (Fig. 6.8).

A flexão anterior e inferior do encéfalo reorienta a abertura do tubo intestinal. Ele agora aponta mais ou menos para a frente, como a extremidade de um periscópio, e carrega consigo o primeiro arco faríngeo. Lembre-se de que o primeiro arco faríngeo se desenvolve nos ossos da face e na mandíbula, de modo que a posição lógica é para que a metade superior do arco se torne os ossos da face e a metade inferior se torne a mandíbula e os ossículos da audição. Isto é exatamente o que acontece.

A porção do primeiro arco faríngeo que origina os ossos da face é denominada **processo maxilar**, e a parte que origina a mandíbula é denominada **processo mandibular** (Fig. 6.9). À medida que o sistema de arcos se curva anteriormente em resposta ao crescimento do encéfalo, a membrana orofaríngea (bucofaríngea) se assemelha à abertura de uma boca gigante. As margens do estomódeo, ou abertura oral, são cinco saliências (proeminências) distintas. O "fundo" da abertura é a parede ventral sólida, ou assoalho, dos arcos faríngeos. Os "lados" da abertura são os processos do primeiro arco – o mandibular inferior e o maxilar superior. O "topo" da abertura é o ectoderma e a derme recobrindo a própria extremidade do tubo neural, ou seja, a proeminência frontonasal em desenvolvimento.

Deste início em forma de "marionete", os dois lados da cavidade oral irão se fundir na linha mediana (Fig 6.10). Por aproximadamente seis semanas após o primeiro mês do desenvolvimento, as cinco saliências (proeminências) faciais aumentarão ainda mais, para projetar

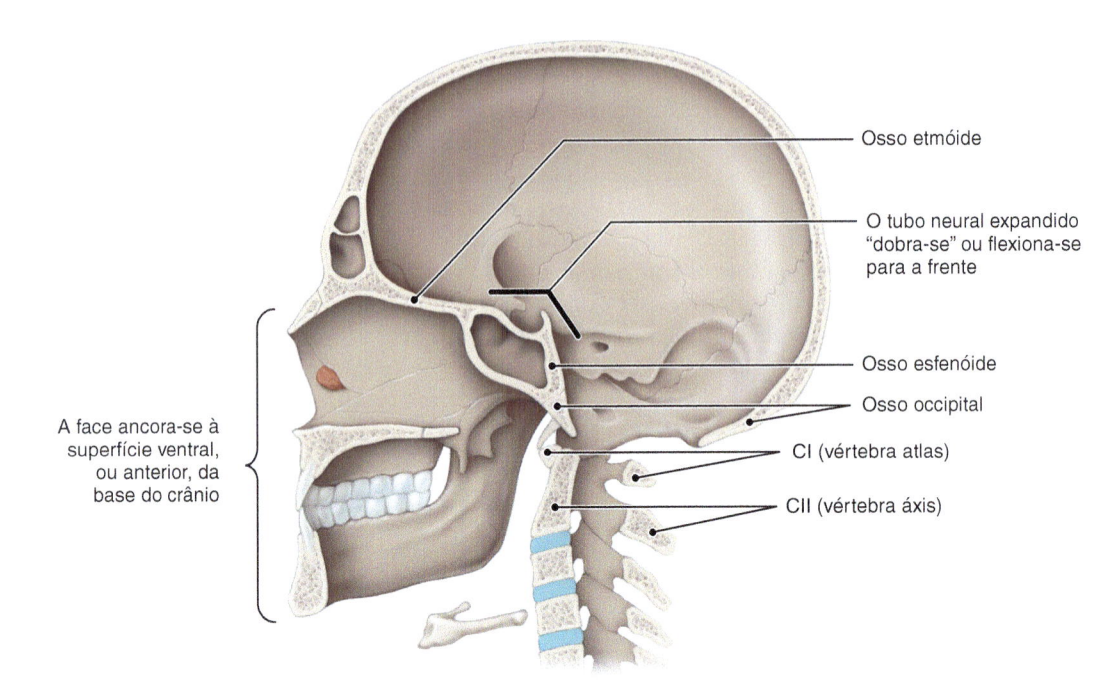

FIGURA 6.8 Uma prateleira óssea sustenta o encéfalo e a face.

O tubo neural expandido repousa em uma tábua na base do crânio, na linha mediana (ossos occipital, esfenóide e etmóide), que, por sua vez, é o suporte para o esqueleto facial e os tecidos no topo do tubo intestinal.

uma "boca" e um "nariz" anteriormente. A proeminência frontonasal faz descer um calombo edemaciado de tecido na linha mediana, denominado **processo intermaxilar**. Duas fossas nasais invaginam o ectoderma no fundo desse calombo, dividindo a saliência de cada lado em um **processo nasal medial** e um **processo nasal lateral**. Isto deixa um sulco entre os lados do processo nasal e da saliência maxilar. Este sulco persiste no corpo como o **ducto lacrimonasal**, que recolhe o excesso de lágrimas para dentro da cavidade nasal.

O processo intermaxilar aumenta até pender abaixo das duas fossas e, assim, formar o filtro ("beijo ou toque de anjo") do lábio superior. Ele se funde com as saliências maxilares de cada lado até o fechamento completo do lábio superior. A falha em se encontrar na linha mediana resulta em duas das mais comuns anomalias congênitas da cabeça, o **lábio leporino** e o **palato fendido** (fenda labial e fenda palatina – ver Anatomia Clínica – Quadro 6.1).

O exterior da face está agora se formando. O primeiro arco faríngeo efetivamente se divide em dois centros ósseos que estão conectados por um retalho de pele (a **bochecha**). A parte central superior aumenta externa e anteriormente, para se tornar a maxila e outros ossos. A parte central inferior desenvolve uma mandíbula única, dirigida anteriormente como a maxila. Entre os centros maxilares, há uma proeminência nasal inchada, que ainda se tornará uma passagem posterior aberta até a faringe, separada da passagem oral. A barreira entre as cavidades oral e nasal já está no lugar como o **palato**, que se forma a partir das placas primária e secundária da maxila. As cavidades nasais desenvolvem-se porque as fossas nasais continuam se aprofundando internamente. De fato, elas afundam tanto que se fundem uma na outra, para formar um só grande "saco" nasal, com uma membrana tênue entre ele e a cavidade oral abaixo (Fig. 6.11). Esta membrana tênue não pode se manter firme em todas as partes e, de fato, rompe-se para formar um **cóano** entre a parte posterior da cavidade nasal e a parte nasal da faringe.

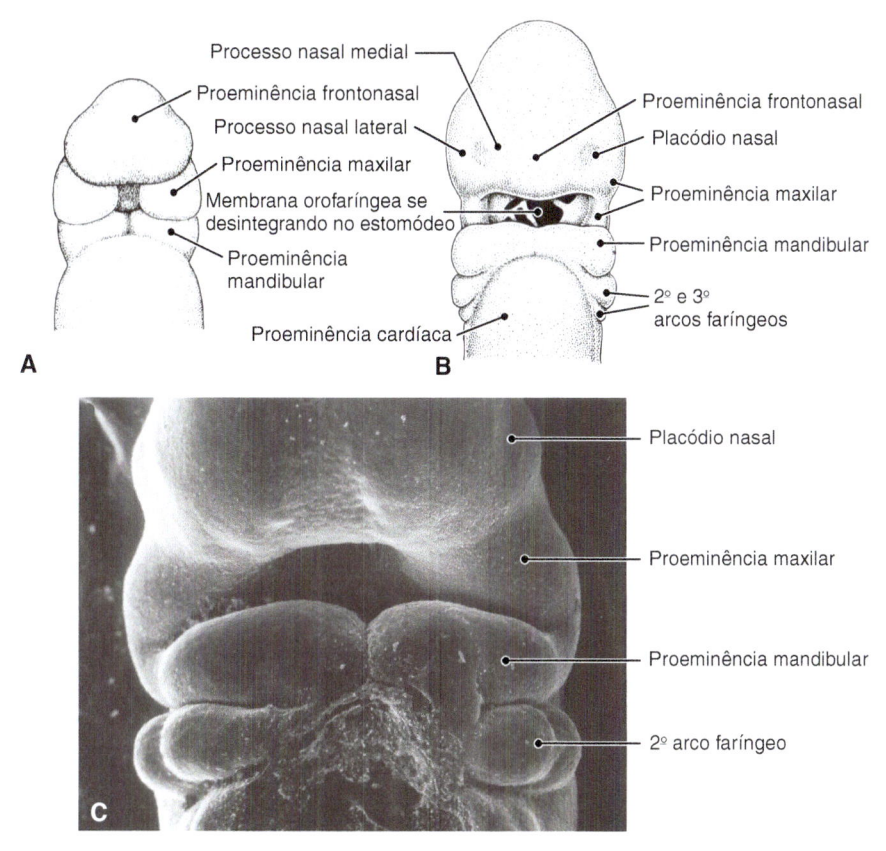

FIGURA 6.9 A face cresce a partir de cinco posições.

O primeiro arco faríngeo de cada lado produz uma saliência (proeminência) mandibular e uma maxilar no topo do tubo intestinal. Enquanto isso, as células da crista neural e o mesênquima indiferenciado se condensam superiormente ao tubo neural **(A e B)**. Estas cinco proeminências rodam umas em direção às outras para criar uma face; a resolução das fendas entre as proeminências adjacentes resulta na continuidade da testa ao queixo. É mostrada a micrografia eletrônica de varredura de um embrião em um estágio similar de crescimento **(C)**. (De Sadler TW. Langman's Medical Embryology, 10th Edition. Baltimore: Lippincott Williams & Wilkins, 2006. Fig. 16.5a-c, p. 260.)

Os palatos

O segmento intermaxilar do processo nasal constitui uma prateleira endurecida na direção posterior, para manter a cavidade nasal de passagem separada da cavidade oral. Ela é o **palato primário**, mas ele não é suficiente. Os processos maxilares contribuem com sua própria porção da prateleira, de cada lado e especialmente atrás do palato primário. Estas prateleiras palatinas fundem-se umas com as outras na linha mediana e com o palato primário anteriormente, para formar o **palato secundário** composto. O magnífico potencial do mesoderma de variar de elástico a rígido surge na etapa final: a parte anterior do palato secundário endurece completamente em osso, enquanto a parte posterior do palato secundário permanece cartilagínea e muscular – o **palato mole***, na parte posterior do teto da boca (palato duro).

Um crescimento ósseo vertical, descendente desde a parte superior da proeminência nasal, na porção média da cavidade, funde-se com o palato secundário, para formar um **septo**

---

* N. de R.T. O palato mole normal está constituído por camadas de músculo e tecido conectivo, sem cartilagem.

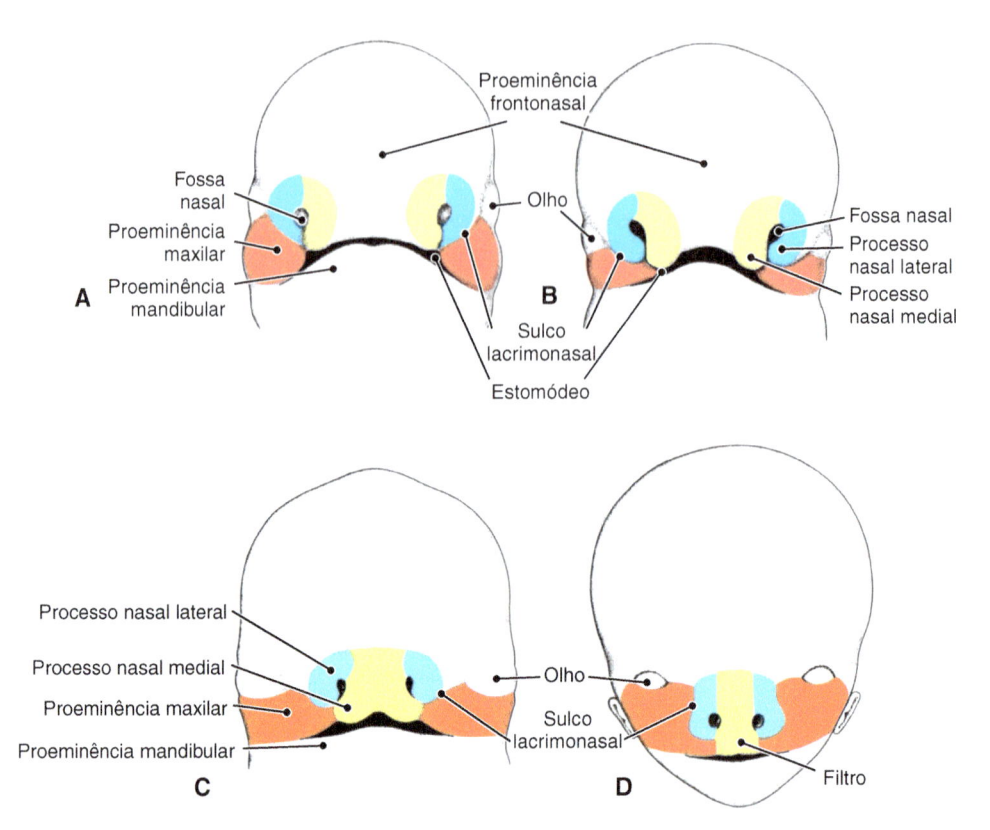

FIGURA 6.10 **A face é formada quando as cinco proeminências (saliências) rodam juntas.**

A mandíbula solidifica-se precocemente, porém a maxila, o lábio e nariz fundem-se num período de semanas. O centro do lábio superior é formado pela continuação da proeminência frontonasal **(A,B)**. As proeminências mandibular e maxilar fundem-se para reduzir a largura da boca **(C)**. O arco faríngeo e as proeminências mesenquimais rodam em consonância com a expansão do encéfalo e a rotação das órbitas, para propiciar a estereoscopia **(D)**.

nasal fino, porém resistente, na linha mediana. Dentro das cavidades nasais, projeções recurvadas de osso e túnicas espessas que as revestem se desenvolvem em um padrão empilhado. Isso fornece muito mais superfície para tratar o ar inspirado antes que ele continue seu trajeto pelo sistema respiratório desprotegido. Duas outras superfícies modificadas (os **dentes** e a **língua**) tratam do que é colocado na boca, antes de ser deglutido.

Os dentes

Os dentes são especializações do revestimento de superfície de tecido conectivo do primeiro arco faríngeo (Fig. 6.12). O cuidado e tratamento dos dentes constituem um campo médico inteiramente separado (a odontologia). O arco dental humano inclui dentes anteriores (**incisivos**), para cortar pequenos pedaços de comida e separá-los dos maiores; dentes cônicos (**caninos**) e em plataforma (**pré-molares**), para prender e posicionar os pedaços de alimento; e trituradores poderosos (**molares**), para reduzir tudo a uma massa antes de deglutir. Como os dentes se desenvolvem em cavidades nos ossos do primeiro arco faríngeo, é lógico e correto presumir que sua inervação sensitiva provém do **nervo craniano V**. Da mesma forma, a iner-

ANATOMIA CLÍNICA

QUADRO 6.1

LÁBIO LEPORINO (FENDA LABIAL) E PALATO FENDIDO (FENDA PALATINA)

Qualquer estrutura adulta que resulte de duas metades que se unem (**A**) pode falhar em se formar, se as duas metades não se encontrarem adequadamente. Na face, esse risco é complexo pelo fato de que a parte anterior do palato se forma a partir de uma fonte de tecido diferente da parte posterior deste. Por essa razão, uma pessoa pode nascer com um lábio fendido (leporino) de um lado (**B**), indicando um espaço anterior entre o segmento pré-maxilar e o lábio; um lábio fendido que também envolve o palato primário (**C**); fendas de ambos os lados (**D**), pois o segmento intermaxilar cresce independentemente das saliências adjacentes; fenda somente do palato secundário (**E**); ou uma fenda radical de ambas as áreas de crescimento, primária e secundária (**F**). As fendas podem ser detectadas precocemente com ultra-som, a partir do quinto mês de gestação. Fendas de algum tipo ocorrem em aproximadamente 1 em cada 700 nascidos vivos. Dentre essas, 20% são fenda labial isolada, 50% são fendas labial e palatina, e 30% são fenda palatina isolada. Por razões ainda não compreendidas plenamente, um lábio fendido com palato fendido ocorre mais freqüentemente em homens que em mulheres, mas os palatos fendidos isolados (1 em 2.000 nascidos vivos) ocorrem mais freqüentemente em mulheres que em homens. Estas condições podem ser corrigidas cirurgicamente, e é necessário acompanhamento médico prolongado para reduzir os efeitos adversos sobre a fala e a deglutição.

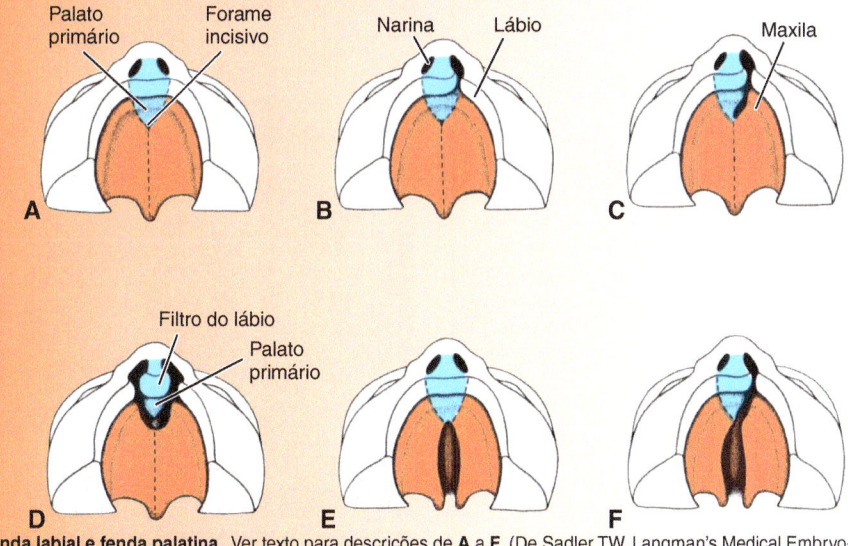

Fenda labial e fenda palatina. Ver texto para descrições de **A** a **F**. (De Sadler TW. Langman's Medical Embryology, 10th Edition. Baltimore: Lippincott Williams & Wilkins, 2006. Fig. 16.28, p. 276.)

vação sensitiva geral a todo o ectoderma modificado que reveste as cavidades oral e nasal é território do mesmo nervo.

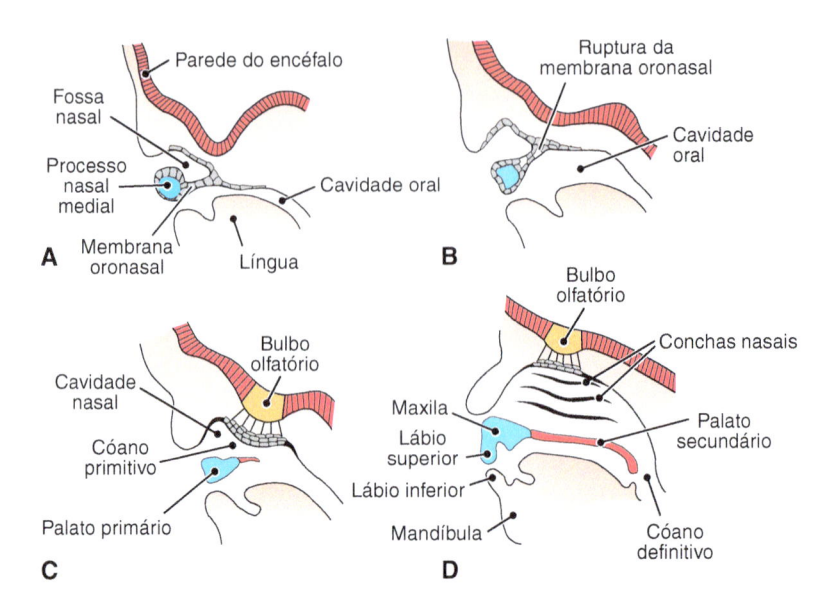

FIGURA 6.11 A cavidade nasal deve escavar seu trajeto até a faringe.

A superfície externa da proeminência frontonasal inclui uma fossa nasal, mas não há conexão inicial entre esta depressão e o tubo intestinal **(A)**. Em vez disso, a cavidade nasal incipiente conecta-se à faringe quando a membrana interposta sofre erosão **(B)**. Esta conexão é posteriormente modificada quando o palato secundário se expande **(C e D)**. (De Sadler TW. Langman's Medical Embryology, 10th Edition. Baltimore: Lippincott Williams & Wilkins, 2006. Fig. 16.32a-d, p. 280.)

FIGURA 6.12 Os arcos dentais.

Uma quantidade substancial de osso mandibular e maxilar é destinada a abrigar os dentes. De anterior para posterior, cada quadrante do arco dental permanente inclui dois incisivos, um canino, dois pré-molares e três molares. Note que as raízes dos dentes superiores margeiam intimamente o fundo do seio maxilar, o que "convida" a abscessos e disseminação de infecção após uma extração dental traumática.

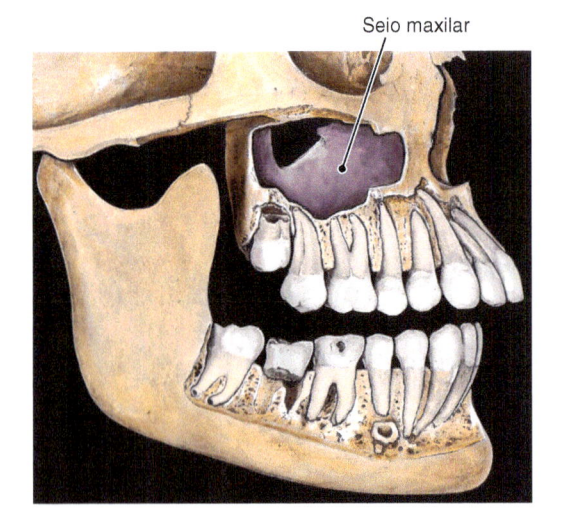

A língua

A **língua** fornece o que os dentes não fazem: mobilidade, gustação e expressão. O desenvolvimento da língua é um dos melhores exemplos de como a embriologia explica a anatomia macroscópica do adulto. A língua recebe inervação dos **nervos cranianos V, VII e IX**, e isto é melhor explicado estudando como a língua se desenvolve.

A língua inicia como uma proeminência do mesênquima no assoalho ventral do sistema de arcos faríngeos (Fig. 6.13). Essa proeminência se sobrepõe aos territórios do primeiro, segundo e terceiro arcos faríngeos, o que explica como os nervos cranianos se tornam relacionados a ela. Entretanto, o crescimento das partes da língua não é igual, no sentido de que a contribuição do primeiro arco faríngeo à língua é bastante grande (aproximadamente dois terços da língua total). Assim, a inervação sensitiva geral dos dois terços anteriores da língua é fornecida pelo **nervo craniano V**.

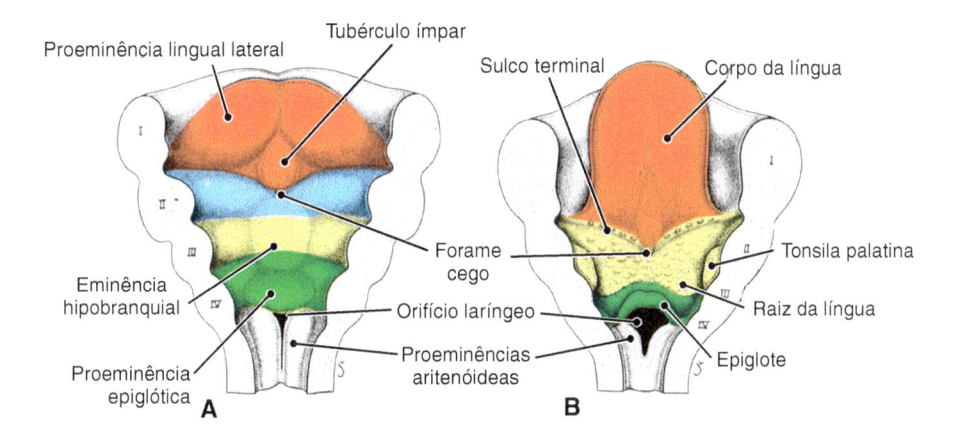

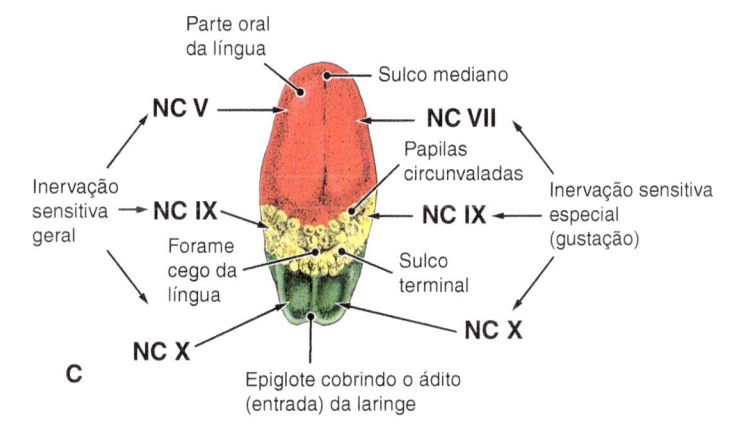

FIGURA 6.13 **A língua é uma superfície elevada da boca, que está constituída por músculos.**

A linha mediana ventral da faringe salienta-se ao longo de todos os arcos faríngeos **(A)**. A marcante saliência do primeiro arco e a migração do terceiro arco **(B)** resultam na superfície elevada da língua. O dorso da língua também está aperfeiçoado a partir do soalho da faringe como uma epiglote, que fecha passivamente a laringe durante a deglutição. A inervação geral da superfície da língua provém dos nervos cranianos próprios aos arcos dos quais ela deriva **(C)**; as células de sensibilidade especial do segundo arco migram aos dois terços anteriores da língua, o que explica porque a gustação desta área é conduzida de volta ao encéfalo pelo nervo craniano VII (**NC**). (De Sadler TW. Langman's Medical Embryology, 10th Edition. Baltimore: Lippincott Williams & Wilkins, 2006. Fig. 16.17, p. 269.)

O componente do segundo arco faríngeo da proeminência lingual é quase completamente suplantado pelo componente do terceiro arco faríngeo. Os únicos remanescentes são as **papilas gustatórias** dos dois terços anteriores da língua, que são inervadas pelo **nervo craniano VII**. A saliência sob o soalho do terceiro arco faríngeo se expande para se tornar o terço posterior da língua, papilas gustatórias e tudo o mais. Assim, o **nervo craniano IX** fornece inervação **sensitiva geral** e **sensitiva especial** (**gustatória**) a esta parte da língua; ele inicia como a fileira de elevações (**papilas circunvaladas**) que indica a parte posterior, ou "base", da língua.

A raiz, região mais posterior da língua, origina-se de uma saliência no quarto arco faríngeo, mas esta saliência torna-se em sua maior parte a epiglote, que fecha o ádito (abertura) da laringe como uma tampa de vaso sanitário. Assim, algumas fibras sensitivas gerais e gustatórias na raiz da língua e ao longo da superfície da epiglote podem conduzir ao **nervo craniano X**.

No entanto, a língua é mais do que apenas uma elevação interna no soalho do sistema de arcos faríngeos. Ela possui um forte centro de músculos intrínsecos que compõem sua "carne" e diversos músculos extrínsecos que a conectam aos ossos circundantes, como a mandíbula e o hióide. Na maior parte, esses músculos migram para a saliência da língua provenientes de somitos regulares próximos ao osso occipital, e carregam consigo o nervo craniano XII (o **nervo hipoglosso**) para inervação motora.

Assim, a "base" da língua é um crescimento a partir da região anterior da garganta, logo acima de onde o sistema respiratório se abre e se une à faringe. O corpo da língua situa-se acima e para a frente (projeta-se superior e anteriormente) de sua raiz, paralelo ao arco da mandíbula. Estendendo-se de um lado a outro da mandíbula e convergindo até o osso hióide, inferiormente, está um tipo de "trampolim", ou diafragma muscular, denominado **músculo milo-hióideo**. Este músculo é efetivamente o soalho da boca, e a língua apóia-se e move-se sobre ele, em vez de sobre a pele frouxa do queixo.

O revestimento úmido da superfície interna das bochechas é contínuo com o revestimento úmido de endoderma da parte mais posterior da cavidade oral. O endoderma começa onde a distribuição sensitiva do nervo craniano V termina, pois a parte inferior do primeiro arco faríngeo faz limite com o próprio topo do tubo endodérmico. A "face" é uma extensão elaborada de tecido conectivo à frente do endoderma, cujo objetivo é encontrar e tratar as fontes de energia que devem ser absorvidas. A mesma elaboração não se aplica ao final do tubo intestinal, onde o endoderma encontra o ectoderma em uma junção menos destacada, imediatamente para dentro do ânus. Esta junção inferior é uma transição de eliminação, de superfície desprotegida para protegida, e de substâncias que foram processadas completamente antes de atingir a transição ectoderma-endoderma.

Desenvolvimento da cabeça e do sistema nervoso central

O tubo neural fica proeminente acima do somito occipital final. O grande encéfalo humano em desenvolvimento flexiona-se sobre a margem anterior do osso occipital produzido por aqueles somitos, e ele cairia sobre a parte posterior do nariz e da boca se não fosse por uma prateleira extra de osso, que "estende" o osso occipital anterior e inferiormente ao pesado encéfalo. Esta prateleira extra é denominada base do crânio (**basicrânio**), e sua fonte de células é na verdade um grupo de células da crista neural – isto é, partes destacadas do tubo neural, com potencial dinâmico para induzir tecidos. O osso esfenóide, que se funde ao osso occipital na sincondrose esfenoccipital, e o osso etmóide, entre o osso esfenóide e o topo da cavidade nasal, constituem esta "plataforma" sobre a qual o encéfalo se apóia (ver Fig. 6.8).

Assim, resta um pouco mais do que as laterais e o topo do tubo neural, que também necessitam de uma cobertura óssea. Os ossos planos do crânio, incluindo partes dos ossos **temporal**, **parietal** e **frontal**, formam-se por ossificação **intramembranácea**, a partir do mesênquima da

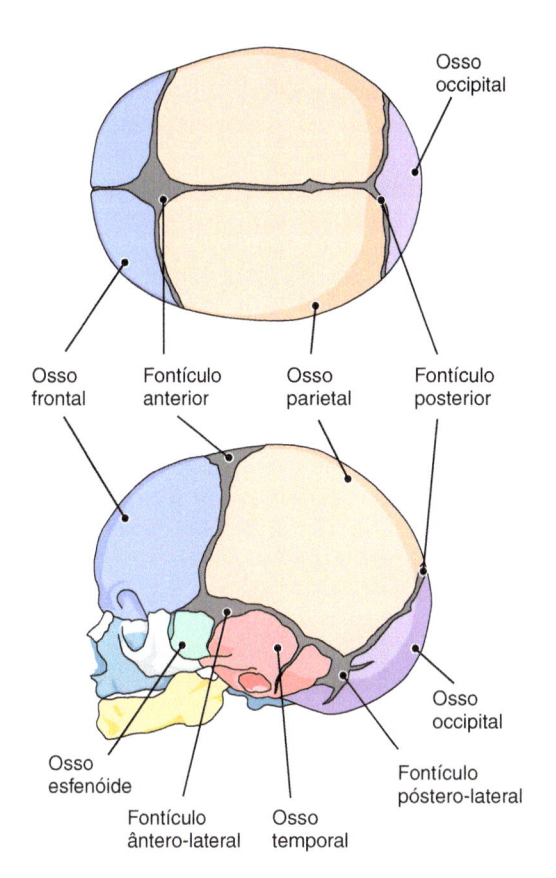

FIGURA 6.14 Os fontículos no crânio permitem ao encéfalo continuar crescendo.

Os ossos do neurocrânio (frontal, parietal, temporal e occipital) crescem principalmente por meio da ossificação intramembranácea. A persistência das membranas entre os ossos (fontículos) permite o crescimento continuado do encéfalo após o nascimento. (De Cohen BJ, Wood DL. Memmler's The Human Body in Health and Disease, 10th Edition. Baltimore: Lippincott Williams & Wilkins, 2004.)

membrana de tecido conectivo que recobre o tubo neural. A derme essencialmente deposita uma camada basal dura sobre o encéfalo em crescimento que ela recobre. Este processo leva muitos anos, pois o encéfalo continua a crescer por 8 a 10 anos após o nascimento. Podem ser sentidos em bebês os **fontículos** (**fontanelas**), ou "moleiras", os quais se situam entre os centros endurecidos dos ossos da calvária craniana e seus perímetros em expansão (Fig. 6.14).

O encéfalo atinge o mundo exterior para exercitar capacidades especiais de sentir estímulos químicos (olfação e gustação), sonoros (audição) e luminosos (visão). Cada uma dessas vias de sensibilidade especial governa a formação óssea na interface do nervo com o mundo exterior. Os filamentos do nervo olfatório estão atravessando a lâmina cribriforme do osso etmóide. O nervo coclear está abrigado em uma câmara no osso temporal, bem distante das ondas sonoras que exercem impacto sobre a pele (membrana timpânica), mas exposto em extensão ao longo de uma via tubular (a cóclea; ver a seguir), onde o som é canalizado pelos ossículos da audição. O sentido da visão ocupa uma posição abaixo do cérebro aumentado, mas acima da face. O próprio encéfalo estende-se na forma de um nervo óptico (nervo craniano II) sob o osso frontal. A proeminência maxilar produziu uma prateleira pronta abaixo desta trajetória, na forma dos ossos maxila e zigomático, e os primórdios de um cone ósseo protetor estão no lugar.

Posteriormente, durante o crescimento, o osso zigomático sobe ao longo das laterais para se articular com a margem do osso frontal, e os ossos da linha mediana (esfenóide e etmóide) completam a base medialmente. O resultado final é um cone ósseo protetor denominado **órbita**, que é incomum no mundo animal. Protegido em todos os lados por um tipo de lâmina óssea, o nervo óptico apóia-se no cone e induz o ectoderma da superfície a formar uma **lente** (**cristalino**). (Assim, o ectoderma pode evoluir com o tempo para membranas tão delicadas quanto a **membrana timpânica**, tão distintas quanto a **córnea** e tão duras quanto o **esmalte dos dentes**.)

O desenvolvimento da cabeça e do pescoço é um tópico muito complicado, pois envolve múltiplos sistemas, complexidade biológica e uma grande região para a qual o todo é maior do que a soma de suas partes. Mesmo os anatomistas necessitam tempo extra para dominar as transformações do desenvolvimento da cabeça e do pescoço. Saiba o que deve ocorrer no topo dos tubos neural e endodérmico, para prever onde as estruturas estão localizadas e como elas são denominadas.

O SISTEMA NERVOSO

Definição

O sistema nervoso inclui as áreas onde são tomadas "decisões" pelo corpo em resposta a sensações, as estruturas que detectam as sensações e as estruturas que enviam as respostas às sensações. As áreas de decisão são a **medula espinal** e o **encéfalo**, que são denominadas **sistema nervoso central**. Os nervos que emanam delas, os quais contêm fibras usadas para importar ou exportar os sinais necessários, constituem o **sistema nervoso periférico** (Fig. 6.15).*

FIGURA 6.15 **Anatomia esquemática do sistema nervoso central.**

O sistema nervoso central recebe, associa e transmite impulsos que viajam através de 12 pares de nervos cranianos, 31 pares de nervos espinais e fibras simpáticas e parassimpáticas associadas. Note que a medula espinal está conectada a nervos em todos os níveis da coluna vertebral, mas não se estende além da segunda ou terceira vértebra lombar. (De Moore KL, Dalley AF. Clinically Oriented Anatomy, 5th Edition. Baltimore: Lippincott Williams & Wilkins, 2006. Fig. 1.28, p. 49.)

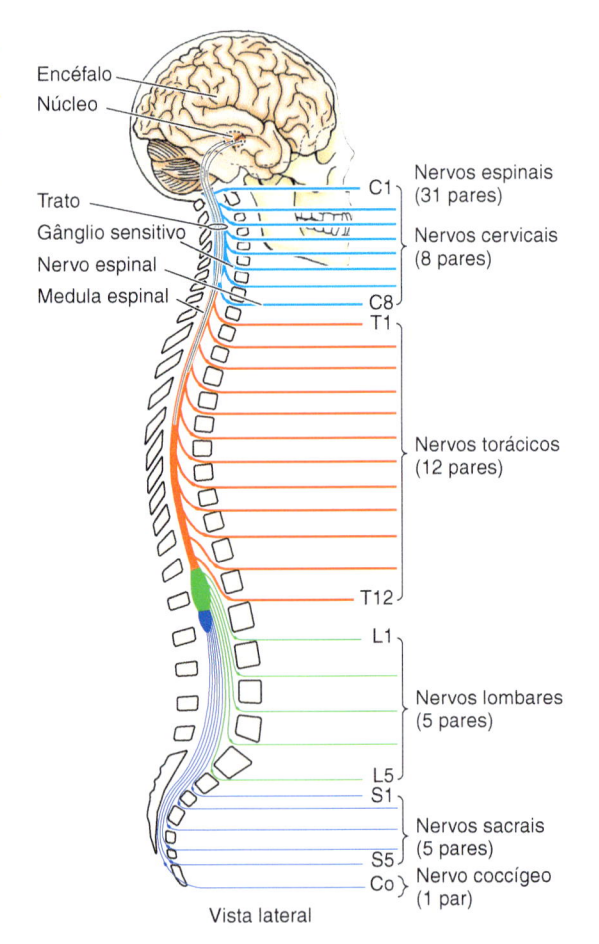

---

* N. de R.T. Além dos nervos, que conduzem os impulsos nervosos sensitivos e motores, o sistema nervoso periférico também apresenta os gânglios e as terminações nervosas (por exemplo, receptores).

Anatomia macroscópica do sistema nervoso central

Esta seção apresenta somente as características anatômicas macroscópicas do encéfalo e da medula espinal, e deixa a fisiologia, a função e os aspectos clínicos para os cursos de neurociências. Comece retornando ao processo de neurulação na terceira semana do desenvolvimento (ver Figs. 1.14 e 1.15). À medida que a extremidade cefálica do tubo neural amadurece, ela se dilata, fazendo-a parecer bastante diferente do restante do tubo inferior a ela. O resultado final é um encéfalo bem aumentado no topo e sua continuação como uma "cauda", a medula espinal. A dilatação impede os somitos do mesoderma de formarem um arco ósseo em torno dela, razão pela qual os ossos que recobrem o encéfalo se formam por ossificação intramembranácea, em vez de endocondral. O osso intramembranáceo cresce em resposta ao tecido sob ele, o que explica porque o crescimento do encéfalo normalmente não é restringido por sua cobertura óssea.

Embora o encéfalo e a medula espinal pareçam ser estruturas sólidas, eles começam como um tubo, permanecendo para sempre com uma cavidade em seu interior. A cavidade muito estreita da medula espinal se expande no encéfalo, para formar espaços elaborados – os **ventrículos**. O **líquido cerebrospinal**, tão importante para manter o tecido nervoso, banha o sistema nervoso central e, ao fazê-lo, é coletado no canal central da medula espinal e na rede ventricular do encéfalo (Fig. 6.16).

A **medula espinal** mantém um desenho simples. As células com funções similares agrupam-se em colunas longas, e as colunas congregam-se na mesma região da medula espinal. Isso garante à substância cinzenta medular um aspecto característico de "borboleta" ou em forma de H, no corte transversal (Fig. 6.17). O **corno posterior** da substância cinzenta contém neurônios que conduzem informação **sensitiva** à medula espinal; este também é chamado o **corno dorsal**. Em contraste, o **corno anterior** contém neurônios que conduzem os impulsos **motores** para longe da medula espinal. Entre estes dois "braços" do H, está uma **coluna intermédia** com o corno lateral, dentro da qual está a **substância cinzenta intermédia lateral**, que contém os **neurônios pré-ganglionares simpáticos** do sistema nervoso autônomo (ver a seguir). Estes neurônios são encontrados entre os segmentos T1-L2 da medula espinal.

Circundando este desenho em borboleta da substância cinzenta está a **substância branca**, que contém fibras nervosas que ajudam um nível da medula espinal a se comunicar com os outros níveis e com o encéfalo. O desenho básico da substância cinzenta e da substância branca é preservado à medida que o tubo neural se expande para se tornar o encéfalo.

Lembre-se de que, durante a neurulação, algumas células são destacadas à medida que a placa neural se fecha em um tubo neural. Estas são as **células da crista neural**. Algumas delas se desenvolvem em camadas de células que recobrem o sistema nervoso central. Coletivamente, estas membranas de células são denominadas **meninges** e incluem a **dura-máter**, **aracnóide-máter** e **pia-máter**. Além de protegerem a medula espinal e o encéfalo, elas criam um espaço para o fluxo do líquido cerebrospinal.

A dura-máter é grosseiramente tangível, e a aracnóide-máter (como seu nome indica) é semelhante a uma teia de aranha. A pia-máter é "íntima" à superfície do encéfalo e da medula espinal, de modo semelhante a uma embalagem transparente a vácuo. A aracnóide-máter forma teias entre a pia-máter e a dura-máter. Filamentos dela são visíveis no cadáver, quando é aberta uma fenda na dura-máter. A dura-máter é o revestimento mais externo, resistente e espesso. Ela recobre o encéfalo, mas também se expande em alguns canais, ou seios, dentro de si mesma, de modo que a drenagem de sangue venoso do encéfalo possa circular em torno da parte interna do crânio. Esses canais são chamados **seios da dura-máter**, convergem em direção à parte posterior da cabeça e drenam para baixo, ao forame jugular, para se tornarem a **veia jugular interna**. Os termos clínicos **hematoma subdural** e **hematoma epidural** (extra-

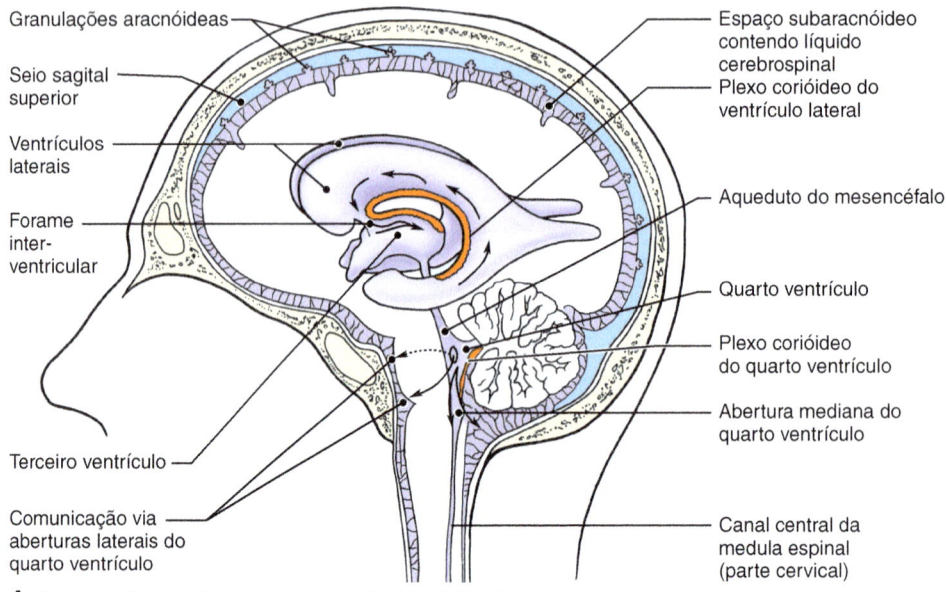

A. Corte sagital mediano com os ventrículos vistos da esquerda.

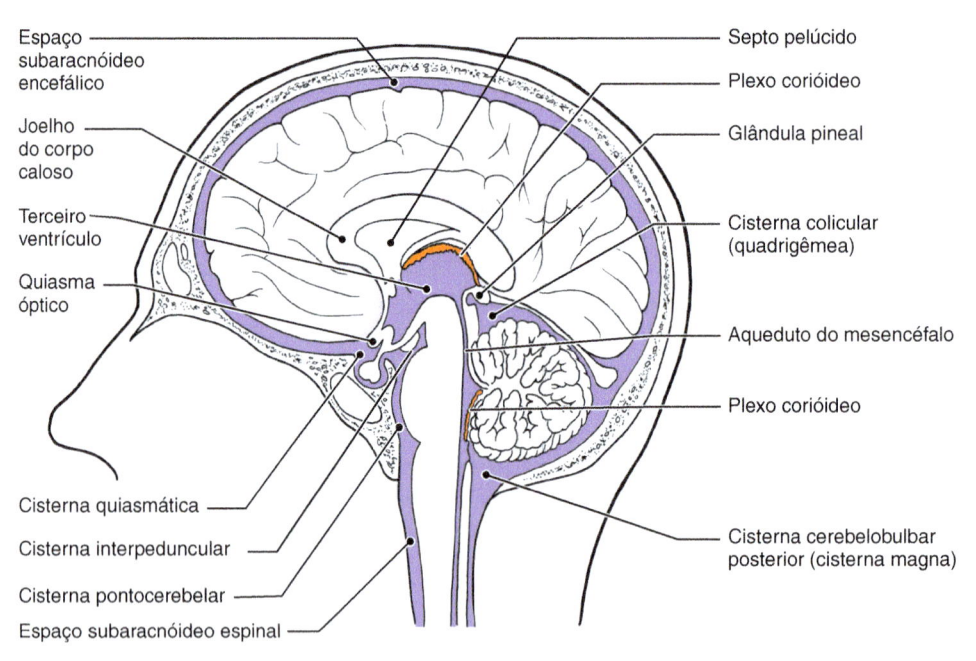

B. Vista medial, metade direita do encéfalo hemisseccionado.

FIGURA 6.16   Fluxo do líquido cerebrospinal.

O líquido nutriente circula através e em torno do sistema nervoso central, dentro do canal central da medula espinal, que evolui para uma rede ventricular no encéfalo **(A)**. O líquido cerebrospinal mantém o tecido do sistema nervoso central banhado, circulando em torno dele no espaço subaracnóideo **(B)**. Coleções de líquido cerebrospinal formam-se em cisternas anatômicas naturais e inferiormente à extremidade da medula espinal. (De Moore KL, Agur AMR. Essential Clinical Anatomy, 2nd Edition. Baltimore: Lippincott Williams & Wilkins, 2002. Fig. 8.13, p. 526.)

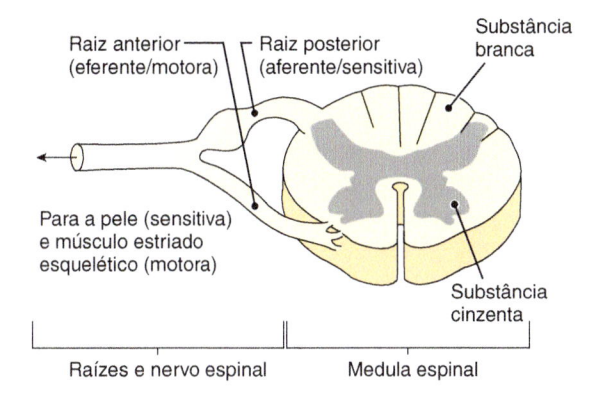

FIGURA 6.17 **Corte transversal simples da medula espinal e das raízes dos nervos espinais.**

(Bickley, LS e Szilagyi, P. Bates's Guide to Physical Exam and History Taking. Philadelphia; Lippincott Williams & Wilkins, 2003. Fig. 60-10.)

dural) referem-se a um sangramento perigoso, subjacente à dura-máter ou entre ela e o crânio, respectivamente (ver Anatomia Clínica, Quadro 6.2).

Como mencionado anteriormente, a medula espinal está conectada ao resto do ectoderma (e também ao mesoderma) pelos **nervos**. Estes são parte do sistema nervoso periférico, descrito a seguir. Os nervos não saem da medula espinal aleatoriamente. Eles se ajustam a segmentos que correspondem a cada vértebra individual, de cima para baixo, até o cóccix. Durante o crescimento fetal, porém, algo incomum acontece. O corpo do feto cresce mais do que o seu sistema nervoso central.

Logo após o tubo neural se formar, ele é tão extenso quanto a coluna vertebral em desenvolvimento. Em breve, porém, a coluna vertebral aumenta em comprimento, e o tubo neural permanece no lugar. O "déficit" é visto inteiramente na região inferior da coluna vertebral. A medula espinal termina aproximadamente no nível da terceira vértebra lombar, no corpo adulto*. Ela permanece conectada ao cóccix por um fino filamento de pia-máter, denominado **filamento terminal**. A extremidade inferior da medula espinal é denominada **cone medular**.

A discrepância entre a extremidade da medula espinal e a extremidade da coluna vertebral determina que os nervos que saem da medula espinal, nas regiões originais lombar inferior e sacral, agora somente podem sair do canal vertebral, inclinando-se a partir da medula espinal, até que atinjam o nível do correspondente forame intervertebral. Isso dá ao final da medula espinal e às fibras nervosas pendentes o aspecto de uma cauda de cavalo, cuja denominação clássica é **cauda eqüina**. De certa maneira, esta é uma discrepância útil, pois, inferiormente à extremidade da medula espinal, o líquido cerebrospinal se acumula numa cisterna lombar. Por várias razões clínicas, você pode necessitar colher uma amostra do líquido cerebrospinal, e este é um bom lugar para introduzir a agulha (porque você não irá atingir a medula espinal em si) (Fig. 6.18).

Na outra extremidade da medula espinal, a transição é da medula espinal para o encéfalo. Tradicionalmente, esta é marcada pela margem óssea do **forame magno**, no osso occipital. Acima deste nível, a substância cinzenta e a substância branca assumem diversas formas expansivas e entremeadas. Durante o desenvolvimento, esta parte do tubo neural se dilata em três segmentos (vesículas): um **prosencéfalo**, um **mesencéfalo** e um **rombencéfalo**. O rombencéfalo evolui para o **bulbo (medula oblonga)**, e a **ponte** (em sua extremidade superior). O rombencéfalo também origina uma grande dilatação, denominada **cerebelo**, em sua superfície dorsal. O mesencéfalo, junto com o rombencéfalo, é denominado **tronco encefálico**, o qual abriga diversas funções corporais vitais. O tubo neural continua para a frente, no prosencéfalo, em uma variedade de estruturas interativas, incluindo o **tálamo**, o

---

* N. de R.T. Normalmente a extremidade da medula espinal não ultrapassa o nível da segunda vértebra lombar.

ANATOMIA CLÍNICA

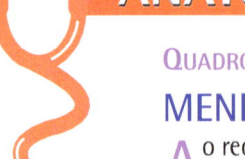

QUADRO 6.2
MENINGES E HEMATOMAS

Ao redor do sistema nervoso central, três camadas de tecido revestem o encéfalo, a medula espinal e as extensões variáveis dos nervos que se conectam a eles **(A)**. Como seu nome indica, a dura-máter é resistente. O tecido cerebral, porém, não é. Quando o sangue se acumula nos espaços meníngeos, o único tecido que é deslocado é o cerebral. Os hematomas são condições muito sérias, pois a compressão e/ou isquemia do tecido nervoso, mesmo por um período muito curto, pode ter efeitos permanentes. Um hematoma extradural (epidural) **(B)** resulta de uma laceração nas artérias que irrigam a dura-máter, principalmente a artéria meníngea média. Isso pode resultar de um forte impacto no crânio, com ou sem fratura do osso em si. O sangue acumula-se entre a dura-máter e o crânio, e o hematoma comprime rapidamente a substância cerebral. Os efeitos neurais seguem-se rapidamente e não melhoram. Uma lesão mais insidiosa é a hemorragia subaracnóidea **(C)**, na qual uma artéria que nutre o cérebro se rompe, e o sangue espalha-se pelo sinuoso espaço subaracnóideo. Isso pode resultar de um ataque isquêmico, ou derrame, em um dos vasos, ou de uma concussão, lesão em chicote ou sacudida (tranco) da cabeça. Nesse caso, os déficits neurais resultam da perda do sangue dirigido aos tecidos-alvo, bem como da compressão do tecido nervoso causada pelo acúmulo de sangue (aqui, os sintomas podem levar mais tempo para surgir, de modo que uma monitorização prolongada da lesão é essencial).

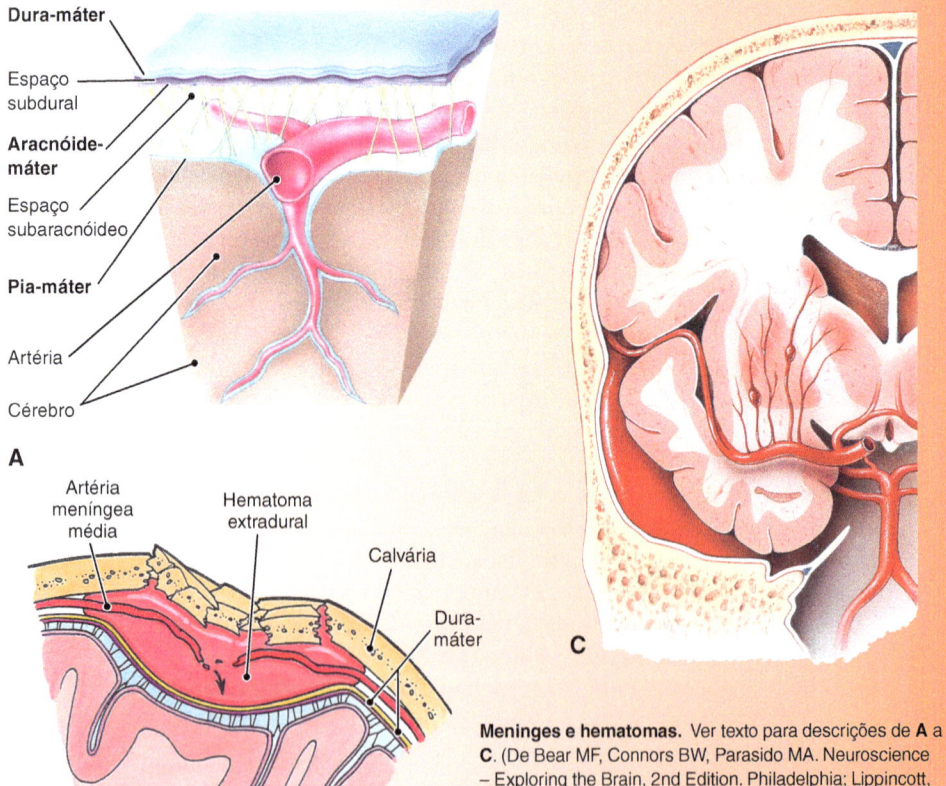

Meninges e hematomas. Ver texto para descrições de **A** a **C**. (De Bear MF, Connors BW, Parasido MA. Neuroscience – Exploring the Brain, 2nd Edition. Philadelphia; Lippincott, Williams & Wilkins, 2001; de Moore KL, Agur AMR. Essential Clinical Anatomy, 2nd Edition. Baltimore: Lippincott Wiliams & Wilkins, 2002. Anatomical Chart Company, 2002.)

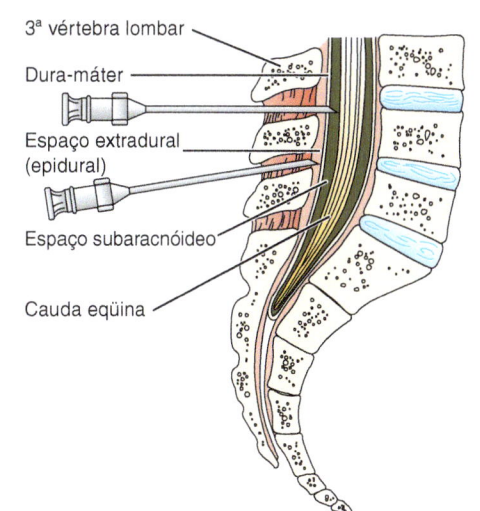

FIGURA 6.18 **Punção lombar e anestesia extradural (epidural).**

Como a medula espinal termina antes que o canal da coluna vertebral sofra constrição, uma quantidade substancial de líquido cerebrospinal pode se acumular na região lombar inferior do espaço subaracnóideo. Agulhas podem ser introduzidas no espaço entre LIII e LIV, para colher amostras de líquido cerebrospinal (uma punção lombar), sem risco à medula espinal em si. Da mesma forma, um anestésico pode ser introduzido no espaço extradural (epidural), nos mesmos níveis. (De Taylor C, Lillis CA, LeMone P. Fundamentals of Nursing, 2nd Edition. Philadelphia: JB Lippincott, 1993.)

hipotálamo e o **cérebro**. O cérebro é tão grande em seres humanos que deve se contorcer para caber em sua caixa óssea; assim, o cérebro forma **lobos**, **sulcos** e **giros** (Fig. 6.19).

Anatomia macroscópica do sistema nervoso periférico

Partes do sistema

Para o sistema nervoso, os anatomistas usam termos que se relacionam a que sinal o nervo emite, que parte do corpo o nervo inerva e se o nervo está sob controle consciente. Entretanto, há outras formas de classificar o sistema nervoso, de modo que se utilize o sistema de classificação que ajude com mais eficiência a aprender o sistema.

Termos básicos

A palavra *nervo* é familiar. Sua familiaridade, porém, traz confusão, pois pode se referir a muitas concepções diferentes. Para a anatomia macroscópica, um nervo é uma coleção de fibras nervosas, independentemente de sua função. Alguns nervos conduzem puramente informação sensitiva, outros, puramente informação motora, e os demais, ambos os tipos de informação (nervo misto). Um nervo, em anatomia macroscópica, é visível a olho nu e recebe uma denominação geral (por exemplo, um **nervo cutâneo**), se ele não é o provedor exclusivo de uma função (por exemplo, você possui milhões de fibras nervosas cutâneas detectando a sensação na pele), e específica (por exemplo, o **nervo mediano**), se ele é um feixe próprio, com uma função exclusiva. Freqüentemente, os nervos com denominações específicas são encontrados na mesma localização do corpo, em todas as pessoas, com pouca variação, o que é outra indicação para se fornecer um nome específico a uma estrutura em anatomia macroscópica. **As lesões aos nervos com nomes específicos tendem a ter conseqüências maiores, enquanto as lesões aos nervos com nomes gerais tendem a ter conseqüências menos significativas**. Os nervos podem ser muito curtos ou quase do comprimento de um membro inteiro. Se um nervo tem um nome específico, o nome tipicamente diz mais sobre a localização do nervo no corpo do que sobre a sua função. O **nervo femoral**, por exemplo, está na coxa, mas seu nome não indica se ele é um nervo sensitivo, motor ou misto.

Os feixes nervosos contêm fibras que transmitem um impulso para o sistema nervoso central ou deste para um órgão-alvo (ou célula) no corpo. Alguns feixes nervosos contêm fibras de ambos os tipos. Uma fibra nervosa que conduz um impulso para o sistema nervoso central é chamada de **fibra sensitiva**; mais formalmente, ela é denominada **fibra aferente** (do termo

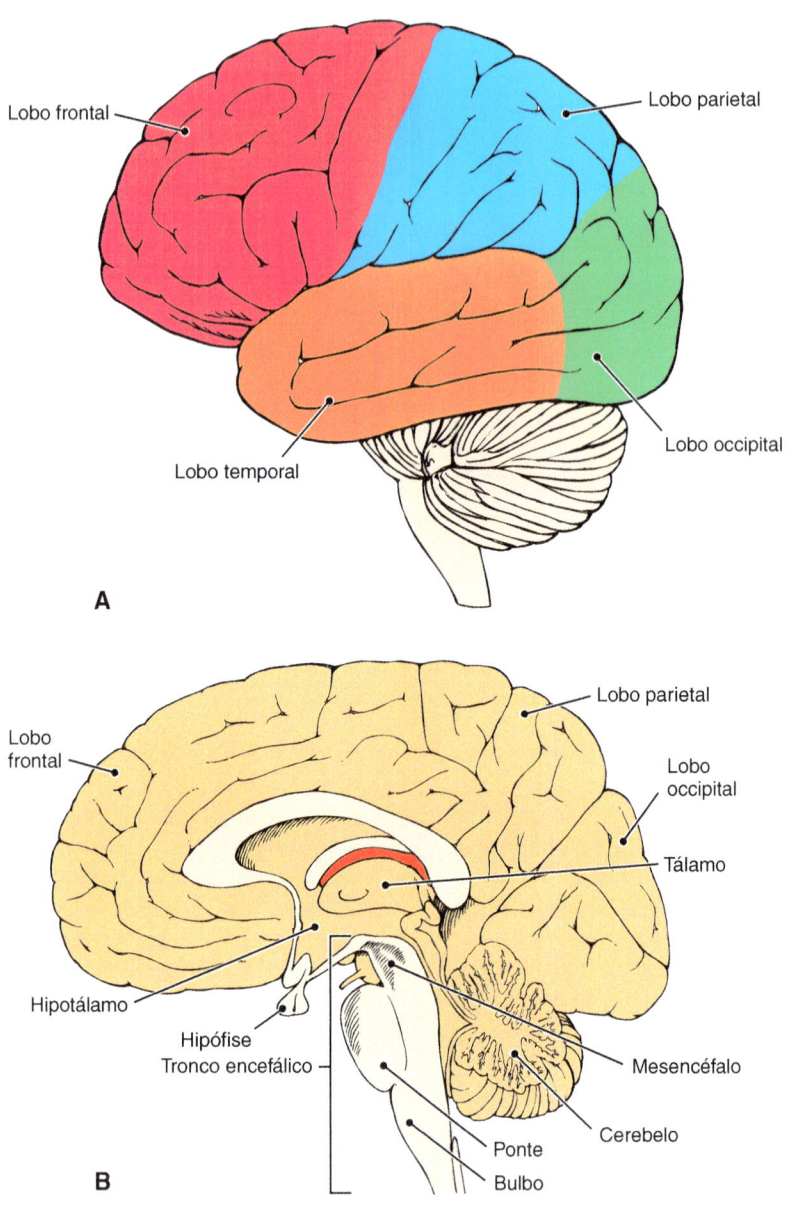

FIGURA 6.19 Vistas lateral (A) e medial (B) do encéfalo.

(Bickley, LS e Szilagyi, P. Bates' Guide to Physical Exam and History Taking. Philadelphia; Lippincott, Williams & Wilkins, 2003. Fig. 60-2; Fig. 60-3.)

clássico, que significa "levar em direção a"). Uma fibra nervosa que envia um impulso do sistema nervoso central a um tecido do corpo é chamada **fibra motora**; mais formalmente, ela é denominada **fibra eferente** (do termo clássico, que significa "levar para longe"). Para ambos os tipos de fibras, as lesões próximas ao sistema nervoso central (isto é, perto do crânio ou da coluna vertebral) são mais graves que as lesões próximas aos tecidos inervados, porque, à medida que os nervos convergem em direção à medula espinal ou ao encéfalo, eles tendem a se agrupar em feixes cada vez maiores.

Quando nervos de origem separada no sistema nervoso central se entrecruzam e trocam fibras, formam o que é denominado **plexo**. Dois plexos principais inervam os membros: um **plexo braquial** de nervos no membro superior e um **plexo lombossacral** de nervos no membro inferior. Plexos também são encontrados onde os nervos se agrupam para inervar um órgão importante, como o coração (o **plexo cardíaco**).

Os nervos podem ser classificados de acordo com suas duas destinações básicas: os tecidos estruturais ou somáticos (músculos estriados esqueléticos, ossos e pele) e os tecidos de "órgãos" ou viscerais (glândulas, coração, tubo digestório, etc.). Cada tipo de tecido requer uma capacidade de detecção (sensitiva) e reação (motora). A inervação dos tecidos viscerais em geral é uma simples maneira de fazê-los funcionar com potência ou desativá-los propositalmente, seja para atender a um estímulo (simpático), seja para permanecer calmo entre os estímulos (parassimpático). Um esquema básico para os nervos, então, poderia se assemelhar a este:

Somático
   Sensitivo
   Motor

Visceral
   Sensitivo
   Motor
     Simpático
     Parassimpático

Grupo 1: Excitar ou relaxar?

O sistema nervoso detecta condições em dois mundos: o mundo fora do corpo (o ambiente externo) e o mundo do corpo, que busca permanecer em um determinado estado de equilíbrio, ou **homeostase**, face a condições ambientais mutáveis. As fibras nervosas que inervam a pele e a "estrutura" do corpo, para detectar e responder ao mundo exterior, são independentes das fibras nervosas que inervam os órgãos com músculo liso, vasos sangüíneos e glândulas do corpo que mantêm a homeostase. Um nervo é denominado **somático** se ele inerva os músculos estriados esqueléticos e as superfícies sensitivas gerais do corpo, e um nervo é denominado **visceral** se ele inerva as vísceras, os vasos e as glândulas. Ambos os nervos, somático e visceral, podem incluir fibras aferentes (sensitivas) e eferentes (motoras), de modo que uma forma básica de descrever a função de um dado nervo é a seguinte:

- Aferente somático
- Eferente somático
- Aferente visceral
- Eferente visceral

Uma **fibra nervosa aferente (sensitiva) somática** detecta as impressões sensitivas básicas: dor, pressão, tato, temperatura e propriocepção das partes do corpo que fazem contato direto com o ambiente externo. Uma **fibra nervosa eferente (motora) somática** envia a uma fibra de músculo estriado esquelético um impulso para a contração. As fibras nervosas eferentes somáticas podem ser consideradas como a rede de controle motor voluntário.

As atividades involuntárias do corpo necessitam algum meio de notificar o sistema nervoso central sobre seu estado, e este é o domínio dos nervos aferentes viscerais. Os órgãos do sistema digestório, por exemplo, podem transmitir sinais de saciedade. Uma **fibra nervosa eferente visceral** transmite um impulso para a contração de fibras musculares involuntárias, como aquelas dos músculos liso e estriado cardíaco. Um exemplo seria a peristalse do tubo digestório, ou a constrição das paredes de músculo liso dos vasos sangüíneos. Uma fibra nervosa eferente visceral também pode fornecer um impulso às glândulas do corpo para aumentar ou reduzir suas secreções.

Grupo 2: Excitar ou relaxar?

Dentro do grupo de nervos eferentes viscerais, fibras separadas respondem às necessidades urgentes (conforme percebido no encéfalo) *versus* manter o corpo em um estado de repouso (equilíbrio interno ou homeostase). As reações involuntárias às necessidades urgentes incluem, por exemplo, ruborizar-se quando embaraçado ou dilatar as pupilas quando há pouca luz. As fibras nervosas que controlam estas respostas clássicas de "lutar ou fugir" são denominadas **fibras nervosas simpáticas**, e aquelas que restauram o estado inicial ou mantêm o corpo em um estado de repouso são denominadas **fibras nervosas parassimpáticas**.

Os nervos eferentes viscerais são tão importantes para a saúde que são classificados em seu próprio sistema – o **sistema nervoso autônomo**, composto das divisões simpática e parassimpática (Fig. 6.20). O **sistema simpático** inicia com os corpos celulares de neurônios situados na medula espinal, nos segmentos medulares T_1 a $L_{2,3}$. (Por esta razão, ele algumas vezes é chamado **sistema toracolombar**.) Os nervos simpáticos podem fazer o músculo liso contrair-se (ou inibir sua contração), estimular a secreção de glândulas sudoríferas (sudoríparas) e inibir outras glândulas. Mais amplamente, os impulsos nervosos simpáticos promovem a constrição do músculo liso nas paredes das artérias, de modo que as fibras simpáticas devem cobrir todo o circuito arterial. Na maior parte, esses nervos não possuem nomes específicos, mas o nível específico da medula espinal de onde eles se originam é significativo.

Uma vez que as fibras simpáticas deixam a medula espinal, formam um "colar" ou "cadeia", ou um **tronco simpático** de fibras e corpos celulares (**gânglios**) que se situam imediatamente ao lado da coluna vertebral. (Por essa razão, a cadeia algumas vezes é denominada **cadeia paravertebral**.) Esta cadeia é cravejada de gânglios em cada nível vertebral, do torácico ao coccígeo, e, no final da coluna vertebral, ela se cruza, assim como um colar o faria. Na extremidade superior do tronco, porém, os lados esquerdo e direito da cadeia não se encontram; em vez disso, eles seguem independentemente uma grande artéria (artéria carótida comum), pelo pescoço e para dentro da cabeça (artéria carótida interna). Dessa maneira, a cadeia, na realidade, não é um colar literalmente, parecendo mais uma forma de U gigante. A porção cervical do tronco simpático tipicamente inclui mais três gânglios (**cervical inferior**, **cervical médio** e **cervical superior**).

As fibras simpáticas podem sair da estrutura do tronco simpático e unir-se às fibras nervosas somáticas, dirigindo-se a partes distantes do corpo. Elas também podem sair da estrutura do tronco e seguir vasos sanguíneos em direção aos órgãos do corpo. Antes de sair, as fibras podem percorrer uma distância considerável para cima ou para baixo no corpo, dentro do tronco simpático (ramos interganglionares) (Fig. 6.21).

Os corpos celulares de origem do sistema nervoso parassimpático são encontrados no **encéfalo** e na região **sacral** da medula espinal (ver Fig. 6.20), o que algumas vezes é chamado de **sistema craniossacral**. As funções parassimpáticas são sutis, pois mantêm a atividade "normal" do tecido involuntário. As fibras nervosas parassimpáticas não atuam no músculo liso das artérias ou nas glândulas sudoríferas, de modo que sua distribuição no corpo é muito mais limitada que a distribuição simpática. As fibras nervosas parassimpáticas são muito ativas na cabeça, nos pulmões, no coração e nos órgãos digestórios.

As fibras nervosas parassimpáticas não coalescem em uma cadeia ou rede, uma vez que partem do sistema nervoso central. Aquelas de origem craniana "viajam" em quatro dos doze **pares cranianos** (nervos cranianos III, VII, IX e X), e aquelas de origem sacral percorrem uma distância curta em um desenho reticular dos **nervos esplâncnicos pélvicos** aos seus órgãos-alvo, na pelve e no trato digestório inferior. Toda a inervação parassimpática dos pulmões, do coração e dos dois terços iniciais do trato digestório "viaja" em um par craniano, o **nervo vago** (**nervo craniano X**). Assim, a anatomia macroscópica dos principais sistemas de órgãos da homeostase é relacionada ao trajeto de feixe nervoso único.

Os gânglios do sistema parassimpático tendem a ser de tamanho microscópico. Eles também tendem a ser encontrados próximos ou dentro do tecido inervado por eles. Esta é outra

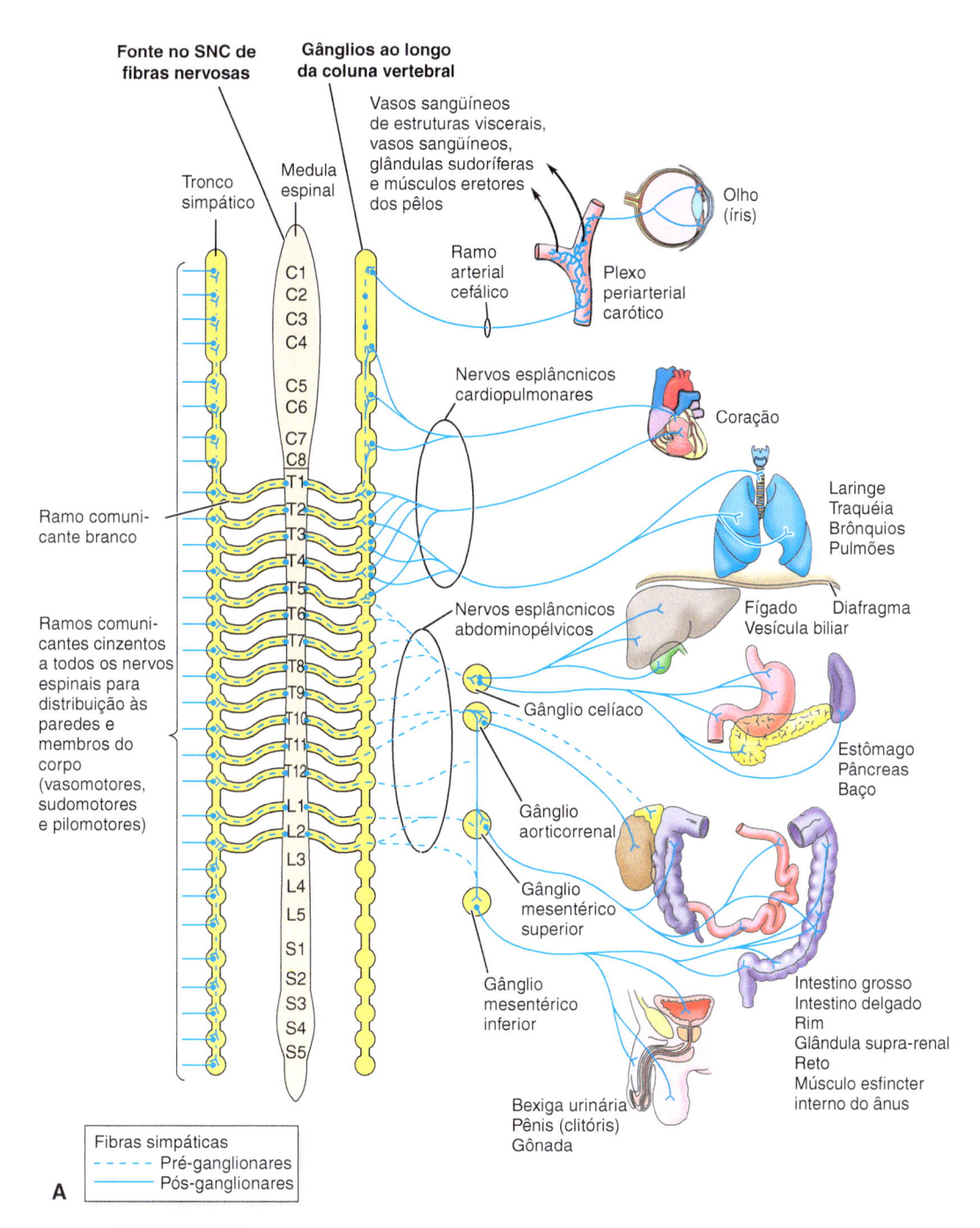

FIGURA 6.20 O sistema nervoso autônomo em resumo.

As vias nervosas simpáticas e alvos **(A)**, bem como as vias nervosas parassimpáticas e alvos **(B)**, são mostradas. NC = nervo craniano; SNC = sistema nervoso central; LCE = líquido cerebrospinal.

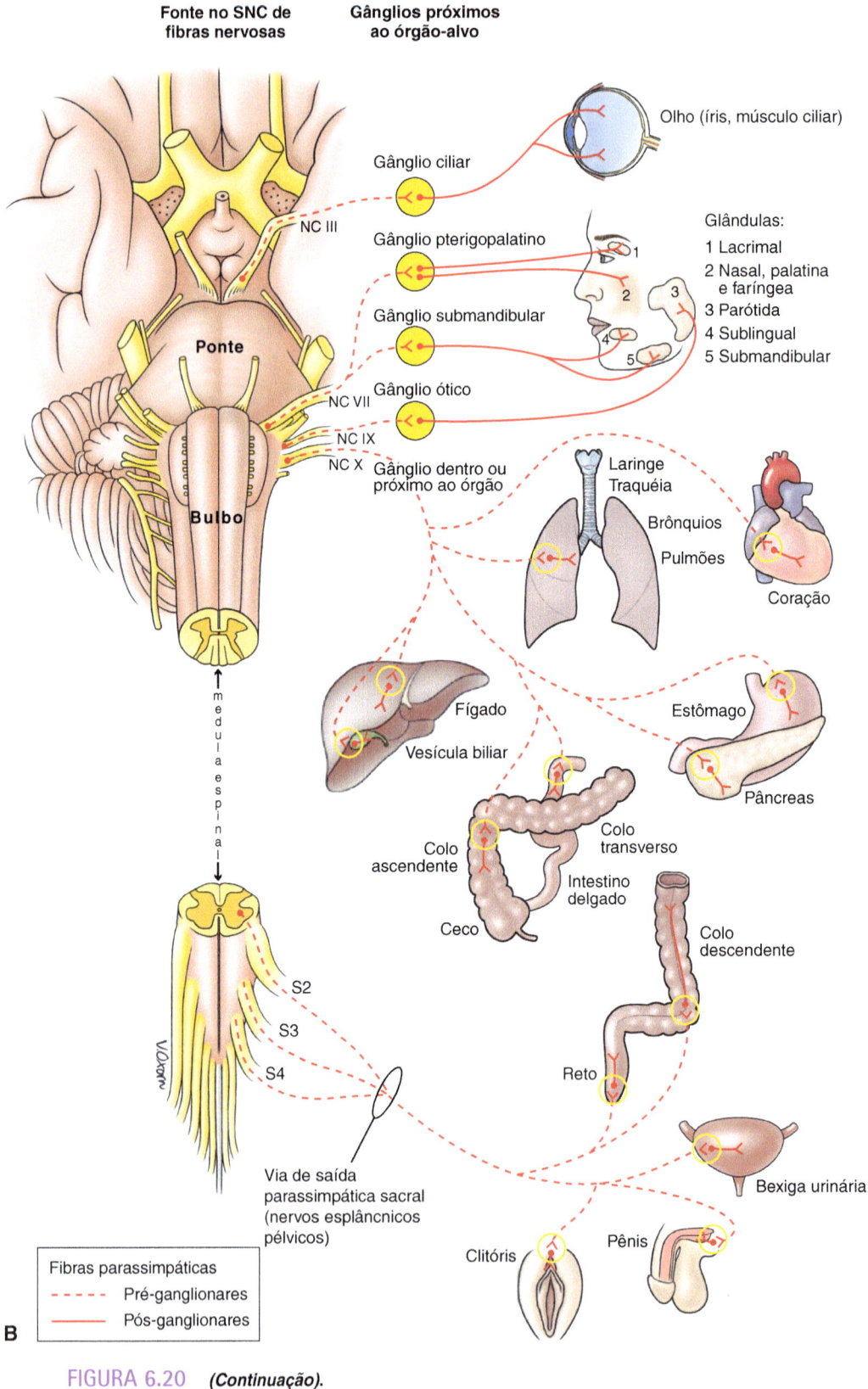

FIGURA 6.20 *(Continuação).*

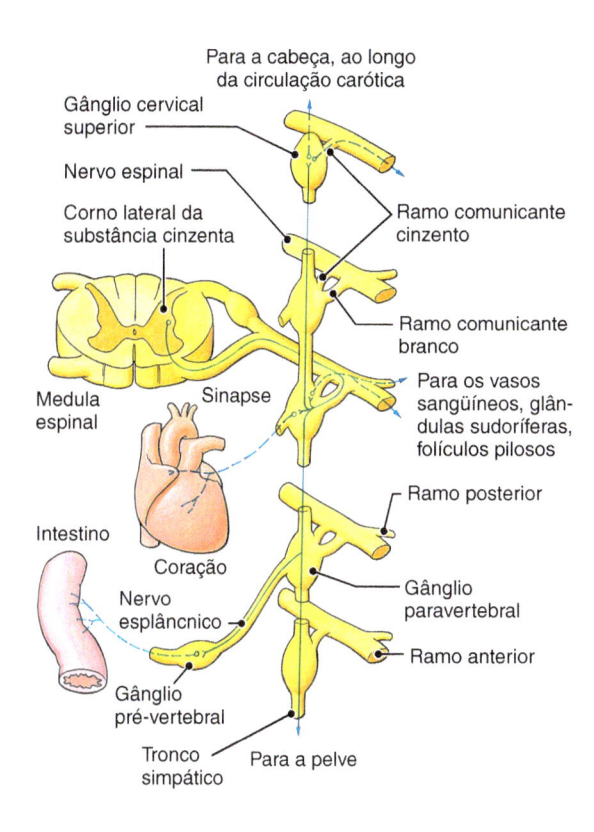

FIGURA 6.21 **Vias nervosas simpáticas.**

Os impulsos nervosos simpáticos atingem todas as partes do corpo para fazer a constrição das artérias, fazer contrair o músculo liso e suprimir ou estimular as secreções glandulares. Todas as fibras nervosas entram na cadeia de gânglios, mas, uma vez lá, elas podem ir em uma variedade de direções, dependendo do seu objetivo. As fibras que se dirigem a alvos periféricos pelo corpo, como as artérias e glândulas sudoríferas, chegam lá de modo mais eficiente retornando ao nervo espinal e "viajando" com ele. As fibras que se destinam às vísceras torácicas e abdominais passam através da cadeia e fazem ângulos em direção aos plexos, ao longo da aorta. As fibras que se dirigem a áreas não-servidas por nervos espinais, como a cabeça, ascendem à extremidade do tronco simpático (gânglios cervicais) e, então, tipicamente alcançam os vasos sangüíneos das vizinhanças. (De Moore KL, Agur AMR. Essential Clinical Anatomy, 2nd Edition. Baltimore: Lippincott Williams & Wilkins, 2002. Fig. 1.23, p. 44.)

razão pela qual não há uma "cadeia" ou tronco parassimpático equivalente onde grupos de corpos celulares de neurônios estão localizados.

Como as conexões nervosas no sistema nervoso autônomo são compostas de dois neurônios, deve haver uma sinapse em algum lugar, ou seja, as fibras podem ser descritas como **pré-sinápticas** ou **pós-sinápticas**. Esta distinção é diferente de saber que partes são **pré-ganglionares**, significando que elas conduzem o impulso antes que a fibra atinja um gânglio, e que partes são **pós-ganglionares**, significando que elas conduzem o impulso após a fibra ter deixado um gânglio, pois as fibras simpáticas não necessariamente fazem sinapse no primeiro gânglio pelo qual elas passam.

Anatomia macroscópica do sistema nervoso periférico

Os nervos espinais

Lembre-se de que o corpo se desenvolve seguindo um plano segmentado. Os nervos somáticos que coordenam boa parte da sensação e do movimento se originam na medula espinal, e o fazem de forma segmentar, em vez de como um arranjo aleatório de conexões. Ambos os impulsos sensitivos e motores são conduzidos na unidade anatômica que denominamos **nervo espinal**, e o nervo é conectado subseqüentemente ao tronco simpático de fibras nervosas por diminutas fibras comunicantes. O domínio dos nervos espinais deve iniciar com o estudo de um modelo genérico para um nervo espinal típico (ver Figs. 1.32-1.34).

Alguns dos ramos posteriores e anteriores são grandes o suficiente, ou significativos o suficiente, para receberem um nome específico. O **nervo suboccipital**, por exemplo, é o nome específico dado a um feixe de fibras do ramo posterior do primeiro nervo espinal cervical (**ramo**

posterior de C1). Ele fornece inervação motora a um conjunto de músculos profundos no pescoço que ajudam a estabilizar a cabeça na coluna vertebral. Em alguns casos, os ramos de nervos espinais adjacentes agrupam-se para formar um **plexo** de fibras, cujos ramos terminais também recebem nomes específicos. O **nervo mediano**, por exemplo, é um nervo importante do antebraço e da mão, sendo um feixe de fibras dos ramos anteriores de C5, C6, C7, C8 e T1. Embora a cobertura desses ramos nervosos no corpo seja infinita, o número de feixes nervosos significativos o suficiente para receber nome específico é limitado.

Os 31 pares de nervos espinais (oito cervicais, doze torácicos, cinco lombares, cinco sacrais e um coccígeo) suprem todo o corpo exceto a cabeça, que na maior parte é domínio de nervos que saem do encéfalo, em vez da medula espinal – ver discussão dos nervos cranianos, a seguir. A anatomia macroscópica dos ramos posteriores é relativamente simples. A maior parte da ação que é familiar a você ocorre nos ramos anteriores.

Ramos posteriores

Em geral, os ramos posteriores de todos os nervos espinais fornecem fibras motoras aos músculos "intrínsecos" do dorso, ou aos músculos que derivam de regiões epiméricas dos somitos mesodérmicos. Eles também fornecem informação sensitiva geral da pele que deriva dos dermomiótomos correspondentes (a pele situada sobre os músculos em questão). Esta é uma área relativamente pequena de músculo e pele; os ramos posteriores geralmente são menores em tamanho quando comparados aos ramos anteriores. Somente alguns deles recebem nomes específicos em anatomia macroscópica (Fig. 6.22).

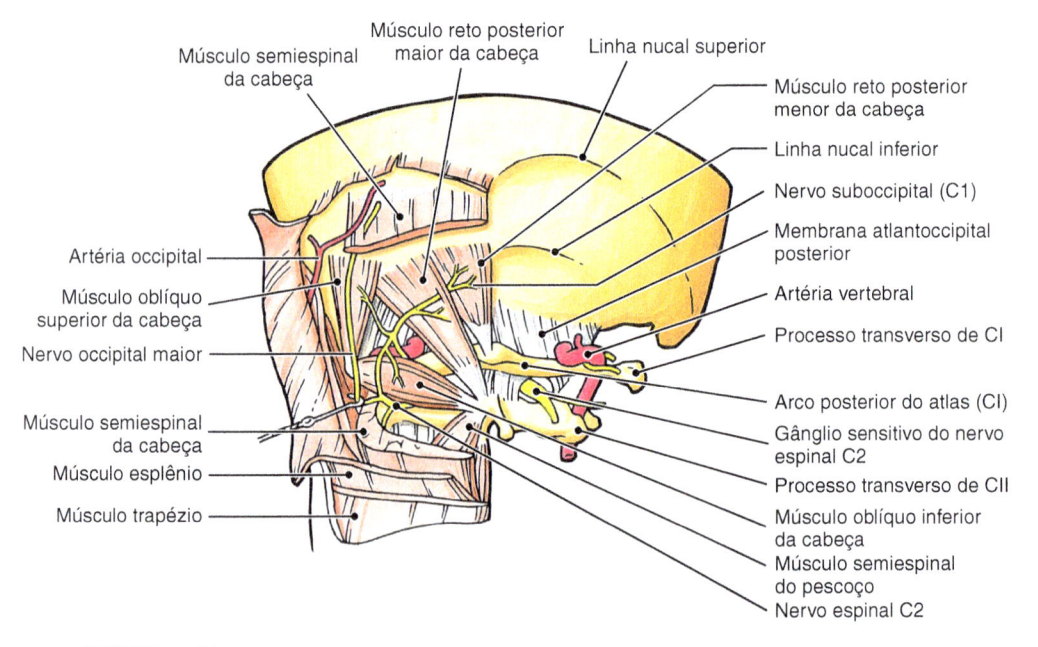

FIGURA 6.22 **Ramos posteriores na parte profunda do pescoço.**

A musculatura e a pele da coluna vertebral são inervadas segmentarmente por ramos posteriores, sem denominação, dos nervos espinais. Na região suboccipital, as fibras dos dois primeiros ramos posteriores cervicais possuem papéis mais específicos. O nervo suboccipital (C1) fornece inervação motora aos músculos do "trígono" suboccipital. O nervo occipital maior (C2) percorre um curso extenso através desta área, antes de emergir para inervar a pele sobre ele. (De Moore KL, Agur AMR. Essential Clinical Anatomy, 2nd Edition. Baltimore: Lippincott Williams & Wilkins, 2002. Fig. 5.12, p. 300.)

- **Nervo suboccipital (C1):** O nervo suboccipital fornece inervação **motora** aos músculos do "trígono" suboccipital e ao **músculo semiespinal**.
- **Nervo occipital maior (C2):** O nervo occipital maior é o maior ramo posterior. Ele fornece inervação **sensitiva** à parte posterior do couro cabeludo, bem como se comunica extensivamente com os nervos sensitivos vizinhos.
- **Nervo occipital terceiro (C3):** O nervo occipital terceiro é um pequeno ramo posterior que fornece inervação sensitiva à parte inferior do couro cabeludo e à região mais alta do pescoço, na parte posterior da cabeça.

Ramos anteriores

Os ramos anteriores fornecem a inervação motora a todos os outros músculos (isto é, aqueles derivados das regiões hipoméricas dos somitos mesodérmicos). Eles também fornecem inervação sensitiva geral a todo o resto da pele. Como os membros brotam de regiões confinadas da parede do corpo, os poucos nervos espinais que correspondem àquelas regiões são grandes, calibrosos e entrelaçados. Como resultado, a medula espinal nestas regiões apresenta intumescências – isto é, ela possui um diâmetro maior do que em outras regiões. As fontes variam exatamente nos níveis de nervos espinais que contribuem para alguns dos nervos maiores, e você irá confirmar isso nos cadáveres, no laboratório.

Os primeiros cinco ramos anteriores cervicais inervam o pescoço (Fig. 6.23). As fibras motoras e as fibras sensitivas formam feixes nervosos distintos e separados assim que os ramos anteriores emergem. As fibras **motoras** são referidas como **alça cervical**, pois elas formam uma alça. As fibras **sensitivas** são denominadas apenas **plexo cervical** como um grupo, mas quatro feixes delas recebem nomes específicos. Estes feixes preenchem a área entre a parte do couro cabeludo suprida por ramos posteriores e a parte da face e cabeça suprida pelo nervo craniano V (o nervo trigêmeo).

Plexo cervical (C1-C5)

- **Nervo occipital menor (C2-C3):** O nervo occipital menor fornece inervação **sensitiva** à parte lateral superior do pescoço e em torno do processo mastóide.
- **Nervo auricular magno (C2-C3):** O nervo auricular magno fornece inervação **sensitiva** à orelha e à pele em torno da parte posterior da linha da mandíbula.
- **Nervo cervical transverso (C2-C3):** O nervo cervical transverso fornece inervação **sensitiva** à parte superior do pescoço, entre a linha da mandíbula e a pele sobre o músculo esternocleidomastóideo.
- **Nervos supraclaviculares (C3-C4):** Os nervos supraclaviculares são **sensitivos** ao pescoço, do músculo esternocleidomastóideo até a linha da clavícula, inferiormente.

Alça cervical (C1-C3)
Esta elegante alça de nervos situa-se sobre a bainha carótica e envia fibras **motoras** aos seguintes músculos:

- Genio-hióideo (C1)
- Tireo-hióideo (C1)
- Esterno-hióideo (C1-C3)
- Esternotireóideo (C1-C3)
- Omo-hióideo (C1-C3)

Nervo frênico (C3-C5)
Lembre-se de que o **diafragma** adulto começou como um septo transverso de mesoderma na extremidade mais superior do embrião não-pregueado. Assim, sua inervação motora origina-se relativamente alto na medula espinal e segue o músculo quando ele migra para o tronco do corpo (Fig. 6.24). **O nervo frênico é a única inervação motora do diafragma.** Ele também fornece alguma inervação sensitiva à parte central do diafragma e ao pericárdio fibroso, à pleura parietal e ao peritônio parietal.

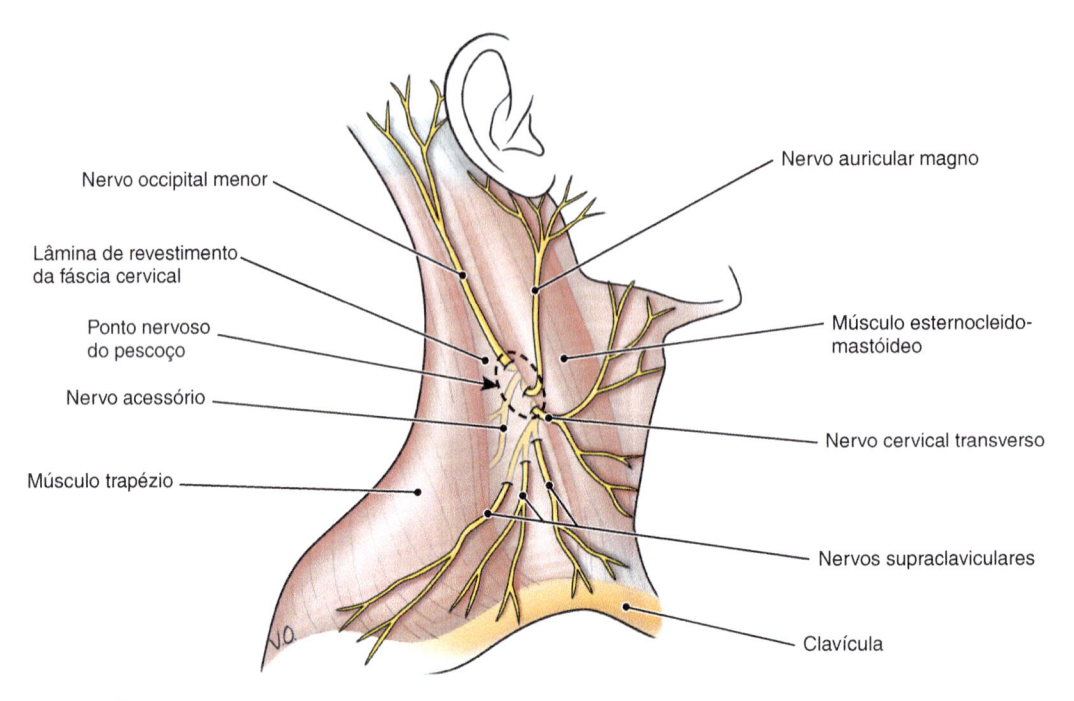

A Plexo cervical

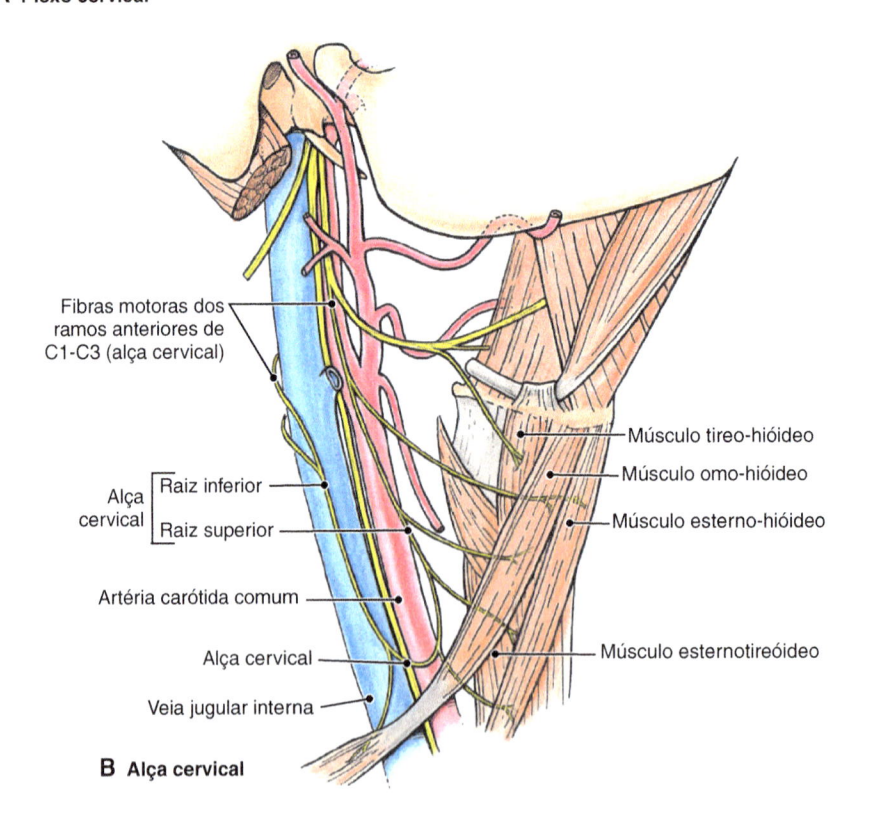

B Alça cervical

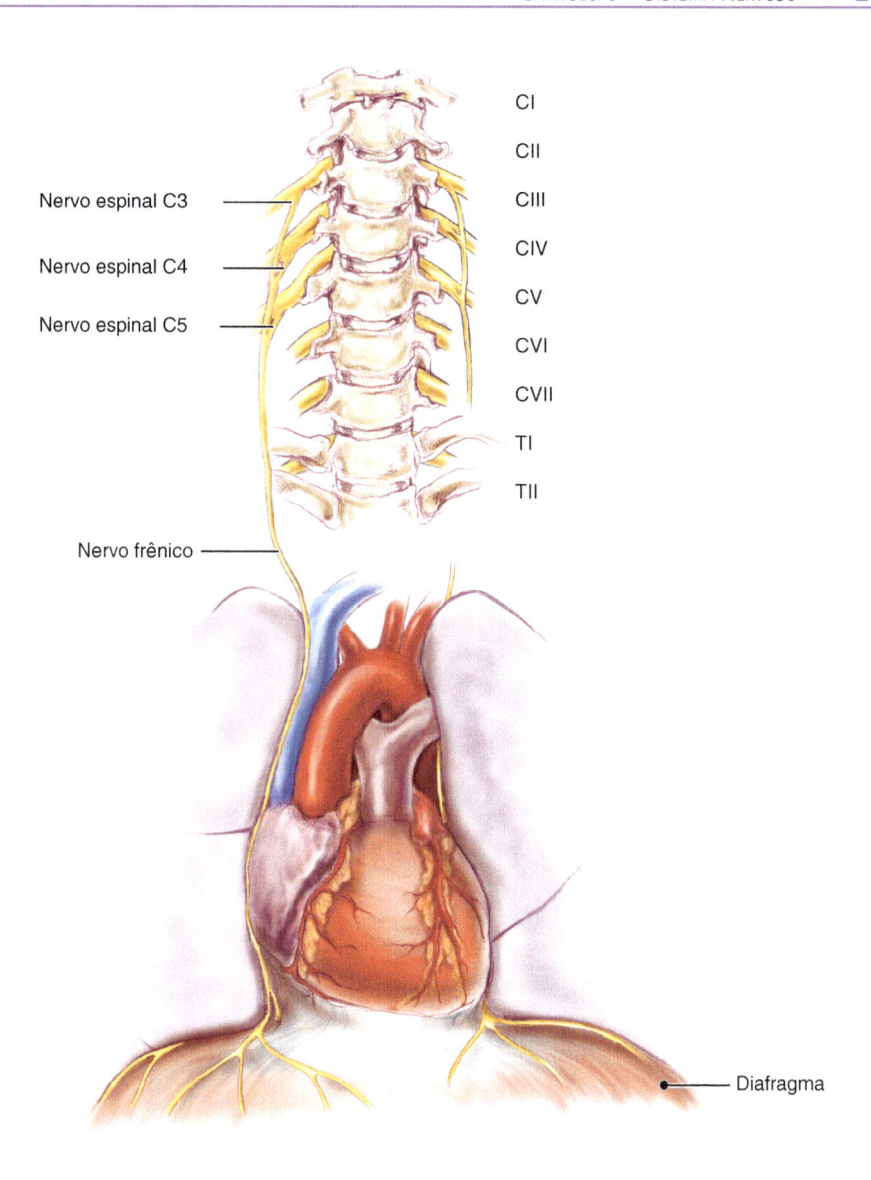

FIGURA 6.24   Nervo frênico.

As fibras nervosas dos ramos de C3-C5 originalmente inervavam o septo transverso e o mesoderma adjacente. No adulto, estes tecidos migraram e se tornaram o diafragma e os "sacos" pleural e pericárdico. Assim, o nervo frênico fornece inervação motora ao diafragma e inervação sensitiva à pleura parietal e ao pericárdio fibroso, ao longo do trajeto.

FIGURA 6.23   Os nervos espinais do plexo cervical e da alça cervical.

Os quatro primeiros ramos anteriores cervicais dividem-se em feixes de fibras sensitivas e motoras separadas. As fibras sensitivas constituem um plexo cervical **(A)** que supre a região lateral do pescoço, da mandíbula à clavícula. As fibras motoras formam uma alça diante da artéria carótida comum e veia jugular interna, como ramos musculares próprios aos músculos da região hióidea **(B)**. (De Moore KL, Agur AMR. Essential Clinical Anatomy, 2nd Edition. Baltimore: Lippincott Williams & Wilkins, 2002. Fig. 9.4, p. 605; de Agur A, Dalley AF. Grant's Atlas of Anatomy, 11th Ed. Baltimore: Lippincott Williams & Wilkins, 2005. Fig. 8.10A, p. 741.)

Dois conceitos do desenvolvimento são relevantes aqui. Primeiro, o diafragma adulto é formado, em parte, pela parede corporal migrando para dentro, com vistas a encontrar o septo transverso original; assim, as margens do diafragma obtêm sua inervação sensitiva dos **nervos intercostais** nas proximidades (ramos anteriores torácicos). Segundo, os "sacos" contra os quais os principais órgãos crescem (a pleura, o pericárdio e o peritônio) possuem inervação sensitiva nas superfícies que não revestem diretamente os órgãos. Esta inervação sensitiva provém dos nervos que estão mais próximos deles. O nervo frênico casualmente passa entre a pleura e o pericárdio (e atinge ambos) e termina ao longo da superfície superior do peritônio (logo abaixo do diafragma).

Plexo braquial (C5-T1) Os **ramos anteriores** de **C5** a **T1** são quase totalmente dedicados ao **membro superior**, que brota do tronco nestes níveis. O feixe nervoso (o **plexo braquial**) é grande e complicado (Fig. 6.25). O plexo pode ser lesado diretamente, pois está mais superficial na base do pescoço e na axila. A localização precisa da lesão determina o quanto de inervação motora e sensitiva é perdida, o que, em casos graves, pode levar a posturas e deficiências de movimento características do membro superior.

As fibras motoras que saem do plexo inervam músculos do membro superior. Alguns desses músculos estão localizados no dorso, como parte do complexo que ancora a escápula ao esqueleto axial. Os anatomistas designam quatro regiões do plexo, do ramo anterior até o nervo especificamente denominado. Em ordem, estas regiões são as **raízes**, **troncos**, **divisões** e **fascículos**. Estas designações são motivadas pelo aspecto visual do plexo e por uma separação clara

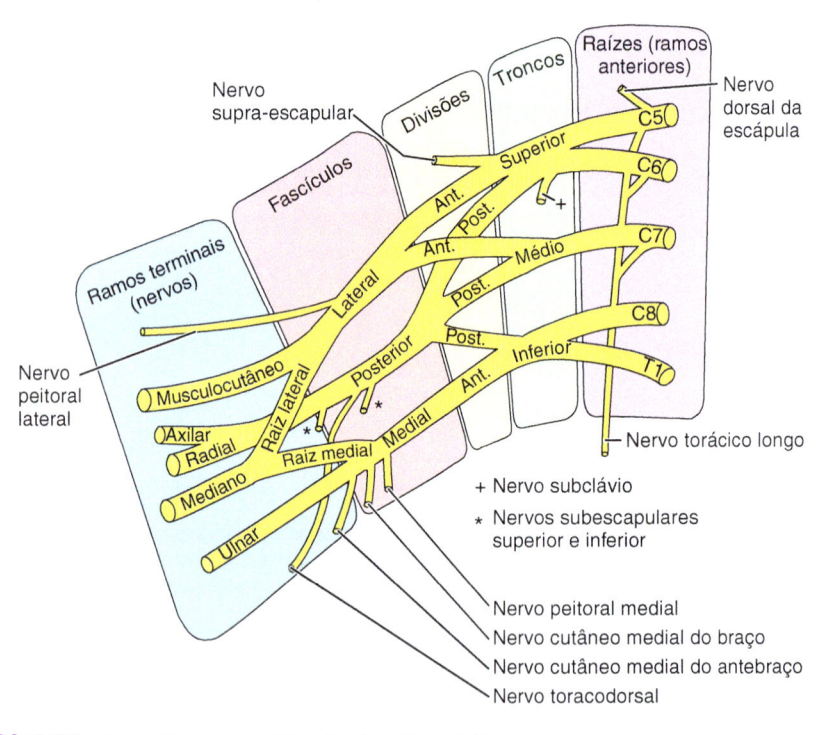

FIGURA 6.25 Desenho esquemático do plexo braquial.

Os diversos componentes denominados deste plexo intrincado inervam todos os músculos da extremidade superior. A divisão de cada tronco em anterior (Ant.) e posterior (Post.) corresponde à oposição dos músculos de flexão (todos inervados por nervos da divisão anterior) e dos músculos de extensão (todos inervados por nervos da divisão posterior). (De Moore KL, Dalley AF. Clinically Oriented Anatomy, 5th Edition. Baltimore: Lippincott Williams & Wilkins, 2006. Fig. 6.5, p. 776.)

dos feixes nervosos naqueles que suprem músculos de flexão e naqueles que suprem músculos de extensão.

Raízes do plexo. Estes são os cinco ramos nervosos anteriores separados (C5-T1), conforme emergem da coluna vertebral. Dois feixes nervosos denominados nervos se originam próximos e diretamente das raízes.

- **Nervo dorsal da escápula (C5, algumas vezes C4):** O nervo dorsal da escápula fornece inervação motora aos músculos rombóides.
- **Nervo torácico longo (C5-C7):** O nervo torácico longo fornece inervação motora ao músculo serrátil anterior.

Troncos do plexo. As cinco raízes se agrupam em três troncos:

- **Tronco superior:** raízes de C5 e C6.
- **Tronco médio:** raiz de C7.
- **Tronco inferior:** raízes de C8 e T1.

Dois nervos se originam diretamente do tronco superior:

- **Nervo subclávio:** O músculo subclávio é um pequeno músculo entre a clavícula e a primeira costela.
- **Nervo supra-escapular (C5-C6):** O nervo supra-escapular fornece inervação motora aos músculos supra-espinal e infra-espinal.

Divisões do plexo. Cada tronco se separa em uma **divisão anterior** e uma **divisão posterior**. As fibras nervosas dirigidas aos músculos de flexão compreendem a divisão anterior, e as fibras nervosas dirigidas aos músculos de extensão compreendem a divisão posterior. As divisões coalescem para formar **fascículos**.

Fascículos do plexo. Os fascículos são denominados com base em sua relação com a calibrosa artéria axilar, que faz trajeto em paralelo, em direção ao membro superior:

- **Fascículo lateral:** O fascículo lateral é formado pelas divisões anteriores dos troncos superior e médio (C5-C7). Ele contribui na formação dos nervos musculocutâneo e mediano.
- **Fascículo medial:** O fascículo medial é formado pela divisão anterior do tronco inferior (C8-T1). Ele contribui para os nervos mediano, ulnar e cutâneos mediais do braço e do antebraço.
- **Fascículo posterior:** O fascículo posterior é formado pelas divisões posteriores de todos os troncos. Ele é o único fascículo inervando os músculos de extensão, além de contribuir para os nervos axilar e radial.

Diversos nervos denominados se originam diretamente dos fascículos:

- **Nervo peitoral lateral:** O nervo peitoral lateral origina-se do fascículo lateral e fornece inervação motora ao músculo peitoral maior.
- **Nervo peitoral medial:** O nervo peitoral medial origina-se do fascículo medial e fornece inervação motora aos músculos peitoral maior e peitoral menor.
- **Nervo cutâneo medial do braço:** O nervo cutâneo medial do braço origina-se do fascículo medial e é um grande nervo sensitivo à pele, ao longo da região medial do braço.
- **Nervo cutâneo medial do antebraço:** O nervo cutâneo medial do antebraço origina-se do fascículo medial e é um grande nervo sensitivo à pele, ao longo da região medial do antebraço.
- **Nervo subescapular superior:** O nervo subescapular superior origina-se do fascículo posterior e fornece inervação motora ao músculo subescapular.
- **Nervo toracodorsal:** O nervo toracodorsal origina-se do fascículo posterior e fornece inervação motora ao músculo latíssimo do dorso.
- **Nervo subescapular inferior:** O nervo subescapular inferior origina-se do fascículo posterior e fornece inervação motora ao músculo redondo maior.

Os fascículos agora se tornam os **nervos terminais** do plexo. Estes cinco nervos fornecem inervação motora aos músculos no braço, antebraço e mão. As fibras nervosas que continuam também fornecem inervação sensitiva às zonas cutâneas correspondentes:

- **Nervo musculocutâneo:** O nervo musculocutâneo é derivado somente do fascículo lateral. Ele fornece inervação motora aos músculos flexores do braço e antebraço (bíceps braquial, coracobraquial e braquial), além de continuar no antebraço como o nervo cutâneo lateral do antebraço (Fig. 6.26).
- **Nervo mediano:** O nervo mediano é derivado de ambos os fascículos lateral e medial. Ele fornece inervação motora a diversos músculos flexores no antebraço e mão (ver Fig. 6.26):
  - Músculo pronador redondo
  - Músculo flexor radial do carpo
  - Músculo palmar longo

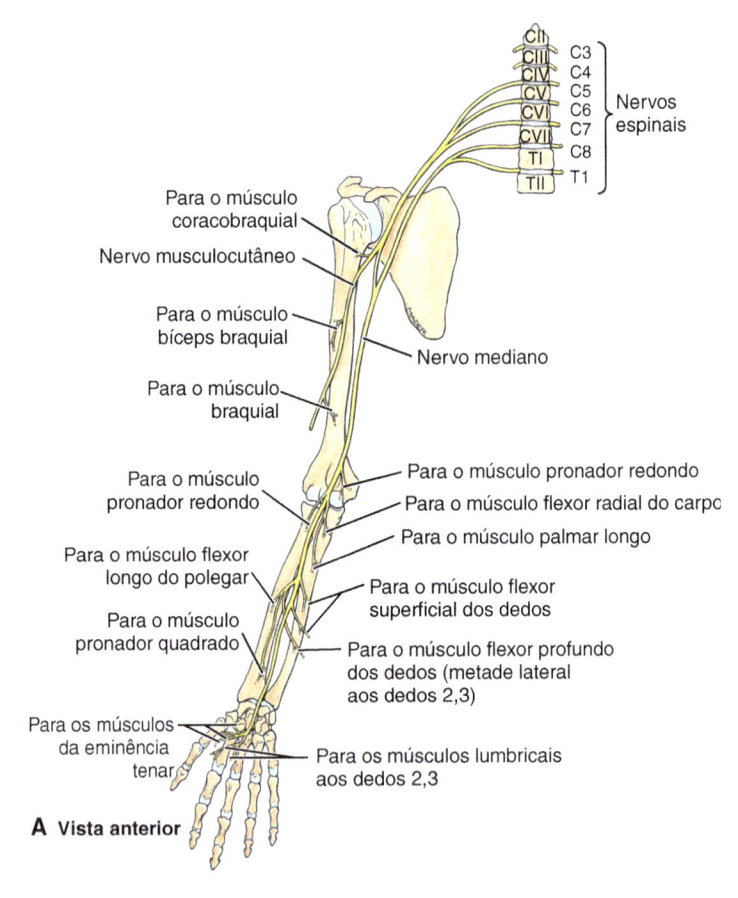

FIGURA 6.26 Os nervos mediano, ulnar e radial.

Desenho esquemático dos componentes motores dos nervos mediano **(A)**, ulnar **(B)** e radial **(C)**, com os nomes dos músculos inervados. O nervo mediano domina os músculos flexores do punho e dos dedos, especialmente o polegar. O nervo ulnar inerva os músculos flexores na região medial do antebraço e fornece inervação motora a todos os músculos intrínsecos da mão, exceto os músculos da eminência tenar do polegar. O nervo radial é o nervo exclusivo de extensão, desde o músculo tríceps braquial aos dedos. (De Moore KL, Dalley AF. Clinically Oriented Anatomy, 5th Edition. Baltimore: Lippincott Williams & Wilkins, 2006. Fig. 6.30B, C, D, pp. 778-779.)

CAPÍTULO 6 ■ SISTEMA NERVOSO   229

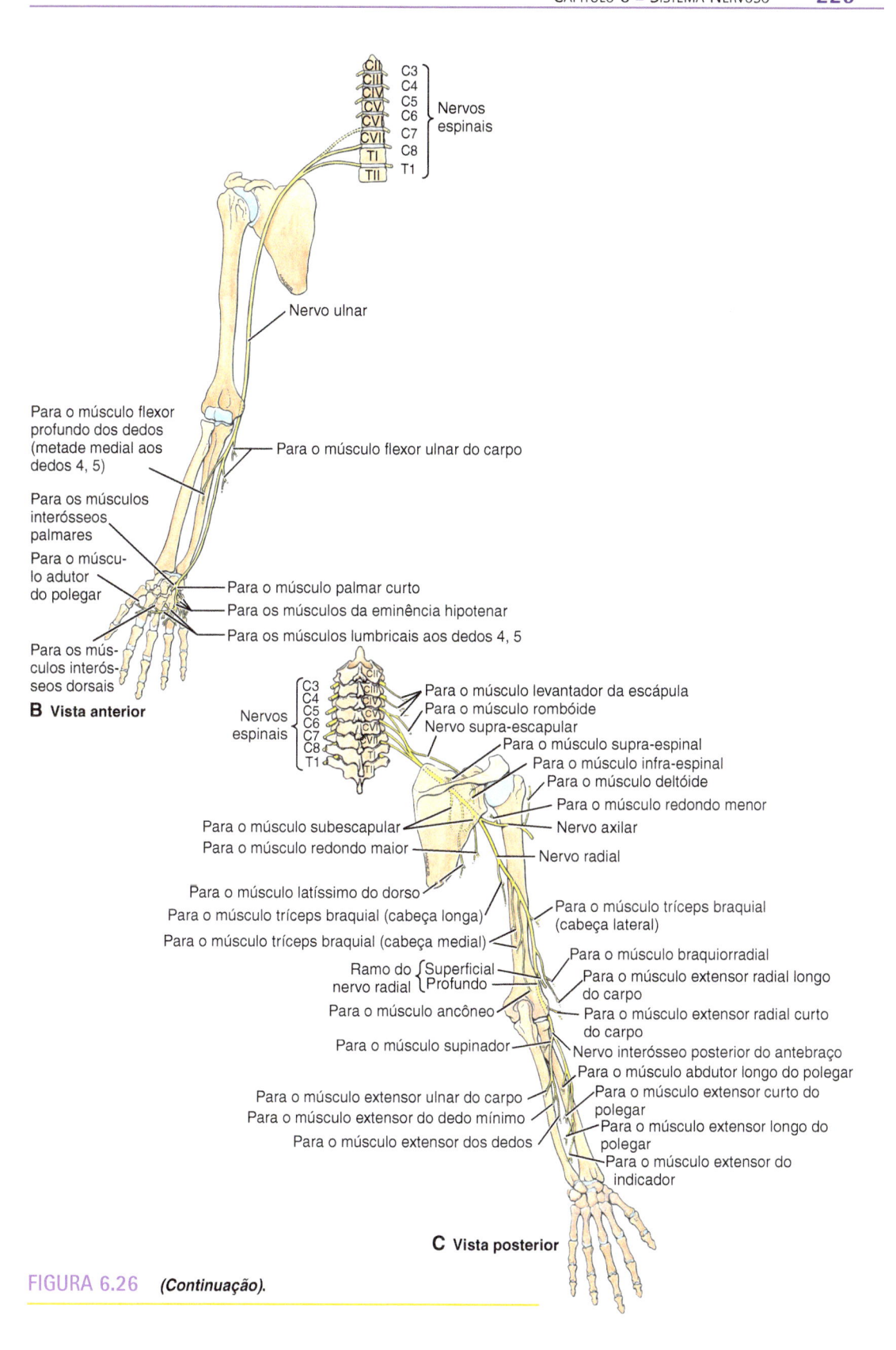

C3
C4
C5
C6   Nervos
C7   espinais
C8
T1

Nervo ulnar

Para o músculo flexor profundo dos dedos (metade medial aos dedos 4, 5)

Para o músculo flexor ulnar do carpo

Para os músculos interósseos palmares

Para o músculo adutor do polegar

Para o músculo palmar curto
Para os músculos da eminência hipotenar
Para os músculos lumbricais aos dedos 4, 5

Para os músculos interósseos dorsais

B Vista anterior

C3
C4
C5   Nervos
C6   espinais
C7
C8
T1

Para o músculo levantador da escápula
Para o músculo rombóide
Nervo supra-escapular
Para o músculo supra-espinal
Para o músculo infra-espinal
Para o músculo deltóide
Para o músculo redondo menor
Nervo axilar
Nervo radial

Para o músculo subescapular
Para o músculo redondo maior
Para o músculo latíssimo do dorso
Para o músculo tríceps braquial (cabeça longa)
Para o músculo tríceps braquial (cabeça medial)

Ramo do nervo radial { Superficial / Profundo }

Para o músculo ancôneo
Para o músculo supinador

Para o músculo tríceps braquial (cabeça lateral)
Para o músculo braquiorradial
Para o músculo extensor radial longo do carpo
Para o músculo extensor radial curto do carpo
Nervo interósseo posterior do antebraço
Para o músculo abdutor longo do polegar
Para o músculo extensor curto do polegar
Para o músculo extensor longo do polegar
Para o músculo extensor do indicador

Para o músculo extensor ulnar do carpo
Para o músculo extensor do dedo mínimo
Para o músculo extensor dos dedos

C Vista posterior

FIGURA 6.26   *(Continuação).*

- Flexor profundo dos dedos (metade)
- Flexor superficial dos dedos
- Pronador quadrado
- Palmar curto
- Flexor longo do polegar
- Flexor curto do polegar
- Abdutor curto do polegar
- Oponente do polegar
- Primeiro e segundo lumbricais

O nervo mediano também fornece inervação sensitiva à palma da mão e às faces palmar e dorsal do polegar e dos três primeiros dedos.*

- **Nervo ulnar:** O nervo ulnar é derivado somente do fascículo medial. Ele fornece inervação motora ao restante dos músculos flexores do antebraço e da mão (ver Fig. 6.26):
    - Flexor ulnar do carpo
    - Flexor profundo dos dedos (metade)
    - Flexor do dedo mínimo
    - Oponente do dedo mínimo
    - Abdutor do dedo mínimo
    - Adutor do polegar
    - Interósseos dorsais
    - Interósseos palmares
    - Terceiro e quarto lumbricais

    Consulte a Figura 6.27 para compreender a distribuição sensitiva do nervo ulnar.

- **Nervo axilar:** O nervo axilar é derivado somente do fascículo posterior – e geralmente de seus ramos mais superiores (C5-C6) apenas. Ele fornece inervação motora aos músculos deltóide e redondo menor no ombro, e continua seu trajeto para fornecer inervação sensitiva à pele sobre a parte inferior do músculo deltóide e a parte superior do músculo tríceps braquial (ver Fig. 6.26).

- **Nervo radial:** O nervo radial é derivado somente do fascículo posterior e fornece inervação motora a todos os músculos extensores no braço, no antebraço e na mão (ver Fig. 6.26):
    - Tríceps braquial
    - Ancôneo
    - Supinador
    - Braquiorradial
    - Extensor radial curto do carpo
    - Extensor radial longo do carpo
    - Extensor ulnar do carpo
    - Extensor dos dedos
    - Extensor longo do polegar
    - Extensor curto do polegar
    - Extensor do indicador
    - Abdutor longo do polegar

Dada a forma como o plexo é organizado e posicionado, as lesões dos ramos superiores ou dos inferiores são mais comuns do que as dos ramos médios. Estas lesões são classificadas como **lesões superiores do plexo** e **lesões inferiores do plexo** (ver Quadro de Anatomia Clínica 6.3).

Ramos anteriores torácicos. A região torácica do corpo adulto mantém a natureza segmentar da distribuição nervosa mais do que qualquer outra região do corpo. Como resultado, os ramos anteriores torácicos desempenham funções quase idênticas. Eles fornecem **inervação motora aos músculos da parede do corpo** (músculos intercostais e oblíquos do abdome) e **inervação sensitiva a uma faixa de pele (um dermátomo) sobre o trajeto de**

---

* N. de R.T. O polegar é o primeiro dedo (I).

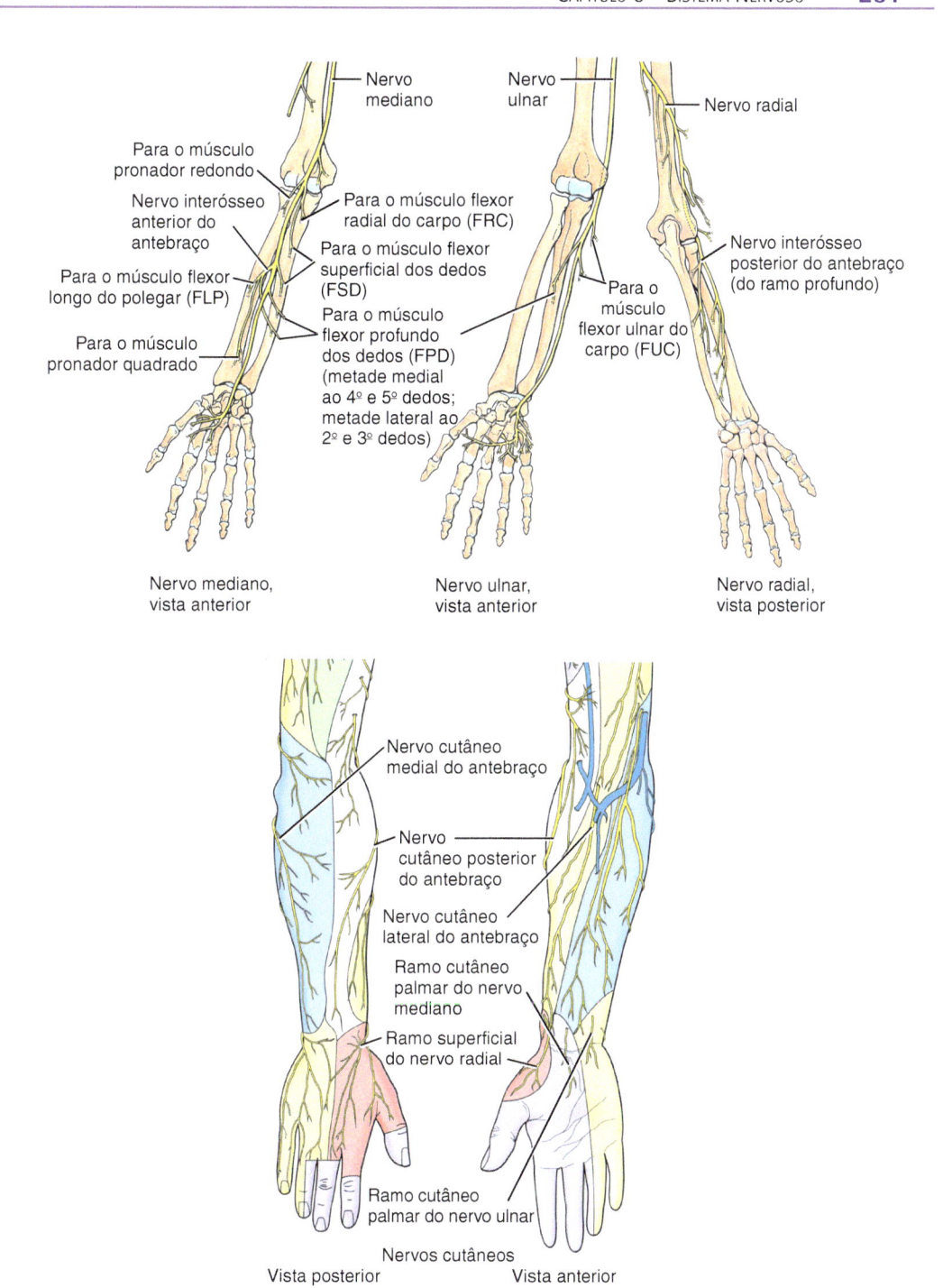

FIGURA 6.27 Distribuição cutânea dos nervos mediano, ulnar e radial.

(De Moore KL, Dalley AF. Clinically Oriented Anatomy, 5th Edition. Baltimore: Lippincott Williams & Wilkins, 2006. Fig. 6.10, p. 820.)

ANATOMIA CLÍNICA

QUADRO 6.3

LESÕES DO PLEXO BRAQUIAL

A tensão sobre a rede de nervos entre o pescoço e o tórax pode romper as fibras superiores do plexo braquial **(A-C)**, e a tensão sobre um braço excessivamente estendido pode romper as fibras inferiores do plexo braquial **(D-F)**. Em adultos, as lesões superiores do plexo braquial resultam de trauma que torce a cabeça fortemente para um lado **(A)**. Os recém-nascidos também podem sofrer lesões superiores do plexo braquial durante o parto, se a cabeça for tracionada excessivamente durante a retirada **(C)**. Os resultados das lesões superiores do plexo braquial terão impacto sobre os músculos inervados pelas contribuições dos ramos anteriores de C5 e C6 ao plexo. O braço pode ser medialmente rodado e também ficar fixo ao lado do corpo, devido a uma inervação motora prejudicada aos retratores da escápula e abdutores do úmero **(B)**.

As lesões inferiores do plexo braquial em adultos podem resultar do ato de interromper uma queda agarrando-se a algo com o membro superior estendido **(D)**. Os recém-nascidos também podem sofrer lesões inferiores do plexo braquial se os seus braços forem esticados com força para facilitar o parto **(E)**. Os resultados das lesões inferiores do plexo braquial afetarão os músculos inervados pelas contribuições dos ramos anteriores de C8 e T1 ao plexo. Estes músculos localizam-se especialmente na mão. A atrofia dos músculos interósseos, hiperextensão nas articulações metacarpofalângicas e flexão nas articulações interfalângicas colocam a mão em uma posição em "garra" **(F)**. As lesões inferiores do plexo são muito menos comuns que as lesões superiores.

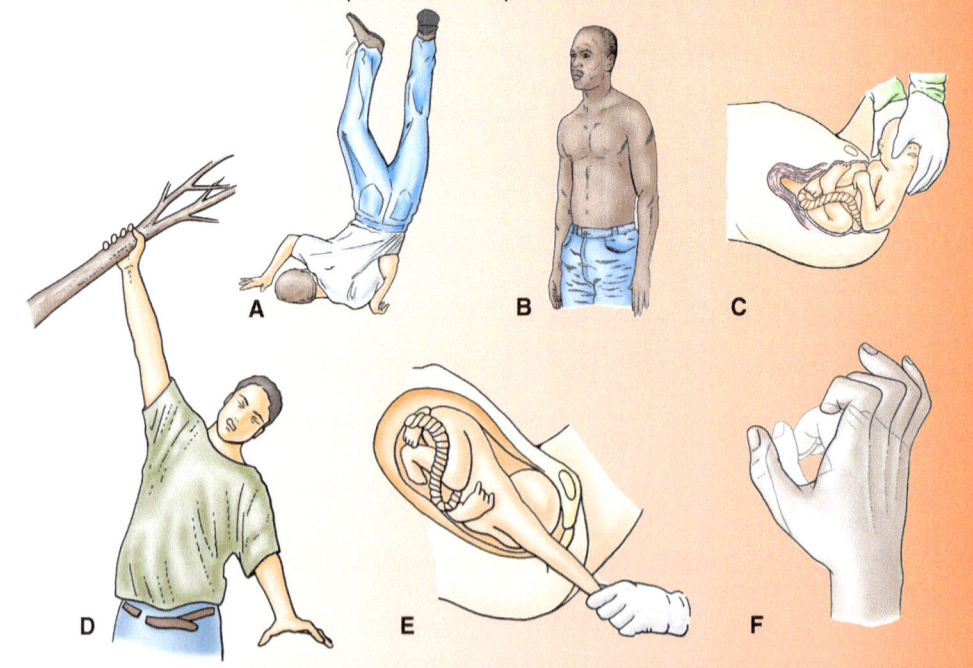

Lesões do plexo braquial. Ver texto para descrições de **A** a **F**. (De Moore KL, Dalley AF. Clinically Oriented Anatomy, 5th Edition. Baltimore: Lippincott Williams & Wilkins, 2006. Fig. B6.12, p. 780.)

"latitude" do ramo. Eles também fornecem inervação sensitiva às regiões adjacentes da pleura parietal e do peritônio parietal.

Os ramos anteriores fazem trajeto profundamente à margem inferior da costela do mesmo nível torácico. Um diagrama clássico de corte transversal em anatomia macroscópica é o de um segmento do tronco mostrando um ramo anterior torácico típico e seus ramos cutâneos (Fig. 6.28).

Lembre-se que a parte **simpática** do sistema nervoso autônomo está situada na extensão de **T1-L2** dos segmentos medulares na medula espinal. Isto significa que um **ramo comunicante branco** é encontrado como parte dos nervos espinais torácicos. Ele representa o trajeto para as fibras simpáticas pré-ganglionares deixarem a medula espinal, percorrerem a raiz anterior do nervo espinal e finalmente saírem do nervo espinal, para se conectarem ao tronco simpático. Estas fibras comunicantes freqüentemente parecem estar emergindo do nervo espinal, na base do ramo anterior. Lembre-se também de que as fibras simpáticas deixam o tronco simpático por meio de um **ramo comunicante cinzento**, para se dirigirem às glândulas sudoríferas e ao músculo liso nas artérias. Os ramos comunicantes cinzentos são encontrados desde T1 até o limite inferior da medula espinal.

Ramos anteriores lombares. Os ramos anteriores lombares inervam a parede do corpo da mesma forma que os ramos anteriores torácicos. Porém, à medida que o tronco se aproxima de sua parte inferior, o membro inferior brota de forma semelhante ao membro superior, surgindo da região entre os níveis dos segmentos medulares L2-S3 do sistema nervoso central,

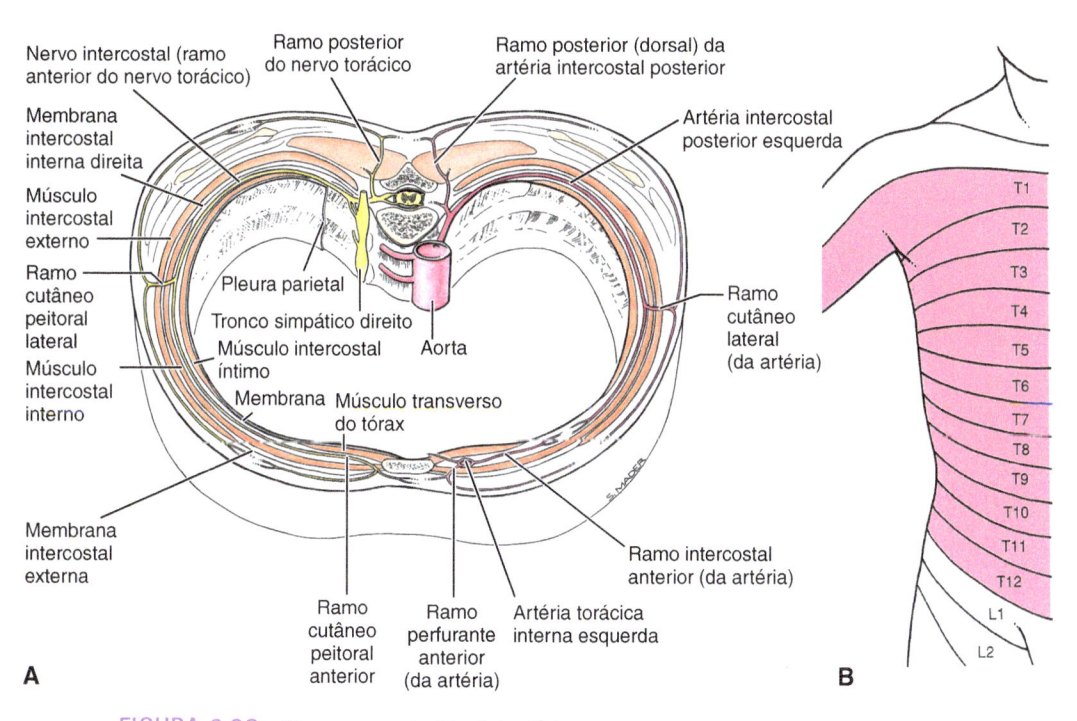

FIGURA 6.28 **Um nervo espinal torácico típico.**

A parede do corpo é inervada de modo segmentar por ramos anteriores dos nervos espinais torácicos. Um corte transversal do tórax **(A)** mostra como um nervo típico envia ramos à musculatura da parede do corpo e a uma faixa de pele (dermátomo), ambos os quais se sobrepõem com os ramos do nervo espinal subseqüente **(B)**. (De Moore KL, Agur AMR. Essential Clinical Anatomy, 2nd Edition. Baltimore: Lippincott Williams & Wilkins, 2002. Fig. 2.9, p. 64; Fig. 2.12B, p. 66.)

de modo que combinações de ramos anteriores destes níveis são destinadas primariamente a servi-lo. Estas combinações incluem sete nervos espinais e numerosos cruzamentos (plexos). Entretanto, os plexos estão bem protegidos contra a parede posterior do abdome e da pelve, de modo que, em anatomia macroscópica, somente os nervos terminais e os níveis medulares que os constituem são enfatizados.

O plexo lombar. O plexo lombar é responsável pelas várias combinações de ramos anteriores de L1-L4, encontrados lateralmente à coluna vertebral (Fig. 6.29). Os músculos das proximidades, como o piriforme e o quadrado do lombo, obtêm sua inervação motora de ramos musculares diretos não-denominados do plexo. Estude os nervos terminais denominados e como eles se distribuem:

- **Ilio-hipogástrico (L1):** O nervo ilio-hipogástrico faz trajeto entre os músculos da parede abdominal e fornece inervação sensitiva à pele da parte superior do quadril e da região inguinal. Junto com outros ramos anteriores lombares, ele também fornece inervação motora aos músculos da parede abdominal.

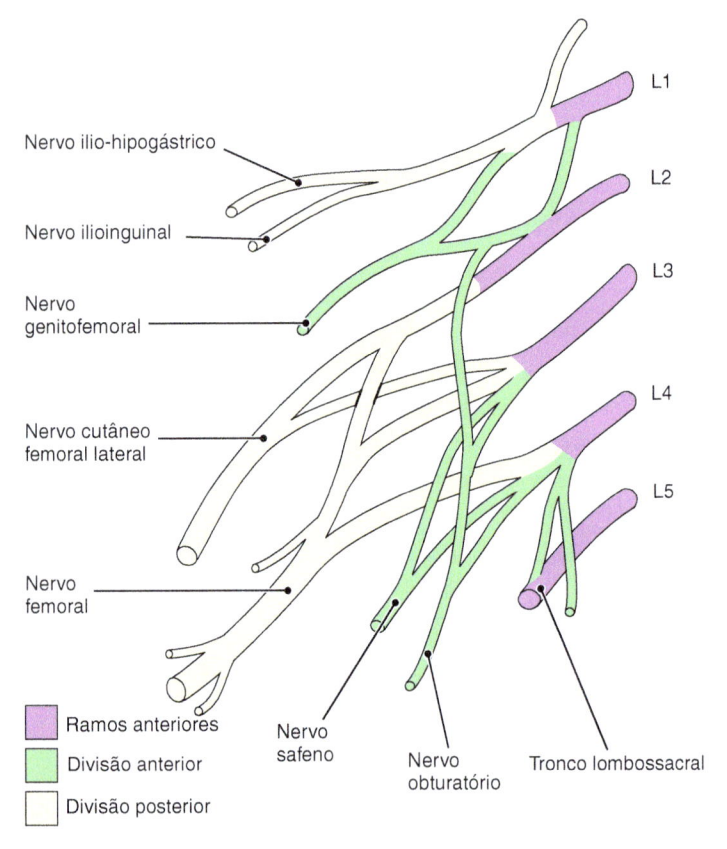

FIGURA 6.29 **Os nervos espinais lombares.**

Os ramos anteriores lombares continuam a distribuição segmentar dos nervos torácicos, mas, além disso, eles formam um plexo para suprir a extremidade inferior, a qual se desenvolve a partir das regiões de L2-S3 do tronco. O nervo safeno faz trajeto dentro do feixe do nervo femoral. Parte do ramo anterior de L4 e todo o ramo anterior de L5 descem à pelve, para se unirem a um plexo sacral de nervos que inervam o membro inferior. (De Premkumar K. The Massage Connection: Anatomy and Physiology. Baltimore: Lippincott Williams & Wilkins, 2004.)

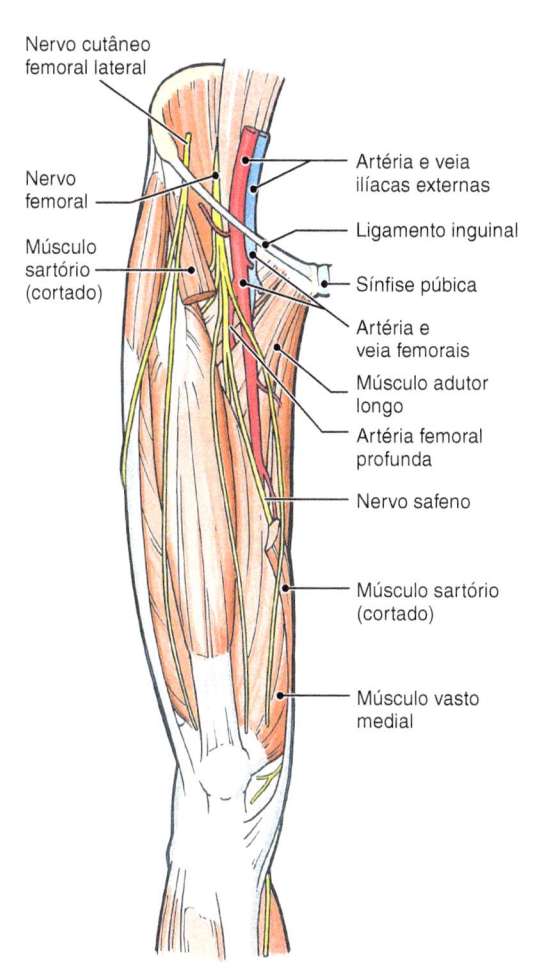

FIGURA 6.30 **Nervos do plexo lombar na região anterior da coxa.**

Os ramos anteriores de L2-L4 combinam-se para formar três grandes nervos que inervam as regiões anterior e medial da coxa: o nervo cutâneo femoral lateral, o nervo femoral e o nervo obturatório (não-mostrado). (De Moore KL, Agur AMR. Essential Clinical Anatomy, 2nd Edition. Baltimore: Lippincott Williams & Wilkins, 2002. Fig. 6.11A, p. 339.)

Legendas da figura:
- Nervo cutâneo femoral lateral
- Nervo femoral
- Músculo sartório (cortado)
- Artéria e veia ilíacas externas
- Ligamento inguinal
- Sínfise púbica
- Artéria e veia femorais
- Músculo adutor longo
- Artéria femoral profunda
- Nervo safeno
- Músculo sartório (cortado)
- Músculo vasto medial

- **Ilioinguinal (L1):** O nervo ilioinguinal é paralelo ao nervo ilio-hipogástrico, mas segue um curso levemente inferior. Ele fornece inervação sensitiva para a pele que se salienta, formando o escroto em homens e os lábios maiores do pudendo em mulheres. Também fornece inervação motora para os músculos da parede abdominal, através dos quais ele passa para atingir a região inguinal e a região medial da coxa.
- **Cutâneo femoral lateral (L2-L3):** O nervo cutâneo femoral lateral surge aproximadamente no ponto da espinha ilíaca ântero-superior do osso ílio. Como o nome indica, o nervo cutâneo femoral lateral segue inferiormente pela lateral da coxa e fornece inervação sensitiva ao longo do trajeto (Fig. 6.30).
- **Genitofemoral (L1-L2):** O nome indica que o nervo genitofemoral tem algo a ver com os órgãos genitais e algo a ver com a coxa. No homem, o ramo genital faz trajeto com o funículo espermático, onde fornece inervação motora ao músculo cremaster. Na mulher, o ramo genital faz trajeto com o homólogo ligamento redondo do útero. Em ambos os gêneros, esse ramo fornece inervação sensitiva à pele do escroto ou dos lábios maiores do pudendo. O ramo femoral segue a artéria e veia femorais sob o ligamento inguinal e fornece inervação sensitiva a uma pequena área de pele suprajacente a eles, em uma região denominada **trígono femoral**.
- **Femoral (L2-L4):** O nervo femoral é o primeiro dos principais nervos do membro inferior (ver Fig. 6.30). Ele entra na coxa sob o delicado ligamento inguinal, subjacente à pele e inferiormente à prega onde a coxa se une ao tronco. Devido à forma com que o membro inferior roda durante

o desenvolvimento para sustentar uma postura em pé, o equivalente da "axila" na extremidade inferior é exposto e volta-se para anterior (o trígono femoral). Além do nervo femoral, as grandes artéria e veia femorais também estão vulneráveis aqui (ver anteriormente). Uma vez na coxa, o nervo femoral é o principal nervo motor do músculo quadríceps femoral e de outros músculos anteriores da coxa (sartório, ilíaco e pectíneo). Assim, ele governa a flexão do quadril e extensão do joelho. Ele também fornece sensação cutânea a uma grande faixa de pele, do trígono femoral até a parte medial do arco longitudinal do pé. Alguns desses ramos são bastante grandes, de modo que recebem nomes específicos: ramo cutâneo anterior, ramo cutâneo medial e nervo safeno (para aquele que atravessa a articulação do joelho em direção à perna e ao pé).

- **Obturatório (L2-L4):** O nervo obturatório é formado pelos mesmos segmentos de nervos espinais que o nervo femoral, mas é destinado à região medial da coxa (o grupo de músculos adutores e a pele desta região da coxa). O componente sensitivo do nervo comumente está ausente.
- **Tronco lombossacral (L4-L5):** O último nervo denominado do plexo lombar, o tronco lombossacral, é a união dos ramos anteriores de L4 e L5 em um tronco nervoso que irá participar de um grande plexo sacral de nervos espinais suprindo o períneo e o membro inferior. Como notado anteriormente, o ramo anterior de L4 também participa na formação de outros nervos, mas o ramo anterior de L5 é dedicado totalmente ao tronco lombossacral (Fig. 6.31). O tronco logo se une aos nervos espinais sacrais para formar o grosso nervo isquiático, que inerva toda a região posterior do membro inferior.

Plexo sacral. O plexo sacral de L4-S4 origina diversos nervos. Todos, exceto um (**nervo para o músculo piriforme**), emergem imediatamente da pelve através do **forame isquiático**

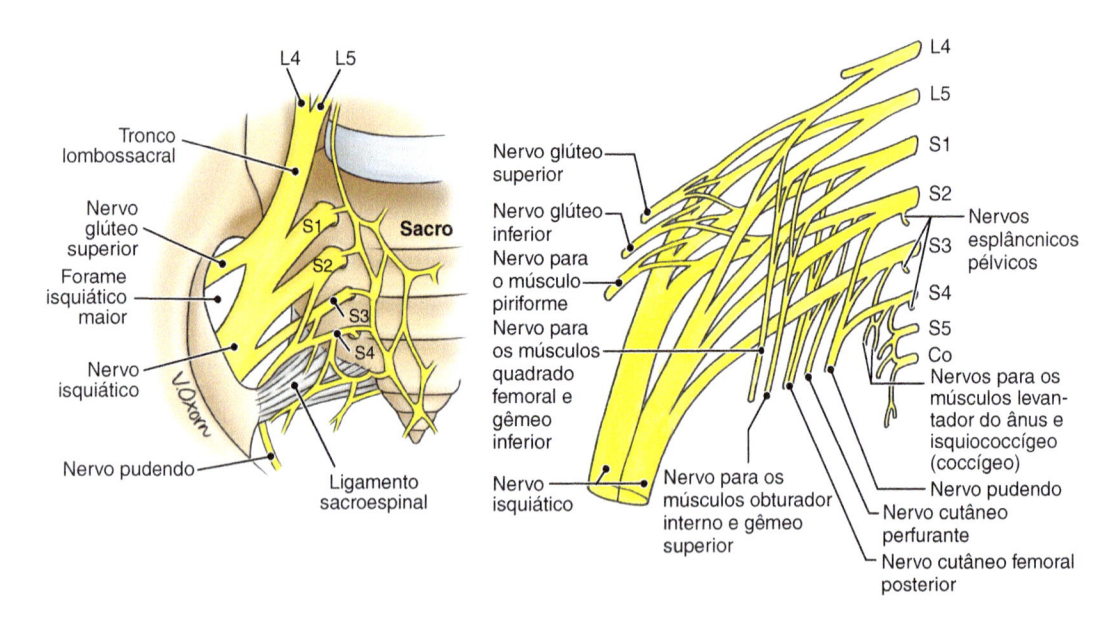

FIGURA 6.31 O plexo sacral de nervos espinais.

Os ramos anteriores de L4-S3 formam um plexo em direção à pele e aos músculos da extremidade inferior do corpo. Os ramos anteriores de S2-S5 e coccígeo também são dedicados aos músculos e à pele do períneo. O nervo mais dominante deste grupo é o nervo pudendo (S2-S4), que fornece inervação sensitiva à pele das regiões genital e anal, inervação motora aos músculos esfincteres voluntários da uretra e do ânus e inervação motora aos músculos que comprimem o tecido erétil. (De Moore KL, Agur AMR. Essential Clinical Anatomy, 2nd Edition. Baltimore: Lippincott Williams & Wilkins, 2002. Fig. 4.3, p. 220.)

maior. Alguns desses nervos são difíceis de revelar durante a dissecação do cadáver. Outros, como os nervos fibular comum, tibial e pudendo, são muito mais aparentes.

Os nervos restantes devem inervar o membro inferior e a parte mais inferior do tronco, que inclui as regiões críticas anal e urogenital. Estes nervos são apresentados aqui em dois grupos: um grupo "local", que supre as estruturas pélvicas e glúteas das vizinhanças, e um grupo "migrante", que supre o restante do membro inferior. Os nervos do grupo local são numerosos, mas fáceis de lembrar, pois seus nomes os identificam. Os nervos do grupo migrante são apenas dois, mas são difíceis de lembrar, pois exercem muitas funções.

Nervos do plexo sacral na pelve e região glútea. Os nervos do plexo sacral na pelve e região glútea são:

- **Nervo para o músculo piriforme (S1-S2):** As fibras motoras ao músculo piriforme originam-se de S1 e S2. Elas entram no músculo imediatamente, pois o músculo se insere em torno dos forames sacrais anteriores de SI e SII (ver Fig. 6.31).
- **Nervo para os músculos obturador interno e gêmeo superior (L5-S2):** Este feixe nervoso fornece inervação motora ao músculo obturador interno nas proximidades e a seu assistente superior, o músculo gêmeo superior.
- **Nervo para os músculos quadrado femoral e gêmeo inferior (L4-S1):** Este feixe nervoso fornece inervação motora ao músculo quadrado femoral nas proximidades e ao assistente inferior do músculo obturador interno, o músculo gêmeo inferior.
- **Nervo glúteo superior (L4-S1):** Os músculos glúteos que formam a massa da região glútea são supridos por dois feixes nervosos, um dos quais passa superiormente ao músculo piriforme em seu caminho para fora da pelve e outro que passa inferiormente a ele. O nervo glúteo superior fornece inervação motora aos músculos **glúteo médio, glúteo mínimo e tensor da fáscia lata.**
- **Nervo glúteo inferior (L5-S2):** Como a maior parte do músculo glúteo máximo na realidade está mais inferior na região glútea, ele recebe inervação motora do nervo glúteo inferior.
- **Nervo cutâneo femoral posterior (S1-S3):** A pele ao longo da região posterior da coxa, iniciando logo abaixo da região glútea, é o domínio deste nervo sensitivo. Outros nervos sensitivos da região glútea, os denominados nervos clúnios, constituem ramos diretos dos nervos espinais sacrais ou ramos do nervo cutâneo femoral posterior.
- **Nervo pudendo (S1-S5):** O nervo pudendo origina-se dos ramos anteriores de S2-S4, com contribuições ocasionais de S1 e S5. Ele é um nervo notável e fornece **inervação motora à maioria dos músculos do períneo**, que é a região mais inferior da pelve e que inclui um diafragma muscular e todos os músculos associados com os órgãos genitais externos. Ele também fornece inervação sensitiva a estas regiões-chave. Seu curso anatômico é distinto e complexo, e suas funções coletivamente eram "vergonhosas" aos antigos anatomistas, daí seu nome **pudendo**.
- **Nervo para o músculo levantador do ânus (S3-S4):** A maior parte do diafragma da pelve que sustenta no lugar o tubo intestinal e o trato urogenital no fundo da pelve é inervada por fibras diretas do nervo pudendo. Esta parte é denominada músculo levantador do ânus e inclui os músculos que são contraídos conscientemente durante uma defecação ou ao se fazer força para erguer um peso. (O restante do diafragma é o músculo isquiococcígeo (coccígeo), que obtém um ramo direto do plexo sacral.)
- **Nervo anal (retal) inferior (S2-S4):** Logo após inervar o músculo levantador do ânus e sair da cavidade pélvica, o nervo pudendo faz uma alça para a frente, inferiormente ao diafragma da pelve. Ele envia nervos anais inferiores em direção à linha mediana, para atingir o músculo esfíncter externo do ânus nas proximidades. As fibras sensitivas continuam até a superfície da pele para inervar a área sensível em torno do ânus.
- **Nervo perineal (S2-S4):** As fibras restantes do nervo pudendo são chamadas coletivamente de **nervo perineal**. Elas são destinadas a suprir a pele desde o ânus até os órgãos genitais externos, além dos músculos da região urogenital. Os músculos inervados incluem os transversos profundo e superficial do períneo, o esfíncter externo da uretra, o bulboesponjoso e o isquiocavernoso.

A lesão dos três primeiros destes nervos irá afetar a rotação do quadril, mas os músculos e seus nervos não são particularmente vulneráveis. Estes três nervos são difíceis de serem expostos durante a dissecação.

Das fibras sensitivas aos órgãos genitais externos, aquelas a serem estudadas são o nervo dorsal do clitóris e o homólogo nervo dorsal do pênis. Estas fibras fazem trajeto na superfície dorsal do clitóris e pênis (visto de cima para baixo), imediatamente inferior ao arco da sínfise púbica.

Como o nervo pudendo faz trajeto próximo ao túber isquiático, a pressão crônica nesta área pode "amortecer" ou suprimir a sensação através do períneo e órgãos genitais externos. Esta é uma possível conseqüência temporária do parto, como também pode ser provocada sentando-se por períodos prolongados em superfícies duras ou em assentos de bicicleta malprojetados.

Nervos do plexo sacral no membro inferior. Os principais nervos motores do membro inferior são os **nervos glúteos, nervo femoral, nervo obturatório** e **nervo isquiático**. O nervo isquiático supre os músculos da região posterior da coxa e os músculos de toda a perna e do pé. Este grande feixe nervoso sai da pelve profundamente ao músculo glúteo máximo (Fig. 6.32). Este é um lugar comum de administração de injeção intramuscular, de modo que se deve ter cuidado para não lesar o referido nervo. Introduza a agulha superior e lateralmente a uma linha que conecta a espinha ilíaca póstero-superior do osso do quadril, que você em geral pode palpar, e o trocanter maior do fêmur, que sempre é possível palpar (ver Fig. 6.32B).

O termo "isquiático" (ciático) é colocado entre aspas porque este nervo é na verdade dois nervos separados, com funções motoras e sensitivas exclusivas. Em termos de músculos ou territórios inervados de pele, os termos separados **nervo fibular comum** e **nervo tibial** são nomes mais apropriados. Eles podem ser separados um do outro, geralmente na metade inferior e posterior da coxa (ver Fig. 6.32). Porém há razão para usar e compreender o termo *ciático*, devido à ocorrência comum da **ciática**, uma condição dolorosa em que o trajeto do nervo pode estar comprometido através da pelve e região glútea, causando dor e formigamento intermitentes ao longo do trajeto subseqüente dos dois nervos.

Nervo fibular comum. Os livros mais antigos de anatomia ainda podem usar o nome **nervo peroneal comum**; porém o nome atual, **nervo fibular comum**, descreve melhor a localização dos músculos que o nervo supre. Ele é composto dos ramos anteriores de L4-S2, de modo que incorpora parte do tronco lombossacral. Na região posterior da coxa, ele fornece inervação motora à cabeça curta do músculo bíceps femoral (Fig. 6.33).

À medida que o nervo fibular comum se aproxima da articulação do joelho, divide-se em quatro ramos, dois dos quais são somente sensitivos. O **nervo cutâneo sural lateral** da "panturrilha" representa este processo, e o **ramo fibular comunicante** une-se a um ramo do nervo tibial para formar um nervo sensitivo conjunto denominado **nervo sural**, que percorre o comprimento da região posterior da perna, fornecendo inervação sensitiva no trajeto.

Nervo fibular superficial. Este ramo supre o compartimento lateral da perna e fornece inervação **motora** aos músculos fibular longo e fibular curto. Próximo ao tornozelo, ele se espalha sobre o dorso do pé para fornecer boa parte da sensibilidade àquela superfície e ao dorso da maioria dos dedos (ver Fig. 6.33).

Nervo fibular profundo. Este ramo transita em torno da cabeça da fíbula e inerva os músculos do compartimento anterior da perna: o tibial anterior, o extensor longo dos dedos, o extensor curto dos dedos, o extensor do hálux e, quando presente, o fibular terceiro. O nervo fibular profundo também se superficializa para fornecer sensibilidade aos espaços entre o primeiro e o segundo dedos.

Nervo tibial. Este nervo um pouco mais extenso se origina de L4-S3 e, assim, inclui o outro grande contingente de fibras do tronco lombossacral. Ele é próprio dos músculos que permitem a você dobrar todo o membro inferior, controlando a extensão no quadril ("levando"

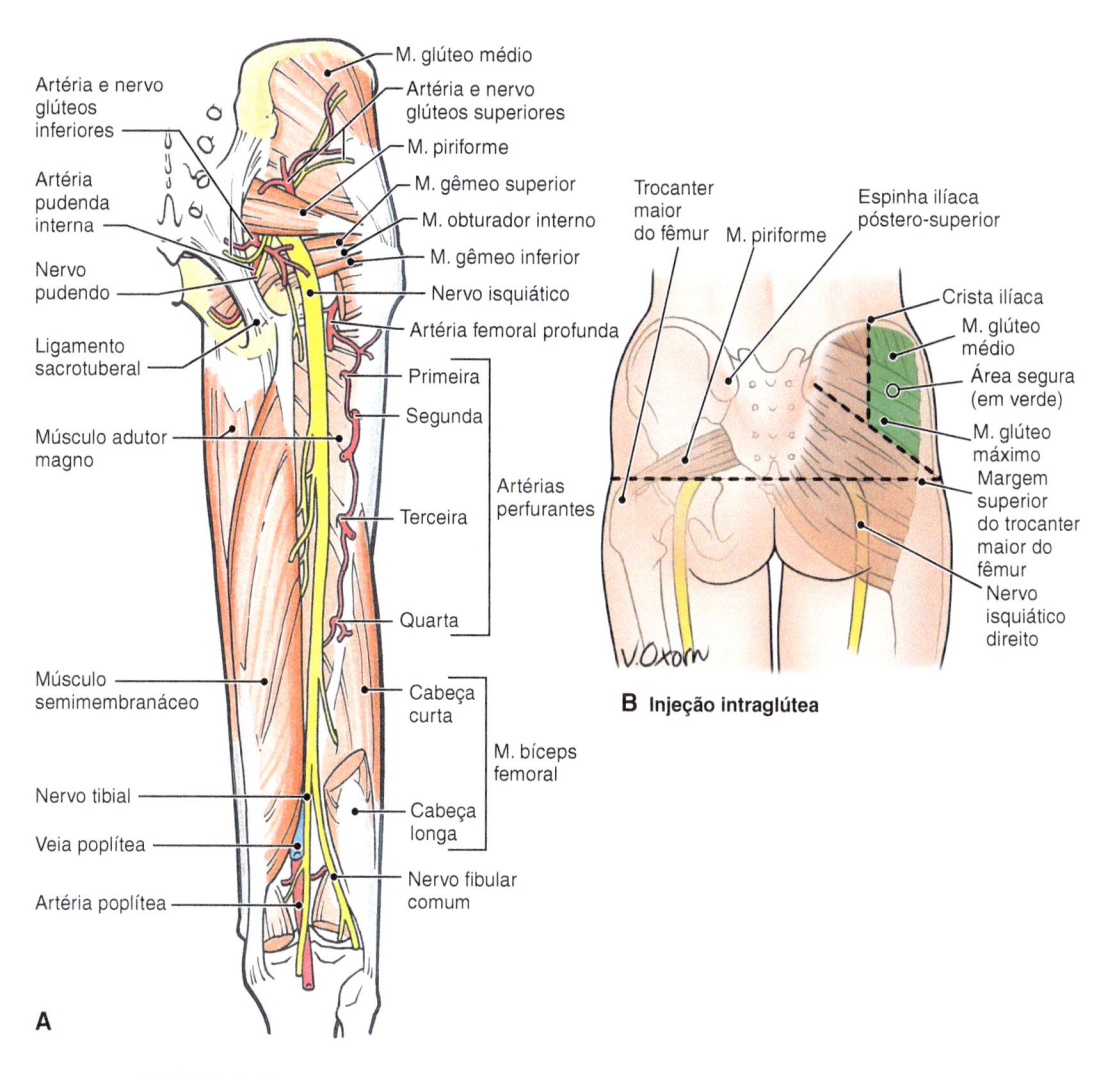

FIGURA 6.32 Trajeto do nervo isquiático.

O maior nervo no corpo, o nervo isquiático, envia uma família de fibras nervosas tibiais aos músculos e à pele da região posterior da coxa, da perna e do pé, e uma família de fibras nervosas fibulares aos músculos e à pele das regiões lateral e anterior da perna **(A)**. A saída do nervo isquiático da pelve é clinicamente relevante. Ele pode ser "aprisionado" pelo músculo piriforme ou comprimido contra o ísquio. Também deve ser evitado quando medicamentos são injetados na região glútea **(B)**. Uma zona segura para injeção pode ser determinada palpando as referências ósseas, como o trocanter maior do fêmur e a crista ilíaca, visando a parte superior da região glútea. (De Moore KL, Agur AMR. Essential Clinical Anatomy, 2nd Edition. Baltimore: Lippincott Williams & Wilkins, 2002. Fig. 6.15, p.347, Fig. 6.17, p. 351.)

a coxa posteriormente), a flexão no joelho e a flexão plantar. O nervo tibial também é o único nervo motor para a planta do pé (ver Fig. 6.33).

Na coxa, o nervo tibial é um feixe único que envia ramos motores aos músculos da região posterior da coxa: o semimembranáceo, o semitendíneo e a cabeça longa do bíceps femoral. Atravessando a articulação do joelho, ele fornece um ramo sensitivo à composição do nervo sural (ver anteriormente), e envia um pequeno ramo para inervar o incomum músculo poplíteo.

A Vista anterior

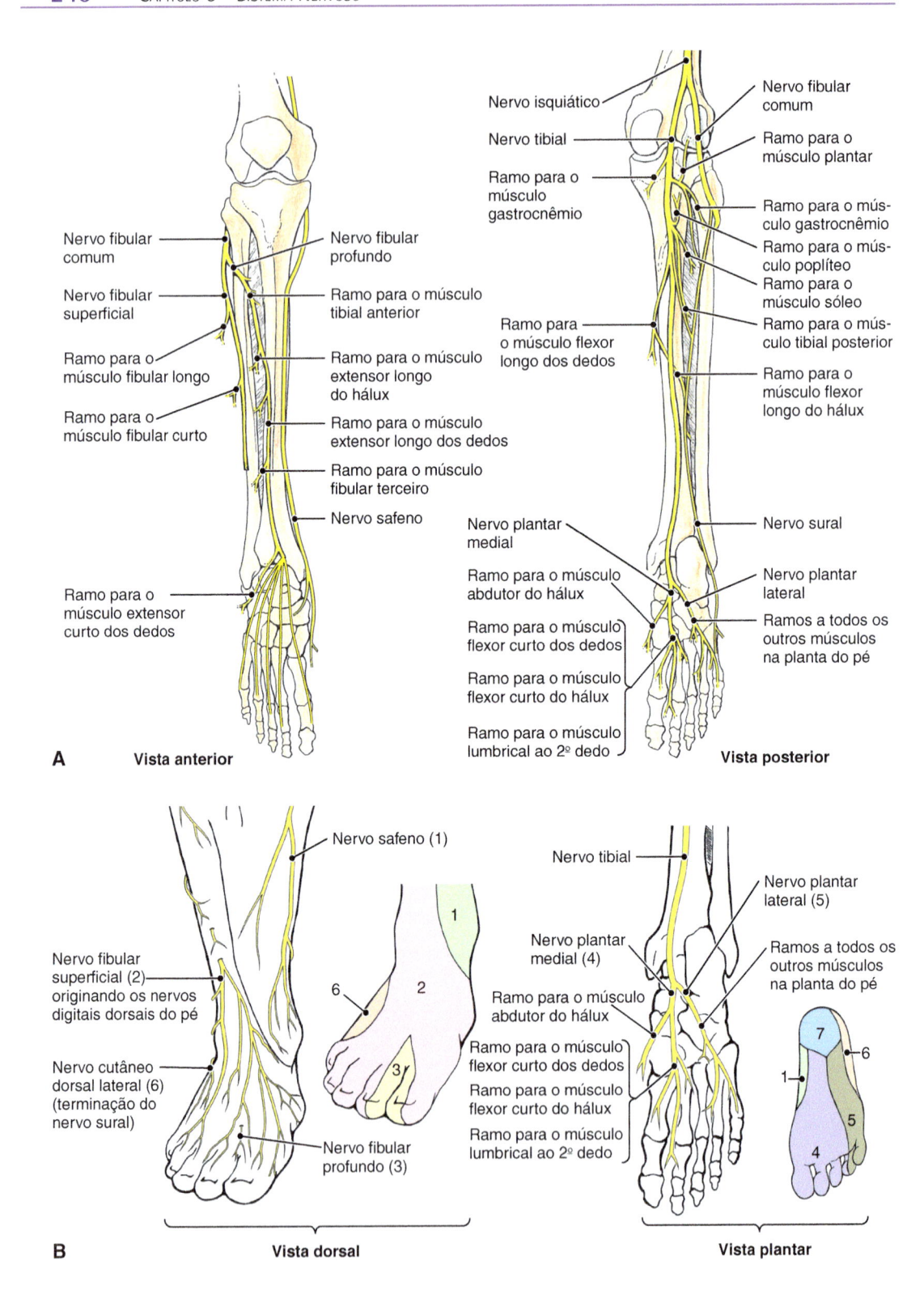

- Nervo fibular comum
- Nervo fibular superficial
- Ramo para o músculo fibular longo
- Ramo para o músculo fibular curto
- Ramo para o músculo extensor curto dos dedos
- Nervo fibular profundo
- Ramo para o músculo tibial anterior
- Ramo para o músculo extensor longo do hálux
- Ramo para o músculo extensor longo dos dedos
- Ramo para o músculo fibular terceiro
- Nervo safeno

Vista posterior

- Nervo isquiático
- Nervo tibial
- Ramo para o músculo gastrocnêmio
- Ramo para o músculo flexor longo dos dedos
- Nervo plantar medial
- Ramo para o músculo abdutor do hálux
- Ramo para o músculo flexor curto dos dedos
- Ramo para o músculo flexor curto do hálux
- Ramo para o músculo lumbrical ao 2º dedo
- Nervo fibular comum
- Ramo para o músculo plantar
- Ramo para o músculo gastrocnêmio
- Ramo para o músculo poplíteo
- Ramo para o músculo sóleo
- Ramo para o músculo tibial posterior
- Ramo para o músculo flexor longo do hálux
- Nervo sural
- Nervo plantar lateral
- Ramos a todos os outros músculos na planta do pé

B Vista dorsal

- Nervo safeno (1)
- Nervo fibular superficial (2) originando os nervos digitais dorsais do pé
- Nervo cutâneo dorsal lateral (6) (terminação do nervo sural)
- Nervo fibular profundo (3)

Vista plantar

- Nervo tibial
- Nervo plantar medial (4)
- Ramo para o músculo abdutor do hálux
- Ramo para o músculo flexor curto dos dedos
- Ramo para o músculo flexor curto do hálux
- Ramo para o músculo lumbrical ao 2º dedo
- Nervo plantar lateral (5)
- Ramos a todos os outros músculos na planta do pé

Uma vez na região posterior da perna, ele atinge cada músculo que impulsiona você para a frente: gastrocnêmio, sóleo, plantar, tibial posterior, flexor longo dos dedos e flexor longo do hálux.

Logo superior à articulação do tornozelo, o nervo deve se dirigir a um lado ou ao outro para contornar o osso do calcanhar (calcâneo). Ao manter sua disposição tibial, ele se curva medialmente, sob a cobertura do retináculo dos músculos flexores, e segue os tendões dos músculos profundos da região posterior da perna que ele inerva. Neste ponto, ele se divide em dois nervos.

Nervo plantar medial. Este nervo é homólogo de muitas formas ao nervo mediano na mão. Ele envia ramos motores aos músculos que movimentam o primeiro dedo (abdutor do hálux e flexor curto do hálux), bem como o músculo flexor curto dos dedos e o primeiro músculo lumbrical do pé. As fibras sensitivas do nervo plantar medial suprem a parte medial da planta do pé e as extremidades e unhas dos primeiros três dedos e da metade do quarto.

Nervo plantar lateral. Este nervo é homólogo de muitas formas ao nervo ulnar na mão. Ele envia ramos motores ao músculo quadrado plantar, aos músculos que movimentam o quinto dedo (flexor do dedo mínimo e abdutor do dedo mínimo), ao músculo adutor do hálux e aos músculos profundos da planta do pé (interósseos dorsais e plantares e os três lumbricais restantes).

Plexo coccígeo. Mesmo o nervo espinal único da região coccígea da medula espinal toma parte em um plexo. Os ramos anteriores de S4, S5 e Co atuam em conjunto como o **plexo coccígeo**. Você provavelmente não verá nenhuma fibra deste plexo no cadáver, mas deve lembrar que o plexo coccígeo fornece inervação motora ao músculo isquiococcígeo (coccígeo), a parte do grupo do músculo levantador do ânus, e inervação sensitiva à pele que recobre o cóccix. Você já conhece bem esta área se alguma vez escorregou e caiu sobre este osso.

Os pacientes não se apresentam com um diagnóstico anatômico, é claro. Em vez disso, eles mostram déficits musculoesqueléticos, que são comportamentos que exibem fraqueza muscular, parestesias regionais ou ambos. Dominar que níveis de nervos espinais controlam primariamente quais movimentos normais dos membros, como ilustrado na Figura 6.34, é um objetivo muito útil ao se estudar os nervos espinais.

Os nervos espinais suprem as necessidades voluntárias do corpo inferiormente ao queixo. Dois outros tipos de nervos devem agora ser descritos: os nervos cranianos e o sistema nervoso autônomo. De muitas formas, os nervos cranianos são idênticos aos nervos espinais. Eles "saem" do sistema nervoso central e suprem as necessidades voluntárias da cabeça e do pescoço. Porém, eles também suprem "necessidades especiais" e são alvos particularmente importantes de um exame físico ou uma avaliação clínica. Assim, eles são um aspecto anatômico essencial a dominar. O sistema nervoso autônomo é funcionalmente simples, mas estruturalmente complexo. Dominar sua função é mais importante que dominar suas vias nervosas.

Nervos cranianos

A cabeça contém os mesmos tipos de músculos e superfícies cutâneas que o resto do corpo, de modo que os nervos que são similares aos nervos espinais devem emanar do sistema nervoso central para supri-los. Em alguns aspectos, a distinção entre os **nervos cranianos** e os **nervos espinais** é arbitrária, mas, na maior parte, os nervos cranianos suprem somente tecidos da cabeça e do pescoço, e vice-versa. A ênfase deve ser dada às funções dos nervos. As vias anatômicas são

FIGURA 6.33 Nervos espinais que suprem a perna e o pé.

O nervo fibular comum está sujeito a lesões na parte que circunda o colo da fíbula **(A)**. A continuação do nervo tibial fornece inervação motora à musculatura da região posterior da perna e planta do pé **(B)**. (De Sadler TW. Langman's Medical Embryology, 9th Edition. Baltimore: Lippincott Williams & Wilkins, 2004. Fig. 6.7, p. 357, Fig. 6.13, p. 376.)

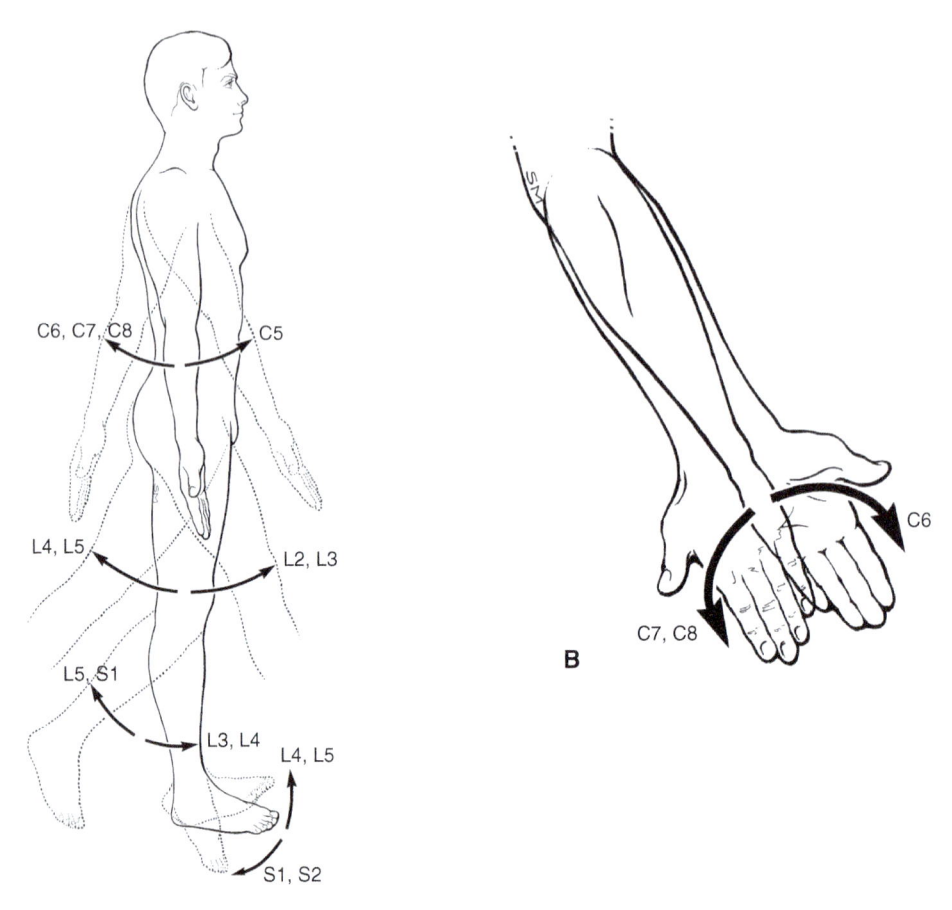

FIGURA 6.34 **Certos níveis de nervos espinais controlam os movimentos básicos.**

Os músculos que movem os membros nas direções básicas de flexão, extensão (**A**) e rotação (**B**) são inervados por múltiplos níveis espinais; porém, para cada movimento básico, como flexionar o braço, um ou dois nervos espinais dominam a atividade motora (neste caso, C5). (De Agur A, Dalley AF. Grant's Atlas of Anatomy, 11th Edition. Baltimore: Lippincott Williams & Wilkins, 2005.)

melhor estudadas no cadáver. Em muitos aspectos, os trajetos dos nervos são menos relevantes clinicamente, pois você nunca será capaz de investigá-los em um paciente vivo como pode fazer em um cadáver. O todo da cabeça, em outras palavras, é muito maior que a soma de suas partes macroscópicas. Domine primeiro o que os nervos cranianos fazem e depois o seu trajeto.

Além de fornecer capacidade geral motora e sensitiva aos tecidos da cabeça e pescoço, alguns nervos cranianos também garantem funções sensitivas exclusivas. O sucesso dos organismos vivos na biologia da vida depende da detecção sofisticada e da resposta às modificações do meio exterior. Se o centro de controle do tubo neural (o encéfalo) desenvolve capacidades especiais de detecção, é lógico supor que as estruturas para estas capacidades irão se localizar nas proximidades. De fato, os sentidos "especiais" situam-se principalmente na cabeça. A capacidade de detectar ondas de luz (visão), ondas sonoras (audição), componentes químicos (olfação e gustação) e equilíbrio estão localizados na cabeça. Os instrumentos que realizam estes feitos incríveis não são nada mais do que extensões dos nervos cranianos do encéfalo que estão expostas ao mundo exterior em estações bem protegidas.

Além disso, como no resto do corpo, a cabeça se beneficia de reações subconscientes ou autônomas. Tecidos delicados necessitam ser banhados em líquido. A boca desfruta de seu próprio detergente (**saliva**) para desarmar os "convidados" e impedir suas próprias partes móveis de aderirem. Os vasos sangüíneos necessitam se dilatar ou constringir. Os olhos necessitam focalizar alvos mutáveis sem muito processamento consciente. O componente simpático dessas reações está alojado na medula espinal e atinge a cabeça fazendo trajeto junto à parede da artéria carótida. O componente parassimpático dessas reações está alojado no encéfalo e faz trajeto com quatro dos 12 nervos cranianos. Estes são:

Nervo Craniano I: *Nervo Olfatório*
Nervo Craniano II: *Nervo Óptico*
Nervo Craniano III: *Nervo Oculomotor*
Nervo Craniano IV: *Nervo Troclear*
Nervo Craniano V: *Nervo Trigêmeo*
Nervo Craniano VI: *Nervo Abducente*
Nervo Craniano VII: *Nervo Facial*
Nervo Craniano VIII: *Nervo Vestibulococlear*
Nervo Craniano IX: *Nervo Glossofaríngeo*
Nervo Craniano X: *Nervo Vago*
Nervo Craniano XI: *Nervo Acessório*
Nervo Craniano XII: *Nervo Hipoglosso*

Os dois primeiros nervos cranianos, o **nervo olfatório** e o **nervo óptico**, são para as sensibilidades especiais da olfação e visão, respectivamente. O **nervo oculomotor** participa da visão e maneja a resolução visual, constringindo a pupila e curvando a lente do olho. O quarto e sexto nervos cranianos (o **nervo troclear** e o **nervo abducente**, respectivamente) também participam da visão, fornecendo inervação motora a dois outros músculos extrínsecos do bulbo no olho. O quinto nervo craniano (o **nervo trigêmeo**) provê sensação e mastigação; ele é bastante extenso e responsável por quase toda a sensibilidade geral da cabeça. O **nervo facial** (nervo craniano VII) é nervo da expressão, tanto literal quanto figurativamente. Ele propicia a salivação, o lacrimejamento e a produção de muco, bem como fornece inervação motora a todos os músculos da face (expressão facial) e propicia o paladar à parte oral da língua. O nervo craniano VIII (**vestibulococlear**) é o nervo da audição e do equilíbrio. O **nervo glossofaríngeo** (nervo craniano IX) e o **nervo vago** (nervo craniano X) atuam em conjunto na cabeça para a deglutição, a fala e, em parte, o paladar. O nervo vago faz trajeto além da cabeça para monitorar a respiração, freqüência cardíaca e digestão. O nervo craniano XI (**acessório**) move a cabeça por meio dos dois maiores músculos inseridos nela, um anterior (esternocleidomastóideo) e outro posterior (trapézio). O último nervo craniano (**nervo hipoglosso**) movimenta a língua, um comportamento que não deve ser subestimado.

Esta descrição breve realmente não faz justiça aos nervos cranianos e muito mais informação segue no restante deste livro. A Tabela 6.1 mostra como determinados padrões em sua função permitem a você aprender rapidamente seus aspectos. Três deles (os nervos cranianos I, II e VIII) fornecem somente uma função sensitiva "especial". Quatro deles (os nervos cranianos IV, VI, XI e XII) fornecem somente inervação motora a um número muito pequeno de músculos. Os nervos restantes (nervos cranianos III, V, VII, IX e X) são de função mista e complexidade substancial; dentre eles, quatro apresentam fibras parassimpáticas (nervos cranianos III, VII, IX e X). Boa parte do trabalho clínico com os nervos cranianos é testá-los para saber se estão funcionando no paciente, pois nervos cranianos com alterações podem sinalizar de problemas neurológicos mais centrais (no encéfalo).

Nervo craniano I: nervo olfatório

O nervo craniano I detecta os odores. Isso é tudo.

Esta extensão do encéfalo situa-se próximo à linha mediana da cabeça, no topo da cavidade nasal. Ela se expõe ao mundo exterior por meio da túnica mucosa, no limite superior da cavidade

TABELA 6.1 RESUMO DOS NERVOS CRANIANOS

NERVO CRANIANO	NOME COMUM	TIPO DE FIBRA	ÁREA SENSITIVA	MÚSCULOS	FUNÇÃO AUTÔNOMA
I	Olfatório	Sensitiva	Olfação		
II	Óptico	Sensitiva	Visão		
III	Oculomotor	Motora		Levantador da pálpebra superior Reto superior Reto medial Reto inferior Oblíquo inferior	
		Parassimpática			Constrição da pupila, acomoda a lente
IV	Troclear	Motora		Oblíquo superior	
V	Trigêmeo	Sensitiva Motora	Cabeça	Músculos da mastigação Milo-hióideo Ventre anterior do m. digástrico Tensor do tímpano Tensor do véu palatino	
VI	Abducente	Motora		Reto lateral	
VII	Facial	Sensitiva	Orelha externa Cavidade nasal Palato mole Paladar (2/3 anteriores da língua)		
		Motora		Músculos da face (expressão facial) Ventre posterior do m. digástrico Estilo-hióideo Estapédio	
		Parassimpática			Lágrimas, saliva e muco
VIII	Vestibulococlear	Sensitiva	Audição Equilíbrio		
IX	Glossofaríngeo	Sensitiva	Orelha externa Língua (sensibilidade geral e paladar do 1/3 posterior) Faringe Seio carótico		
		Motora Parassimpática		Estilofaríngeo	Secreção de saliva (glândula parótida)
X	Vago	Sensitiva	Orelha externa Epiglote (paladar) Faringe, laringe		
		Motora Parassimpática		Laringe e faringe	Homeostase, peristalse, secreção nos pulmões, coração e tubo intestinal; função renal visceral

(continua)

NERVO CRANIANO	NOME COMUM	TIPO DE FIBRA	ÁREA SENSITIVA	MÚSCULOS	FUNÇÃO AUTÔNOMA
XI	Acessório	Motora		Esternocleidomastóideo Trapézio	
XII	Hipoglosso	Motora		Músculos intrínsecos e extrínsecos da língua	

TABELA 6.1 RESUMO DOS NERVOS CRANIANOS *(CONTINUAÇÃO)*

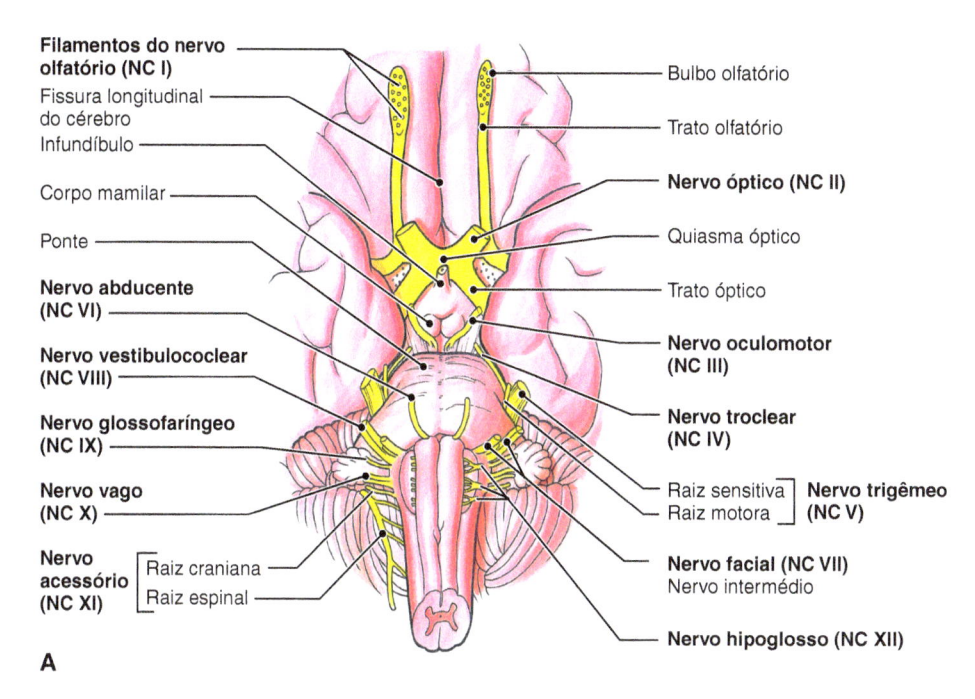

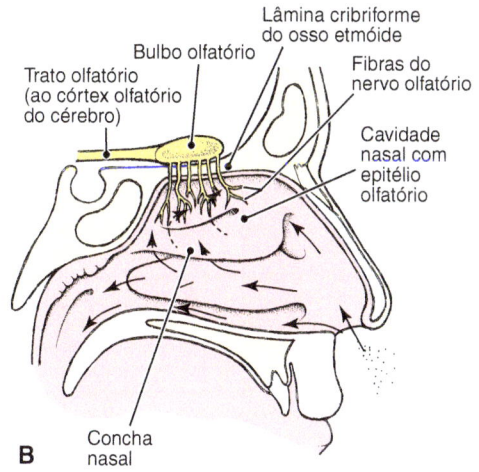

FIGURA 6.35 Nervo craniano I (nervo olfatório).

Os nervos cranianos são numerados grosseiramente de acordo com o seu surgimento ao longo da superfície inferior do encéfalo (**A**). O nervo olfatório, ou nervo craniano (NC) I, origina-se no epitélio da cavidade nasal e atravessa os forames da lâmina cribriforme do osso etmóide interveniente (**B**). (De Sadler TW. Langman's Medical Embryology, 9th Edition. Baltimore: Lippincott Williams & Wilkins, 2004. Fig. 10.2A, p. 646; de Stedman's Medical Dictionary, 27th Edition. Baltimore: Lippincott Williams & Wilkins, 2000.)

nasal (Fig. 6.35). O restante do nariz "externo" é uma bolsa modificada de ectoderma que se salienta anteriormente a partir dos ossos nasais e se pregueia sobre si mesma, para formar um tipo de conduto com revestimento úmido. Este revestimento umedece e torna adequada a temperatura do ar inspirado, de modo que ele não perturbe as terminações nervosas olfatórias. Em vez disso, ele seduz ou estimula o nervo olfatório com os compostos químicos do aroma ou odor.

Nervo craniano II: nervo óptico

O nervo craniano II fornece o sentido da visão. Isso é tudo.

A capacidade de ver estereoscopicamente e em cores domina a compreensão humana do mundo. A visão é uma capacidade apreciada, e sua perda imediatamente afeta a sensação de "saúde" de uma pessoa. O nervo craniano II é uma extensão do encéfalo, completo com as meninges que recobrem o sistema nervoso central e com terminações que são sensíveis a determinados comprimentos de onda de luz (Fig. 6.36). As terminações das fibras do nervo óptico espalham-se em leque ao longo da túnica interna do bulbo do olho, a **retina**. A luz atinge a retina, passando através de uma abertura (pupila) profundamente à superfície da córnea do bulbo do olho. Uma vez que entram por esta abertura, as ondas de luz são refratadas através da **lente** (**cristalino**), cuja capacidade de se curvar é governada pelo próximo nervo craniano, o nervo oculomotor. Então, ondas de luz focalizadas que estimulam a retina são conduzidas ao encéfalo por meio de quatro trajetos exclusivos de fibras (ver Fig. 6.36). A luz que é refletida pelos objetos que estão diretamente à sua frente, ou nos campos nasais de visão, estimula a região lateral da retina em cada olho. Estas fibras retinianas dirigem-se pelo nervo óptico até o **trato óptico**, no mesmo lado (ipsilateral) do encéfalo. Em contraste,

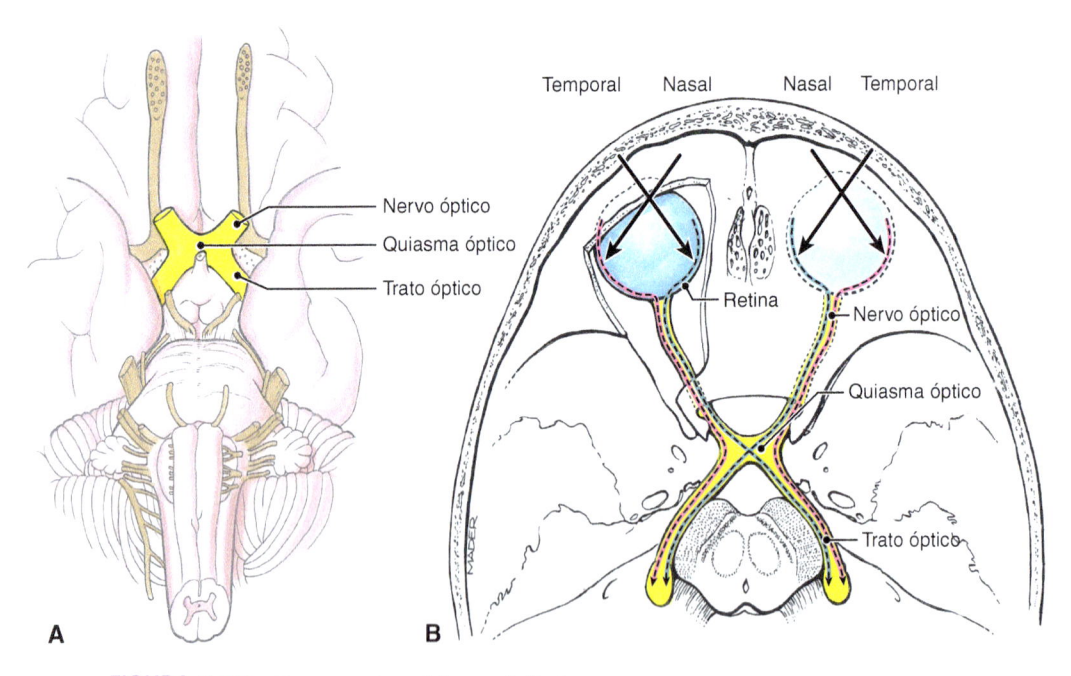

FIGURA 6.36   **Nervo craniano II (nervo óptico).**

O nervo óptico é próprio da visão. Suas terminações na retina formam um disco receptivo no fundo do bulbo do olho. As fibras que captam a luz dos campos de visão periféricos (temporais) na verdade cruzam para o outro lado do encéfalo através de um quiasma óptico. Assim, derrames ou outras lesões que afetam a visão irão causar déficits diferentes, dependendo de onde eles afetam o nervo óptico. (De Sadler TW. Langman's Medical Embryology, 9th Edition. Baltimore: Lippincott Williams & Wilkins, 2004. Fig. 10.4, p. 652.)

a luz que é refletida pelos objetos que estão em seus campos de visão periféricos, ou temporais, estimula a região medial da retina em cada olho. Estas fibras da retina dirigem-se pelo nervo óptico e cruzam para o lado oposto, no **quiasma óptico**. Assim, cada lado do encéfalo processa os sinais de luz que se originam do lado oposto do mundo diante de você (Fig. 6.36). A luz que provém do seu lado direito, por exemplo, atinge somente o lado esquerdo do seu encéfalo, pois estimula a região lateral da retina no olho esquerdo (transmissão ipsilateral) e a região medial da retina no olho direito (transmissão contralateral). Embora estas vias possam parecer confusas, elas ajudam você a localizar a posição de uma lesão específica à via visual: um paciente incapaz de ver com um dos olhos provavelmente tem uma lesão no nervo óptico; um paciente com visão periférica limitada provavelmente tem uma lesão no quiasma óptico; e um paciente com percepção deficiente de um lado de seu mundo provavelmente tem uma lesão no trato óptico do lado oposto.

Nervo craniano III: nervo oculomotor

Este nervo craniano fornece inervação motora a quatro dos músculos que movem o bulbo do olho e um músculo que eleva a pálpebra. Ele dá à lente do olho a capacidade de acomodar seu foco, e à pupila do olho, a capacidade de fazer a constrição de sua abertura (limitando a quantidade de luz que atinge a lente). Este é o nervo do "olhar". Os músculos que movem o bulbo do olho são chamados músculos **extrínsecos** (**extra-oculares**) (Fig. 6.37A – ver também Capítulo 7). Seu grupo de células de origem é incerto, mas eles podem se originar do que parece ser três grupos de células miotômicas no mesênquima, logo acima dos arcos faríngeos (pré-óticos). Se for assim, isso explicaria porque a combinação de sete músculos extrínsecos é inervada por três nervos cranianos diferentes e próprios (os **nervos cranianos III**, **IV** e **VI**).

Como o seu nome indica, esse nervo é primariamente um nervo motor. Além de seu componente motor regular aos músculos extrínsecos, ele é um dos quatro nervos cranianos que contém fibras parassimpáticas do sistema nervoso autônomo (ver Fig. 6.37B). Em geral, as fibras parassimpáticas fazem os músculos lisos ou glândulas comportarem-se em um *status quo*, ou estado de equilíbrio. Para o olho, isso significa uma quantidade controlada de luz para estimular o nervo óptico e uma resposta de "curvamento" da lente para manter a luz focalizada na retina, à medida que os objetos se movem mais para perto ou mais para longe. Estas são as funções de **constrição** pupilar e **acomodação**, respectivamente.

As fibras parassimpáticas tipicamente fazem sinapse em gânglios próximos do tecido que elas inervam (ver a discussão dos nervos autônomos, a seguir). No referido caso, o gânglio é chamado de **gânglio ciliar**, e ele se destaca do nervo oculomotor próximo à região posterior da órbita. As fibras parassimpáticas saem do nervo oculomotor, passam através do gânglio onde fazem sinapse e, então, dirigem-se diretamente ao bulbo do olho. Algumas delas vão a um músculo liso denominado **esfíncter da pupila**, que faz a constrição da íris, reduzindo, assim, a abertura (**pupila**) no centro dela. Esta ação é similar a alterar a abertura de uma câmera fotográfica. Ela é uma função parassimpática, pois o estado de repouso de nossa visão é ver bem com uma abertura estreita.

As outras fibras parassimpáticas dirigem-se às fibras de músculo liso do corpo ciliar que circunda as margens da lente, aumentando ou reduzindo sua curvatura. Isso mantém a luz que incide focalizada na retina, mesmo quando o objeto que a reflete está se movendo. Isto é chamado de acomodação. É uma ação parassimpática, pois, em um estado de repouso ou "padrão", gostaríamos de ver perfeitamente. Não há contra-ação simpática à acomodação (isto é, não há opção subconsciente para sair de foco) mas, para muitas pessoas, o reflexo da acomodação necessita ajuda das lentes externas dos óculos ou lentes de contato.

A lesão do nervo oculomotor poderia resultar em pupilas dilatadas mesmo quando estimuladas por uma luz, pois a estimulação simpática ao músculo dilatador da pupila não é

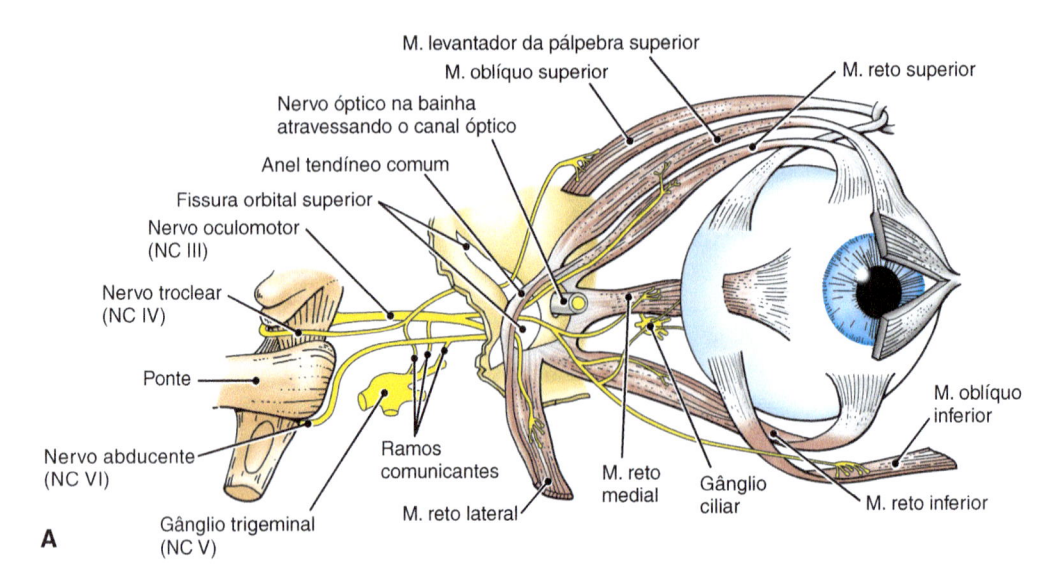

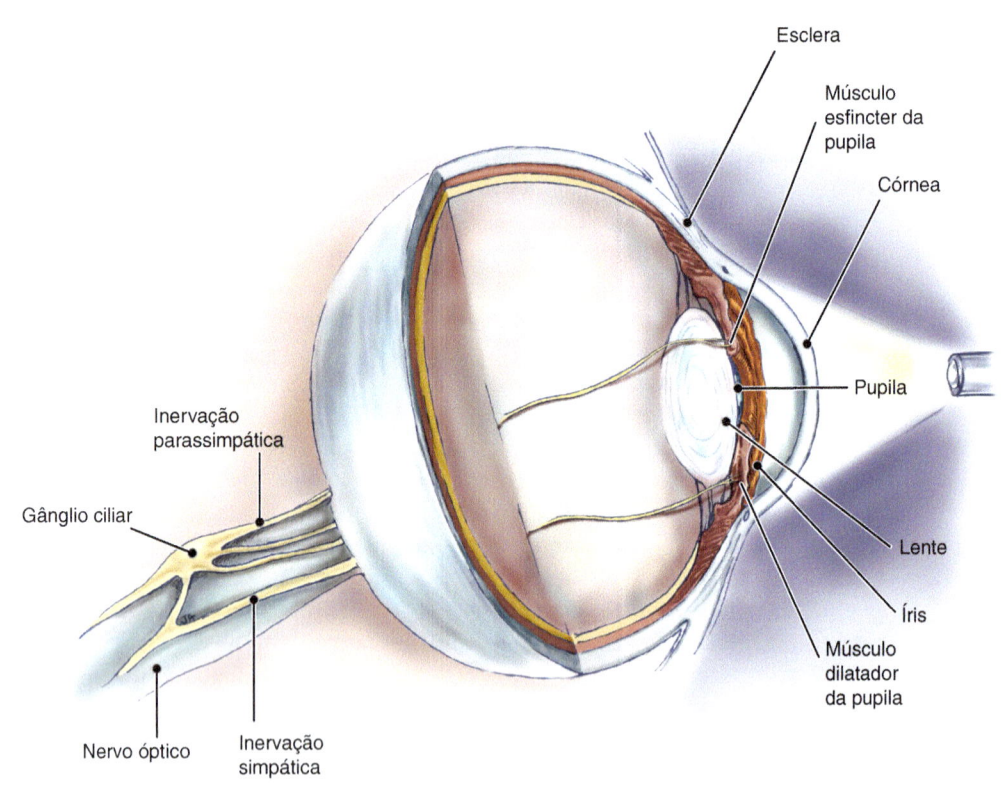

A

- M. levantador da pálpebra superior
- M. oblíquo superior
- M. reto superior
- Nervo óptico na bainha atravessando o canal óptico
- Anel tendíneo comum
- Fissura orbital superior
- Nervo oculomotor (NC III)
- Nervo troclear (NC IV)
- Ponte
- Nervo abducente (NC VI)
- Gânglio trigeminal (NC V)
- Ramos comunicantes
- M. reto lateral
- M. reto medial
- Gânglio ciliar
- M. oblíquo inferior
- M. reto inferior

B

- Esclera
- Músculo esfíncter da pupila
- Córnea
- Pupila
- Lente
- Íris
- Músculo dilatador da pupila
- Inervação parassimpática
- Gânglio ciliar
- Nervo óptico
- Inervação simpática

equilibrada por um estímulo parassimpático funcionante ao músculo esfincter da pupila. Da mesma forma, o paciente pode ser incapaz de acomodar o foco em um objeto em movimento. As lesões que afetam a inervação motora aos músculos extrínsecos do bulbo do olho resultam em um espectro de problemas caracterizado pela incapacidade de mover o olho medialmente (isto é, um olhar não-corrigido "para baixo e para fora" – ver Capítulo 7). Qualquer uma dessas condições pode ser acompanhada por uma pálpebra caída, ou **ptose**, que é a incapacidade de elevar a pálpebra completamente e expor a pupila.

Nervo craniano IV: nervo troclear

O nervo craniano IV fornece inervação motora a um só músculo do olho, o músculo oblíquo superior (ver Fig. 6.37A). Isso é tudo.

O músculo oblíquo superior roda o olho inferior e lateralmente. Como o nervo tem um papel bastante singular, sua lesão (por exemplo, por um derrame) pode ser avaliada diretamente pelo exame clínico. O paciente afetado terá dificuldade de olhar para baixo, quando você dirige o olho do paciente medialmente (ver Capítulo 7).

Nervo craniano V: nervo trigêmeo

O nervo craniano V fornece sensação a quase todas as superfícies da cabeça (Fig. 6.38). Ele também inerva os músculos que você usa para mastigar e quatro músculos associados com a evolução do aparato da mandíbula em mamíferos. Fornece, ainda, fibras sensitivas e motoras gerais – muitas! – e nada mais.

Esse nervo é denominado nervo trigêmeo, pois apresenta três feixes distintos de fibras após deixar o encéfalo. Estes feixes são denominados de acordo com a região geral que eles suprem: **oftálmico, maxilar** e **mandibular** (ou V1, V2 e V3, respectivamente). Somente o nervo mandibular contém fibras motoras.

A distribuição sensitiva do nervo trigêmeo demonstra quão extensamente o ectoderma envolve o tubo neural e o endoderma. Como o endoderma origina os sistemas respiratório e digestório separados, a pele da face deve se adaptar distintamente às necessidades destas duas aberturas de acesso (o **nariz** e a **boca**). Dentro da boca, o ectoderma origina o revestimento das bochechas, das gengivas, da túnica mucosa do palato, do esmalte endurecido dos dentes e de um envoltório frouxo para a língua que se salienta.

Talvez a adaptação mais fascinante do ectoderma seja o bulbo do olho. A pele entre a retina e o mundo exterior evolui em um arranjo cooperativo de esclera e uma camada transparente chamada **córnea**. Em virtude de serem pele modificada, estes tecidos necessitam de sensibilidade geral, que é fornecida pelo nervo trigêmeo.

FIGURA 6.37 Nervos cranianos III (oculomotor), IV (troclear) e VI (abducente).

Os nervos cranianos III, IV e VI posicionam o bulbo do olho **(A)**. Esta figura esquemática mostra os seis músculos extrínsecos que movem o bulbo do olho e o músculo que eleva a pálpebra superior. O nervo craniano (NC) III não fornece inervação motora somente a dois destes músculos. O nervo craniano IV fornece inervação motora somente ao músculo oblíquo superior, e o nervo craniano VI fornece inervação motora somente ao músculo reto lateral (ver Capítulo 7 para detalhes do movimento ocular). O nervo craniano III também faz constrição da pupila e altera a curvatura da lente **(B)**. O nervo oculomotor responde com sua parte parassimpática à estimulação luminosa, reduzindo a pupila (músculo esfincter da pupila). Quando a luminosidade é baixa, as fibras nervosas simpáticas respondem disparando o antagonista músculo dilatador da pupila. A tensão basal na lente pode ser relaxada quando o impulso parassimpático através do nervo oculomotor ativa o músculo ciliar, que suspende a lente de forma semelhante à margem de um trampolim. Quando o músculo circunferencial é ativado, os filamentos que sustentam a lente se relaxam e ela se abaula, tornando mais fácil focalizar objetos próximos. (De Moore KL, Dalley AF. Clinically Oriented Anatomy, 5th Edition. Baltimore: Lippincott Williams & Wilkins, 2006. Fig. 7.37, p. 970.)

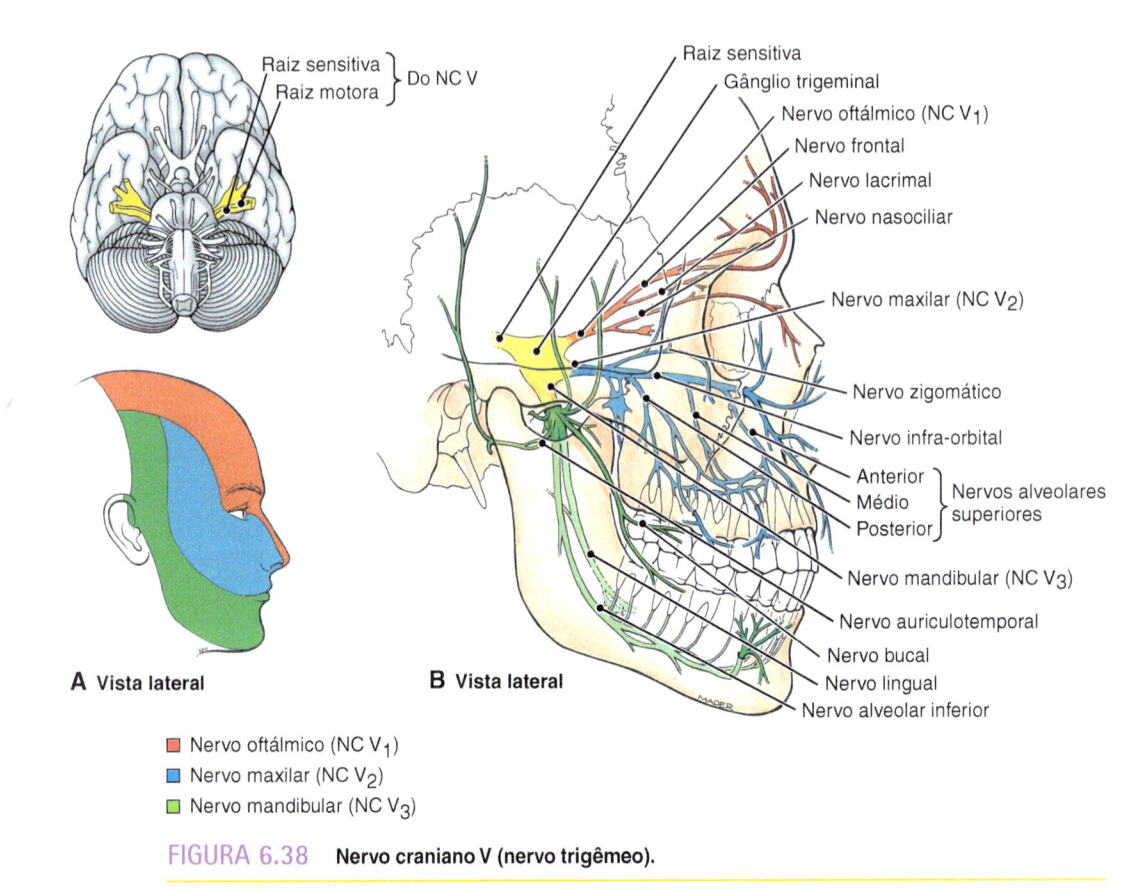

A Vista lateral **B** Vista lateral

- Nervo oftálmico (NC V₁)
- Nervo maxilar (NC V₂)
- Nervo mandibular (NC V₃)

FIGURA 6.38 Nervo craniano V (nervo trigêmeo).

Embora este grande nervo craniano (NC) tenha muitos ramos, ele possui relativamente poucas funções: a sensibilidade geral de praticamente todas as superfícies de contato faciais **(A)** e a inervação motora aos músculos do primeiro arco faríngeo, por meio do nervo mandibular **(B)**. (De Moore KL, Dalley AF. Clinically Oriented Anatomy, 5th Edition. Baltimore: Lippincott Williams & Wilkins, 2006. Fig. 9.6, p. 1140.)

O tecido encefálico em si não sente dor, pressão, tato ou temperatura, mas suas meninges, sim – e de modo bastante agudo. Na maior parte, o nervo craniano V inerva as meninges por meio de fibras que fazem trajeto ao longo da artéria meníngea média. A região occipital das meninges é inervada por ramos meníngeos do nervo craniano X (o nervo vago).

A pele da orelha externa é a única outra área da parte externa da cabeça que obtém sensibilidade geral de outros nervos que não o nervo craniano V. Isso ocorre porque a orelha externa deriva de áreas do pescoço que convergem nas rotas de outros nervos cranianos (os nervos cranianos VII, IX e X). No meato acústico externo, porém, e na membrana timpânica, há ectoderma cobrindo a exposição do encéfalo ao mundo exterior; desse modo, estes são inervados pelo nervo trigêmeo.

O nervo craniano V é o nervo próprio do primeiro arco; assim, ele fornece algumas fibras motoras aos músculos que se condensam a partir dos grupos de células daquele arco. Os grupos do primeiro arco formam os músculos da mastigação (masseter, temporal, pterigóideo medial e pterigóideo lateral), dois outros músculos relacionados à mandíbula (ventre anterior do músculo digástrico e milo-hióideo) e dois músculos que atingem a parte mais superior do arco (tensor do tímpano e tensor do véu palatino). A maioria dos estudantes aprende a inervação motora pelo nervo trigêmeo como "Músculos da Mastigação mais MATT".

O nervo craniano V é grande. Muitos dos feixes de fibras nervosas dissecáveis macroscopicamente na cabeça são ramos dele, e diversos deles possuem nomes descritivos. Os nomes dados aos ramos tendem a refletir onde o nervo está localizado ou para onde se dirige.

Nervo craniano V: nervo oftálmico. Esta primeira divisão do nervo trigêmeo supre a região do olho, a fronte (testa) superior aos olhos e partes das superfícies externa e interna do nariz (ver Fig. 6.38). Quando entra na parte posterior da órbita, o nervo craniano V_1 se divide em três ramos: nervos **frontal**, **lacrimal** e **nasociliar**. O nervo frontal segue ao longo do topo da órbita e atinge a pele da testa através de forames no osso frontal. Aqui, chamamos os dois feixes nervosos de **nervo supra-orbital** e **nervo supratroclear**, que são denominados pelo local onde emergem em relação ao olho. A região troclear na órbita encontra-se súpero-medialmente; daqui, os nervos espalham-se para suprir a fronte.

O nervo lacrimal dirige-se lateralmente ao longo da órbita, às vezes perfurando a glândula lacrimal, e atinge a pele no ângulo lateral do olho. Ele não inerva a glândula lacrimal – ver *Nervo Craniano VII*. O nervo nasociliar supre o bulbo do olho em si e a parte superior do nariz (interna e externamente). Dentro da órbita, ele atinge a parte posterior do bulbo do olho e se distribui às superfícies deste. Na córnea, ele inicia o reflexo de piscar (palpebral) quando algo se aproxima do bulbo do olho. Outras fibras evitam o bulbo do olho, ao longo do interior da órbita, e penetram no osso etmóide, como o **nervo etmoidal anterior** e o **nervo etmoidal posterior**. Estes irão inervar os bolsões de ar (seios) do etmóide (células etmoidais), os revestimentos cutâneos interno e externo do topo do nariz e a pálpebra superior.

Nervo craniano V: nervo maxilar. Esta divisão média também é puramente sensitiva, e dirige-se às superfícies inferiores aos olhos, mas superiores ao mento (queixo) (grosseiramente, as superfícies que recobrem a maxila e seus vizinhos mais próximos). Ele emerge na pele da face através de um forame evidente na maxila, inferiormente à órbita. Este é chamado de **forame infra-orbital**, e o feixe nervoso neste ponto é chamado de **nervo infra-orbital**.

O nervo zigomático supre a pele sobre o osso zigomático e a área sob o bulbo do olho. A glândula lacrimal está na região súpero-lateral da órbita, onde o osso zigomático apresenta uma sutura com o osso frontal. O nervo zigomático transporta um ramo parassimpático do nervo craniano VII próximo a este ponto.

Como seu nome indica, o "**nervo esfenopalatino**"* faz trajeto próximo às lâminas do processo pterigóide do osso esfenóide e à lâmina perpendicular do osso palatino. Um pequeno espaço entre estes dois ossos abriga o **gânglio pterigopalatino**, uma das estações de sinapse para as fibras parassimpáticas. Os ramos para o gânglio pterigopalatino do nervo maxilar sustentam o gânglio e enviam fibras sensitivas além dele, dirigindo-se a alvos no palato mole e revestimento interno da cavidade nasal. Estes ramos são denominados **nervo palatino maior, nervos palatinos menores, ramos nasais posteriores superiores** e **nervo nasopalatino**, com base em suas localizações.

A maior parte do nervo maxilar não se desvia superiormente como o nervo zigomático, ou inferiormente para o gânglio pterigopalatino; em vez disso, dirige-se anteriormente em direção ao forame que lhe permitirá atingir a pele sobre a maxila. Neste trajeto, atravessa o teto do grande seio maxilar e, por fim, posiciona-se logo acima das raízes dos dentes maxilares (superiores). Os ramos do nervo maxilar nesse ponto dirigem-se inferiormente, como os nervos alveolares superiores, para suprir o tecido sensível em torno dos dentes e gengivas superiores.

---

* N. de R.T. Na Terminologia Anatômica (2001) encontramos o nervo nasopalatino, além de outros, como ramo do nervo maxilar. Contudo, não encontramos o termo "nervo esfenopalatino".

Finalmente, o nervo maxilar atinge a pele da face. Tendo emitido fibras para inervar os revestimentos internos das cavidades oral e nasal, os feixes de fibras restantes do nervo maxilar saem do canal/sulco infra-orbital da maxila através do forame infra-orbital. Eles se espalham sobre partes da bochecha, lábio superior, pálpebra inferior e região temporal. O que o nervo infra-orbital não supre superiormente a isso é suprido pelo nervo oftálmico, e o que ele falha em suprir inferiormente é suprido pelo nervo mandibular.

Nervo craniano V: nervo mandibular.

Este nervo se encarrega de todas as tarefas motoras do nervo trigêmeo e das áreas sensitivas que permanecem na face superior à linha do "queixo à orelha". Isso inclui, de modo importante, a superfície da língua, o lábio inferior e parte da orelha externa. A maioria das fibras motoras dirige-se aos quatro músculos da mastigação e ao músculo que forma o soalho da boca, profundamente à língua (o milo-hióideo). As vias para estas fibras motoras atravessam a fossa infratemporal, um espaço situado profundamente ao arco zigomático. Dentro da fossa, os músculos da mastigação inserem-se na mandíbula para elevá-la (fechamento) e movê-la posterior e anteriormente. Forames nos ossos cranianos são atravessados por nervos cranianos que fazem trajeto anterior através da fossa, para atingir os músculos e as estruturas da superfície. Aqui, um forame evidente é o **forame oval**, através do qual emerge o nervo mandibular do nervo trigêmeo. Além das fibras que fornecem inervação motora aos músculos da mastigação, o nervo ramifica-se em quatro feixes largos com nomes específicos.

O **nervo bucal** dirige-se anteriormente, na pele que forma a parte livre da bochecha. Esta pele inclui uma superfície externa seca (suprida principalmente pelo nervo infra-orbital do nervo maxilar) e uma superfície interna úmida, que vai da gengiva superior à gengiva inferior. Esta pele atua como um trampolim para as partículas de alimento que escapam da fileira de dentes. A parte interna úmida da bochecha é sensível à dor, à pressão, ao tato e à temperatura, de modo que necessita do nervo craniano V.

O **nervo lingual** é próprio à superfície dos dois terços anteriores da língua e conduz a informação sensitiva geral de volta ao encéfalo. Esta superfície da língua também é capaz de detectar os componentes químicos que chamamos de paladar, de modo que o nervo lingual está idealmente posicionado para prover essas terminações nervosas também – mas não o faz: este ramo do nervo craniano V, assim como outros ramos, é simplesmente um transportador para as fibras especiais que fazem parte de outros nervos cranianos. O nervo lingual conduz um ramo do nervo craniano VII denominado **corda do tímpano** (ver a seguir) até os dois terços anteriores da língua, de modo que possa suprir as papilas gustatórias. Além disso, como ele já é um "táxi" para esta finalidade, porque não levar fibras parassimpáticas às duas glândulas salivares das proximidades (submandibular e sublingual)? Não há problema. Do nervo craniano VII, via corda do tímpano, o nervo lingual conduz as fibras parassimpáticas em seu caminho até as glândulas salivares submandibular e sublingual.

Cada um dos nervos do nervo craniano V é destinado a um forame, através do qual ele pode atingir a pele na superfície da cabeça. Para o nervo mandibular, o **nervo alveolar inferior** atravessa um forame na mandíbula (o **forame mentual**) próximo aos dentes anteriores. Quando ele emerge na pele do mento (queixo), é chamado **nervo mentual**. Antes de emergir, ele percorre o corpo da mandíbula, de modo que possa suprir, convenientemente, os dentes mandibulares (inferiores) ao longo do caminho. Transporta também algumas fibras motoras destinadas ao músculo milo-hióideo.

Devido à forma com que a mandíbula se desenvolve, a divisão do nervo trigêmeo destinada a ela também supre áreas posteriores à mandíbula e em torno da orelha. O **nervo auriculotemporal**, ramo do nervo mandibular, faz trajeto para fora do forame oval e atinge a pele próxima à orelha. Dali, ele segue o trajeto da artéria temporal superficial e, então, espalha-se no meato acústico externo, para suprir o ectoderma entre o poro acústico externo e a membrana timpânica. Esta rota o coloca muito perto da glândula salivar parótida, inervada pelo nervo craniano IX. De fato, o gânglio para as fibras parassimpáticas do nervo craniano IX pende do nervo auriculotemporal, e este conduz as fibras do nervo craniano IX do gânglio à glândula.

Nervo craniano VI: nervo abducente

O nervo craniano VI fornece inervação motora somente a um músculo do olho, o reto lateral. Isso é tudo.

O nome deste nervo na verdade indica sua ação, que é abduzir o olho, ou mover o olho lateralmente (ver Fig. 6.37A). Se ele estiver comprometido, o paciente será incapaz de manter o olho centrado no lado afetado – ele o desviará medialmente.

Nervo craniano VII: nervo facial

O nervo craniano VII apresenta quatro modalidades: sensibilidade geral, sensibilidade especial (paladar), motora e parassimpática (Fig. 6.39). Ele é o nervo craniano próprio do segundo arco do desenvolvimento da cabeça (o nervo trigêmeo seguiu o primeiro arco) e, em grande parte, governa a forma com que a cabeça "expressa" e sente os componentes do paladar. O conhecimento de onde os diferentes componentes funcionais se separam um do outro é útil para a avaliação clínica do paciente.

Fibras sensitivas gerais.
A única região da cabeça inervada pelas fibras sensitivas gerais é a área em torno da parte inferior da orelha (onde convergem as fibras cutâneas dos nervos cranianos VII, IX e X). O nervo facial está nas adjacências, pois, quando todo o nervo sai do encéfalo, ele entra no meato acústico interno e se introduz nas câmaras profundas do osso temporal (canal do nervo facial), para depois atingir seus tecidos-alvo. Essa é de longe a função menos importante do nervo facial.

Fibras sensitivas especiais.
O nervo facial detecta o paladar nos dois terços anteriores da língua. O terço posterior da língua se situa mais próximo da faringe e, assim, está no domínio do nervo glossofaríngeo (nervo craniano IX). As fibras gustatórias do nervo facial se reúnem e formam o nervo **corda do tímpano**; como o nome indica, este feixe nervoso faz trajeto tangente à membrana timpânica, naquele ponto na orelha média onde o feixe parte do nervo facial. Assim que as fibras do corda do tímpano atravessam uma fenda (fissura) no osso temporal e entram na fossa infratemporal (ver *Nervo Craniano V*), elas podem "pegar uma carona" com o nervo lingual, para atingir a língua.

O nervo facial também é descrito como fornecedor da gustação ao palato mole, especialmente em crianças. Estas fibras nervosas percorrem uma via muito diferente, principalmente na companhia de fibras parassimpáticas, também do nervo craniano VII (ver adiante).

Fibras motoras gerais.
O nervo facial governa os músculos da face (expressão facial) mais D-E-E, onde D-E-E significa músculo digástrico (ventre posterior), músculo estapédio e músculo estilo-hióideo. Todos esses três músculos estão relacionados com o grupo de tecidos formadores de músculo no segundo arco do desenvolvimento da cabeça. O músculo estapédio torna-se incorporado na função delicada do mecanismo vibratório da orelha interna. O nervo facial envia um ramo em sua direção quando se dirige à orelha interna, no caminho para a saída do crânio (o forame estilomastóideo).

Os outros dois músculos inserem-se no próprio processo estilóide*, tornando-se disponíveis para as fibras motoras do nervo facial. Elas também inervam o grupo de músculos da face

---

* N. de R.T. O ventre posterior do músculo digástrico insere-se na incisura mastóidea do osso temporal.

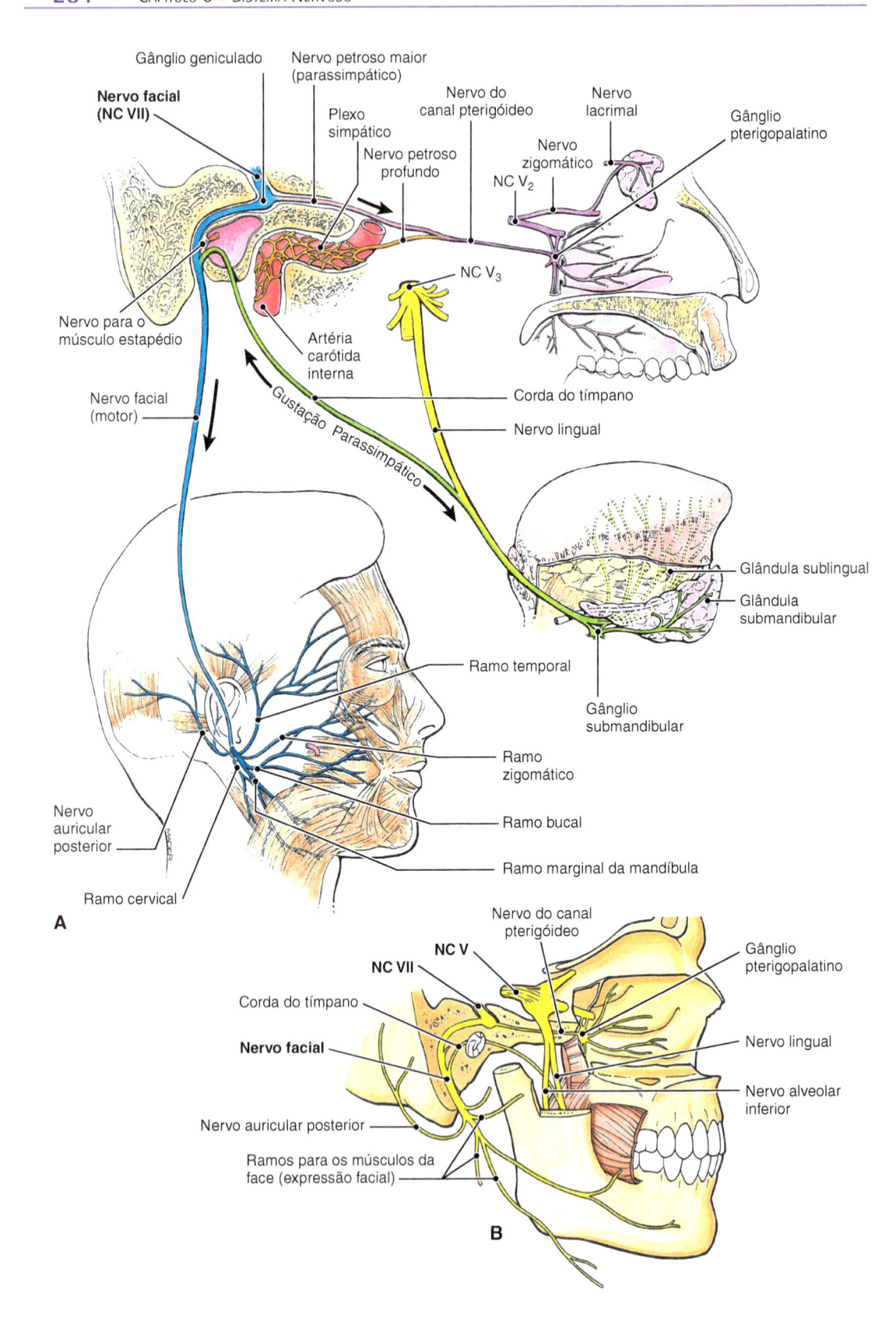

A

- Gânglio geniculado
- **Nervo facial (NC VII)**
- Nervo petroso maior (parassimpático)
- Plexo simpático
- Nervo do canal pterigóideo
- Nervo petroso profundo
- Nervo lacrimal
- Nervo zigomático
- NC V₂
- Gânglio pterigopalatino
- Nervo para o músculo estapédio
- Artéria carótida interna
- NC V₃
- Nervo facial (motor)
- Gustação
- Parassimpático
- Corda do tímpano
- Nervo lingual
- Glândula sublingual
- Glândula submandibular
- Ramo temporal
- Gânglio submandibular
- Ramo zigomático
- Nervo auricular posterior
- Ramo bucal
- Ramo marginal da mandíbula
- Ramo cervical

B

- Nervo do canal pterigóideo
- NC V
- NC VII
- Gânglio pterigopalatino
- Corda do tímpano
- Nervo lingual
- **Nervo facial**
- Nervo alveolar inferior
- Nervo auricular posterior
- Ramos para os músculos da face (expressão facial)

(expressão facial), que se apresentam do couro cabeludo (para elevar os supercílios, em surpresa) até a clavícula (para enrijecer a pele do pescoço na irritação extrema). Para abranger esta ampla cobertura da tela subcutânea (onde os músculos estão inseridos), o nervo facial emerge do forame estilomastóideo posteriormente à mandíbula, como um tipo de tronco. Dali, ele se ramifica em diversos ramos em um formato de leque, todos ocultos no parênquima da glândula parótida, mas muito próximos da tela subcutânea. Uma vez que atravessam o parênquima da glândula parótida, os ramos serpenteiam ao longo do plano da tela subcutânea para atingir todos os feixes de fibras musculares da expressão facial.

Fibras parassimpáticas. O nervo facial é responsável pela secreção na **glândula lacrimal** (lágrimas), pelos revestimentos úmidos do nariz e pela parte superior da faringe e pelas duas glândulas salivares (**submandibular** e **sublingual**). Esses alvos variam do topo da órbita ao soalho da boca – uma distância considerável. Para administrá-los, o nervo facial envia fibras em direção a um espaço profundo entre o viscerocrânio e o neurocrânio (a **fossa pterigopalatina**) e, deste local, elas se juntam às fibras do nervo craniano V e a vasos sangüíneos, ou ambos, para atingir seu destino final.

Para atingir as glândulas salivares submandibular e sublingual, as fibras parassimpáticas saem do nervo facial profundamente na região da orelha e se unem com a (nervo) corda do tímpano. Elas ficam junto à corda do tímpano o quanto for possível. Finalmente, porém, aquele nervo vai para a língua, e as fibras parassimpáticas necessitam atingir as glândulas inferiormente à língua. Assim, as fibras separam-se da corda do tímpano e entram no gânglio submandibular, superiormente ao soalho da boca, onde fazem sinapse. As fibras pós-ganglionares continuam dali às duas glândulas-alvo.

As fibras parassimpáticas também necessitam atingir os tecidos secretores no revestimento da cavidade nasal e no palato. Para alcançá-los, as fibras separam-se precocemente do nervo facial, antes que ele penetre profundamente na orelha interna. Este ramo é denominado **nervo petroso maior** e forma um ângulo em direção anterior em um intervalo no pequeno espaço entre as lâminas do processo pterigóide do osso esfenóide e a lâmina perpendicular do osso palatino (a fossa pterigopalatina). Aqui, você encontrará o gânglio pterigopalatino, um tipo de "via de cruzamento no meio da cabeça" para as fibras parassimpáticas do nervo craniano VII. Do gânglio pterigopalatino, as fibras parassimpáticas dirigem-se anteriormente, em paralelo com as vias palatina e nasal do nervo maxilar. Adicionalmente, elas podem ser acompanhadas por algumas fibras gustatórias que fornecem capacidade de gustação ao palato.

Resta somente a glândula lacrimal. Da estação central do gânglio pterigopalatino, que pende do nervo maxilar (V_2), as fibras parassimpáticas atingem o ramo zigomático, no soalho da órbita. Dali, elas ascendem à glândula lacrimal no quadrante superior lateral. Esse representa um dos caminhos mais longos de uma fibra parassimpática, após ela ter deixado seu gânglio e antes de atingir seu órgão-alvo.

FIGURA 6.39   **Nervo craniano VII (nervo facial).**

O nervo facial fornece inervação motora a todos os músculos da face (expressão facial) e aos três músculos derivados do segundo arco faríngeo (ventre posterior do digástrico, estapédio e estilo-hióideo). Ele fornece a inervação parassimpática a três das quatro glândulas na cabeça: as glândulas salivares submandibular e sublingual e a glândula lacrimal **(A)**. Outras fibras parassimpáticas estimulam a secreção mucosa no nariz e no palato. As fibras gustatórias dos dois terços anteriores da língua seguem a via do nervo lingual, que é ramo do nervo mandibular (V_3), até imediatamente antes de entrar no crânio como o nervo distinto corda do tímpano **(B)**. (De Moore KL, Agur AMR. Essential Clinical Anatomy, 2nd Edition. Baltimore: Lippincott Williams & Wilkins, 2002.)

Nervo craniano VIII: nervo vestibulococlear

O nervo craniano VIII fornece as sensibilidades especiais da audição e do equilíbrio. Isso é tudo.

Os "órgãos" da audição e do equilíbrio estão profundamente embutidos na câmara da orelha interna do osso mais duro do corpo humano – a parte petrosa do osso temporal (Fig. 6.40). As terminações nervosas que detectam o movimento de líquido e sinalizam o equilíbrio no encéfalo são separadas das terminações nervosas que detectam as vibrações das ondas sonoras. Embora o nervo vestibulococlear seja denominado como um só feixe de fibras nervosas, suas

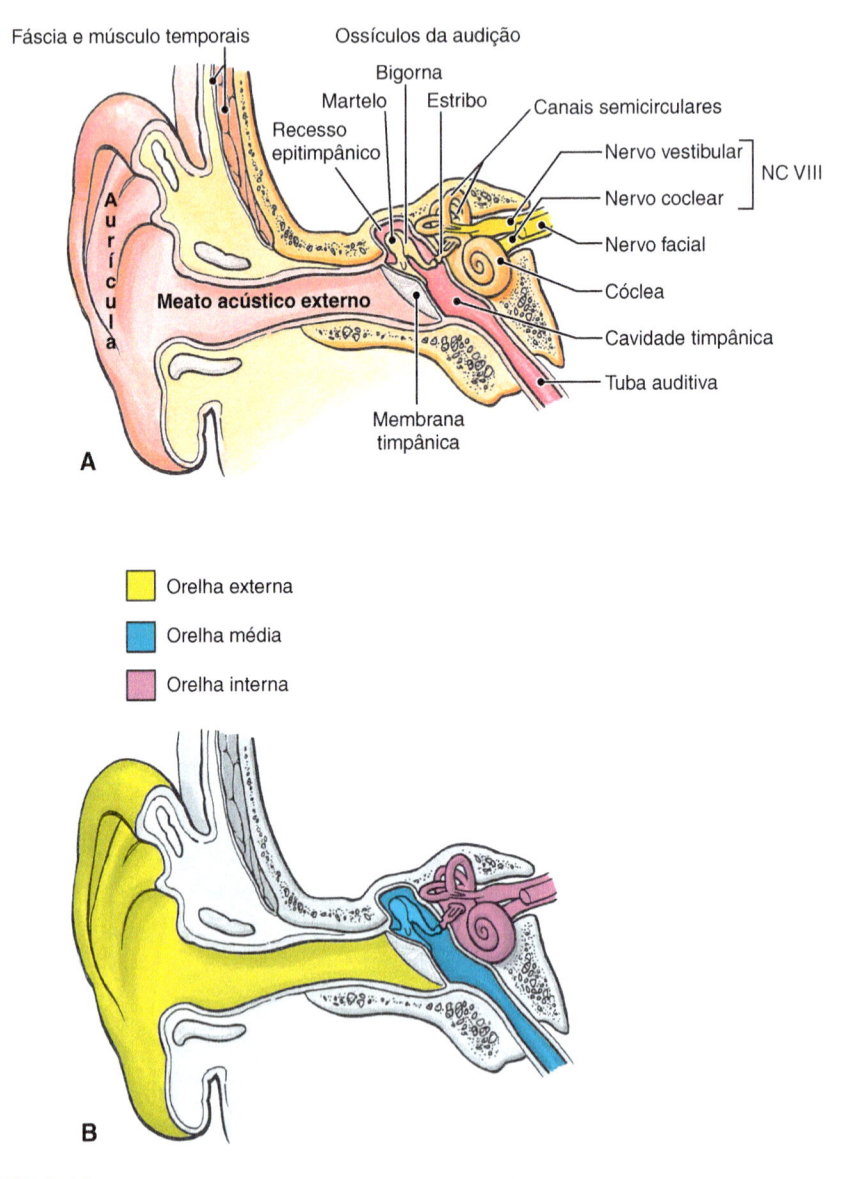

FIGURA 6.40 **Nervo craniano VIII (nervo vestibulococlear).**

A audição e o equilíbrio são fenômenos neurais na maior parte não-relacionados, mas as fibras nervosas que os conduzem fazem trajeto lado a lado no feixe do nervo craniano (NC) VIII **(A)** e terminam em regiões diferentes do mesmo "órgão" ósseo, na câmara da orelha interna **(B)**. (De Moore KL, Agur AMR. Essential Clinical Anatomy, 2nd Edition. Baltimore: Lippincott Williams & Wilkins, 2002. Fig. 8.47, p. 578.)

duas funções são estrutural e neuralmente separadas. No entanto, elas compartilham a mesma "casa" no osso temporal, e as terminações nervosas são estimuladas pelo mesmo fenômeno básico, ou seja, o líquido movendo-se sobre filamentos expostos semelhantes a pêlos, causando uma mudança na polaridade que é modulada pelo próprio estímulo.

Estas terminações nervosas delicadas devem ser protegidas. Estão alojadas na dura parte petrosa do osso temporal, a salvo da exposição direta ao mundo exterior. Para que as ondas sonoras atinjam as terminações nervosas, a anatomia entre a orelha externa e as terminações nervosas deve ser contributiva e condutiva. A superfície cutânea da "orelha" varia das pregas elaboradas do "disco de radar" da orelha externa ao canal estreito e, então, finalmente, à membrana timpânica. Como notado anteriormente, a membrana timpânica é o remanescente firmemente estendido da primeira fenda e bolsa faríngeas. Ela é tão tensa e fina que as ondas sonoras dentro da parte "audível" do espectro fazem-na vibrar.

A vibração da membrana timpânica é agora o sinal sonoro transduzido, mas ainda está afastado das terminações do nervo vestibulococlear. Situados na câmara presente após a membrana timpânica, estão os pequenos ossos remanescentes do primeiro e segundo arcos faríngeos, os ossículos da audição. Estes minúsculos ossos se articulam um com o outro em uma cadeia incomum, conectando a membrana timpânica à parte lateral da cóclea, a "casa" óssea das terminações auditivas do nervo vestibulococlear. A membrana timpânica vibrando agita o **martelo**, que sacode a **bigorna**, e esta, o **estribo**, que atinge uma membrana que cobre a janela do vestíbulo (oval) na cóclea. Essa onda transduzida é agora conduzida através do fluido da cóclea* e contra as terminações nervosas expostas do nervo coclear, especificamente.

A cóclea forma um canal espiral ósseo em que as ondas sonoras viajam; e há um canal labiríntico dentro do qual o equilíbrio é detectado. Esse aparelho labiríntico tem três ductos semicirculares "oponentes" contendo fluido, conectados a um labirinto vestibular (sáculo e utrículo).** Como os ductos estão orientados cardinalmente um ao outro, qualquer movimento da cabeça pode ser registrado. Os acúmulos centrais de líquido no sáculo e utrículo modificam-se com a aceleração e desaceleração de uma cabeça nivelada, respondendo, assim, por outros deslocamentos possíveis. O equilíbrio é a sensibilidade especial de detectar a posição da cabeça em todos os momentos. Faz perfeito sentido que as terminações nervosas sensíveis ao deslocamento de fluido estejam encerradas em um bloco profundo e endurecido de osso – a orelha interna, na parte petrosa do osso temporal.

Nervo craniano IX: nervo glossofaríngeo

O nervo craniano IX fornece uma variedade de serviços à parte posterior da língua, faringe (garganta) e a uma das glândulas salivares (Fig. 6.41). Assim como o nervo facial, ele possui diversos grupos funcionais de fibras, incluindo o de sensibilidade geral, sensibilidade especial, motor e parassimpático. Ele é o nervo craniano próprio do terceiro arco de desenvolvimento da cabeça. Em termos gerais, porém, seu papel e trajeto são relativamente simples.

O aspecto mais importante a lembrar sobre o nervo glossofaríngeo é que ele atua intimamente com o nervo vago (nervo craniano X). Juntos, eles formam um **plexo faríngeo** que garante a deglutição, incluindo um reflexo emético em resposta a uma deglutição indesejada. Geralmente se admite que o arco reflexo sensitivo do vômito é constituído pelo nervo glossofaríngeo. Após sair do encéfalo, o nervo glossofaríngeo segue acompanhando intimamente o nervo vago até o forame jugular, e dali à área faríngea adjacente.

O nervo glossofaríngeo fornece inervação sensitiva geral à orelha externa, à túnica mucosa da faringe e ao terço posterior da língua. A grande "base" da língua caracteriza-se

---

* N. de R.T. Os líquidos presentes no interior da cóclea são a perilinfa e a endolinfa.
** N. de R.T. Os ductos semicirculares, o utrículo e o sáculo fazem parte do labirinto vestibular, que é membranáceo e está contido no interior do labirinto ósseo.

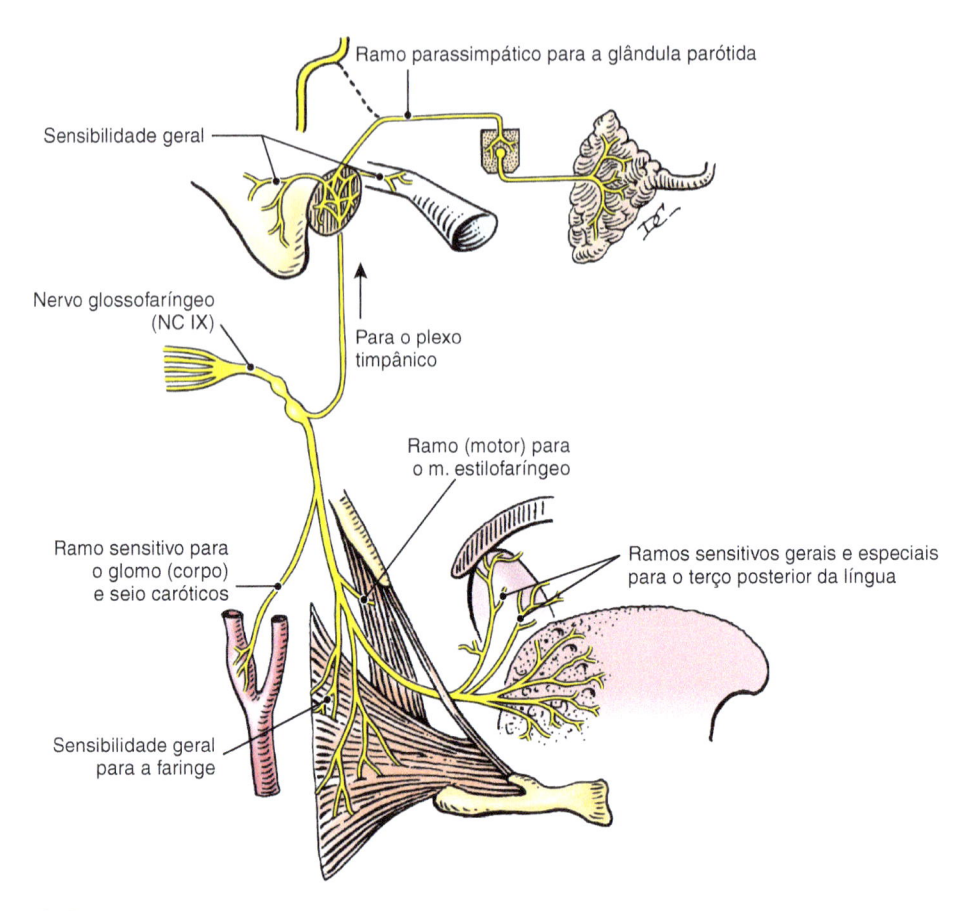

FIGURA 6.41   Nervo craniano IX (nervo glossofaríngeo).

O nervo craniano (NC) IX é próprio aos derivados do terceiro arco faríngeo, que se localiza no fundo da cavidade oral e parte superior da faringe. Esta ilustração esquemática exibe as vias funcionais do nervo, do parassimpático para a glândula salivar parótida, fibras de sensibilidade geral da parte posterior da língua e parte superior da faringe, fibras gustatórias para o terço posterior da língua e inervação motora ao único músculo estriado esquelético derivado do terceiro arco (estilofaríngeo). A única função exótica deste nervo é atingir a origem da artéria carótida interna, onde conduz informações de pressão arterial e saturação de oxigênio de volta ao encéfalo. (De Agur A, Dalley AF. Grant's Atlas of Anatomy, 11th Edition. Baltimore: Lippincott Williams & Wilkins, 2005.)

como um abaulamento para dentro do revestimento da parte oral da faringe. Mais próxima da faringe que dos lábios está a região de domínio do nervo glossofaríngeo. Em um raro exemplo de eficiência nos nervos cranianos, o mesmo nervo, neste caso, fornece ambas as fibras sensitivas gerais e especiais (gustação).

O nervo glossofaríngeo também faz trajeto inferior até a artéria carótida interna (que entra no crânio próximo da saída do nervo glossofaríngeo), para atingir o abaulamento na referida artéria junto à sua emergência (o **seio carótico**). O tecido da artéria neste ponto é sensível à pressão (barocepção); um grupo especial de células denominado **glomo** (**corpo**) **carótico** é sensível à concentração de substâncias químicas no sangue (quimiocepção). A pressão arterial e os níveis de saturação de oxigênio no sangue geram impulsos nervosos que se dirigem ao encéfalo e são conduzidos pelo nervo glossofaríngeo. Em caso de problemas hemodinâmicos, o sistema nervoso central responde alterando a freqüência cardíaca, força de contração e freqüência respiratória, ou alguma combinação das três.

Somente um músculo voluntário parece estar ligado ao terceiro arco de desenvolvimento da cabeça – o músculo estilofaríngeo, que é um dos muitos músculos acessórios da deglutição. O nervo glossofaríngeo fornece sua inervação motora. As fibras parassimpáticas que saem do nervo glossofaríngeo e atingem a glândula salivar parótida começam como um feixe denominado **nervo petroso menor**. Elas se agrupam na fossa infratemporal, fazem sinapse no gânglio ótico que está junto do nervo mandibular (V_3) e, então, acompanham o nervo auriculotemporal para fora, para o lado da cabeça, onde inervam a **glândula parótida**.

Nervo craniano X: nervo vago

Além de seu papel conjunto com o nervo glossofaríngeo na faringe, o nervo vago (nervo craniano X) garante toda a inervação motora e sensitiva à laringe. Ele ainda fornece inervação sensitiva geral à parte posterior das meninges e à orelha externa, gustação para a epiglote e a maior parte da função parassimpática vital de tecidos desde a faringe até o colo descendente (Fig. 6.42). Ele é essencialmente o nervo da deglutição, fala e respiração confortável, pulsação e digestão.

O nervo vago origina-se mais posteriormente no encéfalo que o nervo trigêmeo; isso posiciona melhor o nervo vago para a inervação sensitiva geral às meninges na fossa posterior do crânio. O nervo vago une-se aos nervos facial, glossofaríngeo e trigêmeo para alguma cobertura sensitiva trivial da orelha externa. Por si próprio e por meio do plexo faríngeo, ele fornece alguma inervação sensitiva aos revestimentos da faringe e laringe. Dois ramos denominados nesta categoria não são parte do plexo. O **nervo laríngeo superior** separa-se do nervo vago logo após emergir através do forame jugular e forma um ângulo em direção anterior e medial, atingindo a região traqueal no pescoço. Logo acima da proeminente cartilagem tireóidea, ele envia um ramo **laríngeo interno** através da membrana tireo-hióidea de tecido conectivo; este ramo fornece inervação sensitiva às muitas superfícies da laringe e faringe, particularmente acima das pregas vocais.

O restante do nervo laríngeo superior é o ramo **laríngeo externo**, que se angula de modo levemente mais inferior, para penetrar no músculo que une a cartilagem cricóidea com a cartilagem tireóidea. Este músculo é o cricotireóideo, e sua inervação motora é fornecida por este ramo distinto do nervo vago. Esse fato é notável porque todos os outros músculos intrínsecos da laringe são inervados pelo **nervo laríngeo recorrente**, ramo do nervo vago. É chamado recorrente, pois, de fato, separa-se do tronco do nervo vago no tórax e, então, recorre em torno de uma grande artéria para voltar posteriormente até o pescoço, ao longo e junto à traquéia.

Além da sensação geral, o nervo vago dá à epiglote a capacidade do paladar. A epiglote é a "tampa" que se fecha sobre a laringe quando você deglute, de modo que os alimentos não caiam inadvertidamente na via respiratória. Ela deriva da base do botão lingual, dentro dos tecidos do quarto arco faríngeo – o domínio do nervo craniano X.

Como parte do plexo faríngeo, o nervo vago fornece inervação motora aos muitos músculos sutis da faringe e laringe. Esses músculos permitem a você, mais ou menos, "fechar" a cavidade nasal e o tubo respiratório quando deglute e estreitar a parte posterior da faringe (garganta) para dirigir os alimentos ao esôfago. Os músculos faríngeos contraem-se em um tipo de pulsação, que move os alimentos em direção ao esôfago em um movimento de onda, similar à peristalse do músculo liso no esôfago e adiante (ver Capítulo 7).

A condução parassimpática é o modo dominante do nervo vago. Ele fornece capacidade parassimpática aos pulmões, ao coração, ao tubo intestinal (até o colo descendente) e aos rins. Essa atividade parassimpática, em geral, é homeostásica, secretora e restauradora. Logo, você não deveria comer enquanto faz outras atividades, pois o aumento das funções ao fazer algo mais enquanto se alimenta estimula os impulsos simpáticos do sistema nervoso. O corpo

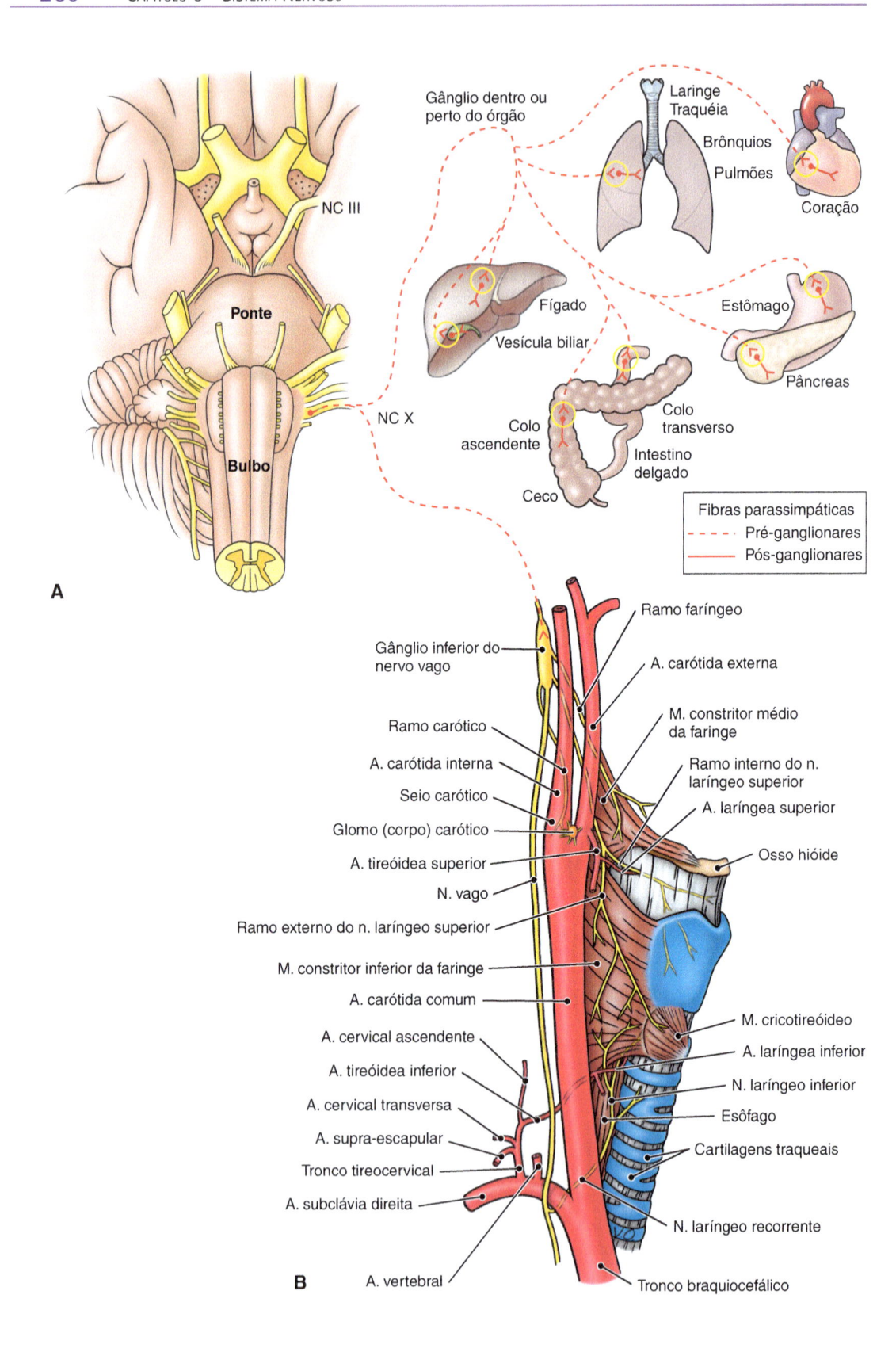

A

Gânglio dentro ou perto do órgão

NC III
Ponte
NC X
Bulbo

Laringe
Traquéia
Brônquios
Pulmões
Coração
Fígado
Vesícula biliar
Estômago
Pâncreas
Colo ascendente
Colo transverso
Intestino delgado
Ceco

Fibras parassimpáticas
- - - Pré-ganglionares
——— Pós-ganglionares

B

- Ramo faríngeo
- Gânglio inferior do nervo vago
- A. carótida externa
- Ramo carótico
- M. constritor médio da faringe
- A. carótida interna
- Ramo interno do n. laríngeo superior
- Seio carótico
- A. laríngea superior
- Glomo (corpo) carótico
- Osso hióide
- A. tireóidea superior
- N. vago
- Ramo externo do n. laríngeo superior
- M. constritor inferior da faringe
- A. carótida comum
- M. cricotireóideo
- A. cervical ascendente
- A. laríngea inferior
- A. tireóidea inferior
- N. laríngeo inferior
- A. cervical transversa
- Esôfago
- A. supra-escapular
- Cartilagens traqueais
- Tronco tireocervical
- A. subclávia direita
- N. laríngeo recorrente
- A. vertebral
- Tronco braquiocefálico

interrompe a digestão até que a outra atividade diminua. A freqüência cardíaca em repouso e a respiração calma são dois outros importantes domínios vagais.

Como já mencionado, o feixe do nervo vago rapidamente envia fibras para fazer o trabalho local, assim que emerge pelo forame jugular. O grande feixe restante de fibras continua se dirigindo inferiormente, acomodado confortavelmente atrás da grande veia jugular interna e artéria carótida comum. Ele ainda é envolvido pela bainha carótica protetora. Logo abaixo da artéria subclávia do lado direito e abaixo do arco da aorta à esquerda, fibras saem do nervo vago e se dirigem de volta ao pescoço. Estes são os **nervos laríngeos recorrentes** (motor e sensitivo à laringe), os quais possuem um trajeto peculiar devido ao modo com que aqueles arcos de desenvolvimento da cabeça lidam com o pregueamento longitudinal do embrião.

Uma vez no tórax, o nervo vago ladeia o esôfago e aorta. Dessa posição, ele pode formar plexos, como teias de aranha, para os órgãos das proximidades (por exemplo, o coração). Para atingir os órgãos mais distantes, o nervo vago tipicamente envia plexos ao longo dos ramos da aorta que os irrigam. Os plexos incluem contribuições das fibras nervosas simpáticas do sistema nervoso (ver a seguir), de modo que os órgãos experimentam um tipo de controle de "yin e yang" subconsciente – excitabilidade e "relaxabilidade".

No tórax, ambos os nervos vagos do lado direito e do esquerdo formam o plexo pulmonar ao longo da raiz do pulmão, para suprir o pulmão, e o plexo cardíaco diretamente ao coração. Ao mesmo tempo, eles se entrelaçam em torno do esôfago (e inervam seu músculo liso) para formar os troncos vagais anterior e posterior. Então, eles passam através do hiato esofágico do diafragma e atingem a cavidade abdominal.

Os troncos vagais agora perdem sua identidade macroscópica à medida que descem em cascata pelo tubo intestinal. As fibras vagais comunicam-se de volta, ao longo dos vasos sangüíneos, até os ramos principais da aorta (tronco celíaco, artéria mesentérica superior, etc.), onde elas se mesclam com as fibras simpáticas para formar plexos autônomos, ou seja, o plexo celíaco, o plexo mesentérico superior e os plexos hipogástricos. Então, elas retornam ao longo de outros ramos destes troncos arteriais até os órgãos acessórios da digestão.

Os gânglios que estas fibras vagais devem atingir antes de suprir seus órgãos estão dispersos dentro das paredes do tubo intestinal e não recebem nomes em anatomia macroscópica. A rede do nervo vago que circunda o tubo intestinal continua ao longo do duodeno, jejuno e íleo e, então, até o colo ascendente e o colo transverso. Em algum ponto próximo de onde o colo transverso tem continuidade com o colo descendente, as fibras do nervo vago "terminam" e a inervação parassimpática é assumida pelos nervos que se originam da região sacral da medula espinal (ver adiante).

Nervo craniano XI: nervo acessório

O nervo craniano XI fornece inervação motora aos músculos esternocleidomastóideo e trapézio. Isso é tudo.

O nome do nervo refere-se ao fato de que alguns núcleos que parecem estar associados com ele no tronco encefálico se relacionam com o nervo vago (como um "acessório"). As fibras que fornecem inervação motora aos músculos esternocleidomastóideo e trapézio na verdade começam

FIGURA 6.42   Nervo craniano X (nervo vago).

Além de importante inervação parassimpática ao coração, pulmões e tubo intestinal **(A)**, o nervo vago fornece inervação motora e sensitiva aos derivados faríngeos e laríngeos dos arcos faríngeos inferiores. Ele fornece inervação motora a todos os músculos da fala e a todos os músculos constritores da faringe, e alguns músculos acessórios da deglutição **(B)**. A. = artéria; NC = nervo craniano; N. = nervo. (De Moore KL, Agur AMR. Essential Clinical Anatomy, 2nd Edition. Baltimore: Lippincott Williams & Wilkins, 2002.)

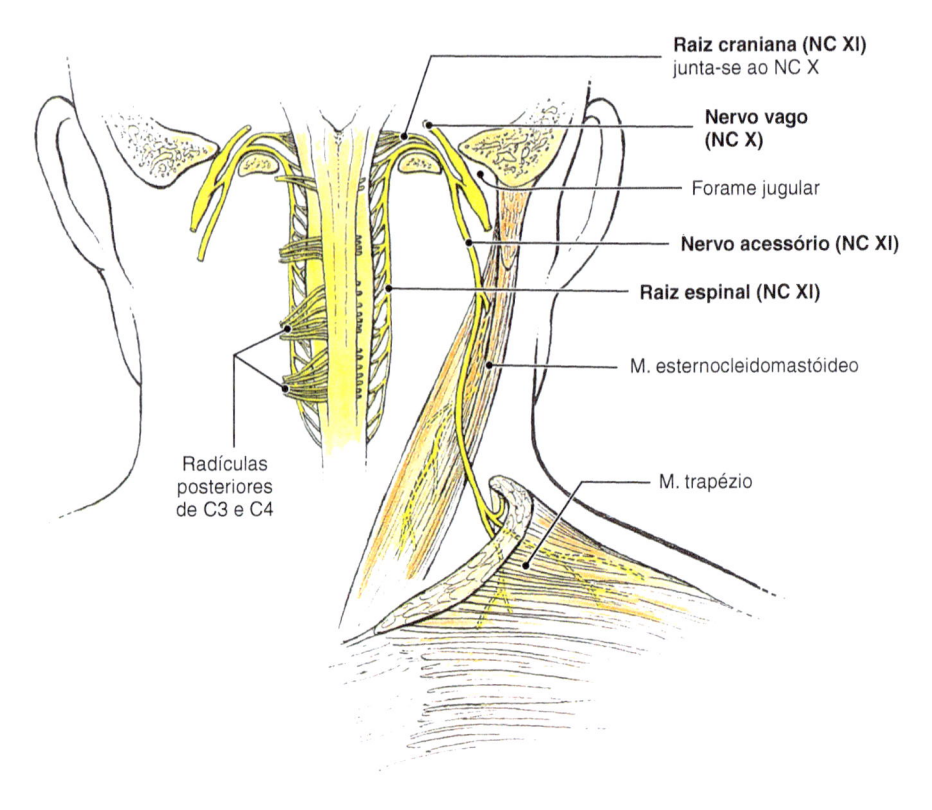

FIGURA 6.43 Nervo craniano XI (nervo acessório).

As raízes deste nervo estão realmente na medula espinal, mas ele migra para o crânio e, então, sai pelo forame jugular, mimetizando o trajeto de um nervo craniano (NC). Fornece inervação motora para os principais músculos que movimentam a cabeça (esternocleidomastóideo e trapézio). (De Moore KL, Agur AMR. Essential Clinical Anatomy, 2nd Edition. Baltimore: Lippincott Williams & Wilkins, 2002. Fig. 10.14, p. 666.)

em núcleos na medula espinal; elas apenas ascendem e se arqueiam através do forame magno e saem do crânio através do forame jugular e, assim, parecem com um nervo craniano (Fig. 6.43).*

Nervo craniano XII: nervo hipoglosso

O nervo craniano XII fornece inervação motora a todos os músculos intrínsecos e à maioria dos músculos extrínsecos da língua.

O nome do nervo refere-se ao fato de que ele se aproxima da língua inferiormente a ela (Fig. 6.44). De fato, a curva deste nervo em torno do ângulo da mandíbula é uma das vistas características na dissecação do trígono carótico do pescoço. Após sair do encéfalo, o nervo atravessa seu próprio forame no osso occipital, o **canal do nervo hipoglosso**. Dali, ele faz trajeto, assim como os fios sob uma mesa de computador, entre os ramos da artéria carótida externa, os músculos inseridos no processo estilóide e a miríade de veias agrupadas posteriormente ao ramo da mandíbula. Ele finalmente se estende no soalho da boca, entre dois músculos (o hioglosso e o milo-hióideo).

Embora a língua esteja inserida na superfície interna da parte anterior do corpo da mandíbula, ela é uma projeção muscular extremamente móvel e "expressiva", pois o músculo-âncora (o

---

* N. de R.T. Salientamos que o tronco do nervo acessório resulta da junção de suas raízes craniana e espinal.

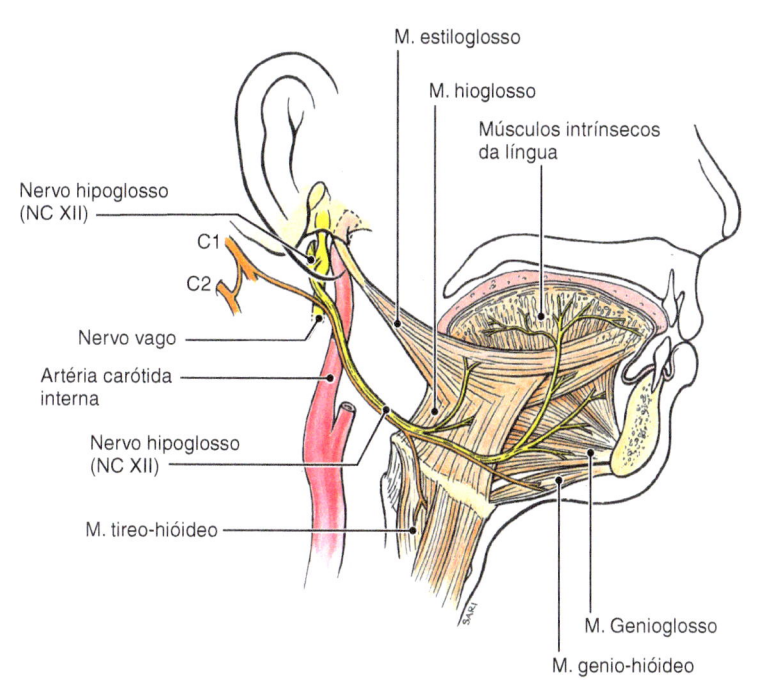

FIGURA 6.44 Nervo craniano XII (nervo hipoglosso).

Este nervo fornece inervação motora ao principal músculo da língua, o genioglosso, à maioria dos outros músculos que se inserem na língua e a todos os músculos intrínsecos que estão embutidos junto ao dorso da língua. NC = nervo craniano. (De Moore KL, Agur AMR. Essential Clinical Anatomy, 2nd Edition. Baltimore: Lippincott Williams & Wilkins, 2002. Fig. 10.15, p. 667.)

genioglosso) insere-se também na própria língua, e não em outro osso. Outros músculos extrínsecos fazem o mesmo, mas de outras inserções ósseas: o hioglosso (ao osso hióide), o estiloglosso (ao processo estilóide) e o palatoglosso (ao palato). Além disso, alguns músculos são intrínsecos somente em relação à parte "dobrável" da língua e, assim, permitem que você curve, achate ou, de outro modo, contorça a superfície (dorso) da língua. O nervo hipoglosso inerva todos eles, exceto o músculo palatoglosso, que é inervado pelo nervo vago.

Divisão autônoma do sistema nervoso (sistema nervoso autônomo)*

Você aprendeu sobre a organização geral do sistema nervoso autônomo em um conjunto parassimpático e outro simpático de nervos. Acabou de estudar os quatro nervos cranianos que transportam fibras parassimpáticas (os nervos cranianos III, VII, IX e X). Sabe também como o sistema simpático se origina na medula espinal (nos níveis de T1-L2) e interage com os nervos espinais para atingir sua própria cadeia de gânglios (o tronco simpático), pendendo ao longo dos corpos vertebrais. Agora, temos que descrever como as fibras simpáticas e as parassimpáticas sacrais chegam a seus destinos.

---

* N. de R.T. De acordo com a Terminologia Anatômica (2001) é preferível utilizar "divisão autônoma do sistema nervoso" ao invés de "sistema nervoso autônomo", devido à polêmica conceitual existente entre os anatomistas. Entretanto, sistema nervoso autônomo é de uso consagrado.

Nervos autônomos aos principais órgãos

As respostas autônomas ou mantêm os níveis de atividade-padrão ou os ampliam. As vias nervosas físicas para cada tipo de resposta são separadas. Em geral, as fibras que aumentam a atividade conforme necessário são parte da rede simpática. As fibras que restauram os níveis de atividade são parte da rede parassimpática. A restauração pode ser um processo ativo (requerendo fibras parassimpáticas) ou passivo (simplesmente a ausência de estimulação simpática). As glândulas sudoríferas (sudoríparas), por exemplo, secretam sob estímulo simpático. No estado de repouso, a glândula é inativa, de modo que estas glândulas não recebem inervação parassimpática. As glândulas salivares, por outro lado, secretam no estado de "repouso"; assim, a "boca seca" é o resultado de ansiedade e atividade aumentada do sistema simpático. Neste caso, a glândula recebe ambos os tipos de fibras, um dos quais é secretor (parassimpático) e outro inibidor (simpático). A inervação parassimpática é mais limitada, e a maioria dela está contida na distribuição dos nervos cranianos à cabeça e na distribuição vagal às vísceras, descritas anteriormente. Só restam as fibras parassimpáticas sacrais. A rede de fibras simpáticas é muito mais extensa, e sua descrição inicia com alvos na cabeça e, então, dirige-se inferiormente para o tronco.

Considere que funções os nervos simpáticos têm na cabeça. Assim como em todas as partes do corpo, os nervos devem atingir o músculo liso nas artérias (para a vasoconstrição), as glândulas sudoríferas (sudoríparas) e os centros do "arrepio". O sistema simpático também deve atingir todas as áreas supridas por sua contrapartida – o sistema parassimpático, como as glândulas salivares, mucosas e lacrimais, bem como os músculos em torno da lente do olho. Para executar essa função, as fibras saem do tronco simpático e acompanham os vasos sangüíneos dirigidos aos mesmos alvos (Fig. 6.45).

Para ver no escuro, a retina necessita que o máximo possível de luz passe através da lente. A pupila dilata-se para permitir que toda a luz que lhe cerca penetre. O sistema parassimpático mantém a pupila reduzida em um nível basal; o sistema simpático a dilata para um fluxo de luz aumentado. Como o impulso simpático provém da medula espinal, um paciente com lesão encefálica grave pode ter as pupilas mantidas "fixas e dilatadas", pois o sinal simpático para dilatar não tem oposição de um sinal parassimpático lesado, que provém do encéfalo.

Assim, o sistema simpático desempenha um papel-chave no equilíbrio das funções subconscientes da cabeça, mas como ele chega até lá? As fibras nervosas simpáticas emergem da medula espinal entre os segmentos medulares T1 e L2, seguem uma via ao longo da raiz anterior do nervo espinal e, então, saem do nervo por um ramo comunicante branco, atingindo o tronco simpático. Uma vez no tronco simpático, as fibras ascendem através do tronco até os gânglios cervicais inferior, médio e superior. O gânglio cervical superior está junto à artéria carótida interna, muito perto da base externa do crânio. Desses gânglios cervicais, as fibras simpáticas acompanham as artérias carótidas interna e externa em direção a todas as destinações possíveis na cabeça e pescoço.

Para atingir os alvos do nervo oculomotor (o corpo e músculo ciliares), o plexo carótico interno de fibras simpáticas segue a artéria até seu ramo, a artéria oftálmica. Dali, as fibras destacam-se da artéria e atravessam o gânglio ciliar, para se misturar com as fibras parassimpáticas do nervo oculomotor, que fizeram sinapse no referido gânglio, e se dirigir ao bulbo do olho.

O nervo facial emite três vias de distribuição parassimpática: à glândula lacrimal (um vetor orbital), às glândulas mucosas do nariz e palato (um vetor maxilar) e às glândulas salivares submandibular e sublingual (um vetor mandibular). Em cada caso, as fibras simpáticas afastam-se das artérias nas proximidades e unem-se a feixes proximais do nervo facial, à medida que saem do crânio e entram nas fossas pterigopalatina e infratemporal, posteriormente à parte nasal da faringe.

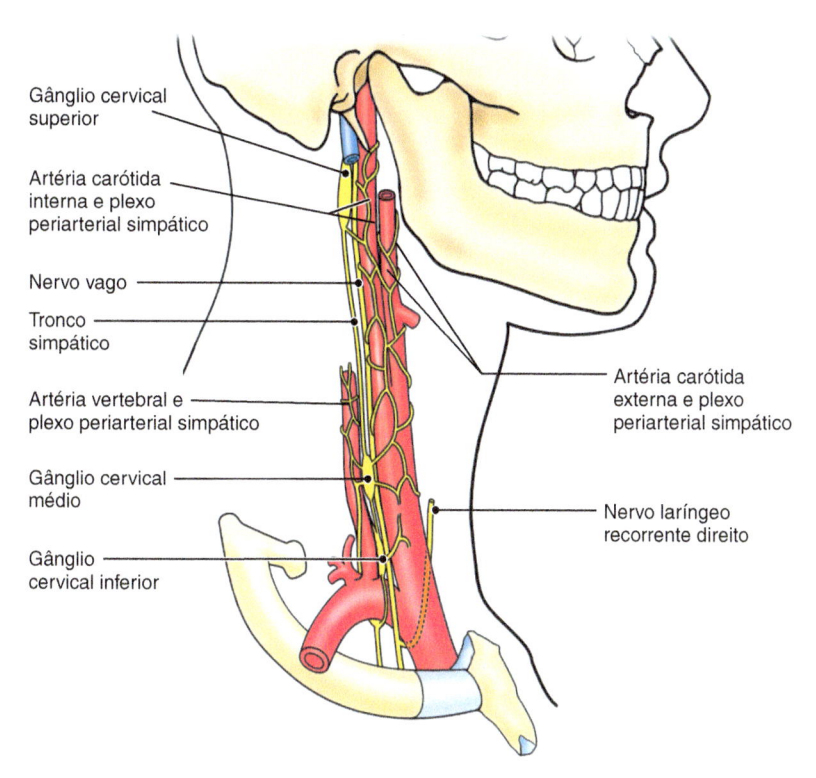

FIGURA 6.45 Os nervos simpáticos "escalam" as artérias carótidas para chegar à cabeça.

A via mais direta para as fibras simpáticas atingirem alvos glandulares e de músculo liso na cabeça é unirem-se ao sistema da artéria carótida, a partir dos gânglios cervicais do tronco simpático. (De Moore KL, Dalley AF. Clinically Oriented Anatomy, 5th Edition. Baltimore: Lippincott Williams & Wilkins, 2006. Fig. 8.20A, p. 1080.)

As fibras simpáticas atingem a glândula parótida (inervação parassimpática do nervo craniano IX) deixando a artéria carótida interna e imiscuindo-se no plexo timpânico de nervos cranianos, para emergir como parte do nervo petroso menor. O nervo petroso menor, então, atravessa a base do crânio próximo ao forame oval e atinge o gânglio ótico, que pende junto aos nervos mandibular e auriculotemporal. As fibras simpáticas dirigem-se à glândula, unindo-se ao nervo auriculotemporal, que é ramo do nervo mandibular (V3) e que fornece sensibilidade à pele sobre a glândula parótida.

No pescoço e nas partes restantes do corpo, a rede de fibras simpáticas deve atingir todas as glândulas sudoríferas, músculo liso das artérias e de ereção dos pêlos. Estas vias seguem o mesmo trajeto em toda a parte. As fibras simpáticas seguem os nervos espinais em toda extensão até a derme (para inervar as glândulas sudoríferas e os músculos eretores dos pêlos), ou até que possam atingir uma artéria vizinha. Essas vias em sua maioria não recebem nomes em anatomia macroscópica, pois suas apresentações clínicas (por exemplo, no caso de um trauma) são menos facilmente aparentes do que os efeitos da lesão de nervos espinais que elas acompanham (por exemplo, parestesia e paralisia).

A distribuição restante do sistema simpático é para os principais órgãos e vísceras do corpo (coração, pulmões, sistema digestório, bexiga urinária, etc.). As fibras para esses alvos partem do tronco simpático de modo muito diferente do que as fibras que estão ocupadas atingindo todo o músculo liso das artérias, as glândulas sudoríferas do corpo e os músculos eretores dos pêlos. Como resultado, esses feixes de fibras tendem a ter nomes descritivos específicos. Em geral, esses feixes nervosos usam o método familiar de atingir seus órgãos-alvo seguindo os vasos sangüíneos que são dedicados a estes órgãos.

As fibras simpáticas devem ajudar a excitar as funções do coração e dos pulmões, órgãos-alvo que estão muito próximos da parte torácica do tronco simpático, de modo que as fibras simpáticas próprias (tipicamente de T1-T5) simplesmente migram a partir dos gânglios simpáticos e em direção às fibras do nervo vago, dispostas ao longo do esôfago. Em algum lugar posterior ao arco da aorta e anterior à bifurcação do tronco pulmonar, as fibras parassimpáticas e simpáticas reúnem-se como o plexo cardíaco. Um plexo pulmonar para suprir o sistema respiratório junta-se próximo à raiz de cada pulmão e comunica-se plenamente com o plexo cardíaco (Fig. 6.46).

A fonte de fibras simpáticas para inervar os órgãos do abdome está no tórax, pois a maior parte do sistema simpático está alojada ali (lembre-se, os níveis de T1-L2 da medula espinal). Para que as fibras próprias dos órgãos atinjam o tubo intestinal, elas devem deixar o tronco simpático superiormente ao seu nível de distribuição e formar um ângulo para baixo, em direção à linha mediana do corpo, para ficarem próximas das fibras do nervo vago que elas acompanham. Essa trajetória as torna macroscopicamente visíveis durante a dissecação da parede posterior do tórax. Elas constituem o nervo esplâncnico (torácico) maior, o nervo esplâncnico (torácico) menor e o nervo esplâncnico (torácico) imo.

O **nervo esplâncnico maior** tipicamente conduz fibras da região de T5-T9 da medula espinal e segue um trajeto diagonal característico, do tronco simpático inferior e medialmente em direção à aorta. O mesmo se aplica ao **nervo esplâncnico menor** (T10-T11) e ao **nervo esplâncnico imo** (T12); mas, como seu nome indica, eles apresentam proporções menores e, assim, são mais difíceis de dissecar. Essas fibras simpáticas ainda não fizeram sinapse em um gânglio; em vez disso, elas se dirigem a gânglios localizados junto a ramos da aorta mais próximos dos órgãos que eles suprem. Estes são o gânglio celíaco, o gânglio mesentérico superior e outros gânglios situados próximo às artérias renais e à artéria mesentérica inferior (Fig. 6.47).

O primeiro e segundo níveis lombares do sistema simpático na medula espinal não são deixados "de fora" da inervação esplâncnica. Eles formam os nervos esplâncnicos lombares, que

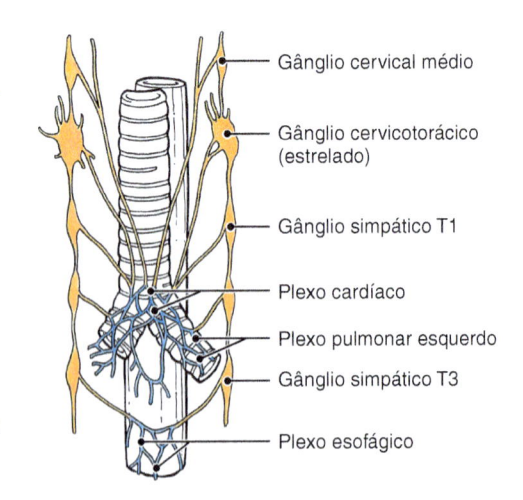

FIGURA 6.46 Suprimento de nervos autônomos aos pulmões e coração.

O músculo liso determina a constrição e a dilatação da árvore bronquial respiratória. As fibras autônomas também inervam o coração. As fibras parassimpáticas do nervo vago e as simpáticas que fazem sinapse nos gânglios cervicais e torácicos superiores coalescem em um "plexo no nexo", junto à bifurcação da traquéia. A estimulação simpática aumenta a freqüência cardíaca e a capacidade respiratória; a estimulação parassimpática restaura a freqüência cardíaca e a respiração de repouso. (De Moore KL, Agur AMR. Essential Clinical Anatomy, 2nd Edition. Baltimore: Lippincott Williams & Wilkins, 2002. Fig. 2.37C, p. 111.)

- Gânglio cervical médio
- Gânglio cervicotorácico (estrelado)
- Gânglio simpático T1
- Plexo cardíaco
- Plexo pulmonar esquerdo
- Gânglio simpático T3
- Plexo esofágico

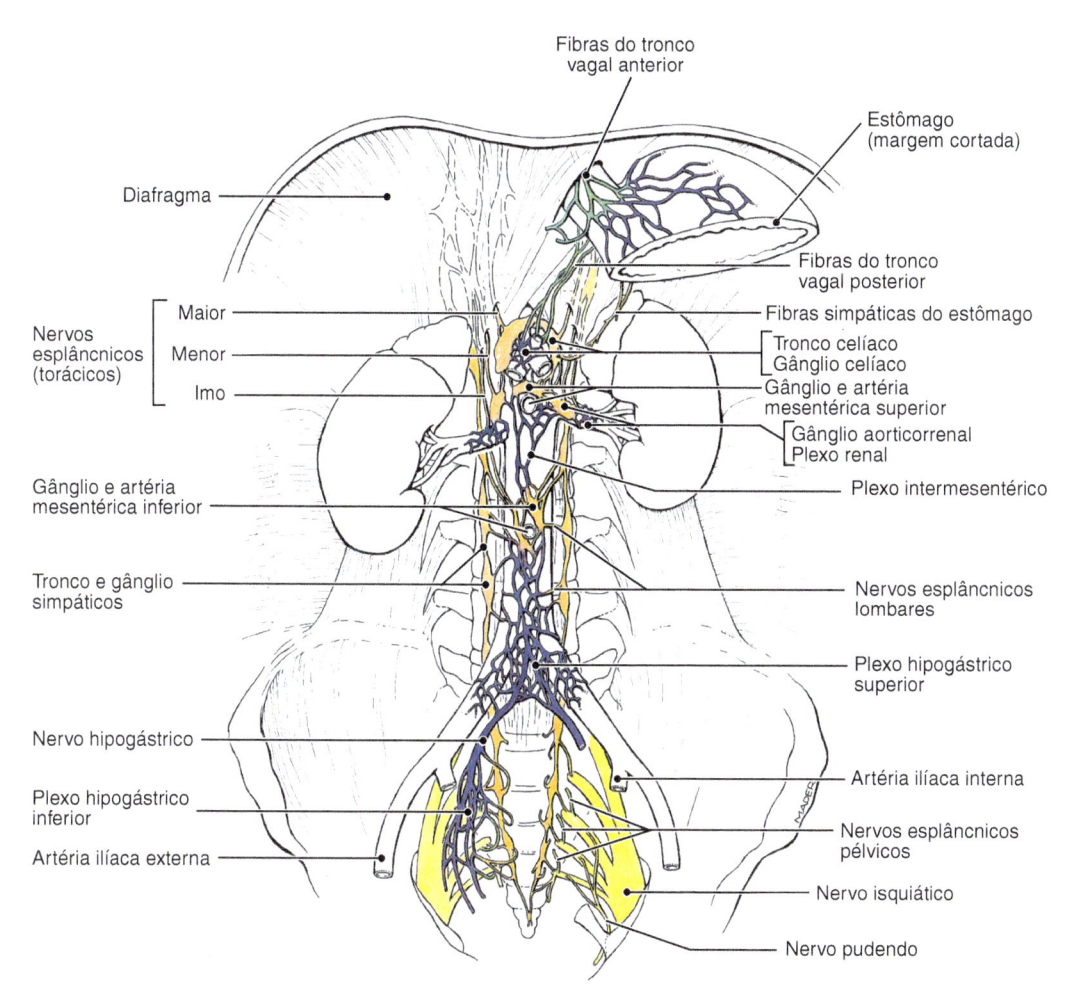

FIGURA 6.47 **Suprimento de nervos autônomos às vísceras abdominais e pélvicas.**

Diversos plexos de fibras parassimpáticas (do nervo vago ou dos nervos esplâncnicos pélvicos) e fibras simpáticas (todas direto do tronco simpático pelos nervos esplâncnicos maior, menor, imo e lombares) acompanham a parte abdominal da aorta e as artérias ilíacas comuns. Cada artéria do tubo intestinal tem um plexo, e os plexos hipogástricos superior e inferior completam a rede. Em geral, a estimulação simpática cessa a contração e secreção do tubo intestinal, enquanto a estimulação parassimpática a restaura. Ambas as forças interagem para facilitar a micção, defecação e estimulação sexual. (De Moore KL, Agur AMR. Essential Clinical Anatomy, 2nd Edition. Baltimore: Lippincott Williams & Wilkins, 2002. Fig. 3.41, p. 193.)

percorrem uma distância muito mais curta para atingir os plexos aórticos. Os níveis lombares do sistema simpático suprem as partes inferiores do tubo intestinal, a bexiga urinária e os órgãos genitais por meio dos plexos hipogástricos superior e inferior que pendem junto à bifurcação da aorta – e isso conclui a extensão da distribuição simpática aos órgãos do abdome e da pelve. O tronco simpático, é claro, continua inferiormente junto às vértebras e em direção ao sacro, fornecendo ligações por meio de ramos a cada nervo espinal, ao longo do trajeto. Essas são as fibras do "trabalho pesado" do sistema simpático, que se destinam às artérias, às glândulas sudoríferas e aos músculos eretores dos pêlos nas paredes do corpo e nos membros.

Para o abdome, porém, devemos mencionar os plexos autônomos que combinam os nervos esplâncnicos simpáticos com a rede do nervo vago que faz trajeto pelo tubo intestinal. Lembre-se que a rede do nervo vago termina aproximadamente no ponto onde o colo transverso tem continuidade com o colo descendente. Ou seja, a distribuição parassimpática ao restante do tubo intestinal e aos órgãos genitais pélvicos deve provir da fonte sacral de nervos parassimpáticos. Em anatomia macroscópica, essas fibras raramente são vistas como um grupo distinto, mas elas possuem um nome próprio, os **nervos esplâncnicos pélvicos**. Eles emergem junto com os nervos espinais sacrais e, então, partem para se unir aos plexos que pendem junto à bifurcação da aorta ou acompanham sua continuação, as artérias ilíacas.

Plexo hipogástrico superior

Este plexo com denominação típica está localizado na parte mais inferior da aorta, no ponto de sua bifurcação nas artérias ilíacas comuns. Ele recebe fibras **simpáticas** dos **nervos esplâncnicos lombares** e as dirige às vísceras (urinárias ou genitais) ou ao **plexo hipogástrico inferior**. Assim como todos os plexos denominados ao longo da aorta, este plexo de fibras é contínuo com aqueles posicionados superior (os plexos mesentéricos) e inferiormente ele (o plexo hipogástrico inferior) (ver Fig. 6.47).

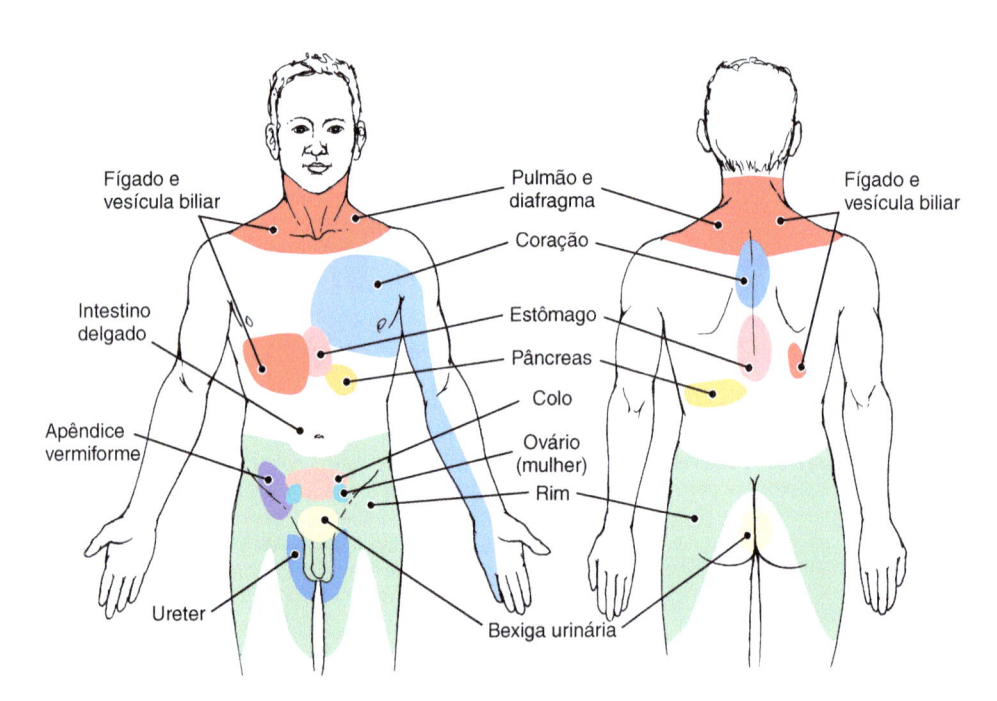

FIGURA 6.48 **A dor visceral é sentida em zonas referidas na pele.**

A dor referida é uma dinâmica complexa. As sensações de desconforto que se originam nos tecidos dos órgãos freqüentemente estimulam estruturas somáticas em contato com o órgão, como a pleura, o pericárdio e o peritônio, razão porque a dor hepática é referida nos dermátomos C3-C5. Outras sensações estimulam feixes adjacentes de fibras nervosas espinais no nível onde as fibras simpáticas pertinentes se conectam com a medula espinal e, assim, são percebidas ao longo daqueles dermátomos correspondentes aos nervos espinais (por exemplo, dor referida do rim). (De Porth CM. Pathophysiology: Concepts in Altered Health States, 6th Edition. Philadelphia: Lippincott Williams & Wilkins, 2002.)

Plexo hipogástrico inferior

Este plexo está localizado ao longo da **artéria ilíaca interna**, o que significa que ele é um plexo bilateral. Ele recebe fibras **simpáticas** do **plexo hipogástrico superior**, bem como fibras **parassimpáticas** dos **nervos esplâncnicos pélvicos** (S2-S4). As fibras parassimpáticas unem-se à distribuição das fibras simpáticas para suprir os órgãos pélvicos, ou ascendem pela rede de plexos para atingir a **artéria mesentérica inferior**, que transmitirá as fibras aos derivados do intestino posterior (colos) que elas inervam.

A via dos nervos autônomos destes plexos a seus alvos é simples. Eles seguem as artérias que os irrigam. Esses alvos incluem o músculo liso de todo o tubo intestinal, a bexiga urinária, o ducto deferente, o ovário, a próstata, o útero, a vagina, a uretra e o tecido erétil cavernoso dos órgãos genitais externos.

Um dos primeiros sinais clínicos de distúrbios dos órgãos é a **dor referida** (Fig. 6.48). Como as fibras do sistema nervoso autônomo conduzem as sensações gerais de desconforto e não as específicas, elas informam o encéfalo sobre "estados de sensação (incômodo) difusa" nos tecidos viscerais, mas não localizações particulares. A atividade elétrica nas fibras sensitivas viscerais, porém, pode estimular as fibras nervosas espinais vizinhas dentro da raiz posterior, quando elas passam do tronco simpático para a medula espinal. Nesses casos, a estimulação pode ser registrada no encéfalo como desconforto ao longo do território (o dermátomo) suprido pelo nervo espinal naquele nível. Como a dor visceral é conduzida por fibras simpáticas*, as áreas de dor referida tendem a se situar nos dermátomos dos nervos espinais T1-L2. Pode ser por isso que as sensações de desconforto em áreas da pele no tronco correspondem a estados de doença em órgãos particulares, como ilustrado na Figura 6.48. Além disso, os órgãos inflamados podem irritar fisicamente os tecidos adjacentes que têm inervação somática. Se um fígado inflamado irrita o diafragma, por exemplo, a sensação será referida à superfície do corpo suprida pelos mesmos níveis de nervos espinais que suprem o diafragma (C3-C5).

---

* N. de R.T. Morfologicamente o sistema nervoso autônomo (ou divisão autônoma do sistema nervoso) é a parte motora da inervação visceral, não incluindo a inervação sensitiva.
As fibras sensitivas viscerais, ao invés de constituírem nervos próprios, simplesmente acompanham o trajeto de nervos autônomos (principalmente simpáticos) para atingir o sistema nervoso central.

Músculo e Tecido Conectivo

Introdução
Fáscia
O sistema esquelético
    Desenvolvimento
    O eixo corporal: as vértebras e a coluna vertebral
    O crânio
    As projeções do corpo: os membros
O sistema articular
    Tipos de articulações
    Principais articulações do corpo
O sistema muscular
    Movimento muscular e inervação
    Músculos do esqueleto axial
    Músculos da parede corporal
    Músculos da cabeça e pescoço
    Músculos dos membros

INTRODUÇÃO

O mesoderma dá origem a todos os tecidos que permitem a você se mover: os músculos, os tendões, os ossos, os ligamentos e a fáscia. Alguns destes tecidos são histologicamente distintos e bem demarcados. Outros, como a fáscia superficial, são amorfos. Figurativamente falando, a camada mesodérmica do disco germinativo solidifica-se em algumas regiões, torna-se elástica em outras e pouco se altera nos espaços conectivos entre eles. Em outras palavras, as colônias de células mesodérmicas condensam-se em diferentes graus de rigidez e nunca "perdem contato" uma com a outra. Os histologistas classificam as células musculares separadamente dos "tecidos conectivos" (ossos, ligamentos, tendões e fáscia), mas os músculos e tecidos conectivos são todos derivados do mesoderma e anatomicamente contínuos uns com os outros. As células musculares possuem algumas propriedades, como a contratilidade, que não são encontradas nos tecidos conectivos verdadeiros, de modo que, de uma perspectiva celular, elas merecem sua própria categoria.

A postura e o movimento requerem uma variedade de tecidos de suporte, do rígido ao elástico e do músculo dinâmico ao coxim adiposo estático. Os *ossos* freqüentemente localizam-se na parte central de uma região. Os *ligamentos* aderem um osso a outro, sem muito espaço para distensões. Os *tendões* unem um grupo de fibras musculares a uma determinada parte de um osso. Os *músculos* cruzam o espaço entre dois ou mais ossos e alteram este espaço pela contração. Os tendões, então, transferem esta força aos ossos, que se movem como resultado, mas são orientados pelos limites impostos pelos ligamentos (e músculos antagonistas). Recobrindo todos eles, está a *fáscia* indiferenciada, sempre lá e sempre pronta a se espessar, conforme necessário. Este é um belo exemplo de cooperação, contenção e coordenação.

FÁSCIA

As descrições das fáscias tendem a ser confusas, pois as fáscias são simplesmente camadas mais óbvias do invólucro de tecido conectivo geral do corpo; todo tecido conectivo no corpo é contínuo com todos os outros tecidos conectivos.

Hollinshead's Textbook of Anatomy, 5th ed., p. 21

A fáscia é fascinante. Ela é como as sobras de mesoderma após as estruturas especializadas terem se formado, recobrindo-as como uma capa de poeira de construção. A fáscia é uma membrana tecidual entre o ectoderma e os tecidos musculares/conectivos. É similar à superfície externa do mesoderma, sob a pele e superficialmente aos músculos e ossos. Ela consiste em uma **fáscia superficial** frouxa, quase sem estrutura, e uma **fáscia profunda** definida, contínua sob a pele. A fáscia superficial forma a derme da pele* e contém gordura na maior parte do corpo. Como a conexão entre a fáscia superficial e a fáscia profunda é fraca, uma quantidade substancial de gordura pode se acumular em alguns locais. Em algumas partes do corpo, a fáscia superficial é intimamente ligada à fáscia profunda, e nenhuma gordura está presente (por exemplo, na palma da mão).

A fáscia profunda é multifuncional. Ela é composta de tecido fibroso muito mais denso espessa-se em determinados locais para fornecer áreas adicionais de fixação muscular, para separar grupos musculares (reduzindo, assim, o calor do atrito durante a contração), ou para embainhar um feixe neurovascular (Fig. 7.1). Nas articulações do punho e tornozelo, a fáscia profunda espessa-se ainda mais, em **retináculos**, para manter no lugar os longos tendões flexores e extensores. Ainda servindo a estes músculos, a fáscia profunda atinge profundamente os ossos dos dedos da mão e do pé, em forma de túnel, a fim de confinar os tendões de atuação intensiva. Será necessário aprender os nomes específicos para os espessamentos locais da fáscia profunda, mas também é preciso lembrar-se de que a fáscia profunda é uma camada de tecido contínuo sob a pele*, em todo o corpo.

---

* N. de R.T. Os termos fáscia superficial e fáscia profunda não são recomendados para uso como termos genéricos de modo irrestrito pela Terminologia Anatômica; porém são ainda bastante utilizados. Vale salientar que a fáscia superficial não se localiza na derme, e sim na tela subcutânea.

Nervo cutâneo

Fíbula

Tecido subcutâneo
(fáscia superficial)

Septos
intermusculares

Músculos de
eversão

Bainha neurovascular

Músculos
dorsiflexores

Pele

Fáscia profunda
(camada externa,
circunferencial)

Músculos flexores
plantares

Veia superficial

Músculos flexores
longos do pé

Membrana interóssea

Tíbia

Fáscia profunda
associada ao periósteo
do osso

Fáscia que reveste
o músculo

A Vista ântero-superior

Aorta

Pulmão
esquerdo

Parede corporal

Cavidade corporal   Esôfago

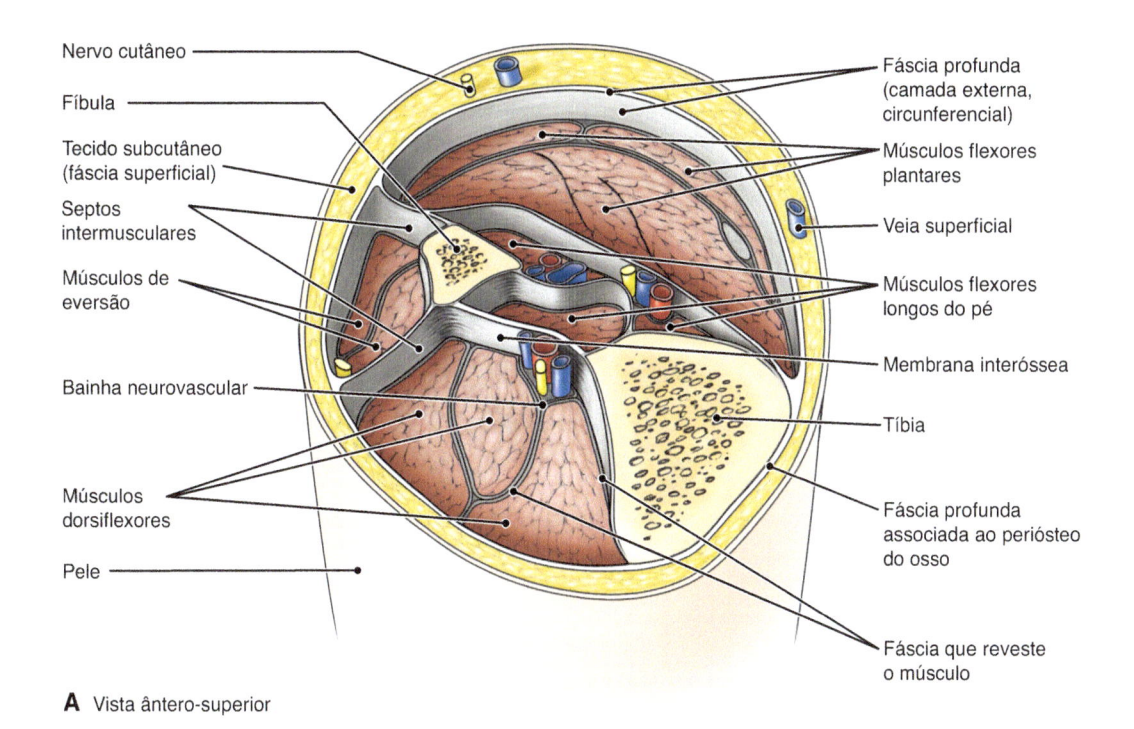

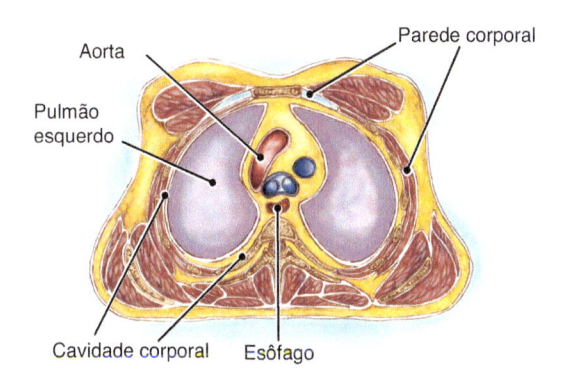

B

FIGURA 7.1   **A fáscia divide e suporta.**

Estes cortes transversais ilustram a estrutura da fáscia no corpo. A fáscia é contínua sob a pele, quer como uma camada superficial e adiposa quer como uma camada profunda e definida. A camada profunda existe em toda a parte e pode se especializar para formar, entre muitos outros elementos, compartimentos para músculos (A). No corpo, o arranjo básico de uma pele externa e uma fáscia interna, com músculos e uma estrutura de tecido conectivo (ósseo) se mantém. No tronco, este arranjo circunda uma cavidade (B). (Adaptada de Moore KL, Daley AF. Clinically Oriented Anatomy, 5th Edition. Baltimore: Lippincott Williams & Wilkins, 2006. Fig. 1.9.)

Lembre-se do modelo da forma de vida animada. A colônia de células do mesoderma que se posiciona entre o ectoderma e o endoderma dá ao corpo tanto a forma quanto o potencial para se mover. A colônia nunca se separa; ao invés, ela se formata em estruturas ao longo de um contínuo de estrutura rígida (osso) até frouxa (fáscia superficial). No laboratório de anatomia, você ficará impressionado com a extensão da fáscia no corpo e com o modo como ela deriva para servir à interface músculo/pele.

O SISTEMA ESQUELÉTICO

Desenvolvimento

Lembre-se de que a camada do mesoderma invade quase todos os espaços disponíveis entre o ectoderma e o endoderma, no embrião, antes do dobramento (ver Figs. 1.11-1.18). Consideraremos agora como o mesoderma se condensa para formar tecidos tão rígidos quanto o osso e tão elásticos quanto o músculo. Em geral, as células mesodérmicas para-axiais contribuem para o esqueleto vertebral, para a maioria dos músculos que movem o corpo e para parte do revestimento dérmico da pele; as células da placa mesodérmica lateral contribuem para a maioria da derme da parede corporal (lateral e anterior do tronco) e para os ossos dos membros, que, evolutivamente, são brotamentos da parede corporal (Fig. 7.2).

A capacidade de ficar ereto e se mover é coordenada por dois esforços principais do mesoderma. O primeiro, e mais importante, é a construção de uma coluna vertebral para suporte do sistema nervoso central e do "eixo longo" do corpo, contra os efeitos da gravidade. O segundo – o dobramento em uma forma de tronco e o brotamento de membros – suplementa este potencial.

O corpo pode se mover pois alguns tecidos moles dentro dele (os músculos) tracionam alguns tecidos duros dentro dele (os ossos), fazendo a massa mudar de posição de um modo controlado, que converte a energia potencial da força gravitacional na energia cinética da "queda" controlada, ou resposta à gravidade. Os ossos formam-se para dar à sua massa uma morfologia de resistência contra a gravidade. Este é o mecanismo que governa a formação óssea e, desta inter-relação, entre a estabilidade e a mobilidade, você deve ser capaz de prever a anatomia dos ossos individuais do corpo. Os ossos também servem a outras funções, como o metabolismo mineral e a formação de células do sangue, mas sua anatomia macroscópica é melhor compreendida como um resultado de seu papel na posição e no movimento.

Um modo de classificá-los é pelo processo de ossificação (desenvolvimento ósseo), do qual provém sua formação. Em geral, há dois tipos de ossificação: **endocondral** e **intramembranácea**. A diferença entre estes dois tipos é que alguns ossos formam-se primeiro como um modelo mole (cartilagíneo) e, então, gradualmente substituem a cartilagem por mineral (ossificação endocondral), mas outros se formam em resposta ao tecido que está crescendo sob ou em torno deles (ossificação intramembranácea). A grande maioria dos ossos no corpo forma-se primeiro como modelos de cartilagem, fornecendo uma estrutura de trabalho forte o suficiente para suportar o indivíduo durante seu crescimento, mas ainda é flexível e dinâmica da maneira que um osso em crescimento necessita. Como mencionado, estes ossos se formam por meio da ossificação endocondral ou, literalmente, "dentro da cartilagem" (Fig. 7.3). Os ossos endocondrais tendem a crescer de acordo com um desenho básico em "bastão" ou "cilindro", com extremidades modificadas para atender as demandas da função local.

Alguns ossos, principalmente no crânio, formam-se por meio da ossificação intramembranácea (ver Fig. 6.14). Eles endurecem dentro de uma membrana, ou envelope formador de osso, e respondem ao crescimento do tecido adjacente. Os ossos que formam os limites superior e lateral da cavidade do crânio, por exemplo, solidificam-se gradualmente dentro de um "enve-

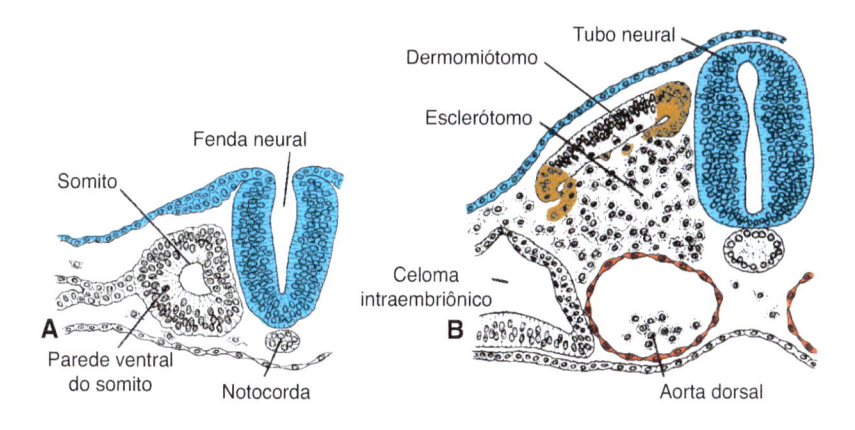

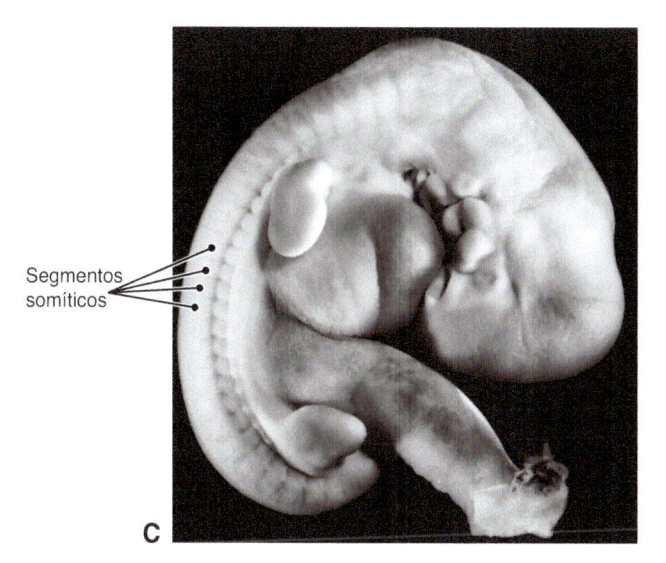

FIGURA 7.2 **O mesoderma para-axial estabelece um esqueleto.**

Lembre-se de que o grupo de células mesodérmicas que se forma de cada lado do tubo neural é o mesoderma para-axial (**A**). Ele se condensa para formar segmentos de somitos, dos quais as vértebras derivam (**B**). Este é o início do esqueleto axial segmentado, que inicialmente é de componentes semelhantes, mas, posteriormente, de unidades vertebrais especializadas cervicais, torácicas, lombares, sacrais e coccígeas (**C**). (Adaptada de Sadler TW. Langman's Medical Embriology, 9th Edition. Baltimore: Lippincott Williams & Wilkins, 2004. Fig. 5.19, p. 106; Fig. 5.11, p. 98.)

lope craniano", à medida que o encéfalo se expande durante os primeiros 8 a 10 anos de vida.* Estes ossos podem ser descritos como fornecedores de uma estrutura protetora, em oposição à função de postura e locomoção fornecida pelo restante do esqueleto.

Considere o esqueleto como um todo (Fig. 7.4). Alguns ossos suportam o centro, ou tronco, ou eixo do corpo (o **esqueleto axial**), e outros suportam os membros, ou apêndices, que se

---
* N. de R. T. A ossificação intramembranácea ocorre no mesênquima. Posteriormente, ocorre uma remodulação óssea.

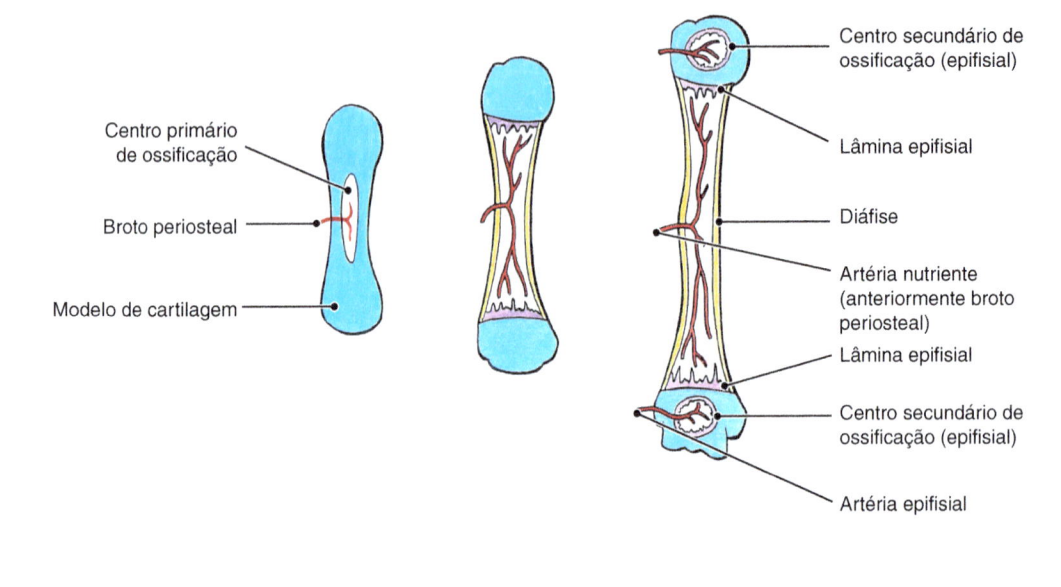

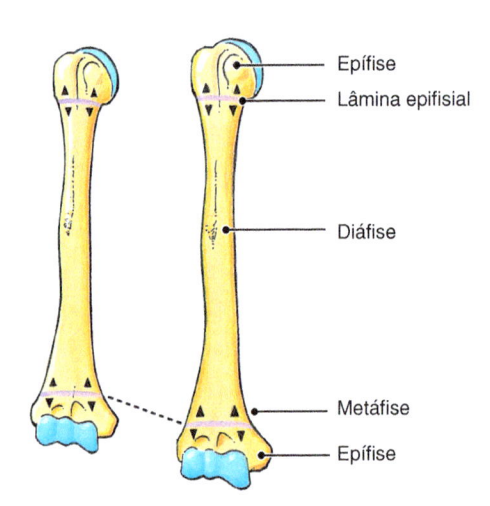

FIGURA 7.3 **Ossificação endocondral.**

O mesoderma forma precursores cartilagíneos dos futuros ossos. A ossificação evolui do centro para a periferia, onde centros secundários facilitam a formação das articulações e permitem o aumento contínuo no tamanho ao longo das lâminas epifisiais. (De Moore KL, Agur AMR. Essential Clinical Anatomy, 2nd Edition. Baltimore: Lippincott Williams & Wilkins, 2002. Fig. 1.6, p. 15.)

FIGURA 7.4 **O esqueleto na posição anatômica.**

O eixo do corpo consiste na coluna vertebral, no crânio e nas costelas, que crescem a partir das vértebras e se ligam ao esterno, na linha mediana anterior. Todos os outros ossos crescem para suportar os membros. Alguns, como a clavícula e o osso do quadril, ancoram-se posteriormente no esqueleto axial. Esta visão de todo o esqueleto expõe o papel dominante que nossos membros desempenham em nossa postura e locomoção. (De Moore KL, Agur AMR. Essential Clinical Anatomy, 2nd Edition. Baltimore: Lippincott Williams & Wilkins, 2002. Fig. 1.4, p. 11.)

CAPÍTULO 7 ■ MÚSCULO E TECIDO CONECTIVO   277

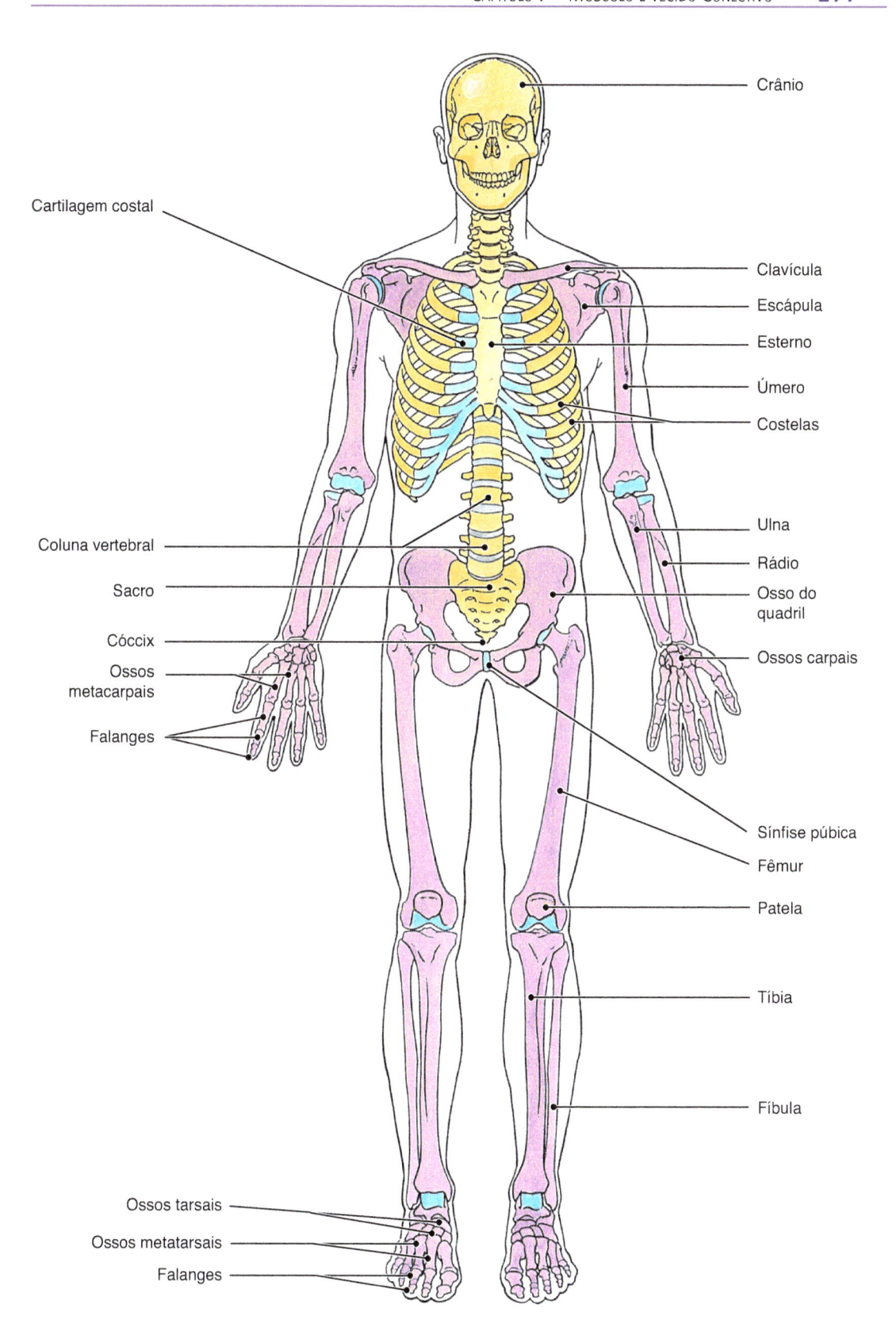

- Crânio
- Cartilagem costal
- Clavícula
- Escápula
- Esterno
- Úmero
- Costelas
- Coluna vertebral
- Sacro
- Cóccix
- Ossos metacarpais
- Falanges
- Ulna
- Rádio
- Osso do quadril
- Ossos carpais
- Sínfise púbica
- Fêmur
- Patela
- Tíbia
- Fíbula
- Ossos tarsais
- Ossos metatarsais
- Falanges

originam dele (o **esqueleto apendicular**). Como o esqueleto apendicular faz contato com o mundo e é movimentado por alguns músculos muito grandes, estamos bem familiarizados com suas partes. Em contraste, o esqueleto axial é associado à nossa vida sedentária, e os numerosos músculos que o governam são negligenciados pelos programas de exercício. Muito do potencial da fisioterapia e reabilitação, porém, depende de um esqueleto axial saudável, e estamos todos conscientes dos efeitos da idade sobre sua flexibilidade.

O eixo corporal: as vértebras e a coluna vertebral

As formas animadas de vida possuem eixos, ou algum tipo de arranjo linear que separa a extremidade da ingestão (geralmente a extremidade da cabeça) da extremidade da excreção (geral-

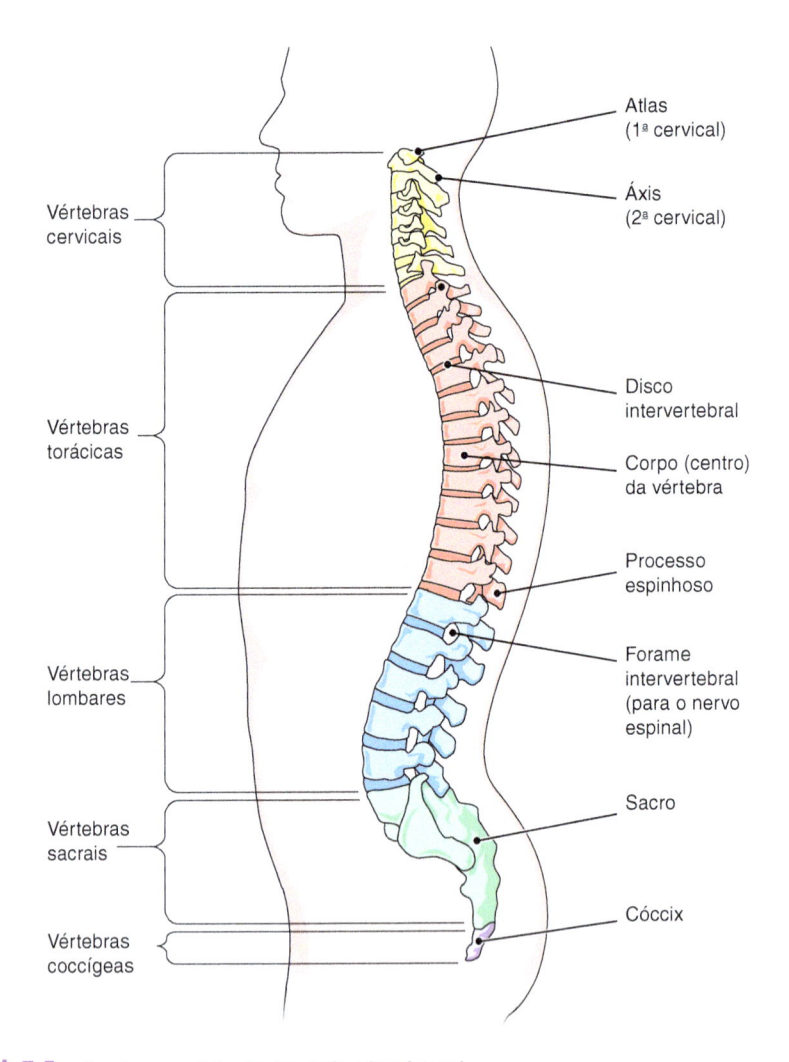

FIGURA 7.5 **A coluna vertebral articulada, vista lateral.**

A postura bípede "dobra" a coluna em curvaturas naturais, que são chamadas de lordoses nas regiões cervical e lombar e de cifoses nas regiões torácica e sacral. (De Cohen BJ, Wood DL. Memmler's The Human Body in Health and Disease, 10th Edition. Baltimore: Lippincott Williams & Wilkins, 2004. Fig. 7.10.)

mente a cauda). Os seres humanos não são diferentes, de modo que o eixo do corpo humano é paralelo à linha que conecta a boca ao ânus. Em termos de ossos, este eixo é composto pelas **vértebras**, que formam coletivamente a **coluna vertebral** (Fig. 7.5). Os vertebrados possuem grande diâmetro ântero-posterior, de modo que, em alguns locais, este eixo se fecha sobre si mesmo, para reforço, na forma das **costelas** e do **esterno** (Fig. 7.6).

Evolutivamente, este esqueleto axial é um eixo literal em que a camada absortiva de tecido (o tubo intestinal do adulto) pende anteriormente, ou inferiormente, e no qual a camada sensorial ou de processamento (o sistema nervoso central, que é composto pelo encéfalo e pela medula espinal) se situa. A importância de proteger o sistema nervoso central é óbvia, de modo que os ossos do eixo desenvolvem arcos destinados a circundá-lo (Fig. 7.7). A parte superior deste é uma expansão tridimensional e volumosa; como resultado, um tipo incomum de crescimento ósseo (os ossos intramembranáceos do crânio) expandem-se superiormente, a partir do topo da coluna vertebral, para abrigá-lo.

Considere então que, embora você tenha cerca de 33 vértebras separadas, na verdade possui um só tipo de vértebra que assume cinco classes de formatos – do pescoço à "cauda", **cervical, torácica, lombar, sacral** e **coccígea** (ver Fig. 7.5). Estas regiões vertebrais são modificadas de acordo com o papel que desempenham – manter a postura e a locomoção bípede. Elas

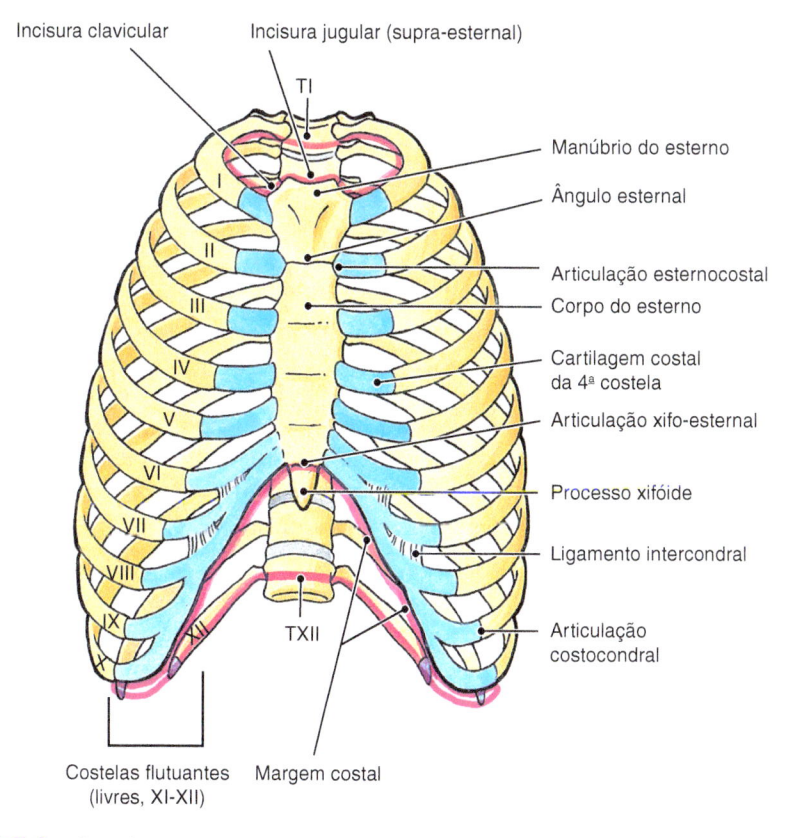

FIGURA 7.6 **Costelas e esterno, vista anterior.**

A parede corporal torácica adapta os processos transversos das vértebras em um *design* de "gaiola" de costelas que se ancoram, em alguns casos indiretamente, ao esterno na linha mediana anterior. Esta unidade como um todo é capaz de alguma expansão durante a inspiração profunda. (Adaptada de Moore KL, Agur AMR. Essential Clinical Anatomy, 2nd Edition. Baltimore: Lippincott Williams & Wilkins, 2002. Fig. 2.1A, p. 53.)

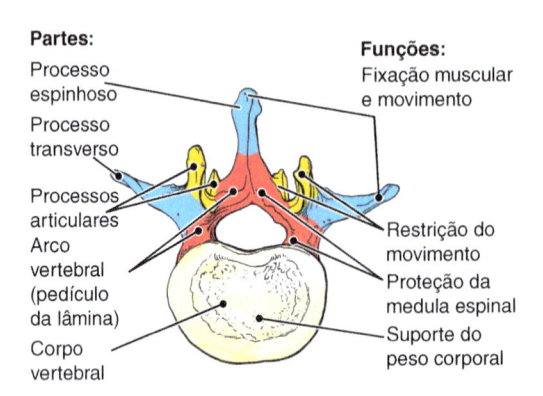

FIGURA 7.7 Cada vértebra possui numerosas partes, vista superior.

As estruturas que se afastam do canal neural são braços de alavanca e pontos de ancoragem para os músculos axiais. (Adaptada de Moore KL, Dalley AF. Clinically Oriented Anatomy, 5th Edition. Baltimore: Lippincott Williams & Wilkins, 2006. Fig. 4.2A, p. 480.)

Partes:
Processo espinhoso
Processo transverso
Processos articulares
Arco vertebral (pedículo da lâmina)
Corpo vertebral

Funções:
Fixação muscular e movimento
Restrição do movimento
Proteção da medula espinal
Suporte do peso corporal

suportam o peso do corpo cumulativamente, de cima para baixo, de modo que não surpreende que as vértebras sacrais, que ajudam a transmitir o peso por meio dos quadris até membros inferiores, sejam completamente fundidas umas nas outras. Em comparação, as vértebras cervicais movem-se de maneira bastante livre uma sobre a outra, permitindo à cabeça uma grande amplitude de movimentos.

Uma vértebra típica

A vértebra típica é um dos *designs* engenhosos da natureza. O grupo dos animais com ossos é denominado Vertebrados, que reflete o tema uniforme deste elemento esquelético em diferentes classificações taxonômicas. Uma **vértebra** é composta de um corpo e um arco vertebral. Este último brota do corpo posteriormente (ou dorsalmente, para usar o termo da anatomia comparativa). Ele se inicia como "pequenos pés" ou **pedículos**, erguendo-se do contorno do corpo vertebral, e continua como **lâminas** de cada lado (ver Fig. 7.7). A transição de pedículos para lâminas é marcada por um crescimento ósseo lateral, ou transverso, denominado **processo transverso**. As lâminas suportam as superfícies articulares que fazem contato com as lâminas, as vértebras superior e inferiormente situadas. As lâminas arqueiam-se em direção a si mesmas, encontrando-se na linha mediana, em um ponto de união denominado **processo espinhoso** (daí os termos "espinha" e "coluna espinhal"). Estas espinhas assumem vários comprimentos e ângulos de inclinação, dependendo da região da coluna em que elas se situam.

A partir deste *design* básico, as variações na coluna acomodam diferenças na carga de peso, calibre da medula espinal, movimentos permitidos ou impedidos e suporte das costelas (Fig. 7.8). Assim, as vértebras cervicais tendem a ter corpos pequenos, processos espinhosos longos (para todos aqueles músculos do pescoço que suportam a cabeça) e processos transversos mínimos. Elas também possuem um orifício de cada lado, que permite que a **artéria vertebral** atinja a base do encéfalo em um trajeto bem protegido.

As vértebras torácicas, em comparação, possuem um corpo um pouco mais espesso, facetas articulares mais inclinadas, as quais são anguladas a fim de possibilitar uma curvatura razoável para os lados, mas restrita flexão e extensão, e possuem processos transversos notáveis que suportam as costelas. Este é outro bom exemplo de desenvolvimento, pois as costelas não são

FIGURA 7.8 Cada *design* vertebral reflete sua posição.

(A) As vértebras cervicais, torácicas, lombares e sacrais desenvolvem as partes básicas diferentemente, dependendo da relação entre mobilidade e estabilidade no pescoço, no tórax, no abdôme e na pelve, respectivamente. (B) As vértebras cervicais superiores suportam de forma exclusiva a mobilidade e estabilidade do crânio, como o atlas (C1) e o áxis (C2). (De Cohen BJ, Wood DL. Memmler's The Human Body in Health and Disease, 10th Edition. Baltimore: Lippincott Williams & Wilkins, 2004. Figs. 7.11 e 7.12.)

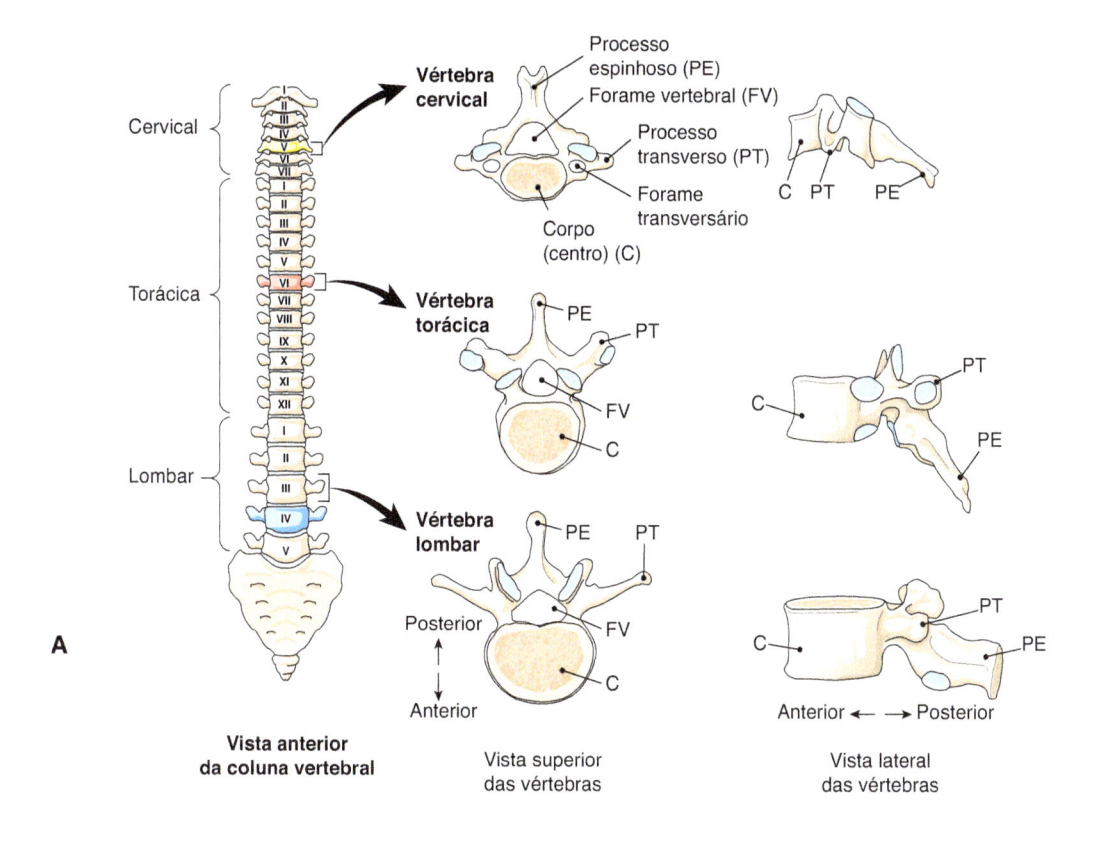

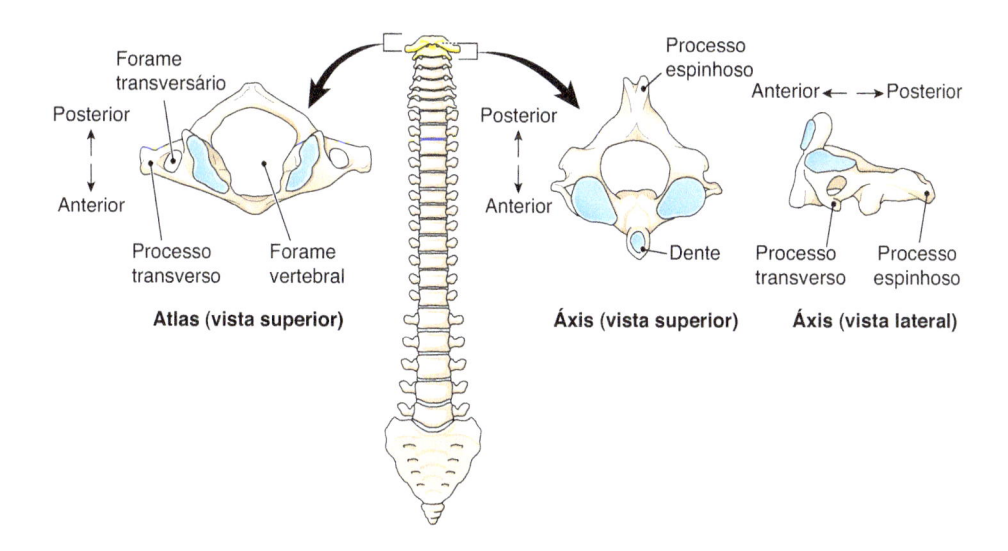

Capítulo 7 ■ Músculo e Tecido Conectivo

A

Cervical / Torácica / Lombar

Vértebra cervical
- Processo espinhoso (PE)
- Forame vertebral (FV)
- Processo transverso (PT)
- Forame transversário
- Corpo (centro) (C)

Vértebra torácica
- PE
- PT
- FV
- C

Vértebra lombar
- PE
- PT
- FV
- C
- Posterior ↕ Anterior

Vista anterior da coluna vertebral

Vista superior das vértebras

Vista lateral das vértebras (Anterior ← → Posterior)

B

Atlas (vista superior)
- Forame transversário
- Processo transverso
- Forame vertebral
- Posterior ↕ Anterior

Áxis (vista superior)
- Processo espinhoso
- Dente
- Posterior ↕ Anterior

Áxis (vista lateral)
- Processo transverso
- Processo espinhoso
- Anterior ← → Posterior

nada mais que um elemento anterior, elaborado de crescimento ósseo proveniente do pedículo. O termo técnico para isto é **processo transverso,** e somente na região torácica os processos transversos se alongam para formar costelas. Na região cervical, porém, os processos transversos permanecem como cotos que ajudam a formar parte do forame transversário, através do qual passa a artéria vertebral.

Os corpos das vértebras lombares mostram os efeitos do suporte crescente de peso, e as faces articulares são rodadas para ficarem quase perpendiculares às faces torácicas. Isto permite que esta parte da coluna seja flexionada e estendida, mas não se curve para o lado facilmente. Para seu desapontamento, à medida que você envelhece, uma pequena série de exercícios de alongamento pode confirmar estes potenciais e limitações.

As vértebras sacrais fundem-se uma à outra durante a vida, e efetivamente se tornam parte do esqueleto pélvico, que leva aos membros inferiores. O sacro, porém, permanece como uma série de cinco vértebras básicas, embora modificadas nos pontos de contato. Inferiormente ao sacro, situa-se um número variável de vértebras coccígeas. Em muitos outros vertebrados, estes elementos suportam a cauda, ou esqueleto **caudal**. Nos seres humanos, eles permanecem como um encerramento vestigial do eixo mediano corporal.

A coluna é mais do que a soma de suas partes

Como uma unidade, a coluna vertebral não é um eixo rígido. As articulações permitem algum movimento (ver a discussão de artrologia, a seguir) e, o mais importante, crescem para se adaptar uma à outra de um modo curvado. Duas das seções (cervical e lombar) se curvam para se tornarem convexas anteriormente e côncavas posteriormente, o que é denominado **curvatura lordótica**. As vértebras torácicas e sacrais fazem o oposto, **curvatura cifótica**. Juntas, estas curvaturas dão à coluna vertebral capacidades de absorver e transmitir força. Elas também podem se tornar anormalmente exageradas, como nos estados da **lordose** e **cifose** (Fig. 7.9).

O crânio

A imagem do crânio fascina e provoca. Ele é um daqueles poucos símbolos universais que podem ser reconhecidos independente da linguagem. Como notado anteriormente, o crânio atende a dois objetivos principais: abrigar o sistema nervoso central e fornecer uma estrutura rígida para as aberturas do corpo que adquirem energia. Estas duas "partes" do crânio podem ser consideradas como o **neurocrânio** e o **viscerocrânio** (**esplancnocrânio**), respectivamente, e elas se unem ao longo dos ossos da linha mediana que formam o **condrocrânio**. O neurocrânio tem a característica particular de sofrer ossificação intramembranácea, de modo que seus ossos tendem a ser achatados e em forma de concha, e se unir ao longo de linhas de sutura denticulada que fornecem um ajuste entrelaçado e interdigitado. O viscerocrânio tem a característica particular de abrigar protrusões elaboradas (**dentes**) para processar os alimentos e de drenar a si mesmo com bolsões de ar (**seios**) que mantêm o equilíbrio com a pressão atmosférica (embora nem sempre efetivamente) enquanto você respira.

O encéfalo é responsável por detectar o mundo exterior e sinalizar a partes do corpo para responderem à informação recebida dos nervos sensitivos. Algumas das projeções sensoriais na cabeça formam o centro de regiões familiares do crânio, como a órbita e o meato acústico. Junto com os feixes nervosos sensoriais que chegam, os feixes motores também devem passar do encéfalo ao corpo por meio de orifícios (**forames**) no crânio articulado. Além disso, os vasos sanguíneos devem unir-se aos nervos durante a passagem ou possuir forames próprios para atingir os mesmos alvos.

Outro osso não-pareado, central no corpo, está relacionado ao crânio. Suspenso por numerosos músculos, entre o esterno e a mandíbula, localiza-se o osso **hióide**. É possível senti-lo

| Cifose | Lordose | Escoliose |

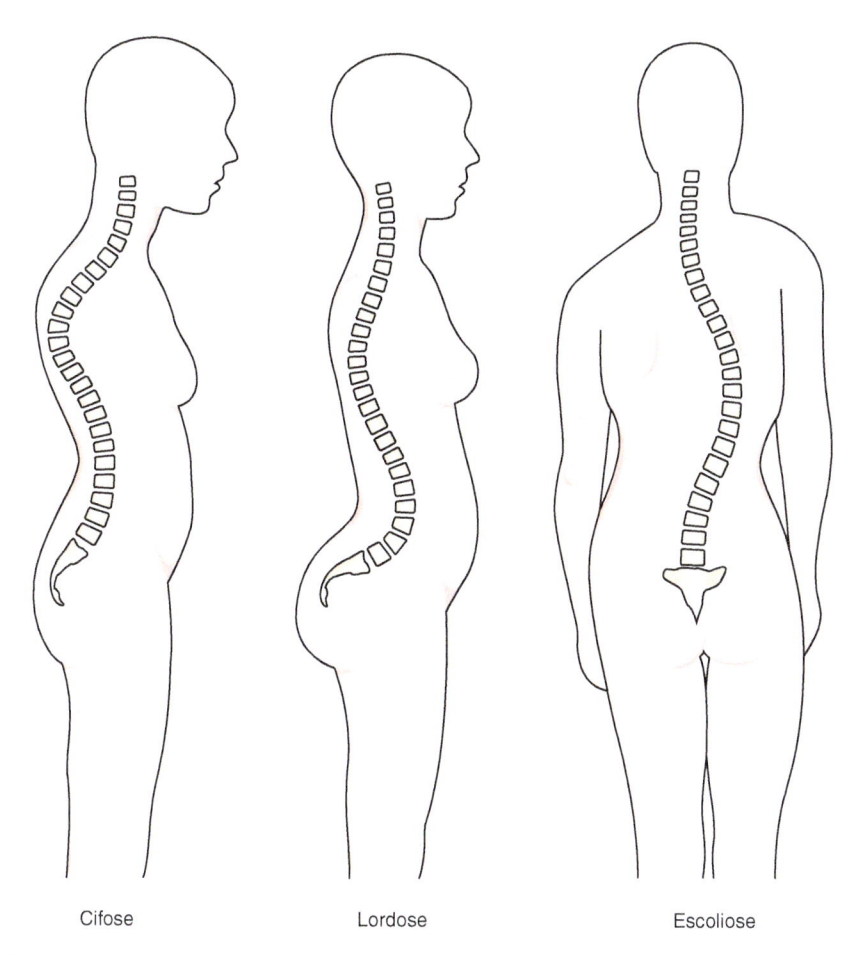

FIGURA 7.9 **Curvatura patológica da coluna.**

Uma curvatura anormal, exagerada, da região lombar é chamada de lordose, e, da região torácica, de cifose (por exemplo, "corcunda"). A curvatura lateral é uma escoliose, cujas formas leves são muito comuns. (De Cohen BJ, Wood DL. Memmler's The Human Body in Health and Disease, 10th Edition. Baltimore: Lippincott Williams & Wilkins, 2004. Fig. 7.10.)

entre a mandíbula e a cartilagem tireóidea ("pomo de Adão"), que se projeta contra a pele do pescoço. O hióide fornece um ponto pivotante para os músculos que deslocam a região anterior do crânio, quando você engole (ver *Músculos da Deglutição*, a seguir), e suspende-se como um atol protetor da laringe e faringe, que se situam logo inferiormente dele.

Os ossos do crânio unem-se em articulações que, embora tecnicamente capazes de movimentação, estão virtualmente travadas no lugar, tornando, assim, o "esqueleto facial" um composto rígido, ao invés de um conjunto móvel de 10 ou mais ossos interconectados (Fig. 7.10). Aprender os nomes dos ossos do crânio isolados é de valor limitado ao clínico; o estudo do esqueleto craniano deve ser um estudo do crânio intacto e dos limites que ele apresenta. Na próxima seção, sobre cabeça e pescoço, alguns dos aspectos pertinentes do crânio composto são demonstrados. Por agora, entretanto, pense apenas no crânio como uma espécie de "casa" do encéfalo, cápsulas para suas extensões (ouvido, nariz e cavidade orbital) e um aparato para manipular a abertura do tubo intestinal, tudo montado sobre uma prancha terminal da coluna vertebral.

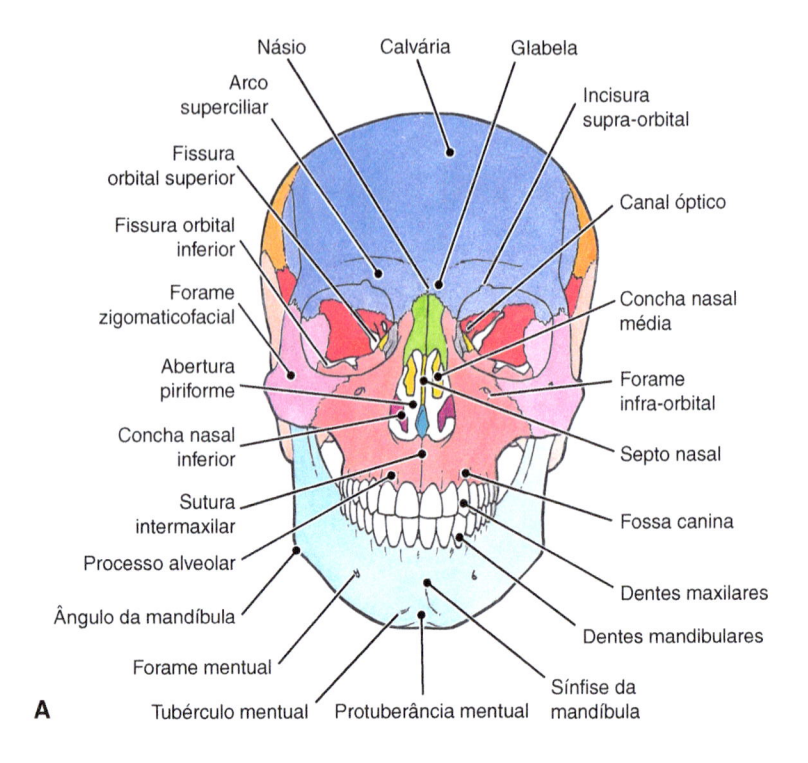

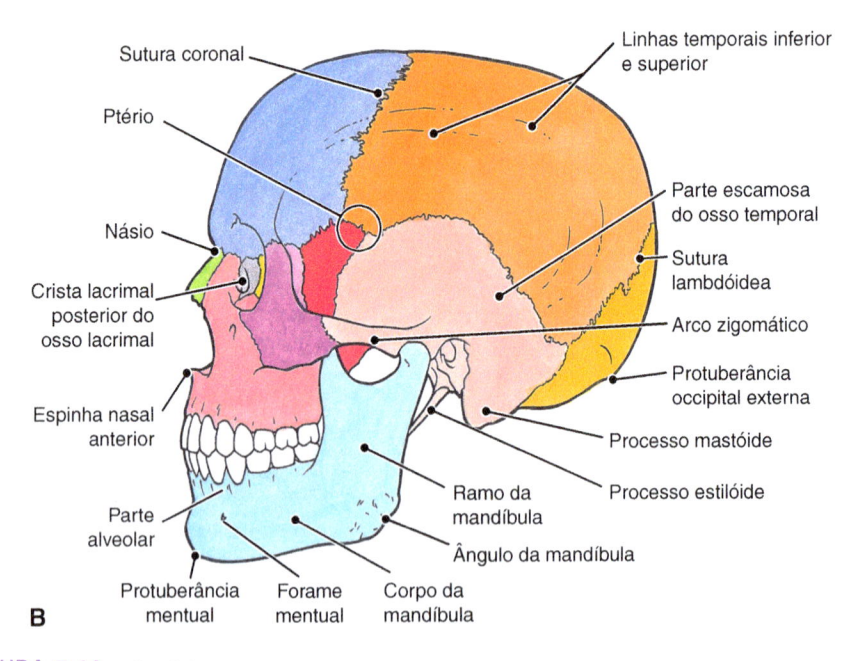

FIGURA 7.10 **O crânio.**

O conjunto total do crânio é maior do que a soma de suas partes, mas saber os nomes das partes é essencial. (A) Vista frontal. (B) Vista lateral. (C) Vista inferior. (De Moore KL, Agur AMR. Essential Clinical Anatomy, 2nd Edition. Baltimore: Lippincott Williams & Wilkins, 2002. Fig. 8.1 e 8.3.)

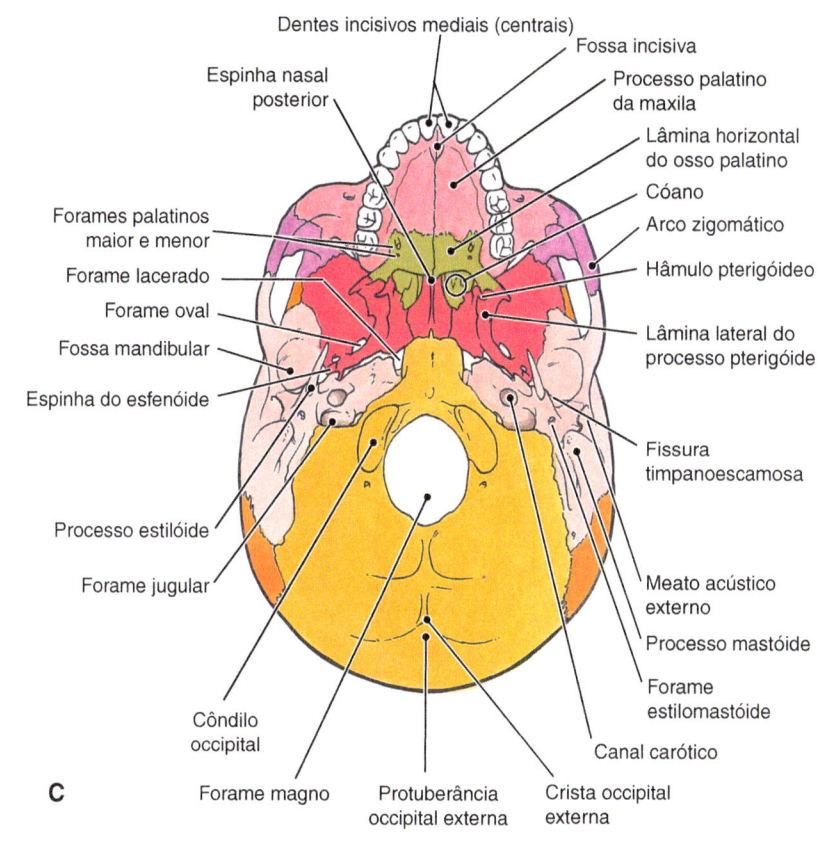

FIGURA 7.10 *(Continuação).*

As projeções do corpo: os membros

Para que os membros tenham a performance requerida, são compostos por um conjunto central de ossos longos, articulados nas extremidades: o **úmero** e a **ulna** no membro superior, e o **fêmur** e a **tíbia** no membro inferior.* O esqueleto dos membros deve se ancorar no eixo corporal proximalmente e elaborar distalmente uma zona de contato com o ambiente. A **escápula** para o membro superior e o osso **do quadril** para o membro inferior realizam a ancoragem. A diferença entre a altamente móvel escápula e a rígida pelve reflete as funções muito diferentes dos membros superiores e inferiores. Os ossos do punho e tornozelo e os da mão e do pé modificam-se similarmente a partir de um arcabouço comum, de acordo com quanto contato eles mantém com o ambiente. As demandas do membro inferior, particularmente sua extremidade (o pé), são tão grandes que todo um campo da medicina (podiatria) é devotado a ele.

Um membro superior muito móvel

O esqueleto do membro superior inicia na **escápula**, um osso relativamente plano que se situa posteriormente à caixa torácica, em um espesso envelope muscular (Fig. 7.11). Ela é quase um osso suspenso, no sentido de que não tem conexão direta com o esqueleto axial, e, sim, apenas uma conexão fraca e estranhamente angulada com a **clavícula**, um osso semelhante a um bastão

---

* N. de R.T. Além dos ossos mencionados, no antebraço ainda está presente o rádio e, na perna, a fíbula.

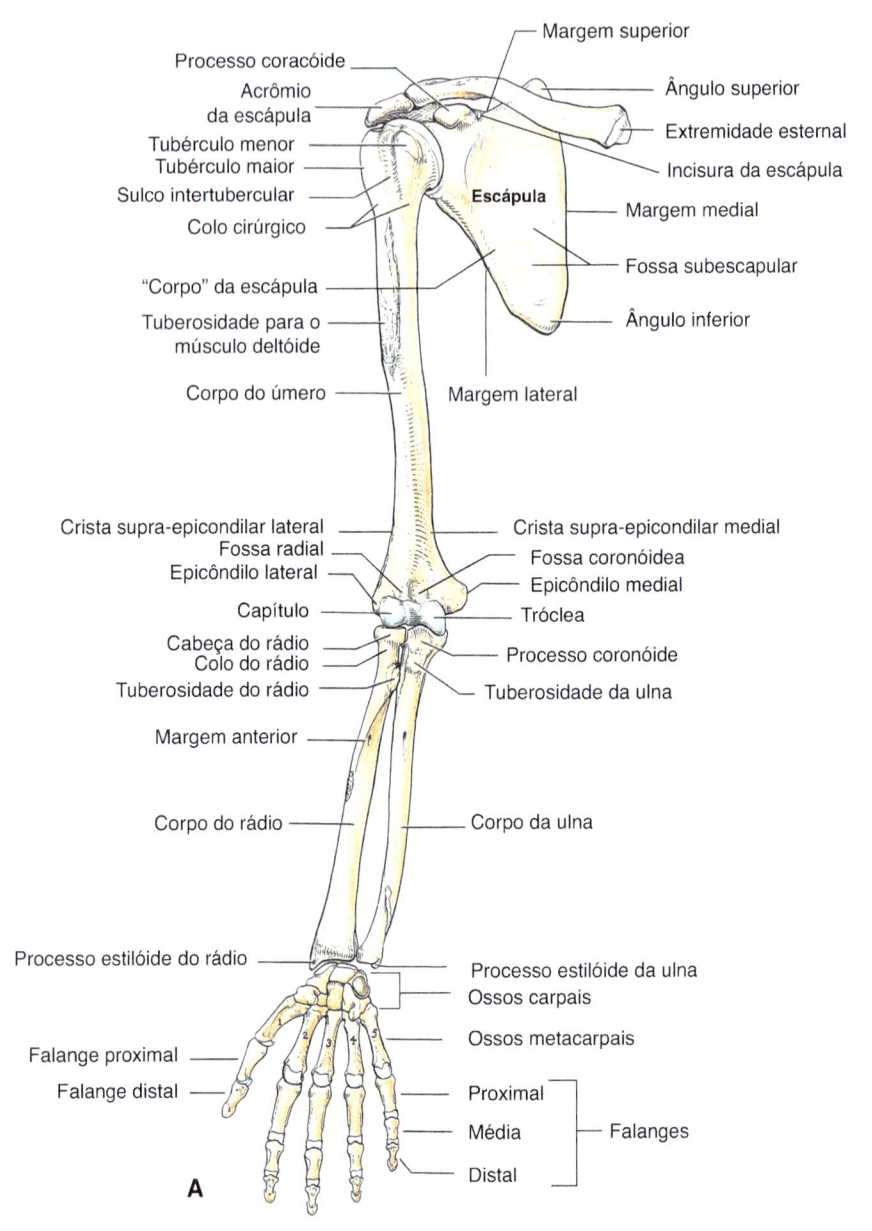

FIGURA 7.11 O esqueleto do membro superior.

A escápula pende contra a parte posterior da caixa torácica, envolta em uma bainha de múltiplos músculos que a guiam para anterior e posterior contra sua única articulação verdadeira – a clavícula.* Para um osso que "ancora" o membro superior à parede torácica, ela é especialmente móvel. A cabeça do úmero é quase esférica, fornecendo rotação desimpedida contra a escápula. O corpo converte-se em epicôndilos, que fornecem espaço amplo para a fixação dos músculos que movem o antebraço, o punho e os dedos. As diferentes formas, capitular e troclear, do côndilo refletem os movimentos que são permitidos ao rádio e à ulna, respectivamente. Os ossos do antebraço são formatados para um movimento em dobradiça na articulação umeroulnar e um movimento rotatório, ou fusiforme, na articulação umerorradial. Note que, nas suas extremidades distais, o rádio domina o contato com os ossos carpais, efetivamente governando a transmissão de força através do punho. (A) Vista anterior. (B) Vista posterior. (De Moore KL, Agur AMR. Essential Clinical Anatomy, 2nd Edition. Baltimore: Lippincott Williams & Wilkins, 2002. Fig. 7.3, p. 408.)

---

* N. de R.T. Devemos lembrar que a escápula também apresenta uma articulação "verdadeira" (sinovial) com o úmero.

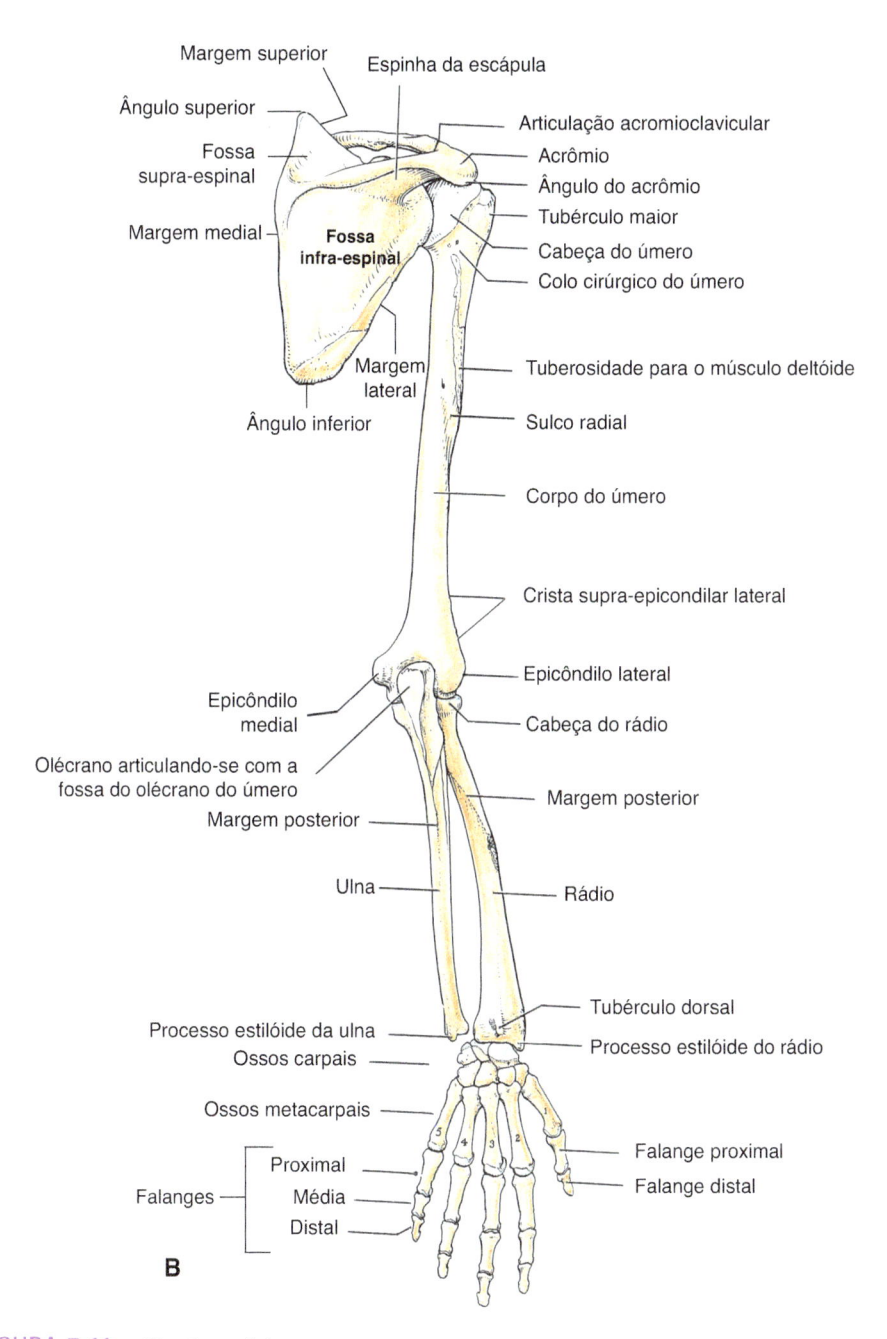

FIGURA 7.11 *(Continuação).*

que une o membro superior ao esterno. Esses ossos destinam-se a fornecer fixação para os músculos que impulsionam o braço e a mão para atividades que se afastam do corpo; assim, a clavícula e a escápula não são unidas por uma articulação firmemente envolvida ou fortemente suprida por ligamentos.

Como a escápula é um ponto de fixação para numerosos músculos que controlam a articulação pivotante entre ela e o úmero, seu contorno é cuidadosamente achatado, para deslizamento posterior às costelas, e elaborado com cristas, ângulos, uma incisura e uma espinha proeminente. Estas estruturas podem ser palpadas em um paciente ou observados radiograficamente. A **clavícula** apresenta um formato mais uniforme. Ela serve à região anterior do corpo, que apresenta os músculos peitorais, que complementam e contêm a musculatura escapular e latíssima. A clavícula permanece tubular, mas em forma de S, ao longo do seu comprimento, e suas extremidades fazem contato com a escápula e o esterno.

O centro ósseo do membro superior continua com o **úmero** – um osso longo clássico, de forma cilíndrica, porém modificado em ambas as extremidades para servir a sua mobilidade requerida. A extremidade superior (proximal) é parte esferóide e parte plataforma. A cabeça esferóide do úmero une-se a uma cavidade da escápula em um *design* deselegante, similar a colocar uma bola grande em um prato pequeno. Como resultado, o úmero está livre para se mover em movimento universal, uma característica típica da flexibilidade do membro superior humano. As plataformas são elevações de osso a partir da superfície do cilindro, que recebem os numerosos músculos que atuam na articulação do ombro. Os músculos grandes, como o **peitoral maior** e **latíssimo do dorso**, fixam-se às elevações (denominadas **tubérculos**) e, assim, contribuem para uma depressão entre eles, posicionada convenientemente para a passagem de parte de outro músculo (o **bíceps braquial**).

A extremidade inferior, ou distal, do úmero não é de modo algum esferóide. Ela é quase achatada em um formato que transmite força por meio de um *design* semelhante a um *flap*. Isso permite uma ação potente em direção "ântero-posterior", ou **flexão** e **extensão**, mas resiste à dispersão da força, em outras direções. Esta parte do úmero também é desenhada para uma articulação firme com um osso (a **ulna**), mas apenas uma acomodação com o seu vizinho (o **rádio**). O resultado é uma extremidade em forma de carretel (**tróclea**) do lado ulnar e uma extremidade redonda (**capítulo**) do lado radial.

O centro ósseo continua no antebraço como o osso da **ulna**, um bastão cilíndrico, de aparência fraca com uma extremidade proximal elaborada para se ajustar ao úmero, mas uma extremidade distal diminuta e modificada. Paralelo à ulna está o **rádio**, um cilindro mais robusto com ênfases opostas. A extremidade proximal do rádio é simples, mas a extremidade distal é expandida e poderosa. É este "cruzamento" de comandos que permite à mão humana ser tão versátil.

A força que atravessa o úmero é passada ao longo da ulna e do rádio. A ulna não pode transferi-la efetivamente através da articulação do punho, mas o rádio pode (pois ele domina a superfície daquela articulação; ver a seguir). O rádio, porém, não está "travado" em uma articulação rígida com o úmero, de modo que está livre para se adaptar às pressões locais (por exemplo, mão e punho) em qualquer posição de rotação. Ele simplesmente faz um pivô sobre a estabilidade característica da ulna, posicionando o punho e os dedos para o uso máximo dos músculos flexores do lado ulnar do antebraço. Assim, o osso **móvel** do antebraço também é quem **dirige** a mão, e isso permite potência e destreza combinadas nas pontas dos dedos. A capacidade plena em um antebraço rodado (ou **pronado**) é essencial para preencher o potencial de uma mão fechada.

Os ossos do punho e da mão continuam o tema da mobilidade. Levando isso em conta, estes são ossos simples, que se alinham em um desenho radial clássico (os dedos) preso a um suporte (os ossos do punho, ou **carpais**). Os carpais individualmente têm formas irregulares, mas, articulados, formam um sistema bem ordenado de ângulos que dirigem a força a múltiplos ossos da mão (Fig. 7.12). O rádio está em contato direto com dois deles, o **escafóide** e o **semilunar**, que, por sua vez estão em contato com os seis restantes. O polegar em particular é composto por um *design* maravilhoso de ossos que podem deslizar, rodar e pivotar um sobre o outro, antes que a articulação final e simples, em dobradiça, da ponta dos dedos seja ativada.

Dentro da mão, o esqueleto de cada dedo é similar: articulando-se com os ossos carpais, estará um osso **metacarpal**, ou osso em forma de raio, para cada dedo. Estes ossos estão dentro da palma da mão e são facilmente palpáveis apertando-a. Cada osso metacarpal leva a um conjunto de três ossos dos dedos, ou **falanges** – uma para cada segmento do dedo. Cada dedo tem uma **fa-**

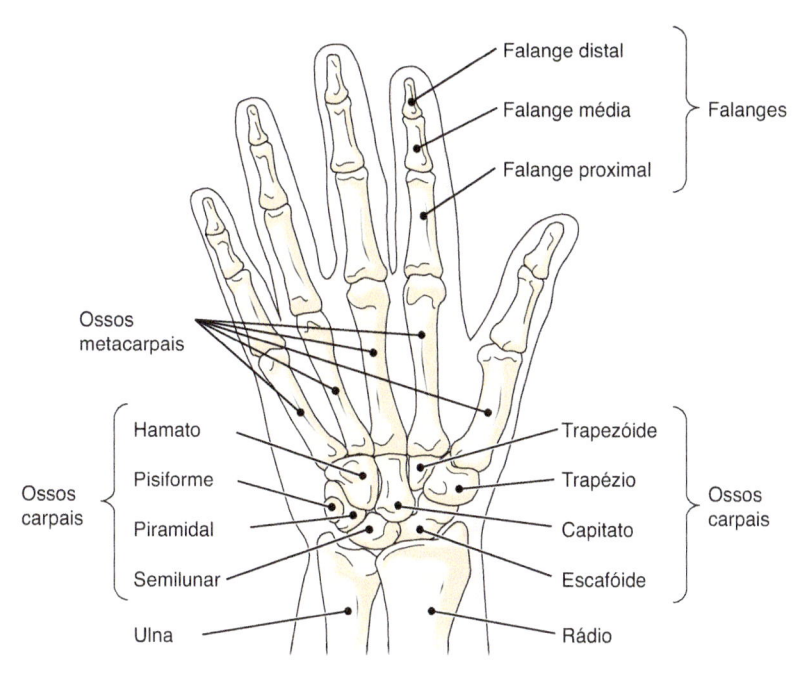

FIGURA 7.12 O esqueleto do punho e da mão, vista anterior.

O punho contém oito ossos carpais, alinhados em duas fileiras de contato. A fileira proximal inclui o escafóide, semilunar, piramidal e pisiforme. O escafóide e o semilunar "ricocheteiam" a força transmitida pelo rádio para os outros ossos carpais. A fileira distal de carpais inclui o trapézio, trapezóide, capitato e hamato, que são mais ou menos dedicados à posição e ao movimento dos ossos metacarpais individuais. (De Cohen BJ, Wood DL. Memmler's The Human Body in Health and Disease, 10th Edition. Baltimore: Lippincott Williams & Wilkins, 2004. Fig. 7.20.)

lange proximal conectada ao metacarpo, uma **falange média** e uma **falange distal**, que contém a unha. A estrutura do polegar é idêntica à dos dedos, exceto por não possuir uma falange média.

A construção do membro superior é desenvolvida em um modelo de mais generalidade e menos fixação. Suas fixações ao tronco são lógicas, familiares no sentido de ser próprio e de desenho simples. O centro ósseo é minimamente desviado do modelo de cilindro ou bastão. O braço é um meio primário de vida independente e desassistida e, ao longo da história, tem sido a unidade mecânica que "construiu" nosso modo de vida. A degradação gradual da coluna vertebral pode ser tolerada como "parte do envelhecimento" mas, para a maioria dos pacientes, mesmo uma leve perda de função do membro superior é agudamente perturbadora.

Um membro inferior menos móvel

O membro inferior aceita toda a responsabilidade pela postura e locomoção que o membro superior não realiza. Como resultado, ele é menos móvel, mais robusto e significativamente mais especializado anatomicamente. O "osso do quadril" é o equivalente grosseiro da escápula e clavícula no membro inferior. Esta estrutura única é na realidade um composto de três ossos, que se desenvolvem separadamente: o **ílio**, o **ísquio** e o **púbis** (Fig. 7.13). Dada a necessidade do membro inferior de estar firmemente preso ao tronco, esses ossos se fundem durante o crescimento para formar "um só osso", que tem sido chamado de **inominado** (ou "o osso sem nome")*. Este osso único (formalmente chamado de **osso do quadril**) forma, então, articula-

---
* N. de R. T. O único termo presente na Terminologia Anatômica é osso do quadril.

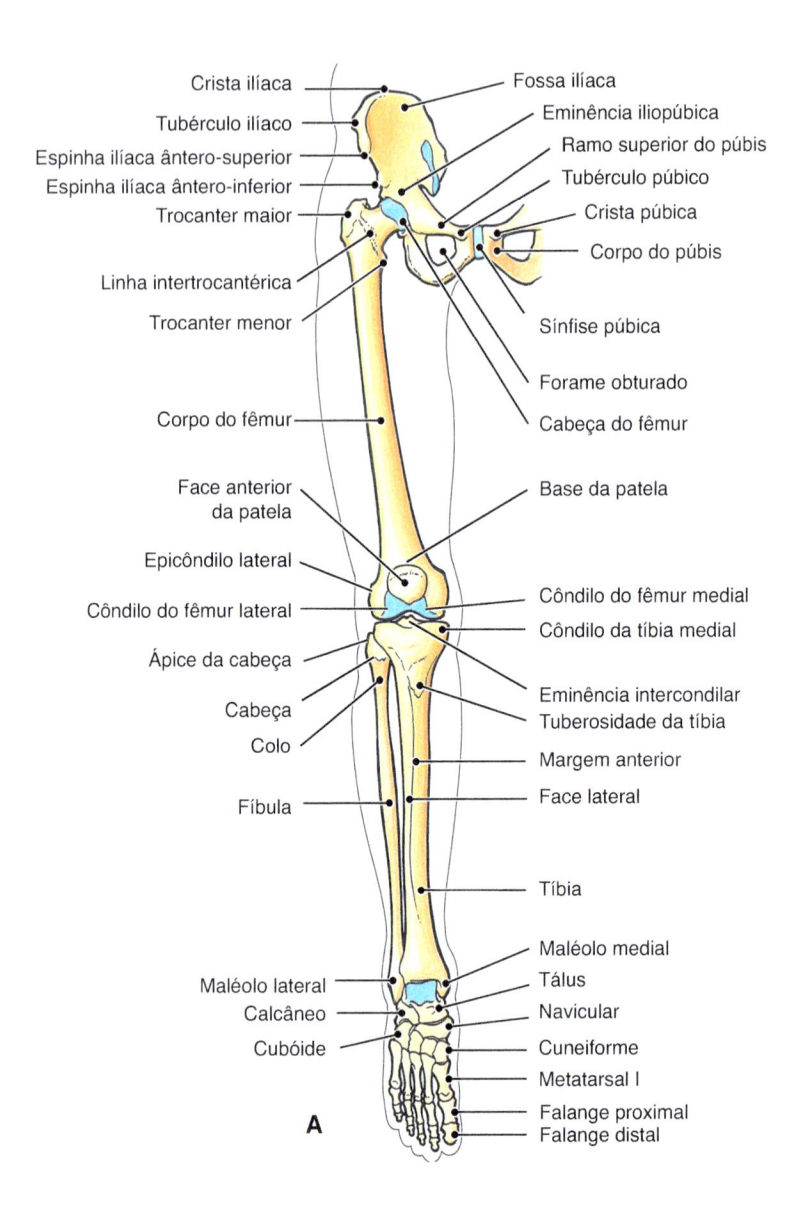

FIGURA 7.13 **O esqueleto do membro inferior.**

O esqueleto do membro inferior inicia com a fusão de três ossos (ílio, ísquio e púbis) em um só, o osso do quadril, que prende o membro inferior ao tronco. Os três ossos contribuem para o soquete articular do fêmur (acetábulo). A cabeça do fêmur é quase esférica, mas se aloja profundamente no acetábulo, tornando o grau de liberdade de rotação mais teórico que real. O esqueleto da perna é composto de uma tíbia dominante e uma fíbula lateral. A tíbia sozinha sustenta a transmissão de peso do fêmur, enquanto a tíbia e fíbula juntas formam o contato em forma de braçadeira com o tornozelo. O esqueleto do pé é homólogo ao esqueleto da mão de muitas maneiras: oito ossos tarsais, um metatarso para cada dedo e duas falanges ao invés de três no hálux. A conformação dos tarsais, porém, revela a pressão sobre eles para dissipar o peso por meio de um arco apoiado ao calcanhar e um complexo estável de dedos. (A) Vista anterior. (B) Vista posterior. (De Moore KL, Agur AMR. Essential Clinical Anatomy, 2nd Edition. Baltimore: Lippincott Williams & Wilkins, 2002. Fig. 6.2, p. 316.)

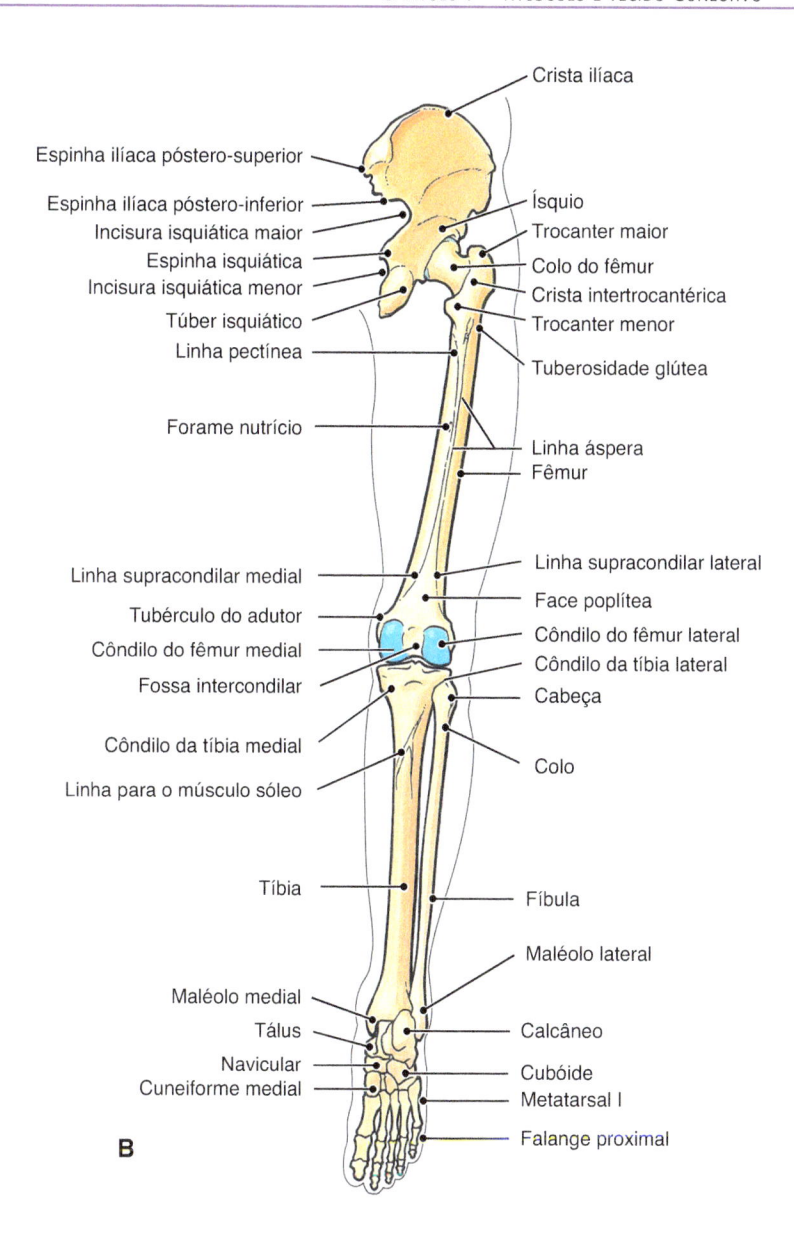

FIGURA 7.13 *(Continuação).*

ções muito estáveis com a coluna vertebral (no sacro) e com seu parceiro do lado oposto (na **sínfise púbica**). Juntos, esses três ossos formam as familiares pelve e cavidade pélvica, que são entidades muito fixas. O ílio e ísquio não estão suspensos em um envelope muscular como a escápula, e os ossos púbicos se unem completamente a eles e um ao outro – de forma bem diferente da clavícula. Assim, a pelve forma algo muito semelhante a um cinturão, e um verdadeiro fundo para o tronco corporal.

O centro ósseo do membro inferior continua como o **fêmur**, idêntico em conceito ao úmero, porém mais exagerado em ambas as extremidades. A cabeça do fêmur é quase esférica, e projeta-se para longe do corpo do osso, de modo que um "colo" verdadeiro é criado. Como as forças musculares exercidas na região proximal do fêmur são significativamente maiores do que aquelas exercidas na região proximal do úmero, as elevações ósseas desta região do fêmur também são significativamente maiores. Aqui, elas são chamadas **trocanteres** (em oposição aos tubérculos no úmero) e, ao inspecionar o fêmur, você pode ver e palpar quão substanciais elas são. Constituem braços de alavanca sobre os quais os músculos atuam, a fim de equilibrar o tronco pesado contra as colunas dos membros inferiores ao ficar de pé ou se movimentar.

A forma genérica de cilindro ósseo longo começa a se achatar e se dobrar posteriormente na região distal do corpo do fêmur. Nesta anatomia – e na de cada uma das três principais articulações do membro inferior – o *design* humano para o equilíbrio e movimento bípedes (sobre duas pernas) exibe, sem dúvida, não o mais eficiente e potente *design* de membros no mundo animal, mas, com certeza, uma adaptação lógica à restrição. A parte final, ou distal, do fêmur expande-se em duas superfícies ou **côndilos**, que se articulam inferiormente com a **tíbia**. Estes côndilos assumem a forma de pernas de cadeira de balanço elaboradas, meias-luas convexas para a potente flexão e extensão da perna. Um espaço importante é escavado entre os côndilos posteriormente, de modo que o suprimento sangüíneo e nervoso à perna e ao pé possa passar pela articulação do joelho sem ser pinçado por ele. Além disso, lateralmente aos côndilos, bem como na parte distal do úmero, pequenas saliências e cristas de osso fornecem fixação para os músculos que impulsionam a articulação do tornozelo. O fêmur, de modo geral, é um osso simples.

Em anatomia, o termo **perna** geralmente se refere à parte do membro inferior abaixo do joelho. Nesse sentido, esperaríamos alguns paralelos entre os ossos da perna e os do antebraço; de fato, este é o caso. Ambos possuem dois ossos e um arranjo similar de músculos para o movimento da extremidade distal a eles. Na perna, porém, o peso e a força devem ser transmitidos com a extremidade fixa contra uma superfície. Para se acomodar, a perna é rodada para dentro (medial) (**pronada**)*, e a **tíbia**, o equivalente do osso rádio do antebraço, é o osso dominante proximal e distalmente (ver Fig. 7.13). A região proximal da tíbia é achatada como um platô amplo na qual o fêmur está apoiado. Suspensa entre a tíbia e o fêmur em sua articulação (a articulação do joelho) está a **patela**, um osso que cresce no tendão do grupo muscular que cruza a articulação. Este tipo de osso é chamado de **osso sesamóide**. A tíbia diminui levemente em direção à articulação do tornozelo, onde sua superfície de contato forma uma articulação semelhante a uma braçadeira contra o osso **tálus**. Seguindo toda a extensão da tíbia, encontra-se a frágil **fíbula**, um osso quase vestigial que fornece um fechamento lateral da articulação de braçadeira no tornozelo.

Toda a mobilidade que o complexo radiulnar fornece ao antebraço e punho é sacrificada na perna e no tornozelo, a fim de prover uma coluna estável que direciona o peso corporal para os pés em uma postura forçada, permitindo pouca ou nenhuma rotação. Esta função quase singular do esqueleto da perna resulta em um dos dois ossos relativamente dominantes: a tíbia e outro subordinado a fíbula. A função ainda é distribuída pela articulação do tornozelo e esqueleto do pé, que devem equilibrar o peso (freqüentemente durante o movimento) e distribuí-lo igualitariamente enquanto o fazem. Então, ao contrário do punho, em que a força é dispersada por meio de quase todos os ossos simultaneamente e de forma muito semelhante a atingir um conjunto de bolas de bilhar, os ossos do pé expandem-se em tamanho e deslocam-se em posição, de modo que a força tende a fluir em direções mais fixas.

A tíbia e a fíbula articulam-se com apenas um osso, o **tálus**, que está em um plano geométrico separado dos outros ossos do tornozelo (ver Fig. 7.13). Lembre-se de que, no punho, o rádio transmite a força por meio de dois ossos (escafóide e semilunar), que se situam lado a lado. O tálus está apoiado de modo parecido com o topo de um domo, de forma que o peso do corpo equilibrado sobre ele possa ser dirigido dele para o resto do domo. O tálus conduz ao **calcâneo** inferiormente e ao **navicular** anteriormente, e, assim, pode enviar a força para baixo, para o

---

* N. de R. T. O termo pronado deve ser utilizado somente para o membro superior.

"calcanhar" do pé, e para a frente, em direção ao hálux ("dedão"). O hálux é denominado apropriadamente, pois realmente domina a estrutura, potência e mobilidade do pé. Do calcâneo e navicular, a força pode ser acomodada pelos ossos adjacentes, **cubóide** e **cuneiformes**, em um alinhamento conservador que mantém os raios dos dedos em uma formação rígida, paralela.

Considere o esqueleto do pé como um todo pois, novamente, neste caso, o todo é maior que a soma de suas partes. De fato, considere o esqueleto de ambos os pés juntos, pois uma das belezas do *design* do pé humano é que ele forma a metade de um domo geodésico virtual – uma das construções geométricas mais estáveis. Postos lado a lado, os esqueletos dos dois pés se conformam quase equivalentemente a este domo, o que faz sentido, dado que todo o peso do corpo deve tocar o chão por meio deles. Que melhor *design* do que um que maximize sua própria estabilidade, e, assim, a carga que ele suporta superiormente?

Observe o contorno de seus pés enquanto você fica de pé. Note que eles não formam um círculo perfeito, mas a pegada literal formaria uma oval fechada dos calcanhares, ao longo das margens externas (laterais) dos pés e, então, de volta à linha mediana, ao longo da "almofada" do pé. Este contorno reflete onde o esqueleto ósseo do pé está posicionado para transferir o peso para o chão. Os dedos podem repousar sobre o chão sob seu próprio controle, mas boa parte do restante do pé na verdade está elevado em um **arco** permanente. Com os pés juntos, as partes que estão arqueadas formam a parte "oca" central do domo virtual. Estes **arcos longitudinais** dos pés são obtidos pelo crescimento dos ossos do tornozelo (**tarsais**) em formas adequadas.

O tálus localiza-se sobre o topo do arco, e dirige a força inferiormente contra o calcâneo, sobre o qual o tálus se apóia. A cabeça do tálus, porém, formatada como a cabeça de um osso longo pequeno, aponta anteriormente e está travada em uma curva receptiva do osso navicular, fornecendo ao tálus um meio de enviar a força em direção aos dedos, independentemente do calcâneo fazer o mesmo. O navicular recebe a força da cabeça do tálus e a desvia exclusivamente para o hálux, segundo e terceiro dedos, por meio de três ossos "com relação em bolas", os **cuneiformes**, em forma de cunha. Quando você se move, é claro, o peso corporal é equilibrado apenas sobre os dedos durante parte do tempo, e esta é a ligação óssea básica pela qual você pode manejar a ação.

A força transmitida pelo tálus inferiormente, até o calcâneo, é enviada principalmente para trás (posteriormente), para o contato que o calcâneo faz com o solo. Esta parte do esqueleto do pé é desenhada para manter o peso no lugar e ser uma alavanca para seu levantamento. O calcâneo é arqueado agressivamente, a fim de maximizar a transmissão de peso ao calcanhar, mas ele também fornece um modo de enviar força aos "dedos menores" (o quarto e quinto dedos). Em direção à lateral do pé, o calcâneo conduz a um só osso "com relação em bola", o **cubóide**, que irradia a força para o quarto e quinto dedos. Esta é uma quantidade menor de força comparada à que está sendo dirigida ao hálux, e o movimento independente do quarto e quinto dedos é limitado (pois eles se apóiam contra a mesma plataforma, o cubóide).

O esqueleto do pé contém outra característica notável relacionada à sua função estressante. Ao longo dos ossos do hálux (**metatarsal**, **falange proximal** e **falange distal**), dois pedaços soltos de osso repousam sob a articulação metatarsofalangeal. Estes são **ossos sesamóides**, e estão posicionados para erguer do solo a extremidade distal (anterior) do primeiro osso metatarsal. Existe um espaço entre eles para a passagem de um cabo, ou um tendão muscular. Neste caso, um grande tendão muscular que flexiona o hálux deve atingir aquele dedo, passando sob a cabeça do osso metatarsal. Se o peso corporal pressionasse a cabeça deste osso contra o solo, esmagaria o tendão. Em vez disso, a cabeça do osso é pressionada para baixo contra os ossos sesamóides pareados, que então pressionam contra o solo. O tendão é poupado, passando entre os sesamóides; assim, você está livre para pisar com força enquanto caminha. Para muitas pessoas, este alinhamento é imperfeito e, com o tempo, sua distorção leva ao desenvolvimento doloroso de uma **joanete** (ver adiante).

O SISTEMA ARTICULAR

Os ossos formam-se como tecidos duros para fazer um centro de suporte para o corpo, mas eles são tão efetivos quanto as conexões que fazem uns com os outros. Os tendões musculares e ligamentos fixam-se aos ossos de tal forma que permitem que um osso se mova contra a estabilidade de um osso adjacente, e esta mecânica fundamental da vida animada requer que os ossos, de algum modo, se "ajustem" uns aos outros. A forma pela qual os ossos se unem, ou **articulam**, é detalhada o suficiente para que muitos livros abordem o estudo das **articulações (artrologia)** como um sistema (o **sistema articular**). O problema clínico comum do inchaço doloroso das articulações (**artrite**) exige um estudo mais aprofundado de seu *design* geral.

O tecido mesodérmico condensado denominado mesênquima, que forma o molde para os ossos, também existe nos pequenos espaços entre os ossos e, finalmente, diferencia-se nas estruturas articulares. Em outras palavras, os derivados musculoesqueléticos do mesoderma possuem continuidade absoluta. A morfologia final e extensão do tecido rígido (osso) *versus* tecido elástico (músculo) ou tecido conectivo (ligamentos e tendões), e assim por diante, desenvolve-se holisticamente, ou organicamente, e não em "sistemas" de crescimento separados. Assim, onde dois ossos se articulam, são conectados por uma cápsula e ligamentos, os quais se condensam a partir de colônias mesodérmicas contíguas.

O tipo particular estrutural/funcional de articulação que ocorre resulta das diferentes modificações tomadas por esta **placa articular primitiva** de mesênquima condensado. Uma alteração mínima do tecido produz uma articulação na qual as extremidades ósseas são essencialmente coladas (**articulação fibrosa**) – Fig. 7.14. Se o mesênquima evolui para cartilagem entre os ossos (ele já se desenvolve em cartilagem, como um precursor dos ossos em si), esta cartilagem atua como um tipo de anteparo entre os ossos. Algum movimento é tolerado, e a cartilagem é principalmente uma almofada entre os ossos que rotineiramente são forçados a se unir sob grande pressão (por exemplo, os corpos vertebrais). Esta é uma **articulação cartilagínea** (ver Fig. 7.14). Em muitos casos, o mesênquima condensado é retirado até restar somente uma pequena lâmina periférica, resultando em uma cavidade no espaço entre os ossos que se articulam. Os ossos retêm uma placa de cartilagem em suas superfícies de contato, a lâmina periférica de mesênquima produz uma camada externa fibrosa e uma camada interna produtora de líquido e, com um mínimo de tecido interposto, os ossos podem se mover um contra o outro de forma bastante livre (**articulação sinovial**) – ver Fig. 7.14.

Todas as articulações sinoviais possuem um *design* básico que envolve aproximar os ossos, mas não em contato direto um com o outro. O atrito criado nas superfícies articulares iria erodir rapidamente o tecido ósseo, de modo semelhante a colocar a margem da roda do carro contra a estrada, ao invés de envolvê-la primeiro com um pneu cheio de ar. Todas as articulações sinoviais fornecem alguma quantidade de outros tecidos conectivos, geralmente **cartilagem**, como um anteparo entre as superfícies dos ossos que de outro modo fariam contato íntimo. Uma determinada quantidade de **líquido** muito viscoso também está presente, a fim de facilitar ainda mais o movimento dessas superfícies acolchoadas uma contra a outra. Este líquido deve ser mantido na região em torno da articulação, de modo que, tipicamente, uma **cápsula** de tecido conectivo "sele" a conexão e crie uma cavidade interna. Finalmente, para o suporte externo (e, algumas vezes, interno) do invólucro, faixas de tecido conectivo denominadas **ligamentos** fazem uma ponte entre os ossos conectados como fortes amarras, que resistem a movimentos incomuns. Os ligamentos distendidos incapacitam a função articular adequada e são apresentações clínicas comuns.

O *design* geral descrito anteriormente se aplica à vasta maioria das articulações do corpo. Elas são desenhadas para permitir o movimento – algumas vezes muito movimento. Poucas articulações do corpo são desenhadas para limitar ou restringir o movimento e, como resultado, podem não possuir algumas das opções citadas. O crânio, por exemplo, é composto por muitos

A Articulações fibrosas

Sindesmose
(tipo de articulação fibrosa)

Articulação cartilagínea primária

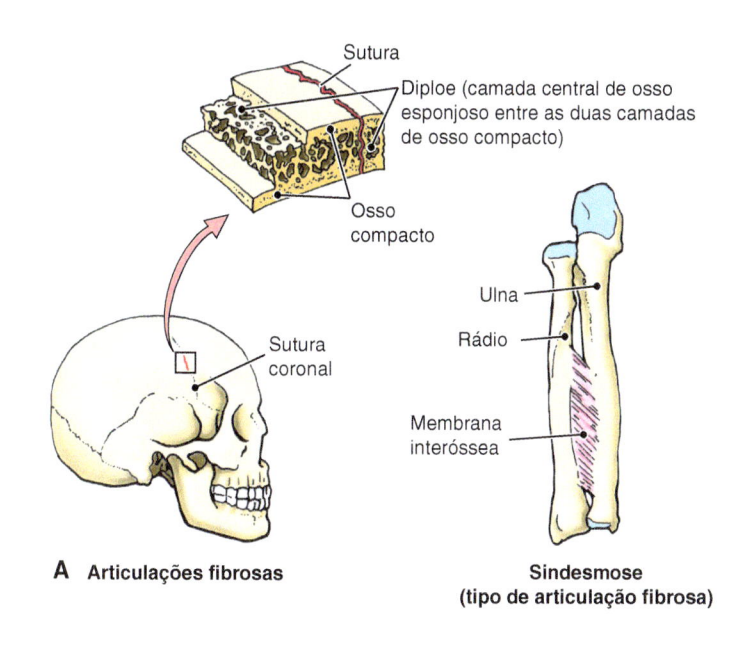

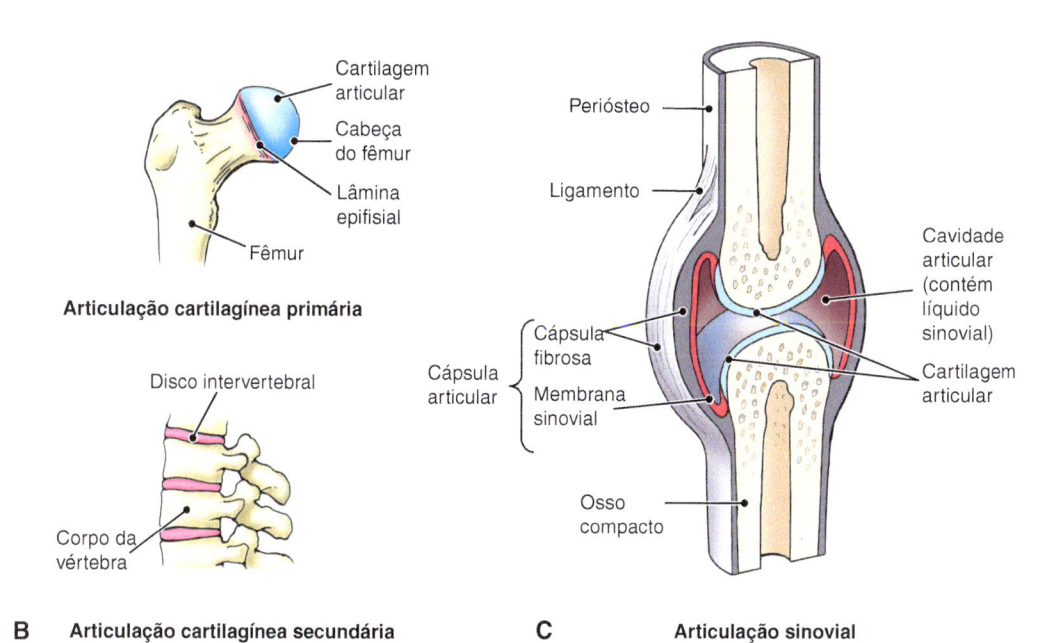

B Articulação cartilagínea secundária

C Articulação sinovial

FIGURA 7.14 **As três categorias de construção articular.**

(A) Fibrosa. (B) Cartilagínea. (C) Sinovial. (De Moore KL, Agur AMR. Essential Clinical Anatomy, 2nd Edition. Baltimore: Lippincott Williams & Wilkins, 2002. Fig. 1.3, p. 18; e de Moore KL, Dalley AF. Clinically Oriented Anatomy, 5th Edition. Baltimore: Lippincott Williams & Wilkins, 2006. Fig. 1.16A, p. 27.)

ossos que se articulam um com o outro; porém, você preferiria que eles não se movessem muito. As articulações fibrosas entre muitos ossos do crânio são fusões virtuais de osso, detectáveis como articulações somente quando separadas de modo forçado.*

Tipos de articulações

Fibrosa

Algumas conexões osso a osso necessitam ser as mais estáveis possíveis. Isto pode ser obtido eliminando as características da articulação que promovem o movimento, como o líquido, a cartilagem que as protege e os músculos que as suportam. Em seu lugar, há características como um ajuste ósseo entrelaçado e tecido fibroso, ao invés de cartilagem, entre os ossos.

O corpo humano apresenta três tipos de articulações fibrosas. Um deles é o ajuste entre alguns ossos do crânio, em que a superfície de contato de um osso se combina com a superfície de contato de outro, em um desenho bem ajustado como costura, denominado **sutura**. Estas suturas, com o tempo, podem se fundir completamente (**sinostose**). Os soquetes dos dentes (alvéolos) os recebem em um tipo de articulação fibrosa modificada denominada **gonfose**. Esta é a única área do corpo em que o tecido ósseo interage com um derivado da pele. O último tipo de articulação fibrosa descreve o que acontece quando os ossos têm uma conexão lado a lado, unida por uma lâmina de tecido conectivo fibroso denso. Este tipo de articulação é denominado **sindesmose**, o que significa ligação compartilhada ou cinta. Os ossos do antebraço e da perna são conectados por uma **membrana interóssea** deste tipo.

Cartilagínea

Muitos ossos se desenvolvem primeiro com um precursor de cartilagem hialina, que então rapidamente se mineraliza do centro para a periferia. Isto significa que as "pontas" do osso são cartilagíneas por mais tempo do que o corpo do osso. Por um período durante o crescimento, a articulação é funcional, embora os ossos ainda não tenham parado de crescer, significando que boa parte da articulação em questão é composta por unidades de cartilagem, ao invés de unidades ósseas. Este tipo de articulação é denominado **sincondrose**. Como muitas articulações atravessam este período, mas eventualmente são compostas de ossos adultos, esta fase também é chamada de **fase cartilagínea primária** (para diferenciá-la da **fase cartilagínea secundária**; ver adiante).

O momento em que as articulações cartilagíneas primárias sofrem ossificação varia de uma articulação para outra, e de pessoa para pessoa, de modo que é possível que algumas articulações no corpo permaneçam neste estado por muitos anos. Os anatomistas conhecem duas articulações que são sincondroses persistentes: a articulação entre o esterno e a primeira costela (**esternocostal**) e a articulação entre a porção petrosa do osso temporal e a parte basilar do osso occipital, na cabeça (articulação **petroccipital**). Não é evidente porque estas uniões persistem como sincondroses.

Algumas articulações do corpo são formadas quando a superfície plana de um osso encontra a superfície plana de outro osso, em uma posição que recebe compressão tremenda. Um coxim substancial de **fibrocartilagem** é inserido entre as duas superfícies ósseas, e os ligamentos externos da articulação asseguram que qualquer movimento, exceto a compressão leve e descompressão, seja desencorajado. Estas articulações são chamadas de **sínfises**, e as mais óbvias são aquelas entre os corpos vertebrais. Elas também são chamadas de **articulações cartilagíneas secundárias**, pois, ao contrário das sincondroses, o coxim cartilagíneo não é simplesmente um remanescente do osso em desenvolvimento, que eventualmente desaparece, e, sim, um crescimento cartilagíneo com um propósito, destinado a mediar as pressões da sustentação de peso. As sínfises, casualmente, são encontradas somente na linha mediana do corpo.

---

* N. de R.T. Ou ainda durante a fase perinatal e infância.

Sinovial

Para atender as necessidades de uma vida móvel, a maioria das articulações do corpo possibilita o movimento dos ossos e minimiza o atrito entre eles. Estas são chamadas **articulações sinoviais**, destacando o que todas possuem em comum: uma membrana (**sinovial**) recoberta por líquido (**sinovial**) que forma um bolsão escorregadio entre as duas superfícies articulares.

As articulações sinoviais articulam extremidades de ossos elaboradas para refletir o tipo e a direção do movimento necessários. Em geral, as extremidades dos ossos envolvidos em articulações sinoviais são aumentadas, quer para permitir uma maior fixação muscular, quer para permitir maior estabilidade (ou ambas). As extremidades que se unem podem ter formas semelhantes (**homomórficas**) ou um desenho de "cabeça e soquete" mais diferenciado (**heteromórficas**). A quantidade de movimento possível é realmente uma função de quanto deslizamento, giro ou rotação a superfície articular permite. Há nomes formais para as formas das articulações sinoviais (por exemplo, plana, selar [em sela], gínglimo [em dobradiça], trocóidea [pivotante], esferóidea [em bola e soquete]) mas, por hora, o importante é compreender como uma articulação sinovial típica é construída.

Uma articulação sinovial típica

Conforme já citado, seria desaconselhável ter conexões de superfície osso a osso verdadeiras, pois o movimento de um osso contra o outro os degradaria e produziria muito acúmulo de calor no espaço articular. Como resultado, as superfícies dos ossos que devem entrar em contato são revestidas com uma camada de cartilagem hialina, geralmente denominada **cartilagem articular.** Esta cartilagem não possui um suprimento nervoso e sangüíneo, o que significa que ela pode absorver uma determinada quantidade de dano, o qual nunca é registrado no encéfalo. Como um tecido vivo, porém, ela necessita de um suprimento de nutrientes. Isso é fornecido pela sinóvia (líquido sinovial). Um grande problema do tecido mal perfundido é que, uma vez lesado, ele não pode se reparar efetivamente. A doença articular degenerativa é verdadeiramente degenerativa.

O tecido conectivo circunda toda a articulação, formando uma **cápsula** fechada. O envoltório externo de uma articulação é denominado **cápsula articular** ou "**cápsula fibrosa**". Ela torna a cavidade articular um tipo de sistema fechado e, assim como o tecido conectivo, não é muito elástica. Esta cápsula se funde imperceptivelmente com a camada superficial do tecido ósseo (**periósteo**), e, como uma camada de barreira para a cavidade articular protegida, é altamente sensível.

Assim como qualquer tecido de formato tubular, a cápsula articular tem uma camada externa e uma interna. A camada interna de uma cápsula articular sinovial é a característica que define a articulação, pois é constituída de uma **membrana sinovial** que produz e aprisiona sinóvia (**líquido sinovial**) dentro da cavidade articular. Desse modo, diz-se que o líquido sinovial "banha" a cartilagem articular e, sob todos os aspectos, ele fornece um lubrificante crítico para minimizar o atrito e o acúmulo de calor durante o movimento. A membrana sinovial é altamente vascularizada, e conduz muitas das trocas fisiológicas necessárias para manter as superfícies articulares em funcionamento.

Os **ligamentos** conectam os ossos uns aos outros. Todas as articulações sinoviais são reforçadas (mas não muito) por ligamentos de tecido conectivo elástico. Estes podem ser ligamentos capsulares genéricos ou grandes feixes de fibras macroscopicamente visíveis como uma unidade distinta, e, assim, recebem nomes específicos (tipicamente nas maiores articulações). São encontrados geralmente fora da cápsula articular (ligamentos extrínsecos ou **extracapsulares**) mas, em algumas articulações importantes, como a articulação do joelho, os ligamentos são encontrados dentro da cápsula articular (ligamentos intrínsecos ou **intracapsulares**). Em geral, os ligamentos estão posicionados para resistir ao movimento em direções indesejáveis. Os ligamentos possuem um suprimento sangüíneo mínimo e apresentam cicatrização lenta quando lesados.

Articulação sinovial — **Articulação do joelho**

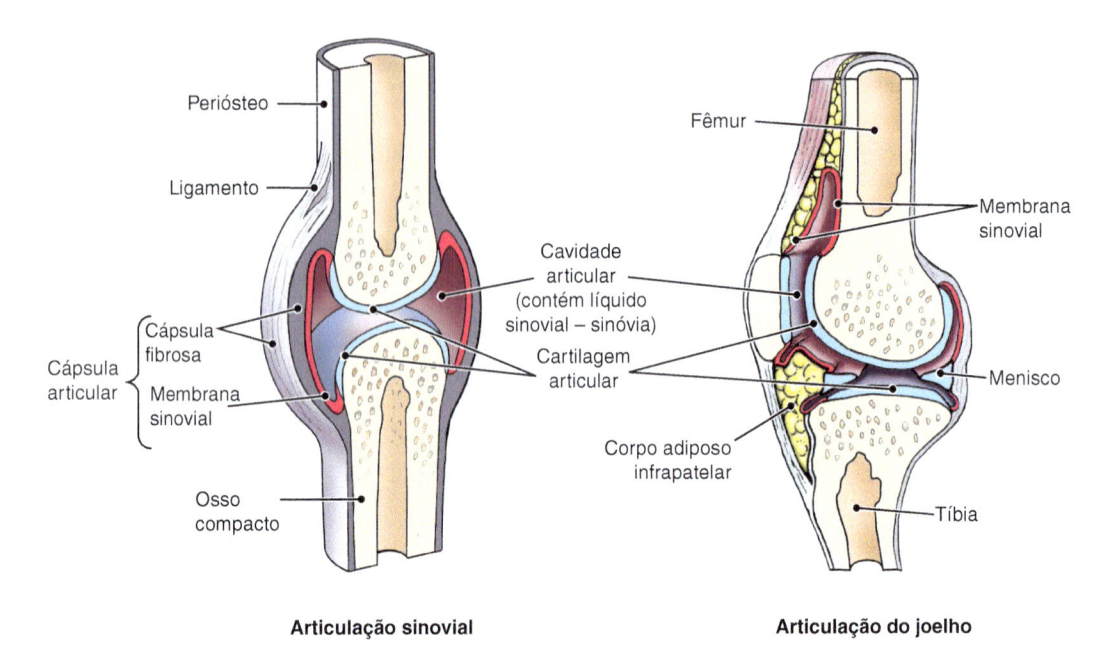

FIGURA 7.15 Como uma articulação sinovial real se compara ao modelo.

A articulação do joelho é um exemplo de como os elementos chave de uma articulação sinovial podem se modificar para atender necessidades específicas. Corpos adiposos, cartilagem extra, ossos sesamóides, ligamentos e músculos podem invadir o espaço articular, e o alinhamento impecável da membrana sinovial pode se segmentar para acomodá-los. (De Moore KL, Daley AF. Clinically Oriented Anatomy, 5th Edition. Baltimore: Lippincott Williams & Wilkins, 2006. Fig. 1.16A, p. 27.)

Este *design* é o arranjo-padrão em todas as articulações sinoviais. Estas incluem, por exemplo, as 14 articulações sinoviais nos dedos e no polegar de cada mão, de modo que você pode visualizar a utilidade e ubiqüidade de um *design* tão simples. Algumas articulações sinoviais, porém, possuem necessidades especiais ou cargas incomuns (Fig. 7.15). Nestas, como o **joelho**, encontramos algumas das seguintes modificações.

Tendões musculares e ligamentos interpostos   Os músculos movem os ossos e, em algumas cavidades articulares, a capacidade de um dos ossos da articulação de se mover **enquanto na articulação** é importante. Assim, as fibras musculares podem penetrar na cápsula fibrosa para se fixar em uma superfície óssea situada dentro da cavidade articular. O mesmo é verdadeiro para ligamentos, se houver necessidade de estabilizar a posição de um osso em articulação e, no joelho (ver adiante), encontramos ambos. Nestes casos, a membrana sinovial ajusta-se à presença destes "cabos de suporte" enrolando-se em torno deles. Assim, os músculos e ligamentos que estão dentro da cápsula fibrosa (**intracapsulares**) tendem a se situar fora da membrana sinovial ("**extra-sinoviais**") e, assim, não são banhados pela sinóvia.

Discos articulares e meniscos   Algumas vezes, a proteção acolchoada fornecida pela cartilagem articular não é suficiente, e a cartilagem em si necessita um coxim. Nestes casos (e, novamente, na articulação do joelho em particular), um crescimento para dentro da cápsula fibrosa pode formar uma placa, ou coxim, ou **disco** de fibrocartilagem que fica "esmagada" entre a cartilagem articular do osso acima e a cartilagem articular do osso abaixo. Estes discos mantém uma fixação firme à camada externa da cápsula articular, de modo que eles efetivamente empurram, mas não penetram, a membrana sinovial. Assim, os discos articulares não são banhados em sinóvia,

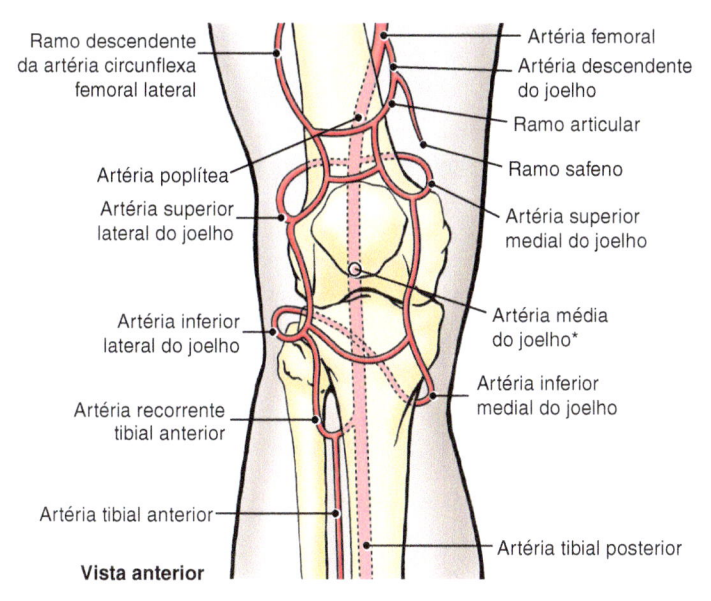

FIGURA 7.16 Circulação colateral em torno das articulações.

As articulações sinoviais no corpo ocorrem nas grandes transições musculoesqueléticas. As vias centrais de circulação tipicamente se ramificam em vias colaterais que nutrem e circundam a articulação, fornecendo assim amplos trajetos alternativos para que o sangue alcance os tecidos distalmente à articulação. (De Agur A, Dalley AF. Grant's Atlas of Anatomy, 11th Edition. Baltimore: Lippincott Williams & Wilkins, 2005. Fig. 5.48A, p. 398.)

---

* N. de R. T. Na realidade, a artéria média do joelho é um ramo da artéria poplítea que se origina entre as artérias superiores e inferiores (laterais e mediais) do joelho. Portanto, ela não está representada neste desenho.

pois permanecem extrasinoviais dentro da cavidade articular**. Na articulação do joelho, o disco articular não é uma camada completa, e, sim, uma cunha em forma de crescente que se projeta da cápsula articular para dentro. E, devido a este formato, o disco articular é denominado **menisco**.

Sacos cheios de líquido ou bolsas, para lubrificação extra Em algumas articulações, não existe atrito só entre as cartilagens articulares, mas também em áreas onde os tendões fazem ângulos agudos em articulações muito flexionadas, ou em áreas onde uma articulação altamente móvel, como o ombro, encontra-se em uma posição incomumente estendida. Pequenos sacos flácidos semelhantes a almofadas denominados **bolsas (bursa)** podem se desenvolver nessas regiões. Como elas são preenchidas com sinóvia e se desenvolvem em resposta ao atrito entre os tecidos conectivos, elas podem, com o tempo, se fundir com a membrana sinovial das cavidades articulares, criando um tipo de recesso, ou extensão, da cavidade articular além da sua articulação propriamente dita.

As articulações representam um obstáculo ao trajeto dos nervos e vasos sangüíneos, que devem cruzá-las para servir estruturas mais distantes. Especialmente nos membros, articulações como o cotovelo e o joelho ocupam quase todo o espaço anatômico sob a pele, de modo que os feixes neurovasculares de algum modo devem achar ângulos e fendas para contorná-las. Como regra, estes feixes passam ao longo de trajetos ou zonas colabadas ao invés de distendidas quando a articulação está em flexão.

Dois outros padrões gerais se aplicam à anatomia regional das articulações do corpo. Um é que a superfície da articulação tende a ser inervada por combinações de nervos que servem os músculos que atuam na articulação. Com poucas exceções, as fibras nervosas específicas são

---

** N. de R.T. A nutrição dos discos é realizada em parte pela sinóvia.

muito pequenas para serem observadas durante uma dissecção típica de um cadáver. Um segundo padrão-geral é que a rota central do fluxo arterial tende a se ramificar e formar uma rede, ou **anastomose**, em torno dos espaços articulares. Isto significa que a grande "linha central" da circulação permanece intacta enquanto passa através de uma articulação, mas é suportada por linhas menores que se ramificam acima (ou antes) da articulação e se unem (ou se **anastomosam**) a linhas menores que se ramificam abaixo (ou depois) da articulação. O resultado é uma rede elaborada de artérias, que forma um tipo de **circulação colateral** ao fluxo dominante (Fig. 7.16). A morte tecidual, ou **necrose**, é um problema grave em cavidades articulares quando a circulação está comprometida, de modo que aprender as vias disponíveis de fluxo sangüíneo para uma articulação é um exercício muito útil em anatomia.

Principais articulações do corpo

As principais articulações do corpo podem ser divididas em articulações do esqueleto axial, do membro superior, do membro inferior e do pé.

Articulações do esqueleto axial
Articulações da coluna vertebral
O *design* de uma vértebra típica sugere que, juntas, sua cadeia é maior do que a soma de suas partes individuais. É claro que as articulações entre as vértebras seguem este tema. As ligações são fortes, e os movimentos que elas permitem são muito conservadores. As diferentes regiões da coluna (cervical, torácica, lombar e sacral) permitem diferentes categorias e graus de movimento – por exemplo, mais no pescoço que no tórax – mas todas as regiões são governadas pela mesma configuração articular básica.

Uma articulação intervertebral típica   Os corpos das vértebras adjacentes assentam-se uns sobre os outros como tocos (Fig. 7.17). Os arcos que se protruem dos corpos em direção à parte posterior são como uma cadeia de escoras que dobram, torcem, flexionam ou estendem os corpos quando os músculos os tracionam. Assim, a articulação intervertebral típica inclui um arranjo bem próximo dos corpos uns sobre os outros e faixas de ligamentos dedicadas a cada tipo de escora ao longo dos arcos. As articulações entre esses corpos são conhecidas como **articulações intervertebrais** (sínfise intervertebral).

As articulações entre os corpos são sínfises, e sua principal característica é o disco entre elas. O disco intervertebral é composto de um perímetro fibroso (**anel fibroso**) e um centro gelatinoso (**núcleo pulposo**), que é a degradação eventual da notocorda original. Com a idade, o núcleo pulposo tende a se tornar fibroso; assim, você está mais inclinado a fazer "polichinelos" quando é neto do que quando é avô.

As superfícies anterior e posterior dos corpos vertebrais são ininterruptas – isto é, elas são livres de projeções ósseas ou forames. Elas são superfícies ideais para uma grande tira de fita adesiva para embalagens esticada no comprimento da coluna, de modo que as articulações intervertebrais são suportadas por um **ligamento longitudinal anterior** e um **ligamento longitudinal posterior**, que correm essencialmente do crânio ao cóccix. Estes ligamentos mantêm os discos intervertebrais estáveis, e limitam a quantidade de flexão e extensão na coluna.

Restam o arco vertebral e sua articulação, a **articulação dos processos articulares**. As faces articulares das vértebras adjacentes são imagens espelhadas uma da outra, com mudanças sutis no ângulo que elas fazem com a coluna a partir da região cervical (onde a inclinação é permitida) à região lombar (onde a flexão ocorre, mas a inclinação é desencorajada). As articulações dos arcos, chamadas de **articulações dos processos articulares (zigopofisária)**, são sinoviais.

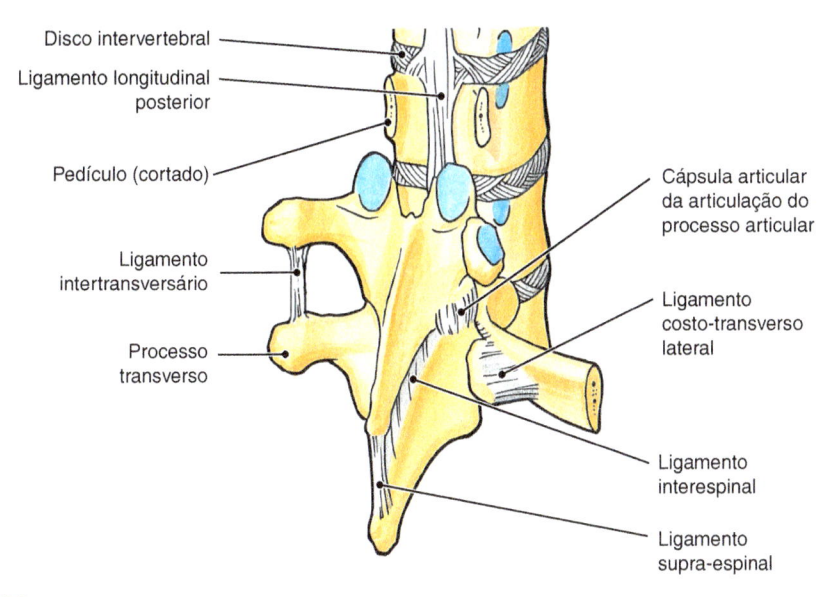

FIGURA 7.17 **Anatomia de uma articulação intervertebral.**

As vértebras são unidas em seus corpos por uma almofada sinfisial compressível e, ao longo das faces articulares dos arcos vertebrais, por articulações sinoviais. As articulações sinfisiais são suportadas anterior e posteriormente por ligamentos longitudinais. O perímetro do arco é ligado de uma vértebra à seguinte pelos ligamentos interespinal e supra-espinal. (De Moore KL, Agur AMR. Essential Clinical Anatomy, 2nd Edition. Baltimore: Lippincott Williams & Wilkins, 2002. Fig. 5.5c, p. 287.)

A lâmina, o pedículo e o processo espinhoso adjacentes à face podem ser unidos com ligamentos, sempre que os músculos e a medula espinal permitirem. Como estes bastões ósseos se projetam das faces em diferentes direções, oferecem uma ampla variedade de alavancas sutis para a coluna de corpos vertebrais. Os ligamentos associados a eles, assim, são mais discretos em feixes de fibras e mais numerosos. Comece ao longo do revestimento interno do arco e note uma faixa ligamentar entre as lâminas de uma vértebra para a outra. Este é o **ligamento amarelo** (flavo significa amarelo), um tipo de arco equivalente aos ligamentos longitudinais anterior e posterior. O restante da ação é todo sobre as superfícies externas do arco.

Os **ligamentos intertransversários** conectam os processos transversos das vértebras adjacentes de modo muito semelhante aos músculos intertransversários mais elásticos. Isto dá a você a impressão de que os processos transversos são governados por uma fibra muscular elástica e uma fibra ligamentar muito menos elástica. Este processo pode ser usado como uma alavanca para dobrar a coluna, mas não demais e nem muito rápido, caso contrário, o ligamento assume o controle.

Os **ligamentos interespinais** são faixas entre os processos espinhosos das vértebras adjacentes. Eles governam a bateria de movimentos envolvendo a flexão e extensão. Os **ligamentos supra-espinais** deslizam ao longo das extremidades dos processos espinhosos – uma consideração menos importante, exceto dentro da região cervical. A parte posterior do pescoço é rica em músculos, mas pobre em processos espinhosos vertebrais. O ligamento supra-espinal nessa região espessa-se e expande-se como uma cortina na linha mediana, para fornecer fixação a estes muitos níveis de músculos cervicais. Aqui, o retalho proeminente do ligamento supra-espinal é chamado de **ligamento nucal** (Fig. 7.18).

Este *design* básico se aplica a toda a coluna vertebral, mas com algumas modificações na região sacral e coccígea, dada a fusão das vértebras sacrais e o crescimento vestigial das vértebras coccígeas. A região cervical superior também é bastante incomum, pois as vértebras cervicais devem suportar o crânio. Este ato de equilíbrio requer, novamente, uma variação do *design* intervertebral.

FIGURA 7.18 Ligamento nucal.

Na região cervical, o ligamento na linha mediana desenvolve-se no ligamento nucal, uma cortina de tecido conectivo que orienta o crânio e suporta diversas camadas de musculatura do pescoço. (De Moore KL, Agur AMR. Essential Clinical Anatomy, 2nd Edition. Baltimore: Lippincott Williams & Wilkins, 2002. Fig. 5.5A, p. 287.)

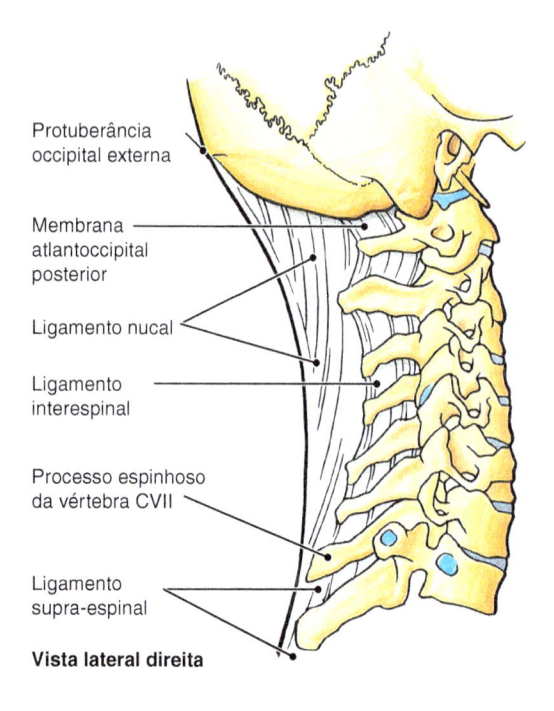

- Protuberância occipital externa
- Membrana atlantoccipital posterior
- Ligamento nucal
- Ligamento interespinal
- Processo espinhoso da vértebra CVII
- Ligamento supra-espinal

Vista lateral direita

Articulações atlantoaxial e atlantoccipital   As vértebras atlas (CI) e áxis (CII) distribuem cooperativamente o suporte e posicionamento da carga imposta por sua articulação com o crânio. O osso atlas (CI) efetivamente apóia o crânio; ele não possui um corpo útil por si só. No lugar do corpo está o **dente (processo odontóide)** do osso áxis (CII). O dente do áxis é um eixo literal, em torno do qual o atlas pode rodar, carregando o crânio com ele. Para obter esse movimento, cada articulação entre os três ossos é sinovial, e o arranjo ligamentar é "elegante e customizado" (Fig. 7.19).

O conjunto de ligamentos que se aplica ao resto da coluna também se estende às duas vértebras cervicais superiores. O ligamento longitudinal anterior entre o atlas e o crânio torna-se a **membrana atlantoccipital anterior**. O ligamento longitudinal posterior torna-se a **membrana tectória** (literalmente, a membrana que "cobre", pois ela recobre a área do dente e dos seus ligamentos intrínsecos). O ligamento amarelo entre o atlas e o crânio é conhecido como **membrana atlantoccipital posterior**.

Como o "corpo" do atlas essencialmente é substituído por uma protrusão do osso áxis, a articulação atlantoaxial mediana é um tipo de articulação sinovial pivotante. Os ligamentos devem colocar o dente em posição e realmente permitir ao atlas fazer um pivô em torno dele. O dente também é fixado ao crânio, talvez, para reforçar sua posição central nesta articulação exclusiva.

Observe, então, o **ligamento cruciforme do atlas**, que se estende longitudinalmente entre o crânio e o corpo do áxis e, transversalmente, entre os tubérculos nas massas laterais do atlas. As faixas longitudinais ancoram o áxis ao crânio, e as faixas transversas prendem o dente no interior do atlas. Dentro desta "cavidade" articular, estão **ligamentos alares**, que partem do dente para o crânio, e um **ligamento do ápice do dente**, que pende como uma estalactite da margem do forame magno até o ápice do dente.

O esqueleto axial também é unido às costelas*, que vão das vértebras (**articulações costotransversárias**) ao esterno (**articulações esternocostais**). As costelas formam uma caixa óssea

---
* N. de R.T. As costelas fazem parte do esqueleto axial.

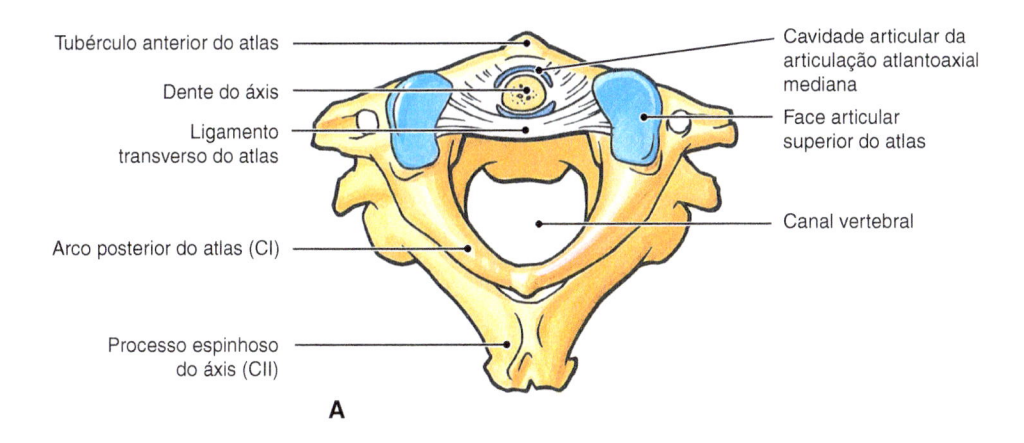

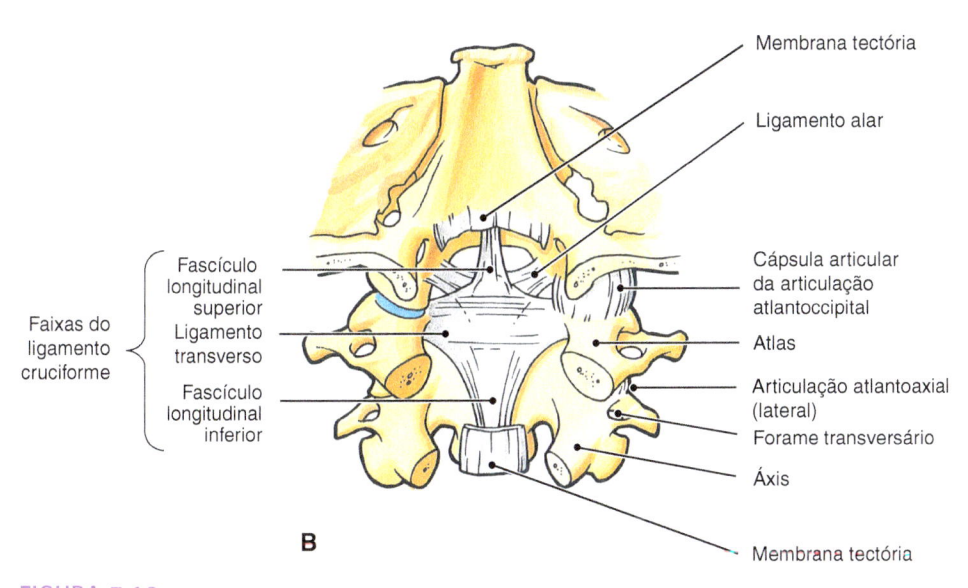

FIGURA 7.19   Junção do atlas, áxis e occipital.

(A) Vista superior. A incomum articulação atlantoaxial é suportada por um ligamento transverso que une o dente do áxis à face do atlas. (B) Vista posterior. Os delicados ligamentos alar e do ápice unem o dente ao osso occipital. (De Moore KL, Agur AMR. Essential Clinical Anatomy, 2nd Edition. Baltimore: Lippincott Williams & Wilkins, 2002. Fig. 5.7A, p. 289.)

protetora com alguma capacidade de suportar a inspiração e expiração (ver Fig. 7.6). A cartilagem desempenha um grande papel completando a estrutura dessa caixa, e os ligamentos são pequenos em todas as articulações.

Articulações do membro superior

O membro superior humano é uma unidade móvel. Aqui, a flexibilidade e capacidade são os objetivos, com a estabilidade sendo apenas uma exigência distante. Na anatomia articular, isso significa que o contato osso a osso deve ser reduzido (permitindo graus maiores de liberdade de movimento), que os ligamentos devem ser uma precaução, mas não uma restrição, e que a massa muscular deve dominar o componente tecidual da articulação.

O membro superior é tão flexível que a maior parte do seu início ósseo não tem "articulação" direta com o tronco do corpo. Na maior parte, a escápula é livre para girar e deslizar sobre a caixa torácica, preparando a parte "livre" do braço para movimentos focalizados. Somente a ponta da espinha da escápula está em uma articulação negociada com o tronco corporal, e mesmo isto é mediado por um osso independente, a clavícula. Dada a sua força limitada, esta **articulação acromioclavicular** é no máximo uma articulação de posição (Fig. 7.20).

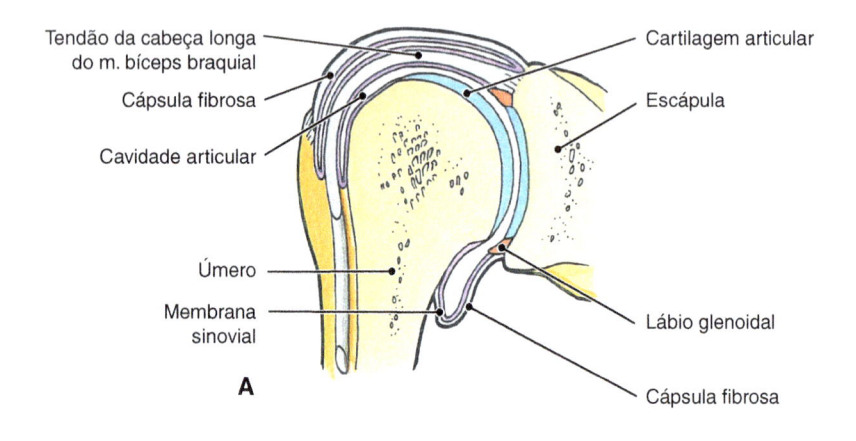

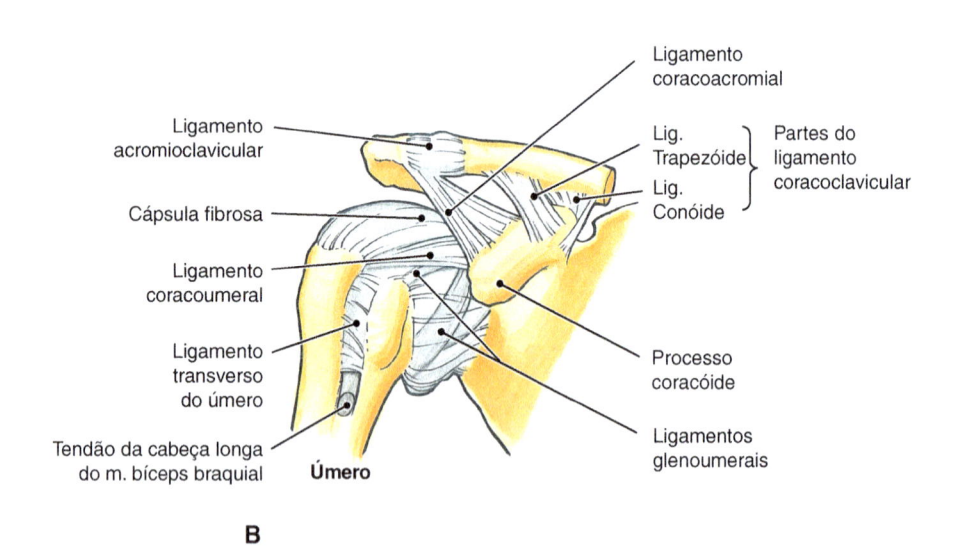

FIGURA 7.20   As articulações do ombro.

(A) Vista anterior, seccionado. Note a ampla extensão da cavidade sinovial para a articulação do ombro. (B) Vista anterior, inteiro. Os ligamentos coracoacromial, coracoclavicular e acromioclavicular estendem-se sobre a articulação do ombro. (De Moore KL, Agur AMR. Essential Clinical Anatomy, 2nd Edition. Baltimore: Lippincott Williams & Wilkins, 2002. Fig. 7.32A, p. 483.)

A clavícula articula-se com o esqueleto do tronco no esterno (**articulação esternoclavicular**) e, com a escápula, na ponta do acrômio (**articulação acromioclavicular**). Ambas são articulações sinoviais, em que a clavícula age em parte como uma "trava" entre a região anterior do tronco e a escápula deslizante. A escápula não pode deslizar muito anteriormente, pois a clavícula está travada entre ela e o esterno. Para absorver o impacto, a articulação esternoclavicular tem um coxim de cartilagem* inserido entre os dois ossos, um tipo de tentativa sinovial de mimetizar uma sínfise.

Ambas as articulações claviculares são seladas por faixas de ligamentos. O ligamento mais forte no ápice do ombro é o **ligamento coracoclavicular**, que liga a clavícula ao processo coracóide, uma parte diferente da escápula. Este pode ser um modo de assegurar que a clavícula se mova com a escápula sem o enrijecimento indevido da articulação entre ela e o acrômio.

Articulação do ombro (glenoumeral)

A articulação mais associada ao ombro é na verdade a **articulação do ombro** ("glenoumeral"), entre a escápula e o úmero. A cavidade glenoidal é uma depressão rasa que mal pode receber a cabeça esférica do úmero (ver Fig. 7.20A). Isso é bom, pois a articulação do ombro é talvez a articulação sinovial mais móvel no corpo. Além disso, aquela mobilidade depende de o contato osso a osso ser leve, ao invés de "encaixado". Você deve pensar na cabeça do úmero como sendo "aplicada" à superfície glenoidal, devido à forte tração dos diversos músculos do "manguito rotador" (ver adiante).

A articulação do ombro é nosso primeiro exemplo de um tipo de articulação sinovial em "bola e soquete" – mesmo que o soquete seja mais parecido com uma pista de patinação no gelo. A cápsula articular deve ser formatada como um tipo de manga que reveste a base da "bola" e o perímetro do "soquete". Os únicos ligamentos denominados da cápsula articular glenoumeral são faixas fibrosas pouco expressivas que compõe a parte anterior da cápsula, e são chamadas, naturalmente, de ligamentos glenoumerais (Fig. 7.21).

Os ligamentos acessórios da articulação do ombro e os músculos que a atravessam são muito mais importantes para a mecânica e o movimento da articulação. Os ligamentos acessórios incluem o **ligamento coracoacromial**, que é um bom exemplo do poder do tecido conectivo de assumir múltiplas identidades. Este ligamento conecta duas partes do mesmo osso mas, ao invés de se ossificar para ser uma forma extrema de tecido conectivo, a faixa permanece ligamentosa, e, assim, um tanto flexível. Ela pende sobre a articulação do ombro como um tipo de "teto",

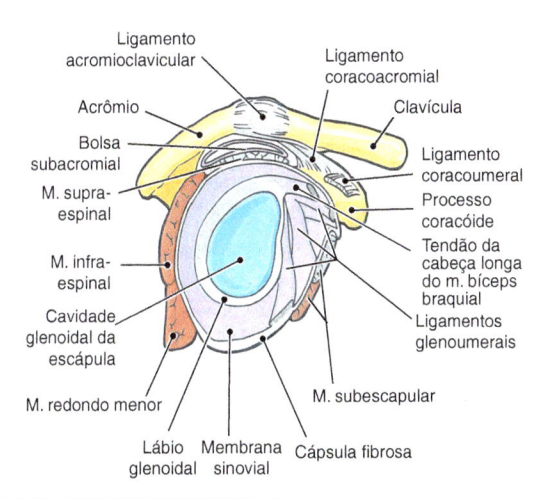

FIGURA 7.21 Interior da articulação do ombro.

Esta vista lateral da cavidade glenoidal mostra como os músculos, ao invés dos ligamentos, seguram a cabeça do úmero contra a escápula. Os ligamentos da articulação do ombro, estritamente falando, são as elaborações anteriores da cápsula articular (ligamentos glenoumerais). (De Moore KL, Agur AMR. Essential Clinical Anatomy, 2nd Edition. Baltimore: Lippincott Williams & Wilkins, 2002. Fig. 7.32C, p. 483.)

---

* N. de R.T. O disco da articulação esternoclavicular é uma fibrocartilagem.

que constitui uma barreira útil quando uma força excessiva aplicada ao braço poderia empurrar a cabeça do úmero para fora do espaço articular.

Um músculo até mesmo desvia da cápsula articular em seu caminho para o braço. O **bíceps braquial**, que se origina superiormente à articulação do ombro, envia um feixe de fibras tendíneas através do espaço articular, à medida que se espreme entre o sanduíche do "manguito rotador" em seu caminho para o cotovelo (ver Fig. 7.21). Para evitar o intenso atrito contra a cartilagem, o tendão é acolchoado pela membrana sinovial, significando que o espaço efetivo da cavidade articular é "ininterrupto" – isto é, a cavidade sinovial é fechada, mesmo se a cavidade articular possui um grande tendão atravessando-a.

Os deslocamentos e avulsões da articulação do ombro são comuns devido à fraqueza inerente da articulação acromioclavicular e à falta de suporte inferior à cabeça do úmero. As lesões por impacto podem separar a articulação acromioclavicular. A cabeça do úmero pode se deslocar como resultado da extensão desproporcional e rotação lateral do úmero. A força dos músculos do "manguito rotador" é tal que uma cabeça do úmero deslocada não desliza facilmente de volta à posição.

A articulação do cotovelo

A articulação do cotovelo pode ser a articulação mais "rígida" no membro superior, no sentido de que seu movimento mais forte é uma flexão e extensão simples porém restrita entre a ulna e úmero. A articulação também permite a rotação do rádio, no antebraço (**pronação** e **supinação**). Ela é uma articulação entre três ossos (úmero, rádio e ulna), que funciona separadamente entre as "dobradiças" (úmero e ulna) e os "pivôs" (ulna e rádio).

A cavidade articular do cotovelo inclui as partes articulares dos três ossos, embora os dois movimentos permitidos sejam independentes um do outro. A cabeça côncava do rádio ajusta-se bem ao capítulo ("cabeça pequena") do úmero, mas ela basicamente apenas gira neste lugar. Seu contato principal é entre o lado da cabeça do rádio e uma incisura na lateral da ulna. A ulna corresponde, é claro, mas seu contato principal é um pinçamento agressivo na região distal do úmero, de modo que ele possa ser flexionado e estendido como uma dobradiça (Fig. 7.22).

A cápsula articular do cotovelo envolve os três ossos e ambas as articulações funcionais. Ela não é complicada e caracteriza-se pela flexibilidade ântero-posterior e por ligamentos fixadores dos lados. Estes ligamentos são chamados de **ligamentos colaterais**; versões dos ligamentos colaterais são comuns em outras articulações de membros, como as do joelho e tornozelo, onde dobrar-se para o lado seria uma má idéia.

Dentro da cápsula articular, a **articulação radioulnar proximal** tem seu próprio ligamento, denominado **ligamento anular**. Este tecido conectivo tem forma de C e conecta-se com o lado da ulna para criar uma alça ou laço espacial (ver Fig. 7.22A). A cabeça do rádio ajusta-se dentro dele, e o ligamento anular atua como um elástico para mantê-lo contra o lado da ulna. A cartilagem que reveste o topo e os lados da cabeça do rádio agora está livre para girar contra a cartilagem da incisura radial da ulna e o revestimento interno do ligamento anular.

Para evitar serem pinçados, os principais nervos (o **nervo mediano**) e vasos sangüíneos (a **artéria braquial**) que servem o restante do braço atravessam a articulação pela região anterior, onde o cotovelo "cede" durante a flexão do antebraço. Esta **fossa cubital** é uma localização primária de coleta sangue de uma veia superficial.

A articulação radiocarpal (punho)

A articulação do punho dispersa a força do antebraço sobre a mão preênsil humana. O antebraço produz impacto sobre uma série de "relações" no punho, que transmitem a força em parcelas individualmente aos dedos. Os dois ossos do antebraço, porém, não se articulam em igualdade

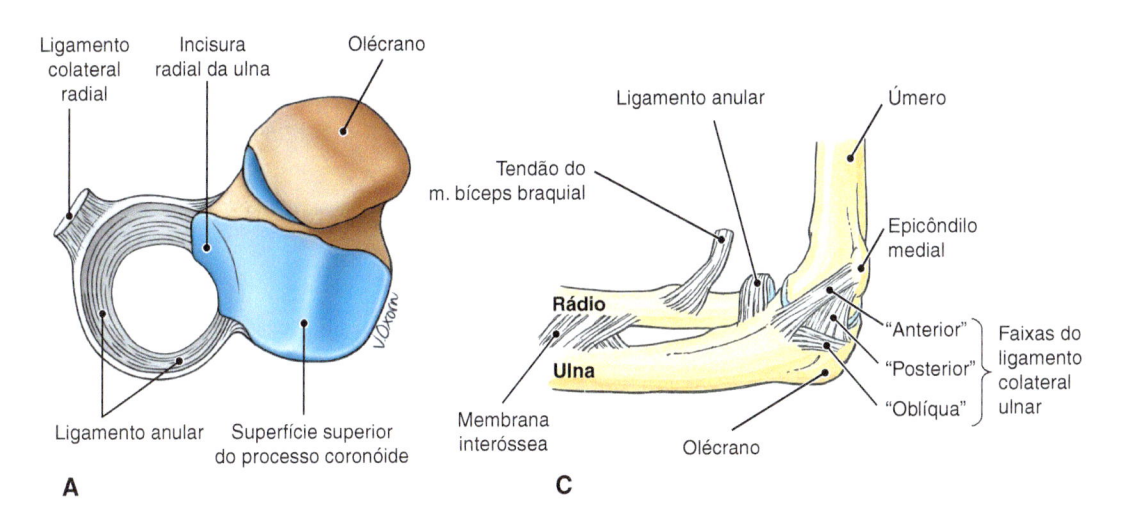

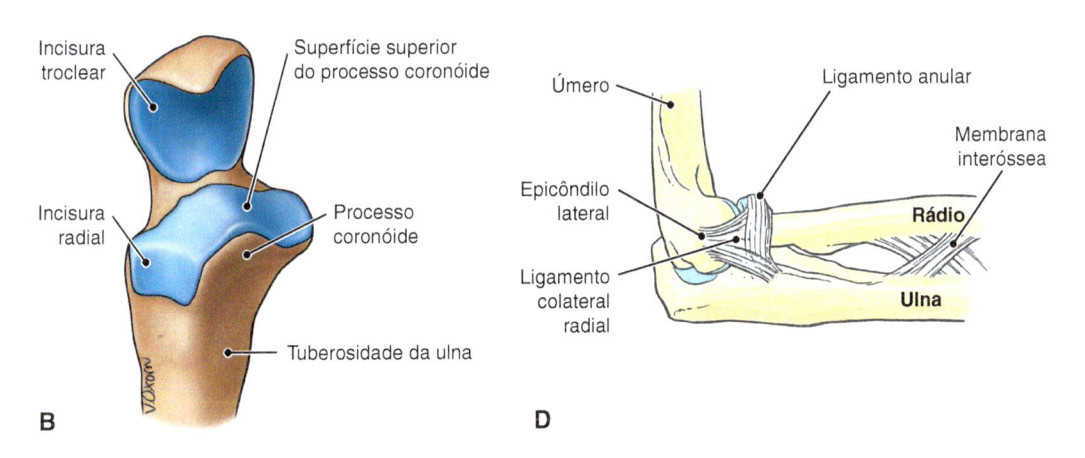

FIGURA 7.22 **As articulações do cotovelo.**

(A) O rádio é preso firmemente à ulna, mas não tem uma articulação efetiva com o úmero (vista superior). (B) A ulna mantém uma articulação restrita em dobradiça no côndilo medial do úmero (vista anterior). (C e D) A articulação do cotovelo é suportada por ligamentos colaterais no lado ulnar e radial. O ajuste da cabeça do rádio contra a ulna é facilitado pelo ligamento anular. (De Moore KL, Agur AMR. Essential Clinical Anatomy, 2nd Edition. Baltimore: Lippincott Williams & Wilkins, 2002. Fig. 7.32, p. 486.)

com os carpais. O rádio, componente menor da articulação do cotovelo, domina a ulna no punho. Isso permite efetivamente que a mão seja controlada pelo osso móvel do antebraço, sem comprometer a posição do antebraço, que é determinada pela ulna (Fig. 7.23).

A cavidade articular no punho deveria incluir o rádio, a ulna, o escafóide e o semilunar, mas o rádio domina tanto a ulna que um disco de cartilagem se projeta da região distal do rádio para bloquear a região distal da ulna, impedindo-a de fazer contato com os ossos do punho. Isso deixa a região distal da ulna alojada contra o rádio, como a articulação radioulnar distal. O rádio desfruta de contato ampliado com o escafóide e semilunar, na **articulação radiocarpal**.

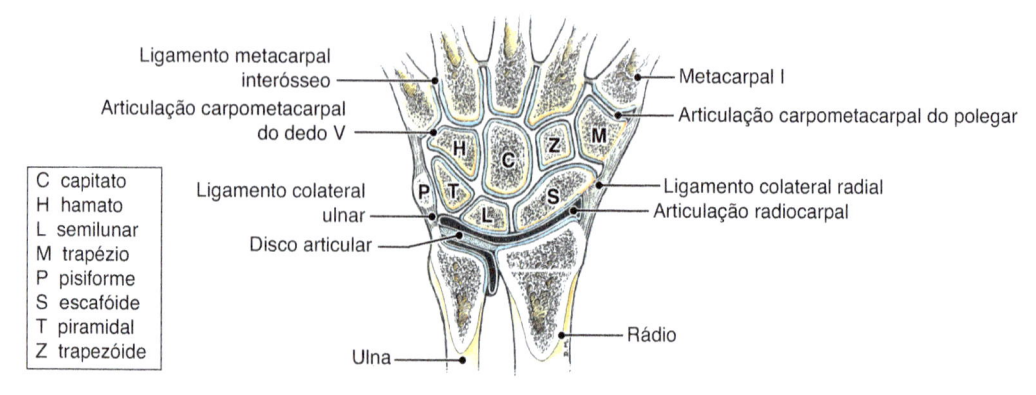

C capitato	
H hamato	
L semilunar	
M trapézio	
P pisiforme	
S escafóide	
T piramidal	
Z trapezóide	

FIGURA 7.23 **A articulação radiocarpal (punho).**

Este corte do punho mostra as cavidades sinoviais que circundam as complexas fixações dos ossos carpais. Note como a ulna é separada dos carpais por uma extensão da cartilagem radial. O rádio distal, livre para pronar e supinar, governa a transmissão de força para o punho. (De Moore KL, Agur AMR. Essential Clinical Anatomy, 2nd Edition. Baltimore: Lippincott Williams & Wilkins, 2002. Fig. 7.15, p. 490.)

Somente dois dos oito ossos carpais se articulam com o rádio: o semilunar e o escafóide. Em certo sentido, eles transmitem força e movimento às duas "metades" da mão, o "lado do polegar" dominante e o "lado do dedo mínimo" submisso. O rádio transmite a força por meio desses vetores e, como ele é o osso móvel do antebraço, pode mover o punho em todas as posições, em sentido horário ou anti-horário. Assim, a articulação da mão (punho) é essencialmente um ponto de posicionamento infinito, que estabiliza a mão para movimentos de força e precisão.

Os ligamentos que suportam a cápsula articular são menos notáveis que a construção interna da articulação. Em antecipação ao restante das articulações da mão, os ligamentos consistem de faixas levemente espessadas de cápsula dos lados (colateral, ou medial e lateral) e/ou anterior e posterior (ventral e dorsal), denominadas de acordo.

As pessoas protegem-se contra um impacto ou uma queda estendendo suas mãos. Isto pode resultar em uma fratura do rádio distal, conhecida clinicamente como **fratura de Colles**, a mais comum em adultos acima de 50 anos. Em adultos mais jovens e crianças, lesões similares provavelmente resultam em compressão ou fratura do osso escafóide, cujo suprimento de sangue é delicado o suficiente para que uma isquemia e necrose ocorram, caso a lesão não seja detectada.

Articulações do membro inferior

Nosso estilo de vida bípede exige muito das articulações do membro inferior. Devemos ser móveis, de maneira que as articulações devem fornecer uma grande amplitude de movimento e alguma flexibilidade de direção. Além disso, porém, esperamos ser coordenados e equilibrados quando nos movemos – e também em repouso. Assim, o *design* das articulações do membro inferior deve permitir ajustes mais rígidos do que ocorre em seus análogos do membro superior.

Os ajustes mais rígidos são mais aparentes nas articulações proximais. No membro superior, o osso "âncora", a escápula, desfruta de bastante mobilidade, porque não possui uma articulação de fixação com o tronco. No membro inferior, o equivalente da escápula, da clavícula e do esterno é o **osso do quadril**, um só osso que se articula anteriormente com seu lado oposto. O osso do quadril é fixo em sua posição – tão fixo, de fato, que define o fundo do tronco e restringe a posição e magnitude dos trajetos de saída do endoderma (sistemas genital e digestório). Este osso é de tal maneira "característico" da região púbica do corpo que é fácil esquecer que ele realmente se compõe de três ossos do membro inferior.

Mantendo um modelo de homologia, a articulação entre o fêmur e o quadril deve permitir um tipo global de rotação, similar àquele da articulação do ombro. A articulação do joelho deve permitir a forte flexão e extensão e, em teoria, a rotação de um dos ossos da perna sobre o outro (porém, ela não permite). Assim como a articulação da mão, a articulação do tornozelo deve transferir força de uma haste para relações que governam os raios individuais. Estudando primeiro as articulações do membro superior, obtém-se um sentido da mobilidade potencial de cada articulação principal. Isso ajuda você a perceber o sentido das formas incomuns com que as articulações do membro inferior se diferenciam do plano básico.

A pelve apresenta um cíngulo quase rígido unindo o membro inferior ao tronco. Normalmente, o termo **pelve** refere-se aos dois ossos do quadril e ao sacro. O osso do quadril de um lado articula-se com o tronco no sacro e com seu parceiro do outro lado anteriormente (formando, assim, seu próprio equivalente do "esterno"). Portanto, as articulações são a **articulação sacroilíaca** posteriormente e a **sínfise púbica** anteriormente.

Articulação sacroilíaca

A articulação sacroilíaca é uma articulação sinovial, mas permite muito pouco movimento. Isso ocorre porque a conexão osso a osso entre a parte do ílio do osso do quadril e a superfície lateral do sacro é virtualmente uma fusão óssea. As duas superfícies são esmagadas uma contra a outra, e tudo em torno delas é uma cápsula articular espessa (Fig. 7.24). Além disso, dois grandes ligamentos atravessam a articulação e se tornam ligamentos importantes do cíngulo do membro inferior: o **ligamento sacrotuberal** e o **ligamento sacroespinal**.

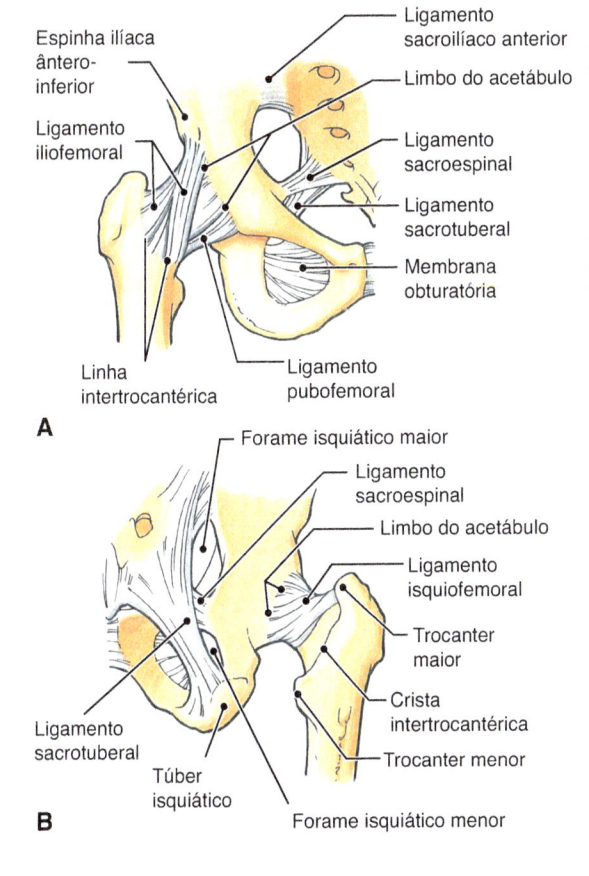

FIGURA 7.24 **A articulação sacroilíaca.**

A articulação sacroilíaca é envolvida por áreas de ligamentos abrangentes. Os ligamentos de suporte incluem o ligamento sacroilíaco (A) e os ligamentos sacrotuberal e sacroespinal, que conectam o sacro às regiões inferiores do osso do quadril. No processo, eles "fecham" as incisuras isquiáticas em forames isquiáticos funcionais (B). (De Moore KL, Agur AMR. Essential Clinical Anatomy, 2nd Edition. Baltimore: Lippincott Williams & Wilkins, 2002. Fig. 6.30A,B.)

O **ligamento sacrotuberal** percorre uma ampla extensão desde o dorso do sacro até o túber isquiático (a parte do quadril sobre a qual você se "senta"). Nesta posição, ele ajuda a fechar a **incisura isquiática maior** no osso ílio, tornando-a um forame ao invés de uma incisura.

O **ligamento sacroespinal** segue um curso mais curto, do lado do sacro diretamente sobre a espinha isquiática. Com o ligamento sacrotuberal, ele fecha a incisura isquiática maior em um **forame isquiático maior** superiormente e um **forame isquiático menor** inferiormente.

Sínfise púbica

A sínfise púbica, a articulação entre os dois corpos do púbis, é uma das poucas articulações sinfisiais fora da coluna vertebral. Embora ela seja desenhada para permitir menos movimento do que uma articulação sinovial típica, a sínfise púbica é pouco reforçada por ligamentos. Na região superior e inferior da cápsula articular*, há espessamentos leves denominados **ligamento púbico superior** e **ligamento púbico inferior**, respectivamente. Estes ligamentos ajudam a reforçar um pouco a sínfise púbica, mas esta cede definidamente durante eventos forçados, como um parto.

As projeções ósseas que se tornam o corpo púbico (ramo superior e ramo inferior do púbis) são "cabides" ideais para os músculos que trazem a coxa para medial (adutores da coxa, de modo muito semelhante ao peitoral maior do braço). A morfologia inferior de v invertido da sínfise púbica está bem posicionada para suportar os músculos do períneo; a anatomia genital essencialmente pende da região inferior da sínfise.

Articulação do quadril

A articulação do quadril é o melhor exemplo de uma articulação em "bola e soquete" no corpo. A cabeça quase esférica do fêmur ajusta-se precisamente à cavidade acolhedora do osso do quadril, o **acetábulo**. Suplementado por um lábio de cartilagem e um ligamento extenso, o acetábulo estende-se sobre o "equador" da cabeça do fêmur, para segurar a "bola" mais firmemente no "soquete" (Fig. 7.25).

Diferentemente das exigências mecânicas na articulação do ombro, aquelas na articulação do quadril são restritas. A articulação do quadril deve ser capaz de equilibrar o peso corporal por meio dela e mover o corpo poderosamente para a frente enquanto mantém o peso corporal equilibrado. Este não é um feito pequeno. A força requerida provém do soquete profundo retendo a cabeça do fêmur, da cápsula fibrosa tensa da articulação e de inserções musculares localizadas a uma boa distância do centro do movimento. O sacrifício, em compensação, é a amplitude de movimento.

Assim como na articulação do ombro, os ligamentos que suportam a articulação do quadril "recobrem" a cápsula articular e efetivamente formam um envoltório sobre as superfícies ósseas após as superfícies articulares de cada osso. Do limbo do acetábulo, saem faixas de fibras de ligamentos (**iliofemoral** ou **isquiofemoral**) que atravessam a articulação virtualmente em cobertura completa e, então, ancoram-se inferiormente, nas protuberâncias ósseas da base do colo do fêmur (ver Fig. 7.24).

Outros dois ligamentos interessantes completam a articulação. O acetábulo ósseo é uma circunferência incompleta de osso; resta uma pequena incisura de espaço aberto, dando a ele uma forma quase completa de O. Para impedir a cabeça do fêmur de saltar fora através dessa incisura, um ligamento estende-se sobre ela como um tipo de trampolim. O **ligamento transverso** do acetábulo é um substituto resistente para o osso que não se forma nesta região do "soquete".

Finalmente, a cabeça do fêmur tem um tipo de depressão, ou **fóvea**, que outras cabeças de ossos longos não têm. Esta **fóvea da cabeça do fêmur** é uma inserção para o **ligamento da cabeça do fêmur**, similar a uma corda e também chamado de "redondo", que se estende até

---

* N. de R.T. Sínfises não possuem cápsula articular.

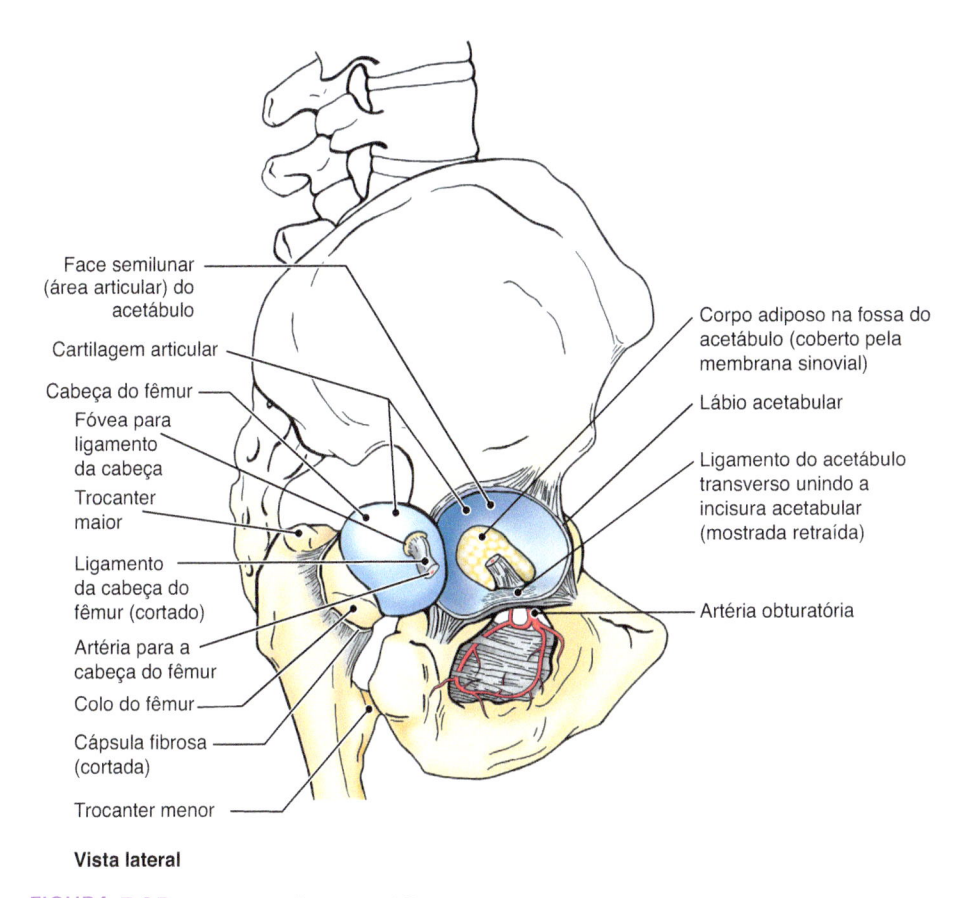

FIGURA 7.25 **A articulação do quadril.**

A articulação do quadril é construída para a estabilidade. O recesso profundo do acetábulo recebe a maior parte da cabeça esférica do fêmur. A cápsula articular espessa-se em envoltórios iliofemoral e isquiofemoral (ver Fig. 7.24). A cabeça do fêmur é fixada por um ligamento da cabeça do fêmur (redondo) obscuro, que conduz um pequeno vaso sangüíneo da artéria obturatória para o espaço articular. (De Moore KL, Dalley AF. Clinically Oriented Anatomy, 5th Edition. Baltimore: Lippincott Williams & Wilkins, 2006. Fig. 5.51, p. 676.)

a margem do acetábulo. A função deste ligamento é incerta, pois ele parece frouxo demais e muito fraco para fornecer suporte.

Esta importante articulação do corpo é relativamente mal perfundida. Lembre-se de que a principal artéria servindo a articulação, a artéria circunflexa femoral medial, não se anastomosa efetivamente com as artérias que servem a cabeça do fêmur. As fraturas do quadril, que ocorrem com alguma freqüência em idosos devido à osteoporose, podem levar à necrose avascular da cabeça do fêmur. Em pacientes jovens ou velhos, o resultado final é uma prótese artificial de quadril.

Articulação do joelho

O joelho é a maior e mais complexa articulação do corpo. Muitos ligamentos, intra e extracapsulares, suportam esta articulação, que também contém dois meniscos fibrosos* para melhorar a adaptação entre a tíbia e o fêmur. A articulação do joelho está na faixa média entre a mobilidade e a estabilidade. Ela faz o melhor possível como uma articulação em dobradiça carregada

---

* N. de R.T. O menisco é de fibrocartilagem.

com todo o peso do corpo, com enorme potência muscular a atravessando e com ângulos de estresse que nenhuma outra parte do corpo poderia suportar. Porém, ela tem muito material bruto com que trabalhar, de modo que esta articulação tende a falhar.

A anatomia da articulação do joelho é a história de até onde uma articulação sinovial pode ser distorcida para compensar as demandas incomuns da postura ereta e da deambulação. Cada elemento de uma articulação sinovial típica (por exemplo, cápsula articular, ligamentos e membrana sinovial) é irregular na articulação do joelho (ver Fig. 7.15). Além disso, os dois grandes ossos que se aproximam um do outro nem se encaixam bem.

A região distal do fêmur articula-se com a proximal da tíbia, mas a simplicidade termina aqui. Os côndilos do fêmur têm forma de "cadeira de balanço", de modo que o osso rola suavemente em uma dobradiça de flexão e extensão. Como o corpo se aproxima da articulação do joelho em um ângulo, no entanto, os côndilos em contato não são simétricos. A tíbia que os recebe, tem forma de platô na região proximal – um platô irregular, é claro. Infelizmente, as depressões que recebem os côndilos do fêmur são apenas levemente côncavas. Os côndilos do fêmur não podem "enterrar-se" em um soquete ou fossa de qualquer tipo. Ao invés, eles se apóiam na região proximal da tíbia e estão sempre sob risco de deslizar para fora do lugar. Entre as duas depressões dos côndilos da tíbia, uma elevação óssea, denominada **eminência intercondilar**, permite que os acessórios da articulação do joelho se fixem. Estes acessórios,

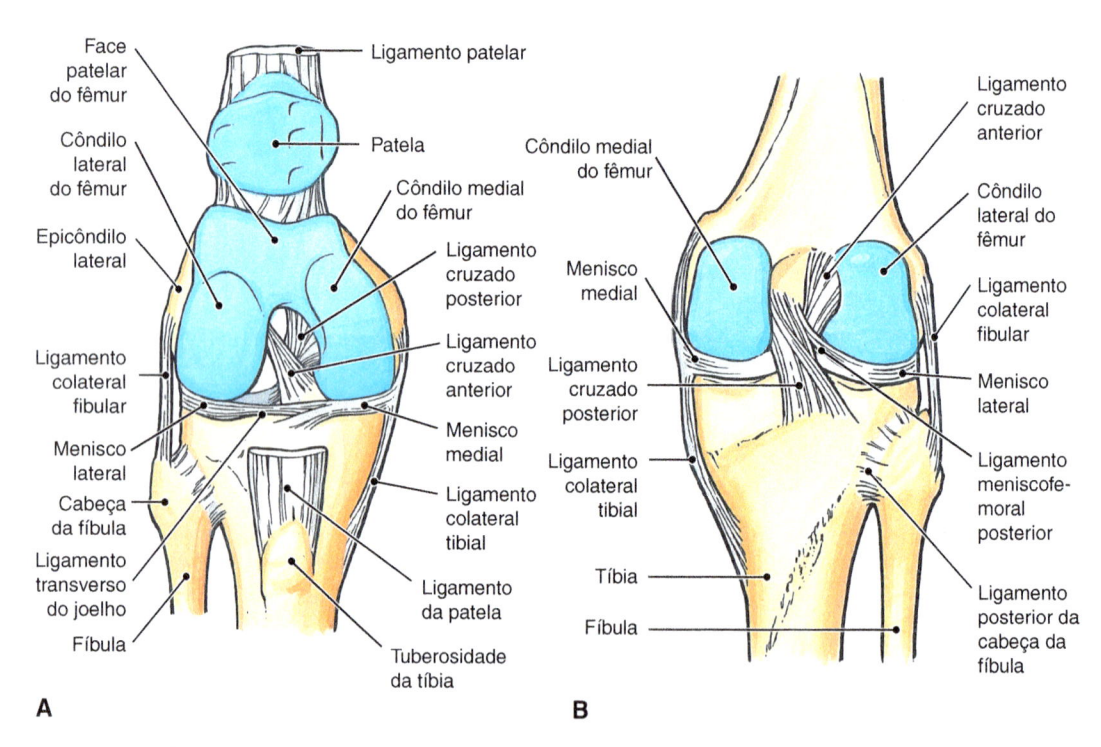

FIGURA 7.26 **A cápsula articular do joelho e os ligamentos extrínsecos.**

(A) Vista anterior. A patela forma-se no tendão do músculo quadríceps femoral, e constitui um verdadeiro osso sesamóide. Ela ajuda a reduzir o atrito da articulação do joelho flexionada e, como um tipo de "extensão" da tíbia, otimiza a tração do músculo quadríceps à medida que ele movimenta um joelho dobrado de volta ao estado de repouso de extensão. Este é o único caso no corpo onde um tendão, um osso sesamóide e um ligamento formam uma parte de uma cápsula articular. (B) Vista posterior. Os ligamentos colaterais medial e lateral impedem o movimento lateral da articulação. (De Moore KL, Agur AMR. Essential Clinical Anatomy, 2nd Edition. Baltimore: Lippincott Williams & Wilkins, 2002. Fig. 6.33B, C.)

particularmente os ligamentos cruzados da articulação do joelho, são necessários para superar a instabilidade articular básica do fêmur com a tíbia (Fig. 7.26).

A articulação do joelho inclui outra articulação óssea, que novamente é única no corpo. A **patela** interpõe-se entre o poderoso tendão do músculo quadríceps femoral e sua inserção após a articulação do joelho, na região anterior da tíbia. Sem a patela, muito calor por atrito seria gerado entre o tendão do quadríceps e o ângulo agudo do joelho, quando este é flexionado. A patela absorve o ângulo agudo sobrepondo-se aos côndilos do fêmur e completa a missão do tendão do quadríceps por meio de um ligamento (o **ligamento patelar**), que continua a partir dele até a inserção muscular pretendida, na tuberosidade da tíbia.

Para lidar com suas vulnerabilidades, a articulação do joelho sacrifica a força da cápsula em troca de ligamentos e músculos próprios extras. A cápsula articular é reduzida à quantidade mínima de área necessária para conter a membrana sinovial e seu líquido. Assim como tantas outras zonas de tecido conectivo, a hipertrofia de um componente requer a hipotrofia de outro. A cápsula articular é extensa, estendendo-se dos epicôndilos do fêmur, através do joelho, até os limites da face articular superior da tíbia, mas ela é relativamente fina e mesmo deficiente anteriormente.

A expressão mais óbvia da potência do tecido conectivo é a própria região anterior da cápsula articular, que é constituída pelo tendão do músculo quadríceps, pela patela e pelo ligamento patelar. **Ele não opera como um tendão muscular comum atravessando uma articulação, este poderoso extensor do joelho, na verdade, é a cápsula articular.** Assim, não há cápsula fibrosa completa, independente, envolvendo o espaço articular. Ao menos na região anterior, a cápsula é significativamente mais elástica e dinâmica (ver Fig. 7.15). O músculo quadríceps pode ajustar a tensão na cápsula articular do joelho, de qualquer posição.

A articulação do joelho é suportada por ligamentos extrínsecos e intrínsecos. Os ligamentos extrínsecos são tão pequenos e periféricos que parecem fracos mas, onde necessário, fundem-se à cápsula articular em um esforço para reforçá-la. No lado medial do joelho, o **ligamento colateral tibial** corre do epicôndilo do fêmur à tíbia, assim como a cápsula (Fig. 7.27). Ele resiste, porém é vulnerável, à hiperextensão quando você sofre um impacto lateral. Funde-se à cápsula articular aproximadamente em seu ponto médio. Isso é importante, pois o menisco medial dentro da articulação do joelho está fundido à cápsula articular no mesmo ponto, conectando-o efetivamente ao ligamento colateral tibial. Na face lateral do joelho, o **ligamento colateral fibular** é paralelo ao ligamento colateral tibial, mas não se fixa à cápsula articular. A face posterior da cápsula articular do joelho é diferenciada pelo músculo poplí-

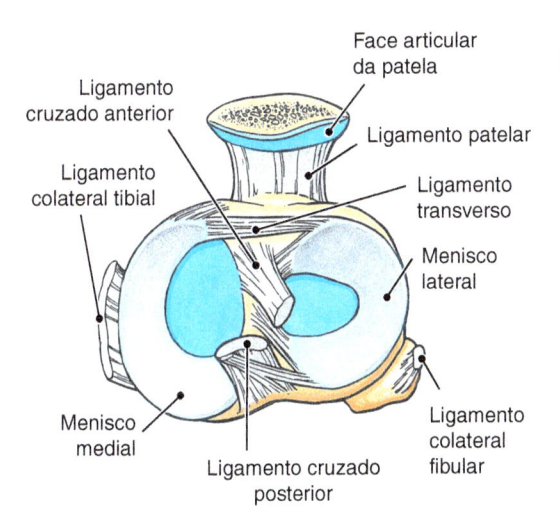

FIGURA 7.27 Dentro da articulação do joelho – meniscos.

Os meniscos medial e lateral são outra característica exclusiva da articulação do joelho. São mais espessos em suas periferias, o que dá ao platô tibial uma "profundidade" levemente maior ao longo das margens, a fim de receber os côndilos do fêmur. Os meniscos suportam muito estresse. Para suportar a força, eles são pouco vascularizados (para não sofrerem sangramentos cronicamente), o que significa que, quando se rompem, geralmente não cicatrizam. (De Moore KL, Agur AMR. Essential Clinical Anatomy, 2nd Edition. Baltimore: Lippincott Williams & Wilkins, 2002. Fig. 6.35A.)

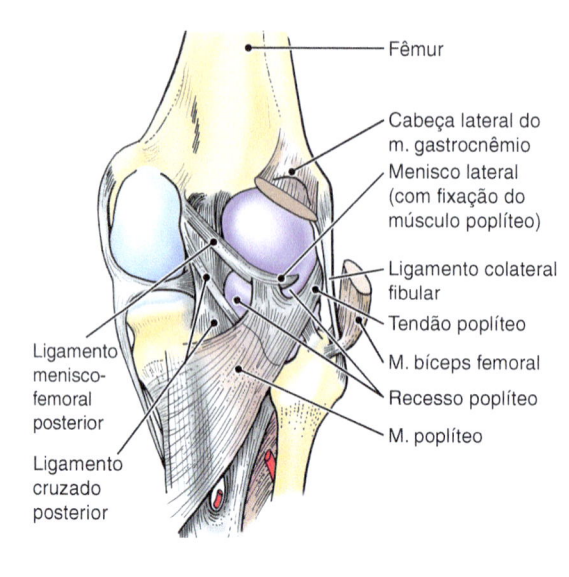

FIGURA 7.28 Dentro da articulação do joelho – músculo poplíteo.

O músculo poplíteo é talvez o sinal mais óbvio de que a articulação do joelho possui necessidades especiais. Como a posição "apertada" do fêmur sobre a tíbia trava quando o fêmur gira para dentro, você não pode "destravar" facilmente a articulação do joelho em uma posição ereta. O músculo poplíteo se infiltra na cápsula articular do joelho e traciona o lado do côndilo lateral do fêmur. Quando ele se contrai, ele gira o fêmur levemente para fora, destravando a articulação e permitindo aos músculos da flexão e extensão do joelho tracionarem efetivamente. (De Moore KL, Dalley AF. Clinically Oriented Anatomy, 5th Edition. Baltimore: Lippincott Williams & Wilkins, 2006. Fig. 5.38B., p. 651.)

Legendas da figura: Fêmur; Cabeça lateral do m. gastrocnêmio; Menisco lateral (com fixação do músculo poplíteo); Ligamento colateral fibular; Tendão poplíteo; M. bíceps femoral; Recesso poplíteo; M. poplíteo; Ligamento menisco-femoral posterior; Ligamento cruzado posterior.

teo, que se interpõe à cápsula articular para se inserir ao epicôndilo lateral do fêmur (Fig. 7.28). A cápsula é reforçada centralmente pelo **ligamento poplíteo oblíquo**, o qual constituiu uma extensão de tecido conectivo da inserção do músculo semimembranáceo. Abaixo deste, na face lateral, cursa o **ligamento poplíteo arqueado**, o qual reforça a cápsula sobre o espaço que permite a passagem do músculo poplíteo para dentro e para fora da cápsula.

Dentro da cápsula, dois ligamentos proeminentes ligam o fêmur à tíbia e resistem à tendência dos ossos de "deslizarem para fora". Estes são o **ligamento cruzado anterior** e o **ligamento cruzado posterior**, familiares a muitas pessoas devido à freqüência com que são lesados. Estes ligamentos são denominados de acordo com seu local de fixação à tíbia (ver Fig. 7.27). O ligamento cruzado anterior fixa-se à parte anterior do platô entre as depressões para os côndilos femorais. Ele se estende súpero-posteriormente, para se inserir na superfície interna do côndilo femoral lateral. O ligamento cruzado posterior fixa-se à parte posterior do platô tibial, novamente contra as duas depressões condilares, e se estende súpero-anteriormente, inserindo-se na superfície interna do côndilo medial. Os ligamentos "cruzam" um sobre o outro com esta manobra e, por isso, são denominados ligamentos "cruzados".

Os ligamentos cruzados unem-se para impedir que o fêmur e a tíbia deslizem demais anteriormente ou posteriormente um em relação ao outro. O ligamento cruzado anterior impede a tíbia de deslizar demais para anterior em relação ao fêmur, e o ligamento cruzado posterior impede a tíbia de deslizar demais posteriormente em relação ao fêmur. Os ligamentos cruzados são intracapsulares mas extra-sinoviais – isto é, estão localizados dentro dos limites definidos pela cápsula articular, mas estão revestidos pela membrana sinovial (e assim, não são banhados pela sinóvia). Na maior parte, as membranas sinoviais se alinham às faces articulares dos ossos que exercem impacto sobre outros. Isso limita a sinóvia a um espaço que lida com as exigências de lubrificação entre os ossos. O joelho não é exceção. A muito complicada membrana sinovial (ver adiante) serpenteia em torno das depressões condilares e ao longo da eminência intercondilar, de modo que os dois ligamentos intracapsulares podem fazer trajeto entre as camadas da membrana sem jamais atravessá-la.

Três ligamentos muito pequenos completam o conjunto da articulação do joelho. O **ligamento meniscofemoral anterior** e o **ligamento meniscofemoral posterior** são pequenas lâminas que correm do menisco lateral ao ligamento cruzado posterior, próximo à sua origem (ver Fig. 7.26). O **ligamento transverso** do joelho estende-se entre os meniscos medial e lateral, anteriormente ao ligamento cruzado anterior.

Em todas as articulações sinoviais, as faces articulares dos ossos são revestidas de cartilagem. Isto protege as superfícies ósseas de dano e erosão, acolchoa a articulação e facilita o efeito da sinóvia de resistir ao atrito durante o movimento. Em algumas articulações, o impacto do osso sobre osso é tão grande que mesmo as cartilagens articulares estão em risco. Um coxim de cartilagem interveniente, independente das superfícies articulares, pode ajudar a absorver parte da compressão entre os dois ossos. Estes coxins cartilagíneos no joelho são chamados de meniscos, com um para cada côndilo (um **menisco lateral** e um **menisco medial**). Eles freqüentemente sofrem rompimento, motivo pelo qual muitos cirurgiões artroscopistas se mantêm ocupados (ver Quadro de Anatomia Clínica 7.1).

Dadas todas as outras irregularidades desta articulação, não surpreende que os meniscos medial e lateral não sejam imagens espelhadas um do outro (ver Fig. 7.27). Porém, eles compartilham algumas características em comum. Eles têm forma de C, crescentes semilunares de cartilagem pouco vascularizada. São espessos em suas margens externas e da espessura de uma folha de papel ao longo de sua margem mais interna. Ancoram-se ao complexo articular nas "pontas" do "C", no platô tibial, entre as depressões condilares, e próximo à fixação dos ligamentos cruzados.

Graças à fixação à superfície profunda da cápsula articular no "ápice" do "C" (a margem mais externa), eles não se dobram para cima e para baixo entre os côndilos femorais e as depressões tibiais. Na face medial, isto ocorre no mesmo ponto em que o ligamento colateral tibial se fixa à cápsula pelo lado externo. O menisco lateral tem mais um arranjo delicado. Quando o tendão do músculo poplíteo passa por perto, ele se fixa à margem do menisco, afetando, assim, sua posição quando o músculo se contrai.

Em uma articulação típica, a cápsula articular é completamente revestida pela membrana sinovial, e a cavidade articular possui um contorno relativamente simples. A membrana impede a vital sinóvia de escapar, fazendo com que todas as superfícies de contato sejam banhadas. A articulação do joelho, porém, é complexa pela presença de vários ligamentos, meniscos e músculos. A única característica típica de sua membrana sinovial é que ela mantém a sinóvia aprisionada e banhando as superfícies de contato. Para atingir este objetivo, a membrana em si possui diversas convoluções. Compreenda que, em uma articulação tão complexa, a membrana que sela a sinóvia deve se torcer, acomodar e deslizar tanto por dentro quanto em torno do que está em seu caminho. A membrana sinovial também se estende a locais estranhos para proteger a cartilagem, quando o joelho é flexionado ou estendido. Estes recessos ou bolsas podem se inflamar, ser lesados ou danificar outras partes da articulação do joelho, resultando em uma dolorosa **bursite**.

O espaço posterior à patela é banhado por sinóvia (ver Fig. 7.15). Como a patela migra tanto "para cima quanto para baixo" durante a flexão da articulação, esta parte central da cavidade articular é extensa. Uma **bolsa suprapatelar** desliza superiormente, ao longo do corpo do fêmur, até a altura que a patela pode alcançar durante a extensão. Um músculo incomum, chamado de **músculo articular do joelho**, liga o topo da bolsa suprapatelar ao corpo do fêmur, de modo que ela não deslize para baixo no joelho como uma meia velha. A patela é flanqueada por algumas outras bolsas, incluindo uma **bolsa infrapatelar profunda** inferiormente e uma **bolsa subcutânea pré-patelar** anteriormente. Essas são localizações comuns da bursite por ajoelhar-se ou engatinhar constantemente.

O principal movimento na articulação do joelho é a flexão e extensão. Para completar esta extensão, ou para iniciar flexão daquele ponto, os côndilos devem girar um pouco para medial ou para lateral nas depressões tibiais. É o que chamamos de "travamento", quando a articulação

ANATOMIA CLÍNICA

Quadro 7.1
LESÕES COMUNS DA ARTICULAÇÃO DO JOELHO

As partes do joelho que tendem a falhar mais freqüentemente são as que, em primeiro lugar, o tornam uma articulação sinovial incomum. Os **meniscos** são propensos a se romper quando o joelho é torcido. Como são vascularizados somente em sua base, as rupturas ao longo de sua periferia raramente cicatrizam. Raspar o tecido do menisco rompido e restaurar a função adequada à articulação são os principais objetivos da cirurgia artroscópica do menisco.

Os **ligamentos cruzados** são propensos à distensão ou ruptura quando o corpo em movimento subitamente pára, ou quando uma pessoa é abalroada em um esporte de campo. Uma boa noção de anatomia é crucial para discernir a extensão da lesão quando se examina o paciente. Muita lassidão de movimento deslizante na tíbia indica um ligamento flácido por um estiramento ou ruptura. Testar a lassidão tentando deslocar a perna anterior ou posteriormente, enquanto o fêmur está fixo, pode revelar qual ligamento cruzado não está mais funcionando.

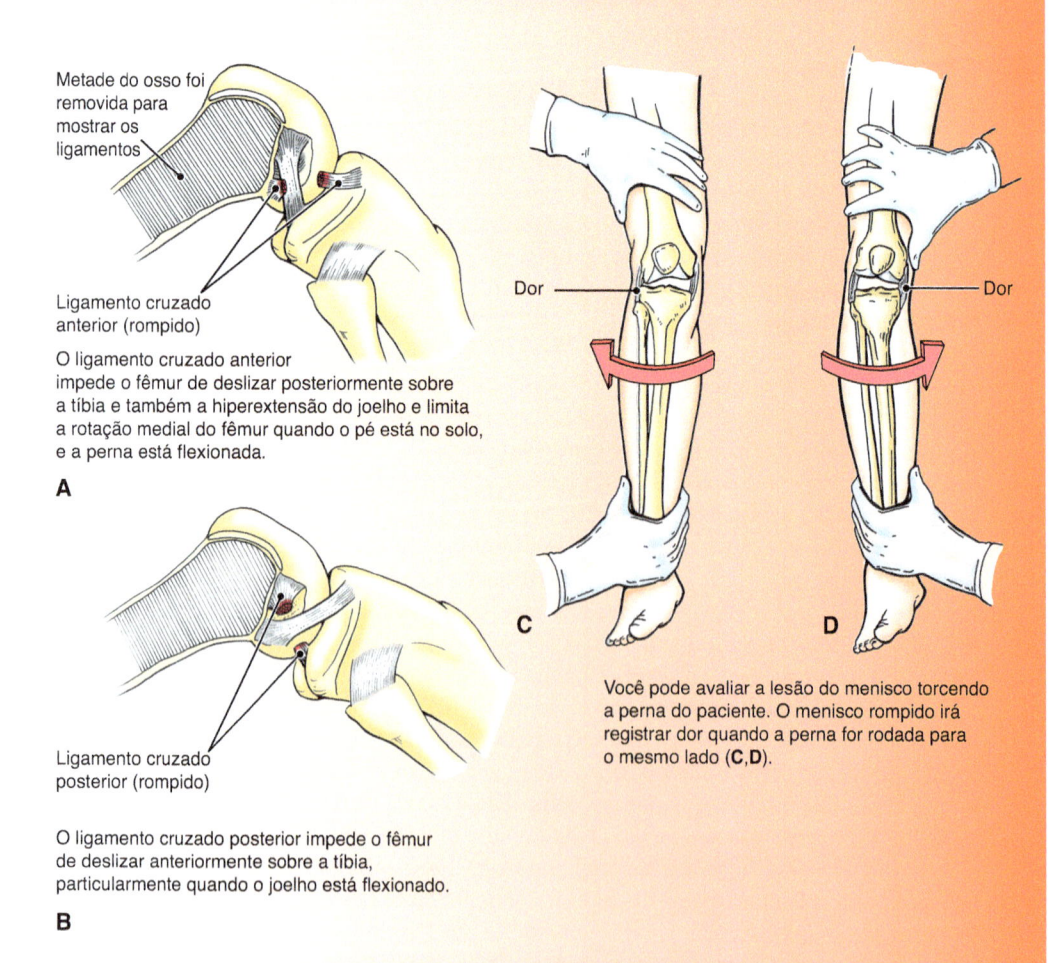

Metade do osso foi removida para mostrar os ligamentos

Ligamento cruzado anterior (rompido)

O ligamento cruzado anterior impede o fêmur de deslizar posteriormente sobre a tíbia e também a hiperextensão do joelho e limita a rotação medial do fêmur quando o pé está no solo, e a perna está flexionada.

A

Dor

Dor

Ligamento cruzado posterior (rompido)

C

D

Você pode avaliar a lesão do menisco torcendo a perna do paciente. O menisco rompido irá registrar dor quando a perna for rodada para o mesmo lado (**C,D**).

O ligamento cruzado posterior impede o fêmur de deslizar anteriormente sobre a tíbia, particularmente quando o joelho está flexionado.

B

Avaliação das lesões da articulação do joelho. (De Moore KL, Dalley AF. Clinically Oriented Anatomy, 5th Edition. Baltimore: Lippincott Williams & Wilkins, 2006. Figs. B5.26 e B5.27, p. 698-699.)

se torce só um pouco, de modo que os côndilos estejam na posição mais segura em relação à tíbia, no joelho estendido. Todas as articulações visam um arranjo "bem justo" dos seus ossos para a estabilidade máxima. No joelho, a posição mais estável de extensão requer que o côndilo medial rode medialmente (ou "para trás", se você olhar para seus próprios joelhos), para "travar" no lugar.

A articulação do joelho trava passivamente como resultado da ação de deambular ou balançar a perna em extensão. Destravar a articulação do joelho é mais difícil – e um processo mais ativo. A articulação deve ser destravada de modo que os grandes músculos da flexão, como os da região posterior da coxa, possam funcionar efetivamente. Um músculo especial denominado **poplíteo** é dedicado a este fim, e ele corre diretamente através da cavidade articular (ver Fig. 7.28).

O músculo poplíteo origina-se no côndilo lateral dentro da cápsula articular e, então, projeta-se por meio de uma abertura na região posterior da cápsula para se inserir na tíbia. Uma bolsa o segue para fora da cápsula articular, a fim de proteger a cápsula do atrito do músculo em contração. É o que chamamos de **recesso poplíteo**. Quando o músculo poplíteo se contrai, traciona posteriormente o côndilo lateral, e este, partindo-se do princípio de que o pé está apoiado contra o chão e a tíbia é estável, move o côndilo medial para anterior. Se o pé não está no chão, porém, a contração do poplíteo irá puxar a parte medial da tíbia para posterior. Em ambas as dinâmicas, a posição do côndilo medial na depressão tibial reverte a posição "travada" descrita anteriormente. Uma vez destravada, os músculos flexores, maiores, tomam o controle.

Articulação talocrural (do tornozelo)

O tornozelo é uma articulação em dobradiça modificada, que permite ao esqueleto do pé se flexionar e estender. Estes movimentos do pé são denominados **flexão plantar**, se você está movendo o pé inferiormente na articulação do tornozelo, e **dorsiflexão**, se você está levando o pé para superior na articulação do tornozelo. Comparada ao seu análogo radiocarpal na mão, a articulação do tornozelo sacrifica a amplitude de movimento para atender a demanda do peso corporal que empurra inferiormente, em um esqueleto do pé arqueado e tensionado como uma mola.

A articulação do tornozelo faz a região distal da tíbia e da fíbula entrarem em contato com um só osso tarsal, o **tálus** (Fig. 7.29). O tálus repousa sobre outro osso tarsal único (o **calcâneo**), e juntos transmitem a força que vem de cima aos dedos e ao calcanhar. Os ligamentos ajudam a fixar os ossos longos (tíbia e fíbula) aos tarsais. Assim como no joelho e cotovelo, eles são desenvolvidos na região lateral da articulação, onde o movimento é restrito. As regiões anterior e posterior da área articular são dominadas por poderosos tendões musculares, como o **tendão do calcâneo** (tendão de Aquiles). É importante aprender os ligamentos devido à ocorrência freqüente de distensões do tornozelo. Tipicamente, uma distensão significa que os ligamentos de qualquer lado da articulação se distenderam demais e excessivamente rápido. Isso ocorre quando a articulação se dobra lateral ou medialmente contra seu *design*. (ver Quadro de Anatomia Clínica 7.2). Aqui, os ligamentos em questão são denominados **ligamento colateral medial** e **ligamento colateral lateral**.

O ligamento colateral medial protege contra uma distensão medial excessiva. Ele geralmente é chamado de **ligamento deltóideo**, pois o formato das fibras do ligamento lembra a letra grega delta (Δ). Desde a tíbia, ele se espalha inferiormente para atingir o tálus, calcâneo e osso navicular, na região anterior à cabeça do tálus (Fig. 7.30). Os ligamentos colaterais laterais protegem contra um dobramento excessivo "para fora", uma lesão esportiva comum quando se "torce" um pé que está plantado contra o solo ou a quadra. Essas faixas de ligamentos são mais estreitas e mais separadas do que as faixas do ligamento deltóideo. Elas se estendem da fíbula ao tálus (o **ligamento talofibular anterior** e o **ligamento talofibular posterior**) e ao calcâneo (o ligamento calcaneofibular). O **ligamento talofibular anterior** não é tão bem protegido pelos tendões musculares e retináculos suprajacentes, de forma que é o mais freqüentemente distendido ou rompido na articulação do tornozelo.

Articulações do pé

O esqueleto do pé permite que o peso que provém do tálus prossiga posteriormente, na tuberosidade do calcâneo ("calcanhar"), ou anteriormente, por meio do navicular ou da região anterior do calcâneo (ver Fig. 7.29). Assim, as articulações do pé iniciam com um alinhamento

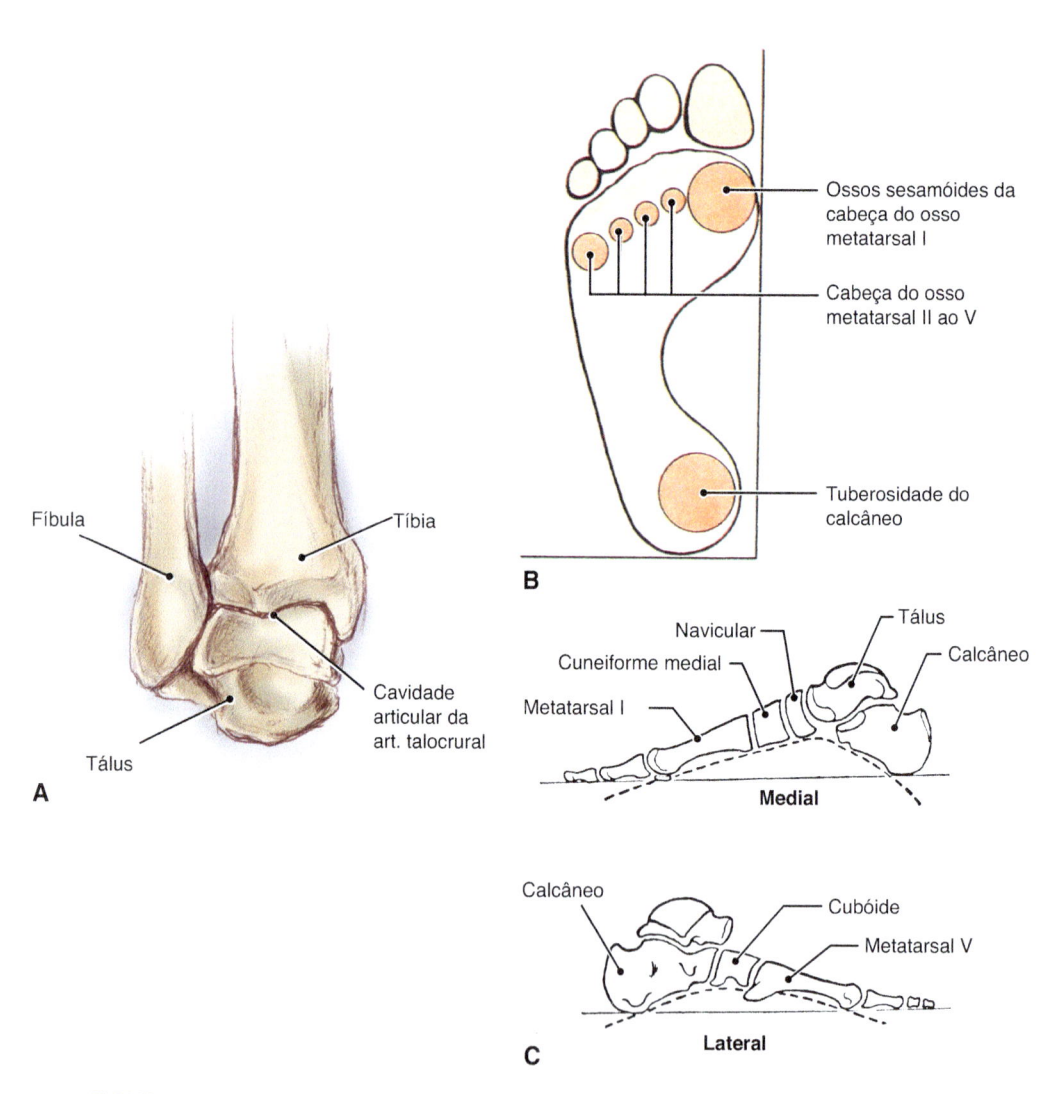

FIGURA 7.29 **A articulação do tornozelo e o esqueleto do pé.**

(A)Vista anterior. O *design* em braçadeira da articulação do tornozelo facilita os movimentos de dorsiflexão e flexão plantar. Ligamentos fortes resistem ao dobramento lateral aqui. (B) O tálus sozinho recebe a força do peso corporal por meio da tíbia, e o arco do esqueleto do pé dissipa esta força pelo calcanhar e para anterior, por meio dos outros tarsais, até os dedos (C). (Adaptada de Moore KL, Agur AMR. Essential Clinical Anatomy, 2nd Edition. Baltimore: Lippincott Williams & Wilkins, 2002. Fig. 6.41, p. 402.)

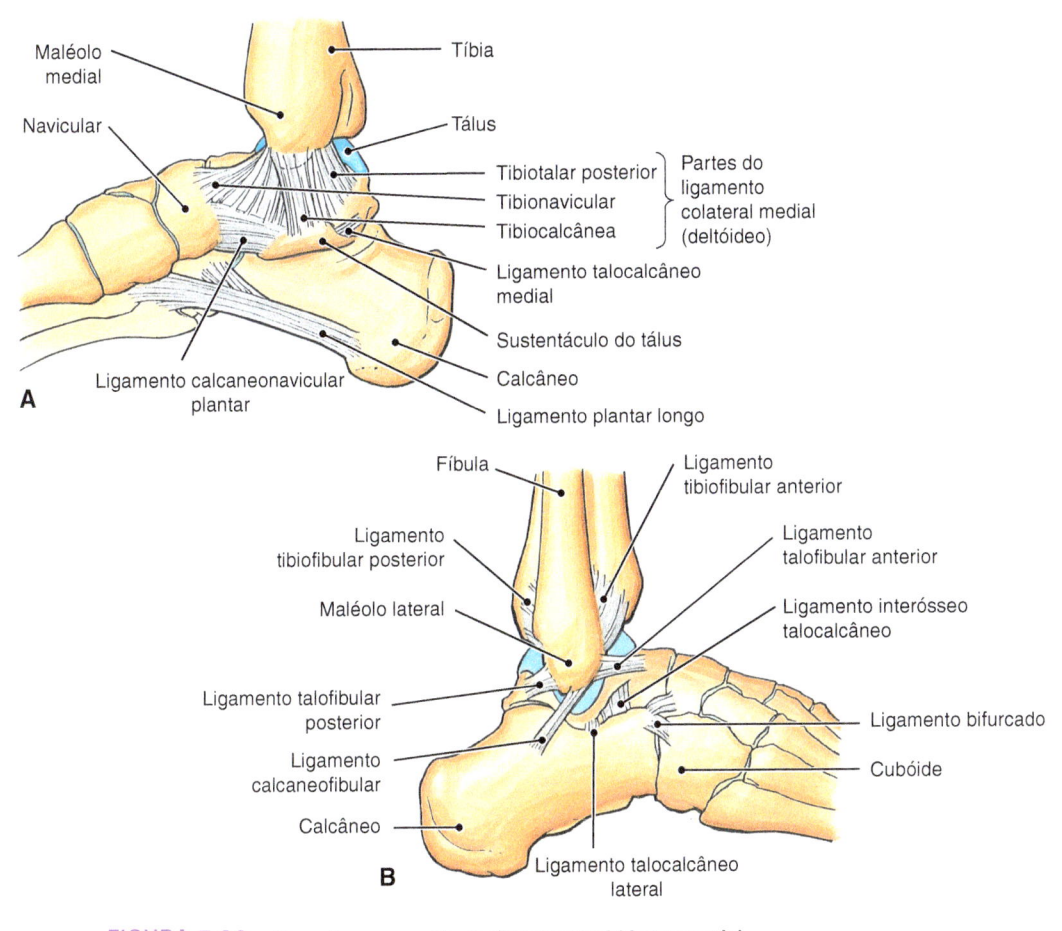

FIGURA 7.30 **Suporte para a articulação talocrural (do tornozelo).**

A articulação do tornozelo é suportada por um forte ligamento "composto" na face medial e por três "tiras" de ligamentos na face lateral. O ligamento deltóideo na face medial (A) liga a tíbia a todo o osso tarsal vizinho, e é tão forte que a tensão contra ele tende a fraturar a tíbia, ao invés de romper o ligamento. Dos ligamentos colaterais da articulação do tornozelo (B), o ligamento talofibular anterior é o menos reforçado e o mais propenso a se romper (uma "torção de tornozelo"). (De Moore KL, Agur AMR. Essential Clinical Anatomy, 2nd Edition. Baltimore: Lippincott Williams & Wilkins, 2002. Fig. 6.37, p. 393.)

que coloca o peso em um de três lugares: o calcanhar (por meio da parte posterior do calcâneo), os dedos menores (por meio da região anterior do calcâneo) ou o hálux (diretamente por meio do navicular).

Os ossos tarsais envolvidos nestas articulações são blocos simples, assim como os carpais, exceto que eles estão curvados em uma plataforma óssea (o tálus) e arqueados entre ele e os ossos radiais dos dedos. As articulações anatômicas individuais são clinicamente inexpressivas. Assim como os carpais, os ligamentos que fixam as cápsulas articulares são em forma de faixas, denominados conforme os dois ossos que eles conectam. O tálus é conectado ao navicular, que é conectado aos cuneiformes, os quais são conectados aos três dedos mediais, e assim por diante. Desta forma, deve haver uma articulação talonavicular e algumas articulações naviculo-locuneiformes, mas a ação articular real no pé é como estas articulações anatômicas combinam seus esforços para formar as articulações **funcionais** do pé.

ANATOMIA CLÍNICA

Quadro 7.2

TORÇÃO DE TORNOZELO

Talvez a apresentação clínica mais comum envolvendo o tecido conectivo seja a **torção de tornozelo**. Nossos pés fazem contato com tantas superfícies irregulares que estamos sempre em risco de inverter ou everter demais a articulação. As distensões ou rupturas dos ligamentos colaterais laterais (A) são muito mais comuns e resultam da inversão excessiva, como quando você "rola" sobre a articulação do tornozelo ao mudar de direção ou quando acidentalmente pisa em falso em um degrau.

As distensões do lado medial da articulação do tornozelo são mais raras, talvez devido à força do ligamento colateral medial (deltóideo). De fato, o ligamento é tão forte que, quando o estresse é muito grande, é a parte inferior da tíbia, e não o ligamento, que se rompe. Este tipo de fratura é denominado **fratura de Pott (B)**.

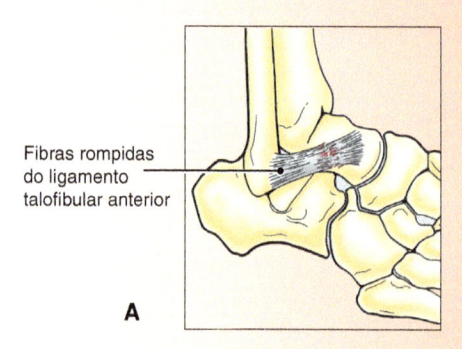

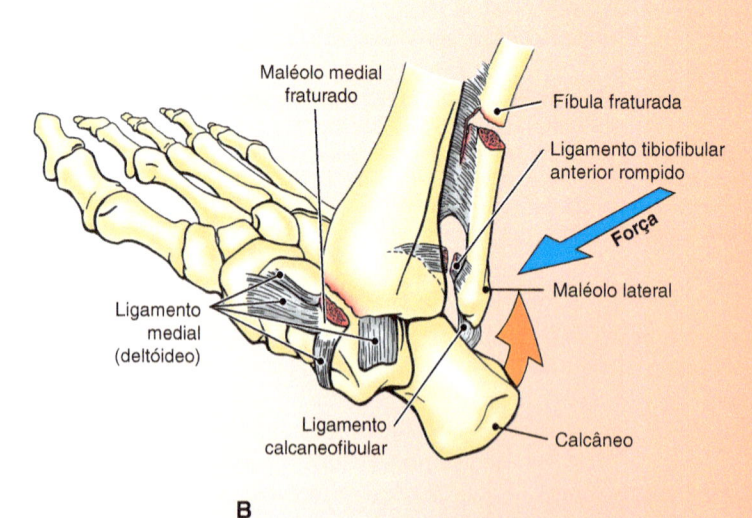

Fratura de Pott – deslocamento do tornozelo

A torção do tornozelo. (De Moore KL, Dalley AF. Clinically Oriented Anatomy, 5th Edition. Baltimore: Lippincott Williams & Wilkins, 2006. Figs. B5.32 e B5.33, p. 706-707.)

As principais articulações anatômicas incluem a articulação talocalcaneonavicular e a "articulação grande tarsal". A **articulação talocalcaneonavicular** transmite a força para a região anterior do pé, e é suportada por ligamentos clássicos. Como ela segue o arco do pé, porém, também é suportada pelo poderoso **ligamento calcaneonavicular plantar**. Este ligamento suporta a cabeça do tálus inferiormente, correndo do sustentáculo do calcâneo para anterior, até o osso navicular (Fig. 7.31).

Uma cavidade articular única, denominada "**articulação grande tarsal**", estende-se pelas articulações do navicular com os cuneiformes e do cubóide com os metatarsais (ver Fig. 7.13). Isso produz uma cavidade contorcida, mas transferir a força da parte média do pé para a parte anterior em uma cavidade articular básica pode ajudar a manter o arco transverso do pé.

Uma articulação funcional tipicamente inclui múltiplas articulações anatômicas, que atuam em conjunto para produzir um movimento maior. No pé, há três articulações funcionais: a "articulação subtalar funcional", a "articulação mesotarsal" e a articulação tarsometatarsal. A "**articulação subtalar funcional**" facilita a pronação e a supinação do pé. Se você pisar no chão (flexão plantar) e virar a sola para sua face (inversão), você está supinando o pé. A "articulação subtalar funcional" inclui os locais onde o tálus se articula com o calcâneo, os quais de fato são cavidades articulares sinoviais anatômicas separadas.

A "**articulação mesotarsal**" inclui a **articulação calcaneocubóidea** e a **articulação talocalcaneonavicular** (ver Fig. 7.29), ou seja, ela cobre todos os locais para onde a força pode ir anteriormente, do tornozelo aos dedos. Esse é o eixo final para o movimento complexo do esqueleto do pé, como a pronação e supinação, e é onde a maior quantidade de movimentos intrínsecos do pé ocorre.

A **articulação tarsometatarsal** funcional cobre as articulações tarsometatarsais "medial e lateral" e a parte tarsometatarsal da articulação grande tarsal. Ela basicamente estabiliza a fileira de metatarsais contra um arranjo desigual de cuneiformes e do cubóide.

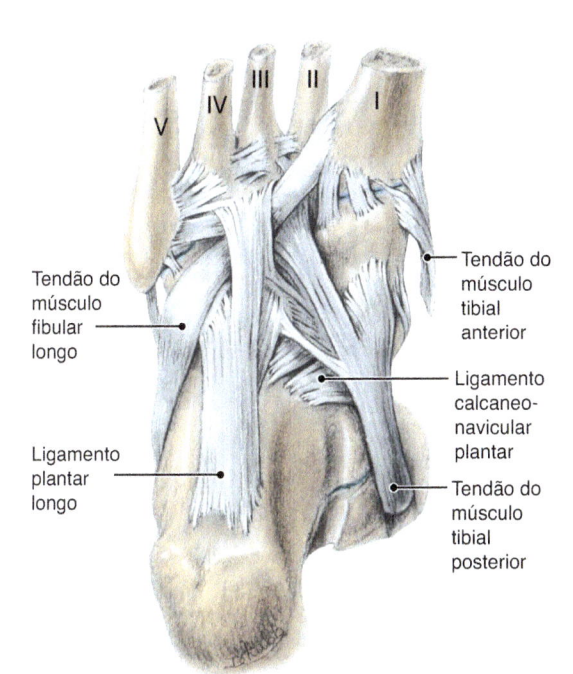

FIGURA 7.31 **Suporte em arco, vista inferior.**

Os grandes ligamentos que suportam as articulações do pé, particularmente o conjunto de articulações que forma os arcos do pé, incluem o ligamento calcaneonavicular plantar e os ligamentos plantares longos. (Adaptada de Moore KL, Dalley AF. Clinically Oriented Anatomy, 5th Edition. Baltimore: Lippincott Williams & Wilkins, 2006. Fig. 5.67A, p. 709.)

O SISTEMA MUSCULAR

O movimento no mundo animado é obtido de uma esplêndida variedade de formas. Os animais vertebrados o realizam utilizando um sistema completo de ossos e músculos, ambos derivados do tecido central do mesoderma. O movimento vertebrado responde à gravidade, que imbui o corpo do atributo peso, ou **inércia**, contra o qual os elementos físicos do movimento consciente atuam. Os derivados mais rígidos do mesoderma, os **ossos**, formam uma estrutura para o corpo, e as áreas de contato entre os ossos evoluem para formar **articulações**. Examinaremos agora os derivados mais elásticos do mesoderma, os **músculos**, por meio dos quais a propriedade da contratilidade atua para mover os ossos e, assim, o corpo, para o qual os ossos são uma estrutura.

Os músculos são familiares. Você sabe como é a distenção de um, vê o contorno dos maiores enquanto eles fornecem formato e curvatura à pele, e talvez você tenha treinado propositadamente um conjunto deles durante anos e anos para realizar uma tarefa que exija precisão ou força. A anatomia muscular reflete claramente as necessidades e os potenciais do estilo de vida humano. Assim como a dieta e o exercício adequados podem aumentar a utilidade muscular, uma vida de inatividade pode prejudicar seu *design* elegante.

Um conceito final a ter em mente é que, embora todos os músculos tenham a propriedade da contratibilidade, a função mais expressa de alguns músculos é agir como um tipo de ligamento superelástico entre os ossos em movimento. Em outras palavras, os músculos podem ser usados para lentificar ou impedir o movimento oposto à sua direção de contração, de forma que, neste sentido, os músculos nunca atuam em um vácuo ou isoladamente.

A classificação mais básica do músculo é baseada na histologia do tecido muscular. Este sistema considera a diferença entre os músculos que você contrai voluntariamente *versus* aqueles que se contraem devido a impulsos além do seu controle (involuntários):

- Voluntários
  - Músculo esquelético (**músculo somático** e **músculo estriado**)
- Involuntários
  - Músculo liso (**músculo visceral**)
  - Músculo cardíaco

Devido a seu aspecto microscópico, o **músculo esquelético** também é chamado **músculo estriado**. Dos tipos de músculo involuntário, o **músculo liso** não é estriado, e o **músculo cardíaco**, sim. Você está familiarizado com as localizações gerais dos músculos esqueléticos no corpo, pois, como o nome indica, o músculo esquelético circunda o esqueleto. Alguns músculos esqueléticos na verdade não se fixam ao osso mas, ao invés, situam-se em uma camada de tecido (a **fáscia superficial**), logo abaixo da pele. Estes músculos permitem as expressões faciais e, em todos os aspectos, são verdadeiros músculos esqueléticos estriados. O músculo liso é encontrado na parede dos órgãos ocos e vasos sangüíneos, bem como em ductos secretores e em associação com os folículos pilosos. A estrutura freqüentemente chamada de **tubo intestinal**, por exemplo, é composta por uma camada interna de tecido derivado do endoderma e um "revestimento" de músculo liso derivado do mesoderma, que dá ao tubo estrutura e contração pulsátil. O músculo cardíaco é encontrado somente no coração, e este possui a propriedade exclusiva da contração rítmica, ou miogênica.

Em anatomia macroscópica, você deve aprender os nomes específicos de todos os músculos esqueléticos. O músculo liso e o músculo cardíaco não serão mais especificados neste texto, porém não é aconselhável pensar nos músculos como atores individuais, ou seja, pense nas atividades de seu corpo e no tipo de movimentos que aquelas atividades requerem. Para virtualmente todas as atividades normais do ser, múltiplos músculos e articulações estão envolvidos. A paralisia de apenas um músculo é improvável; em contrapartida, a deficiência de uma atividade ou capacidade é uma importante razão para procurar atendimento médico. Os "4 grandes" atributos de um músculo esquelético – **origem** (ponto fixo), **inserção** (ponto móvel), **ação** e **inervação** – ajudam você a inferir padrões de atividade. Seu objetivo final, porém, é compreender a fraqueza do paciente ou sua incapacidade de se mover. Se for possível descrever a ação de um músculo, você será capaz de deduzir seus locais de fixação com especificidade suficiente. Em geral, a "origem" de um músculo é a fixação de menor movimento, e ela geralmente é mais larga e proximal (mais perto do centro do corpo) do que a inserção. A "inserção" geralmente é mais distal, e sua fixação é mais estreita ou mais tendínea (ver Quadro de Anatomia Clínica 7.3).

Movimento e inervação dos músculos

Neste livro, não exploramos a mecânica do movimento muscular em detalhe. Para visualizar melhor a anatomia macroscópica dos músculos, porém, devemos introduzir alguns conceitos básicos de como os músculos se movem.

É importante distingüir **ação** muscular de músculo **ativo**. Os livros e cursos de anatomia freqüentemente enfatizam a **ação** muscular, que geralmente significa o que ocorre quando um músculo se contrai sem resistência enquanto o corpo está em uma posição anatômica-padrão. Este é um atributo importante – mesmo que um tanto teórico – pois, no exame físico de um paciente, você pode testar a função muscular apropriada observando as ações empíricas dos músculos. A ação muscular, porém, tem aplicação limitada no mundo real, onde o corpo se move em uma coordenação sofisticada de múltiplos grupos musculares, em múltiplas posturas contra o solo. Considere uma atividade como caminhar, abrir uma porta ou levantar da cama. Os músculos contraem-se na realização destas atividades, mas estas não são descritas como ações do músculo. Dizemos que uma ação do músculo trapézio, por exemplo, é retrair a escápula. Não dizemos que a ação do músculo é abrir uma porta. Assim, é importante que você saiba quais ações um músculo realiza, porém é mais importante compreender quando um músculo está ativo.

Movimento

Para entender o tema da ação isoladamente, considere os tipos de movimento dos quais um músculo é capaz. Um músculo pode se contrair de três modos: isometricamente, isotonicamente e excentricamente. A **contração isométrica** é quando o músculo se contrai apenas o suficiente para contrapor a força aplicada contra ele. A **contração isotônica** é quando o músculo se encurta enquanto se contrai, movimento mais associado à ação muscular. A **contração excêntrica** é o oposto da contração isotônica – isto é, o músculo na verdade fica mais longo quando trabalha, pois a força contra a qual está resistindo é maior que sua força contrátil. Nossos músculos freqüentemente trabalham excentricamente em nossas atividades diárias, mas não pensamos nesses movimentos como ações típicas de um músculo.

Como profissional, você terá que usar termos muito específicos para descrever a direção do movimento. Alguns destes são óbvios, mas outros não. A **flexão** reduz o ângulo de acuidade entre dois ossos, e a **extensão** aumenta este ângulo. Como o pé é rodado durante o desenvolvimento, estes movimentos na articulação do tornozelo são menos óbvios. A **dorsiflexão** refere-se ao dobramento do dorso do pé em direção ao joelho, enquanto a **flexão plantar** refere-se ao dobramento da planta do pé em direção ao solo (como pisar ou bater com os dedos).

A **abdução** envolve mover uma parte do corpo (tipicamente os membros) para longe da linha mediana; a **adução** restaura a mesma parte de volta à linha mediana. A abdução do tronco é um movimento importante da região do quadril durante a caminhada, para contrabalançar a gravidade. Os músculos trabalhando em conjunto também são capazes de movimento rotacional, como a maneira como a cabeça do úmero pode girar contra o osso escápula ou o

ANATOMIA CLÍNICA

Quadro 7.3

ESTRUTURA DA FIBRA MUSCULAR

A unidade básica do músculo é a **miofibrila (A)**. Uma miofibrila é linear e delicada demais para permitir muito movimento por si própria quando se contrai, de modo que muitas miofibrilas paralelas são envolvidas por uma camada de tecido conectivo denominada **endomísio**. O feixe de fibras paralelas é agora denominado **fibra muscular**. As fibras paralelas formam feixes, envolvidos dessa vez por um **perimísio**. O feixe de fibras paralelas é chamado de **fascículo**. Finalmente, os fascículos paralelos são envolvidos por um **epimísio** abrangente para formar o "músculo". É o epimísio de um feixe muscular que se condensa sobre si mesmo junto ao osso para formar um **tendão (B)**.

O quanto de um músculo é formado por tendão se relaciona com quanta força as fibras musculares são capazes de exercer e o tipo de movimento que a força gera. Alguns tendões são mais longos do que suas fibras musculares. Além disso, nem todos os tendões possuem a mesma forma. Um tendão pode ser largo e chato; neste caso, ele é chamado de **aponeurose**. Os tendões para músculos de movimento fino, como os flexores dos dedos, tendem a ser muito bem definidos. Os tendões para músculos de estabilidade ou movimento geral, como os músculos vertebrais mais curtos, tendem a ser difusos e inconstantes. Em anatomia macroscópica, os tendões são considerados parte de um músculo, não possuindo nomes separados por si próprios.

Agora pense no subsistema evolutivamente. Os tecidos contráteis (células musculares) fornecem o potencial para o movimento, mas, em si, não são equipados para "agarrar" os tecidos conectivos. Para que a integração ocorra, o tecido conectivo contínuo ao mesênquima que se torna osso deve "alojar" as células musculares em uma extremidade e se ancorar ao osso na outra. Isso é obtido pela diferenciação do mesênquima em faixas fibrosas em áreas específicas na camada periosteal do osso. Estas faixas, ou **tendões**, se estendem para longe do seu contato com o osso e variam de quase rígidas no local da fixação óssea a quase fluidas onde suas subdivisões finalmente fazem contato com as células musculares. É como se a moldura óssea do corpo "estendesse" adaptadores de tecido conectivo às fibras musculares dinâmicas.

Assim, o que torna um músculo esquelético diferente de outro anatomicamente não é nada mais do que a concentração das subunidades. A propriedade da contratibilidade é a mesma entre todos os formatos; ela é simplesmente aplicada distintamente a uma fixação tendínea relativamente grande, ou relativamente pequena, ao osso. O corpo é capaz de movimentos poderosos e movimentos precisos não porque você tenha conjuntos de fibras musculares poderosas e precisas, mas, sim, porque as fibras musculares são envolvidas por tecido conectivo em feixes cooperativos que produzem contrações poderosas ou dirigem as contrações a locais muito específicos.

movimento de girar a cabeça para indicar o sinal universal de "não". Um tipo global de rotação é a **circundação*** – a combinação de abduzir, rodar, flexionar, estender e aduzir articulações como o ombro ou a base do polegar (por exemplo, conduzi-los por sua amplitude integral de movimento).

---

* N. de R.T. Para que ocorra circundação, não é necessário que ocorra a rotação.

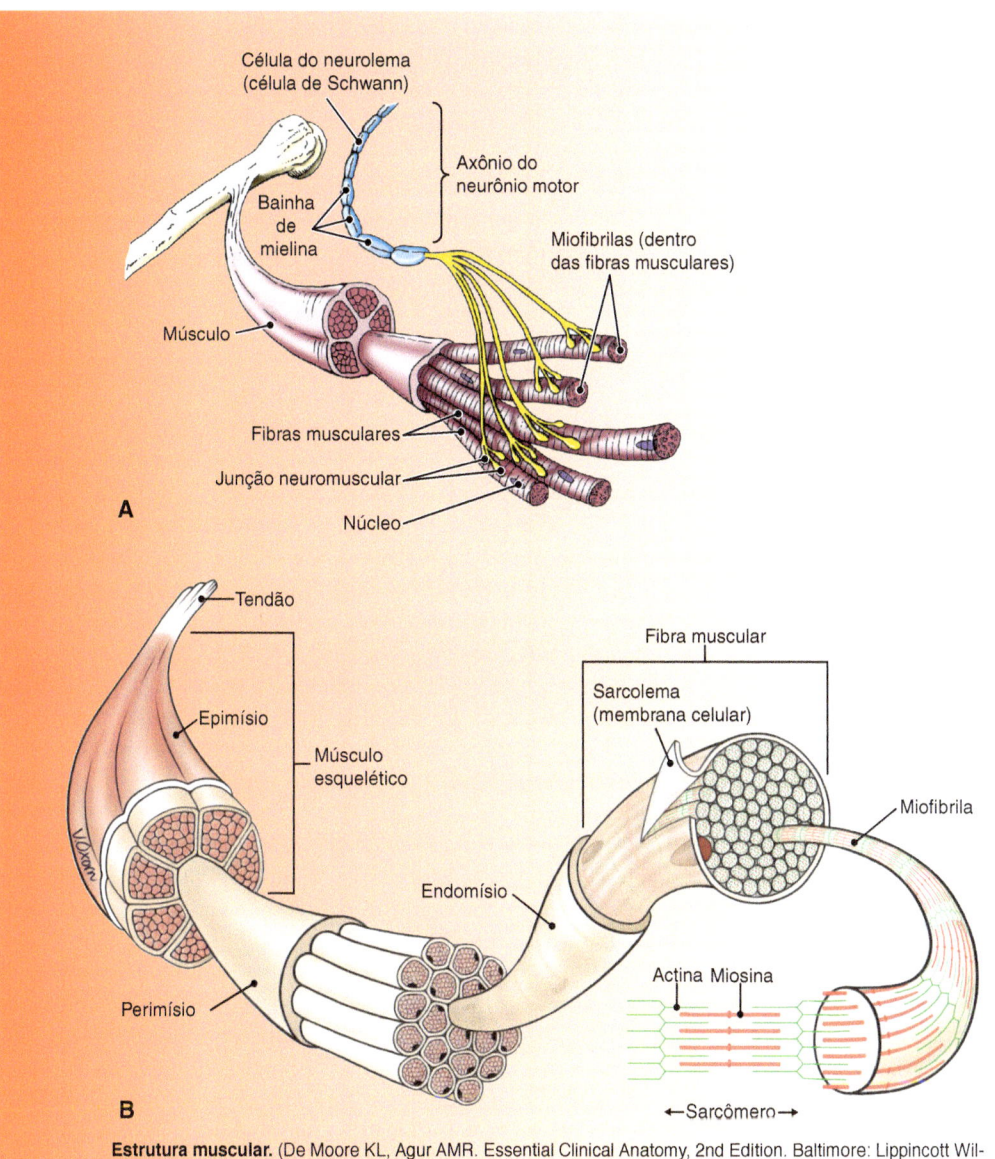

Estrutura muscular. (De Moore KL, Agur AMR. Essential Clinical Anatomy, 2nd Edition. Baltimore: Lippincott Williams & Wilkins, 2002. Fig. 1.10, p. 25.)

A **pronação** envolve um tipo de rotação em que um osso "rola" sobre outro e "gira" uma estrutura distal ântero-posteriormente. Esse termo se aplica à mão e ao pé, mas principalmente à mão, que pode executar movimentos mais poderosos e precisos quando pronada. A posição das mãos no teclado do computador é uma posição pronada. Seu oposto é a **supinação**, que restaura uma articulação pronada à posição anatômica-padrão.

Inervação

O suprimento nervoso a um músculo geralmente corre próximo ao suprimento sangüíneo, em um feixe "neurovascular" envolto em fáscia. O feixe tipicamente penetra no músculo pela profundidade. As fibras nervosas destinadas ao músculo enviam um impulso motor que faz as células musculares se contraírem, mas também enviam informação sensorial ao sistema nervoso central sobre como o músculo está posicionado. Este tipo de informação é chamado de **propriocepção** – o ingrediente-chave da coordenação (e a razão pela qual é impossível fazer cócegas em si mesmo).

Conhecer a inervação de um músculo é essencial para aplicações clínicas. Os pacientes podem não ser capazes de descrever em que parte do sistema nervoso está o problema. Geralmente, porém, os pacientes podem indicar quais músculos funcionam ou não, podendo-se chegar rapidamente à verdadeira localização do problema.

Músculos do esqueleto axial

Em determinado nível, os indivíduos são apenas vertebrados segmentados que se dobram, flexionam-se e estendem-se sobre um eixo central impulsionado para cima pelos brotos dos membros. Os músculos que impulsionam o esqueleto axial se desenvolvem unicamente, em sua maior parte, a partir de um pequeno segmento epimérico do dermomiótomo dedicado à coluna vertebral. Os músculos desenvolvem-se em grupos que incluem as fibras que cruzam cada segmento vertebral, múltiplos segmentos vertebrais e, em poucos casos, virtualmente toda a coluna vertebral. Os músculos que governam o movimento da cabeça e pescoço são múltiplos e bastante especializados. Na extensão em que nossos membros assumiram o papel principal na locomoção, os músculos intrínsecos do dorso podem ser considerados músculos da postura e da posição.

A inervação dos músculos intrínsecos do dorso deriva dos ramos posteriores dos nervos espinais. Em anatomia macroscópica, somente alguns desses ramos posteriores dos nervos espinais recebem nomes individuais (ver Fig. 6.22). A anatomia muscular específica de uma distensão ou estiramento dorsal raramente é diagnosticável clinicamente. Um plano de tratamento alopático básico de repouso do eixo e redução da inflamação da lesão aplica-se à maioria dos casos. Um plano de tratamento osteopático básico usa a terapia manipulativa para avaliar onde uma lesão colocou a coluna vertebral fora do alinhamento, e tal manipulação pode resultar na restauração rápida do equilíbrio e da função muscular.

Os músculos intrínsecos do dorso exibem alguns padrões interessantes. Como esperado, os músculos superficiais tendem a cruzar mais unidades vertebrais que os mais profundos. Para cobrir a amplitude de direções de movimentos possíveis, os músculos podem ser agrupados em fibras que se estendem de uma origem lateral para uma inserção medial (um **músculo transversoespinal**) e fibras que se estendem de uma origem medial para uma inserção lateral (um **músculo espinotransversal** – Fig. 7.32). No final, a coluna vertebral está envolvida por múltiplos músculos que podem facilitar ou resistir ao movimento em todos os planos direcionais. Você deve se lembrar de que, mesmo que alguns músculos tenham somente uma ação direcional, nenhum movimento do eixo é governado por um só músculo. A menos que especificado de outra forma, toda a inervação ocorre por ramos posteriores dos nervos espinais na região de fixação (ver Tabela 7.1.).

O **músculo esplênio** é o mais superficial na região posterior do pescoço. Ele conecta as vértebras torácicas e cervicais à região posterior da cabeça, flete a cabeça para o lado (flexão

FIGURA 7.32 **Músculos da coluna vertebral.**

Os músculos intrínsecos do dorso dividem os encargos por direção das fibras (A) e por profundidade (B). Eles ocupam o espaço entre o processo espinhoso e o processo transverso (C) e podem se estender por meio de múltiplas unidades vertebrais ou de uma só unidade. (De Moore KL, Agur AMR. Essential Clinical Anatomy, 2nd Edition. Baltimore: Lippincott Williams & Wilkins, 2002. Fig. 5.10, p. 295.)

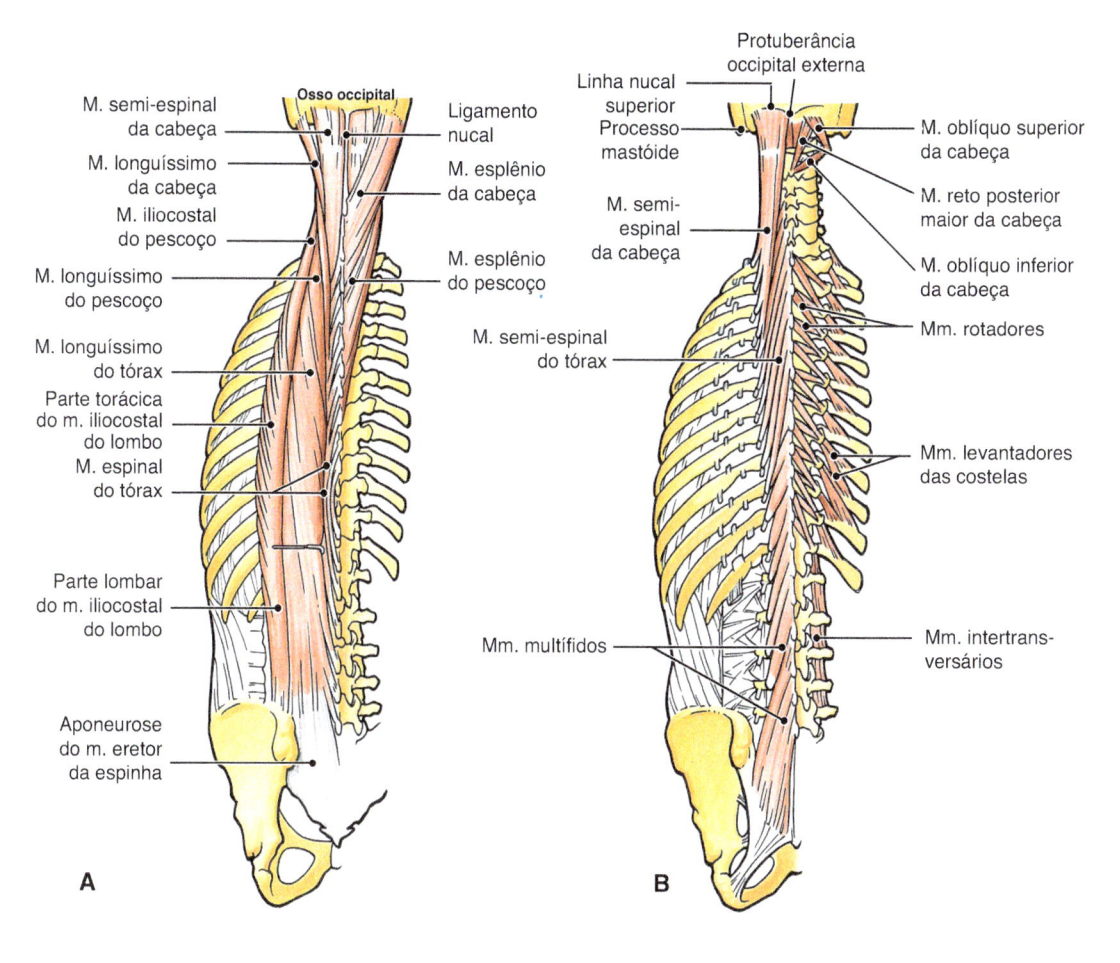

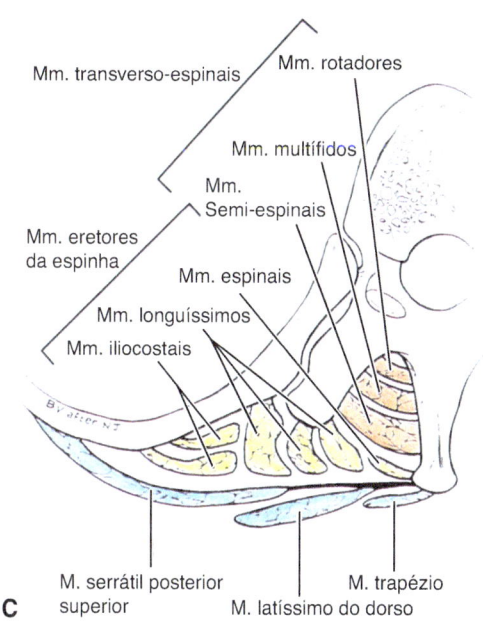

CAPÍTULO 7 ■ MÚSCULO E TECIDO CONECTIVO 327

A

- M. semi-espinal da cabeça
- M. longuíssimo da cabeça
- M. iliocostal do pescoço
- M. longuíssimo do pescoço
- M. longuíssimo do tórax
- Parte torácica do m. iliocostal do lombo
- M. espinal do tórax
- Parte lombar do m. iliocostal do lombo
- Aponeurose do m. eretor da espinha
- Osso occipital
- Ligamento nucal
- M. esplênio da cabeça
- M. esplênio do pescoço

B

- Protuberância occipital externa
- Linha nucal superior
- Processo mastóide
- M. semi-espinal da cabeça
- M. semi-espinal do tórax
- Mm. multífidos
- M. oblíquo superior da cabeça
- M. reto posterior maior da cabeça
- M. oblíquo inferior da cabeça
- Mm. rotadores
- Mm. levantadores das costelas
- Mm. intertransversários

C

- Mm. transverso-espinais
  - Mm. rotadores
  - Mm. multífidos
  - Mm. Semi-espinais
- Mm. eretores da espinha
  - Mm. espinais
  - Mm. longuíssimos
  - Mm. iliocostais
- M. serrátil posterior superior
- M. latíssimo do dorso
- M. trapézio

TABELA 7.1 MÚSCULOS DA COLUNA VERTEBRAL SUPERFICIAL E PROFUNDA

MÚSCULO	SUBUNIDADE	INSERÇÃO (PONTO FIXO)	INSERÇÃO (PONTO MÓVEL)	INERVAÇÃO	AÇÃO
Esplênio		Ligamento nucal e processos espinhosos de CVII-TIV	Processo mastóide e linha nucal superior	Ramos posteriores	Unilateral: flexiona lateralmente e roda ipsilateralmente; bilateral: estende a cabeça
Músculos eretores da espinha (espinotransversais)					
Iliocostal	do lombo	Sacro e crista ilíaca	Ângulos das 6 costelas inferiores	Ramos posteriores	Estende e flete lateralmente a coluna vertebral
	do tórax	Ângulos das costelas VI-XII	6 costelas superiores	Ramos posteriores	Estende e flete lateralmente a coluna vertebral
	do pescoço	Ângulos das costelas III-VI	Processos transversos de CIV-CVI	Ramos posteriores	Estende e flete lateralmente a coluna vertebral
Longuíssimo	do tórax	Com o eretor da espinha, mais vértebras lombares e fáscia toracolombar	Processos transversos das vértebras torácicas mais ângulos das 9 ou 10 costelas inferiores	Ramos posteriores	Estende e flete lateralmente a coluna vertebral
	do pescoço	Processos transversos de TI-TV	Processos transversos/articulares de CII-CVI	Ramos posteriores	Estende e flete lateralmente a coluna vertebral
	Da cabeça	Processos transversos de CIV-TV	Processo mastóide do temporal	Ramos posteriores	Estende a cabeça
Espinal	Pode ter fibras torácicas, do pescoço e da cabeça	Processos espinhosos; vértebras cervicais, torácicas e lombares superiores	Processos espinhosos das vértebras, 3 a 6 segmentos acima das fibras de origem	Ramos posteriores	Estende a coluna vertebral e cabeça
Músculos transversoespinais Semiespinal		Processos transversos CVI-TXII	Processos espinhosos e osso occipital, 4 a 6 segmentos acima da origem	Ramos posteriores	Estende e roda contralateralmente a coluna vertebral e cabeça
Multífido		Ao longo dos processos articulares e transversos nas regiões cervical, torácica e sacral	Processos espinhosos, 2 a 4 segmentos acima da origem	Ramos posteriores	Estabiliza e roda a coluna vertebral

(continua)

TABELA 7.1 (CONTINUAÇÃO).

MÚSCULO	SUBUNIDADE	INSERÇÃO (PONTO FIXO)	INSERÇÃO (PONTO MÓVEL)	INERVAÇÃO	AÇÃO
Rotadores		Processos transversos, especialmente na região torácica	Processos espinhosos ou lâmina, 1 ou 2 segmentos acima da origem	Ramos posteriores	Estabiliza, estende e rota as unidades vertebrais
Trígono suboccipital				Ramo posterior de C1 (nervo suboccipital)	
Reto da cabeça*	Posterior maior	Processo espinhoso do áxis	Osso occipital, logo inferior à linha nucal inferior		Rotação ipsilateral e extensão da cabeça
	Posterior menor	Arco posterior do atlas	Osso occipital, logo inferior à linha nucal inferior		Extensão da cabeça
Oblíquo da cabeça*	Superior	Processo transverso do atlas	Osso occipital, entre as linhas nucais		Rotação ipsilateral e extensão da cabeça
	Inferior	Processo espinhoso do atlas	Processo transverso do atlas		Rotação ipsilateral do atlas (cabeça)
Músculos anteriores (ventrais)				Ramos anteriores, nervos espinais cervicais	
Longo	Do pescoço	Corpos das vértebras torácicas superiores/ cervicais inferiores	Corpos das vértebras cervicais superiores		Dobra o pescoço para anterior (flexão)
	Da cabeça	Processos transversos, vértebras cervicais médias	Osso occipital, parte basilar		Dobra a cabeça para posterior (extensão)
Reto da cabeça	Anterior	Massa lateral do atlas	Osso occipital, parte basilar		Estabiliza a articulação atlanto-occipital
	Lateral	Processo transverso do atlas	Osso occipital, processo jugular		Estabiliza a articulação atlanto-occipital
Escaleno	Anterior	Processos transversos de CIII-CVI	Primeira costela, tubérculo do músculo escaleno anterior		Estabiliza a primeira costela, flete o pescoço ipsilateralmente
	Médio	Processos transversos de CIII-CVII	Primeira costela		Estabiliza a primeira costela, flete o pescoço ipsilateralmente
	Posterior	Processos transversos de CIV-CVI	Segunda costela		Estabiliza a segunda costela, flete o pescoço ipsilateralmente

lateral) e roda-a lateralmente. Quando agem em conjunto em ambos os lados do corpo, eles puxam a cabeça para trás (extensão).

Imediatamente sob o esplênio, localiza-se uma família de músculos espetaculares que correm pelo comprimento da coluna vertebral em um padrão-geral de origem medial e inserção lateral. Por esta razão, os três grupos de três músculos são agrupados em uma só família muscular, chamada de **músculos espinotransversais**. Os anatomistas denominam a família de **músculos eretores da espinha**, mas alguns clínicos combinam todos os músculos intrínsecos em um grupo denominado **"músculos paravertebrais"**.

O grupo eretor da espinha inclui três seções de fibras musculares (**iliocostal**, **longuíssimo** e **espinal**), cada qual pode ser dividida em três conjuntos de fibras (**lombar**, **torácico** ou **do tórax** e **do pescoço** ou **da cabeça**), dependendo de onde eles se inserem ao longo da coluna vertebral. Isso totaliza nove nomes de músculos, mas na verdade somente três grupos musculares e essencialmente uma família muscular de fibras espinotransversais.

O grupo eretor da espinha é grande e poderoso. Como a maioria das fibras cruza a curvatura lombar, estes músculos trabalham arduamente para manter a postura. Assim como outros músculos dorsais profundos, eles controlam a postura contraindo-se isotonicamente, para restaurar a coluna vertebral, e excêntricamente, para resistir à flexão excessiva na curvatura lombar. As atividades de rotina, de se movimentar, inclinar-se anteriormente e mesmo sentar-se imóvel, podem requerer que o grupo eretor da espinha tracione a coluna vertebral para manter o equilíbrio.

Profundamente ao grupo eretor da espinha, há músculos mais curtos que correm da origem lateral a inserções mediais superiormente na coluna vertebral. Por essa razão, a família muscular é chamada de **grupo transverso-espinal**. Seus componentes são o **músculo semiespinal**, o **multífido** e o **rotador** (ver Fig. 7.32B). Eles não se situam lado a lado como os grupos eretores da espinha; ao invés, eles correm da parte superficial para a profunda no espaço entre os processos transverso e espinhoso das vértebras (ver Fig. 7.32C). Os músculos mais profundos percorrem menos unidades vertebrais. Eles também não estão presentes em toda a coluna vertebral. O músculo multífido é mais desenvolvido na região lombar, e o músculo semiespinal, na região do pescoço.

A musculatura posterior da coluna vertebral ainda não está completa. Alguns músculos muito pequenos abrangem a distância entre os processos espinhosos adjacentes das vértebras (**músculos interespinais**). Outros músculos muito pequenos conectam os processos transversos adjacentes (**músculos intertransversários**). Além disso, uma bateria de 12 pares de músculos liga o processo transverso de uma vértebra à costela abaixo dela (**músculos levantadores das costelas**).

Quando o osso occipital da cabeça começa a se desenvolver a partir dos grupos de células do somito mais superior, os músculos o conectam de volta à coluna vertebral. Estes músculos deveriam ser homólogos dos músculos que você acabou de estudar mas, devido à sua posição especial e ação exclusiva sobre a cabeça, possuem nomes diferentes. São quatro os músculos do **trígono suboccipital**, e eles permitem movimentos muito sutis da cabeça (ver Fig. 6.22). Como muitos outros músculos aplicam ações similares à cabeça, os músculos suboccipitais podem ser usados primariamente como órgãos proprioceptivos da posição da cabeça; em outras palavras, leves mudanças na posição da cabeça e, assim, na tensão sobre um ou mais músculos, podem ser comunicadas de volta ao encéfalo como sinais de posição. Estes músculos podem agir tanto como guias quanto níveis, por serem movimentadores ativos da cabeça.

Cada um dos músculos é inervado por fibras do mesmo ramo posterior – aquele pertencente ao primeiro nervo espinal cervical. Este é um dos poucos ramos posteriores a receber seu próprio nome (o **nervo suboccipital**). Acredita-se que as fibras deste ramo posterior servem somente aos músculos suboccipitais.

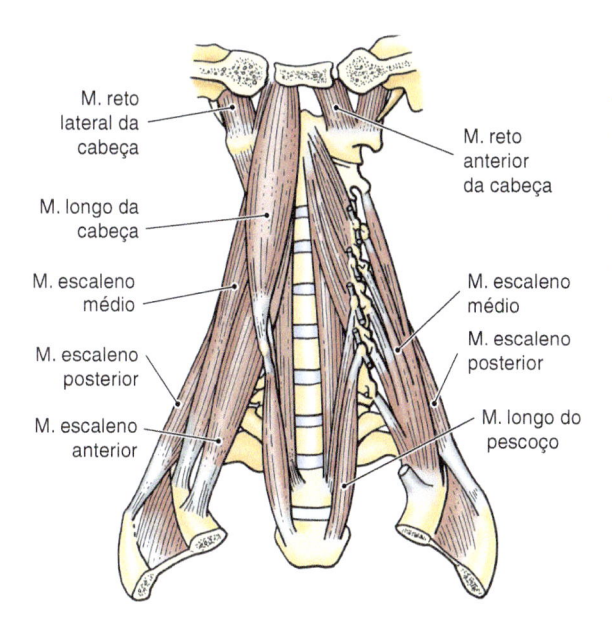

FIGURA 7.33 **Musculatura anterior da coluna vertebral.**

Os músculos ao longo da face anterior dos corpos vertebrais são encontrados somente na região cervical da coluna, onde monitoram a posição e resistem à hiperextensão, como em uma lesão em chicote. (De Moore KL, Agur AMR. Essential Clinical Anatomy, 2nd Edition. Baltimore: Lippincott Williams & Wilkins, 2002. Fig. 9.5, p. 605.)

A coluna vertebral deve ser sustentada também ao longo da margem anterior, ou ventral. A maior parte do controle da postura e do movimento escora-se nas alavancas que se projetam (processos transversos e processos espinhosos) na parte posterior da coluna, mas os feixes musculares também existem ao longo da região anterior das vértebras torácicas e cervicais (Fig. 7.33). O **músculo longo do pescoço** e o **músculo longo da cabeça** estão profundamente situados na parte superior do tórax e pescoço, posteriormente aos sistemas respiratório e digestório. Embora eles movam a coluna vertebral, são inervados por ramos anteriores dos nervos espinais, e não por ramos posteriores. Esses músculos têm capacidade de resistir à extensão excessiva do pescoço, como ocorre durante uma lesão em chicote.

Um grupo final de músculos, o "**grupo escaleno**", conecta as vértebras do pescoço às duas costelas superiores. Estes músculos são encontrados profundamente no pescoço posteriormente à clavícula, inervados por ramos locais dos ramos anteriores dos nervos espinais cervicais. Eles sustentam as duas costelas superiores durante a respiração profunda e auxiliam na flexão lateral do pescoço. O **músculo escaleno anterior** e o **músculo escaleno médio** são importantes, pois o plexo braquial passa entre eles em seu caminho para o membro superior. O músculo escaleno anterior também passa entre a grande veia subclávia anteriormente e a artéria subclávia posteriormente.

Músculos da parede corporal

O movimento e a posição referem-se a todo o corpo, e não somente aos membros e ao dorso. A parede corporal, formada pelo dobramento lateral do embrião, é composta principalmente de um sanduíche de mesoderma que toma a forma de uma caixa torácica, no tórax, e três camadas de músculo, no tórax e abdome. Embora alguns músculos proeminentes, como o peitoral, pareçam ser parte da parede corporal, eles na verdade são músculos dos membros que migraram para ancoradouros na parede corporal.

Os músculos na parede torácica recebem nomes diferentes dos abdominais, mas esses músculos estão ali situados pela mesma razão – fornecer o fechamento da parede corporal e manter a integridade do tronco criado pelo dobramento lateral do embrião. No tórax, o sanduíche

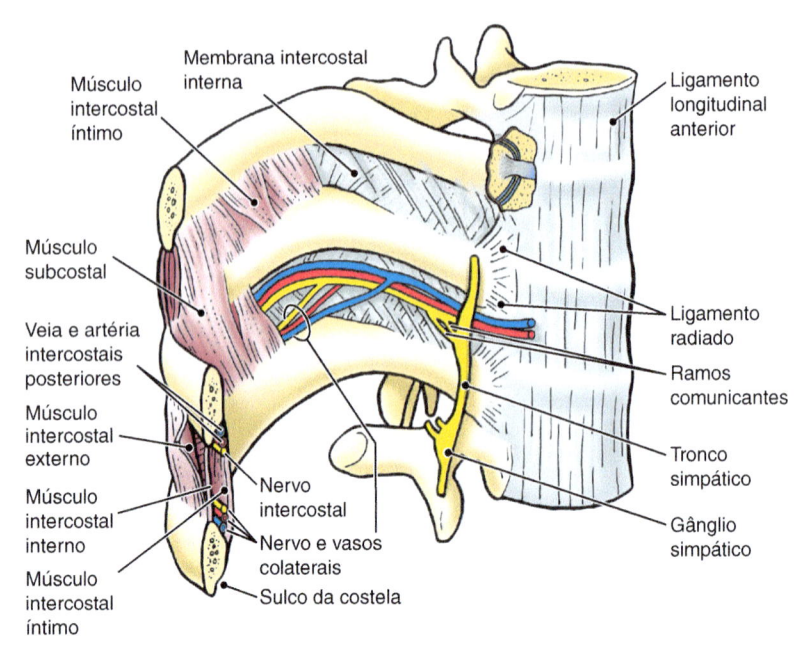

FIGURA 7.34 **Musculatura intercostal.**

Os músculos intercostais são um sanduíche de três camadas de "ligamentos elásticos" entre as costelas. (De Moore KL, Agur AMR. Essential Clinical Anatomy, 2nd Edition. Baltimore: Lippincott Williams & Wilkins, 2002. Fig. 2.11, p. 66.)

muscular de três camadas é composto pelos **músculos intercostais**, assim chamados por estarem posicionados, como devem estar, entre as costelas adjacentes (Fig. 7.34).

Os músculos da parede abdominal são um pouco mais simples, pois constituem, de fato, a parede corporal. Eles não têm costelas a incorporar, tampouco uma função respiratória acessória para servir; também se inserem em si mesmos, na região anterior do corpo, em uma espessa rafe. Esses músculos são de grande interesse clínico no local onde se espalham, da lateral do quadril para a região anterior deste, por esta ser a região mais propensa a **hérnia**. Esta vulnerabilidade resulta do desenvolvimento geral e particular das gônadas, bem como da sua da descida (ver Tabela 7.2).

Os músculos da parede abdominal compreendem três unidades (Fig. 7.35). A primeira serve a parte posterior da parede e basicamente fecha o intervalo entre as costelas inferiores e o topo da pelve (o **músculo quadrado do lombo**). A segunda fortifica a rafe linear da região inferior do esterno à superior da pelve (os **músculos retos abdominais**, ou o "tanquinho"). A terceira cobre a lateral da parede corporal, como o sanduíche muscular original de três camadas (os **músculos oblíquos abdominais**).

O quadrado do lombo efetivamente preenche o espaço entre os músculos profundos do dorso e a musculatura da lateral do abdome. Sua fáscia é espessa o suficiente na margem lateral para que os músculos oblíquos possam se fixar a ela quando começam seu curso em direção à região anterior do corpo. As fibras do músculo reto do abdome são agrupadas em blocos mais ou menos "quadrados", separados superior e inferiormente por intersecções tendíneas. Este padrão dá aos indivíduos magros o aspecto de uma "barriga de tábua de lavar roupas". A margem livre lateral de cada músculo reto do abdome também é presa por uma faixa tendínea que percorre todo o comprimento do músculo em uma **linha semilunar**, ao longo da qual as aponeuroses dos três músculos da parede abdominal lateral se interdigitam.

TABELA 7.2 MÚSCULOS DA PAREDE CORPORAL

MÚSCULO	UNIDADE	INSERÇÃO (PONTO FIXO)	INSERÇÃO (PONTO MÓVEL)	INERVAÇÃO	AÇÃO
Intercostais	Externo	Margens das costelas	Margens das costelas adjacentes	Ramos anteriores torácicos	Suporte da parede torácica, auxilia na respiração forçada
	Interno	Margens das costelas	Margens das costelas adjacentes	Ramos anteriores torácicos	Suporte da parede torácica, auxilia na respiração forçada
	Íntimo	Margens das costelas	Margens das costelas adjacentes	Ramos anteriores torácicos	Suporte da parede torácica, auxilia na respiração forçada
Transverso do tórax		Parte posterior do esterno e processo xifóide	Cartilagem das costelas II-VI	Ramos anteriores torácicos	Pode auxiliar na expiração (?)
Serrátil posterior	Superior	Ligamento nucal e processos espinhosos de CVII-TII	Margem superior das costelas II-V	Ramos anteriores de T1-T4	Eleva as costelas superiores durante a inspiração
	Inferior	Processos espinhosos de TXI-LII	Margem inferior das costelas IX-XII	Ramos anteriores de T9-T12	Abaixa as costelas inferiores durante a expiração
Oblíquos abdominais	Externo	Superfícies externas das 8 costelas inferiores	Crista ilíaca, tubérculo púbico, crista púbica e linha alba	Ramos anteriores de T7-T12, iliohipogástrico e ilioinguinal (ramo ventral de L1)	Suporta a cavidade abdominal; flexiona, flete e roda o tronco
	Interno	Fáscia toracolombar, crista ilíaca e ligamento inguinal	3 costelas inferiores, linha alba e crista púbica		
Transverso do abdome		6 costelas inferiores, fáscia toracolombar, crista ilíaca e ligamento inguinal	Linha alba e crista púbica		
Reto do abdome		Crista púbica e sínfise púbica	Processo xifóide do esterno e cartilagens das costelas V-VII	Ramos anteriores de T7-T12	Flexiona a coluna vertebral e o tronco
Piramidal		Osso púbico	Linha alba	Ramo anterior de T12	Tensiona a linha alba
Quadrado do lombo		Margem inferior da costela XII e processos transversos lombares	Ligamento iliolombar e crista ilíaca adjacente	Ramos anteriores de T12-L3	Flete o tronco ipsilateralmente

A natureza das margens livres dos músculos de se espessar ou se dobrar internamente é melhor expressa pela margem livre inferior do músculo oblíquo externo do abdome. Ele vai da crista ilíaca ao tubérculo púbico, e sua margem inferior é "livre" de fixação. Aqui, a aponeurose espessa-se e dobra-se internamente, sendo chamada de **ligamento inguinal**.

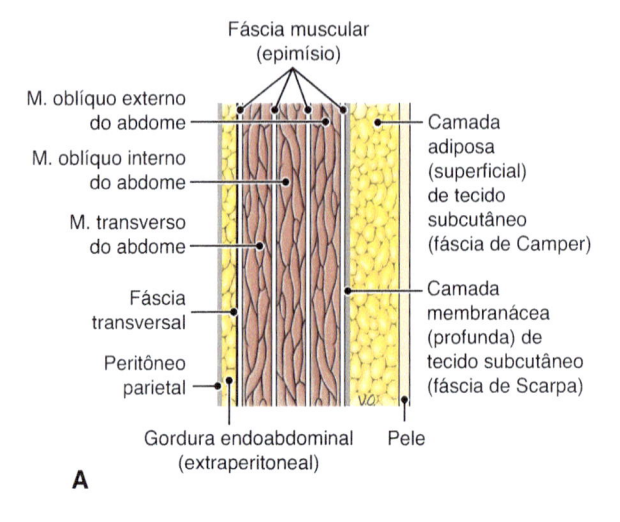

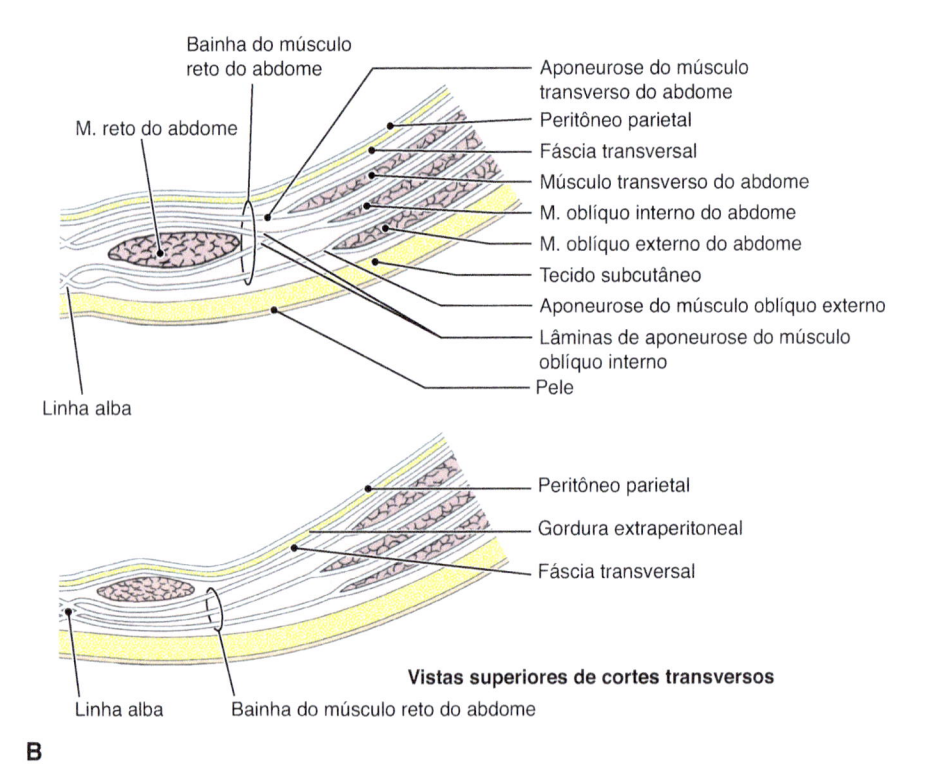

FIGURA 7.35 Musculatura da parede abdominal.

(A) Corte longitudinal esquemático. Os músculos da parede abdominal formam um sanduíche de três camadas. A distribuição esquemática de superficial para profundo é mostrada aqui. (B e C) Cortes transversais esquemáticos. Anterior e posteriormente à parede abdominal, as camadas musculares transformam-se em músculos grandes e únicos como o reto do abdome (D) e o quadrado do lombo (como a cunha ao longo do limite posterior, C).

CAPÍTULO 7 ■ MÚSCULO E TECIDO CONECTIVO

C

Labels (figura transversal):
- Vértebra lombar: Corpo
- Processo Transverso
- M. transverso-espinal
- Processo espinhoso
- Ligamento supra-espinal
- M. eretor da espinha
- Fáscia do músculo psoas maior
- M. quadrado do lombo
- Psoas maior
- M. transverso do abdome
- M. oblíquo interno do abdome
- M. oblíquo externo do abdome
- Fáscia transversal
- Pele
- Trígono lombar
- M. latíssimo do dorso
- Camada posterior
- Camada média
- Camada anterior (fáscia do quadrado do lombo)
- Aponeurose toracolombar

D

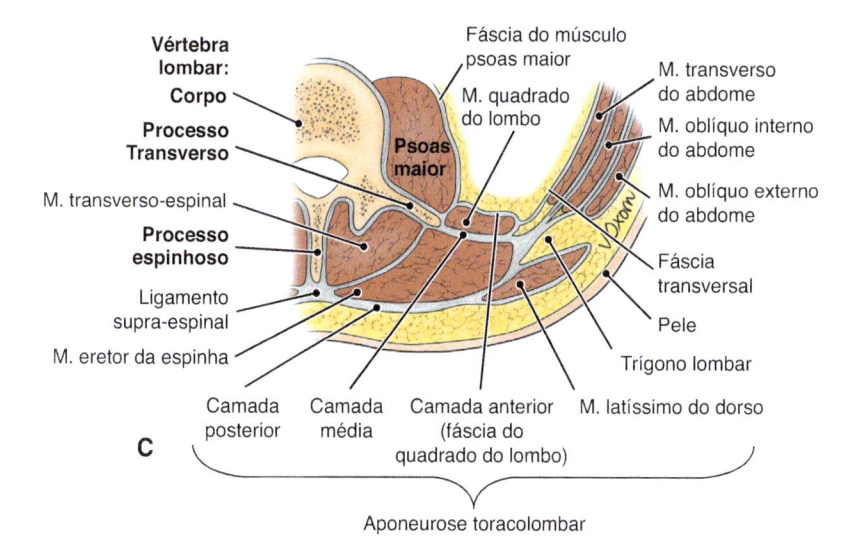

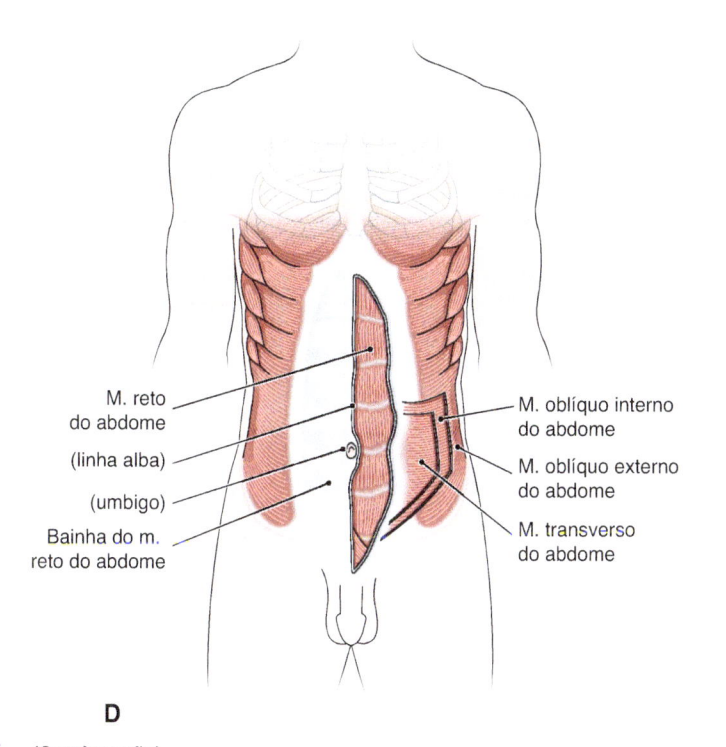

Labels:
- M. reto do abdome
- (linha alba)
- (umbigo)
- Bainha do m. reto do abdome
- M. oblíquo interno do abdome
- M. oblíquo externo do abdome
- M. transverso do abdome

FIGURA 7.35 *(Continuação).*

(De Moore KL, Agur AMR. Essential Clinical Anatomy, 2nd Edition. Baltimore: Lippincott Williams & Wilkins, 2002. Fig. 3.5, p. 126; de Moore KL, Agur AMR. Essential Clinical Anatomy. Baltimore: Lippincott Williams & Wilkins, 2002. Fig. 8.14.; e de Cohen BJ, Wood DL. Memmler's The Human Body in Health and Disease, 10th Edition. Baltimore: Lippincott Williams & Wilkins, 2004.)

Devemos considerar outro aspecto do tronco, seu "topo" e "fundo". Os músculos cobrem convenientemente o "teto" da cavidade abdominal e o "soalho" da cavidade pélvica. O **diafragma** tem origem em torno da circunferência da caixa torácica, mas nenhuma inserção real, pois insere-se em um centro tendíneo. Quando as fibras musculares se contraem, a forma de domo do diafragma é tensionada, ou achatada, alterando a dinâmica da pressão na cavidade torácica que ele efetivamente sela. É ele que exerce a força que dá aos pulmões a característica de um "fole" (Fig. 7.36).

O diafragma recebe inervação motora do **nervo frênico**, composto dos ramos anteriores dos nervos espinais cervicais 3, 4 e 5 (C3-C5) e obtém inervação sensorial dos nervos frênicos e dos nervos locais da região intercostal. Este padrão duplo está de acordo com a forma com que o diafragma se desenvolve durante o dobramento embrionário, o que explica porque o diafragma retém alguma inervação de seu local original na região cervical alta do corpo e alguma inervação dos nervos intercostais locais.

Se o diafragma cobre a cavidade abdominal superiormente, espera-se um tipo similar de cobertura inferiormente, afinal, o que mais impediria os órgãos abdominais e pélvicos de empurrarem a pele da região inferior do tronco? De fato, um diafragma da pelve preenche o intervalo entre os ossos da pelve, com algumas passagens permitidas para as estruturas reprodutivas e excretoras necessárias.

O **diafragma da pelve** (Fig. 7.37) recobre o espaço presente entre o cóccix e a sínfise púbica, com um *design* em forma de funil que suspende as vísceras abdominais e pélvicas, enquanto permite a passagem de seus portais. O diafragma da pelve separa efetivamente a **cavidade pélvica** do **períneo**, mas, anteriormente, logo abaixo da sínfise púbica, esta separação é manejada por uma **membrana do períneo**. Os músculos do diafragma da pelve são compreendidos melhor como um estilingue em forma de funil, com origens ao longo das paredes pélvicas e inserções

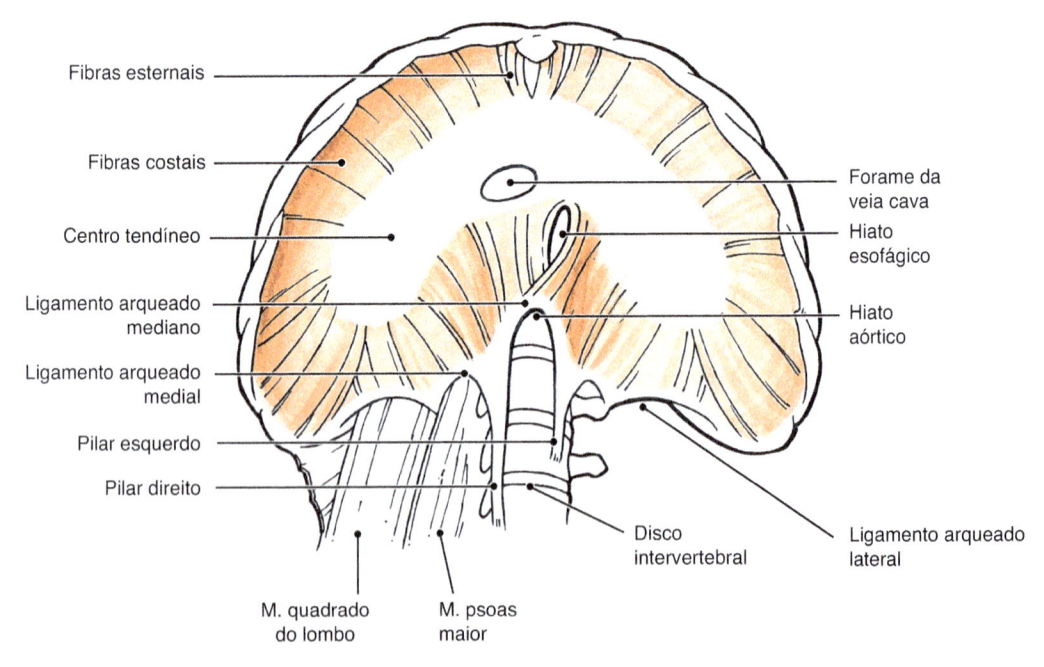

FIGURA 7.36 **Vista inferior do músculo diafragma.**

(De Moore KL, Agur AMR. Essential Clinical Anatomy, 2nd Edition. Baltimore: Lippincott Williams & Wilkins, 2002. Fig. 3.38, p. 188.)

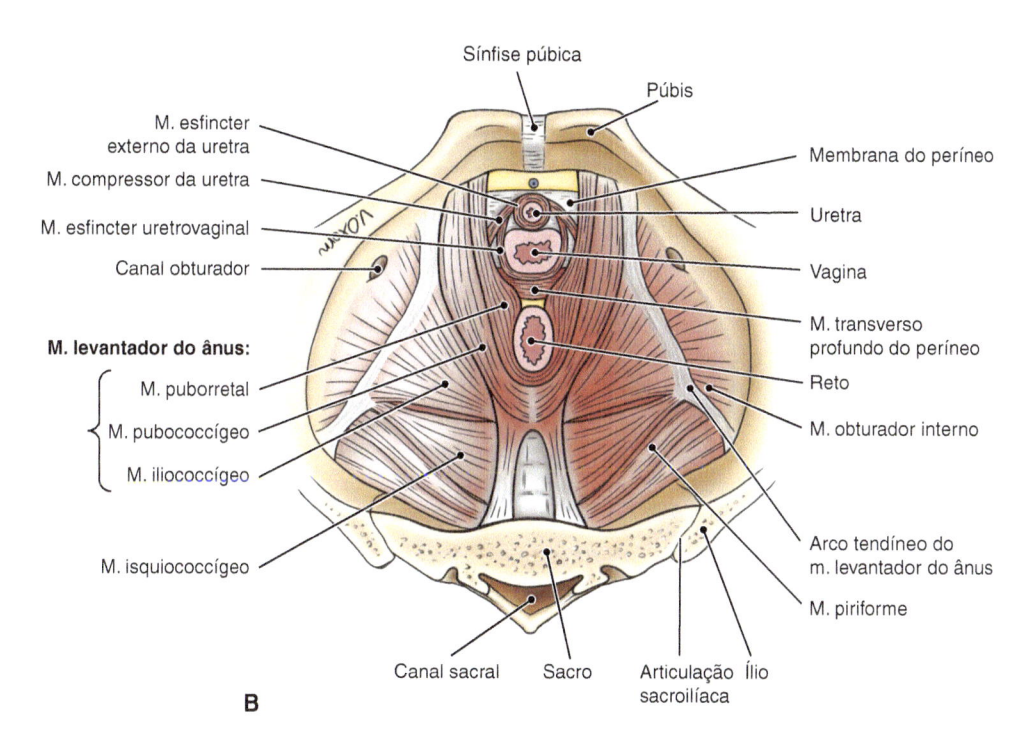

FIGURA 7.37 **A cavidade pélvica e o diafragma da pelve.**

(A)Vista esquemática coronal (frontal) das cavidades abdominal e pélvica, ambas limitadas por diafragmas musculares. (B) Vista interna (superior). O diafragma da pelve suspende os órgãos do tronco e suporta as vias de saída para os sistemas genital, urinário e digestório. A ampla faixa muscular do diafragma é o músculo levantador do ânus. (Adaptada de Moore KL, Dalley AF. Clinically Oriented Anatomy, 5th Edition. Baltimore: Lippincott Williams & Wilkins, 2006. Fig. 3.5C, p. 368; de Moore KL, Agur AMR. Essential Clinical Anatomy, 2nd Edition. Baltimore: Lippincott Williams & Wilkins, 2002. Fig. 4.5C, p. 368.)

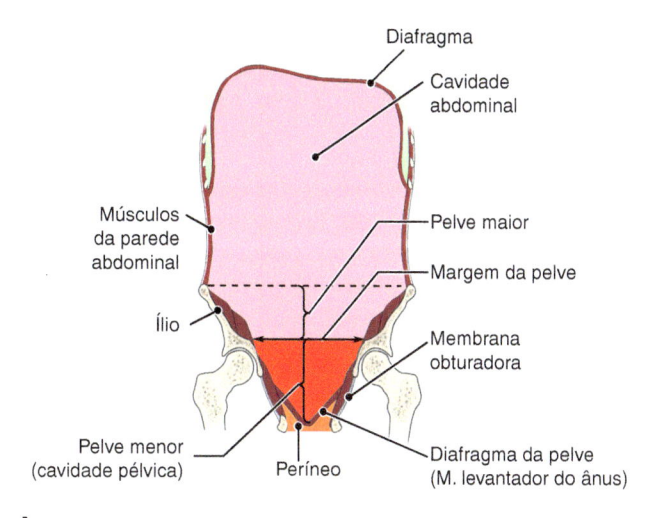

no corpo ("**tendão central**") **do períneo***, na linha mediana (o **corpo do períneo**), em uma rafe conectando o corpo do períneo ao cóccix (**corpo anococcígeo**) e/ou no próprio cóccix.

M. levantador do ânus

Este grupo de três músculos forma o diafragma da pelve, da margem anterior, no osso púbis, à junção do ílio e ísquio. O nome do grupo implica sua função. Quando se contrai este grupo muscular, "ergue-se" uma parte do canal anal, facilitando a passagem de material fecal por meio dele. Os nomes dos músculos do grupo indicam as localizações que eles percorrem. Todos são inervados pelo **nervo pudendo**, composto pelos ramos anteriores dos nervos espinais sacrais 3, 4 e 5 (S3-S5). O **músculo puborretal** forma um estilingue em U em torno da junção anorretal, ancorado na sínfise púbica. Algumas fibras deste músculo também circundam a próstata ("músculo levantador da próstata") ou a vagina (o "músculo pubovaginal") e se inserem no corpo do períneo. O músculo **pubococcígeo** é a principal parte do músculo levantador do ânus. Esta camada de fibras começa anteriormente, na linha mediana, termina posteriormente, na mesma linha e, assim, deve circundar os canais que perfuram o diafragma da pelve: o canal anal, a uretra, a vagina e o corpo do períneo. O **músculo iliococcígeo** cobre as saídas laterais da pelve inferior, correndo da fáscia obturatória e espinha isquiática até o corpo anococcígeo e o osso cóccix, na linha mediana.

Embora o **músculo isquiococcígeo** apresente o mesmo *design* em forma de funil do diafragma da pelve, é considerado separadamente do grupo do músculo levantador do ânus, pois as fibras não circundam um tubo visceral ou se encontram na linha mediana. Ao contrário, elas assumem sua função onde o músculo iliococcígeo termina, conectando a margem lateral do cóccix à espinha isquiática. O músculo isquiococcígeo é inervado por ramos diretos dos ramos anteriores de SIV e SV, o que também o diferencia do grupo do músculo levantador do ânus.

O diafragma da pelve é vulnerável ao estiramento, à ruptura e a outras lesões por distensão excessiva, como durante o parto. A perda de integridade do diafragma resulta em um **prolapso** dos órgãos tubulares que ele suspende – o reto e a vagina. A incisão intencional do diafragma (**episiotomia**) pode reduzir o risco de prolapso após um parto traumático, pois o tecido pré-cortado pode ser reparado cirurgicamente com resultados melhores do que quando o tecido é cortado traumaticamente.

O tronco não termina como uma tela de pele com dois (ou três) óstios (orifícios). É possível exercer controle consciente sobre os óstios e obter um tipo de enrijecimento da pele (**ereção**) por alguma medida de ação muscular. Os seguintes músculos fazem a interface entre a extremidade do intestino (o reto e o ânus) e o mundo exterior e entre a extremidade do sistema genital (os orifícios urinário e genital) e a pele que os circunda. Estes músculos não se apresentam com muita freqüência em casos clínicos, mas estudá-los é a melhor forma de compreender como o indivíduo controla os processos psicologicamente vitais da micção, defecação e estímulo sexual.

Músculo esfíncter externo do ânus

Os dois terços inferiores do canal anal são circundados por três feixes musculares, coletivamente denominados **músculo esfíncter externo do ânus** (Fig. 7.38). Estes feixes são a continuação lógica do diafragma da pelve. O esfíncter fixa-se ao corpo do períneo e ao ligamento entre o ânus e as vértebras do cóccix, que são as estruturas estáveis anterior e posteriormente ao ânus. O tônus muscular no esfíncter externo do ânus atua para fechar o orifício em uma tentativa consciente (voluntária) de resistir à passagem do material fecal. Ele é inervado pelos nervos anais (retais) inferiores do **nervo pudendo**.

---

* N. de R.T. O corpo do períneo é mais fibromuscular do que tendíneo.

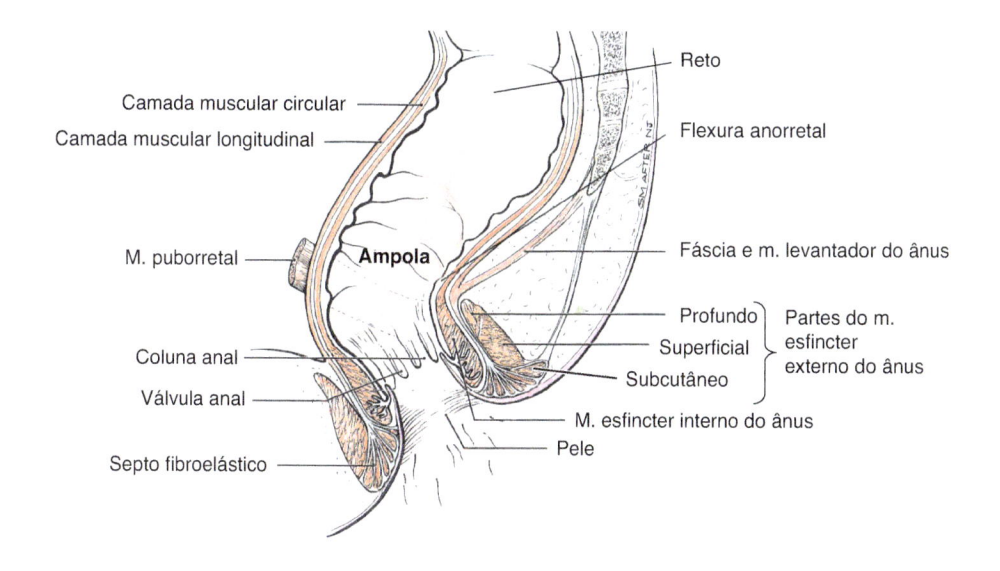

FIGURA 7.38   Esfincteres espessados constringem o ânus.

Os limites inferiores da camada de músculo liso do reto e do músculo levantador do ânus (estriado) contêm esfincteres involuntários e voluntários, respectivamente. (Adaptada de Moore KL, Agur AMR. Essential Clinical Anatomy, 2nd Edition. Baltimore: Lippincott Williams & Wilkins, 2002. Fig. 4.22A, p. 248.)

Músculo esfincter da uretra

O diafragma da pelve inclui um espaço para a passagem da uretra. Imediatamente inferior a onde o diafragma da pelve estaria, se capturasse a uretra, há um espaço profundo do períneo. Este espaço inclui um músculo voluntário próprio para comprimir a uretra que logicamente é chamado de **músculo esfincter da uretra** (não confundir este com o **músculo esfincter interno da uretra**, involuntário). O músculo esfincter da uretra fixa-se ao ramo inferior do púbis e insere-se em suas próprias fibras do lado oposto, após ter pinçado a uretra. Recebe inervação do **nervo pudendo**.

Músculos transversos profundo e superficial do períneo

Dois músculos transversos posteriores aos músculos esfincteres da uretra completam o espaço em torno dos ductos urogenitais. Um é profundo e outro é superficial. O profundo fixa o ramo do ísquio ao corpo do períneo e é inervado pelo nervo pudendo. O superficial corre aproximadamente pelo mesmo curso (mas uma camada mais próximo da pele) e também é inervado pelo **nervo pudendo**.

Como supracitado, o sistema genital desenvolve uma vascularização elaborada em torno do local onde se abre para o mundo exterior. Em homens, esta abertura é alongada anteriormente, levando pele consigo – o **pênis**. Em mulheres, esta abertura permanece mais ou menos no nível cutâneo do tronco, mas a mesma rica vascularização é encontrada em torno dela. Essa vascularização pode fazer a pele sobre ela se tornar tensa (ereta) se ela se encher de sangue não-drenado. Este processo é permitido pela presença de dois músculos que pinçam as raízes dos corpos eréteis cheios de sangue e, assim, ajudam a impedir o sangue de fluir para fora após ter entrado. Os corpos eréteis são o **ramo** (do pênis ou clitóris) e o **bulbo** (do pênis ou vestíbulo). Em homens, o ramo estende-se exteriormente como o **corpo cavernoso**, e o bulbo estende-se ao longo da uretra do pênis como o **corpo esponjoso**. Agora, considere os músculos que se situam logo abaixo da pele e que mantém esses corpos fechados (Fig. 7.39).

Músculo isquiocavernoso

O **músculo isquiocavernoso** pinça a base do ramo. Ele se fixa ao túber isquiático e se ramifica em um desenho semelhante a uma pinça. Quando o músculo se contrai, pinça os ramos, aprisionando, assim, o sangue que acabou de fluir para o ramo e enrigecendo-o como um balão de água. Este músculo recebe inervação do **nervo pudendo**.

Músculo bulboesponjoso

O **músculo bulboesponjoso** atua no bulbo do pênis em homens ou no bulbo do vestíbulo em mulheres. Ele se fixa ao corpo do períneo e se enrola anteriormente em torno do bulbo, no

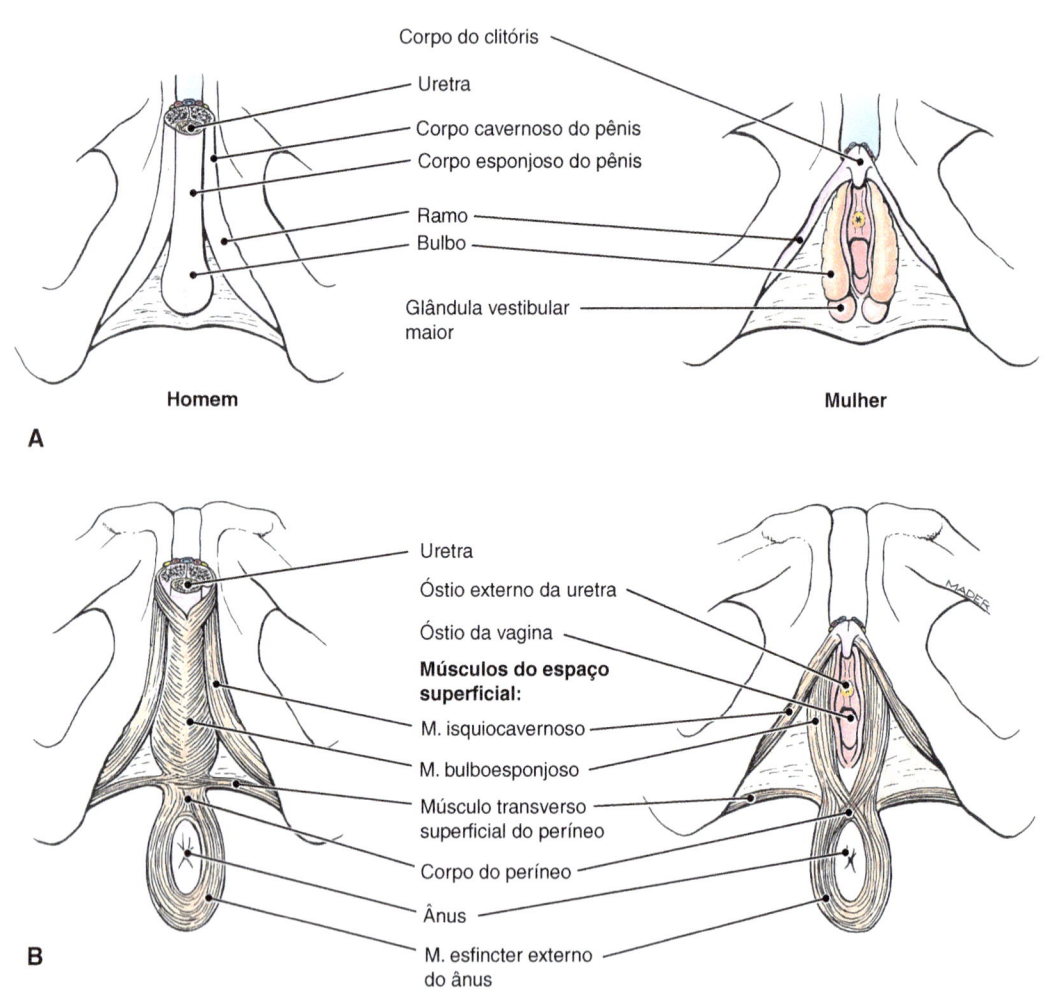

FIGURA 7.39 Os músculos do períneo mantêm os tecidos eréteis em posição.

Ricos leitos vasculares se desenvolvem no falo e nas pregas urogenitais de homens e mulheres (A). Os músculos isquiocavernosos pinçam a base dos leitos eréteis do corpo cavernoso contra o osso púbis (B). Na linha mediana da região perineal, um músculo bulboesponjoso circunda o bulbo do pênis em homens e o bulbo do vestíbulo em mulheres. A contração destes músculos ajuda a restringir o retorno venoso e manter a turgidez nos corpos eréteis. (De Agur A, Dalley AF. Grant's Atlas of Anatomy, 11th Edition. Baltimore: Lippincott Williams & Wilkins, 2005. Fig. 3.42D,E, p. 243.)

plano do períneo, para se inserir em suas próprias fibras superficialmente ao bulbo. Em mulheres, isso significa que ele envolve efetivamente o vestíbulo (a câmara que contém os óstios da uretra e da vagina). Em homens, isto significa que ele envolve a base do bulbo e, assim, está contido sob o contorno cutâneo na base da porção pendular do pênis. Quando ele se contrai, aprisiona sangue no bulbo, o que enrijece os lábios menores no vestíbulo em mulheres e o tecido que circunda a uretra em homens. É inervado pelo **nervo pudendo**.

Os músculos do tronco exercem diferentes funções, a maioria das quais se relaciona com dar ao volume do corpo um fechamento contínuo e uma postura controlada. Este seria o fim da história se você fosse apenas um tronco, mas a extremidade superior do tubo neural (sistema nervoso) e do tubo intestinal abaulam-se acima do tronco na forma da cabeça e do pescoço. O mesoderma protrui-se para realizar os mesmos papéis na cabeça e no pescoço que realiza no tronco: suporte estrutural dos dois tubos e movimento por meio de articulações móveis formadas por aquela estrutura.

Músculos da cabeça e pescoço

Toda a cabeça é muito maior do que a soma de suas partes. Os seguintes músculos da cabeça e pescoço raramente, ou nunca, atuam isoladamente, e conhecer a litania de suas origens, inserções, ações e inervações é mais um exercício intelectual do que cirúrgico ou clínico. O objetivo mais prático é considerar o que faz a cabeça – olhar, mastigar, ouvir, engolir, falar, e assim por diante – e quais tecidos neurovasculares, musculares e conectivos provavelmente estão lesados no paciente que não pode realizar uma dessas funções normalmente. Algumas "atividades" importantes que ocorrem na cabeça, como cheirar, ver e saborear, não requerem musculatura evidente.

Em ordem geral de controle dos nervos cranianos, os grupos funcionais dos músculos da cabeça e pescoço são:

- **Músculos do olho:** O encéfalo estende-se para o mundo exterior em forma de algumas terminações nervosas especiais, como a terminação do II nervo craniano, o **nervo óptico**. Ver não é olhar, no sentido de que o nervo óptico está envolto no bulbo do olho ("globo ocular"), esférico, que desfruta de movimentos universais na órbita, graças a alguns dos músculos mais sofisticados do corpo. Dissecá-los é um dos exercícios tradicionais em uma aula de anatomia macroscópica, porém isso seria impossível em uma situação cirúrgica ou clínica. Como os movimentos oculares requerem três nervos cranianos diferentes, testar o movimento ocular é um componente-chave de qualquer exame neurológico.
- **Músculos da mastigação:** A única articulação móvel da cabeça é a que se localiza entre a mandíbula e o osso temporal (a **articulação temporomandibular**). Quatro grandes músculos atuam nesta articulação e, coletivamente, permitem a você mastigar. Estes músculos também são inervados pelo V par craniano, o **nervo trigêmeo**.
- **Músculos da face (expressão facial):** Você pode contorcer a pele da face em um número infinito de expressões graças a aproximadamente duas dúzias de feixes musculares separados que estão incluídos dentro da fáscia superficial da cabeça e pescoço. Estes músculos são inervados pelo VII par craniano, o **nervo facial**.
- **Músculos da audição:** Profundamente na orelha média, há músculos muito pequenos que atuam sobre a delicada combinação óssea do martelo, da bigorna e do estribo, para controlar a tensão na membrana timpânica e a sensibilidade do aparato a vibrações das ondas sonoras. Esta é outra "zona de sensibilidade especial" do corpo, em que o encéfalo atinge o mundo exterior, desta vez em forma de um nervo sensível a ondas sonoras (VIII par craniano, ou **nervo vestibulococlear**).
- **Músculos da deglutição:** A parte posterior da boca é revestida por uma série de músculos em forma de funil, que coletivamente "engolem" o que está na boca. Estes são os músculos da faringe, e eles incluem feixes musculares mais discretos, que elevam e abaixam a parte mole do

teto da boca (palato mole), bem como os músculos em forma de funil que conectam o esôfago à cavidade oral.
- **O conjunto hióide:** O hióide é o único osso do corpo que não se une diretamente a nenhum outro osso. Unido a diversos outros ossos por uma longa lista de músculos, ele "flutua" na região anterior do pescoço. Juntos, estes músculos atuam para facilitar o movimento da garganta durante a deglutição. Em alguma medida, eles também atuam como um tipo de ligação que protege a exposição anterior das vias digestivas e aéreas.
- **Músculos da fala:** Este ato complexo envolve músculos da maioria dos grupos recém-mencionados, mas alguns músculos atuam puramente para mover as pregas vocais e as cartilagens da laringe, para controlar a expiração de ar que se torna som quando você fala. Estes são os músculos laríngeos, e sua inervação motora é exclusiva do X par craniano, o **nervo vago**.
- **Músculos da língua:** A língua é uma das estruturas mais flexíveis do corpo, dados seus muitos músculos intrínsecos e extrínsecos. A língua desempenha um papel chave na mastigação, expressão, deglutição e fala; assim como o polegar, qualquer perda de habilidade da língua pode afetar profundamente a sensação de bem-estar de um paciente. Em anatomia macroscópica, você aprenderá os músculos extrínsecos (a maioria dos quais é inervada pelo XII par craniano, o **nervo hipoglosso**) e como testar sua função apropriadamente.
- **Principal movimentador da cabeça:** Um músculo grande (o **músculo esternocleidomastóideo**), que se fixa ao esterno, à clavícula e ao processo mastóide do crânio (daí seu nome), auxilia os muitos músculos vertebrais a posicionar, estabilizar e mover a cabeça. O músculo trapézio, a propósito, pode mover a cabeça em direções complementares quando o membro superior está estabilizado. Tanto o músculo esternocleidomastóideo como o músculo trapézio são inervados pelo XI par craniano, o **nervo acessório**.

Músculos do olho

O conceito de músculos trabalhando em conjunto é talvez expresso melhor na cavidade orbital. Os músculos, que se originam em uma pequena região óssea no fundo de uma cavidade orbital cônica, devem se estender para fixar-se ao bulbo do olho e fornecer a ele posicionamento universal. Aumentando esta dificuldade, há o fato de que, embora você deva manter um foco estereoscópico coordenado, o trajeto do nervo óptico e o eixo da órbita não se direcionam anteriormente, e, sim, alguns graus para o lado.

Os músculos do movimento do olho (Fig. 7.40), que permanecem fiéis ao eixo da órbita, devem agir cooperativamente para manter um olho olhando para a mesma estrutura que o outro. O arranjo interno e funcionamento da órbita não são observáveis no paciente, é claro. Ao invés, o domínio da anatomia da órbita é um meio de compreender como testar a função dos nervos cranianos que estimulam os músculos.

O **músculo levantador da pálpebra superior** é o superior no cone da órbita. Ele se arqueia sobre o bulbo do olho e se insere nos tecidos moles da pálpebra superior. Como seu nome implica, ele mantém a pálpebra elevada. Conforme alguns relatos, o músculo liso na pálpebra evolui junto com o levantador da pálpebra superior, tornando-o incomum por possuir músculo liso e esquelético. As fibras de músculo liso são servidas pelo sistema nervoso simpático. As fibras de músculo esquelético do levantador da pálpebra superior são inervadas pelo III par craniano (o **nervo oculomotor**).

O músculo **reto superior** é um dos quatro músculos "retos" que seguem um tipo de *design* em "norte, sul, leste e oeste", da parte posterior do cone da órbita para superior, para inferior e para os lados do bulbo do olho. Suas funções seriam simples, não fosse o fato, notado anteriormente, de que o eixo da órbita segue obliquamente e não em linha reta. O músculo reto superior corre logo abaixo do trajeto do músculo levantador da pálpebra superior e recebe inervação do mesmo nervo, o III par craniano (o **nervo oculomotor**).

O músculo **reto inferior** complementa o reto superior, ao longo do soalho da órbita. Ele é inervado por um ramo do III par craniano (o **nervo oculomotor**). O músculo **reto medial** corre

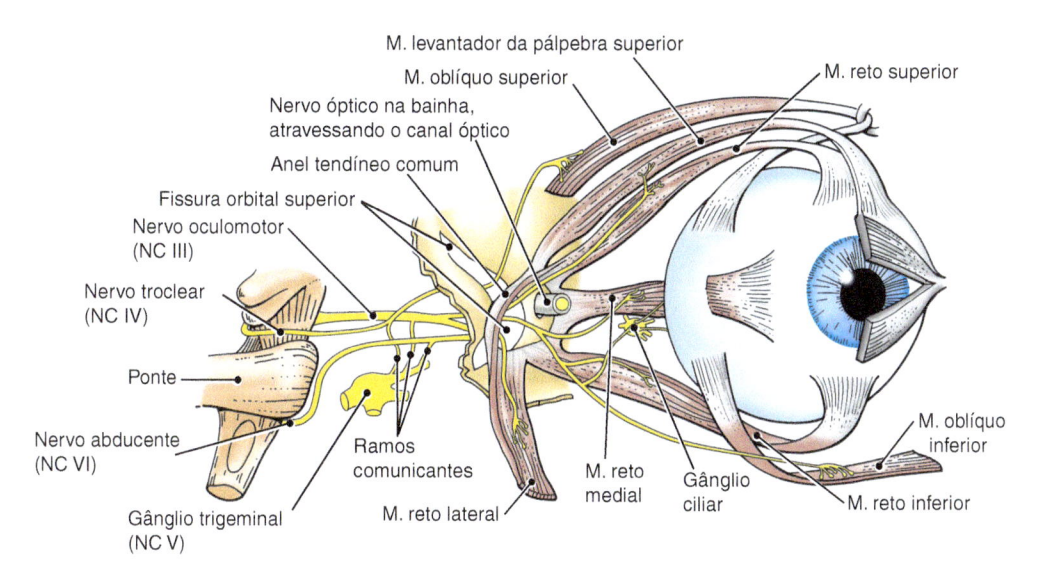

FIGURA 7.40 Os músculos do olho.

O bulbo do olho ("globo ocular") é uma extensão do encéfalo no final do nervo óptico capaz de detectar alterações nas ondas luminosas. A posição do bulbo do olho é controlada localmente pelos músculos extraoculares. A maioria desses músculos tem origem no tecido conectivo rígido, no fundo da órbita óssea, a qual apresenta forma de cone. Dali, eles se projetam para anterior, além do "equador" do bulbo do olho, e se inserem na esclera. (De Moore KL, Daley AF. Clinically Oriented Anatomy, 5th Edition. Baltimore: Lippincott Williams & Wilkins, 2006. Fig. 7.37, p. 970.)

ao longo do equador medial do bulbo do olho e é inervado por um ramo do III par craniano (o **nervo oculomotor**). O músculo **reto lateral** complementa o reto medial no equador lateral, mas é inervado por seu próprio nervo, o VI par craniano (**nervo abducente**).

Dois outros músculos correm em direções menos cardeais e, em conjunto com os músculos retos, permitem ao olho olhar para anterior, ao invés de perpetuamente para os lados do campo de visão. O músculo **oblíquo superior** corre ao longo da parte superior e medial do cone da órbita; deve ultrapassar o bulbo do olho e então retornar em direção a ele, para ganhar acesso fora da cobertura dos músculos retos. No canto superior e medial da cavidade orbital, há uma correia de tecido conectivo pela qual o músculo oblíquo superior passa, antes de retornar ao bulbo do olho. Esta **tróclea** torna-se um fulcro para a contração do oblíquo superior, de modo que sua tração sobre o bulbo do olho na verdade é alavancada anteriormente ao centro do bulbo do olho. O oblíquo superior insere-se posteriormente ao ponto central do bulbo do olho, em sua superfície superior (e, assim, posterior à inserção do reto superior, sob o qual ele se acomoda). Ele possui sua própria inervação pelo IV par craniano (o **nervo troclear**).

O músculo **oblíquo inferior** é o parceiro do oblíquo superior, mas segue um curso menos complicado, que inicia na parte anterior do cone orbital. De uma fixação medial na parte anterior do soalho da órbita, ele corre "de lado" sob o bulbo, para se inserir posteriormente ao ponto central na margem lateral, localizado logo abaixo da passagem do reto lateral. O oblíquo inferior é inervado por um ramo do III par craniano (o **nervo oculomotor**). Devido a suas inserções "laterais" no bulbo do olho, os oblíquos podem, se necessário, "girar" o bulbo do olho sobre seu próprio eixo.

Os movimentos oculares podem ser aprendidos estudando um diagrama de vetores. Porém, se o conceito de vetor o perturba, siga as setas na Figura 7.41 e memorize a Tabela 7.3.

Músculos da mastigação

A articulação temporomandibular é uma combinação notável de movimentos em dobradiça, deslizantes e giratórios, em um só lugar. Você pode, é claro, abrir e fechar a boca com força. Pode também deslizar a mandíbula anteriormente, entretanto, com algum esforço e tolerância à dor, e pode deslizá-la de um lado para outro. Estes movimentos raramente são executados discretamente; ao contrário, quando você mastiga, emprega os três tipos de movimento. Os músculos que movem a mandíbula contra o crânio estão posicionados para permitir estes movimentos (Fig. 7.42). Todos estes músculos são inervados pelo V par craniano (**nervo trigêmeo**).

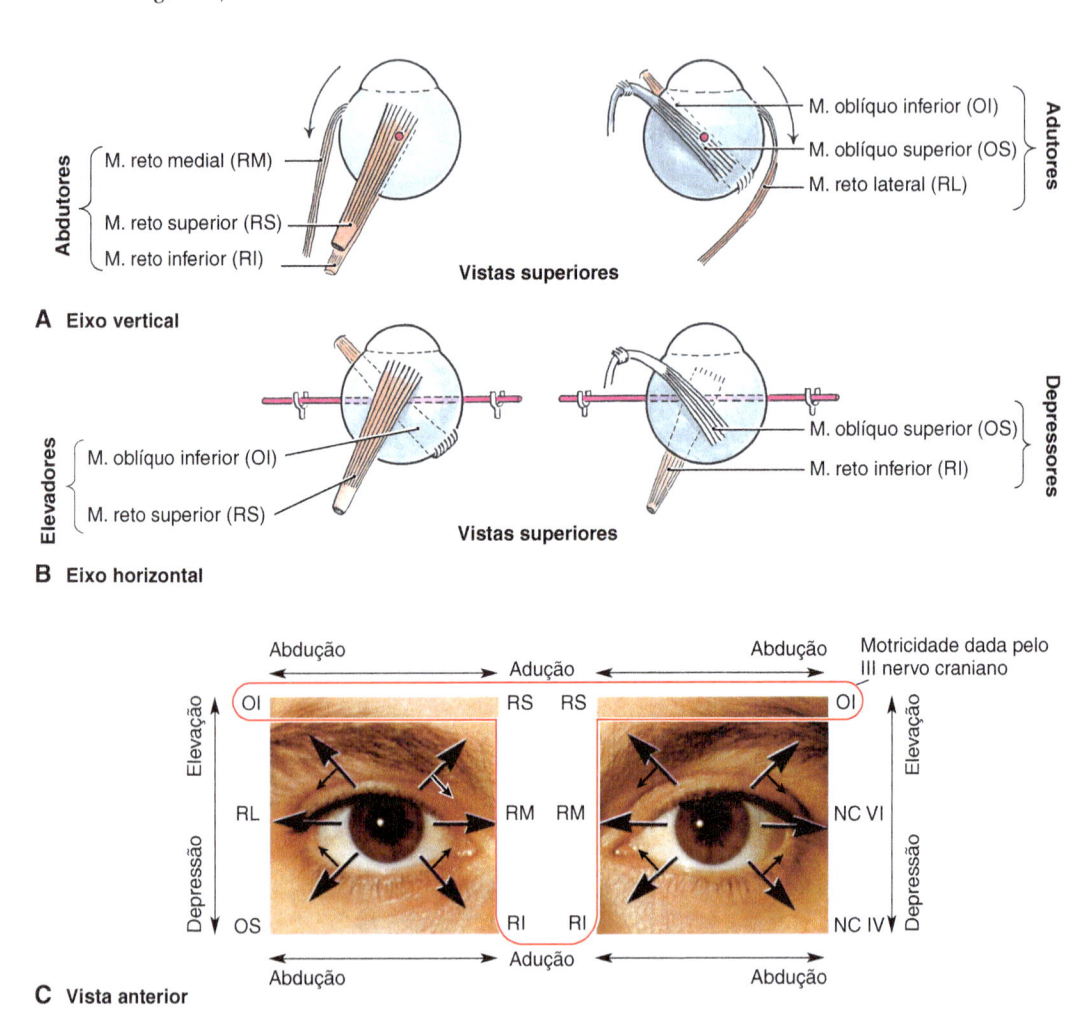

FIGURA 7.41 **Movimentos básicos dos olhos.**

(A e B) Estas ilustrações adicionam um equador (barra vermelha) e um ponto central (ponto vermelho) ao bulbo do olho direito, para mostrar como os músculos atuam em referência ao eixo do nervo óptico. O foco do olho está anterior, mas realmente nenhum músculo cursa diretamente para posterior a partir da pupila. O importante a lembrar é qual nervo craniano governa que movimento ocular. (C) Músculos envolvidos em alterações específicas da posição do bulbo do olho. Por este diagrama, você pode deduzir que o nervo oculomotor governa todo o olhar para medial e para superior, enquanto os nervos cranianos individuais se especializam no olhar para "inferior" e para "lateral". NC = nervo craniano. (Adaptada de Agur A, Dalley AF. Grant's Atlas of Anatomy, 11th Edition. Baltimore: Lippincott Williams & Wilkins, 2005. Fig. 7.8, p. 649.)

TABELA 7.3 MÚSCULOS DO MOVIMENTO OCULAR				
MÚSCULO	INSERÇÃO (PONTO FIXO)	INSERÇÃO (PONTO MÓVEL)	INERVAÇÃO	AÇÃO
Levantador da pálpebra superior	Osso esfenóide dentro do cone da órbita	Pele da pálpebra superior	Nervo oculomotor (III par craniano)	Eleva a pálpebra superior
Reto superior	Anel tendíneo comum em torno do canal óptico	Região superior ("Norte") da esclera	Nervo oculomotor (III par craniano)	Eleva, aduz e torce levemente o bulbo do olho
Reto inferior	Anel tendíneo comum em torno do canal óptico	Região inferior ("Sul") da esclera	Nervo oculomotor (III par craniano)	Abaixa, aduz e torce levemente o bulbo do olho
Reto medial	Anel tendíneo comum em torno do canal óptico	"Região medial" da esclera	Nervo oculomotor (III par craniano)	Aduz o bulbo do olho
Reto lateral	Anel tendíneo comum em torno do canal óptico	"Região lateral" da esclera	Nervo abducente (VI par craniano)	Abduz o bulbo do olho
Oblíquo superior	Osso esfenóide dentro do cone da órbita	Esclera profundamente ao reto superior	Nervo troclear (IV par craniano)	Abduz, abaixa e torce levemente o bulbo do olho
Oblíquo inferior	Soalho anterior da órbita	Esclera profundamente ao reto inferior	Nervo oculomotor (III par craniano)	Abduz, eleva e torce levemente o bulbo do olho

O músculo **masseter** é o mais espesso dos músculos da mastigação. Ele segue um trajeto curto da ponte óssea, abaixo da "têmpora" (**arco zigomático**), até o ângulo da mandíbula, na superfície externa. Quando você ativa este músculo, força os dentes posteriores à oclusão. O masseter é o músculo essencial para esmagar e triturar os alimentos entre os molares.

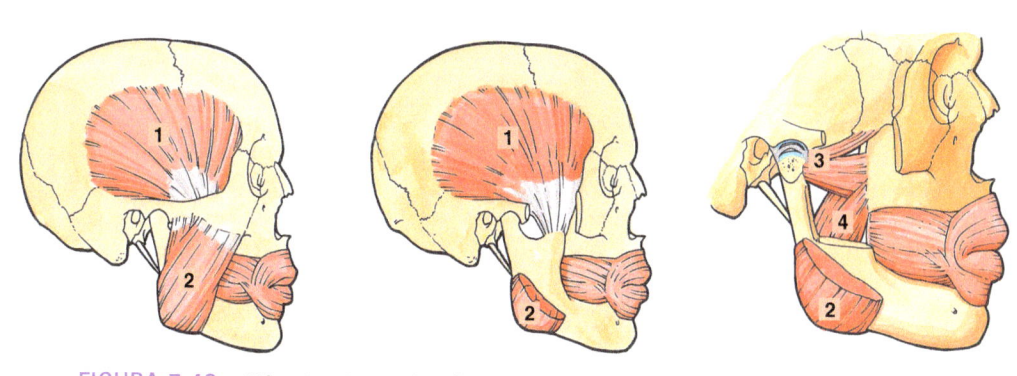

FIGURA 7.42 **Músculos da mastigação.**

Os músculos da mastigação incluem dois músculos potentes para elevar a mandíbula – o músculo temporal (1) e o músculo masseter (2) – e dois músculos mais profundos – o músculo pterigóideo lateral (3) e o músculo pterigóideo medial (4) – para deslizar a mandíbula ântero-posteriormente e de um lado para outro. A articulação temporomandibular inclui um disco articular para reduzir o impacto crônico da mandíbula contra o osso temporal. A mobilidade da mandíbula requer que o espaço articular permita um deslizamento ântero-posterior, parte do qual é passivo e parte é ativamente monitorado e dirigido pelo músculo pterigóideo lateral. (De Moore KL, Agur AMR. Essential Clinical Anatomy, 2nd Edition. Baltimore: Lippincott Williams & Wilkins, 2002. Fig. 8.7.)

O músculo **temporal** tem origem muito extensa ao longo da lateral do crânio, como um leque exagerado. As fibras convergem à medida que caminham para anterior e inferior, profundamente ao processo zigomático. Elas se inserem em uma área muito pequena da mandíbula, o **processo coronóide**, com algumas fibras encontrando seu caminho ao longo da superfície interna desta "alavanca" (a mandíbula). Quando o temporal se contrai, ele governa o verdadeiro movimento de dobradiça da articulação da mandíbula – isto é, "bate a porta". O temporal impulsiona a frente da mandíbula sobre a frente da maxila; em outras palavras, ele traz os incisivos à oclusão. Como algumas de suas fibras correm virtualmente em linha reta para a frente (horizontais), o temporal também pode retruir a mandíbula de sua posição anterior, quando a boca está aberta.

O músculo **pterigóideo lateral** e o músculo **pterigóideo medial** são músculos internamente posicionados. Eles se originam do processo pterigóide do osso esfenóide, no centro do crânio. Como seus nomes indicam, um deles se origina da superfície lateral desta placa, e outro da superfície medial. Eles permitem que a cabeça da mandíbula deslize anteriormente, quando a boca se abre, e balançam a mandíbula de um lado para outro para maximizar o efeito de moagem das superfícies dos dentes. Os pterigóideos atuam em conjunto com os poderosos masseter e temporal, a fim de permitir alterações muito sutis na posição da mandíbula durante a fala e a mastigação. O pterigóideo lateral fixa-se à cápsula da articulação da mandíbula, sendo seu principal protrusor. O pterigóideo medial fixa-se ao ângulo da mandíbula, mas no lado oposto ao masseter. O pterigóideo medial auxilia na protrusão da mandíbula e é o principal deslocador da mandíbula para o lado oposto (ver Tabela 7.4).

TABELA 7.4 MÚSCULOS DA MASTIGAÇÃO

MÚSCULO	INSERÇÃO (PONTO FIXO)	INSERÇÃO (PONTO MÓVEL)	INERVAÇÃO	AÇÃO
Masseter	Arco zigomático	Ângulo da mandíbula***	Divisão mandibular do nervo trigêmeo (V par craniano)	Eleva forçadamente a mandíbula contra a maxila, em um ponto de força próximo aos dentes molares esmagadores
Temporal	Lado do crânio*	Processo coronóide da mandíbula		Eleva forçadamente a mandíbula em um movimento de balanço, trazendo a frente da mandíbula para a oclusão
Pterigóideo lateral	Face lateral da lâmina lateral do processo pterigóide	Cabeça da mandíbula e cápsula articular temporomandibular		Desliza a cabeça da mandíbula para anterior dentro de sua articulação em dobradiça, permitindo a protrusão da mandíbula*****
Pterigóideo medial	Face medial da lâmina lateral do processo pterigóide**	Superfície interna do ângulo da mandíbula****		Protrui a mandíbula e a balança em direção ao lado oposto, como um posicionador para o efeito esmagador do masseter******

* N. de R.T. Fossa temporal.
** N. de R.T. Fossa pterigóidea.
*** N. de R.T. Tuberosidade massetérica.
**** N. de R.T. Tuberosidade pterigóidea.
***** N. de R.T. Realiza lateralidade quando um único músculo é contraído e protrusão em contração bilateral.
****** N. de R.T. Eleva a mandíbula.

Vista anterior

- M. corrugador do supercílio
- Aponeurose epicrânica
- Ventre frontal do m. occipitofrontal
- Parte orbital ⎫ M. orbicular
- Parte palpebral ⎭ do olho
- M. levantador do lábio superior e da asa do nariz
- M. nasal
- M. levantador do lábio superior
- M. zigomático menor e m. zigomático maior
- M. orbicular da boca
- M. levantador do ângulo da boca
- M. bucinador
- M. risório
- M. platisma
- M. abaixador do ângulo da boca
- M. abaixador do lábio inferior
- M. mentual

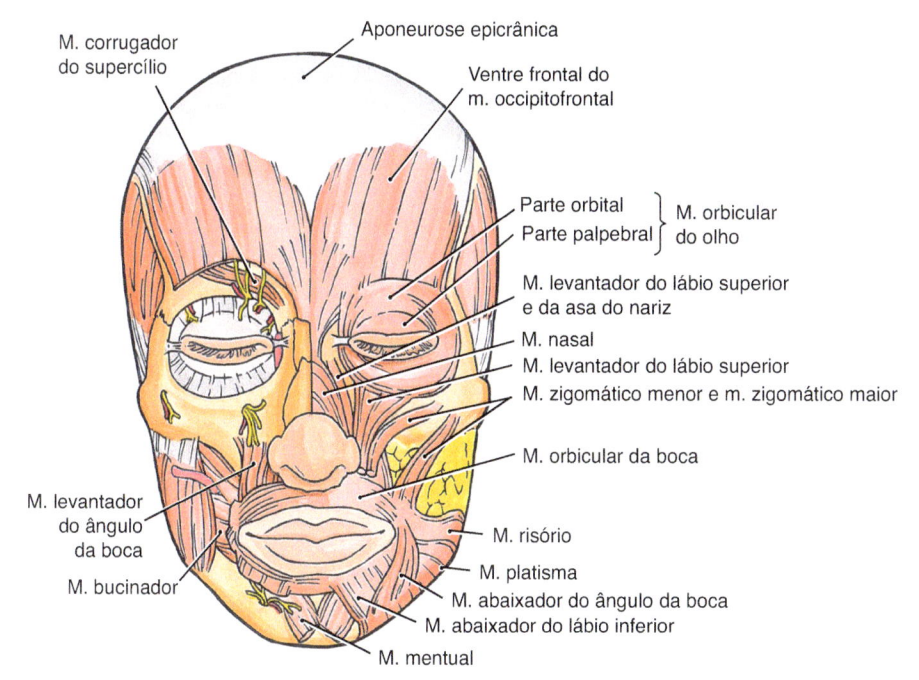

Vista lateral

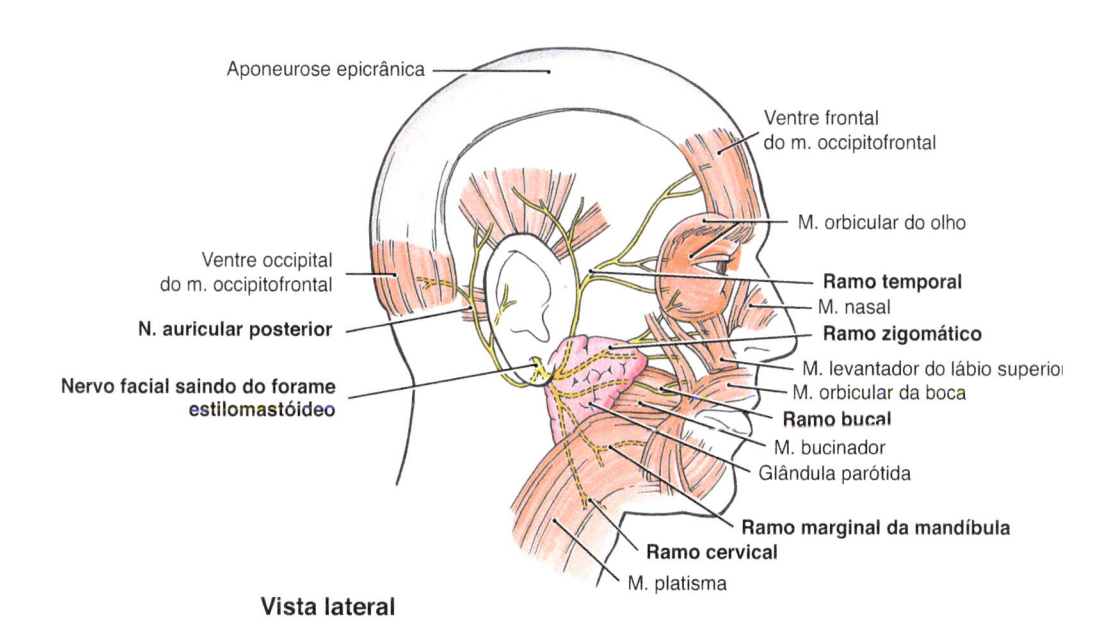

- Aponeurose epicrânica
- Ventre frontal do m. occipitofrontal
- M. orbicular do olho
- Ventre occipital do m. occipitofrontal
- **Ramo temporal**
- M. nasal
- **N. auricular posterior**
- **Ramo zigomático**
- M. levantador do lábio superior
- **Nervo facial saindo do forame estilomastóideo**
- M. orbicular da boca
- **Ramo bucal**
- M. bucinador
- Glândula parótida
- **Ramo marginal da mandíbula**
- **Ramo cervical**
- M. platisma

Em negrito = Ramos do nervo facial

FIGURA 7.43 Músculos da face.

Os músculos da face estão embebidos na fáscia superficial da pele. Eles correm em virtualmente todas as direções e permitem a você expressar diferenças muito sutis no humor. Alguns feixes musculares são definidos o suficiente para serem denominados, como o m. orbicular do olho. Todos os músculos da expressão facial são inervados pelo VII par craniano, o nervo facial. (A) Vista anterior. (B) Vista lateral. (De Agur A, Dalley AF. Grant's Atlas of Anatomy, 11th Edition. Baltimore: Lippincott Williams & Wilkins, 2005. Fig. 7.1, p. 603.)

Músculos da face

O esqueleto da face suporta a visão, o olfato e a "ingestão" do mundo que o cerca. Estas capacidades requerem portas de entrada para o corpo. Os mesmos músculos que atuam para abrir, fechar, alargar ou estreitar essas passagens também expressam sentimentos, atitudes, intenções e emoções. Numerosos músculos que estão embebidos na pele da face, sem fixação óssea*, se contraem para mover a pele na infinita miríade de expressões faciais. Juntos, eles são chamados de **músculos da face (expressão facial)** (Fig. 7.43). Estes músculos pressionam os lábios, elevam as sobrancelhas, alargam as narinas, enchem as bochechas, sorriem, franzem o cenho, piscam, fazem esgares, etc.

Todos os músculos da face são inervados pelo VII par craniano (o **nervo facial**). O feixe do nervo facial que serve estes músculos sai do forame estilomastóideo profundamente à glândula parótida e é vulnerável à compressão ou lesão. Este trauma localizado paralisa todos os músculos da face no lado afetado. Esta condição, conhecida como paralisia de Bell, deixa o paciente com um lado da face caracteristicamente sem expressão, ou "em máscara".

Os músculos da face cobrem virtualmente toda a zona dérmica da face e pescoço. Aqueles com responsabilidade definida por funções importantes devem ser incorporados ao exame neurológico de rotina. O músculo **orbicular da boca** contorna os lábios e permite a você comprimi-los juntos para falar e comer. O músculo **orbicular dos olhos**, da mesma forma, contorna a órbita e permite a você franzir os olhos e curvar a sobrancelha; ele é o principal músculo de reação no reflexo da piscadela. O músculo **occipitofrontal** na verdade percorre toda a extensão do crânio, do arco superciliar à parte posterior da cabeça, e permite a você "encurtar" o couro cabeludo, cujo principal efeito é erguer as sobrancelhas.

O músculo **zigomático maior** e músculo **zigomático menor** angulam-se inferiormente, desde a área zigomática das bochechas, para erguer o lábio superior. O músculo **levantador do ângulo da boca** e o músculo **levantador do lábio superior** também exercem essa função, mas de ângulos levemente diferentes, resultando na possibilidade de se expressar muitas emoções levantando os cantos e a margem do lábio superior, usando o controle motor fino permitido por estes músculos.

O músculo **nasal** estende-se às narinas a partir das laterais. Ele ajuda você a dilatar as aberturas nasais. Os músculos **abaixador do lábio inferior, abaixador do ângulo da boca, mentual** e **risório** atuam no canto da boca e lábio inferior e complementam os músculos do lábio superior. Para cada sorriso, há um "beicinho" potencial.

O músculo **bucinador** é um músculo potente da face. Ele é efetivamente a substância da bochecha, correndo de posterior, onde começa a faringe (a **rafe pterigomandibular**), até anterior, onde se inicia o músculo orbicular da boca. Esse músculo controla a posição da pele da bochecha, o que é importante para expelir o ar enquanto se fala ou canta (por exemplo, quando se toca trompete), para sugar ar ou líquido através de lábios apertados e para enviar pedaços de alimento de volta ao centro da boca, desde o vestíbulo entre a bochecha e a gengiva.

O músculo **platisma** é um estranho músculo da face, pois está no pescoço. Ele corre da linha da mandíbula até a linha da clavícula e, quando se contrai, a pele do pescoço é tracionada.**

Músculos da audição

Assim como os músculos desempenham um papel na visão, também o fazem na audição. A capacidade de ouvir baseia-se em ossos que se tornaram muito pequenos durante a evolução (o **martelo**, a **bigorna** e o **estribo**) e nas fibras elásticas (músculos) que os movimentam e estabilizam. As ondas sonoras produzem impacto no tímpano (**membrana timpânica**), que chocalha estes três ossos contra uma câmara de líquido pressurizado (Fig. 7.44). A vibração é detectada pelo VIII par craniano

---

* N. de R.T. A maioria dos músculos da face tem uma parte fixa em tecido ósseo.
** N. de R.T. O músculo platisma tem origem na mandíbula e se insere na fáscia do músculo peitoral maior.

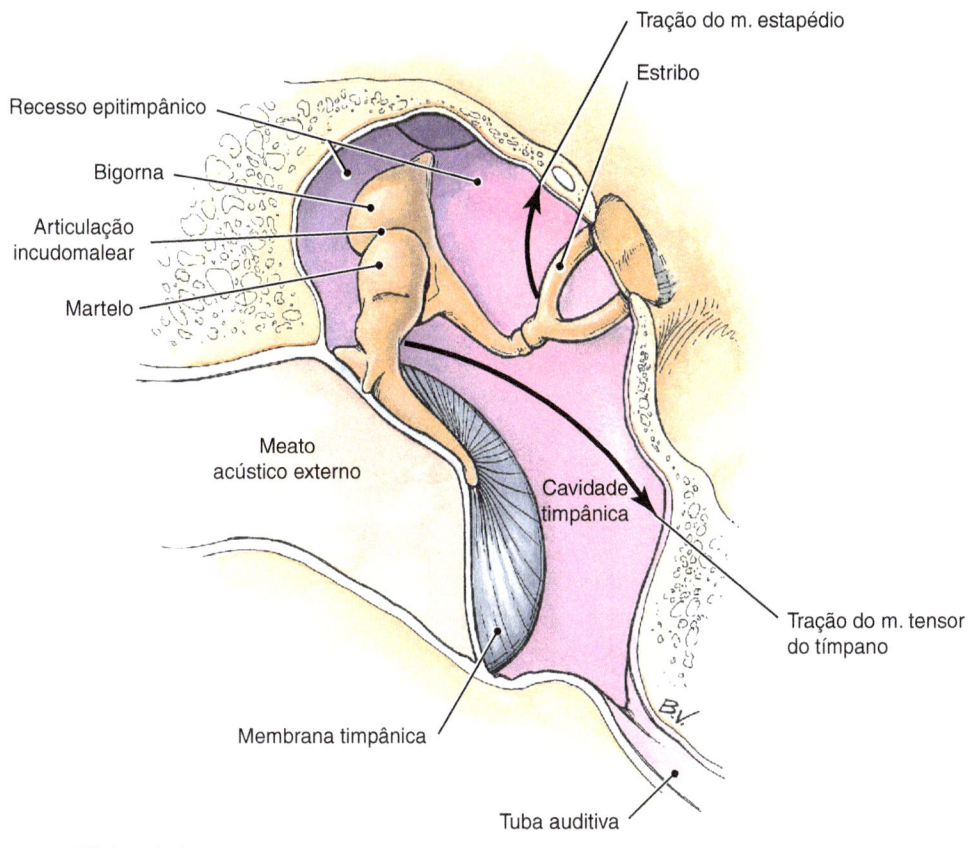

Tração do m. estapédio
Estribo
Recesso epitimpânico
Bigorna
Articulação incudomalear
Martelo
Meato acústico externo
Cavidade timpânica
Tração do m. tensor do tímpano
Membrana timpânica
Tuba auditiva

Vista anterior

FIGURA 7.44 **Músculos da audição.**

A audição na verdade não requer músculos, mas dois músculos pequenos ajudam a diminuir o impacto de sons muito altos, reduzindo a vibração dos ossículos. Seu efeito, ao invés de sua posição real, é ilustrado aqui. O músculo tensor do tímpano protege o martelo contra vibrações intensas da membrana timpânica. Como um derivado do primeiro arco faríngeo, é inervado pelo nervo trigêmeo. O músculo estapédio diminui as vibrações do osso estribo contra a janela oval, o que também diminui o efeito de ondas sonoras intensas. Como um derivado do segundo arco faríngeo, ele é inervado pelo nervo facial. (Adaptada de Agur A, Dalley AF. Grant's Atlas of Anatomy, 11th Edition. Baltimore: Lippincott Williams & Wilkins, 2005. Fig. 7.81A, p. 700.)

(o **nervo vestibulococlear**), e o impulso é "traduzido" pelo encéfalo como som. Dois músculos são ativos neste processo – mas somente atuam para reduzir os sons muito altos, para proteger a "superfície" de som (a membrana timpânica) e o "receptor" do som (a janela oval da cóclea).

O músculo **tensor do tímpano** insere-se no cabo do martelo, a partir de uma origem ampla ao longo das superfícies profundas do osso esfenóide e da tuba auditiva. Quando se contrai, ele puxa o cabo do martelo em direção à cavidade timpânica, tensionando-a. Isso torna mais difícil a vibração do som na membrana timpânica, protegendo-a em ambientes de som muito alto. Ele é inervado pelo V par craniano (o **nervo trigêmeo**).

O músculo **estapédio** é um músculo menor localizado profundamente dentro da cavidade timpânica (orelha média) e inserido no colo do osso estribo. Quando ele se contrai, inclina a parte anterior da base do osso em direção à cavidade timpânica, reduzindo o movimento desta. Isto abafa o efeito do som alto transmitido às câmaras cheias de líquido da cóclea. Ele é inervado pelo VII par craniano (o **nervo facial**).

A perda de audição é um problema clínico comum em pacientes idosos, freqüentemente causada por um "enrijecimento" ou fixação desses ossos em "cadeia". Ao estabelecer o diagnóstico dos problemas na orelha média, você deve ser capaz de determinar se a lesão nervosa resultou em paralisia muscular (afetando, assim, a sensibilidade na membrana timpânica), se os ossos se fundiram (**otosclerose**) ou se o déficit é na orelha interna ou no nervo craniano em si.

Músculos da deglutição

Os vertebrados terrestres respiram ar como um meio de absorver energia do ambiente. No pescoço e inferiormente, as vias aéreas situam-se anteriormente ao tubo intestinal, o que corresponde a sua posição inicial. À medida que a cabeça se desenvolve, porém, a câmara comum para o ar e os alimentos (a **garganta**) é repartida em uma entrada/saída de ar e uma para, principalmente, alimentos (a **cavidade nasal** e a **cavidade oral**, respectivamente). A cavidade nasal está posicionada mais perto do encéfalo (melhor para o I par craniano, o **nervo olfatório**, atingir o mundo exterior), o que significa que o ar inspirado deve passar através da parte posterior da cavidade oral em seu caminho para a região anterior do pescoço e tórax. As duas passagens se interceptam, e isto requer um tipo de lâmina separadora. Esta lâmina é chamada de **epiglote**. Alguns músculos presentes entre a parte mole do teto da boca e os lados da cavidade oral conduzem os alimentos para o lugar certo, e não para a via respiratória. Estes músculos facilitam a deglutição após você mover o que está mastigando para a parte posterior da boca e antes de passar do "ponto sem retorno" da deglutição.

Assim como outras partes da cabeça, a ênfase aqui é na atividade (deglutição) e em como ela é obtida. Os músculos individuais e suas ações são muito menos significativos do que sua função cooperativa. A aplicação clínica final é saber quais nervos governam a detecção e deglutição do alimento e, assim, como avaliar os problemas de deglutição (**disfagia**).

Os músculos **constritor superior**, **constritor médio** e **constritor inferior** da faringe compõem o maior volume do funil muscular da garganta (Fig. 7.45). Pense neles como pendendo do fundo do crânio, semelhante a uma rede de futebol. Os constritores estão fixados às superfícies ósseas que circundam a região posterior da cavidade oral (no processo pterigóide do osso esfenóide, na linha milo-hióidea da mandíbula e em um tubérculo no osso occipital, próximo ao forame magno). Os constritores no lado direito inserem-se nos constritores do lado esquerdo, no mesmo tipo de rafe na linha mediana para o músculo milo-hióideo e os músculos da parede abdominal. O músculo constritor superior entrelaça-se no músculo constritor médio, o qual se entrelaça no músculo constritor inferior, que se entrelaça no esôfago e, neste processo, o músculo esquelético eventualmente se entrelaça no músculo liso.

O músculo constritor médio fixa-se ao ligamento estilo-hióideo e aos cornos maior e menor do osso hióide. Assim, quando você move o osso hióide, estimula parte do aparato da deglutição e vice-versa. A presença de três constritores sobrepostos ao invés de um longo permite que os vasos sangüíneos e nervos deslizem para a parte posterior da faringe. E mais, os três constritores sobrepostos seqüenciam o reflexo da deglutição entre uma fase inicial (músculo constritor superior), um gatilho para o osso hióide (músculo constritor médio) e um verdadeiro funil para o esôfago (músculo constritor inferior).

Os três constritores são inervados pelo plexo faríngeo, aquela combinação de fibras motoras e sensoriais do IX par craniano (**nervo glossofaríngeo**) e do X par craniano (**nervo vago**). Eles se contraem um pouco, involuntariamente, durante a deglutição (o que pode explicar porque o processo é considerado um reflexo). Sua capacidade de receber um bolo de alimento e dirigi-lo ao esôfago ao invés da traquéia depende de alguns minúsculos músculos acessórios presentes nas membranas mucosas do teto da boca (palato mole), no acesso interno ao canal auditivo (tuba auditiva) e na raiz da língua.

O músculo **palatoglosso** foi mencionado antes como um músculo que define o arco na parte posterior da boca, entre o palato mole e a língua. O músculo **estilofaríngeo** inicia-se no

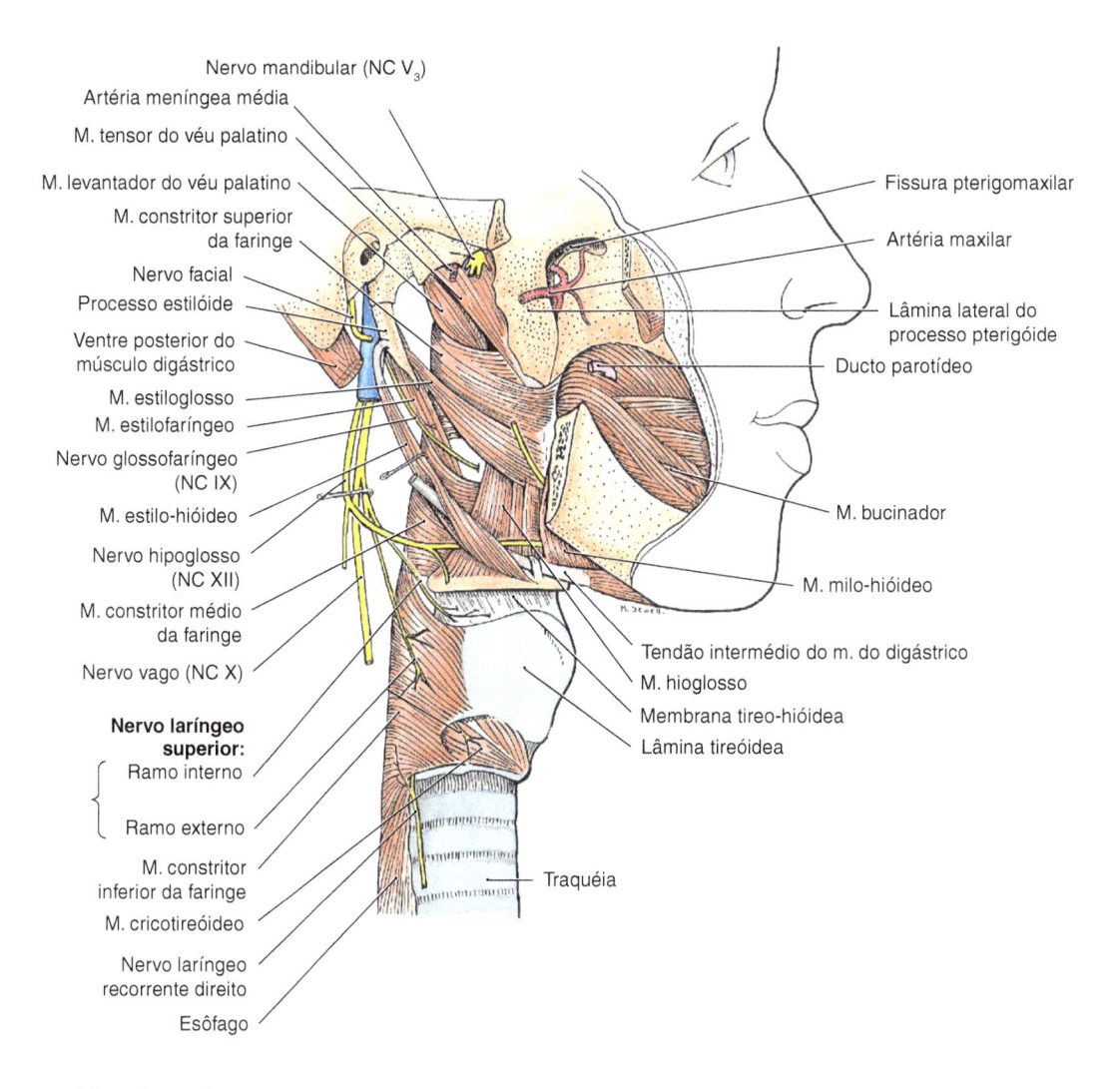

Vista lateral

FIGURA 7.45 **Músculos da deglutição – I.**

A transição entre a boca e o esôfago é recoberta por três músculos constritores da faringe: superior, médio e inferior. Eles estão ancorados em todos os ossos das proximidades na base do crânio, bem como ao osso hióide flutuante. Eles se contraem supra-inferiormente e, em determinado ponto, a continuação é involuntária. NC = nervo craniano. (De Agur A, Dalley AF. Grant's Atlas of Anatomy, 11th Edition. Baltimore: Lippincott Williams & Wilkins, 2005. Fig. 8.7, p. 767.)

congestionado processo estilóide para baixo e entre os músculos constritores superior e médio, para se espalhar sobre a superfície de outros músculos faríngeos e da cartilagem tireóide. Ele é um músculo visualizável nos exercícios de dissecação de cadáveres, pois as fibras de um feixe do IX par craniano (o **nervo glossofaríngeo**) correm junto dele.

O músculo **salpingofaríngeo** localiza-se sob a mucosa que cobre a abertura da tuba auditiva (também conhecida como **salpinge**) e se dirige inferiormente, para se fundir ao músculo palatofaríngeo. O músculo **palatofaríngeo** dirige-se posteriormente, do palato mole aos músculos constritores da faringe (Fig. 7.46).

Vista medial da metade direita da cabeça   **Vista medial da metade direita da cabeça**

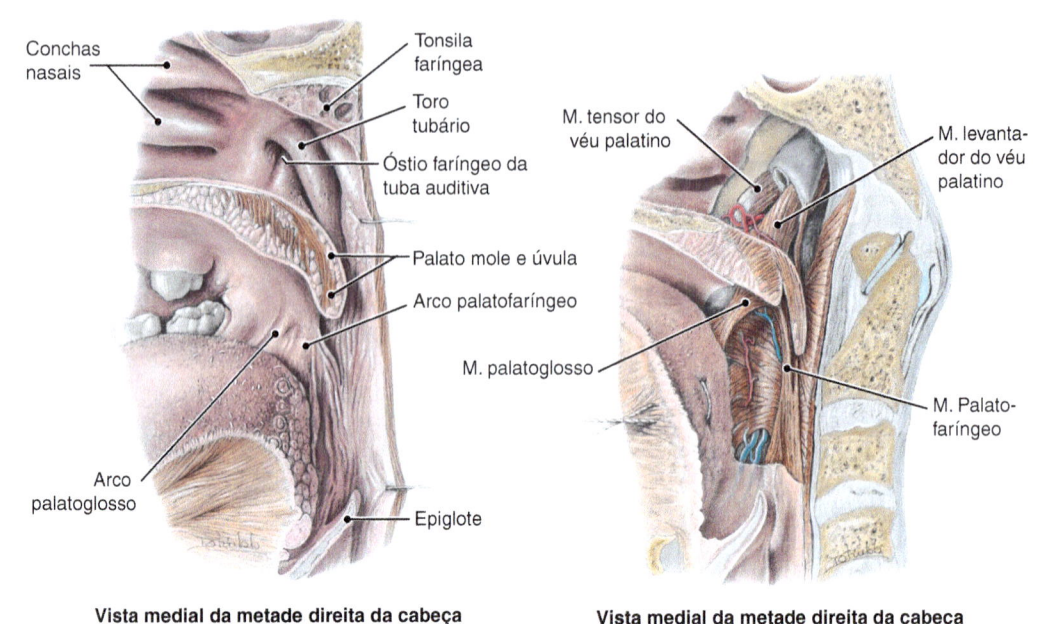

FIGURA 7.46   Músculos da deglutição – II.

Músculos mais especializados colaboram para tracionar o palato mole e elevar a base da língua, a fim de mover os alimentos para a faringe. Estes músculos se situam profundamente a pregas na mucosa. Entre eles, estão os músculos palatoglosso, salpingofaríngeo, palatofaríngeo, tensor do véu palatino, levantador do véu palatino e estilofaríngeo (ver Fig. 7.45). (Adaptada de Agur A, Dalley AF. Grant's Atlas of Anatomy, 11th Edition. Baltimore: Lippincott Williams & Wilkins, 2005. Fig. 8.32A,C, p. 774-775.)

Os músculos palatoglosso, estilofaríngeo, salpingofaríngeo e palatofaríngeo são inervados pelo **plexo faríngeo**. Acredita-se que o estilofaríngeo seja inervado apenas pelo nervo glossofaríngeo, que corre junto dele. Quando estes músculos se contraem, eles aproximam as duas estruturas que conectam. Isso geralmente resulta em uma margem mais apertada da região posterior da boca, de modo que o alimento é dirigido ao canal central da faringe, e não a uma bolsa cega ou depressão ao longo das laterais da região posterior da boca.

O músculo **tensor do véu palatino** realiza exatamente o que propõe – tensionar o palato mole. Ele cumpre essa função fixando-se na aponeurose palatina (onde diversos músculos descritos anteriormente também buscam fixação ao palato), de uma posição segura na asa no osso esfenóide acima, incluindo a parte cartilagínea da tuba auditiva. Recebe inervação do V par craniano (o **nervo trigêmeo**) por meio de fibras que também servem ao músculo da mastigação, pterigóideo medial, nas proximidades.

O músculo **levantador do véu palatino** é um vizinho localizado posteriormente ao músculo tensor do véu palatino. Ele aproxima o palato mole em um ângulo um pouco diferente, permitindo a este músculo erguê-lo, além de tensioná-lo. Recebe inervação do X par craniano (o **nervo vago**). Juntos, os músculos palatinos e os músculos faríngeos acessórios asseguram que o palato mole bloqueie a cavidade nasal* durante a deglutição, de modo que partículas de alimento não acabem na parte posterior do nariz. Quando a mucosa que reveste a maioria desses músculos está irritada ou inflamada, como quando você está resfriado, a deglutição pode tornar-se desconfortável.

Assim como na maioria das regiões da cabeça, sua prioridade principal é dominar as funções dos diferentes nervos cranianos ativos nessa área. Os pares cranianos V (nervo **trigêmeo**),

---

* N. de R.T. O palato mole bloqueia a parte nasal da faringe durante a passagem de alimento.

Falha em se elevar
Desviado para a esquerda

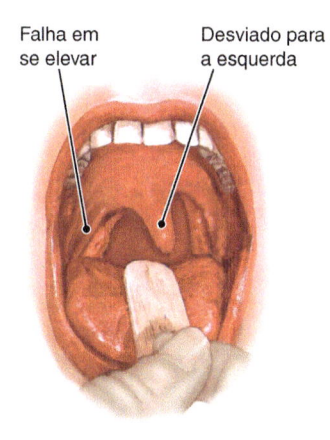

FIGURA 7.47 **Uma lesão no nervo vago pode se manifestar como um palato desviado.**

A paralisia da musculatura do palato mole por uma lesão do nervo vago irá deixar a margem do palato flácida e a úvula desviada quando você pedir ao paciente para dizer "Aaahh". Inspecionar um paciente para verificar sinais de atividade saudável dos nervos cranianos é um aspecto central do exame neurológico. (De Bickley LS e Szilagyi P. Bates' Guide to Physical Examination and History Taking, 8th Edition. Philadelphia: Lippincott Williams & Wilkins, 2003.)

TABELA 7.5 MÚSCULOS DA DEGLUTIÇÃO

MÚSCULO	INSERÇÃO (PONTO FIXO)	INSERÇÃO (PONTO MÓVEL)	INERVAÇÃO	AÇÃO
Constritor superior	Rafe pterigomandibular, linha milo-hióidea da mandíbula	Rafe da faringe e fundo do crânio (osso occipital)	Nervo vago (X par craniano) e plexo faríngeo	Constringe as paredes da faringe durante a deglutição
Constritor médio	Ligamento estilo-hióideo e osso hióide	Rafe da faringe	Nervo vago (X par craniano) e plexo faríngeo	Constringe as paredes da faringe durante a deglutição
Constritor inferior	Cartilagem tireóidea e lateral da cartilagem cricóidea	Rafe da faringe	Nervo vago (X par craniano) e plexo faríngeo	Constringe as paredes da faringe durante a deglutição
Palatoglosso	Face palatina do palato mole	Lateral da língua	Nervo vago (X par craniano)	Eleva a parte posterior da língua
Estilofaríngeo	Processo estilóide	Parte posterior da cartilagem tireóidea, entre os constritores superior e médio	Nervo glossofaríngeo (IX par craniano)	Eleva a faringe e laringe durante a deglutição e fala
Salpingofaríngeo	Parte cartilaginosa da tuba faringotimpânica	Lateral da faringe, junto com o palatofaríngeo	Nervo vago (X par craniano) e plexo faríngeo	Eleva a faringe e laringe durante a deglutição e fala
Palatofaríngeo	Palato duro e aponeurose palatina	Lateral da faringe e parte posterior da cartilagem tireóidea	Nervo vago (X par craniano) e plexo faríngeo	Eleva a faringe e laringe durante a deglutição e fala
Tensor do véu palatino	Processo pterigóide do esfenóide e tuba auditiva	Palato mole	Divisão mandibular do nervo trigêmeo (V par craniano)	Tensiona o palato mole e abre a tuba auditiva durante a deglutição e bocejo
Levantador do véu palatino	Tuba auditiva e parte petrosa do osso temporal	Palato mole	Nervo vago (X par craniano) e plexo faríngeo	Eleva o palato mole durante a deglutição e bocejo

IX (nervo **glossofaríngeo**), X (nervo **vago**) e XII (nervo **hipoglosso**) suprem fibras motoras aos muitos músculos envolvidos na deglutição. A maioria dos aspectos preparatórios ou iniciais da deglutição é governada pelos nervos trigêmeo e hipoglosso. Em contraste, a maioria dos aspectos "inevitáveis", ou em cascata, ou "para baixo" da deglutição é governada pelo plexo faríngeo (inervação motora suprida pelo nervo vago). Um efeito característico de um déficit no nervo vago é o desvio da úvula pela paralisia unilateral de um músculo levantador do véu palatino (Fig. 7.47), o qual é facilmente visualizado durante um exame clínico (ver Tabela 7.5).

O conjunto hióideo

O conjunto hióideo é resumido na Tabela 7.6.

Grupo infra-hióideo

Diversos músculos ancoram o osso hióide às estruturas circundantes (a cartilagem tireóidea, o esterno e até mesmo a escápula). Estes músculos possuem forma de tiras e são denominados **músculos infra-hióideos**. Eles compartilham uma inervação motora das fibras dos nervos es-

TABELA 7.6 O CONJUNTO HIÓIDEO

MÚSCULO	INSERÇÃO (PONTO FIXO)	INSERÇÃO (PONTO MÓVEL)	INERVAÇÃO	AÇÃO
Infra-hióideos			Alça cervical (ramos anteriores C1-C3)	
Esterno-hióideo	Esterno	Hióide		Traciona e abaixa o hióide
Omo-hióideo	Escápula	Hióide		Traciona e abaixa o hióide
Esternotireóideo	Esterno	Cartilagem tireóidea		Abaixa a laringe durante a deglutição
Tireo-hióideo	Cartilagem tireóidea	Hióide		Liga a laringe ao hióide para movimento mútuo durante a fala e deglutição
Supra-hióideos				
Milo-hióideo	Mandíbula	Rafe na linha mediana e osso hióide	Nervo milo-hióideo (um ramo do V par craniano, o nervo trigêmeo)	Eleva o osso hióide, assoalho da boca e língua durante a deglutição e fala
Genio-hióideo	Espinha geniana inferior da mandíbula	Hióide	Ramo anterior de C1	Puxa o osso hióide para cima e para a frente durante a deglutição
Estilo-hióideo	Processo estilóide do temporal	Hióide	Nervo facial (VII par craniano)	Eleva e retrui a mandíbula em um deslocamento cooperativo com o genio-hióideo durante a deglutição
Ventre anterior do digástrico	Mandíbula	Tendão para o corpo e corno maior do hióide	Nervo milo-hióideo (um ramo do V par craniano, o nervo trigêmeo)	Com o ventre posterior do digástrico, ele eleva o aparato hióideo ou deprime a mandíbula contra um osso hióide estabilizado
Ventre posterior do digástrico	Incisura mastóidea do temporal	Tendão para o corpo e corno maior do hióide	Nervo facial (VII par craniano)	Com o ventre anterior do digástrico, ele eleva o aparato hióideo ou o estabiliza durante a deglutição

pinais cervicais superiores (C1-C3), que atingem os músculos em uma rede em forma de alça, denominada **alça cervical** (Fig. 7.48).

O músculo **esterno-hióideo** situa-se próximo à linha mediana e logo profundamente à pele. O nome diz tudo – ele conecta o esterno ao osso hióide e, quando se encurta, puxa o osso hióide para inferior (um movimento ondulante necessário no ato da deglutição ou na abertura da boca contra resistência).

O músculo **omo-hióideo** provavelmente é o músculo mais peculiar do corpo. Seu ventre superior vai da superfície inferior do osso hióide (perto da fixação do esterno-hióideo) até uma laçada de tecido conectivo na clavícula e primeira costela e, então, continua como um ventre inferior até a margem superior da escápula. As duas porções atuam em conjunto e agem abaixando o osso hióide.

O músculo **esternotireóideo** situa-se profundamente ao esterno-hióideo e estende-se apenas até a cartilagem tireóide, inferiormente ao osso hióide. Do mesmo local de fixação origina-se o músculo **tireo-hióideo**, que completa o curso superiormente até a face inferior do osso hióide. Agindo em uníssono, estes músculos mimetizam a ação do esterno-hióideo, com o efeito extra de mover também a cartilagem tireóidea. Quando o tireo-hióideo age sozinho, ele pode realizar a importante função de trazer a cartilagem tireóidea em direção ao osso hióide durante a deglutição. Esta aproximação diminui a chance de partículas de alimento caírem nas vias aéreas profundamente à cartilagem tireóidea. Tanto o esternotireóideo quanto o tireo-hióideo são inervados por fibras dos nervos espinais cervicais superiores, mas a fibra que atinge o tireo-hióideo viaja pelo trajeto do XII par craniano (nervo **hipoglosso**) através do pescoço, até atingir o músculo. Assim, o **nervo ao músculo tireo-hióideo** é uma fibra nervosa dissecável, separada da alça cervical e vulnerável a lesão durante cirurgias no pescoço. Encontrar este

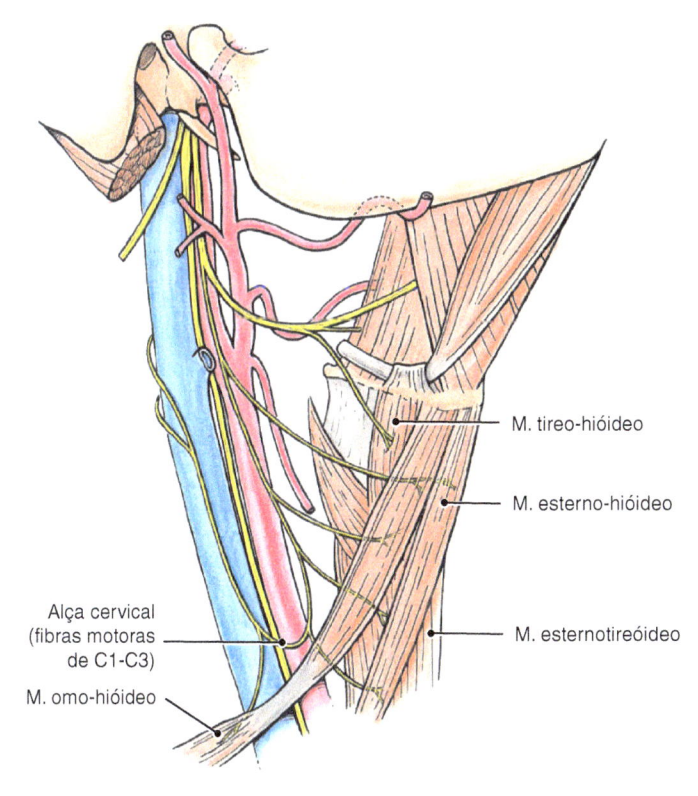

FIGURA 7.48 **Músculos do conjunto hióideo.**

Uma série de músculos pequenos sobrepõe-se aos tubos respiratório e digestório. Os músculos superficiais são os longos. O omo-hióideo vai da escápula ao hióide. O esterno-hióideo vai do esterno ao hióide. Profundamente a eles, ficam dois músculos com a metade do comprimento. O esternotireóideo vai do esterno à cartilagem tireóidea. O tireo-hióideo vai da cartilagem tireóidea ao osso hióide. O desenho em forma de tiras continua do osso hióide à mandíbula, em forma do genio-hióideo (não-mostrado). Estes músculos são inervados por uma alça de nervos do plexo cervical, chamada de alça cervical, indicando que eles não estão direta ou primariamente envolvidos na deglutição. (Adaptada de Agur A, Dalley AF. Grant's Atlas of Anatomy, 11th Edition. Baltimore: Lippincott Williams & Wilkins, 2005. Fig. 8.10A, p. 741.)

M. tireo-hióideo
M. esterno-hióideo
M. esternotireóideo
Alça cervical (fibras motoras de C1-C3)
M. omo-hióideo

Vista lateral

nervo na dissecação do pescoço constitui um verdadeiro desafio nas aulas de anatomia, o que torna sua descoberta ainda mais satisfatória.

Grupo supra-hióideo

Diversos músculos completam o arco do conjunto hióideo, abrangendo as extensões possíveis entre a superfície superior do osso hióide e a estrutura do crânio, acima. Estes são coletivamente chamados de **músculos supra-hióideos**. Eles atuam no "enrijecimento" da barreira entre o tubo alimentar e a pele do pescoço ou, simplesmente, facilitam o reflexo da deglutição, transformando o soalho da boca em uma "montanha-russa" (elevando-o e abaixando-o) – Fig. 7.49.

O músculo **milo-hióideo** é um tipo de diafragma ou trampolim que se abre superiormente desde o corpo do osso hióide até a linha na superfície interna do corpo da mandíbula. O milo-hióideo de um lado fixa-se ao milo-hióideo do outro, em uma rafe na linha mediana, tornando, assim, o músculo um leito ou diafragma efetivo para o soalho da cavidade oral. Lembre-se de que o osso hióide situa-se quase no mesmo nível da linha inferior da mandíbula, de modo que as fibras do milo-hióideo seguem quase diretamente para a frente. Quando o músculo se contrai, ele enrijece o soalho da cavidade oral e efetivamente o eleva durante o reflexo da deglutição. O milo-hióideo é inervado pelo **nervo milo-hióideo**, um ramo do V par craniano (o **nervo trigêmeo**, ou o nervo da mastigação).

O músculo **genio-hióideo** também conecta o hióide à mandíbula, mas com fibras que formam um feixe ao invés de uma lâmina. Esses feixes correm das espinhas genianas inferiores, na superfície interna da mandíbula, ao corpo do osso hióide, isso superiormente à camada formada pelo músculo milo-hióideo. O músculo é inervado por uma fibra do primeiro nervo espinal cervical, enviada ao músculo ao longo do trajeto do XII par craniano (o **nervo hipoglosso**).

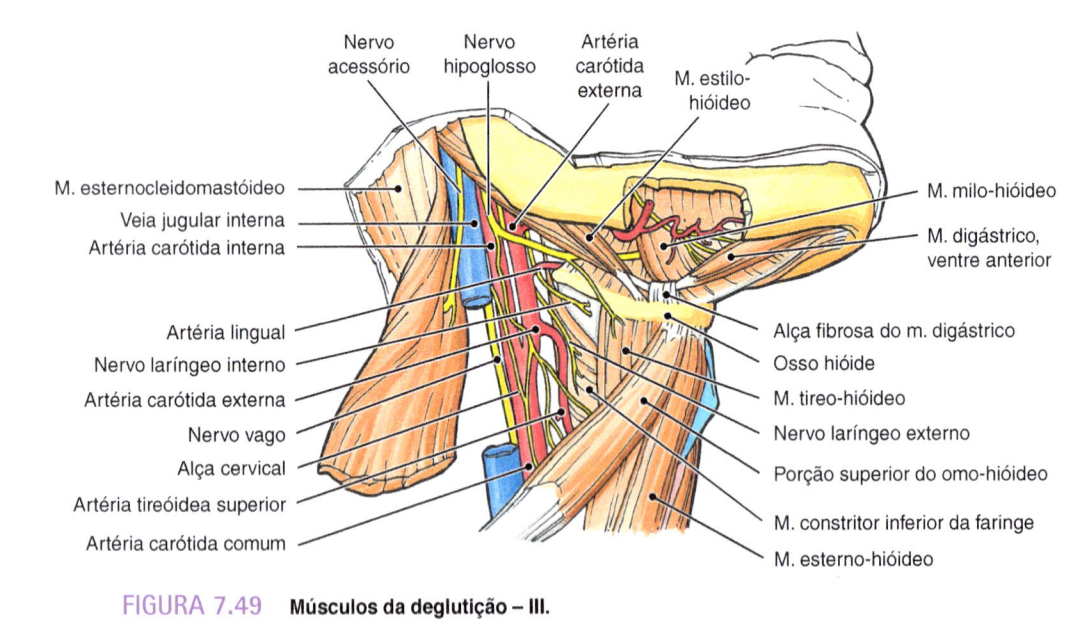

FIGURA 7.49 Músculos da deglutição – III.

Os músculos acima do osso hióide incluem o músculo milo-hióideo, que fecha o soalho da cavidade oral como um diafragma, e o ventre anterior do músculo digástrico. Junto aos parceiros posteriores, como o ventre posterior do músculo digástrico e músculo estilo-hióideo (ver Fig. 7.45), eles elevam o conjunto hióideo em rolamento, para iniciar a fase voluntária da deglutição. (Adaptada de Moore KL, Agur AMR. Essential Clinical Anatomy, 2nd Edition. Baltimore: Lippincott Williams & Wilkins, 2002.)

O músculo **estilo-hióideo** é uma corda muscular do processo estilóide, que vai do crânio ao corpo do osso hióide, na base do seu corno maior. Antes que ele possa chegar ao osso hióide, porém, deve se dividir para permitir que o **músculo digástrico** passe no meio dele (ver adiante), o que torna sua fixação mais parecida com duas tiras de fibra muscular. O músculo estilo-hióideo eleva e puxa posteriormente o osso hióide, em uma espécie de "cabo de guerra" com o músculo genio-hióideo. Os músculos na verdade atuam em seqüência durante o reflexo da deglutição. O estilo-hióideo é inervado pelo VII par craniano (o **nervo facial**), pois deriva do bloco de tecido embrionário em que este nervo está localizado.

O músculo **digástrico** tem dois ventres, como seu nome indica. O **ventre anterior** corre desde a margem inferior da sínfise mandibular até o osso hióide, onde então segue pela abertura no músculo estilo-hióideo. Após percorrer a região superior do osso hióide, o **ventre posterior** arqueia-se posteriormente, em direção a uma incisura entre o processo mastóide e o processo estilóide do crânio. O músculo digástrico eleva o osso hióide; se a posição do hióide for fixa por uma combinação mais forte de outros músculos, ele abaixa a mandíbula. Esse músculo é interessante porque seu ventre anterior é inervado pelo V par craniano (o **nervo trigêmeo**), mas seu ventre posterior é inervado pelo VII par craniano (o **nervo facial**).

A paralisia de um músculo individual do aparato hióideo é incomum. A dificuldade de deglutir (disfagia) pode resultar de uma ampla variedade de causas extrínsecas e intrínsecas, e isso não é raro. Se os músculos do conjunto hióideo estão implicados no problema, a disfagia pode ser o resultado de um déficit em um ou mais pares cranianos envolvidos (nervos trigêmeo, facial e hipoglosso).

Músculos da fala

Uma sensação psicológica de bem-estar depende da capacidade de se comunicar, e a fala é o modo predominante de comunicação. Nós falamos forçando o ar para fora por meio de estreitamentos e torções em nossa anatomia, de modo que conhecer a anatomia da fala é importante para ajudar os pacientes com disartria, ou dificuldade de falar. Assim como a faringe é a câmara que conduz da cavidade oral ao sistema digestivo, a laringe é o portal que conduz da cavidade

TABELA 7.7 MÚSCULOS DA FALA

MÚSCULO	INSERÇÃO (PONTO FIXO)	INSERÇÃO (PONTO MÓVEL)	INERVAÇÃO	AÇÃO
Cricotireóideo	Cartilagem cricóidea	Cartilagem tireóidea	Ramo externo do n. laríngeo superior do n. vago (X par craniano)	Tensiona as pregas vocais para uma variedade dinâmica de sons
Cricoaritenóideo posterior	Parte posterior da cartilagem cricóidea	Processo muscular da cartilagem aritenóidea	Ramo laríngeo recorrente do n. vago (X par craniano)	Abduz as pregas vocais para maximizar a entrada vocal (rima da glote)
Cricoaritenóideo lateral	Arco da cartilagem cricóidea	Processo muscular da cartilagem aritenóidea	Ramo laríngeo recorrente do n. vago (X par craniano)	Aduz as pregas vocais para fechar a rima da glote e permitir a fonação
Aritenóideo transverso	Cartilagem aritenóidea	Cartilagem aritenóidea do lado oposto	Ramo laríngeo recorrente do n. vago (X par craniano)	Ajuda a fechar a rima da glote
Aritenóideo oblíquo	Cartilagem aritenóidea	Cartilagem aritenóidea do lado oposto	Ramo laríngeo recorrente do n. vago (X par craniano)	Ajuda a fechar a rima da glote
Tireoaritenóideo	Cartilagem tireóidea	Processo muscular da cartilagem aritenóidea	Ramo laríngeo recorrente do n. vago (X par craniano)	Distende ou relaxa as pregas vocais, a fim de permitir a modulação do som

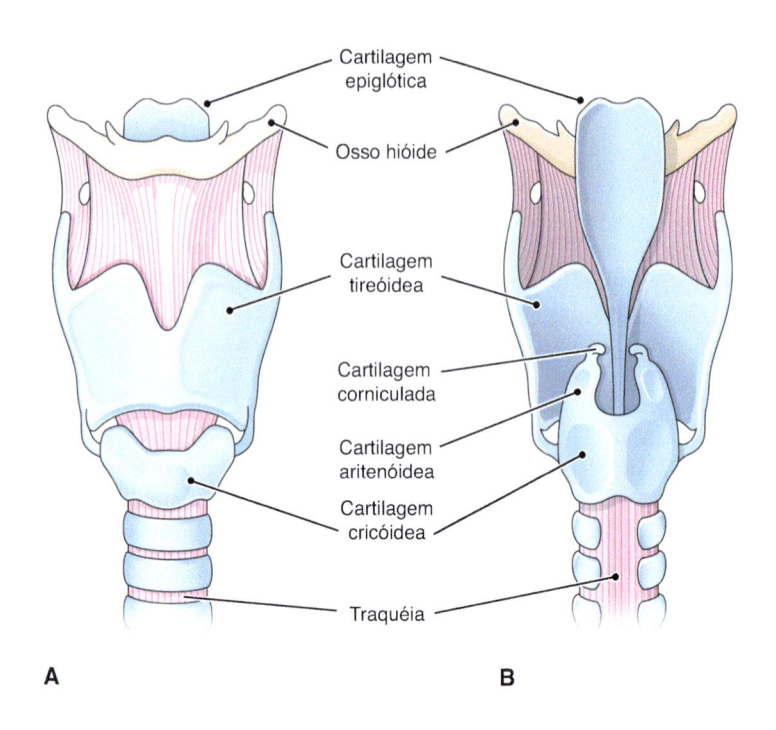

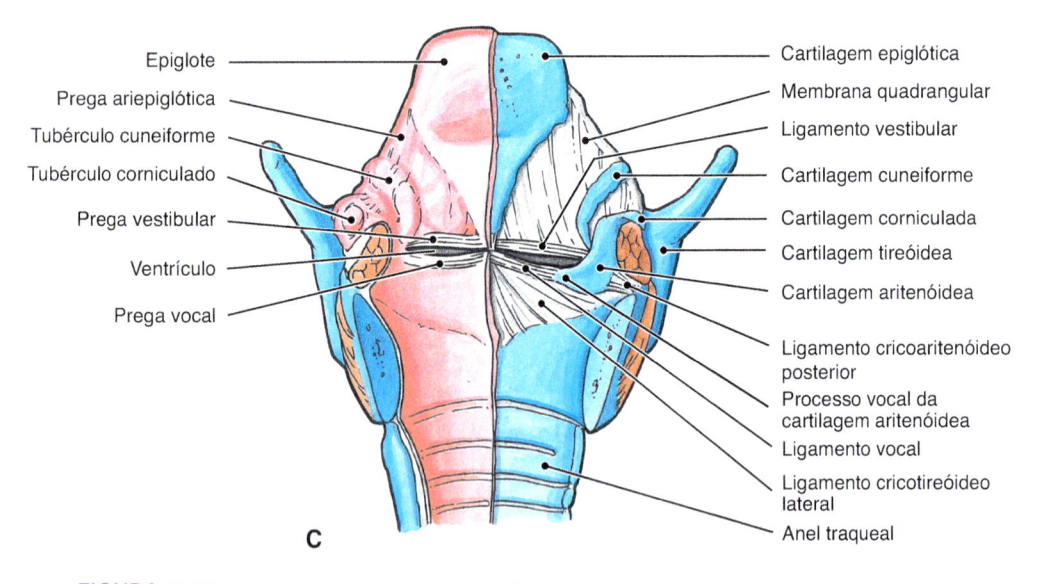

FIGURA 7.50 **Cartilagens e membranas laríngeas.**

(A) Vista anterior. (B) Vista posterior. (C) Laringe aberta vista anteriormente. As pregas vocais correm das cartilagens aritenóideas, anteriormente, até a face posterior da grande cartilagem tireóidea. Em virtude de uma margem superior livre, elas vibram quando o ar é expelido. Como as alergias e o refluxo gastroesofágico são comuns e podem afetar o comportamento das pregas vocais, cada prega de membrana mucosa é clinicamente relevante. (De Cohen BJ, Wood DL. Memmler's The Human Body in Health and Disease, 10th Edition. Baltimore: Lippincott Williams & Wilkins, 2004. Fig. 18.03; de Moore KL, Agur AMR. Essential Clinical Anatomy, 2nd Edition. Baltimore: Lippincott Williams & Wilkins, 2002, Fig. 9.16B, p. 625.)

oral ao sistema respiratório, e por meio da qual o ar expelido é canalizado para fazer sons propositais (ver Tabela 7.7).

A laringe em si é formada por cartilagens que conectam a traquéia à região posterior da cavidade oral*. Estas cartilagens se expandem para formar um grande oco, graças às cartilagens cricóidea e tireóidea. Os ligamentos que unem a cartilagem cricóidea à cartilagem tireóidea são os ligamentos vocais**; junto com a membrana mucosa que os reveste, estes ligamentos formam uma prega vocal (Fig. 7.50). A suspensão das pregas vocais contra o revestimento da laringe permite a elas vibrarem quando o ar é forçado através da laringe, resultando em ondas sonoras. A anatomia macroscópica é um pouco mais complexa, mas a modificação básica da traquéia em uma "caixa de voz" é bastante simples.

Os músculos da laringe podem ser definidos como aqueles que manipulam todo o aparato que move o pescoço (**músculos extrínsecos**) e as cartilagens e pregas específicas, para operar a laringe em si (**músculos intrínsecos**). Os músculos extrínsecos foram descritos anteriormente (músculos do aparato hióideo). Agora, considere os músculos intrínsecos, inervados pelo X par craniano (o **nervo vago**).

Os músculos intrínsecos alteram o comprimento, a tensão e a distância que separa as pregas vocais (Fig. 7.51). As pregas vocais são fixadas na cartilagem cricóidea inferiormente (por meio de um cone elástico de tecido), a nada superiormente, exceto uma membrana mucosa (é por isso que você pode vê-las em um laringoscópio), e a cartilagens móveis posteriormente. Assim, a ação é principalmente ao longo da parte posterior e lateral das cartilagens cricóidea e tireóidea. Os músculos intrínsecos são principalmente músculos pareados, e todos exceto o músculo cricotireóideo se situam no espaço entre a estrutura de cartilagem da laringe e a mucosa que a reveste.

O músculo **cricotireóideo** é um músculo intrínseco relativamente grande, que conecta a cartilagem cricóidea à proeminente cartilagem tireóidea, superiormente a ela (Fig. 7.52). Seguindo da região anterior da cartilagem inferior à região posterior da cartilagem superior, o m.

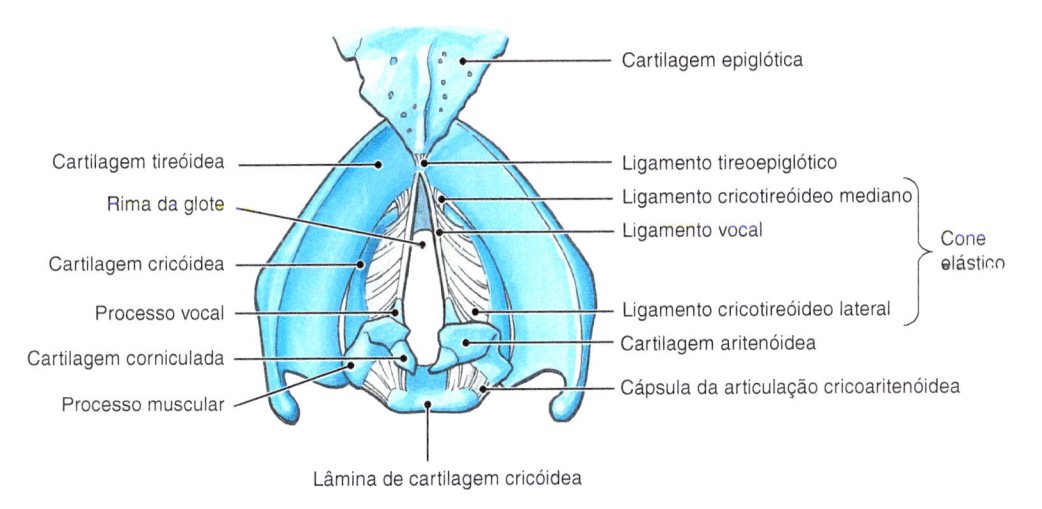

FIGURA 7.51 Tecido conectivo laríngeo, vista superior.

A fala é uma função da passagem forçada de ar através do espaço entre as pregas vocais e, então, do fechamento seguro. A falha dos músculos em pressionar as pregas vocais de modo firme, ou pólipos ou crescimentos estruturais na prega, podem levar a um som rouco ou sibilante. (De Moore KL, Agur AMR. Essential Clinical Anatomy, 2nd Edition. Baltimore: Lippincott Williams & Wilkins, 2002, Fig. 9.16, p. 625.)

---

* N. de R.T. A laringe conecta a faringe à traquéia.
** N. de R.T. O ligamento vocal une as cartilagens tireóidea e aritenóidea.

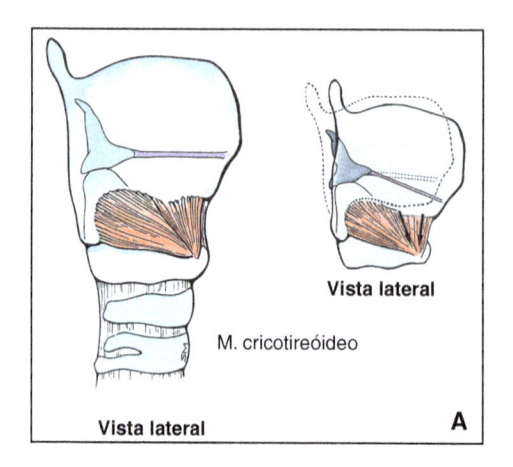

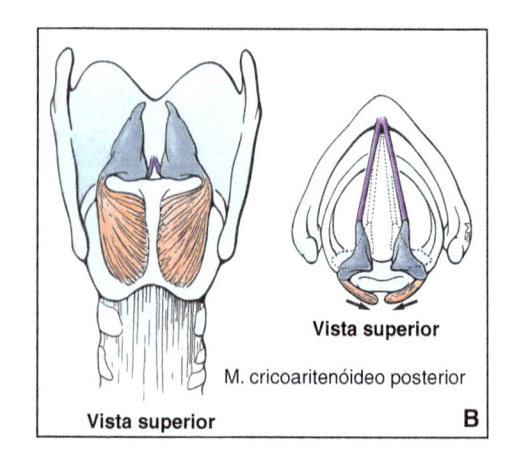

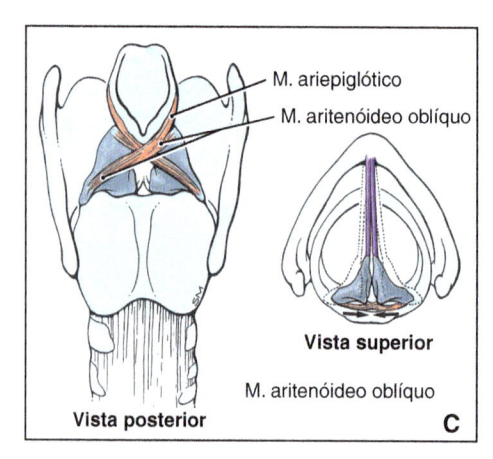

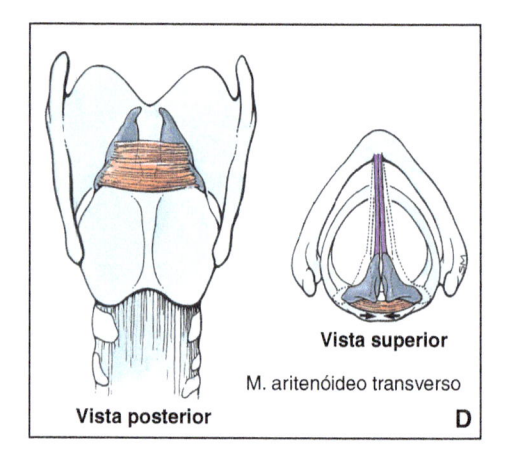

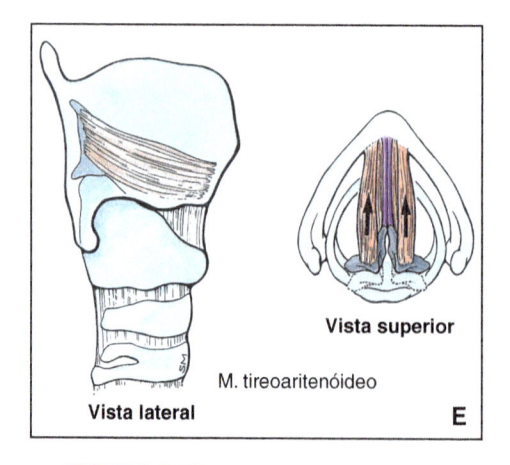

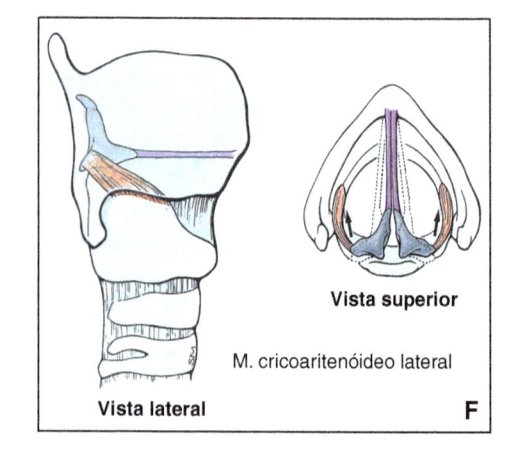

FIGURA 7.52   Músculos da fala.

(A) O cricotireóideo é o tensor primário das pregas vocais. (B) O cricoaritenóideo posterior é o abdutor primário das pregas vocais, necessário para a inspiração máxima. (C-F) Numerosos músculos conspiram para unir as pregas vocais. (De Agur A, Dalley AF. Grant's Atlas of Anatomy, 11th Edition. Baltimore: Lippincott Williams & Wilkins, 2005. Fig. 8.8, p. 784-785.)

cricotireóideo traciona a cartilagem cricóidea súpero-posteriormente, o que **tensiona** as pregas vocais. Devido a seu tamanho e potência, o cricotireóideo é o principal tensor das pregas vocais. O X par craniano (**nervo vago**) atinge o cricotireóideo como um **ramo externo** do **nervo laríngeo superior**, o que significa que ele está levemente exposto no pescoço, sendo vulnerável à compressão por um tumor ou correndo o risco de ser cortado durante uma cirurgia.

As alavancas aritenóideas

Você modifica a abertura da laringe aproximando as pregas vocais ou afastando-as. As cartilagens que se ligam às pregas vocais são delicadas e de aspecto um tanto estranho. A principal delas é a **cartilagem aritenóidea**, que se situa superiormente à parte posterior da cartilagem cricóidea e pode juntar as pregas vocais em um fechamento completo. Diversos músculos governam este processo, assim como diversos músculos governam o osso hióide. Todos eles possuem "aritenóideo" em seu nome.

O músculo **cricoaritenóideo posterior** é um músculo largo que está fixado à parte posterior da cartilagem cricóidea. Suas fibras convergem em torno da cartilagem cricóidea, para se inserirem em um processo muscular da cartilagem aritenóidea. Este músculo é o único que **abduz** completamente as pregas vocais, mantendo a laringe aberta, necessário para realizar uma inspiração profunda. Assim como todas as alavancas aritenóideas, ele é inervado pelo **ramo laríngeo recorrente** do X par craniano (**nervo vago**).

O músculo **cricoaritenóideo lateral** chega à mesma fixação na direção oposta. Ele inicia ao longo do lado da cartilagem cricóidea e a tangencia póstero-superiormente até atingir o processo muscular da cartilagem aritenóidea. Assim, quando ele se contrai, roda as aritenóideas em direção a si mesmas, o que fecha a prega vocal fixada a uma aritenóidea contra a outra prega vocal, fixada à outra aritenóidea. Conhecido como **adução** das pregas vocais, dá ressonância à voz (de outra forma, a voz seria rouca).

O músculo **aritenóideo transverso** é o único músculo intrínseco não-pareado. Ele se estende de um processo muscular para o outro processo muscular, em um espaço paralelo, logo acima da parte posterior da cartilagem cricóide. Ao invés de rodar as aritenóideas, ele simplesmente as pinça juntas. Quando as aritenóideas já estão rodadas uma em direção à outra, fechando, assim, a laringe, o aritenóideo transverso assegura que o espaço largo na parte posterior da laringe seja mantido fechado.

O músculo **aritenóideo oblíquo** produz uma forma de X através da parte posterior do músculo aritenóideo transverso. Ao invés de se fixar diretamente à cartilagem aritenóidea no topo de cada braço do X, os aritenóideos oblíquos continuam superiormente, ao longo da margem da prega de membrana mucosa da epiglote. Nessa posição, as fibras são chamadas de **músculo ariepiglótico**, e nesse trajeto elas ajudam a tensionar o perímetro da entrada vocal, auxiliam os aritenóideos transversos na união destas cartilagens e assessoram na dobra da epiglote inferiormente sobre a abertura vocal.

O músculo **tireoaritenóideo** é uma tira achatada de músculo que une o interior da estrutura da cartilagem tireóidea às cartilagens aritenóideas que pendem na parte posterior do espaço protegido pela mesma cartilagem tireóidea. As fibras são virtualmente paralelas às pregas vocais em si, mas se fixam àquele congestionado processo muscular que se protrui da cartilagem aritenóidea. Quando as fibras se contraem, possuem a capacidade dupla de tracionar o aparato aritenóideo anteriormente (o que **afrouxaria** as pregas vocais) e de inclinar poderosamente as cartilagens aritenóideas sobre si mesmas (o que contribui para o fechamento da abertura, ou **adução** das pregas vocais).

A prega vocal em si também é um tipo de músculo. Estendendo-se do lado do músculo tireoepiglótico para a prega vocal de membrana mucosa e ao longo daquela linha para posterior até o processo vocal da cartilagem aritenóidea, está o **músculo vocal**. Este músculo delicado traciona suavemente a prega vocal pelo lado, como um tipo de regulador de tensão.

Obviamente, estes músculos são mais importantes como um conjunto do que como atores singulares sobre a alavanca das pregas vocais. Como clínico, você deve avaliar sua capacidade e o vigor tecidual das membranas da laringe. Aprender estes pequenos músculos da laringe individualmente é um grande exercício sobre a mecânica da posição e contração, mas não perca de vista a "floresta ao olhar para as árvores", enquanto você estuda a anatomia da fala.

Músculos da língua

A língua é uma grande onda de "origem muscular" (Fig. 7.53). Alguns dos músculos são intrínsecos ao que você sente como a língua, e outros se ancoram em ossos em torno da cavidade oral e se inserem em um septo mediano ou margem dos músculos intrínsecos (e, por isso, são chamados de músculos extrínsecos) – ver Tabela 7.8. Com exceção de um músculo da língua, todos os outros são inervados por um nervo craniano próprio (XII par craniano, o **nervo hipoglosso**).

Os músculos intrínsecos consistem em uma família de fibras longitudinais superior e inferior, uma transversa e uma vertical, que se estendem de um septo de tecido fibroso na linha mediana. Eles dão à língua a capacidade de "expressar-se", contorcer-se e rolar ou achatar-se, independente de onde ela esteja posicionada. Esses músculos não são dissecáveis um do outro no laboratório de anatomia macroscópica, e todos recebem inervação do XII par craniano.

O músculo **genioglosso** forma o leito da língua e é o maior dos músculos da língua. Ele desenha um perfil distinto em um corte sagital da língua. Suas fibras formam um leque a partir de uma fixação densa no interior da sínfise mandibular (as mesmas espinhas genianas que ancoram o músculo genio-hióideo). Eles terminam na substância da própria língua. O formato de leque da direção das fibras significa que as fibras posteriores empurram para anterior a parte posterior da língua (colocando a língua para fora) e que as fibras anteriores abaixam e colocam para dentro o ápice (ponta) da língua. Você pode dobrar a língua de um lado para outro ativando o músculo genioglosso somente daquele lado. A protrusão simétrica e o desvio da língua são testes clínicos essenciais para a função do XII par craniano (**nervo hipoglosso**).

O músculo **hioglosso** corre do osso hióide aos lados da parte posterior da língua e ajuda os outros músculos da língua a abaixar e posicionar a parte posterior da língua durante a deglutição (Fig. 7.54). Ele é inervado pelo XII par craniano (**nervo hipoglosso**). O músculo **estiloglosso** mimetiza o hioglosso, mas aborda a língua superiormente ao invés de posteriormente. Ele está ancorado ao congestionado processo estilóide, posterior à articulação da mandíbula e eleva as laterais da língua, movimento natural ao deglutir líquidos. Recebe inervação do XII par craniano (**nervo hipoglosso**).

O músculo **palatoglosso** é uma fina tira de músculo que se arqueia inferiormente a partir da parte posterior do palato mole até a prega látero-posterior da língua. Você reconhece onde ele está instantaneamente, quando pede para o paciente dizer "Aaah" e examina o arco palatoglosso que define o limite da boca à faringe. O músculo palatoglosso é simplesmente o

FIGURA 7.53 **Músculos da língua – I.**

A língua é quase toda composta de músculo – e quase todo ele é o músculo genioglosso. O músculo em forma de leque tem uma microorigem em pequenas espinhas na mandíbula e uma macroinserção ao longo da musculatura intríseca longitudinal, profundamente à mucosa da língua. A contração das fibras "inferiores" do músculo protrui a língua. A paralisia do músculo de um lado faz com que a língua protruída se desvie para o mesmo lado. (Adaptada de Moore KL, Agur AMR. Essential Clinical Anatomy, 2nd Edition. Baltimore: Lippincott Williams & Wilkins, 2002.)

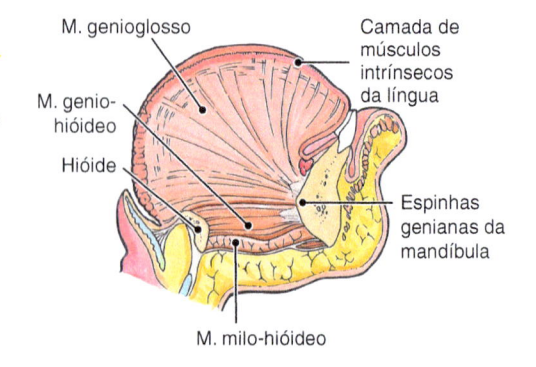

CAPÍTULO 7 ■ MÚSCULO E TECIDO CONECTIVO   363

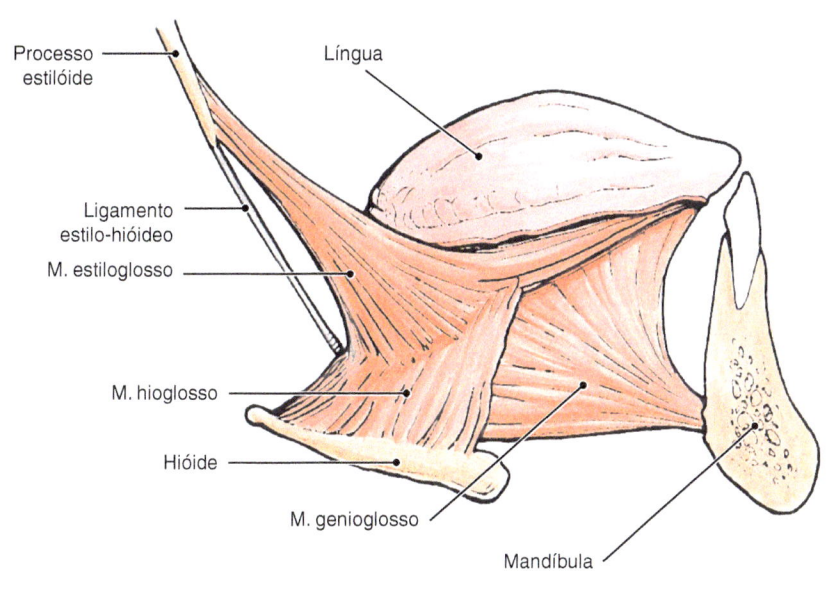

FIGURA 7.54   Músculos da língua – II.

Os outros músculos extrínsecos da língua a atingem provenientes dos agrupamentos de tecido conectivo das proximidades. O hioglosso ascende do osso hióide. O estiloglosso desce do congestionado processo estilóide. O palatoglosso toca a parte posterior da língua profundamente ao arco palatoglosso da mucosa oral. (De Moore KL, Agur AMR. Essential Clinical Anatomy, 2nd Edition. Baltimore: Lippincott Williams & Wilkins, 2002, Fig. 8.10, p. 563.)

tecido mesodérmico móvel profundamente ao arco ectodérmico. Quando ele se contrai, define melhor a passagem da boca à faringe e auxiliam na elevação da parte posterior da língua. Ele é o único músculo ligado à língua que não é inervado pelo XII par craniano (**nervo hipoglosso**). Ao invés, recebe inervação do X par craniano (**nervo vago**), como parte do plexo faríngeo composto do IX par craniano (**nervo glossofaríngeo**) e X par craniano (**nervo vago**).

Principal movimentador da cabeça

O músculo **esternocleidomastóideo** é angulado de superior, posterior e lateral para inferior, anterior e medial, de modo que ele pode mover a cabeça de muitas formas, agindo isolado ou

TABELA 7.8   MÚSCULOS EXTRÍNSECOS DA LÍNGUA

MÚSCULO	INSERÇÃO (PONTO FIXO)	INSERÇÃO (PONTO MÓVEL)	INERVAÇÃO	AÇÃO
Genioglosso	Espinhas genianas da mandíbula	Leito da língua	Nervo hipoglosso (XII par craniano)	Protrui e abaixa a língua
Hioglosso	Osso hióide	Lateral e posterior da língua	Nervo hipoglosso (XII par craniano)	Abaixa e retrui a língua
Estiloglosso	Processo estilóide e ligamento estilo-hióide	Lateral e posterior da língua	Nervo hipoglosso (XII par craniano)	Retrui a língua e puxa suas laterais para cima em um lado
Palatoglosso	Face palatina do palato mole	Lateral da língua	Nervo vago (X par craniano)	Eleva a parte posterior da língua

TABELA 7.9 PRINCIPAL MOVIMENTADOR DA CABEÇA

MÚSCULO	INSERÇÃO (PONTO FIXO)	INSERÇÃO (PONTO MÓVEL)	INERVAÇÃO	AÇÃO
Esternocleido-mastóideo	Esterno e clavícula	Processo mastóide do temporal	Nervo acessório (XI par craniano), algumas fibras de C2-C3	Vira a cabeça para o lado oposto; quando ambos se contraem, eles fletem a cabeça

em conjunto com seu parceiro do lado oposto. De fato, o esternocleidomastóideo é o principal movimentador da cabeça (ver Tabela 7.9). Agindo sozinho, ele gira a cabeça para o lado oposto do corpo; agindo com seu parceiro do lado oposto, podem flexionar poderosamente a cabeça (anteriormente) – Fig. 7.55.

O esternocleidomastóideo é inervado pelo XI par craniano (o **nervo acessório**) e por fibras contribuintes do segundo e terceiro nervos espinais cervicais. Ele se protrui proeminentemente contra a pele do pescoço quando distendido, facilitando encontrá-lo quando você faz o exame físico de um paciente e ajudando a se orientar sobre a posição de nervos sensoriais que se irradiam aproximadamente do ponto médio de sua margem lateral. As lesões isoladas do XI par craniano (**nervo acessório**) e, assim, a paralisia do esternocleidomastóideo são incomuns, mas

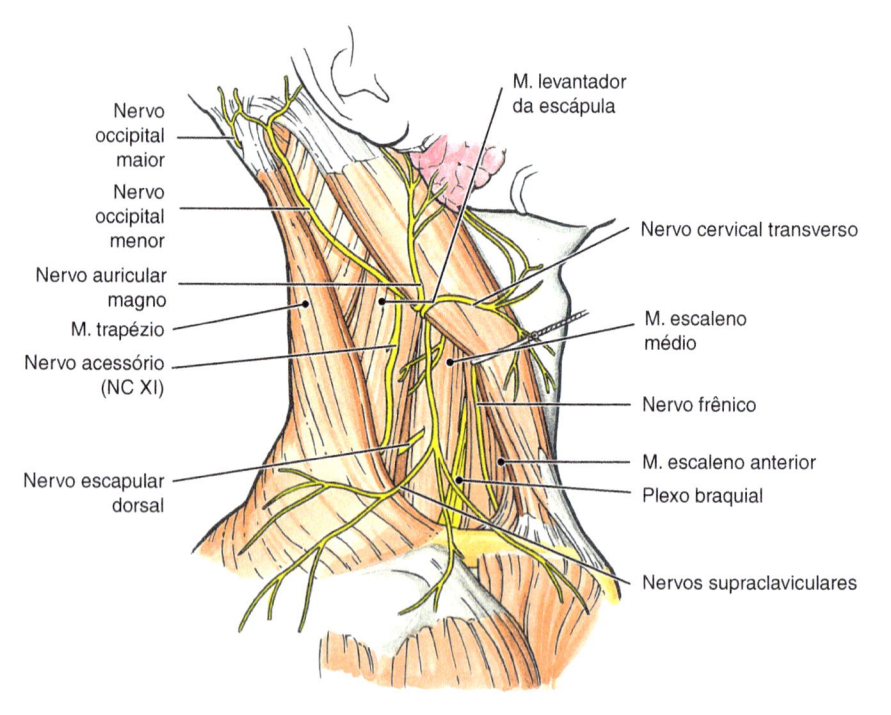

FIGURA 7.55 Principais movimentadores da cabeça.

O músculo trapézio e o músculo esternocleidomastóideo derivam do mesmo tecido embrionário, são inervados pelo mesmo nervo craniano (XI par craniano, o nervo acessório) e surgem essencialmente do mesmo arco, ao longo da base do crânio. Eles se inserem amplamente ao longo do arco ósseo escapular e clavicular, abaixo da cabeça. O trapézio também é um poderoso estabilizador, retrator, elevador, abaixador e rotador da escápula. NC = nervo craniano. (Adaptada de Moore KL, Agur AMR. Essential Clinical Anatomy, 2nd Edition. Baltimore: Lippincott Williams & Wilkins, 2002, Fig. 9.4A, p. 603.)

estas lesões podem ocorrer acidentalmente durante uma abordagem cirúrgica a linfonodos que se agrupam em torno da veia jugular externa.

Tenha em mente o valor de uma abordagem funcional à anatomia da cabeça e pescoço. Uma abordagem espacial é mais acadêmica do que clínica, e você pode gastar um tempo precioso tentando dominar as relações espaciais que podem ser visualizadas em uma cabeça dissecada. Lembre-se da "cabeça clínica" – a cabeça do paciente – e domine as funções dos nervos cranianos.

Músculos do esqueleto apendicular

Determinadas regiões do tronco brotam durante o desenvolvimento embrionário, tornando-se os membros – as partes do corpo que permitem a postura e movimento, e cuja perda é altamente perturbadora para a maioria dos pacientes. Os músculos dos membros são mais ativos quando você move o corpo. Estes músculos se estendem e ancoram ao tronco tanto para agir como alavancas, quanto para assegurar que o tronco se mova com os membros. Aprender as **ações** dos músculos dos membros é um exercício direto de memorização. Saber quais músculos estão ativos durante os movimentos típicos dos braços e das pernas, no entanto, é um objetivo mais clínico, porém mais ambíguo. Como nenhum movimento dos membros utiliza um só músculo, a avaliação clínica da lesão muscular e nervosa nos membros pode ser complexa. Nesta seção, você aprenderá os atributos básicos dos músculos dos membros.

Músculos do membro superior

No membro superior, tudo gira em torno da mão, pois ela é o que diferencia os seres humanos de outros animais – e, em muitas formas, de outros primatas. Os músculos do membro superior são desenhados para fixar o braço no corpo e fornecer potência e precisão aos movimentos dos dedos e do polegar. Dependemos tanto de nossas mãos que mesmo condições incapacitantes leves afetam profundamente nossa sensação de bem-estar.

Os músculos proximais do membro superior fornecem estabilidade e força à posição do ombro e do braço. Eles são músculos volumosos que puxam, erguem e torcem, mas não são desenhados para obter precisão. À medida que seguir para a próxima articulação, o cotovelo, você encontrará músculos simples de tração e pouca ou nenhuma rotação. Em algum ponto no membro superior altamente móvel, uma articulação deve estar relacionada com a necessidade de se mover apenas ântero-posteriormente: o cotovelo.

A partir da articulação radiocarpal, o mesoderma diferencia-se em músculos próprios, pequenos e dirigidos à precisão. A potência é um pouco sacrificada pelos benefícios da mobilidade e flexibilidade. Mesmo que cada dedo seja capaz principalmente de apenas flexionar, estender, abduzir e aduzir, eles cooperam um com o outro e especialmente com o polegar mais móvel, a fim de criar um número infinito de pinças compostas e interfaces com o mundo material. O mesmo instrumento que pode espremer suco indiscriminadamente de uma laranja pode tocar qualquer uma das 88 teclas de um piano com precisão e no momento perfeito, e as pontas deste instrumento podem elevar um corpo humano sobre um rochedo e passar um fio em uma agulha. Como os músculos da mão podem não ser fascinantes?

Comecemos com os músculos que conectam o membro superior ao tronco do corpo, do qual ele brotou. Alguns deles simplesmente unem a escápula às regiões (âncoras) mais próximas no esqueleto axial. Outros, incluindo os poderosos músculos **latíssimo do dorso** e **peitoral maior**, passam superficialmente à escápula e se fixam ao úmero. Esta distinção é importante, pois permite a você posicionar o seu ombro independentemente de mover seu braço. Esta estratégia muscular permite que nossos movimentos sejam fluidos, ao invés de grosseiros ou robóticos (ver Tabela 7.10).

TABELA 7.10 MÚSCULOS ESCAPULARES DO MEMBRO SUPERIOR

MÚSCULO	INSERÇÃO (PONTO FIXO)	INSERÇÃO (PONTO MÓVEL)	INERVAÇÃO	AÇÃO
Trapézio	Processos espinhosos das vértebras CVII-TXII, o ligamento nucal das vértebras cervicais CI-CVI, a protuberância occipital externa e a linha nucal superior na região posterior do crânio	Fibras **superiores** no 1/3 lateral da clavícula, fibras **médias** no acrômio e espinha da escápula e fibras **inferiores** inserem-se na espinha da escápula	XI **nervo craniano (nervo acessório)** e ramos anteriores de C3-C4	Fibras superiores **elevam, rodam** e **estabilizam a escápula**; fibras médias **aduzem**, ou retraem, e estabilizam a escápula; e fibras inferiores **deprimem** e estabilizam a escápula
Rombóide maior	Processos espinhosos de TII-TV	Margem medial da escápula abaixo do rombóide menor	**Nervo dorsal** (C5) da escápula	**Eleva, retrai** e **fixa** a escápula
Rombóide menor	Ligamento nucal e processos espinhosos de CVII e TI	Margem medial da escápula abaixo da espinha da escápula	**Nervo dorsal** (C5) da escápula	**Eleva, retrai** e **fixa** a escápula
Levantador da escápula	Processos transversos de CI-CIV	Ângulo superior da margem medial da escápula	**Nervo dorsal** da escápula (C5) e ramos anteriores de C3-C4	**Eleva, roda inferiormente** e **fixa** a escápula
Serratil anterior	Costelas I a VIII ou IX, lateralmente ao m. peitoral menor	Margem medial da superfície anterior da escápula	**Nervo torácico longo** (ramos anteriores de C5-C7)	Protrui e abduz a escápula, segura a escápula contra a parede torácica posterior, roda a escápula e eleva o braço da horizontal para a vertical
Peitoral maior	Clavícula e esterno	Sulco intertubercular do úmero	**Nervos peitorais medial e lateral** (C5-T1)	Aduz e roda medialmente o úmero, empurra o ombro anterior e medialmente
Peitoral menor	Superfícies externas das costelas II-V	Processo coracóide da escápula	Nervo peitoral medial (ramos anteriores de C8 e T1) e, algumas vezes, nervo peitoral lateral (C5-C7)	Estabiliza a escápula trazendo-a para anterior, medial e inferior; se a escápula está fixa, eleva as costelas.
Latíssimo do dorso	Processos espinhosos de TVII-TXII, a aponeurose toracolombar, crista ilíaca, costelas IX-XII e o ângulo inferior da escápula	Sulco intertubercular do úmero	**Nervo toracodorsal** (nervo subescapular médio do plexo braquial, C6-C8)	**Estende, aduz** e **roda medialmente** o úmero
Deltóide	Fibras **anteriores** na parte lateral da clavícula, fibras **médias** no acrômio e fibras **posteriores** na espinha da escápula	Tuberosidade para o músculo deltóide no corpo do úmero	**Nervo axilar** (C5-C6)	Fibras **anteriores flexionam** e **rodam medialmente** o úmero, fibras médias o **abduzem** e fibras **posteriores** o **estendem** e **rodam lateralmente**

(continua)

TABELA 7.10 (CONTINUAÇÃO).

MÚSCULO	INSERÇÃO (PONTO FIXO)	INSERÇÃO (PONTO MÓVEL)	INERVAÇÃO	AÇÃO
Redondo maior	Face lateral da escápula, próximo ao ângulo inferior	Tubérculo menor do úmero	Nervo subescapular inferior (C5-C8)	Aduz, estende e roda medialmente o úmero
Redondo menor	Margem lateral da escápula	Cápsula articular do ombro e tubérculo maior do úmero	Nervo axilar (C5-C6)	Roda lateralmente, aduz e estabiliza o úmero
Supra-espinal	Fossa supra-espinal da escápula	Cápsula articular do ombro e tubérculo maior do úmero	Nervo supra-escapular (C4-C6)	Inicia a abdução do úmero
Infra-espinal	Fossa infra-espinal da escápula	Tubérculo maior do úmero	Nervo supra-escapular (C4-C6)	Roda lateralmente e estabiliza o úmero
Subescapular	Superfície anterior da escápula	Cápsula articular do ombro e tubérculo menor do úmero	Nervos subescapulares superior e inferior (C5-C7)	Roda medialmente e estabiliza o úmero

Trapézio

O músculo **trapézio** é um músculo proeminente para "dar de ombros" na parte superior do dorso. Ele se fixa na linha mediana do corpo, desde a protuberância externa occipital até os processos espinhosos das vértebras torácicas inferiores. Daquela longa linha de fixação, converge em direção ao ponto onde a clavícula e a escápula se unem. Este é o **acrômio**, ou a saliência "mais alta" do ombro. O trapézio projeta um ângulo entre o pescoço e o ombro, por isso, pessoas musculosas podem parecer não ter pescoço. Este músculo freqüentemente está tenso, pois muitas atividades de rotina o utilizam.

O trapézio movimenta a escápula. Ele pode erguê-la, baixá-la e puxá-la para medial – todos os movimentos que permitirem ao braço lidar com outras forças. A paralisia resulta queda do ombro e incapacidade de erguer o braço acima da cabeça.

Cinco outros músculos ancoram a escápula ao corpo, em geral sob a cobertura de músculos superficiais mais proeminentes. Três deles correm pela margem medial da escápula e o ligam a diferentes partes do esqueleto dorsal. Um segue um curso estranho, da margem vertebral em torno das costelas até a anterior da caixa torácica. O músculo final une uma projeção da escápula (o **processo coracóide**) à região anterior das costelas, sob a cobertura do peitoral maior.

Três músculos compõe um tipo de "bateria" de retratores da escápula (Fig. 7.56). São eles:

- Rombóide maior
- Rombóide menor (situado superiormente ao rombóide maior)
- Levantador da escápula

Estes músculos primariamente colocam a escápula de volta contra a coluna vertebral, mas a direção de suas fibras também permite a ela alguma elevação. O músculo levantador da escápula está tão angulado que, quando se contrai, vira o ângulo da escápula para o braço, o que, por exemplo, roda a escápula direita no sentido horário (visto posteriormente) se outras forças também estão tentando deprimir a articulação do ombro.

Serrátil anterior   A escápula situa-se sobre a caixa torácica e pode deslizar ântero-posteriormente, bem como súpero-inferiormente, quando diferentes músculos a tracionam. O músculo **serrátil anterior** é um músculo grande que realiza a maior parte da ação ao longo da

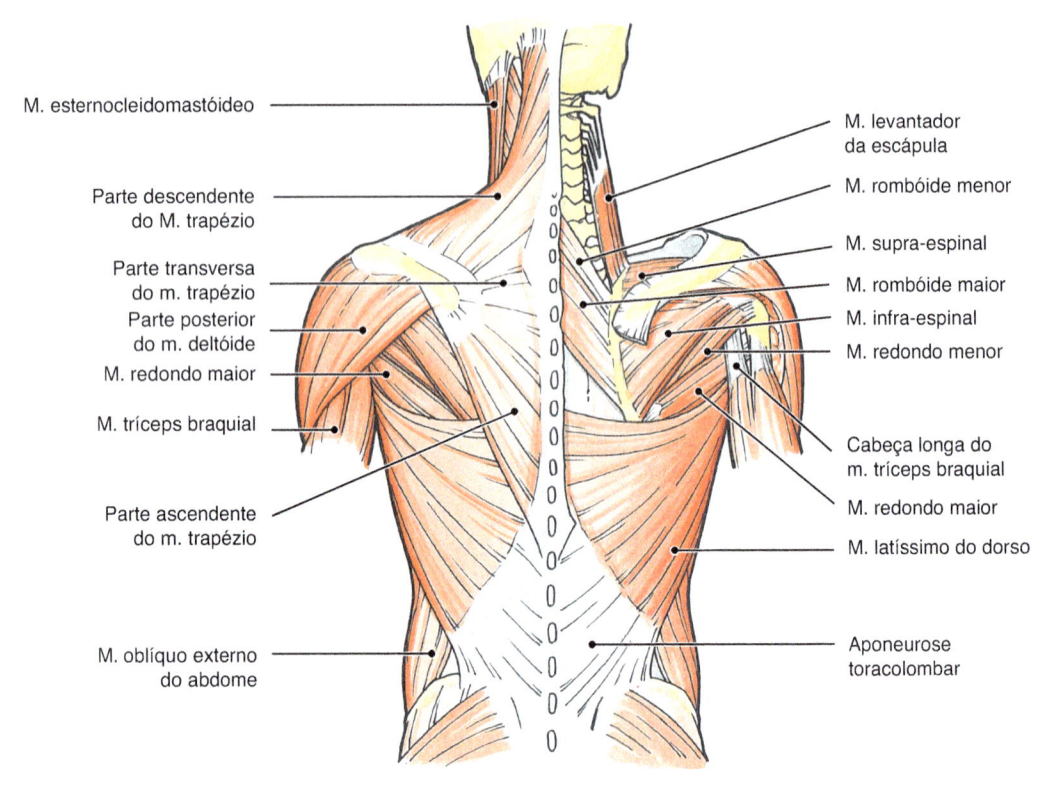

FIGURA 7.56 Músculos da extremidade superior ancorados à coluna vertebral.

(De Moore KL, Agur AMR. Essential Clinical Anatomy, 2nd Edition. Baltimore: Lippincott Williams & Wilkins, 2002, Fig. 7.11, p. 426.)

margem lateral da escápula (Fig. 7.57). Assim como o arco de uma linha de pesca que está para ser lançada, o músculo vai da margem medial da escápula no dorso até a superfície anterior da caixa torácica. Quando suas fibras se encurtam, ele faz o oposto da retração – puxa a margem medial da escápula em direção à mama. Porém, o músculo nunca age isoladamente. Ele existe principalmente para resistir à poderosa capacidade do trapézio e dos rombóides de puxar a escápula posteriormente.

O serrátil anterior cairia na obscuridade anatômica se não fosse pelo fato de seu suprimento nervoso correr ao longo da superfície externa do músculo, ao invés de na superfície profunda ou interna. O **nervo torácico longo** estende-se desde sua origem na axila até a superfície do músculo, na porção que "sente cócegas", logo abaixo da axila. Como a cirurgia nesta área algumas vezes é necessária para abordar tumores de mama, o nervo pode ser acidentalmente cortado. A lesão no nervo torácico longo paralisa o serrátil anterior, tornando-o incapaz de resistir ao tônus muscular do trapézio e rombóide. Esta condição é conhecida como **escápula em asa**, em que a margem medial da escápula é erguida e afastada da caixa torácica, parecendo protruir-se contra a pele (Fig. 7.58).

Peitoral menor   O músculo **peitoral menor** (ver Fig. 7.57) situa-se profundamente ao músculo peitoral maior e não se conecta ao úmero. Ele ancora a escápula à região anterior da caixa torácica, o que significa que, quando você fixa a escápula, este músculo pode mover a caixa torácica. Pessoas exaustas por exercício físico tendem a descansar a parte superior do corpo

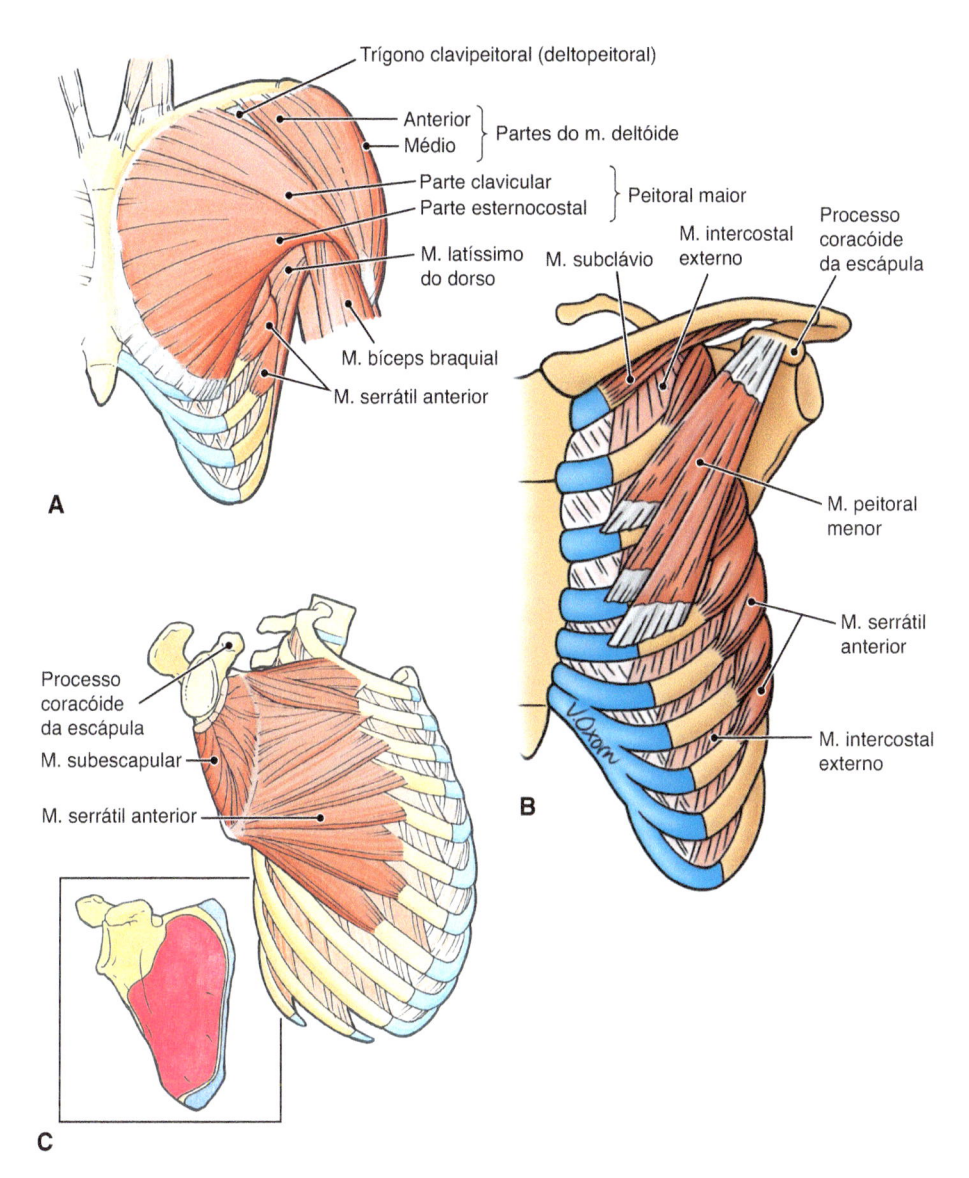

FIGURA 7.57 Músculos da extremidade superior ancorados à parede torácica.

(A) Peitoral maior. (B) Peitoral menor, de tamanho menor e mais profundo. (C) Serrátil anterior, fixação azul, e subescapular, fixação vermelha. (De Moore KL, Agur AMR. Essential Clinical Anatomy, 2nd Edition. Baltimore: Lippincott Williams & Wilkins, 2002, Fig. 7.10, p. 423.)

colocando suas mãos sobre os joelhos. Isso fixa a escápula e permite ao peitoral menor ser um músculo acessório da respiração.

Um músculo insignificante (o músculo **subclávio**) liga a clavícula à primeira costela, entre sua articulação com a escápula e com o esterno. A inervação do subclávio parece ser pelos ramos anteriores de C5 e C6, e sua ação aparente é estabilizar a clavícula contra movimentos incomuns em qualquer de suas extremidades.

Dois dos músculos mais fortes do corpo se originam no tronco e ultrapassam a escápula para se inserirem diretamente no úmero. Eles "superam" os músculos curtos que conectam a es-

FIGURA 7.58 **Escápula alada.**

Como o nervo torácico longo se aproxima do músculo serrátil anterior superficialmente, o nervo corre risco em lacerações relativamente leves da parede torácica. Com o músculo serrátil anterior paralisado, não há resistência aos poderosos retratores escapulares. (De Bickley LS e Szilagyi P. Bates' Guide to Physical Examination and History Taking, 8th Edition. Philadelphia: Lippincott Williams & Wilkins, 2003.)

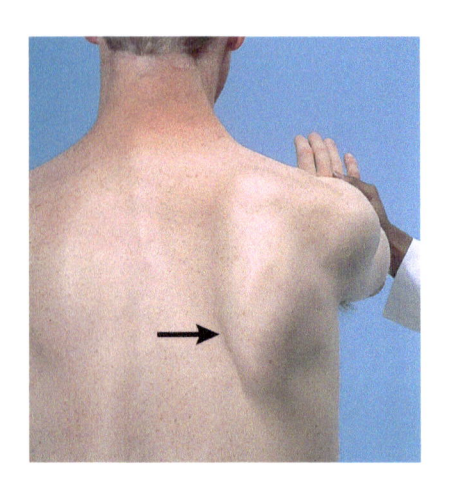

cápula ao úmero e não dependem da posição da escápula para fazer seu trabalho. Esses músculos são os complementares **latíssimo do dorso**, posteriormente, e o **peitoral maior**, anteriormente. Eles retornam poderosamente o braço em direção ao corpo, de uma posição superestendida e resistente. De fato, eles estão tão associados ao conceito de "força da parte superior do corpo" que são os músculos especiais de "perfil" dos fisiculturistas.

Latíssimo do dorso Quando o braço pende em repouso, o músculo **latíssimo do dorso** (ver Fig. 7.56) não é muito potente. Porém, com o braço erguido para cima e para fora, e especialmente com as palmas voltadas superiormente, o latíssimo do dorso restaura poderosamente o braço a uma posição de repouso. Devido a sua origem ampla e inserção estreita, arqueando-se através da parte posterior da axila, este músculo forma parte da prega de pele e músculo sentida ali (a **prega axilar posterior**).

Peitoral maior O músculo **peitoral maior** (ver Fig. 7.57) atua como o latíssimo do dorso, mas em relação à metade anterior do corpo. Ambos se inserem em uma depressão proximal na região anterior do úmero, de modo que uma quantidade incrível de força muscular atua em uma pequena porção do osso do braço. Os músculos balançam poderosamente o braço, e o peitoral maior em particular é um músculo ativo para empurrar e lançar.

Agora é hora de considerar os músculos que conectam a escápula ao úmero. Quando a escápula está "fixa" em uma posição estável pelos músculos supracitados, os músculos escapuloumerais permitem torcer e tracionar o braço em seu soquete. Eles também flexionam ou estendem poderosamente a articulação do cotovelo. Pense em lançar uma bola de beisebol, bater em uma bola de tênis, lutar com o cachorro ou consertar o motor do carro. Estas atividades familiares necessitam dos músculos escapuloumerais e, freqüentemente, levam à sua distensão ou ruptura. Você pode reconhecer os nomes de músculos ou grupos: o **"manguito rotador"**, **bíceps** e **tríceps braquial**.

O "manguito rotador" Quatro músculos cooperam para torcer o úmero em uma amplitude semiesférica contra a escápula. Em determinado sentido, eles são os ligamentos funcionais da articulação do ombro – mesmo sendo tão elásticos quanto qualquer tecido muscular. Os **músculos do "manguito rotador"** são incomuns pois se inserem diretamente em uma cápsula articular. Isso confirma sua função coletiva como ligamentos elásticos desta articulação sinovial extremamente móvel. Você pode lembrá-los como os músculos "S-I-R-S", de acordo com a primeira letra de seus nomes (músculos **s**upra-espinal, **i**nfra-espinal, **r**edondo menor e **s**ubescapular) – Fig. 7.59.

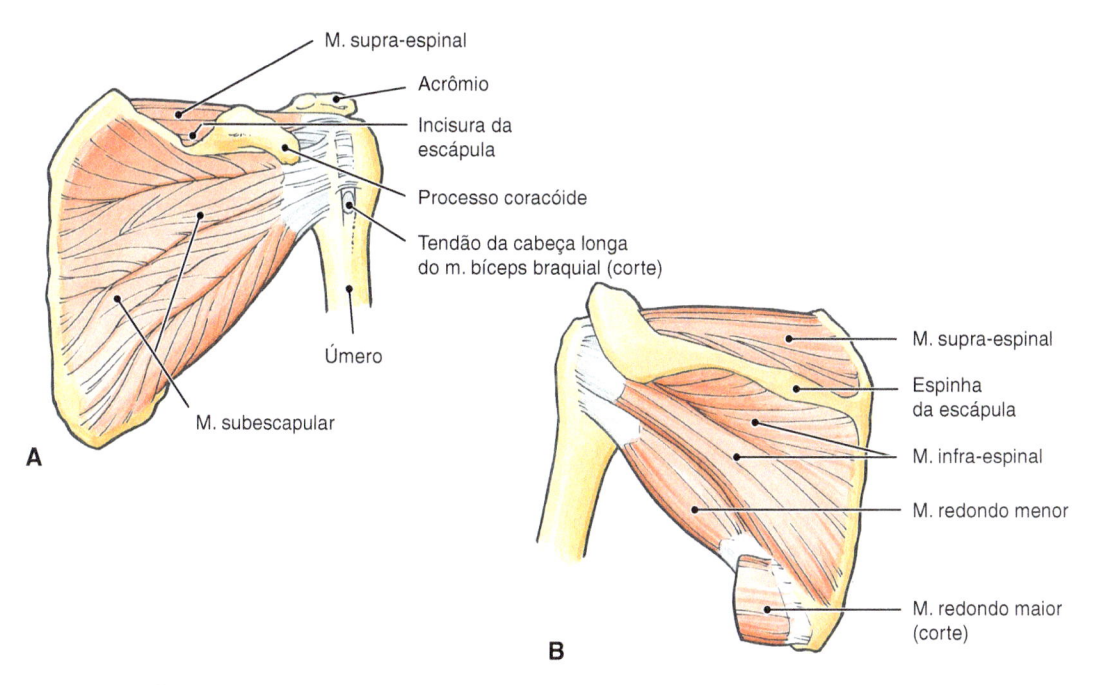

FIGURA 7.59 Músculos do manguito rotatório. A, anterior; B, posterior.

O supra-espinal (A e B), infra-espinal (B), redondo menor (B) e subescapular (A) cobrem o perímetro da cápsula articular glenoumeral. (De Moore KL, Agur AMR. Essential Clinical Anatomy, 2nd Edition. Baltimore: Lippincott Williams & Wilkins, 2002, Fig. 7.12, p. 425.)

Supra-espinal　O músculo **supra-espinal** "destrava" o braço da posição lateral de repouso. Quando ele puxa, ergue o braço nos primeiros 15 a 30 graus de movimento, um ângulo na articulação do ombro apenas suficiente para que o deltóide seja efetivo quando se contrair. A paralisia deste músculo é visível, pois os pacientes devem inclinar os seus corpos para o lado acometido para permitir que o seu braço penda longe o suficiente para que o deltóide assuma o controle. A paralisia seletiva é possível porque o nervo ao músculo supra-espinal, o **nervo supraescapular** (C4-C5-C6), deixa o plexo braquial precocemente e corre vulneravelmente através da raiz do pescoço.

Infra-espinal e redondo menor　O músculo **redondo menor** está mais intimamente relacionado ao músculo **infra-espinal** que ao redondo maior, e é por isso que o redondo menor é parte do "manguito rotador", mas o redondo maior não. O supra-espinal, infra-espinal e redondo menor originam-se de quase toda a superfície posterior da escápula e formam o lado posterior do "manguito rotador" da cabeça do úmero. O infra-espinal e redondo menor rodam lateralmente o braço. O infra-espinal compartilha o **nervo supra-escapular** com o supra-espinal, enquanto o redondo menor recebe inervação motora do **nervo axilar**.

Subescapular　O músculo **subescapular** está oculto entre a escápula e a caixa torácica contra a qual desliza. Ele se fixa a toda a face anterior da escápula e, então, converge através da axila para se tornar o músculo do "manguito rotador", no lado anterior da articulação. Nesta posição, roda medialmente o braço na articulação do ombro. Recebe inervação do **nervo subescapular superior** e do **nervo subescapular inferior** (C5-C6-C7).

Flexionar e estender o braço e antebraço são movimentos importantes e poderosos. Alguns dos músculos discutidos anteriormente podem flexionar ou estender o braço, mas o movimento do antebraço é outro assunto. Três músculos poderosos dedicados a isso e um músculo auxiliar (o **coracobraquial**) completam o grupo escapuloumeral (ver Tabela 7.11).

Deltóide   O músculo **deltóide** (Fig. 7.60) fixa-se ao "telhado" de osso no topo da articulação do ombro. Este telhado é composto pela espinha da escápula posteriormente e pela clavícula anteriormente. O telhado muscular, então, converge a uma inserção pontual no corpo do úmero, abaixo das inserções do **peitoral maior** e do **latíssimo do dorso**. Como o deltóide inicia acima do úmero e tanto anteriormente quanto posteriormente, ergue o úmero em todas as direções. As fibras do deltóide "derrubam" seu telhado abruptamente, porém, não são muito boas em iniciar a abdução (erguendo o braço para a frente, para trás ou para o lado); um músculo separado (o supra-espinal, ver anteriormente) inicia esse processo. O deltóide é inervado pelo **nervo axilar** (C5-6), principalmente por seu componente C5.

Redondo maior   O músculo **redondo maior** (Fig. 7.61) é um músculo compacto que espelha o músculo latíssimo do dorso e ajuda-o a formar a prega posterior da axila. Ele age como o latíssimo do dorso, exceto que sua âncora é a escápula (um osso móvel), ao invés da coluna vertebral. O redondo maior é inervado pelo **nervo subescapular inferior**, um ramo de C5-C6 do fascículo posterior do plexo braquial.

Bíceps braquial   O músculo **bíceps braquial** (ver Fig. 7.60) pode ser o músculo mais familiar do corpo. Como o nome indica, ele tem duas cabeças de "origem": uma longa e uma curta. A cabeça longa se "origina" de uma elevação no topo da cápsula articular do ombro (o **tubérculo supraglenoidal**). Ela corre pela articulação do ombro e emerge da profundidade, na depressão entre os dois tubérculos do úmero. A cabeça curta se "origina" do processo coracóide da escápula. A fixação poderosa ao rádio significa que, quando o bíceps braquial se contrai, ajuda a supinar o antebraço. Outro modo de pensar é que a ação mais poderosa deste músculo se dá quando a mão está com a palma para cima. Flexionar o antebraço com a palma para baixo requer um músculo que se fixa à ulna, e não ao rádio: é o músculo **braquial**. Toda a família do bíceps braquial, coracobraquial e braquial é servida pelo **nervo musculocutâneo** (C5-C7).

MÚSCULO	INSERÇÃO (PONTO FIXO)	INSERÇÃO DISTAL (PONTO MÓVEL)	INERVAÇÃO	AÇÃO
Coracobraquial	Processo coracóide da escápula	Parte anterior do corpo do úmero	Nervo musculocutâneo (C5-C6)	Flexiona o braço
Braquial	Corpo do úmero	Ulna	Nervo musculocutâneo (C5-C6)	Flexiona o antebraço
Bíceps braquial	Cabeça longa do tubérculo supraglenoidal; cabeça curta do processo coracóide da escápula	Rádio	Nervo musculocutâneo (C5-C6)	Flexiona e supina o antebraço, auxilia na flexão do braço
Tríceps braquial	Tubérculo infraglenoidal da escápula e face posterior do corpo do úmero	Olécrano da ulna	Nervo radial (C6-C8)	Estende poderosamente o antebraço

TABELA 7.11   PRINCIPAIS FLEXORES E EXTENSORES DO ANTEBRAÇO

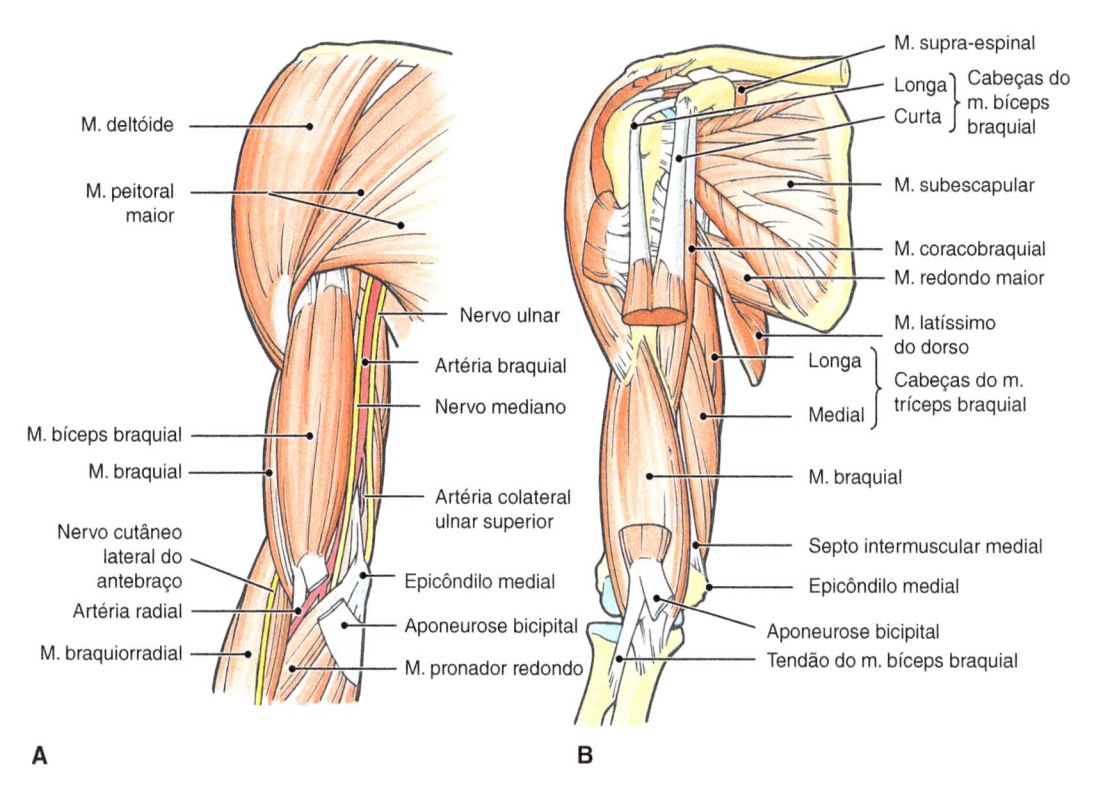

FIGURA 7.60 Músculos que abduzem e flexionam o braço e antebraço.

(A) Vista anterior, camada superficial, mostrando os músculos deltóide e bíceps braquial. (B) Vista anterior, camada profunda, mostrando os músculos coracobraquial e braquial. (De Moore KL, Agur AMR. Essential Clinical Anatomy, 2nd Edition. Baltimore: Lippincott Williams & Wilkins, 2002, Fig. 7.17, p. 444.)

Coracobraquial e braquial Pela extensão com que o músculo bíceps braquial cruza duas articulações (o ombro e o cotovelo), ele pode ser descrito como um flexor tanto do braço quanto do antebraço. Profundamente ao bíceps braquial, há dois músculos que mimetizam o bíceps, mas cruzam somente uma das duas articulações cada. O músculo **coracobraquial** é o flexor do braço, profundamente ao bíceps braquial (ver Fig. 7.60), e o músculo **braquial** é o flexor do antebraço profundamente ao bíceps braquial. O braquial é próprio à articulação do cotovelo e pode flexionar o cotovelo independente da posição do antebraço e da mão. Assim, ele acompanha o bíceps braquial e assume a função deste quando o braço está pronado.

Tríceps braquial O músculo **tríceps braquial** (ver Fig. 7.61) é o músculo dominante no compartimento extensor do braço. Um músculo muito pequeno, o músculo **ancôneo**, é próprio à parte posterior da articulação do cotovelo, mas, em outros aspectos, o tríceps dá todo o *show*. Assim como todos os outros músculos de extensão do braço e antebraço, o tríceps é servido pelo **nervo radial** (C5-T1), que é o produto de grande calibre do fascículo posterior do plexo braquial.

Os músculos que discutimos até agora controlam o movimento nas articulações do ombro e cotovelo. A articulação do punho é a próxima. Ela é cruzada por numerosos músculos próprios ao controle do punho e ao movimento dos dedos. O modo mais simples de pensar sobre estes músculos é dividi-los em um grupo que flexiona e um grupo que estende. Alguns

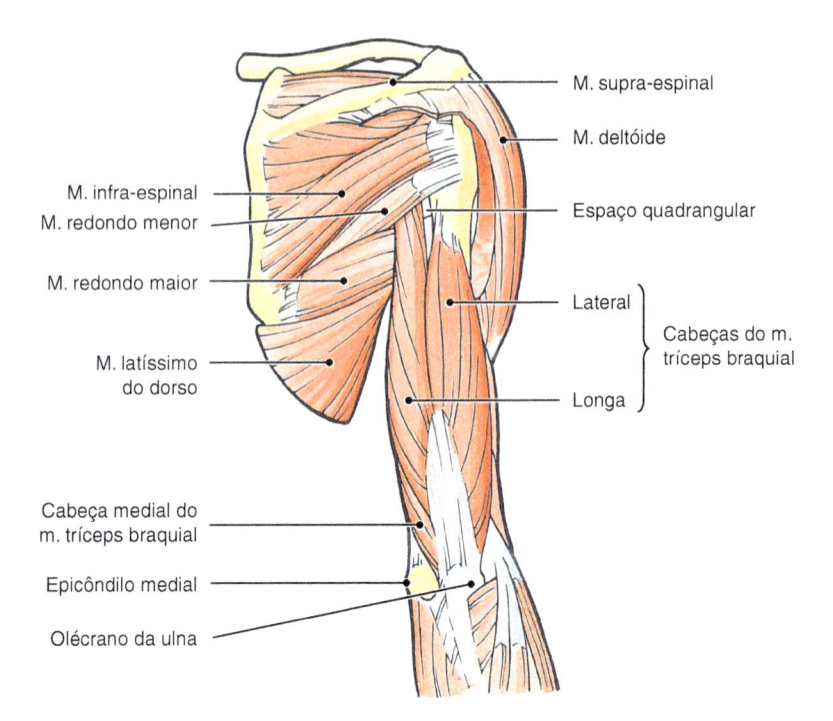

FIGURA 7.61 Músculos que estendem e rotam o braço e antebraço.

Note que o latíssimo dorsal e redondo maior se inserem anteriormente no úmero, profundamente fora de vista nesta ilustração. O tríceps braquial estende mais o braço contra o ombro, com uma amplitude e força de movimento limitadas, mas estende potente e exclusivamente o antebraço no cotovelo. (De Moore KL, Agur AMR. Essential Clinical Anatomy, 2ª Ed, Baltimore: Lippincott Williams & Wilkins, 2002, Fig. 7.18A, p. 445.)

deles terão impacto sobre a articulação do cotovelo devido à sua inserção proximal (origem), e alguns irão impulsionar as articulações dos dedos devido à sua inserção distal. Os padrões de inervação seguem o plexo braquial no sentido de que todos os músculos da extensão são servidos pelo **nervo radial** proveniente do fascículo posterior, enquanto todos os músculos de flexão são servidos pelo **nervo mediano** e **nervo ulnar**, respectivamente, dos fascículos lateral e medial.

Compartimento de flexão

Os músculos do compartimento de flexão espalham-se a partir de um ponto de ancoragem mais ou menos comum, ao longo do epicôndilo medial do úmero, para atingir todas as ligações possíveis no sistema articular do braço (ver Tabela 7.12). Obviamente, cada músculo tem uma ação primária, mas você deve compreender que, em virtude de seu *design*, os músculos podem agir como sinergistas ou estabilizadores, um como suporte do outro.

Palmar longo
O **músculo palmar longo** não é comum a todos os indivíduos (Fig. 7.62). Ele localiza-se profundamente à pele e insere-se na "rede" ou **aponeurose palmar** da mão. O tendão o empurra contra a pele quando você pinça o polegar e o dedo mínimo e flexiona o punho. O nome "palmar longo" indica a presença de um **músculo palmar curto**. Esta tira de tecido muscular será encontrada na base da palma, no coxim ao longo da lateral do dedo mínimo. Ele é um músculo subcutâneo inervado pelo nervo ulnar; quando ele se encurta, enrijece a pele da palma, assim como seu parceiro longo.

TABELA 7.12 PRINCIPAIS FLEXORES DO PULSO E DEDOS

MÚSCULO	INSERÇÃO PROXIMAL (PONTO FIXO)	INSERÇÃO DISTAL (PONTO MÓVEL)	INERVAÇÃO	AÇÃO
Palmar longo	Tendão comum dos músculos flexores no epicôndilo medial do úmero	Fáscia palmar	Nervo mediano (C7-C8)	Enrijece a pele da palma
Flexor ulnar do carpo	Tendão comum dos músculos flexores	Ossos carpais e base do quinto metacarpal	Nervo ulnar (C7-C8)	Flexiona o pulso
Flexor radial do carpo	Tendão comum dos músculos flexores	Primeiro e segundo metacarpais	Nervo mediano (C6-C7)	Flexiona o pulso
Flexor superficial dos dedos	Tendão comum dos músculos flexores	Falange média de cada dedo	Nervo mediano (C7-T1)	Flexiona as falanges proximais e médias
Flexor profundo dos dedos	Corpo da ulna e membrana interóssea	Falange distal de cada dedo	Fibras ao primeiro e segundo dedos pelo nervo mediano (C8-T1), fibras ao terceiro e quarto dedos pelo nervo ulnar (C8-T1)	Flexiona as falanges distais (pontas dos dedos)
Flexor longo do polegar	Rádio e membrana interóssea	Falange distal do polegar	Nervo mediano (C8-T1)	Flexiona a falange distal do polegar
Pronador redondo	Tendão comum dos músculos flexores	Corpo do rádio	Nervo mediano (C6-C7)	Prona o rádio
Pronador quadrado	Parte inferior do corpo da ulna	Parte inferior do corpo do rádio	Nervo mediano (C7-C8)	Prona o rádio

Flexor ulnar do carpo e flexor radial do carpo O músculo **flexor ulnar do carpo** e o músculo **flexor radial do carpo** são músculos dedicados ao controle da posição e flexão do punho. O flexor ulnar do carpo é suprido pelo nervo ulnar, enquanto o flexor radial do carpo é suprido pelo nervo mediano. O tendão do flexor radial do carpo situa-se imediatamente medial à posição da artéria radial, de modo que pode ser usado como guia para obter um pulso radial.

Flexor superficial dos dedos e flexor profundo dos dedos O músculo **flexor superficial dos dedos** e o músculo **flexor profundo dos dedos** são músculos que atuam em conjunto para flexionar todas as suas articulações. Os tendões superficiais não chegam até a articulação interfalângica distal. Os feixes neurovasculares destinados à mão viajam no "plano" entre os feixes musculares superficial e profundo. O **nervo mediano** fornece suprimento motor a quase todos os tendões. Os dois tendões mediais do flexor profundo dos dedos recebem inervação motora do **nervo ulnar**. Esta diferença pode acentuar o aspecto de uma lesão do plexo braquial inferior, que atinge o nervo ulnar. Nesses casos, o paciente será incapaz de dobrar as articulações do quarto e quinto dedos com a mesma potência.

Flexor longo do polegar O polegar é tão importante na vida diária que recebe seus próprios grupos musculares, longos e curtos. O músculo flexor curto do polegar é descrito a seguir com os outros músculos da mão. O músculo **flexor longo do polegar** é o único músculo flexor que se estende até a ponta do polegar. Sua profunda inserção proximal encontra-se em ambos os ossos do antebraço e na membrana interóssea entre eles. Ele é inervado pelo **nervo mediano**.

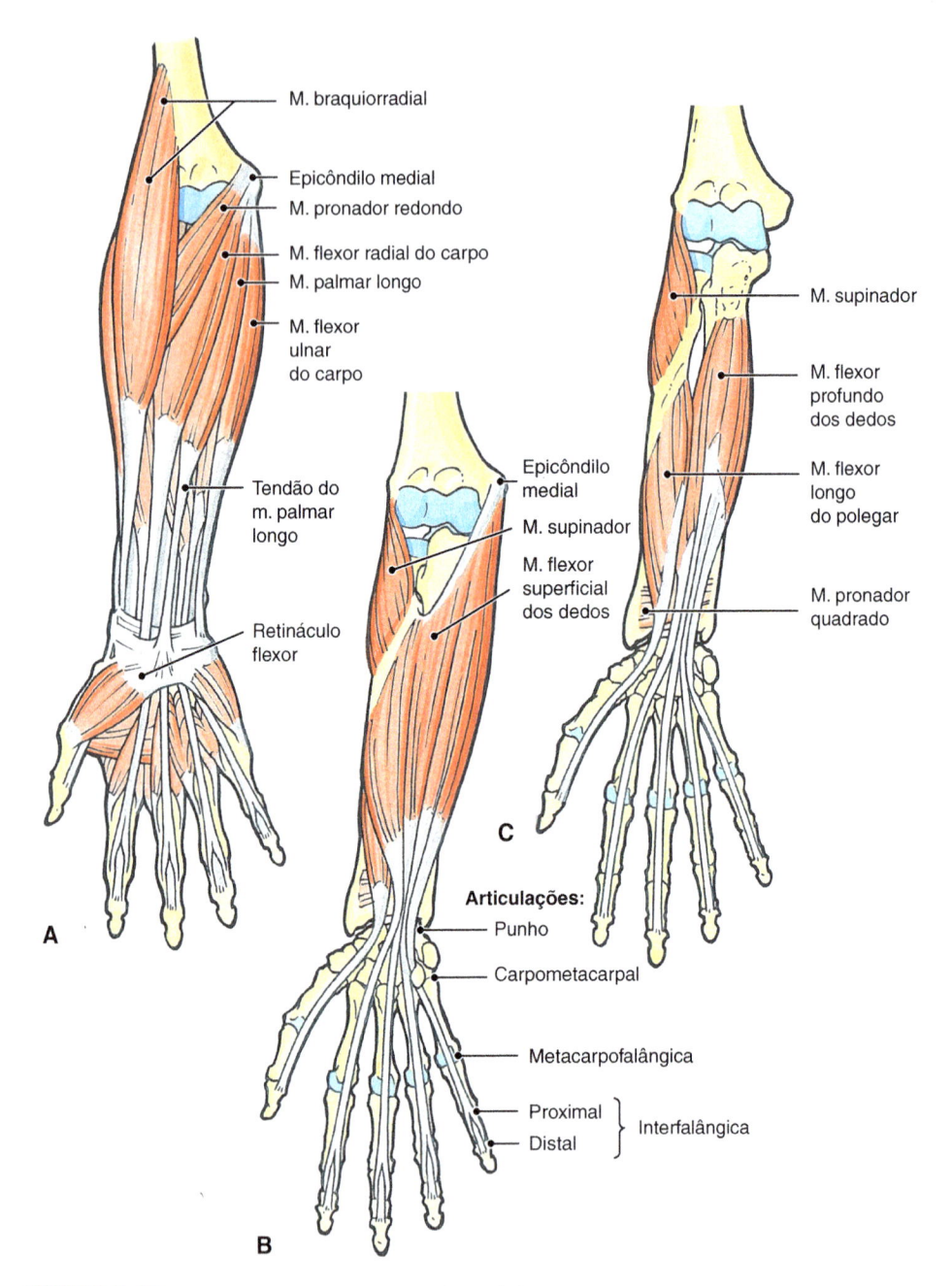

FIGURA 7.62 **Flexores e pronadores do pulso e dedos.**

(A) Vista anterior do antebraço mostrando os músculos superficiais. Note que o braquiorradial, visível aqui, deriva do lado de extensão do antebraço, onde atua e é inervado de acordo. (B) Profundamente aos flexores do punho e ao pronador redondo, está o flexor superficial dos dedos, cujos tendões se inserem nas falanges médias. (C) A camada mais profunda de flexores inclui um flexor próprio do polegar, o flexor longo do polegar e o flexor profundo dos dedos, cujos tendões se inserem nas falanges distais. (De Moore KL, Agur AMR. Essential Clinical Anatomy, 2nd Edition. Baltimore: Lippincott Williams & Wilkins, 2002, Fig. 7.21, p. 452.)

Pronador redondo e pronador quadrado   Juntos, o músculo **pronador redondo** e o músculo **pronador quadrado** rodam o antebraço medialmente com controle e alguma potência. Para a maioria das pessoas, porém, o movimento oposto (**supinação**) é o mais forte. Quando em repouso, os braços são mais propensos a estar em uma posição levemente pronada do que a posição anatômica padrão (palmas para a frente, supinado), de modo que, em alguns aspectos, os músculos pronadores podem ser encarados como músculos "restauradores" para uso quando os braços estão em uma posição supinada. Eles são inervados pelo nervo mediano.

Compartimento de extensão

Os músculos do compartimento de extensão (Fig.7.63) abrem-se em leque a partir da face lateral do úmero e antebraço, para atingir todas as ligações possíveis no sistema articular do punho e mão (ver Tabela 7.13). Todos esses músculos são inervados pelo nervo radial, o grande nervo derivado do fascículo posterior do plexo braquial. Em geral, eles não possuem a potência do grupo flexor, tampouco são encontrados espessamentos musculares além do punho e sobre o dorso da mão. Cada músculo possui uma ação primária, mas, em virtude de seu *design*, os músculos podem agir como sinergistas ou estabilizadores, em apoio uns dos outros.

Supinador   Os músculos pronadores e o músculos **supinador** antagonizam um ao outro, e trabalham juntos quando o braço necessita ficar travado em uma posição intermediária. Os músculos inserem-se proximalmente em partes opostas do complexo do cotovelo e distalmente no mesmo "ponto de alavanca" do corpo do rádio. Eles se combinam para movimentar o antebraço e posicionar a mão para ações precisas. A supinação poderosa recruta o músculo bíceps braquial e é realizada com o cotovelo levemente flexionado.

Braquiorradial   O músculos **braquiorradial** é um músculo proeminente no volume superficial do grupo muscular extensor, inervado pelo nervo do compartimento extensor (o **nervo radial**). Como em repouso o braço está confortavelmente em uma posição mais pronada, este músculo governa de forma transicional a posição do punho, entre a flexão franca e a extensão franca (ver Fig. 7.62). Ele estabiliza a mão em atividades que requerem um vetor do tipo "segurar uma haste de esqui" ou "levar um copo à boca".

Extensor radial curto do carpo e extensor radial longo do carpo   Para fins práticos, o músculo **extensor radial curto do carpo** e o músculo **extensor radial longo do carpo** são uma só unidade muscular com dois tendões. Junto com o músculo **extensor ulnar do carpo**, eles complementam o grupo flexor, fornecendo estabilidade ao punho, particularmente quando a mão está agarrando fortemente ou em punho cerrado. Assim como outros músculos de compartimento que atuam no punho, muito de sua função é estabilizar uma articulação (neste caso, numerosas articulações) desenhada para o movimento flexível. Isso permite movimentos de potência e precisão distal ao punho, independentemente de sua postura real.

Extensor dos dedos   No compartimento de extensão, somente o músculo **extensor dos dedos** serve todas as articulações falângicas, mas sua inserção divide-se através das articulações interfalângicas média e distal de um modo similar ao dos dois músculos flexores dos dedos. O **capuz extensor** que resulta da passagem ampla dos tendões dos dedos fornece fixação para os músculos lumbricais (ver a seguir).

Extensor do indicador, dedo mínimo e extensor longo do polegar   Você desfruta de mais potência e precisão quando estende o polegar, indicador e dedo mínimo, comparado aos outros dedos, talvez devido a músculos próprios como o músculo **extensor do indicador**, para o

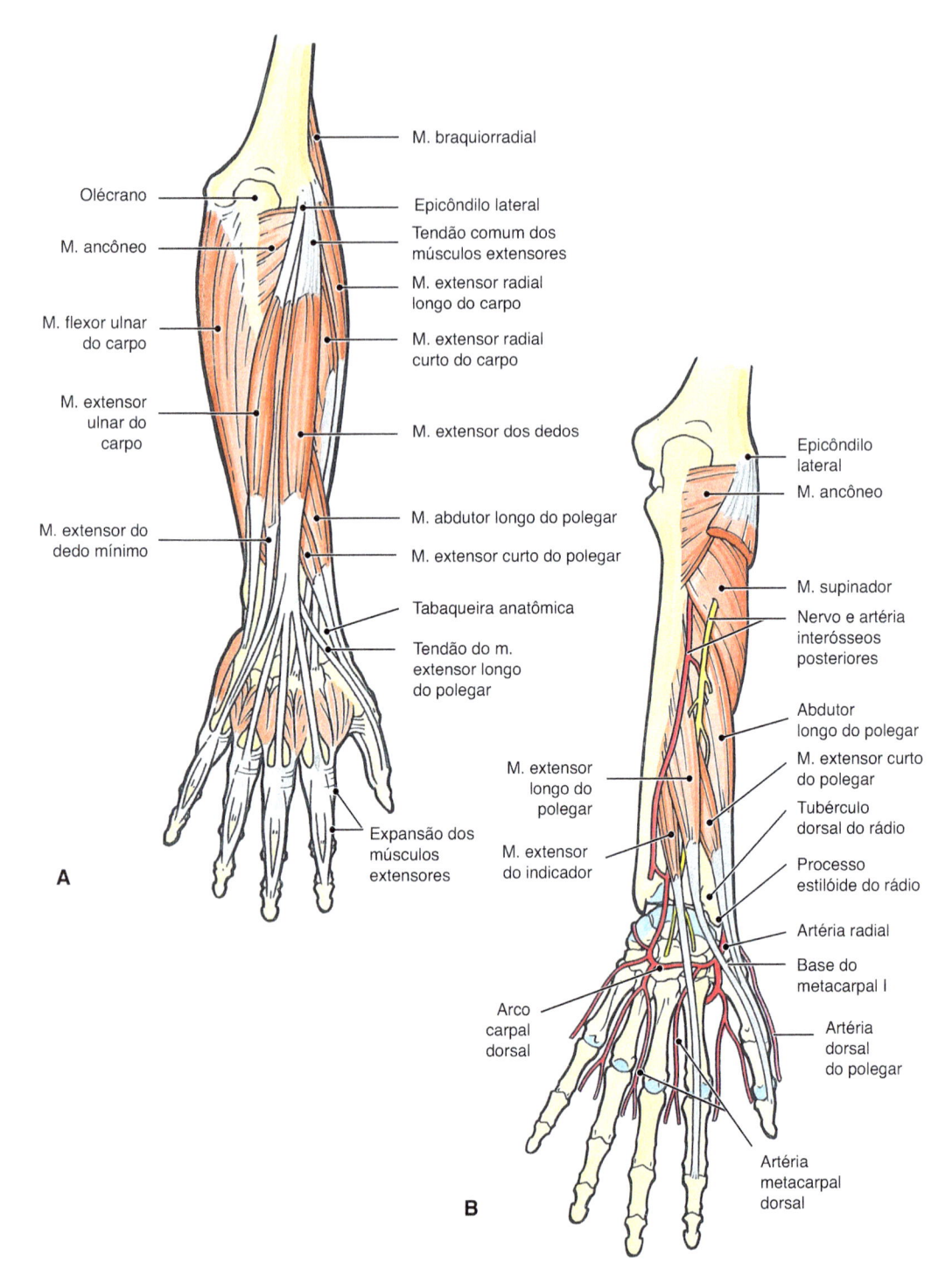

FIGURA 7.63 **Extensores e abdutores do punho e dedos.**

(A) Vista posterior mostrando os extensores do punho originando-se do tendão comum dos músculos extensores no epicôndilo lateral do úmero. O braquiorradial é pouco visível aqui (ver Fig. 7.62). (B) Vista profunda do compartimento extensor, mostrando o poderoso supinador e três ventres musculares dedicados ao polegar. (De Moore KL, Agur AMR. Essential Clinical Anatomy, 2nd Edition. Baltimore: Lippincott Williams & Wilkins, 2002, Fig. 7.22A, p. 455.)

TABELA 7.13 PRINCIPAIS EXTENSORES DO PULSO E DEDOS

MÚSCULO	INSERÇÃO PROXIMAL (PONTO FIXO)	INSERÇÃO DISTAL (PONTO MÓVEL)	INERVAÇÃO	AÇÃO
Ancôneo	Epicôndilo lateral do úmero	Corpo posterior da ulna	Nervo radial (C5-C7)	Destrava uma articulação do cotovelo fortemente flexionada
Supinador	Epicôndilo lateral do úmero e ulna posterior	Corpo do rádio	Nervo radial (C5-C6)	Supina o rádio
Braquiorradial	Corpo do úmero	Rádio, logo acima do processo estilóide	Nervo radial (C5-C7)	Mantém o antebraço entre a pronação e a supinação (posição de "segurar hastes de esqui"), auxilia na flexão do cotovelo
Extensor radial curto do carpo	Tendão comum aos músculos extensores no epicôndilo lateral do úmero	Base do terceiro metacarpal	Nervo radial (C7-C8)	Estende o punho
Extensor radial longo do carpo	Tendão comum dos músculos extensores	Base do segundo metacarpal	Nervo radial (C6-C7)	Estende o punho
Extensor ulnar do carpo	Tendão comum dos músculos extensores	Base do quinto metacarpal	Nervo radial (C7-C8)	Estende o punho
Extensor dos dedos	Tendão comum dos músculos extensores	Falange média e distal de cada dedo	Nervo radial (C7-C8)	Estende todas as articulações dos dedos
Extensor do indicador	Corpo distal da ulna	Expansão extensora do segundo dedo	Nervo radial (C7-C8)	Estende o indicador
Extensor do dedo mínimo	Tendão comum dos músculos extensores	Expansão extensora do quinto dedo	Nervo radial (C7-C8)	Estende o quinto dedo
Extensor longo do polegar	Ulna e membrana interóssea	Falange distal do polegar	Nervo radial (C7-C8)	Estende todas as articulações do polegar
Extensor curto do polegar	Rádio e membrana interóssea	Falange proximal do polegar	Nervo radial (C7-C8)	Estende a articulação proximal do polegar
Abdutor longo do polegar	Ulna, rádio e membrana interóssea	Base do primeiro metacarpal	Nervo radial (C7-C8)	Abduz o polegar

dedo indicador, e o músculos **extensor longo do polegar**, para o polegar. O músculos extensor longo do polegar forma um tendão proeminente no punho quando o polegar é abduzido e estendido. Ele atua em consonância com o músculo curto e com o músculo abdutor longo do polegar, nas proximidades. Lembre-se de que a base do polegar pode balançar mais livremente do que os outros dedos, tornando as distinções entre flexão, extensão, abdução e adução menos definidas.

Extensor curto do polegar e abdutor longo do polegar Os tendões do músculos **extensor curto do polegar** e do músculos **abdutor longo do polegar** formam a outra margem da "tabaqueira anatômica" na base do polegar (ver Fig. 7.63B). Suas inserções proximais estão a meio caminho do antebraço e correm obliquamente ao resto do grupo extensor. É por isso que você pode ver claramente suas linhas tendíneas sob a pele quando os estende completamente, pronando e aduzindo seu punho. Estes músculos fornecem movimentos grosseiros de força à base do polegar, "ensaiando-o" para movimentos mais precisos na articulação interfalângica.

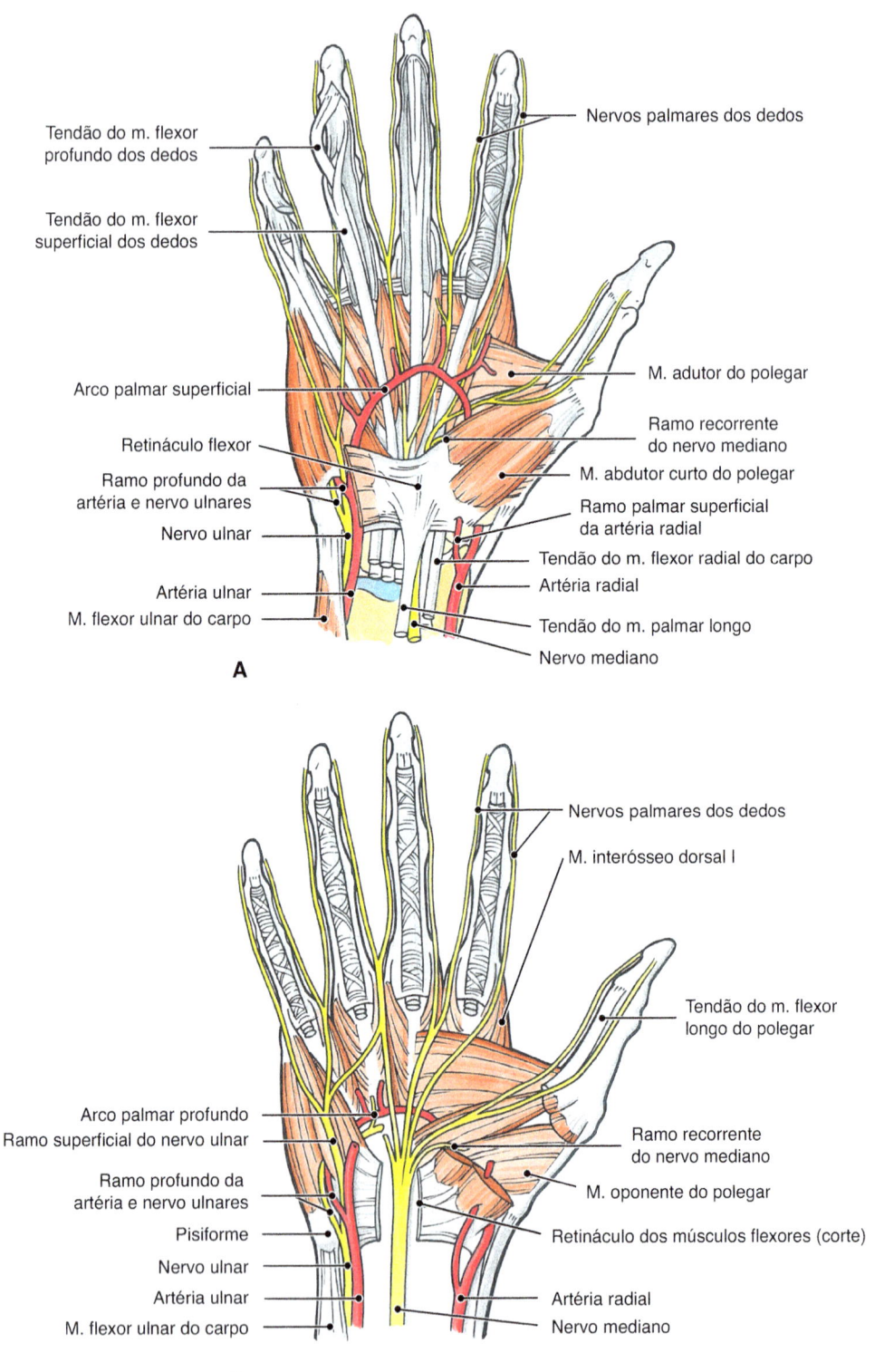

A

- Tendão do m. flexor profundo dos dedos
- Tendão do m. flexor superficial dos dedos
- Arco palmar superficial
- Retináculo flexor
- Ramo profundo da artéria e nervo ulnares
- Nervo ulnar
- Artéria ulnar
- M. flexor ulnar do carpo
- Nervos palmares dos dedos
- M. adutor do polegar
- Ramo recorrente do nervo mediano
- M. abdutor curto do polegar
- Ramo palmar superficial da artéria radial
- Tendão do m. flexor radial do carpo
- Artéria radial
- Tendão do m. palmar longo
- Nervo mediano

B

- Arco palmar profundo
- Ramo superficial do nervo ulnar
- Ramo profundo da artéria e nervo ulnares
- Pisiforme
- Nervo ulnar
- Artéria ulnar
- M. flexor ulnar do carpo
- Nervos palmares dos dedos
- M. interósseo dorsal I
- Tendão do m. flexor longo do polegar
- Ramo recorrente do nervo mediano
- M. oponente do polegar
- Retináculo dos músculos flexores (corte)
- Artéria radial
- Nervo mediano

Músculos da mão

O ápice de uma mão preênsil é a palma muscular, dotada de dois grandes coxins de músculos para o polegar e o dedo mínimo (Fig. 7.64). Estas são a **eminência tenar** e a **eminência hipotenar**, respectivamente. A eminência hipotenar fornece mais ou menos simetria à palma, mas seus músculos não são tão poderosos ou precisos quanto os músculos da eminência tenar. A eminência tenar é a "estrela do *show*", com três músculos que governam a destreza do polegar. Todos os músculos na mão localizam-se na metade palmar. No dorso da mão, há diversos tendões e pele frouxa, mas nenhum músculo próprio (ver Tabela 7.14).

Músculos radiais

O dedo médio atua como um tipo de eixo para a mão – dois dedos de um lado e um dedo e o polegar do outro. Cada dedo pode se mover de um lado para outro, sendo o movimento chamado de **abdução** quando o dedo se move para longe do eixo e **adução** quando o dedo se move em direção ao eixo. Como o dedo médio repousa sobre o eixo, qualquer movimento para o lado que ele faça é uma abdução. Os músculos que abduzem e aduzem os ossos dos dedos são denominados **músculos interósseos**, e dividem-se em um grupo dorsal e um palmar:

- **Interósseos dorsais:** Os interósseos dorsais abduzem os dedos em torno do eixo do terceiro dedo. Assim, o dedo médio recebe dois dos quatro músculos interósseos, pois abduz a si mesmo de ambos os lados. O dedo mínimo e o polegar não recebem este músculo, pois eles possuem músculos abdutores próprios nas eminências tenar e hipotenar.
- **Interósseos palmares:** Os interósseos palmares aduzem os dedos em torno do eixo do terceiro dedo. Assim, o dedo médio não possui interósseos palmares, pois se situa no eixo central. O corpo humano tem poucos exemplos de assimetria, mas este é um deles. O tecido é conservado, mas a capacidade é detida.

Algumas articulações do corpo podem ser bastante flexionadas, criando ângulos de muito menos que 90 graus. Em um punho muito cerrado, por exemplo, os dedos dobram-se em dois ângulos agudos. Os tendões que correm sobre os topos dos dedos não podem estender facilmente uma das articulações dos dedos sem estender todas elas. Parte do problema é que o tendão deve suplantar não só um, mas três ângulos agudos. Os lumbricais são os músculos desenhados para ajudar os dedos a se desdobrar de modo gracioso e fluido.

Lumbricais

Os músculos **lumbricais** (Fig. 7.65) movem as articulações dos dedos quando a mão está em punho cerrado. Estes músculos se originam dos tendões do flexor profundo dos dedos e compartilham o mesmo padrão incomum de inervação: o nervo ulnar serve aos dois mediais, e o nervo mediano serve aos dois laterais. Eles se inserem no capuz extensor, ajudando efetivamente o capuz a estender os dedos quando o resto do tendão extensor dos dedos está fixado. Da mesma forma, eles ajudam seu tendão de origem, o flexor profundo dos dedos, a flexionar a articulação metacarpofalângica quando o tendão maior está comprometido.

FIGURA 7.64 Músculos intrínsecos da mão.

(A) Tanto a base do polegar quanto a base do quinto dedo contêm um músculo curto flexor, abdutor e "opositor". (B) O polegar ainda apresenta um grande músculo adutor, o único músculo do polegar inervado pelo nervo ulnar. (De Moore KL, Agur AMR. Essential Clinical Anatomy, 2nd Edition. Baltimore: Lippincott Williams & Wilkins, 2002, Fig. 7.28, p. 474.)

TABELA 7.14 MÚSCULOS DA MÃO

MÚSCULO	INSERÇÃO PROXIMAL (PONTO FIXO)	INSERÇÃO DISTAL (PONTO MÓVEL)	INERVAÇÃO	AÇÃO
Interósseos dorsais	Metacarpais de cada dedo	Lado radial da falange proximal do primeiro e segundo dedos; lado ulnar da falange proximal do segundo e terceiro dedos	Nervo ulnar (C8-T1)	Abduz o segundo, terceiro e quarto dedos
Interósseos palmares	Metacarpais do segundo, quarto e quinto dedos	Lado radial da falange proximal do quarto e quinto dedos; lado ulnar da falange proximal do segundo dedo	Nervo ulnar (C8-T1)	Aduz o segundo, quarto e quinto dedos
Lumbricais	Tendões do m. flexor profundo dos dedos	Complexo extensor e tendão do dedo correspondente	Nervo mediano (C8-T1) para os lumbricais 1-2, nervo ulnar (C8-T1) para os lumbricais 3-4	Flexiona as articulações metacarpofalângicas, estende as articulações interfalângicas
Abdutor do dedo mínimo	Osso pisiforme e ligamentos adjacentes	Falange proximal do quinto dedo	Nervo ulnar (C8-T1)	Abduz o quinto dedo
Flexor do dedo mínimo	Osso hamato e retináculo dos músculos flexores	Falange proximal do quinto dedo	Nervo ulnar (C8-T1)	Flexiona o quinto dedo
Oponente do dedo mínimo	Osso hamato e retináculo dos músculos flexores	Metacarpal do quinto dedo	Nervo ulnar (C8-T1)	Traciona a base do quinto dedo em direção à palma, permitindo às falanges se oporem ao polegar
Abdutor curto do polegar	Escafóide, trapézio e retináculo dos músculos flexores	Falange proximal do polegar	Nervo mediano (C8-T1)	Abduz o polegar
Flexor curto do polegar	Vários ossos carpais e retináculo dos músculos flexores	Falange proximal do polegar	Nervo mediano (C8-T1)	Auxilia o flexor longo do polegar a flexionar o polegar
Oponente do polegar	Trapézio e retináculo dos músculos flexores	Metacarpal do polegar	Nervo mediano (C8-T1)	Vira a base do polegar para dentro, em direção à palma, permitindo às falanges oporem-se ao quinto dedo
Adutor do polegar	Cabeça oblíqua do trapézio, capitato e segundo, terceiro e quarto metacarpais; cabeça transversa do corpo do terceiro metacarpal	Falange proximal do polegar	Nervo ulnar (C8-T1)	Aduz o polegar através da superfície da palma

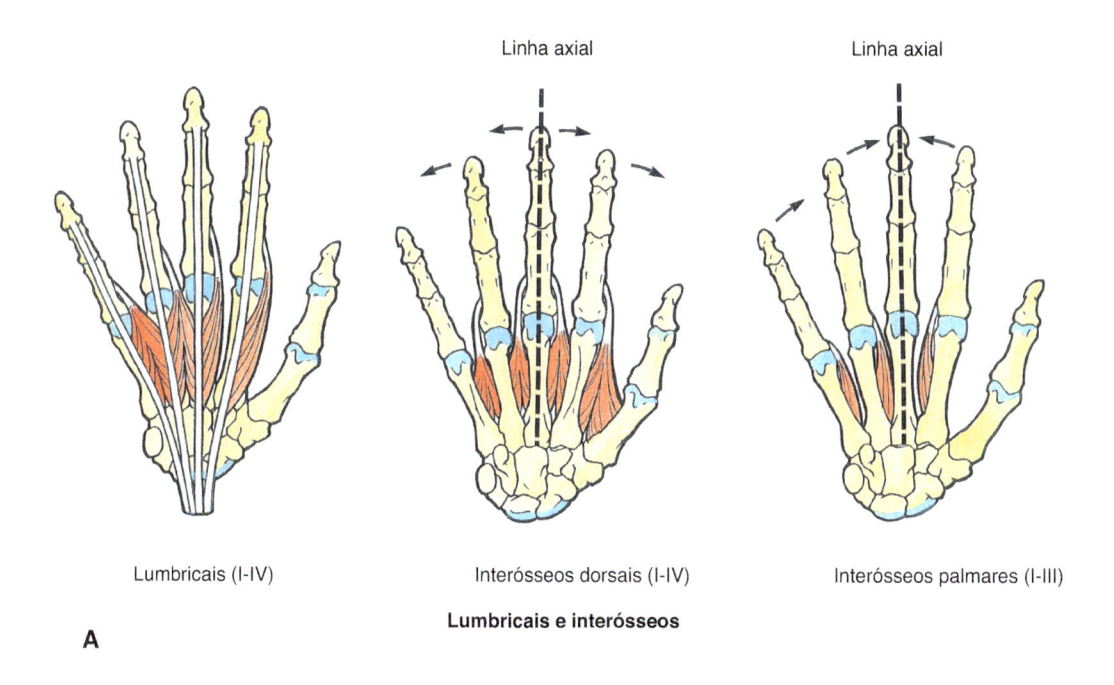

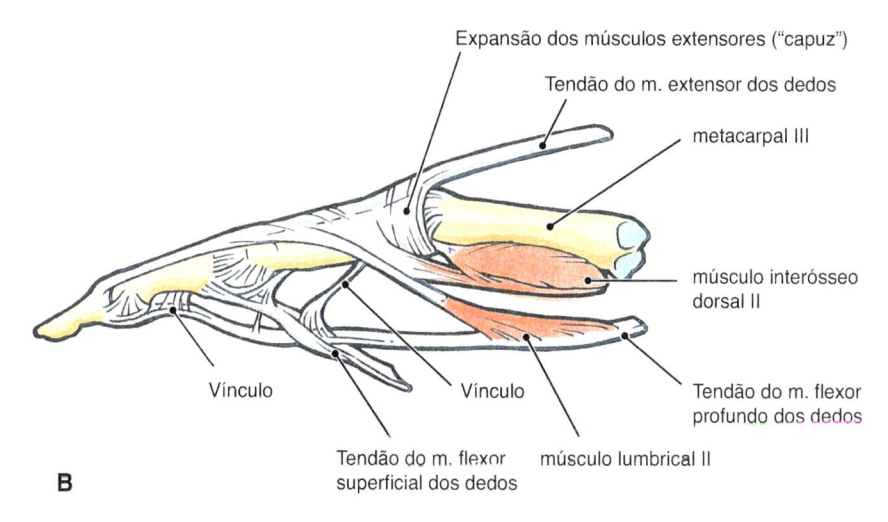

FIGURA 7.65 **Movimentadores dos dedos.**

(A) Interósseos palmares e dorsais. O terceiro dedo, ou dedo médio, é o eixo contra o qual os outros dedos abduzem e aduzem. (B) A capacidade exclusiva do dedo de estender uma articulação enquanto flexiona outra é atendida por meio dos músculos lumbricais, que se inserem proximalmente nos poderosos tendões do músculo flexor profundo dos dedos, mas distalmente no tendão do capuz extensor. (De Moore KL, Agur AMR. Essential Clinical Anatomy, 2nd Edition. Baltimore: Lippincott Williams & Wilkins, 2002, Fig. 7.10, p. 472; Fig. 7.23C, p. 457.)

Os músculos da preensão podem ser divididos em dois grupos:

- **Músculos hipotenares:** Os **músculos hipotenares** são inervados pelo **nervo ulnar**. O quinto dedo é dotado de músculos próprios para abdução (**abdutor do dedo mínimo**), flexão (**flexor do dedo mínimo**) e oposição (**oponente do dedo mínimo**), mas, de fato, é pouco mais móvel que os outros dedos (ver Fig. 7.64). Estes músculos da eminência hipotenar fornecem alguma simetria ao contorno da palma da mão, e podem ajudar a "fazer um copo" com a palma ou aprofundar o seu centro, em determinadas posturas preênseis. A maioria das fibras do nervo ulnar que serve a estes músculos provém do ramo anterior de T1.
- **Músculos tenares:** Os **músculos tenares** são inervados pelo **nervo mediano**. Os músculos da eminência tenar (**abdutor curto do polegar, flexor curto do polegar** e **oponente do polegar**) são muito importantes para a função apropriada do polegar, que, por sua vez, é fundamental para uma sensação de bem-estar. Estes músculos são bem desenvolvidos (comparado aos músculos da eminência hipotenar), e atuam em conjunto para dar ao polegar a maior amplitude possível de movimentos (ver Fig. 7.64). A maioria das fibras do nervo mediano que servem a estes músculos provém do ramo anterior de C8. O nervo em si, o **ramo recorrente do nervo mediano**, corre risco, pois passa por uma curta distância logo abaixo da pele da palma, aproximadamente no lugar exato em que a mão bate no solo quando você se protege de uma queda. O ramo recorrente do nervo mediano também pode ser comprometido na síndrome do túnel carpal. A perda de função na eminência tenar pode ser muito perturbadora para o paciente, pois estes músculos são usados em muitas atividades de rotina.

A mão inclui um músculo importante, o qual não constitui um músculo radial, tampouco um músculo de eminência. Lembre-se de que o polegar não recebe um músculo interósseo para a abdução ou adução. A abdução é obtida pelos abdutores longo e curto do polegar, mas, e a adução? De fato, um **adutor do polegar** próprio, profundamente situado na palma, puxa o polegar para medial através da pele da palma (ver Fig. 7.64). Este movimento não é potente em si (tente espremer seu polegar contra o lado de sua mão), mas é um poderoso resistor à abdução indesejada do polegar, como quando você está tentando manter a preensão em torno de um objeto grande. O adutor do polegar é inervado pelo nervo ulnar, o único músculo fixado ao polegar a ser inervado por ele.

Músculos do membro inferior

A extremidade inferior suporta o peso corporal em uma postura ereta e mobiliza o peso em movimento. Em muitos aspectos, o arranjo anatômico da extremidade inferior é semelhante ao da extremidade superior, mas, em áreas funcionais-chave, as alterações que a extremidade inferior deve assumir para suportar peso são óbvias.

As articulações da extremidade inferior são análogas às articulações da extremidade superior. A articulação do quadril é análoga à articulação do ombro, exceto que a articulação do quadril não é suspensa livremente do tronco do corpo. Os ossos do quadril são unidos de forma bastante firme ao tronco e uns aos outros. A articulação do ombro tem os músculos do "manguito rotador", que suportam sua cavidade articular, assim como ocorre no quadril. A articulação do joelho é análoga à articulação do cotovelo, exceto que ela se dobra na direção "oposta". Seus músculos de extensão, o **músculo quadríceps femoral**, também são mais potentes que seus músculos de flexão, em parte porque funcionam como restauradores da postura bípede ou de repouso.

Distalmente, a próxima articulação é onde as diferenças realmente se ampliam. A articulação do punho e os ossos da mão são dedicados à mobilidade e flexibilidade; a articulação do tornozelo e os ossos do pé são dedicados a outra função. Eles devem manter o corpo em equilíbrio enquanto se move, de modo que são muito mais unidos. O tornozelo não se destina a abduzir ou aduzir mas, sim, a impedir a perna de oscilar enquanto flexiona e estende poderosamente o pé. Você deve pensar na anatomia musculoesquelética do membro inferior em termos de como as articulações obtêm mobilidade e estabilidade.

Diversos músculos do membro superior conectam a escápula ao esqueleto do tronco. Estes incluem os músculos rombóides, levantador da escápula e serrátil anterior. A extremidade inferior não tem essa necessidade, pois o quadril uniu-se ao sacro do esqueleto do tronco e substituiu o tecido muscular elástico por tecido conectivo ligamentar mais rígido, protegendo a articulação. Somente um músculo, o **quadrado lombar**, une o esqueleto do tronco ao osso do quadril, e sua função parece ser mais próxima de fechar um espaço na parte posterior do abdome do que movimentar o quadril contra o tronco.

Músculos glúteos

Os **músculos glúteos** pouco se assemelham ao grupo do ombro: são os movimentadores poderosos da articulação do quadril (músculos glúteos) e um "manguito rotador" de estabilizadores situados profundamente a eles. A maioria é inervada por nervos do plexo sacral – combinações de ramos anteriores de nervos espinhais adjacentes na região sacral da medula.

Glúteo máximo

Você não deve confundir o músculo **glúteo máximo** (Fig. 7.66) com o volume da região glútea. A "nádega" é composta por este músculo na parte superior e lateral e por um coxim adiposo na parte inferior e medial. Este músculo é recrutado primariamente quando você necessita estender o membro a partir de uma posição muito flexionada, como subir uma colina ou um lance de escadas. O glúteo máximo é inervado pelo **nervo glúteo inferior**, principalmente por seus componentes primeiro e segundo nervo sacral. Ele tem uma fixação interessante no sentido de que, além da inserção esperada no osso (o **fêmur**), também se insere na fáscia profunda na lateral da coxa (**fáscia lata**). Quando se contrai, enrijece esta fáscia, que se estende até a tíbia, fornecendo uma prancha virtual de estabilidade paralela ao fêmur durante o movimento (ver Tabela 7.15).

Glúteo médio e glúteo mínimo

O músculo **glúteo médio** e o músculo **glúteo mínimo** mantêm o equilíbrio quando você marcha em passadas rápidas. Marchar é uma "segunda natureza" para a maioria das pessoas, devido à eficiência com que estes músculos mantêm o seu corpo "em linha" à medida que se move. O corpo deve ser equilibrado em um membro durante a marcha, inclinando-o (literalmente) em direção ao lado sem suporte. O glúteo médio e o glúteo mínimo giram a parte superior do corpo sobre a articulação do quadril do lado do pé que está fazendo contato ou, ao menos, resistindo à tendência do corpo de seguir a gravidade. **A falha do glúteo mínimo, glúteo médio ou ambos em manter uma postura ereta do tronco durante a pisada unipedal resulta em um sinal de Trendelemburg positivo, ou marcha de Trendelemburg, quando bipedal. Isso sugere uma lesão no nervo glúteo superior, particularmente do nervo espinal de L5** (ver Fig. 7.66B). O glúteo médio é o local preferencial para injeções intramusculares, a fim de evitar atingir o grande nervo isquiático, que corre profundamente ao músculo glúteo máximo.

O próximo conjunto de músculos constitui um "manguito rotador" não-oficial do quadril. Eles se inserem lado a lado ao longo do trocanter maior do fêmur e basicamente resistem à rotação excessiva desse osso. Cada um deles é capaz, tecnicamente, de uma ação independente, mas provavelmente agem em conjunto como ligamentos elásticos, tanto quanto agem no controle voluntário do movimento.

Piriforme

O músculo **piriforme** deve atravessar a incisura isquiática maior para atingir o fêmur. É importante reconhecer a anatomia de superfície do piriforme, pois diversos nervos e vasos são localizados em relação a ele. O piriforme segue um trajeto aproximado entre três pontos palpáveis: a espinha ilíaca póstero-superior, a ponta do cóccix e a ponta do trocanter maior do fêmur (Fig. 7.67). A **síndrome piriforme** é uma condição problemática em que o espasmo do músculo parece irritar o nervo isquiático nas adjacências, com o resultado de dor irradiada e

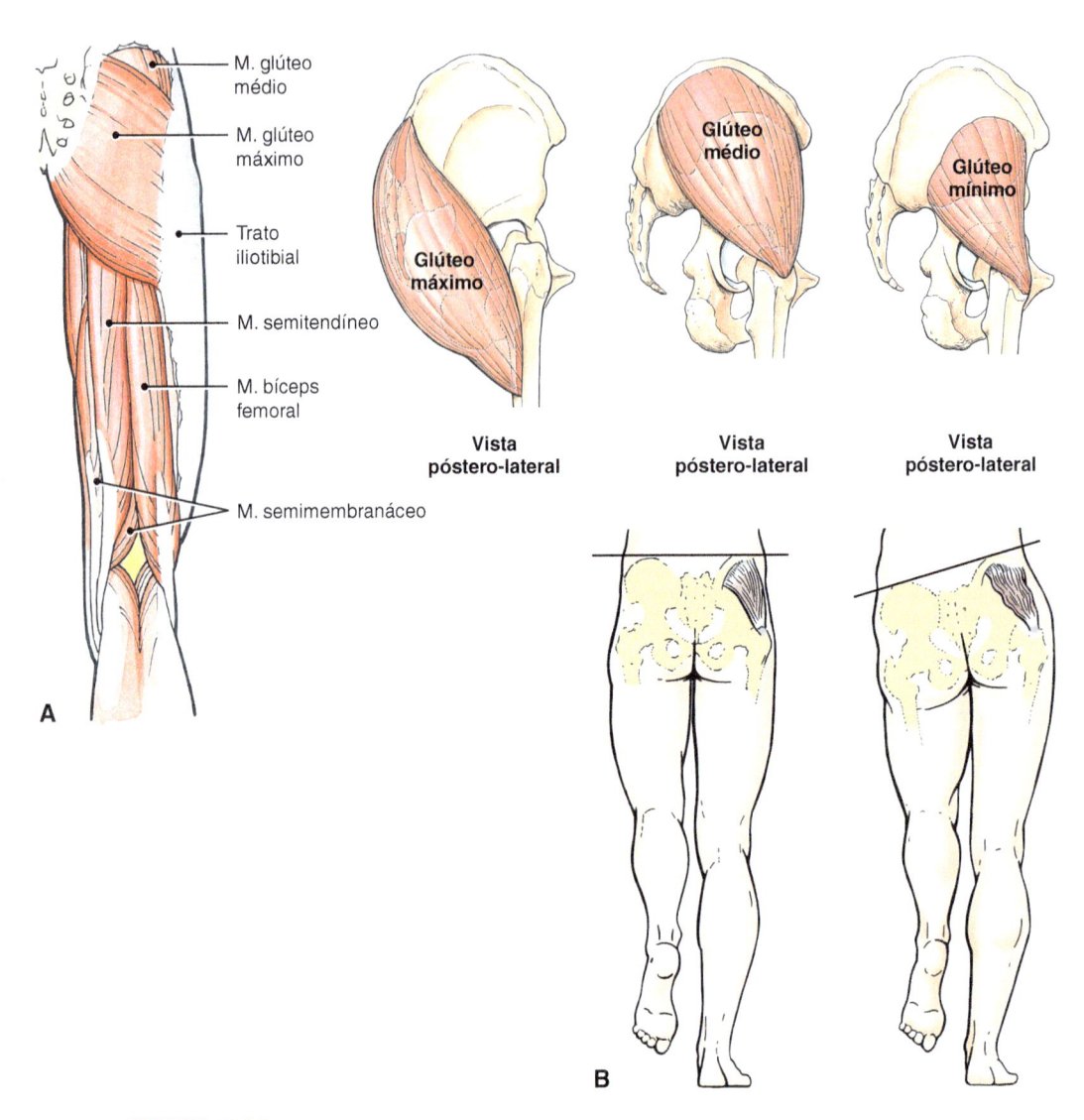

FIGURA 7.66   **Extensores e abdutores da coxa.**

Os músculos glúteos, do superficial ao profundo, são mostrados (A). O grande músculo glúteo máximo é mais efetivo quando o membro inferior já está flexionado e necessita ser estendido, como ao subir um lance de escadas. O glúteo médio é um potente abdutor do quadril. Ele balança o tronco ao marchar contra a ação da gravidade sobre o lado que não está pisando no solo. A lesão ao nervo glúteo superior (particularmente o componente L5) faz o tronco "colapsar" em direção ao lado não-suportado do corpo. Este é um sinal ou marcha de Trendelemburg positivo (B). Os músculos da parte posterior da coxa (A) flexionam a perna, incluindo o músculo bíceps femoral lateralmente e os músculos semitendíneo e semimembranáceo medialmente. (De Agur A, Dalley AF. Grant's Atlas of Anatomy, 11th Edition. Baltimore: Lippincott Williams & Wilkins, 2005. Fig. 5.5 e 5.4, p. 368-369; de Moore KL, Agur AMR. Essential Clinical Anatomy, 2nd Edition, Baltimore: Lippincott Williams & Wilkins, 2002.)

TABELA 7.15 MÚSCULOS DA REGIÃO GLÚTEA

MÚSCULO	INSERÇÃO PROXIMAL (PONTO FIXO)	INSERÇÃO DISTAL (PONTO MÓVEL)	INERVAÇÃO	AÇÃO
Glúteo máximo	Ílio, sacro e ligamento sacrotuberal	Corpo do fêmur e trato iliotibial	Nervo glúteo inferior (L5-S2)	Estende a articulação do quadril puxando o fêmur para trás, enrijece o trato iliotibial para estabilizar as articulações do quadril e joelho
Glúteo médio	Ílio	Trocanter maior do fêmur	Nervo glúteo superior (L5-S1)	Abduz o fêmur e auxilia na rotação externa do quadril; com o glúteo mínimo, suporta o tronco na postura unipedal
Glúteo mínimo	Ílio, abaixo do glúteo médio	Trocanter maior do fêmur e cápsula articular do quadril	Nervo glúteo superior (L5-S1)	Abduz o fêmur e roda medialmente (um pouco) o quadril; com o glúteo médio, suporta o tronco na postura unipedal
Piriforme	Superfície anterior do sacro	Trocanter maior do fêmur	Nervo ao piriforme (L5-S2)	Roda externamente o fêmur
Obturador interno	Margem interna do forame obturado	Trocanter maior do fêmur	Nervo do m. obturador interno (L5-S2)	Roda externamente o fêmur, abduz o fêmur quando flexionado
Gêmeo superior	Espinha isquiática	Trocanter maior do fêmur	Nervo do m. obturador interno (L5-S2)	Roda externamente o fêmur e o abduz quando flexionado
Gêmeo inferior	Túber isquiático	Trocanter maior do fêmur	Nervo ao quadrado femoral e gêmeo inferior (L4-S1)	Roda externamente o fêmur e o abduz quando flexionado
Quadrado femoral	Túber isquiático	Crista intertrocantérica (entre o trocanter maior e menor do fêmur)	Nervo ao quadrado femoral e gêmeo inferior (L4-S1)	Roda externamente o fêmur e o aduz
Obturador externo	Margens externas do forame obturado	Fossa trocantérica do fêmur	Nervo obturatório (L2-4)	Roda externamente o fêmur e o aduz
Tensor da fáscia lata	Crista ilíaca	Trato iliotibial	Nervo glúteo superior (L4-S1)	Tensiona o trato iliotibial para estabilizar as articulações do quadril e joelho

formigamento pela perna. Dada a posição profunda do músculo piriforme, sua liberação cirúrgica é bastante invasiva.

Obturador interno O músculo **obturador interno** (*obturador* vem do latim "ocluir") fixa-se proximalmente em torno do anel interno do forame obturado. Como seu nome indica, este músculo, ao invés de correr por este grande forame, o oclui e passa em torno da incisura isquiática menor, para atingir o fêmur. Ele deve fazer uma volta de 90 graus neste ponto, de modo que sua alavancagem é limitada. Músculos mais curtos, entrelaçados de cada lado de seu tendão (o músculo **gêmeo superior** e o músculo **gêmeo inferior**), desenvolvem-se para auxiliar sua alavancagem como um rotador lateral (ver Fig. 7.67).

Vistas posteriores

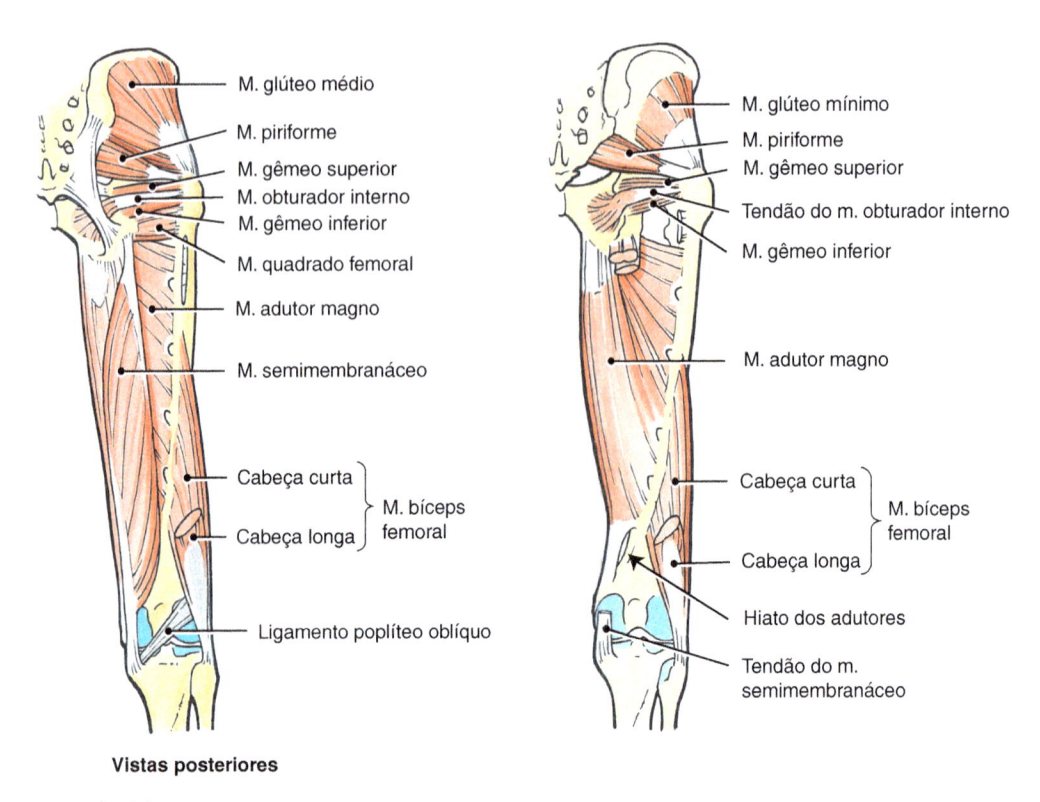

FIGURA 7.67   Rotadores do quadril.

A nádega abriga um conjunto de rotadores externos ou laterais do quadril. (A) Vista posterior, superficial. O músculo obturador interno é auxiliado pelos músculos gêmeos, paralelos. (B) O músculo glúteo mínimo, que se situa profundamente ao músculo glúteo máximo, completa o arco dos rotadores superiormente. Suas fibras mais anteriores podem permitir que ele rode medialmente o quadril. (De Agur A, Dalley AF. Grant's Atlas of Anatomy, 11th Edition. Baltimore: Lippincott Williams & Wilkins, 2005. Fig. 5.5, p. 369.)

Quadrado femoral   Os músculos do "manguito rotador" da articulação do quadril formam um arco que existe mais ou menos em um plano funcional. O próximo músculo deste arco, inferiormente falando, é o músculo **quadrado femoral**. Assim como os músculos do "manguito rotador" da articulação do ombro, este músculo também pode aduzir o osso longo ao qual está fixado.

Obturador externo   O músculo **obturador externo** situa-se profundamente à camada dos gêmeos, entre o músculo gêmeo inferior e o músculo quadrado femoral. Ele é o único músculo da região glútea inervado por um nervo do plexo lombar. Localiza-se profundamente na região da articulação do quadril.

Tensor da fáscia lata   A própria existência do músculo **tensor da fáscia lata** (ver Fig. 7.69) testemunha a natureza especializada do membro inferior humano. Como seu nome indica, este músculo cresce dentro de um envoltório de fáscia e fixa-se em um espessamento especializado da fáscia profunda, na face lateral da coxa. Tensionando esta fáscia, os tecidos moles do cilindro do membro "endurecem" o máximo possível, a fim de enrijecer a parede lateral do membro enquanto se marcha. O músculo tensor da fáscia lata é auxiliado pelo músculo glúteo máximo (ver anteriormente), que também se fixa à fáscia lata.

Flexores do quadril e extensores do joelho

A região femoral anterior inclui alguns músculos profundos que se originam no tronco, bem como músculos mais superficiais, como o poderoso músculo quadríceps femoral (ver Tabela 7.16).

Ilíaco e psoas maior   O músculo **ilíaco** e o músculo **psoas maior** (Fig. 7.68) compartilham uma fixação articular no trocanter menor do fêmur; exceto por isso, eles são parceiros improváveis. O volumoso músculo psoas maior fixa-se em degraus aos lados das vértebras lombares e produz um ângulo de repouso visível em uma radiografia abdominal padrão. O músculo ilíaco é achatado, situado na fossa ilíaca, antes que suas fibras convirjam com o psoas maior para cruzar sobre o ramo do púbis e sob o ligamento inguinal. Os músculos utilizados para "sentar-se" são: os flexores poderosos do quadril quando a perna está estacionária, ou os potentes elevadores da

TABELA 7.16   MÚSCULOS DO COMPARTIMENTO ANTERIOR DA COXA

MÚSCULO	INSERÇÃO PROXIMAL (PONTO FIXO)	INSERÇÃO DISTAL (PONTO MÓVEL)	INERVAÇÃO	AÇÃO
Ilíaco	Fossa ilíaca	Com o psoas maior no trocanter menor do fêmur	Plexo lombar e nervo femoral (L2-4)	Flexiona o fêmur quando o tronco está fixo, ou flexiona o tronco quando o membro está fixo
Psoas maior	Processos transversos e discos intervertebrais de T12-L5	Com o ilíaco no trocanter menor do fêmur	Plexo lombar e nervo femoral (L2-4)	Flexiona o fêmur quando o tronco está fixo, ou flexiona o tronco quando o membro está fixo
Sartório	Espinha ilíaca ântero-superior	Região proximal medial da tíbia	Nervo femoral (L2-4)	"Torce" a parte anterior da perna em direção ao joelho oposto, como quando você senta com o seu tornozelo cruzado sobre o joelho – o quadril está rotacionado, e o quadril e a perna, fracamente flexionados
Reto femoral	Uma cabeça na espinha ilíaca ântero-inferior, uma cabeça no ílio e cápsula articular do quadril	Tuberosidade da tíbia por meio do ligamento patelar	Nervo femoral (L2-4)	Flexiona a articulação do quadril e estende a perna
Vasto lateral	Corpo do fêmur e septo intermuscular lateral	Tuberosidade da tíbia por meio do ligamento patelar	Nervo femoral (L2-4)	Estende a perna
Vasto medial	Corpo do fêmur e septo intermuscular lateral	Tuberosidade da tíbia por meio do ligamento patelar	Nervo femoral (L2-4)	Estende a perna
Vasto intermédio	Corpo do fêmur e septo intermuscular lateral	Tuberosidade da tíbia por meio do ligamento patelar	Nervo femoral (L2-4)	Estende a perna
Articular do joelho	Parte inferior do corpo do fêmur	Bolsa suprapatelar da articulação do joelho	Nervo femoral (L2-4)	Retrai a membrana sinovial de modo que ela fique entre a patela e o fêmur

FIGURA 7.68 Flexores do quadril.

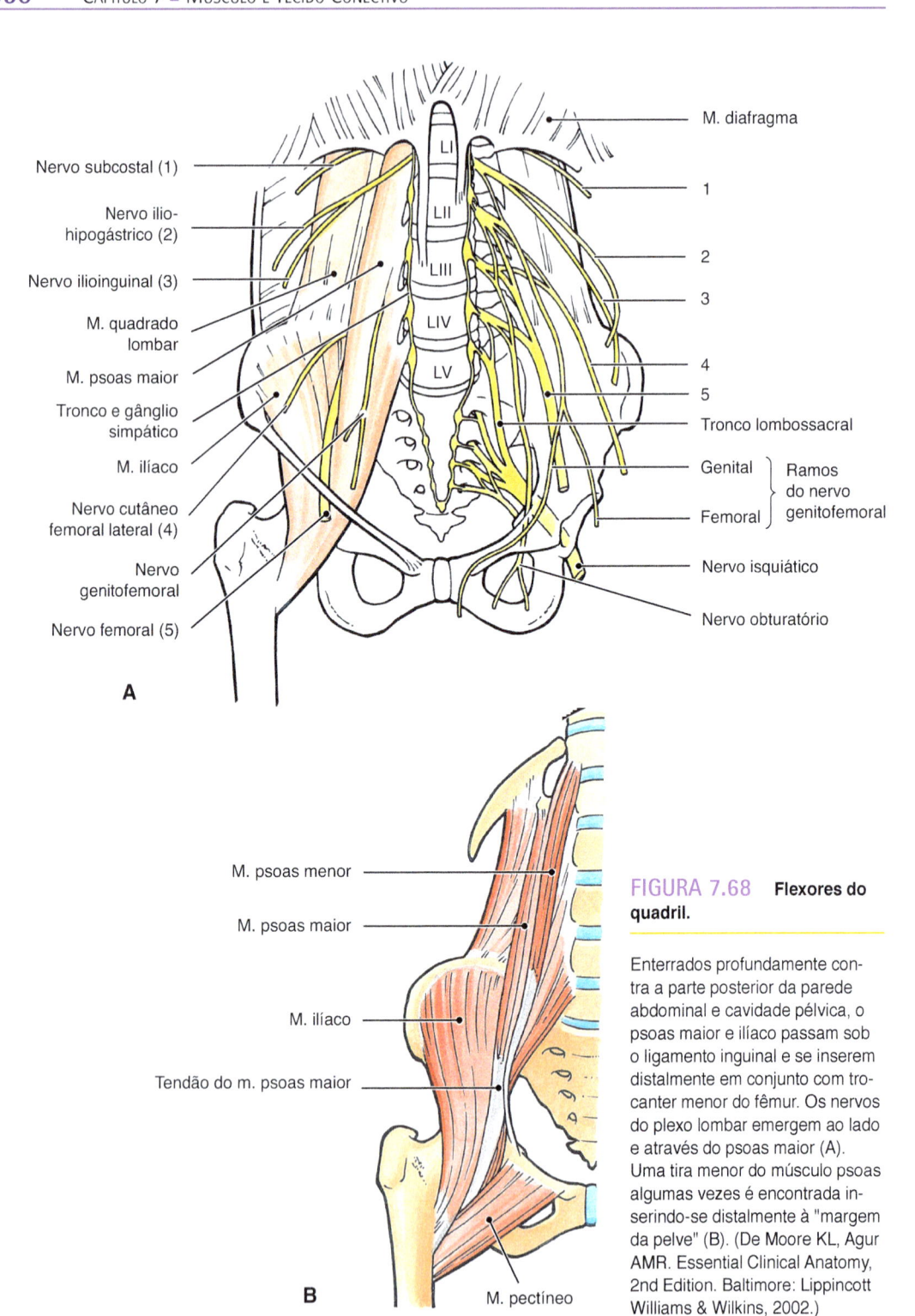

Enterrados profundamente contra a parte posterior da parede abdominal e cavidade pélvica, o psoas maior e ilíaco passam sob o ligamento inguinal e se inserem distalmente em conjunto com trocanter menor do fêmur. Os nervos do plexo lombar emergem ao lado e através do psoas maior (A). Uma tira menor do músculo psoas algumas vezes é encontrada inserindo-se distalmente à "margem da pelve" (B). (De Moore KL, Agur AMR. Essential Clinical Anatomy, 2nd Edition. Baltimore: Lippincott Williams & Wilkins, 2002.)

coxa quando o tronco está estacionário. Um pequeno músculo **psoas menor** pode estar presente (50 a 60% dos indivíduos). Este fraco músculo se origina lateralmente às vértebras TXII e LI, tornando-se tendíneo quase imediatamente. O tendão corre ao longo da superfície anterior do músculo psoas maior, a fim de fixar-se distalmente na **eminência iliopúbica** do púbis.

Sartório   O músculo **sartório** (Fig. 7.69) cruza tanto a articulação do quadril quanto a do joelho, mas seu pequeno calibre e trajeto sinuoso sugerem que ele sirva para ligar, bem como para contrair. Este músculo elegante se fixa distalmente com um músculo do compartimento medial (o músculo **grácil**) e um músculo do compartimento posterior (o **músculo semitendíneo**), a fim de formar uma fixação em leque à tíbia, semelhante a uma pata de ganso. Por isso, a inserção combinada é chamada de **pata de ganso**. Juntos, estes músculos provavelmente ajudam a impedir o joelho e o tronco de se desviarem demais em qualquer direção.

Reto femoral   O músculo **reto femoral** é um dos quatro músculos do músculo quadríceps femoral que se unem por meio da patela para estender poderosamente a tíbia. Os músculos do quadríceps são inervados pelo **nervo femoral**; dos quatro, o músculo reto femoral é o único que também cruza a articulação do quadril. Os outros três se originam do próprio fêmur e são chamados de **músculos vastos**.

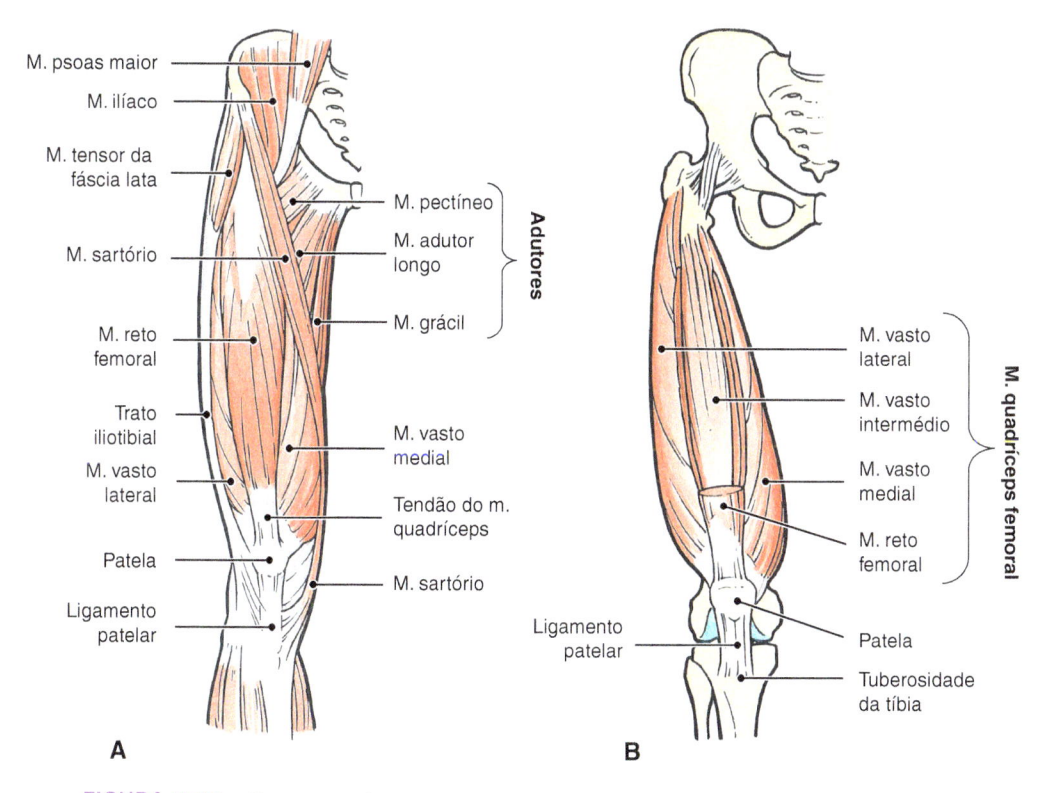

FIGURA 7.69   **Extensores da perna.**

O poderoso "grupo muscular quadríceps" recobre a parte anterior da coxa (A). O músculo reto femoral cruza ambas as articulações do quadril e do joelho, enquanto os músculos vastos (B) cruzam somente a articulação do joelho. (De Moore KL, Agur AMR. Essential Clinical Anatomy, 2nd Edition. Baltimore: Lippincott Williams & Wilkins, 2002. Fig. 6.9B,C, p. 334.)

Vasto lateral, vasto medial e vasto intermédio   Os robustos músculo vasto lateral, músculo vasto medial e músculo vasto intermédio têm uma só missão – estender o joelho. Assim como a maioria dos movimentos do membro inferior, porém, a fixação distal tipicamente é fixa – isto é, o movimento na verdade é do corpo acima da articulação, enquanto o pé permanece fixo no solo. Nesse sentido, estes músculos estendem o corpo sobre o joelho. Assim, embora sejam plenamente capazes de estender a articulação do joelho e "chutar" o pé anteriormente, sua potência real é a de elevar o resto do corpo acima da articulação do joelho, como em corridas ou subidas de escadas.

Articular do joelho   Como a articulação do joelho suporta bastante estresse e força muscular, ela é mais elaborada que qualquer outra articulação sinovial do corpo (supracitado). Uma das características mais incomuns da articulação do joelho é o músculo **articular do joelho**. Este músculo fixa-se a uma membrana sinovial, um dos tecidos mais moles do corpo, e seu trabalho é impedir que a membrana da articulação do joelho seja pinçada sob a pressão da patela quando o joelho está muito flexionado.

Adutores do quadril

Os músculos **adutores do quadril** (Fig. 7.70) mantêm o equilíbrio e alinhamento, mas não são trabalhados de forma potente ou repetitiva no mesmo grau que outros músculos; assim, eles parecem menos definidos na superfície da coxa. Isso reflete a eficiência da coluna em manter a postura com um mínimo de trabalho muscular. Os adutores do quadril fixam-se proximalmente à alça de osso do quadril que margeia o forame obturado e distalmente em leques mais largos ao longo do corpo do fêmur (e, em alguns casos, na tíbia). Eles são inervados pelo **nervo obturatório**, que, assim como o nervo femoral, é composto pelos nervos espinais L2-L4 (ver Tabela 7.17).

Pectíneo   O músculo **pectíneo** forma o soalho do trígono femoral, na região anterior da coxa, onde o feixe neurovascular femoral é vulnerável.

Adutor longo, adutor curto e adutor magno   O grupo adutor – o músculo **adutor longo**, **músculo adutor curto** e **músculo adutor magno** – forma uma camada mais ou menos contínua que puxa o fêmur em direção à linha mediana. As fibras do adutor magno que atingem a menor fixação são denominadas, em inglês, *hamstring fibers*. Estas fibras na verdade afastam-se do grosso do corpo muscular para formar uma corda rija de tendão, que se fixa distalmente em

FIGURA 7.70   **Adutores da coxa.**

A musculatura do compartimento medial fixa o púbis e ísquio ao fêmur, virtualmente ao longo de todo o seu comprimento. O músculo grácil cruza a articulação do joelho para se unir ao músculo semitendíneo do compartimento posterior e ao músculo sartório do compartimento anterior, ao longo da medial da tíbia. (De Agur A, Dalley AF. Grant's Atlas of Anatomy, 11th Edition. Baltimore: Lippincott Williams & Wilkins, 2005. Fig. 5.15B, p. 355.)

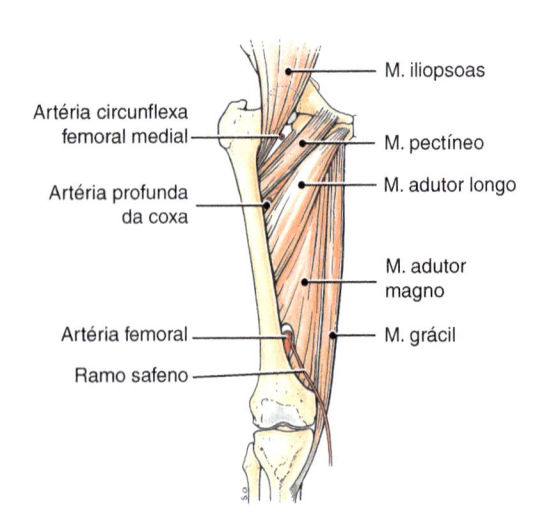

TABELA 7.17 MÚSCULOS DO COMPARTIMENTO MEDIAL DA COXA

MÚSCULO	INSERÇÃO PROXIMAL (PONTO FIXO)	INSERÇÃO DISTAL (PONTO MÓVEL)	INERVAÇÃO	AÇÃO
Pectíneo	Ramo do púbis superior	Linha pectínea do fêmur	Nervo femoral (L2-L3), algumas vezes obturatório (L2-L4)	Aduz e flexiona o fêmur
Adutor longo	Corpo do osso púbis	Linha áspera do fêmur	Nervo obturatório (L2-L4)	Aduz e flexiona o fêmur
Adutor curto	Corpo do púbis e ramo inferior do púbis	Linha pectínea do fêmur	Nervo obturatório (L2-L4)	Aduz e flexiona o fêmur
Adutor magno	Ramo inferior do púbis e túber isquiático	Fixação longa à parte posterior do corpo do fêmur, da tuberosidade glútea ao tubérculo do adutor	Nervo obturador (L2-L4), fibras ao tubérculo adutor pela parte tibial do nervo ciático (L4-S3)	Aduz o fêmur
Grácil	Púbis e ramo isquio-púbico	Região proximal medial da tíbia	Nervo obturatório (L2-L4)	Aduz o fêmur e roda medialmente a articulação do joelho

uma saliência no epicôndilo medial do fêmur (tubérculo do adutor). A separação forma um arco natural através do músculo (o **hiato adutor**), e a artéria femoral tira proveito dele para contornar a articulação do joelho posteriormente.

Grácil O músculo **grácil** é o músculo do compartimento medial que se une ao músculo sartório para formar a inserção da pata de ganso na tíbia. Como seu nome indica, é um músculo longo e delicado – uma verdadeira fita de músculo.

Extensores do quadril e flexores do joelho

Os músculos **extensores do quadril** e **flexores do joelho** são os músculos familiares da região femoral posterior (ver Tabela 7.18). Eles começam a longa lista de músculos no compartimento posterior da extremidade inferior, servidos pelo nervo isquiático, que leva fibras de L4-S3 da

TABELA 7.18 MÚSCULOS DO COMPARTIMENTO POSTERIOR DA COXA

MÚSCULO	INSERÇÃO PROXIMAL (PONTO FIXO)	INSERÇÃO DISTAL (PONTO MÓVEL)	INERVAÇÃO	AÇÃO
Bíceps femoral	Cabeça longa no túber isquiático; cabeça curta no corpo do fêmur	Cabeça da fíbula	Cabeça longa pelo nervo tibial (L4-S3), cabeça curta pelo nervo fibular comum (L4-S3)	Flexiona a perna no joelho, auxilia a estender a articulação do quadril
Semitendíneo	Túber isquiático	Região proximal medial da tíbia	Nervo tibial (L4-S3)	Flexiona a perna no joelho, auxilia a estender a articulação do quadril
Semimembranáceo	Túber isquiático	Côndilo medial da tíbia	Nervo tibial (L4-S3)	Flexiona a perna no joelho, auxilia a estender a articulação do quadril

medula espinal até a ponta dos dedos (como o **nervo tibial** e o **nervo fibular**). Os músculos da região posterior da coxa são muito menos potentes do que o músculo quadríceps femoral, uma relação de potência ântero-posterior invertida abaixo do joelho. As articulações da extremidade inferior alternam-se na amplitude de movimento de flexão-extensão em relação à postura ereta, de modo que o diâmetro de massa muscular por meio da articulação corresponde.

Bíceps femoral, semitendíneo e semimembranáceo   O músculo **bíceps femoral** é o músculo lateral da região posterior da coxa (ver Figs. 7.66A e 7.67). Uma cabeça fixa-se ao ísquio do osso do quadril, e outra deriva inteiramente do fêmur. Após se unir, o músculo cruza a articulação do joelho e fixa-se à cabeça da fíbula. A cabeça longa, ou a fixação isquial, é inervada pela parte tibial do nervo isquiático. A cabeça curta, ou a fixação femoral, é inervada pela parte fibular.

O músculo **semitendíneo** é o músculo do compartimento posterior que completa a pata de ganso (ver Fig. 7.66A). Junto com o músculo grácil e o músculo sartório, o semitendíneo puxa o quadril para a parte interna do joelho, de forma muito semelhante a um poste telefônico de cabeça para baixo. Os três músculos ancoram a articulação do quadril ao centro de gravidade. Nenhum deles é potente individualmente mas, agindo em equipe, podem registrar passos instáveis em qualquer direção e enviá-los ao cérebro, oferecendo alguma resistência em resposta.

A fáscia do músculo **semimembranáceo** expande-se próximo de sua fixação à tíbia. Ela está tão perto da articulação do joelho que envia fibras espessas a ele, em forma de um **ligamento poplíteo oblíquo**. Juntos, o músculo semimembranáceo e o músculo semitendíneo formam a metade medial do grupo muscular posterior da coxa. Estes músculos têm uma tendência a se distender, ou mesmo a se romper, desde suas inserções no ísquio, pois se tornam um pouco hiperestendidos em postura completamente ereta. Quando os atletas de corrida, por exemplo, empurram seu membro dobrado em um pico de movimento para a frente, a extensão rápida e completa da coxa pode ser um estresse demasiado e rápido demais para a musculatura posterior da coxa.

Músculos da perna

Assim como a coxa tem três compartimentos, a perna também os possui. Neste caso, porém, a massa muscular é desviada para o compartimento posterior devido à força necessária para erguer o calcanhar do solo (**flexão plantar**). Os outros dois compartimentos são o anterior, para flexionar o tornozelo na outra direção (**dorsiflexão**), e o compartimento lateral menor.

Flexores plantares e inversores do pé (compartimento posterior)

O músculo **gastrocnêmio** e músculo **sóleo** no compartimento posterior impulsionam o tornozelo, mas não o pé (Fig. 7.71). Estes músculos se tornam o potente tendão do calcâneo (**tendão de Aquiles**), que conduz ao calcanhar. Profundamente a eles, há três músculos poderosos que usam o tornozelo como um fulcro e impulsionam a flexão plantar do pé e dos dedos. Como o calcanhar é semelhante ao cotovelo, no sentido de que os tendões não podem cruzar por sua parte posterior, estes tendões profundos alcançam a sola do pé passando ao longo do lado medial da articulação do tornozelo, sob um resistente retináculo flexor. Um pequeno músculo dedicado à articulação do joelho completa o arranjo. Todos os músculos deste compartimento são inervados pelo **nervo tibial** (ver Tabela 7.19).

Poplíteo   O músculo **poplíteo** realmente penetra na cápsula articular do joelho, a fim de destravar um rígido alinhamento osso a osso do fêmur e da tíbia quando o joelho está completamente estendido. Sua fixação basal dentro da cápsula articular do joelho é no côndilo femoral lateral e menisco lateral da articulação do joelho. Sua fixação na tíbia é inferior e lateral à cápsula articular. Quando este músculo se contrai, flexiona e roda medialmente a articulação

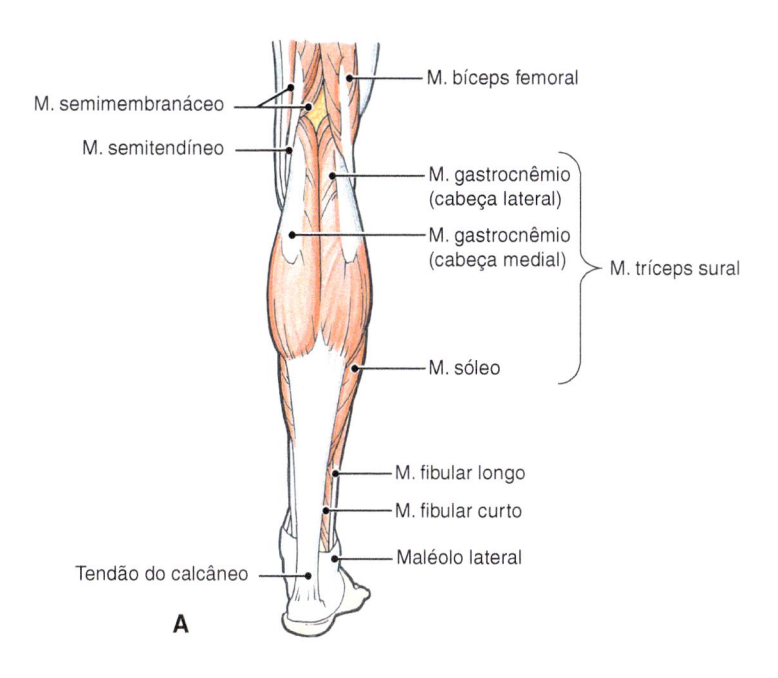

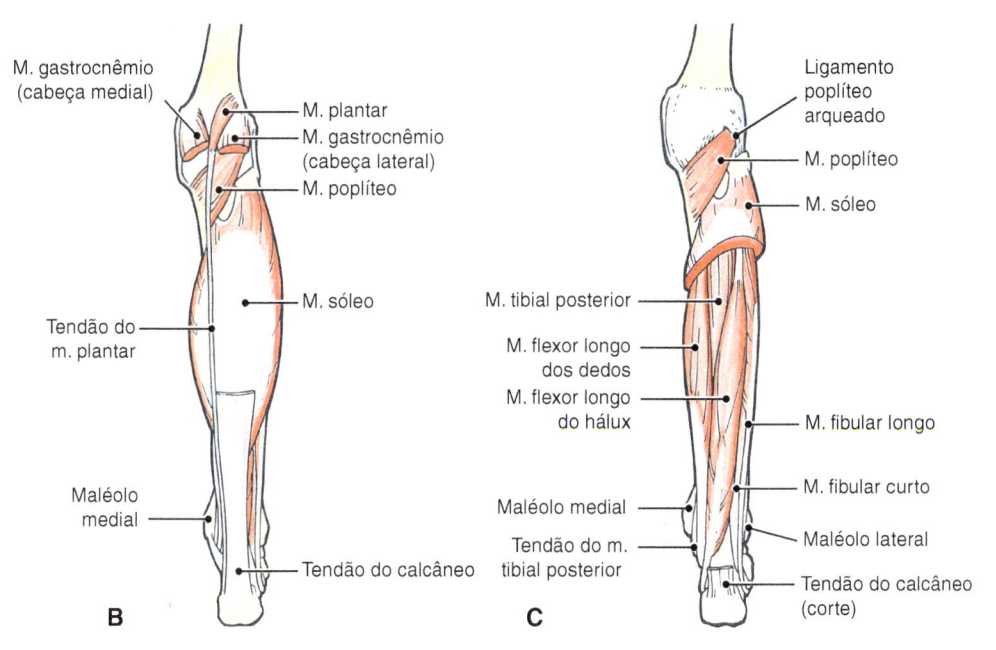

FIGURA 7.71 **Tornozelo, pé e flexores dos dedos.**

(A) Músculos superficiais da região posterior da perna. (B) Parte intermediária da região posterior da perna. O músculo sóleo une-se ao músculo gastrocnêmio para formar o potente tendão do calcâneo (tendão de Aquiles). (C) Camada profunda do compartimento posterior. Devido a um calcanhar que suporta peso, cada um destes músculos deve cruzar o lado do tornozelo, ao invés do centro do membro. (De Moore KL, Agur AMR. Essential Clinical Anatomy, 2nd Edition. Baltimore: Lippincott Williams & Wilkins, 2002. Fig. 6.23B-D, p. 366.)

TABELA 7.19 MÚSCULOS DA PERNA

MÚSCULO	INSERÇÃO PROXIMAL (PONTO FIXO)	INSERÇÃO DISTAL (PONTO MÓVEL)	INERVAÇÃO	AÇÃO
Poplíteo	Corpo da tíbia, acima da linha solear	Côndilo femoral lateral e menisco lateral da articulação do joelho	Nervo tibial (L4-S3)	Flexiona e roda o fêmur contra a tíbia, como quando você "destrava" a articulação do joelho
Gastrocnêmio	Uma cabeça de cada côndilo femoral	Como o tendão do calcâneo (com o sóleo), no calcâneo	Nervo tibial (L4-S3)	Flexão plantar do tornozelo, auxilia na flexão do joelho
Sóleo	Corpo da tíbia e fíbula profundamente ao gastrocnêmio	Como o tendão do calcâneo (com o gastrocnêmio), no calcâneo	Nervo tibial (L4-S3)	Flexão plantar do tornozelo
Compartimento posterior*				
Tibial posterior	Tíbia, fíbula e membrana interóssea	Diversos ossos do pé – navicular; cuneiforme medial e intemediário; bases do segundo, terceiro e quarto metatarsais	Nervo tibial (L4-S3)	Inversão e flexão plantar do pé
Flexor longo dos dedos	Tíbia	Falanges distais dos 4 dedos menores	Nervo tibial (L4-S3)	Flexão plantar do tornozelo, flexiona todas as articulações dos dedos
Flexor longo do hálux	Membrana interóssea e fíbula	Falange distal do primeiro dedo	Nervo tibial (L4-S3)	Flexão plantar do tornozelo, flexiona o primeiro dedo
Compartimento lateral				
Fibular longo	Fíbula	Cuneiforme medial e primeiro metatarsal	Nervo fibular superficial (L4-S3)	Flexão plantar do tornozelo, everte o pé
Fibular curto	Fíbula e septo intermuscular	Tuberosidade do quinto metatarsal	Nervo fibular superficial (L4-S3)	Flexão plantar do tornozelo, everte o pé
Compartimento anterior				
Tibial anterior	Tíbia	Cuneiforme medial e primeiro metatarsal	Nervo fibular profundo (L4-S3)	Dorsiflexiona o tornozelo, inverte o pé
Extensor longo do hálux	Membrana interóssea e fíbula	Falange distal do primeiro dedo	Nervo fibular profundo (L4-S3)	Dorsiflexiona o tornozelo, estende o primeiro dedo
Extensor longo dos dedos	Tíbia, fíbula, membrana interóssea e septo intermuscular	Falanges intermediária e distal dos 4 dedos laterais	Nervo fibular profundo (L4-S3)	Dorsiflexiona o tornozelo, estende os dedos laterais
Fibular terceiro	Fíbula	Base do quinto metatarsal	Nervo fibular profundo (L4-S3)	Auxilia na dorsiflexão e eversão do pé

* N. de R.T. Os músculos poplíteo, gastrocnêmio e sóleo fazem parte do compartimento posterior da perna.

do joelho, girando o fêmur e a tíbia em direções opostas. Com o fêmur e a tíbia "destravados" de seu ajuste, os grandes músculos da região posterior da coxa podem exercer alavancagem para continuar a flexionar o joelho.

Gastrocnêmio e sóleo O músculo **gastrocnêmio** e músculo **sóleo** são similares ao músculo bíceps braquial e músculo braquial, respectivamente. O gastrocnêmio cruza duas articulações; o sóleo cruza somente uma. A articulação real de movimento, porém, é a distal, a articulação do tornozelo. Estes dois músculos poderosos elevam o calcâneo, ou fazem a flexão plantar do pé. Como na postura em repouso o pé está mais dorsofletido do que em flexão plantar, a amplitude de movimento denominada flexão plantar é considerável.

Plantar O músculo **plantar** tem um corpo muito pequeno e um tendão extremamente longo, em corda, semelhante ao palmar longo no membro superior. As variações incluem tanto a ausência quanto a duplicidade do músculo. Ele se fixa proximalmente no côndilo femoral lateral e se insere distalmente lateralmente ao tendão do calcâneo, no calcâneo. Dada a sua fraca proporção comparado aos músculos vizinhos, sua ação provavelmente é insignificante. Em algum momento, ele pode ter tido um papel em manter a tensão fascial na pele da sola do pé (novamente análogo ao palmar longo), mas, dado o pé humano ser completamente bipedal, este esforço é irrelevante.

Tibial posterior, flexor longo dos dedos e flexor longo do hálux Um trio de músculos mais profundos na região posterior da perna – músculo **tibial posterior**, músculo **flexor longo dos dedos** e **músculo flexor longo do hálux** – auxilia na flexão plantar; eles primariamente invertem o pé (tibial posterior) ou movem os dedos (flexor longo dos dedos e flexor longo do hálux). Assim como os músculos radiais da mão, dois conjuntos de flexores digitais estão disponíveis. No pé, os tendões do flexor longo dos dedos são aqueles que passam por todas as articulações dos dedos para se inserirem nas falanges distais. Também como na mão, um dedo desfruta de um conjunto muscular próprio, separado – o primeiro dedo, ou **hálux**.

O músculo flexor longo do hálux é muito importante para a sensação de bem-estar, pois este músculo é usado para levantar o hálux do chão ao final da passada. Uma quantidade desproporcional de força durante a fase final da passada se aloja nele, de modo que, sem um bom alinhamento articular e o uso pleno do músculo flexor longo do hálux, é difícil – se não impossível – caminhar confortavelmente. O flexor longo do hálux é o músculo dominante em relação ao conhecimento de posição do pé e de alavancagem.

Dorsiflexores do pé

Os músculos que fazem a dorsiflexão do pé são encontrados no compartimento anterior da perna, imediatamente lateral à margem medial da tíbia (ver Tabela 7.19). Alguns destes músculos também invertem o pé e estendem os dedos. A dorsiflexão e extensão dos dedos não são movimentos poderosos, mas são essenciais para manter uma marcha suave. A dorsiflexão excessiva, como ao correr com calçados apertados, resulta em contraturas tibiais dolorosas. O nervo deste compartimento é o outro ramo do nervo fibular comum, o fibular profundo. A lesão deste nervo debilita os únicos músculos capazes de dorsiflexão, o que significa que o pé "cai" quando se elevar a perna a cada passada.

O músculo **tibial anterior** (Fig. 7.22) complementa o músculo **tibial posterior** como um ator primário na articulação do tornozelo. Eles compartilham a capacidade de inversão, mas se opõe um ao outro em flexão. O músculo **extensor longo do hálux**, da mesma forma, complementa um músculo do compartimento posterior, o músculo **flexor longo do hálux**. Seu tendão projeta-se proeminentemente contra a pele quando o hálux é estendido. O músculo **extensor longo dos dedos** administra os dedos menores a partir de um corpo muscular situado na perna. Seus tendões estendem-se através da articulação interfalângica final, para se inserirem pro-

FIGURA 7.72 **Extensores do pé e dos dedos.**

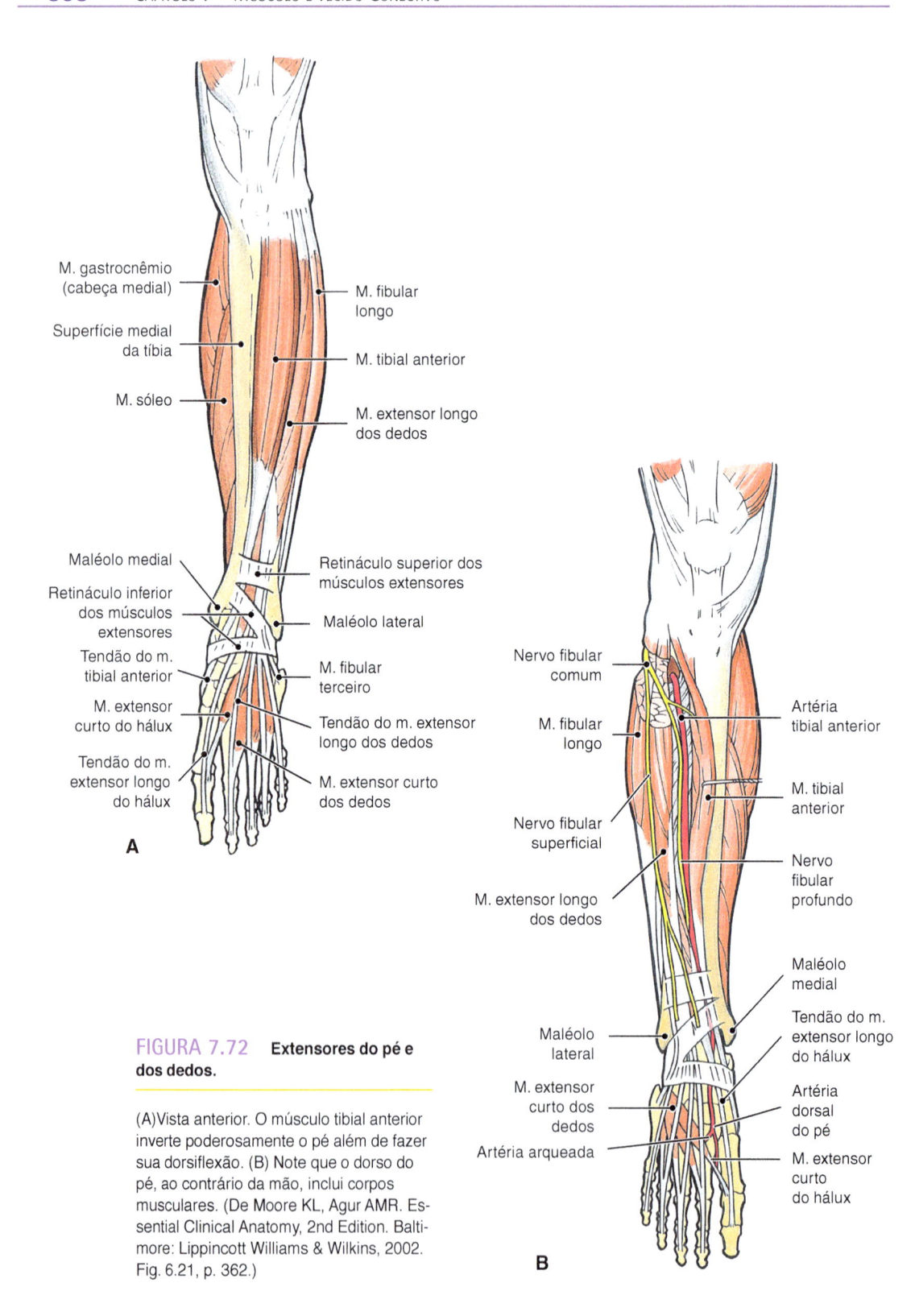

(A) Vista anterior. O músculo tibial anterior inverte poderosamente o pé além de fazer sua dorsiflexão. (B) Note que o dorso do pé, ao contrário da mão, inclui corpos musculares. (De Moore KL, Agur AMR. Essential Clinical Anatomy, 2nd Edition. Baltimore: Lippincott Williams & Wilkins, 2002. Fig. 6.21, p. 362.)

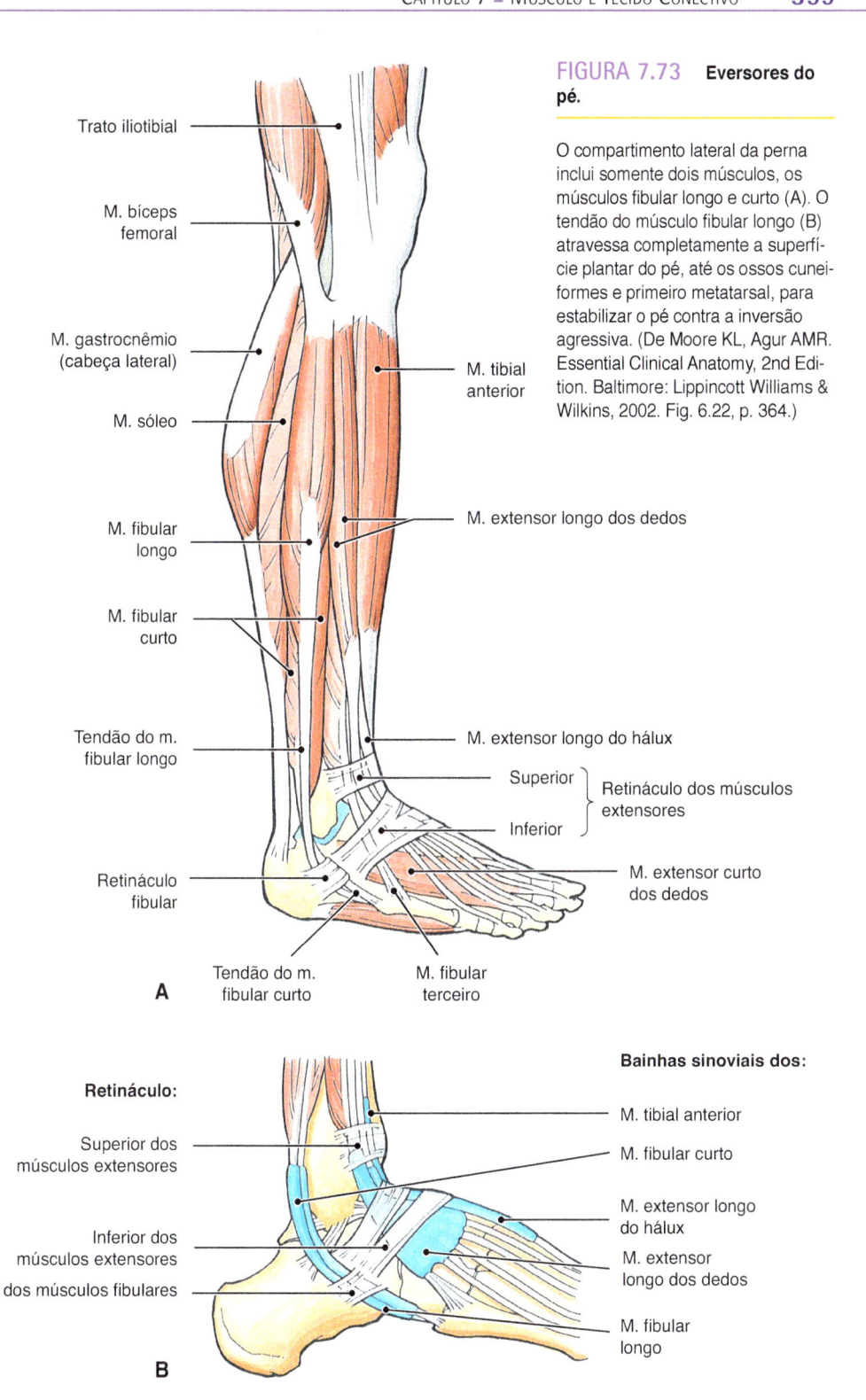

FIGURA 7.73 Eversores do pé.

O compartimento lateral da perna inclui somente dois músculos, os músculos fibular longo e curto (A). O tendão do músculo fibular longo (B) atravessa completamente a superfície plantar do pé, até os ossos cuneiformes e primeiro metatarsal, para estabilizar o pé contra a inversão agressiva. (De Moore KL, Agur AMR. Essential Clinical Anatomy, 2nd Edition. Baltimore: Lippincott Williams & Wilkins, 2002. Fig. 6.22, p. 364.)

A

- Trato iliotibial
- M. bíceps femoral
- M. gastrocnêmio (cabeça lateral)
- M. sóleo
- M. fibular longo
- M. fibular curto
- Tendão do m. fibular longo
- Retináculo fibular
- Tendão do m. fibular curto
- M. tibial anterior
- M. extensor longo dos dedos
- M. extensor longo do hálux
- Retináculo dos músculos extensores (Superior, Inferior)
- M. extensor curto dos dedos
- M. fibular terceiro

B

Retináculo:
- Superior dos músculos extensores
- Inferior dos músculos extensores
- dos músculos fibulares

Bainhas sinoviais dos:
- M. tibial anterior
- M. fibular curto
- M. extensor longo do hálux
- M. extensor longo dos dedos
- M. fibular longo

fundamente aos leitos das unhas. Como seu nome indica, há um músculo **extensor curto dos dedos** distinto, ao contrário da configuração no dorso da mão. O extensor curto dos dedos é o único músculo com fixação proximal no dorso do pé. O músculo **fibular terceiro** é uma tira muscular, algumas vezes ausente, que parece um corpo muscular extra do músculo extensor longo dos dedos e se fixa na base do quinto metatarsal (Fig. 7.73).

Eversores do pé

A diferença de tamanho entre a tíbia e a fíbula diz tudo. Os dois músculos dedicados ao lado fibular da perna ajudam no equilíbrio, mas toda a força pertence à tíbia. O músculo **fibular longo** (ver Fig. 7.73) é o eversor primário do pé. Esse movimento é um composto de flexão plantar e pronação e culmina naturalmente com uma passada completa. O fibular longo corre sob a face lateral do esqueleto do pé e fixa-se à maioria dos ossos mediais da superfície plantar do pé para sua alavancagem. O músculo **fibular curto** também faz flexão plantar e auxilia na eversão, mas se ancora no lado dorsal do esqueleto do pé, ao longo da proeminente tuberosidade lateral do quinto metatarsal. O nervo deste compartimento é o ramo superficial do nervo fibular comum.

Músculos da planta do pé

Inserida sob o arco ósseo entre o calcanhar e os dedos, a sola do pé contém diversos músculos. Assim como na mão, há coxins de grupos de músculos para o dedo mínimo e para o hálux. Poderosos flexores curtos, um adutor do hálux e aqueles curiosos músculos interósseos para afastar os dedos para os lados completam as semelhanças. Todos esses músculos são inervados por ramos terminais do nervo tibial, denominados **nervo plantar medial** e **nervo plantar lateral**. De muitos modos, eles atuam para manter os dedos em posição, resistindo às forças contrárias ao invés de agir em contração direta (ver Tabela 7.20).

O músculo **abdutor do hálux** (Fig. 7.74) é o músculo medial da planta do pé. Ele percorre o comprimento do arco longitudinal medial. Quando cruza a articulação metatarsofalângica, funde-se ao tendão medial do músculo **flexor curto do hálux**. Os dois tendões do flexor curto do hálux se juntam ao músculo abdutor do hálux medialmente e ao músculo adutor do hálux lateralmente e, assim, passam lateralmente ao canal necessário para o tendão do músculo flexor longo do hálux. Neste ponto, os tendões incluem um **osso sesamóide**, análogo à posição dos ossos sesamóides na articulação metacarpofalângica do polegar. O tendão do músculo flexor longo do hálux passa entre os ossos sesamóides em um tipo de casa óssea protetora, de modo que o peso esmagador do corpo passa através dos sesamóides e não do tendão em si. Pacientes com joanetes são dignos de compadecimento, pois essa é uma condição em que o arco de suporte sesamóide se rompe, e cada passo pode ser doloroso (ver Quadro de Anatomia Clínica 7.4).

O músculo **flexor curto dos dedos** existe somente na planta do pé, e não através da articulação do tornozelo. No membro superior, os flexores dos dedos saem do antebraço, mas, no pé, as demandas de postura e locomoção significam que os flexores não podem se aproximar dos dedos provenientes diretamente do calcâneo. Na camada muscular imediatamente abaixo do músculo flexor curto dos dedos, os tendões dos músculos da região posterior da perna passam adiante, para atingir suas fixações ósseas. Os dois grandes tendões aqui são do músculo **flexor longo dos dedos** e do músculo **flexor longo do hálux**. Como esses músculos passam ao lado da articulação do tornozelo, ao invés de diretamente sob o calcâneo, eles entram na sola do pé em um ângulo aos dedos menores. Isso é um problema para os tendões do flexor longo dos dedos, de modo que um **músculo quadrado plantar** incomum se desenvolve para "alinhá-los" na planta do pé, paralelo aos dedos que flexionam.

O músculo **abdutor do dedo mínimo** e o músculo **flexor curto do dedo mínimo** constituem o coxim de músculos próprios ao quinto dedo. Não há análogo aparente ao músculo

TABELA 7.20 MÚSCULOS DO PÉ

MÚSCULO	INSERÇÃO PROXIMAL (PONTO FIXO)	INSERÇÃO DISTAL (PONTO MÓVEL)	INERVAÇÃO	AÇÃO
Extensor curto dos dedos	Calcâneo	Três tendões mediais do extensor longo dos dedos e no tendão do extensor longo do hálux	Nervo fibular profundo (L4-S3)	Auxilia na dorsiflexão das articulações metatarsofalângicas
Superfície plantar				
Abdutor do hálux	Calcâneo	Falange proximal do primeiro dedo	Nervo plantar medial (L4-S3)	Abduz o hálux
Flexor curto dos dedos	Calcâneo e septo intermuscular	Por 4 tendões nas falanges médias dos 4 dedos menores	Nervo plantar medial (L4-S3)	Flexiona a articulação interfalângica proximal dos 4 dedos menores
Abdutor do dedo mínimo	Calcâneo e septo intermuscular	Falange proximal do quinto dedo	Nervo plantar lateral (L4-S3)	Abduz o quinto dedo
Quadrado plantar	Calcâneo	Tendão articular do flexor longo dos dedos	Nervo plantar lateral (L4-S3)	Auxilia os tendões do flexor longo dos dedos a fazer a flexão plantar dos dedos menores
Lumbricais	Tendões do flexor longo dos dedos	Capuz tendinoso dorsal do extensor longo dos dedos	Primeiro lumbrical pelo nervo plantar medial; lumbricais 2-4 pelo nervo plantar lateral	Inicia a extensão de dedos em flexão plantar
Flexor curto do hálux	Cubóide e cuneiforme lateral	Por 2 tendões na falange proximal do hálux	Nervo plantar medial (L4-S3)	Faz flexão plantar da articulação proximal do hálux
Adutor do hálux	Cabeça transversa do ligamento metatarsofalângico e cabeças metatarsais dos dedos II-V; cabeça oblíqua das bases dos metatarsais II-IV e ligamento plantar longo	Falange proximal do hálux	Nervo plantar lateral (L4-S3)	Aduz o hálux
Flexor curto do dedo mínimo	Primeiro metatarsal e ligamento plantar longo	Falange proximal do quinto dedo	Nervo plantar lateral (L4-S3)	Faz flexão plantar da quinta articulação metatarsofalângica
Interósseos plantares	Face medial dos metatarsais III-V	Base da falange proximal do mesmo dedo	Nervo plantar lateral (L4-S3)	Aduz os 3 dedos laterais
Interósseos dorsais	Base de cada metatarsal	Falange proximal dos dedos II-IV	Nervo plantar lateral (L4-S3)	Abduz os dedos II-IV

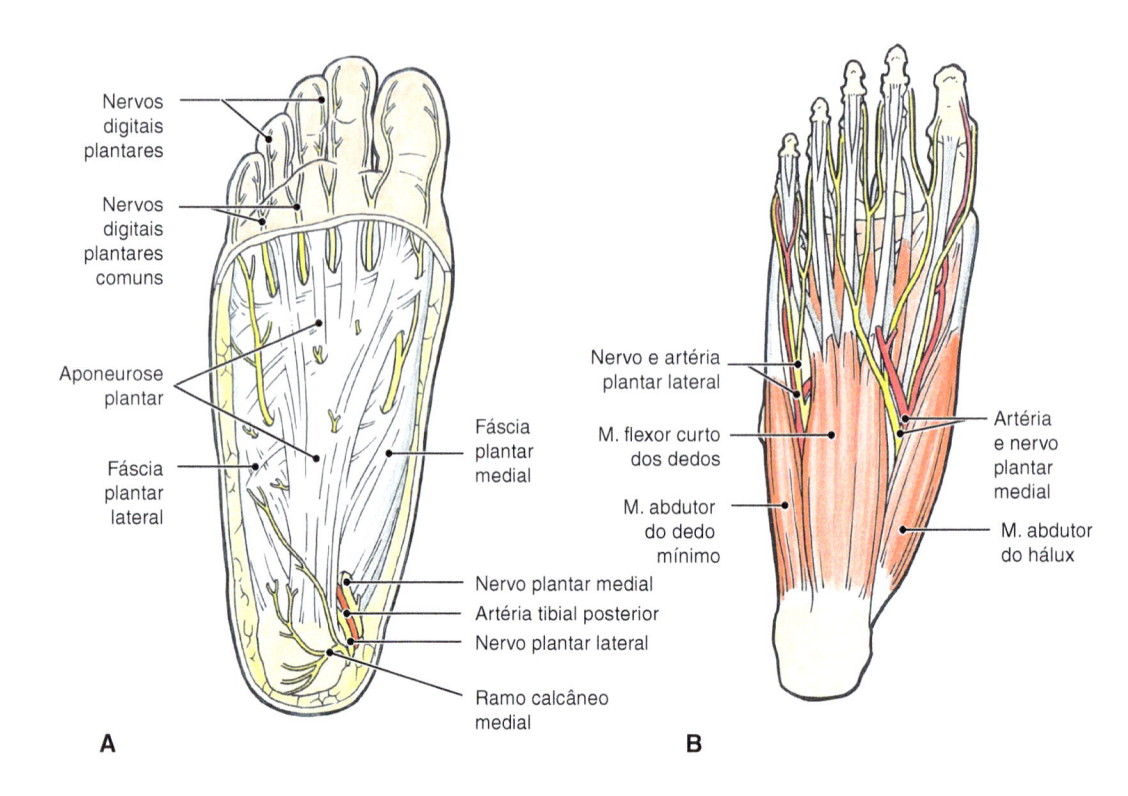

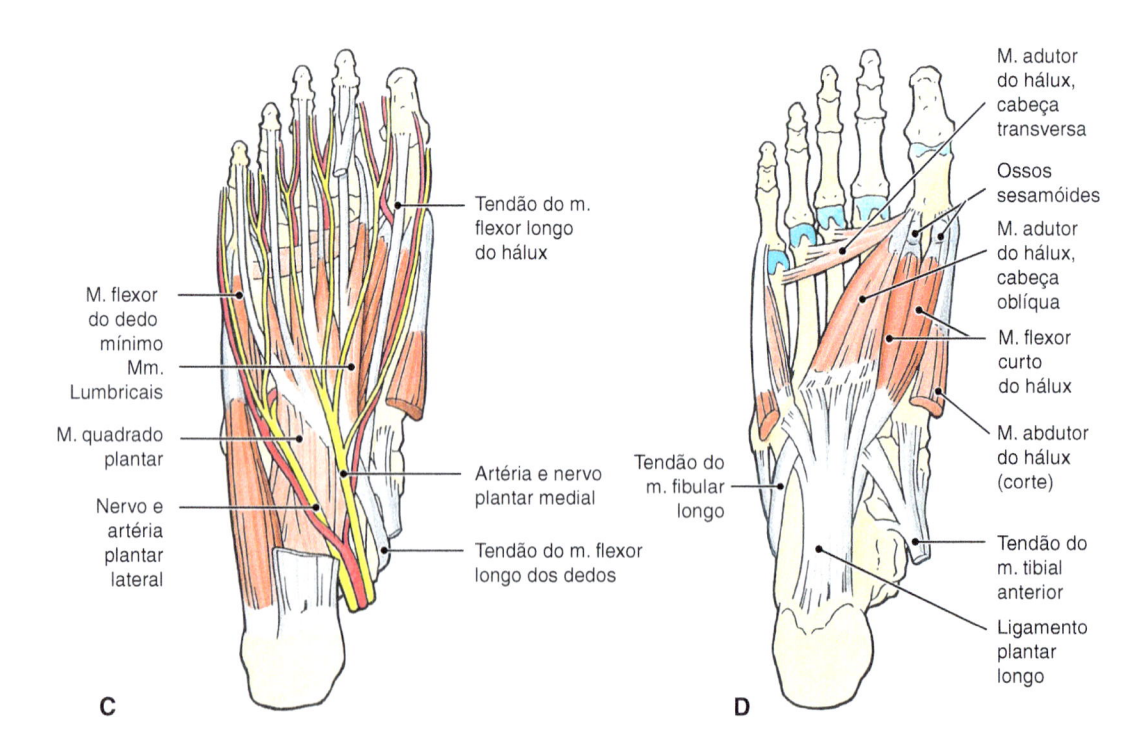

402   Capítulo 7 ■ Músculo e Tecido Conectivo

A
- Nervos digitais plantares
- Nervos digitais plantares comuns
- Aponeurose plantar
- Fáscia plantar lateral
- Fáscia plantar medial
- Nervo plantar medial
- Artéria tibial posterior
- Nervo plantar lateral
- Ramo calcâneo medial

B
- Nervo e artéria plantar lateral
- M. flexor curto dos dedos
- M. abdutor do dedo mínimo
- Artéria e nervo plantar medial
- M. abdutor do hálux

C
- M. flexor do dedo mínimo
- Mm. Lumbricais
- M. quadrado plantar
- Nervo e artéria plantar lateral
- Tendão do m. flexor longo do hálux
- Artéria e nervo plantar medial
- Tendão do m. flexor longo dos dedos

D
- M. adutor do hálux, cabeça transversa
- Ossos sesamóides
- M. adutor do hálux, cabeça oblíqua
- M. flexor curto do hálux
- M. abdutor do hálux (corte)
- Tendão do m. fibular longo
- Tendão do m. tibial anterior
- Ligamento plantar longo

ANATOMIA CLÍNICA

Quadro 7.4
HÁLUX VALGO ("JOANETE")

A pressão exercida sobre a "bola" do pé, onde as cabeças dos metatarsais pressionam contra a pele, é tremenda. Os ossos sesamóides que crescem nos tendões do flexor curto do hálux protegem o primeiro metatarsal acima do contato com o solo, porém podem se tornar deslocados. O desvio da primeira articulação metatarsofalângica, que resulta da força mal direcionada através desses sesamóides deslocados, resulta no hálux valgo, ou **"joanete"**. A capacidade do corpo de se adaptar a condições estressantes ocorre aqui em prejuízo próprio, pois um joanete somente se agrava com o tempo. Como o curso do importante músculo que propele o primeiro dedo, o flexor longo do hálux, depende do alinhamento apropriado dos sesamóides, o hálux valgo impede a marcha normal e o suporte de peso. A dor associada à degeneração estressante da articulação metatarsofalângica tende a aumentar o sofrimento.

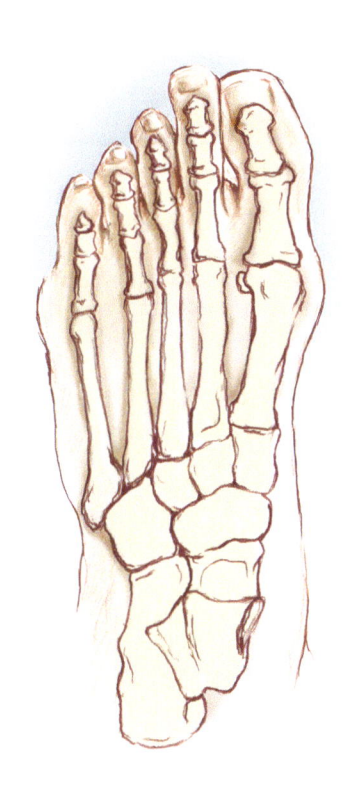

"Joanete"

FIGURA 7.74 A planta do pé.

(A)Fáscia plantar. Para impedir a pele do pé de deslizar, uma resistente fáscia plantar recobre o leito muscular subjacente, do calcâneo aos metatarsais. (B) Os dedos menores recebem tendões de um músculo flexor curto, e tanto o hálux quanto o dedo mínimo recebem seus próprios abdutores. (C) Os tendões flexores longos entram no compartimento muscular plantar profundamente aos flexores curtos. O ângulo do tendão do flexor longo dos dedos está ancorado ao calcâneo pelo músculo quadrado plantar, a fim de exercer uma tração mais direta nos dedos. Estes tendões incluem lumbricais, como na mão. (D) O poderoso tendão do flexor longo do hálux passa entre as cabeças do flexor curto do hálux e os ossos sesamóides que apóiam a "bola" do pé. Um adutor do hálux nesta camada profunda se opõe ao abdutor do hálux e, juntos, estes músculos ajudam a impedir a excursão indevida do hálux. (De Moore KL, Agur AMR. Essential Clinical Anatomy, 2nd Edition.Baltimore: Lippincott Williams & Wilkins, 2002. Fig. 6.27, p. 373.)

que se opõe na eminência hipotenar da mão. **Músculos lumbricais** análogos aos da mão são encontrados ao longo dos tendões do músculo flexor longo dos dedos, logo adiante da fixação dos tendões ao músculo quadrado plantar. Um músculo **adutor do hálux** substancial o mantém alinhado com os outros dedos, resistindo à tentação do primeiro dedo de se afastar para medial. Mais profundos na planta do pé, estão os interósseos, três **interósseos plantares** e quatro **interósseos dorsais**. Como na mão, o grupo plantar aduz os dedos, e o grupo dorsal os abduz. No caso do pé, porém, o eixo central na verdade é o segundo dedo, e não o terceiro, como seria se estritamente análogo à mão (Fig. 7.75).

FIGURA 7.75 **Músculos abdutores e adutores dos dedos.**

Os músculos interósseos plantares e dorsais aduzem e abduzem os dedos, respectivamente, contra um eixo representado pelo segundo dedo. (Adaptada de Moore KL, Dalley AF. Clinically Oriented Anatomy, 5th Edition. Baltimore: Lippincott Williams & Wilkins, 2006. Fig. 5.14-III, p. 661)

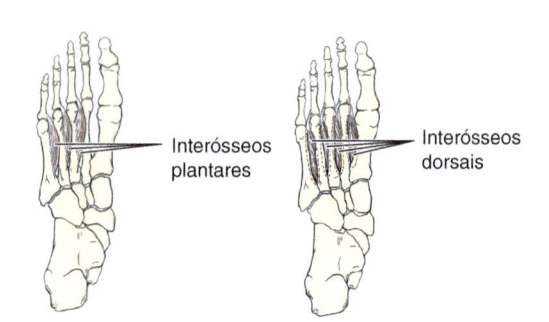

Tegumento Comum

Introdução
Ectoderma
Glândula mamária

INTRODUÇÃO

Iniciar um livro de anatomia com o tegumento comum, ou pele, parece lógico, pois o tegumento constitui quase tudo o que você vê quando olha para o corpo. Na verdade, porém, o tegumento é escassamente estudado em cursos de anatomia macroscópica. A vasta maioria dele constitui a mesma estrutura (pele), que possui fascinantes camadas de tecido, mas que são ensinadas de modo mais amplo no currículo de histologia. A relação entre a epiderme e a derme, com as especializações pertinentes dos folículos pilosos, glândulas sudoríferas (sudoríparas) e unhas (Fig. 8.1), representa a interface do dermomiótomo embriológico com a camada ectodérmica suprajacente.

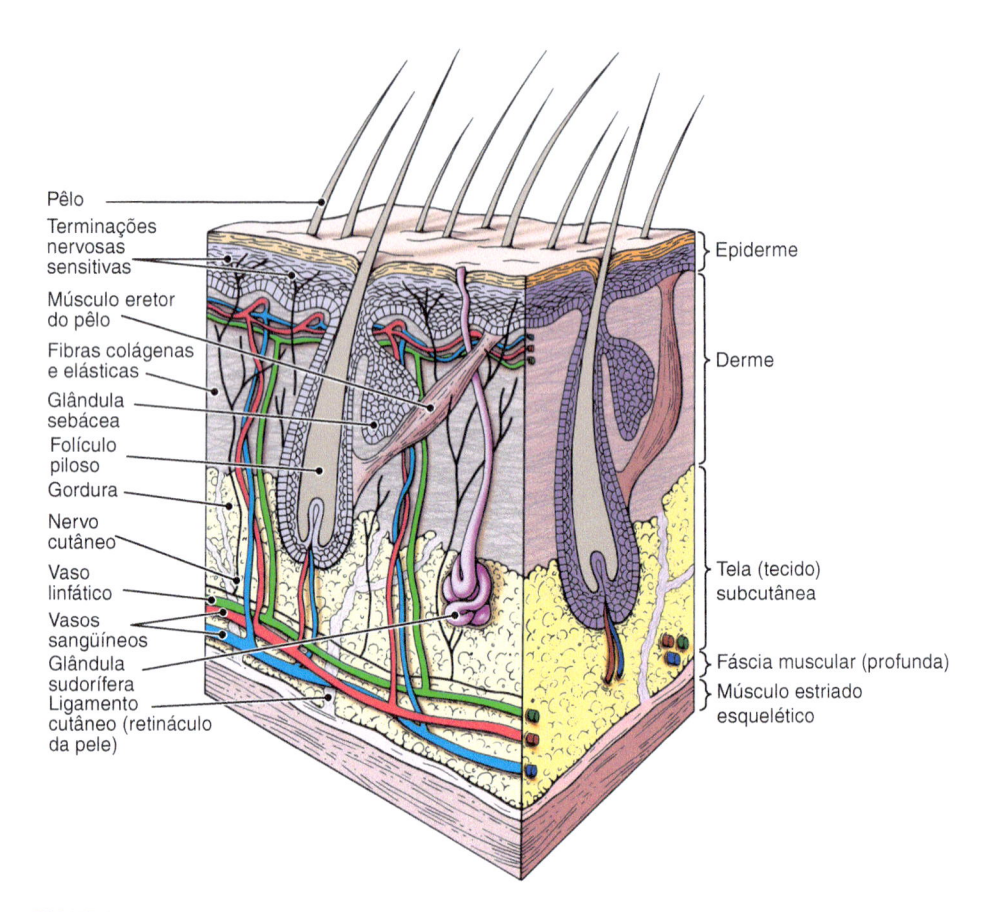

FIGURA 8.1 A pele em corte transversal.

A inervação simpática estimula a ereção dos folículos pilosos, a excreção de suor e a vasoconstrição. A tela subcutânea varia em espessura e textura e, em partes do corpo, a camada de fáscia muscular espessa-se para delimitar um compartimento efetivo e/ou local de fixação para os músculos. (De Moore KL, Agur AMR. Essential Clinical Anatomy, 2nd Edition. Baltimore: Lippincott Williams & Wilkins, 2002. Fig. 1.3, p. 9.)

ECTODERMA

Outros aspectos do tegumento comum são tão fascinantes que eles ofuscam um curso de anatomia macroscópica e se tornam sua própria especialidade médica. O esmalte dos dentes, por exemplo, deriva do ectoderma (pele) e não do mesoderma. Em um curso de anatomia macroscópica, você deve aprender os nomes e a posição dos dentes, mas o estudo real pertence à odontologia e não à medicina geral. Da mesma forma, a lente (cristalino) do olho, que deriva do mesmo ectoderma de superfície que produz a pele em outros locais, é mais um foco (perdão pelo trocadilho!) da oftalmologia e optometria do que da anatomia macroscópica médica.

GLÂNDULA MAMÁRIA

Uma importante estrutura clínica está embebida na tela subcutânea da pele – a **glândula mamária**. Esta glândula é uma glândula sudorífera modificada, derivada do ectoderma (Fig. 8.2). Devido à prevalência do crescimento de tecido cancerígeno nessa glândula, seu suprimento sangüíneo e sua drenagem linfática devem ser bem-compreendidos (Fig. 8.3). A mama é ricamente suprida por quatro fontes arteriais:

- **Artéria torácica interna** (também conhecida como artéria mamária interna)
- **Artéria torácica lateral**
- **Artéria tóraco-acromial** (através dos ramos peitorais)
- **Ramo intercostal anterior** e **artéria intercostal posterior**

A prevalência do câncer de mama exige que você aprenda a drenagem linfática da mama, que é mapeada de modo oportunista para fora de quatro "quadrantes" (Fig. 8.4). A via axilar é primária, ao menos no sentido de que os linfonodos nesta localização são chamados linfonodos sentinelas, pois a disseminação do câncer para longe do tecido glandular, através dos vasos linfáticos, pode ser detectada aqui clinicamente ou por meio do auto-exame.

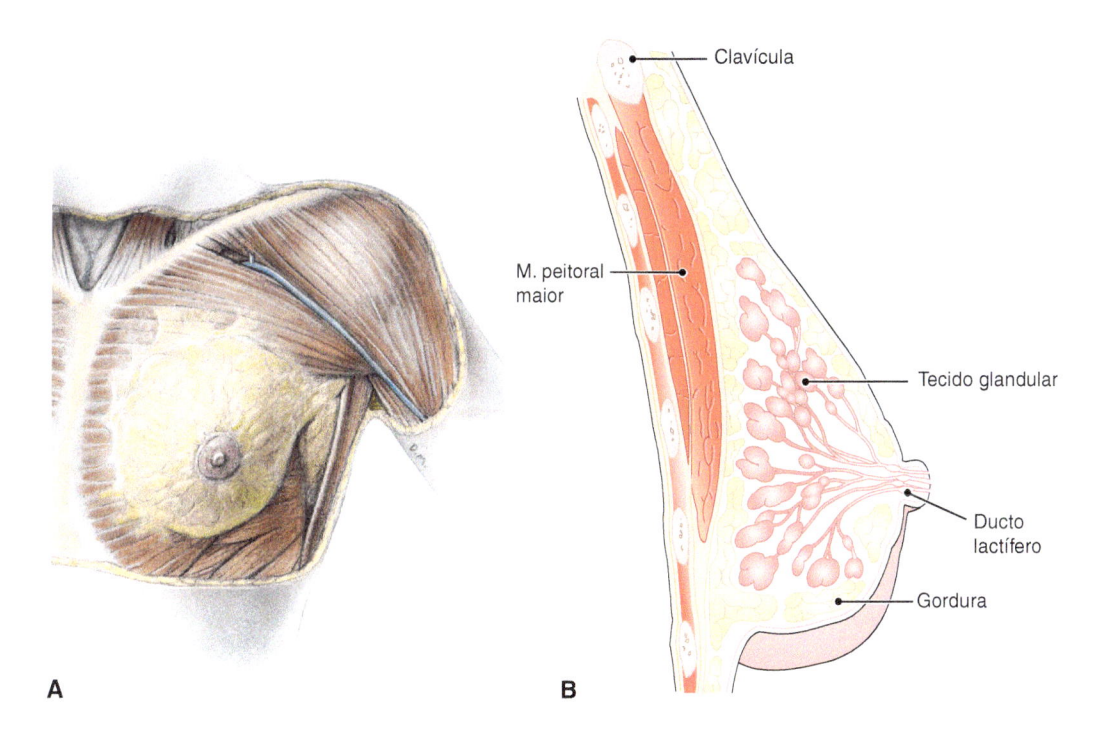

FIGURA 8.2 A mama é uma glândula sudorífera modificada na tela subcutânea.

(**A**)Vista anterior. (**B**) Corte sagital em vista lateral mostrando o tecido da glândula mamária suspenso na proliferação da tela subcutânea. (De Agur A, Dalley AF. Grant's Atlas of Anatomy, 11th Ed. Baltimore: Lippincott Williams & Wilkins, 2005; de Bickley LS e Szilagyi P. Bates' Guide to Physical Examination and History Taking, 8th Edition. Philadelphia: Lippincott Williams & Wilkins, 2003.)

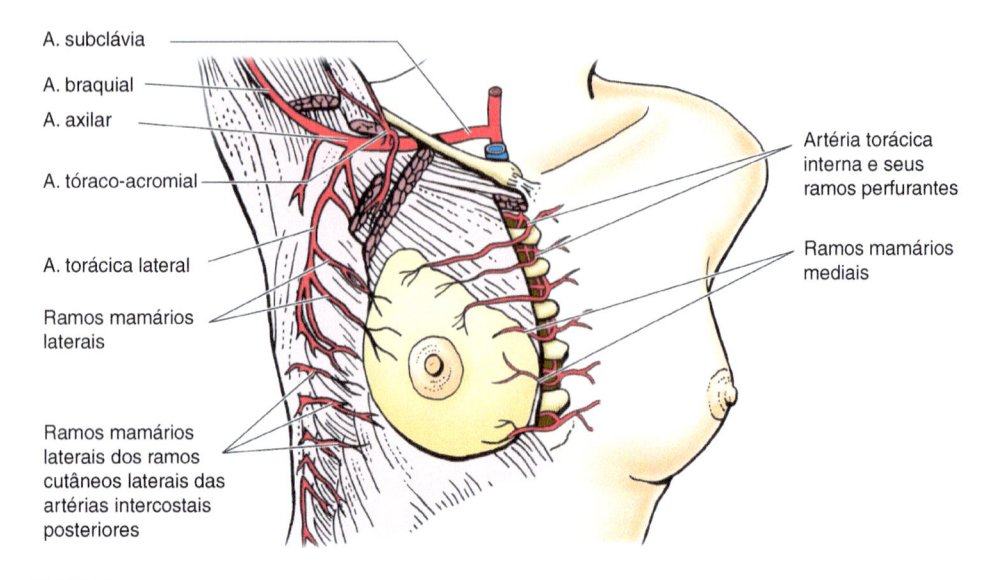

FIGURA 8.3 Suprimento arterial à mama.

A.=artéria. (De Moore KL, Dalley AF. Clinically Oriented Anatomy, 5th Ed. Baltimore: Lippincott Williams & Wilkins, 2006. Fig. 1.21A, p. 107.)

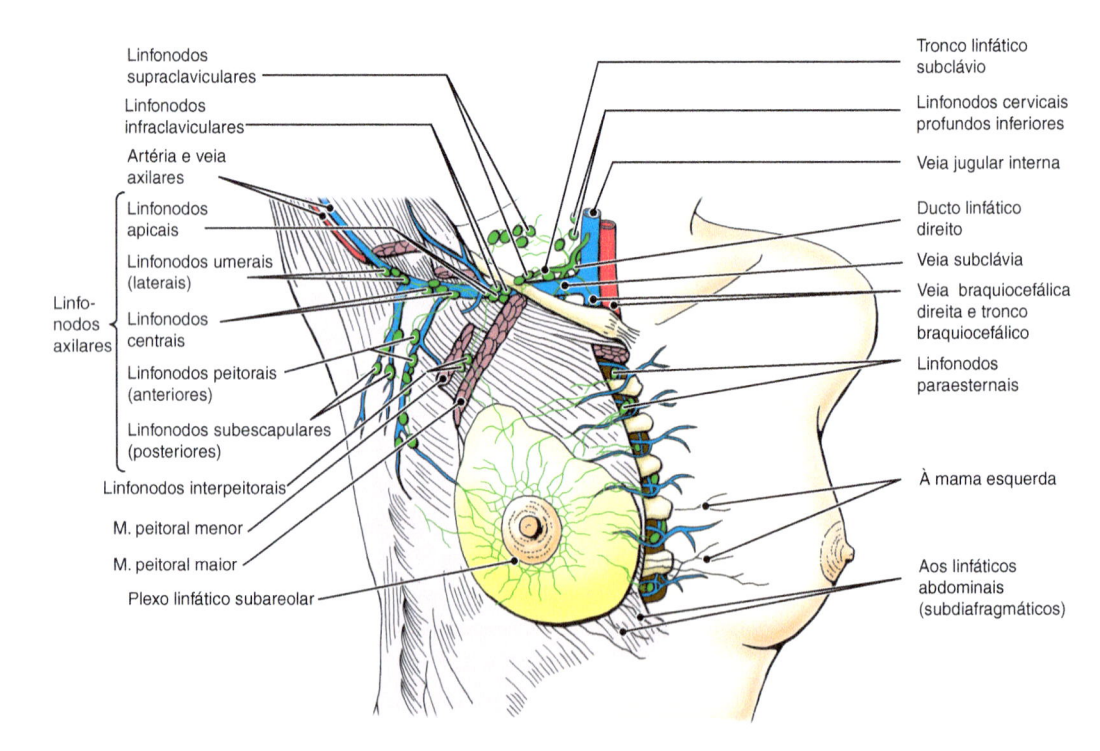

FIGURA 8.4 Drenagem linfática da mama.

O tecido cancerígeno da mama que sofre metástase segue as vias linfáticas. (De Moore KL, Dalley AF. Clinically Oriented Anatomy, 5th Ed. Baltimore: Lippincott Williams & Wilkins, 2006. Fig. 1.22A, p. 108.)

Índice

As páginas em *itálico* indicam figuras; as seguidas por um "t" indicam tabelas

Abdução, 322-323
Ação, muscular, 322-323
Acetábulo, 310-312
Acidente vascular encefálico (AVE), 86
Acidente vascular encefálico (derrame), 86, 87
Acomodação, 247, 249
Acrômio; 365, 367
Adução, 322-323
Alantóide, 43, 44, 169-171
Alça cervical, 223, 226, 224, 354-356
Ampola hepatopancreática, 145-146
Anastomose, 80, 299-300
Anatomia genital
 feminina, 179-180
 retorno venoso da, 113
Anel fibroso, 300-301
Anel inguinal
 profundo, 183-184
 superficial, 183-184
Anencefalia, 30-31
Anestesia extradural (epidural), 213, 215
Aneurisma, 87, *87*
Anomalia congênita
 defeitos cardíacos, 62, 64, 66
 espinha bífida, 25, 28, 30-31
 gravidade, 19-20
 hérnia diafragmática, 32, 39, 41, 42
 teratoma sacrococcígeo, 22, 25, 27
Antebraço, flexores e extensores do, 372t, 373, 374
Aorta
 coartação, 94
 descendente, 92-100
 desenvolvimento, 48-49
 dinâmica do efluxo, 78-79
 formação, 66-68
 parte abdominal, 84-85, 94-100, *95*, 135
 parte torácica, 93-94, *94*
 ramos do arco, 80-89
 regiões, 80
Aorta dorsal, 48-49
Apêndice vermiforme, 96, 146, *147*
Aponeurose, 323-324
Aponeurose palmar, 374
Aracnóide-máter, 211
Arco branquial, 68
Arco hióideo, 196
Arco palmar profundo, 92, *93*
Arco palmar superficial, 92, *93*
Arco zigomático, 345-346
Arcos da aorta, 68-72
Arcos faríngeos
 desenvolvimento, 68-69, 193-196
 destino de nervos e cartilagem dos, 195
 primeiro, 194-196
 quarto, 196
 segundo, 196
 sexto, 196
 terceiro, 196
 transformações, vista craniana, *198*
Área cardiogênica, 47-50
Artéria anal (retal) inferior, 97, 102
Artéria auricular posterior, 85-86
Artéria axilar, ramos da, 89-92
Artéria basilar, 88
Artéria braquial, 89, 91, 306-308
Artéria braquial profunda, 91
Artéria carótida
 a partir da aorta, 69
 circulação, 85-86
 comum esquerda, 84-85
 externa, 84-86
 interna, 84-88

placa ou aterosclerose, 87
comum direita, 84-85
nervos simpáticos, 265
Artéria central da retina, 85-86
Artéria cervical profunda, 89
Artéria cervical transversa, 88, 89
Artéria circunflexa da escápula, 89
Artéria circunflexa do úmero, 89
Artéria circunflexa femoral lateral, *105*, 105-107, *106-107*
Artéria circunflexa femoral medial, 105-107
Artéria circunflexa ilíaca profunda, 103
Artéria circunflexa ilíaca superficial, 105
Artéria cística, 96
Artéria cólica direita, 96, 97
Artéria cólica esquerda, 96, 98
Artéria cólica média, 96, 97
Artéria descendente do joelho, 106-107, *106-107*
Artéria dorsal do pé, 105, 108
Artéria epigástrica inferior, 89, 98, 103, 104
Artéria espinal anterior, 88
Artéria espinal posterior, 88
Artéria esplênica, 95, 96
Artéria facial, 85-86
Artéria faríngea ascendente, 84-85
Artéria femoral, 103, 105-107
Artéria femoral profunda, 105, *105*, 110
Artéria fibular, 105, 107, 108
Artéria frênica inferior, 94
Artéria gástrica, esquerda, 95, 95-96
Artéria glútea inferior, 101, 103
Artéria glútea superior, 101, 103
Artéria gonadal, 100
Artéria hepática, 95, 96, 144-145
Artéria hepática comum, 116
Artéria ileocólica, 96, 97
Artéria ilíaca, 96, 97
Artéria ilíaca externa, 98, 101, 103-105
Artéria ilíaca interna, 100-103, *101*, 105, 269
Artéria iliolombar, 103
Artéria inferior do joelho, 105-107, *106-107*
Artéria jejunal, 96, 97
Artéria lingual, 85-86
Artéria maxilar, 85-86
Artéria média do joelho, 106-107
Artéria mesentérica inferior, 96-98, 149-150, 269
Artéria mesentérica superior, 96, 97, 146, 147, 149-150
Artéria musculofrênica, 89, 94, 98
Artéria obturatória, 101, 103
Artéria occipital, 85-86
Artéria oftálmica, 85-86
Artéria ovárica, 100
Artéria pancreaticoduodenal, 95, 96
Artéria plantar lateral, 107, 108, 109
Artéria plantar medial, 107, 108, 109

Artéria poplítea, 105-107
Artéria pudenda externa, 103, 105
Artéria pudenda interna, 101, *101-102*, 102
Artéria radial, 91-92, *92*, 93
Artéria retal média, 97, 101
Artéria retal superior, 96-97, 98
Artéria sacral lateral, 101, 103
Artéria sacral mediana, 100
Artéria sigmóidea, 96, 98
Artéria subclávia, 69, 84-88
Artéria subescapular, 89
Artéria substituta, 111
Artéria superior do joelho, 105-107, *106-107*
Artéria supra-escapular, 88, 89
Artéria supra-renal média, 99
Artéria temporal superficial, 85-86
Artéria testicular, 100, 183-184
Artéria tibial anterior, 105-108
Artéria tibial posterior, *105-107*, 107-108
Artéria tireóidea inferior, 88, 88-89
Artéria tireóidea superior, 84-85
Artéria torácica interna, 88, 89, 90, 407, 408
Artéria torácica lateral, 89, 407, 408
Artéria torácica superior, 89
Artéria toracodorsal, 89
Artéria ulnar, 91-92, *92*, 93
Artéria umbilical, 100
Artéria vertebral, 86, 88, 281
Artéria vesical inferior, 101, *101*
Artéria vesical superior, 101, *101*
Artéria vitelina, 44
Artérias cerebrais anteriores, 86
Artérias cerebrais posteriores, 88
Artérias comunicantes posteriores, 86, 88
Artérias coronárias, 80, 81, 93
Artérias ilíacas comuns, 100, 101
Artérias intercostais posteriores, 89, 93, 94
Artérias renais, 99
Artérias surais, 107
Articulação acromioclavicular, 304-305
Articulação atlantoaxial, 300-302, 304-305
Articulação calcaneocubóidea, 321
Articulação cartilagínea, 294-295
Articulação do cotovelo, 306-308
Articulação do metatarso, 321
Articulação do ombro (glenoumeral), 304-305, 305-306, 305-308
Articulação do tornozelo, 316, 318-320
Articulação enartróide, 297-298
Articulação esternoclavicular, 304-305
Articulação fibrosa, 294-297
Articulação grande tarsal, 321
Articulação intervertebral, 300-301, 300-304
Articulação petroccipital, 296-297

Articulação radiocarpal, 306-309
Articulação radioulnar, 308-309
Articulação sacroilíaca, *309-310*, 309-311
Articulação selar, 297-298
Articulação sinovial, 297-298
Articulação subtalar, 321
Articulação talocalcaneonavicular, 321
Articulação talonavicular, 321
Articulação tarsometatarsal, 321-322
Articulação temporomandibular, 341-342
Articulação trocóidea, 297-298
Articulações, 299-322
   esqueleto axial, 300-304
      atlantoaxial, 300-302, 304-305
      atlantoccipital, 300-305
      costotransversárias, 302-304
      esternocostais, 302-304
      intervertebral, *300-301*, 300-304
   membro inferior, 308-322
      joelho, 311-318
      pé, 320-322, *321*
      quadril, 310-312, *311-312*
      sacroilíaca, *309-310*, 309-311
      sínfise púbica, 309-311
      tornozelo, 316, 318-319, *318-319*, 320
   membro superior, 302-309
      acromioclavicular, 304-305
      cotovelo, 306-308
      esternoclavicular, 304-305
      glenoumeral, 304-305, *305-306*, 305-308
      ombro, 304-308
      punho, 306-309
   tipos
      cartilagínea, 294-297
      fibrosa, 294-297
      sinovial, 294-300, *298-300*
Articulações atlantoccipitais, 300-304, 304-305
Articulações costotransversárias, 302-304
Articulações esternocostais, 296-297, 302-304
Articulações sinoviais
   articulação clássica, 297-299
   bolsas, 298-299
   circulação, 299-300
   discos articulares e meniscos, 298-299
   inervação, 299-300
   tendões e ligamentos musculares interpostos, 297-298
   visão geral, 294-298
Articulações zigoapofisárias, 300-302
Artrite, 294, 296
Artrologia, 293-294
Ascite, 133-134
Asma, 163, 164
Atlas, 300-305
Atresia esofágica, 159

Átrio
   direito, 75, 77-76
   esquerdo, 78-79
   formação, 61-65
Átrio direito, 75, 77-76
Audição
   músculos, 348-350
   sensação, 192, 209, 256-258
Aurícula, 78-79
AVE (acidente vascular encefálico), 86
Axônio, 51
Azia, 133-134

Baço, 127-129
Base do crânio, 208, 282-283
Bexiga urinária
   anatomia, 183-184, 186
   desenvolvimento, 169-173, *171-173*
Bíceps braquial, 305-306, 372t, 374
Bíceps femoral, 386, 388, 393-394t, 394, 397
Bigorna, 194, 200, 256-258, 348-350
Blastema metanéfrico, 168-169
Blastocisto, 20, *20-21*, 20-21
Boca, 249
Bochechas, 201-202
Bócio, 199, 200
Bolsa infrapatelar, 315
Bolsas, 298-299
Bolsas faríngeas
   desenvolvimento, 196-199, *199*
   faringe e laringe, 198-199
   glândula tireóide, 197-200
Braço
   articulações do braço, 302-309
      articulação acromioclavicular, 304-305
      articulação do ombro (glenoumeral), 304-308
      articulação esternoclavicular, 304-305
      cotovelo, 306-308
      ombro, 304-308
      punho, 306-309
   drenagem venosa, 119-120
   esqueleto, 286-289, 291
   inervação (plexo braquial), 216-217, 226-232
   irrigação arterial, 91-92
   músculos do membro superior, 365, 367, 366t-368t, 367-384, 372t, 375t, 379t, 382t
Braquial, 372t, 373
Braquiorradial, 377, 378, 379t
Brônquios
   primários, 154-155, 157
   secundários, 157
   terciários, 157
Bronquite, 163, 164

Broto pulmonar, 154, 154
Broto uretérico, 168-169
Bulbo (do pênis ou vestíbulo), 339-340
Bulbo, 213
Bursite, 315

Cabeça
  arcos faríngeos, 193-196
    destino dos nervos e cartilagem, 195
    primeiro, 194-196
    quarto, 196
    segundo, 196
    sexto, 196
    terceiro, 196
    transformação, vista superior, 198
  bolsas faríngeas, 196-199
    faringe e laringe, 198, 199
    tireóide, 197-200
  desenvolvimento e organização, 192-210, 209
    desenvolvimento da face, 200-208
      dentes, 200-201, 203-206
      língua, 207-208
      palatos, 201-206
  fendas faríngeas, 199-201
  inervação autônoma, 264-265
  irrigação arterial, 84-87
  músculos, 341-365
    conjunto hióideo, 354-357, 359, 354-355t
      grupo infra-hióideo, 354-356
      grupo supra-hióideo, 355-357, 359
    da audição, 348-350, 349-350
    da deglutição, 349-352, 354, 351-353, 353t, 356-357
    da face (expressão facial), 346-349
    da fala, 357, 359, 359t, 358-360, 359, 361
    da língua, 361-364, 362-364, 362-363t
    da mastigação, 344-346, 348, 345-346, 346, 348t
    do olho, 332-343, 343, 344, 345-346t
    esternocleidomastóideo (principal movimentador da cabeça), 363-365, 364-365, 364-365t
  retorno venoso da, 121-123
  visão geral, 192-193
Cabeça de medusa, 116, 117
Cadeia simpática, 218
Calcâneo, 290-292, 292-294, 316
Canais semicirculares, 256-258
Canal anal, 151-152
Canal do nervo hipoglosso, 262
Canal inguinal, 181
Canal vaginal, 177-179
Câncer de mama, 407
Caninos, 203-204
Cápsula articular, 294, 295, 296-298
Cápsula fibrosa, 295, 297-299
Capuz extensor, 377

Cartilagem
  articular, 295, 297-298
  em articulação sinovial, 294, 296
  fibrocartilagem, 296-297
Cartilagem aritenóidea, 357, 359t, 358, 359, 361-362
Cartilagem articular, 295, 297-299
Cartilagem cricóidea, 357, 359t, 358, 359, 361
Cartilagem de Meckel, 194
Cartilagem tireóidea, 357, 359t, 358, 359, 361, 359, 361
Cauda eqüina, 213
Cavidade abdominal
  anatomia, 132-134
  suprimento de nervos autônomos, 266-269
Cavidade amniótica, 24, 26, 29, 34-35
Cavidade coriônica, 20-21, 23, 24
Cavidade nasal, 350-352
Cavidade oral, 192, 350-352
Cavidade pélvica
  anatomia, 336-338
  inervação autônoma, 266-269
  irrigação arterial, 100-103
Cavidade torácica
  anatomia, 133-134
  divisão do celoma, 60
Cavidade vaginal, 177
Ceco, 146, 147
Celoma
  divisão do, 60, 155-156
  intra-embrionário, 34-35
  pericárdico, 38-39
  peritoneal, 37
  pleural, 37
Células da crista neural, 51-52, 193, 211
Células da glia, 51
Células de Schwann, 51
Células extra-embrionárias, 19-20
Cerebelo, 213
Cérebro, 213, 215-216
Cifose, 28-283
Circulação
  alterações da circulação ao nascimento, 70-73
  colateral, 299-300
  em torno das articulações, 299-300
  grandes vasos no adulto, configuração dos, 69
  pulmonar, 60
  remanescentes da circulação fetal, 74
  sistêmica, 60
Círculo arterial, 85-86
Círculo de Willis (arterial do cérebro), 85-86
Circundução, 322-323
Cirurgia de revascularização, 80, 111
Cisterna do quilo, 127
Cisto/fístula do úraco, 169-171
Citotrofoblasto, 20-23
Clavícula, 285-289

Clitóris, 180
Cloaca, *149-150*, 149-151
Cóano, 202-203
Cóccix, 336, 338
Cóclea, 256-258
Colapso de pulmão, 161, 162
Colo
   ascendente, 146, 149-150
   descendente, 149-152
   sigmóide, 150-152
   transverso, 149-152
Coluna de células intermédia, 53
Coluna intermédia, 211
Coluna vertebral
   anatomia, 278, *279-281*, 282-283
   curvatura patológica, *281*, 282-283
   músculos da, 325-326, *327*, 328t-329t, 330-332, *331-332*
Coluna vertebral, curvatura da, 281-283
Côndilos, 292-293
Cone medular, 213
Conjunto hióideo
   anatomia, 354-357, 359, 354-355t, *355-357*
   grupo infra-hióideo, 354-356, 355-357, 359
Contração, muscular, 322-323
Contração excêntrica, 322-323
Contração isométrica, 322-323
Contração isotônica, 322-323
Coração
   adulto, 73-80, 75, 77-80, *81-83*
      artérias coronárias, 80, 81
      átrio direito, 75, 77-76
      átrio esquerdo, 78-79
      sons, *79-80*, 79-80
      valva atrioventricular direita (tricúspide), 76-78, 77-78, 79-80
      valva atrioventricular esquerda (mitral), 78-80
      valva da aorta, 75, 77-80, 79-80
      valva do tronco pulmonar, 75, 77-79, 78-79, 79-80
      ventrículo direito, 76-79
      ventrículo esquerdo, 78-80
   desenvolvimento, 47-50
   formação, 60-73
      alterações da circulação ao nascimento, 70-73, *73*
      câmara, 62-66, *63-67*
      efluxo, 66-70, *68-72*
      influxo, 66
      saco pericárdico, 60-61, *61*
   inervação autônoma, 266, -267
   irrigação arterial, 80, 81
   retorno venoso ao, 109-124
Coracobraquial, 372, 372t, 373
Corda do tímpano, 252-254
Cordão nefrogênico, 166, *166*
Cordão umbilical, 44, *44*
Cordas tendíneas, 75, 77-78

Córnea, 209, 249
Corno anterior, medula espinal, 211
Corno posterior medula espinal, 211
Corno superior, medula espinal, 211
Corpo adiposo infrapatelar, 298-299
Corpo anococcígeo, 336, 338
Corpo cavernoso, 180, 187, 188, 339-341
Corpo cavernoso, 187, 188
Corpo do períneo, 150-151, 336, 338
Corpo esponjoso, 188, 189, 339-341
Costelas, 282-283, 285, 287
Coxa
   adutores, *392-393*, 392-394
   extensores e abdutores, 386
   músculos da parte anterior, 389, 391t
   músculos da parte medial, 393-394t
   músculos da parte posterior, 393-394t
Coxim endocárdico, 62, 63
Crânio, 282-283, *283*, 285-284, *284*
Crescimento mesodérmico, 45-48
Cricotireóideo, 357, 359t, 359-361
Criptorquidismo, 184-185
Crista genital, 166, *166*, 173, 174, 175
Crista gonadal, 166, 173
Crista neural, 25, 28-30, *29*
Crista urogenital, 166
Cubóide, 290-294
Cuneiformes, *290-292*, 292-293
Curvatura menor, estômago, 136-137

Dedos
   músculo extensor dos, 378, 379t
   músculos flexores dos, 375t, 376
Dedos do pé, músculos abdutores e adutores dos, 404
Defeito de septo ventricular (DSV), 62, 64, *64*, 66
Defeitos do septo interatrial, 64, *64*
Deglutição, músculos da, 349-352, 354, *351-353*, 353t, 356-357
Dente do áxis, 300-302, 304-305
Dentes, 200-201, 203-206
Dermátomo, 46-48, 230, *233*, *230*, *233*
Derme, mesodérmica, 34-35
Dermomiótomo, 45, 47, *47*, 56
Desenvolvimento
   diferenciação X proliferação, 18-20
   famílias de tecidos, básicos, 17-19
   forma de vida animada, simples, 14, 16, 17
   primórdios humanos
      blastocisto, *20*, 20-21
      coração e sistema circulatório, 47-50
      crescimento mesodérmico, 45-48
      gastrulação, 20-22, 24-26, 28, 30
      mórula, 19-20
      neurulação, 25, 28-31

pregueamento, embrionário, 31-45, 33-34, 36, 38-47
   sistema nervoso periférico, 51-58
   zigoto, 19-20
  sistema digestório, 131-132
  sistema esquelético, 274-278
  sistema respiratório, 154-156
  sistema urinário
   bexiga e uretra, 169-173
   rim, 166-170
   ureter, 168-170
Desenvolvimento inicial do coração e do sistema circulatório, 47-50
Diafragma
  anatomia do, 333, 336, 338
  desenvolvimento, 37-42, 39, 133-134
  inervação motora, 223, 226, 225
Diafragma da pelve, 336-338
Diferenciação, 18-20
Disco germinativo
  bilaminar, 20-21
  trilaminar, 17, 20-22, 25
Discos articulares, 298-299
Disfagia, 350-352, 357, 359
Divertículo do alantóide, 149-150
Divertículo hepático, 141, 143-144
Divertículo respiratório, 154
Doença pulmonar obstrutiva crônica (DPOC), 164
Dor referida, 268, 269
DPOC (doença pulmonar obstrutiva crônica), 164
DSV (defeito de septo ventricular), 62, 64, 64, 66
Ducto arterial
  anatomia, 68
  persistente, 68, 70
Ducto bilífero, 144-145
Ducto cístico, 144-145
Ducto deferente
  anatomia, 180, 183-184, 186
  irrigação arterial, 101
Ducto deferente, 184
Ducto ejaculatório, *186*, 186-187
Ducto mesonéfrico, *166*, *167*, 167-169, 173, 180, 184, 186
Ducto pancreático, principal, 144-145
Ducto paramesonéfrico, 173, *174*, 175-177, *176*
Ducto torácico, 127, 128
Ducto venoso, 70-72
Duodeno, 138-140, 141, 145-146, *145-146*, 147
Dura-máter, 122, 123, 211, 213, 214, *214*

Ectoderma
  arcos faríngeos, 193
  camadas de tecidos básicos, 14, 16, 17

dentes, 200-201
descrição, 17
gastrulação, 20-22, 24-26, 28, 30
glândula mamária, *407*, 407-408
neurulação, 25, 28, 30-31
pregueamento embrionário, 31-45
tegumento, 406
Edema, 127
Embrioblasto, 20
Eminência hipotenar, 381
Eminência iliopúbica, 389, 391
Eminência labioescrotal, 179, 181, 182, 187
Eminência tenar, 381
Eminências intercondilar, 312-313
Encéfalo
  anatomia macroscópica e desenvolvimento, 210-215
  drenagem venosa do, 122, 123
  em desenvolvimento, 25, 28, 30-31, 38
  irrigação sangüínea, 86-87
Encefaloceles, 30-31
Endoderma
  arcos faríngeos, 193
  bolsas faríngeas, 196-197
  camadas de tecidos básicos, 14, 16, 17
  descrição, 18-19
  desenvolvimento do sistema digestório, 131-132, *132*
  gastrulação, 20-22, 24-26, 28, 30
  pregueamento embrionário, 31-45
Endomísio, 323-325
Enfisema, 163, 164
Epiblasto, 20-24
Epiderme, ectodérmica, 34-35
Epiglote, 350-352
Epímero, 47, 56
Epimísio, 323-325
Episiotomia, 338-339
Equilíbrio, 192, 256-258
Ereção, 338-339
Escafóide, 288-289, 291
Escápula
  alada, 368, 370
  anatomia, 285, 287-288
  músculos escapulares, 365, 367, 366t-368t, 367-372
Escápula alada, 368, *370*
Esclerótomo, 45-47
Escoliose, 281-283
Escroto, 181
Esfenóide, 208, *209*, 209
Esmalte, dente, 209, 406
Esôfago
  anatomia, 133-134
  desenvolvimento, 32
Esplancnocrânio, 282-283

Esqueleto apendicular
   articulações
      membro inferior, 308-322
         articulação do joelho, 311-318
         articulação sacroilíaca, 309-311
         pé, 320-322, *321*
         quadril, 310-312
         sínfise púbica, 309-311
         tornozelo, 316, 318-320
      membro superior, 302-309
         articulação acromioclavicular, 304-305
         articulação do ombro (glenoumeral), 304-308
         articulação esternoclavicular, 304-305
         cotovelo, 306-308
         ombro, 304-308
         punho, 306-309
   definição, 278
   mesoderma, 18-19
   ossos
      membro inferior, 289, 291-294
      membro superior, 285-288, 287-289, 291
   sistema muscular, 365, 367-404
      membro inferior, 384-404, 387t, 389, 391t, 393-394t, 396t, 401t
      membro superior, 365, 367, 366t-368t, 367-384, 372t, 375t, 379t, 382t
Esqueleto axial
   anatomia das vértebras e da coluna vertebral, 278-283
   articulações do, 300-304
      articulação atlantoaxial, 300-302, 304-305
      articulação atlantoccipital, 300-305
      articulação intervertebral, 300-304
      articulações costotransversárias, 302-304
      articulações esternocostais, 302-304
   desenvolvimento, 274
   mesoderma, 18-19
   músculos do, 325-327, 328t-329t, 330-332
Estapédio, 348-350, *349-350*
Esterno, 285, 287
Estômago
   anatomia e desenvolvimento, 136-138
   irrigação arterial, 95, *95*
Estribo, 256-258, 348-350
Etmóide, 209
Expressão facial, músculos da, 196
Extensão, 322-323

Face
   dentes, 200-201, 203-205, 207
   desenvolvimento, 194, 200-208
   língua, 207-208
   palatos, 201-206

Fala, músculos da, 357, 359, 359t, 358-360, 361
Falanges
   dedo do pé, 290-294
   dedos da mão, *286-288*, 288-289, 291
Faringe
   adulta, vista sagital, 199
   anatomia, 154
   desenvolvimento, 197-199
Fáscia
   profunda, 272-274
   superficial, 272
Fáscia espermática externa, 182-184
Fáscia espermática interna, 182-184
Fáscia lata, 384-385
Fáscia plantar, 402
Fáscia superficial, 181, 182, 321-322
Fáscia transversal, 181, 182
Fascículo, 323-325
Fêmur, 284, 287-293
Fenda labial, 201-202, 204-205
Fendas faríngeas, 199-201
Fibra eferente, 215-216
Fibra motora, 215-216
Fibra muscular, 323-325
Fibra nervosa eferente visceral, 216-218
Fibra nervosa simpática, 218
Fibra sensitiva (aferente), 215-216
Fibra sensitiva, 215-216
Fibras nervosas aferentes somáticas, 216-217
Fibras nervosas eferentes somáticas, 216-217
Fibras nervosas parassimpáticas, 218, 254, 255
Fibras pós-ganglionares, 221-222
Fibras pós-sinápticas, 219-222
Fibras pré-ganglionares, 221-222
Fibras pré-sinápticas, 219-222
Fibrocartilagem, 296-297
Fíbula, 290-293
Fígado
   anatomia, 143-144
   área nua do, 143-144, *143-144*
   desenvolvimento, 141-144, *143-144*
   irrigação arterial, 96
   sistema porta, 114-117, *116*, *117*
Filamento terminal, 213
Fissuras, lobo do pulmão, 158
Fístula traqueoesofágica 154, 159, *159*
Flexão, 322-323
Flexão dorsal, 322-323, 394, 397
Flexão plantar, 316, 322-323, 394, 397
Flexura esquerda do colo, 129
Foice do cérebro, 122, *123*
Fontículos no crânio, 209
Forame infra-orbital, 250-251

Forame isquiático, 236-237, 309-311
Forame isquiático maior, 236-237, *236-237*, 309-311
Forame isquiático menor, 309-311
Forame jugular, 122
Forame magno, 213
Forame oval
  anatomia, 252
  desenvolvimento normal, 63, 76
  persistência, 62, 63
Forames, 282-283
Forma de vida animada, simples, 14, 16, 17
Forma de vida complexa, 14, 17
Formação do saco pericárdico, 60-61, *61*
Fossa cubital, 306-308
Fossa oval, 63, 67, 76
Fossa pterigopalatina, 255
Fóvea, 310-311
Fóvea da cabeça do fêmur, 310-311
Fratura de Colles, 308-309
Fratura de Pott, 318-319
Frontal, 208, 209, *209*
Funil muscular da garganta, 350-352
Funículo espermático, *182-184*, 183-184

Gânglio ciliar, 247, 248
Gânglio pterigopalatino, 250-251, 254, *254*
Gânglios
  parassimpáticos, 221-222
  simpáticos, 218
Gânglios cervicais, 218
Gânglios cervicais inferiores, 218
Gânglios cervicais médios, 218
Gânglios cervicais superiores, 218
Gânglios paravertebrais, 55, 218
Gastrulação, 20-22, 24-26, 25, 28, 30
Gínglimo, 297-298
Giros, 213, 215
Glande do pênis, 188, 189
Glândula lacrimal, 254, 255
Glândula mamária, *407*, 407-408
Glândula paratireóide
  inferior, 197, 198
  superior, 197, 198
Glândula parótida, 258, 259
Glândula sudorífera *407*, 407
Glândula tireóide, 84-85, 197-200
Glândulas salivares, 254, 255, 258, 259
Glândulas salivares sublinguais, 254, 255
Glândulas salivares submandibulares, 254, 255
Glândulo seminal
  anatomia, 186
  irrigação arterial, 101
Glomérulos, 167

Glomo (corpo) carótico, 258
Gonfose, 296-297
Grandes vasos no adulto, configuração dos, 69
Gubernáculo, 178-179, 181, 184
Guelras, 192

Hálux, 397, 400
Hálux valgo, 403
Hematoma, 87, 211, 214, *214*
Hematoma extradural (epidural), 211, 214
Hematoma subdural, 211, 214
Hemorróida, 97, 113, 117
Hemotórax, 161
Hérnia
  deslizante do hiato, 133-135
  direta, 103, 184
  indireta, 103, 184
  inguinal, 103, 181, 183-184, *184*
Hérnia de hiato, deslizante, 133-135
Hérnia diafragmática, congênita, 32, 39, 41, 42
Herniação
  fisiológica, 146
  intestino médio, 146, 148
Heteromórficas (extremidades ósseas), 296-297
Hiato dos adutores, 106-107, 392-393
Hímen, 178-179
Hióide, 282-284
Hipertensão, portal, *116*, 116-117
Hipoblasto, 20-21, *20-21*, 21-22, 24
Hipômero, 47, 56
Hipospadia, 189
Hipotálamo, 213
Homem, anatomia do sistema genital, 180-189, *181-189*
Homeostase, 216-217
Homomórficas (extremidades ósseas), 296-297

Íleo, 140, 145-147
Ilíaco, 389, 391, 391t, 390
Ílio, 289, 291-292
Implantação, 19-20, 31
Impulsos motores, 211
Incisivos, 203-204
Incisura isquiática maior, 309-310
Inércia, 321-322
Inervação
  arco faríngeo, 193
  articular, 299-300
  dermátomo, 230, 233
  muscular, 325-326
Inervação. (*ver* Sistema nervoso)
Infarto do miocárdio, 80
Informação sensitiva, 211

Inserção, muscular, 322-323
Inserção proximal (origem), músculo, 322-323
Intestino anterior
  desenvolvimento, 34-35
  irrigação arterial, 95-96
Intestino delgado, 145-147
Intestino grosso, 145-146
Intestino médio
  anatomia, 134-135, 145-150
  desenvolvimento, 34-35
  irrigação arterial para, 96
Intestino posterior, 34-35, 134-135, 149-152, *149-152*
Intestinos
  delgado, 145-147
  grosso, 145-146
  irrigação arterial, 96-98
Irrigação arterial
  arcos faríngeos, 193
  artéria axilar, ramos da, 89-92
  articulações, 299-300
  braço, 91-92
  cavidade pélvica, 100-103
  coração, 80, 81
  mama, 408
  perna, 103, 104-109
Ísquio, 289-292

Jejuno, 140, 145-147
Joanete, 293-294, 403
Joelho
  articulação, 297-299, 311-316, *312-314*, 317-318, *317-318*
  extensores, 389, 391-392
  flexores, 393-394, 397
Junção duodenojejunal, 146, 147
Junção esofagogástrica, 116

Lábio fendido, 201-202, 204-205
Lábios maiores do pudendo, 179
Lábios menores do pudendo, 179
Lâmina cribriforme, 209
Lâminas, vértebra, 278, 279
Laringe
  adulta, corte sagital, 199
  cartilagens e membranas, 357, 359t, 358, 359, 361
  desenvolvimento, 196-199
  músculos da fala, 357, 359, 359t, 358-360, *359*, *361*
Lente do olho, 209, 246
Ligamento amarelo, 300-302
Ligamento anular do rádio, 306-308
Ligamento arterial (ducto arterial), 68
Ligamento calcaneofibular, 316

Ligamento calcaneonavicular plantar, 321
Ligamento colateral fibular, 313-314, *313-314*
Ligamento colateral lateral, tornozelo, 316
ligamento colateral medial, tornozelo, 316
Ligamento colateral tibial, 313-314, *313-314*
Ligamento coracoacromial, 305-306
Ligamento coracoclavicular, 304-305
Ligamento cruciforme, 302-305
Ligamento cruzado anterior, 313-314
Ligamento cruzado posterior, joelho, 313-314, *314*, 317-318, *317-318*
Ligamento da cabeça do fêmur, 310-312
Ligamento deltóideo, 316
Ligamento do ápice do dente, 302-304
Ligamento extracapsular, 297-298
Ligamento falciforme, 143-144
Ligamento hepatoduodenal, 116, 144-145
Ligamento inguinal, 103, 104, 333, 336
Ligamento longitudinal anterior, 300-302
Ligamento longitudinal posterior, 300-302
Ligamento meniscofemoral anterior, 314
Ligamento meniscofemoral posterior, 314
Ligamento nucal, 300-304
Ligamento patelar, 313-314
Ligamento poplíteo, 314
Ligamento poplíteo arqueado, 314
Ligamento poplíteo oblíquo, 313-314, 394, 397
Ligamento púbico, 310-311
Ligamento púbico superior, 310-311
Ligamento redondo, 71-72, 117, 178-179
Ligamento sacroespinal, *309-310*, 309-311
Ligamento sacrotuberal, *309-310*
Ligamento talofibular, 316
Ligamento talofibular anterior, 316
Ligamento talofibular posterior, 316
Ligamento transverso do acetábulo, 310-312
Ligamento transverso do joelho, 315
Ligamento umbilical lateral, 100
Ligamentos
  articulação sinovial, 295, 297-299
  descrição, 294, 296
Ligamentos alares, 302-305
Ligamentos colaterais, cotovelo, 306-308
Ligamentos extracapsulares, 297-298
Ligamentos interespinais, 300-302
Ligamentos intertransversários, 300-302
Ligamentos intracapsulares, 297-298
Ligamentos púbicos superior e inferior, 310-311
Ligamentos supra-espinais, 300-302
Linfa, 124-125
Linfonodos
  anatomia, 125, 126, 127
Linfonodos axilares, 125, 126

Linfonodos broncopulmonares, 125, 126
Linfonodos inguinais, 125, 126
Língua, *207, 207-208*
Língua, músculos da, 361-364, *362-364, 362-363t*
Linha axilar média, 161
Linha primitiva, 21-22, 24, 26
Linha semilunar, 332-333
Líquido cerebroespinal
   amostra, 213, 215
   fluxo, 211, 212
Líquido pleural, 161, 162
Líquido sinovial, 297-298
Lobo caudado, fígado, 114-115
Lobos, do cérebro, 213, 215-216
Longo do pescoço, 330-332, *331-332*
Lordose, 281-283

Mandíbula, 194
Manguito rotador, 370-371, *371*
Mão
   anastomoses arteriais da, 93
   esqueleto, 288-289, 291
   músculos, 380, 381, 382t, 383, 384, 383t
      adutor do polegar, 382t, 384
      interósseos, 381, 382t, 383
      lumbricais, 381, 382t, 383, 384
      radiados, 381, 383
Margem pélvica, 178-179
Martelo, 194, 200, 256-258, 348-350
Massa celular externa, 20
Massa celular interna, *20*, 20-21
Mastigação, músculos da, 344-346, 348, 348t
Maxila, 194, 209
Meato acústico externo, 200-201
Medula espinal
   anatomia e desenvolvimento, 210, *210*, 213, 215, *213, 215*
   desenvolvimento, 25, 28, 30-31, 38
Melanócitos, 30-31
Membrana atlantoccipital, 300-302
Membrana cloacal, 22, 25, *22, 25*, 26, 37
Membrana do períneo, 336-338
Membrana interóssea, 295-297
Membrana orofaríngea, 22, 25, *22, 25*, 34-35, 37-39
Membrana peritoneal, 181
Membrana pleural, 154
Membrana sinovial, 295, 297-299
Membrana tectória, 300-302, 304-305
Membrana timpânica, 197, 200, 209, 256-258, 348-350
Membro inferior
   articulações, 308-322
      joelho, 311-316, *312-314*, 317-318, *317-318*
      pé, 320-322, *321*
      quadril, 310-312, *311-312*
      sacroilíaca, *309-310*, 309-311
      sínfise púbica, 309-311
      tornozelo, 316, 318-319, *318-319*, 320
   inervação (plexo sacral), *236-237, 236-241, 239-240*
   irrigação arterial, 103, 104-109, *109*
   músculos, 384-404
   ossos, 289, 291, *290-292, 291-294*
   retorno venoso de, 110-112
Membro superior
   articulações, 302-309
      acromioclavicular, 304-305
      cotovelo, 306-308
      esternoclavicular, 304-305
      glenoumeral, 304-306, 305-308
      ombro, 304-308
      punho, 306-309
   inervação (plexo braquial), 216-217, *226-227*, 226-230, *228-229, 231-232*, 232
   irrigação arterial, 91-92, *92*
   músculos, 365, 367, 366t-368t, 367-384, 372t, 375t, 379t, 382t
   ossos, *285-289, 291*
   retorno venoso do, 119-120, *120*
Meninges, 211, 214, *214*
Meningocele, 30-31
Meningomielocele, 30-31
Menisco, 298-299, *298-299*, 315
Menstruação, 178-179
Mento, 347-349
Mesencéfalo, 213
Mesênquima, 193, 294, 296
Mesentério
   dorsal, 38, 96, 136, 138, 140
   estômago, 137-138, 140
   ventral, 71-73, 135, 136, 141, 143-145
Mesocolo sigmóide, 150-152
Mesoderma
   arcos faríngeos, 193
   como estrato de organismos animados, 14, 16, 17
   descrição, 18-19
   desenvolvimento do coração, 47-50
   desenvolvimento do esqueleto, 274, 275
   diferenciação e migração, 45
   esplâncnico, 34-35
   extra-embrionário, 20-21, 23, 24
   gastrulação, 20-22, 24-26, 28, 30
   intermediário, 22, 25, 26, 32, 33, 166, 173
   mesentério, 140
   paraxial, 22, 25, 26, 32, 33, 45-48, 274, 275
   placa lateral, 22, 25, 26, 32, 34, *34*
   pregueamento embrionário, 31-45
   somático, 34-35
   tecidos articulares, 294, 296
   visceral, 154

Micção, prejudicada, 169-170
Miofibrila, 323-325
Miótomo, 46, 47
Molares, 204-205
Mórula, 19-20
Movimento de flexão dorsal, 316
Mulher, anatomia do sistema genital, 175-180, 175-180
Musculatura da parede abdominal, 331-333, 336, 332-333, 336t, 334-335
Músculo abaixador do ângulo da boca, 347-349
Músculo abaixador do lábio, 347-349
Músculo abdutor curto do polegar, 382t, 384
Músculo abdutor do dedo mínimo, 382t, 384, 400, 401t, 402
Músculo abdutor do hálux, 400, 401t, 402
Músculo abdutor longo do polegar, 378, 379, 379t
Músculo adutor curto, 392-393, 393-394t
Músculo adutor do hálux, 401t, 402, 404
Músculo adutor do polegar, 382t, 384
Músculo adutor longo, 392-393, 393-394t
Músculo adutor magno, 392-393, 393-394t
Músculo ancôneo, 373, 378, 379t
Músculo ariepiglótico (parte do m. aritenóideo oblíquo), 361-362
Músculo aritenóideo oblíquo, 357, 359t, 360-362
Músculo aritenóideo transverso, 357, 359t, 360-362
Músculo articular do joelho, 315, 389, 391t, 392-393
Músculo bucinador, 347-349
Músculo bulboesponjoso, 340-342
Músculo cardíaco, 321-322
Músculo constritor inferior, 350-352, 353t
Músculo constritor médio, 350-352, 353t
Músculo constritor superior, 350-352, 353t
Músculo cremaster, 183-184
Músculo cricoariteínoideo lateral, 357, 359t, 360-362
Músculo cricoaritenóideo posterior, 357, 359t, 359-362
Músculo da coxa posterior, 393-394, 397
Músculo deltóide, 372, 373
Músculo detrusor, 169-170
Músculo digástrico, 354-355t, 356-357
Músculo esfincter da pupila, 247, 248
Músculo esfincter da uretra, 338-339
Músculo esfincter externo do ânus, 338-341
Músculo esfincter interno da uretra, 338-339
Músculo espinal, 327, 328t, 330-331
Músculo esplênio, 325-327, 328t
Músculo esternocleidomastóideo (principal movimentador da cabeça), 363-365, 364-365, 364-365t
Músculo esterno-hióideo
  anatomia, 354-355, 354-355t, 355-356
  inervação, 223, 226, 224
Músculo esternotireóideo
  anatomia, 354-355, 354-355t, 355-356
  inervação, 223, 226, 224

Músculo estilofaríngeo, 350-352, *351-352*, 353t
Músculo estiloglosso, 362-363, 362-363t, 363-364
Músculo estilo-hióideo, 354-355t, 356-357
Músculo estriado, 321-322
Músculo extensor curto do hálux, 398
Músculo extensor curto do polegar, 378, 379, 379t
Músculo extensor curto dos dedos, 397-400
Músculo extensor do dedo mínimo, 377, 378, 379t
Músculo extensor do indicador, 377, 378, 379t
Músculo extensor dos dedos 377, 378, 379t
Músculo extensor longo do hálux, 396t, 397-400
Músculo extensor longo do polegar, 377-379, 379t
Músculo extensor longo dos dedos, 396t, 397-400
Músculo extensor radial curto do carpo, 377, 378, 379t
Músculo extensor radial longo do carpo, 377, 378, 379t
Músculo fibular curto, 395, 396t, 399, 400
Músculo fibular longo, 395, 396t, 398-400
Músculo fibular terceiro, 396t, 397-400
Músculo flexor curto do dedo mínimo, 400, 401t, 402
Músculo flexor curto do hálux, 400, 401t, 402
Músculo flexor curto do polegar, 382t, 384
Músculo flexor curto dos dedos, 400, 401t, 402
Músculo flexor do dedo mínimo, 382t, 384
Músculo flexor longo do hálux, 395, 396t, 397, 400
Músculo flexor longo do polegar, 375, 375t, 376
Músculo flexor longo dos dedos 395, 396t, 397, 400, 401t, 402, 403
Músculo flexor profundo dos dedos, 375, 375t, 376
Músculo flexor radial do carpo, 375, 375t, 376
Músculo flexor superficial dos dedos, 375, 375t, 376
Músculo flexor ulnar do carpo, 375, 375t, 376
Músculo gastrocnêmio, 394, 397, 395, 396t, 397-400
Músculo gêmeo inferior, 387, 387t, 388
Músculo gêmeo inferior, nervo para, 236-237
Músculo gêmeo superior, 387, 387t, 388
Músculo genioglosso, 362-363, 362-363, 362-363t, 363-364
Músculo genio-hióideo
  anatomia, 354-355t, 356-357, 356-357
  inervação, 223, 226, 224
Músculo glúteo máximo, 384-386, 387t
Músculo glúteo médio, 384-386, 387t, 388
Músculo glúteo mínimo, 384-386, 387t, 388
Músculo grácil, 391-394, 393-394t
Músculo iliococcígeo, 337-339
Músculo iliocostal, 327, 328t, 330-331
Músculo infra-espinal, 367-368t, 371, *371*
Músculo isquiocavernoso, 338-341
Músculo isquiococcígeo, 337-339
Músculo latíssimo do dorso, 366t, 368, 370
Músculo levantador da escápula, 366t, 367-368
Músculo levantador da pálpebra superior, 342-343, 345-346t
Músculo levantador da próstata, 338-339

Músculo levantador do ângulo da boca, 347-349
Músculo levantador do ânus, 336-340
Músculo levantador do ânus, nervo para, 236-237
Músculo levantador do véu palatino, 351-352, 354, 352, 354, 353t
Músculo levantadores do lábio superior, 347-349
Músculo liso, 321-322
Músculo longíssimo, 327, 328t, 330-331
Músculo longo da cabeça, 331-332, *331-332*
Músculo masseter, 345-346, *345-346*, 346, 348t
Músculo milo-hióideo, 208, 354-355t, 355-357
Músculo multífido, 327, 328t, 330-331
Músculo nasal, 347-349
Músculo oblíquo externo do abdome, 181, 182
Músculo oblíquo inferior, 343, *343*, 344, 345-346t
Músculo oblíquo interno do abdome, 181, 182
Músculo oblíquo superior, 343, *343*, 344-346t
Músculo obturador externo, 387t, 388
Músculo obturador interno, 387, 387t, 388
Músculo obturador interno, nervo para, 236-237
Músculo occipitofrontal, 347, 348-349
Músculo omo-hióideo
    anatomia, 354-355, 354-355t, 355-356
    inervação, 223, 226, 224
Músculo oponente do dedo mínimo, 382t, 384
Músculo oponente do polegar, 382t, 384
Músculo orbicular da boca, 347-349
Músculo orbicular do olho, 347-349
Músculo palatofaríngeo, 351-352
Músculo palatoglosso, 343t, 351-352, 362-363t, 363-364
Músculo palmar curto, 374
Músculo palmar longo, 374, 375t, 376
Músculo papilar, 75, 77-78, *77-78*
Músculo pectíneo, 390, 392-393, 393-394t
Músculo peitoral maior, 366t, 369, 370
Músculo peitoral menor, 366t, 368, 369
Músculo piriforme, 384-385, 387, 387t, 388
Músculo plantar, 395, 397, 400
Músculo platisma, 347-349
Músculo poplíteo, 316, 394, 397, 395, 396t
Músculo pronador quadrado, 375t, 376, 377
Músculo pronador redondo, 375t, 376, 377
Músculo psoas maior, 389, 391, 391t, 390
Músculo psoas menor, 389-391
Músculo pterigóideo lateral, 345-346, 348, 348t
Músculo pterigóideo medial, 345-346, 348, 348t
Músculo pubococcígeo, 337-339
Músculo puborretal, 337-339
Músculo pubovaginal, 338-339
Músculo quadrado do lombo, 332-333, 336t, 335
Músculo quadrado femoral, 387, 387t, 388
Músculo quadrado plantar, 400, 401t, 402
Músculo quadríceps femoral, 384, *391-392*
Músculo redondo maior, 367-368t, 372, 374

Músculo redondo menor, 367-368t, 371, *371*
Músculo reto do abdome, 332-333, 336t, 334, 335
Músculo reto femoral, 389, 391t, 391-392
Músculo reto lateral, 342-344, 345-346t
Músculo reto medial, 342-344, 345-346t
Músculo reto superior, 342-344, 345-346t
Músculo risório, 347-349
Músculo rombóide maior, 366t, 367-368
Músculo rombóide menor, 366t, 367-368
Músculo salpingofaríngeo, 350-352, 353t
Músculo sartório, 389, 391t, 391-392, *391-392*
Músculo semi-espinal, 327, 328t, 330-331
Músculo semimembranáceo, 386, 388, 393-394t, 394, 397
Músculo semitendíneo, 386, 391-392, 393-394t, 394, 397
Músculo serrátil anterior, 366t, 367-369
Músculo serrátil posterior, 333, 336t
Músculo sóleo, 394, 397, 395, 396t, 397-400
Músculo subclávio, 369, 369
Músculo subescapular, 367-368t, 371, *371*
Músculo supra-espinal, 367-368t, 371, *371*
Músculo tensor da fáscia lata, 387t, 388, 391-392
Músculo tensor do tímpano, 348-350
Músculo tensor do véu palatino, 351-352, 354, *352*, *354*, 353t
Músculo tibial anterior, 396t, 397-400
Músculo tibial posterior, 395, 396t, 397, 400
Músculo tireoaritenóideo, 357, 359t, 360-362
Músculo tíreo-hióideo
    anatomia, 354-355, 354-355t, 355-356
    inervação, 223, 226, 224
Músculo transverso do abdome, 181-184, 333, 336t, 334, 335
Músculo transverso do tórax, 333, 336t
Músculo transverso profundo do períneo, 337, 339-341
Músculo transverso superficial do períneo, 337, 339-341
Músculo transverso-espinal, 325-327, 328t, 330-331
Músculo tríceps braquial, 372t, 373-374, 374
Músculo vasto intermédio, 389, 391t, 391-393
Músculo vasto medial, 389, 391t, 391-393
Músculo vocal, 361-362
Músculo zigomático maior, 347-349
Músculo zigomático menor, 347-349
Musculoesquelético, 321-322
Músculos constritores da faringe, 350-352, 353t
Músculos da coxa posterior, 392-393
Músculos da linha milo-hióidea, 354-356
Músculos dartos, 183-184
Músculos do compartimento de extensão, 377-379, 379t
Músculos do compartimento de flexão, 374-377, 375t
Músculos eretores da espinha, 327, 328t, 330-331
Músculos escalenos, 329t, 331-332, *331-332*
Músculos espinotransversais, 325-327, 328t, 330-331
Músculos extrínsecos (extra-oculares), 247, 248
Músculos hipotenares, 384

Músculos intercostais, 331-333, 336t
Músculos interespinais, 330-331
Músculos interósseos, 381, 382t, 383
Músculos interósseos dorsais, 381, 382t, 383, 401t, 404, 404
Músculos interósseos palmares, 381, 382t, 383
Músculos interósseos plantares, 401t, 404, 404
Músculos intertransversários, 327, 330-331
Músculos involuntários, 321-322
Músculos levantadores das costelas, 327, 330-331
Músculos lumbricais, 381, 382t, 383, 384, 400, 401t, 402
Músculos oblíquos da cabeça, 327, 329t
Músculos oblíquos do abdome, 332-333, 336t, 334-335
Músculos paraespinais, 47, 330-331
Músculos pectíneos, 67, 76, 78-79
Músculos retos da cabeça, 327, 329t, 331-332
Músculos S-I-R-S, 370
Músculos supra-hióideos, 355-357, 359
Músculos tenares, 384
Músculos voluntários, 321-322

Nariz, 192, 249
Navicular, 290-293
Necrose, 299-300
Necrose avascular da cabeça do fêmur, 106-107, 311-312
Nervo
  definição, 213, 215
  desenvolvimento, 51-58, 52-57
  lesões, 213, 215
  terminologia e classificação, 213, 215-218
Nervo abducente (VI par de nervos cranianos), 244t, 245, 248, 253, 343
Nervo acessório(XI par de nervos cranianos), 244t, 245, 259, 261-262, 342-343, 363-365
Nervo alveolar inferior, 250, 252
Nervo anal (retal), inferior, 236-237
Nervo auricular magno, 223, 226, 224
Nervo auriculotemporal, 250, 252
Nervo axilar, 229, 230, 371, 372
Nervo bucal, 250, 252
Nervo cervical transverso, 223, 226, 224
Nervo cutâneo do braço, medial, 227
Nervo cutâneo femoral
Nervo cutâneo femoral lateral, 234-236
Nervo cutâneo femoral posterior, 236-237
Nervo cutâneo lateral, 238, 240
Nervo cutâneo medial do antebraço, 227
Nervo cutâneo medial do braço, 227
Nervo da audição, 341-342, 348-349. (*ver também* Nervo vestibulococlear [VIII par craniano])
Nervo dorsal da escápula, 227
Nervo esfenopalatino, 250-251
Nervo esplâncnico (torácico) imo, 266

Nervo esplâncnico (torácico) maior, 266
Nervo esplâncnico (torácico) menor, 266
Nervo etmoidal anterior, 250-251
Nervo etmoidal posterior, 250-251
Nervo facial (VII par craniano)
  fibras motoras gerais, 253, 255
  fibras parassimpáticas, 255
  fibras sensitivas especiais, 253
  fibras sensitivas gerais, 253
  inervação da cóclea, 349-350
  inervação da língua, 207, 208
  inervação do arco faríngeo, 195, 196
  inervação do músculo digástrico, 356-357
  inervação do músculo estilo-hióideo, 356-357
  músculos da expressão facial, 341-342, 346-348
  visão geral, 244t, 245, 253-255
Nervo femoral, 234-238, 391-392
Nervo fibular, 393-394
Nervo fibular comum, 238, 240
Nervo fibular profundo, 238, 240
Nervo fibular superficial, 238, 240
Nervo frênico, 38-39, 223, 225-227, 333, 336
Nervo frontal, 250-251
Nervo genitofemoral, 234-236
Nervo glossofaríngeo (IX par de nervos cranianos)
  inervação da língua, 207, 208
  inervação do arco faríngeo, 195, 196
  músculos da deglutição 350-352
  visão geral, 244t, 245, 257-259, 258
Nervo glúteo inferior, 236-237, 384-385
Nervo glúteo superior, 236-237, 237, 384-385
Nervo hipoglosso (XII par craniano), 208, 244t, 245, 259, 262-263, 262-263, 342-343, 352, 354-357, 361-364
Nervo ílio-hipogástrico, 234-235
Nervo ilioinguinal, 234-235, 234-236
Nervo infra-orbital, 250-251
Nervo isquiático, 238, 239
Nervo lacrimal, 250-251
Nervo laríngeo
  externo, 259, 260
  interno, 259, 260
  recorrente, 196, 259-362
  superior, 259, 361
Nervo lingual, 250, 252
Nervo mandibular, 249, 250, 252-253
Nervo maxilar, 249-252
Nervo mediano
  anatomia, 222-223, 306-308, 374-375, 384
  distribuição cutânea, 231
  músculos inervados por, 228, 228, 230
Nervo mentual, 252
Nervo milo-hióideo, 356-357
Nervo musculocutâneo, 228, 372
Nervo nasociliar, 250-251

Nervo nasopalatino, 250-251
Nervo occipital maior, 222-223, 226
Nervo occipital menor, 223, 226, 224
Nervo occipital terceiro, 223, 226
Nervo oculomotor (nervo craniano III), 244t, 245, 247, 248, 249, 342-343
Nervo oftálmico, 249-251
Nervo olfatório (nervo craniano I), 243, 244t, 245, 246, 350-352
Nervo óptico (nervo craniano II), 244t, 245, 246-247, 247, 341-342
Nervo palatino maior, 250-251
Nervo palatino menor, 250-251
Nervo para o músculo gêmeo superior, 236-237
Nervo para o músculo piriforme, 236-237
Nervo para o músculo quadrado femoral, 236-237
Nervo para o músculo subclávio, 227
Nervo para os músculos obturador, 236-238, 392-393
Nervo peitoral lateral, 227
Nervo peitoral medial, 227
Nervo perineal, 237
Nervo petroso maior, 254, 255
Nervo petroso menor, 259
Nervo plantar, 240, 241, 400
Nervo plantar lateral, 240, 241, 400
Nervo plantar medial, 240, 241, 400
Nervo pudendo, 236-238, 338-341
Nervo radial
   anatomia, 373-374, 377
   distribuição cutânea, 231
   músculos inervados pelo, *229, 230*
Nervo retal inferior, 236-237
Nervo somático, 216-217
Nervo subescapular, 227, 371, 372
Nervo subescapular inferior, 227
Nervo subescapular superior, 227
Nervo suboccipital, 221-223, 222-223, 330-331
Nervo supra-escapular, 227, 371
Nervo supratroclear, 250-251
Nervo sural, 238, 240
Nervo tibial, 238-239, *240, 241*, 393-394, 397
Nervo torácico longo, 227, 368
Nervo toracodorsal, 227
Nervo trigêmeo (nervo craniano V)
   inervação da língua, 204-205, 207
   inervação do arco faríngeo, 194-196, *195,* 250
   inervação do músculo digástrico, 356-357
   inervação do músculo milo-hióideo, 356-357
   inervação dos dentes, 204-205
   inervação dos músculos da deglutição, 352, 354
   inervação dos músculos da mastigação, 341-342, 344, 348-349
   nervo mandibular, 249, 250, 252-253
   nervo maxilar, 249-252

   nervo oftálmico, 249-251
   visão geral, 244t, *245,* 249-253, *250*
Nervo troclear (nervo craniano IV), 244t, 245, 248, 249, 343
Nervo ulnar
   anatomia, 375, 384
   distribuição cutânea, 231
   músculos inervados pelo, 229, 230
Nervo vago (X par craniano)
   fibras nervosas parassimpáticas, 218
   inervação da laringe, 357, 359, 361-362
   inervação da região epiglótica, 207, 208
   inervação do arco faríngeo, 195, 196
   inervação do músculo constritor da faringe, 350-352
   inervação do palato, 352-354, 363-364
   inervação do sistema digestório, 133-134
   inervação dos músculos da fala, 342-343
   visão geral, 244t, 245, 259-261
Nervo vestibulococlear (VIII par craniano), 244t, 245, *256,* 256-258, 341-342, 348-349
Nervo visceral, 216-217
Nervo zigomático, 250-251
Nervos cranianos
   desenvolvimento, 51
   fibras parassimpáticas, 218
   inervação do arco faríngeo, 194-196
   nervo craniano I (nervo olfatório), 243, 244t, 245, 246, 350-352
   nervo craniano II (nervo óptico), 244t, 245-247, 341-342
   nervo craniano III (nervo oculomotor), 244t, 245, 247-249, 342-343
   nervo craniano IV (nervo troclear), 244t, 245, 248, 249, 343
   nervo craniano IX (nervo glossofaríngeo), 244t, 245, 257-259, 350-352
   nervo craniano V (nervo trigêmeo), 244t, 245, 249-253, 341-342, 344, 348-349, 352, 354, 356-357
   nervo craniano VI (nervo abducente), 244t, 245, 248, 253, 343
   nervo craniano VII (nervo facial), 244t, 245, 253-255, 341-342, 346-350, 356-357
   nervo craniano VIII (nervo vestibulococlear), 244t, 245, 256-258, 341-342, 348-349
   nervo craniano X (nervo vago), 244t, 245, 259-261, 342-343, 350-354, 357, 359, 361-364
   nervo craniano XI (nervo acessório), 244t, 245, 259, 261-262, 342-343, 363-365
   nervo craniano XII (nervo hipoglosso), 244t, 245, 259, 262-263, 262-263, 342-343, 352, 354-357, 361-364
   visão geral, 53, 241-243, 244t, 245
Nervos espinais, 221-241
   alça cervical, 223, 226, 224
   controlam os movimentos, 241, 242

desenvolvimento, 47, 51-58, 53-55
nervo frênico, 223, 225-227
plexo braquial, *226-227, 226-230, 228-229, 231-232*, 232
plexo cervical, 223, 226, *224*
plexo coccígeo, 241
plexo lombar, 234-237
plexo sacral, 236-241, *239-240*
ramos anteriores, 223, 226
ramos anteriores torácicos, 230, 233
ramos posteriores, *222-223, 222-223*, 226
ramos ventrais lombares, 230, 233-235
Nervos esplâncnicos lombares, 268
Nervos esplâncnicos pélvicos, 218, 268-269
Nervos intercostais, 226-227
Nervos supraclaviculares, 223, 226, *224*
Neurocrânio, 282-283
Neurônio, 51
Neurônios de associação, 52
Neurônios motores, 52
Neurulação, 25, 28, 30, *29*, 30-31, *30-31*
Notocorda, 22, 25, 26, *29*, 37-39
Núcleo pulposo, 300-301

Occipital, 209
Olfato, 192, 209, 246
Olho, músculos do, 332-343, *343*, *344*, 345-346t
Olhos
   músculos extra-oculares, 342-344, 345-346t
   visão, 192, 209, 246-247
Ombro
   articulações, 304-308, *304-306*
   músculos, 365, 367, 366t-368t, *367-372*
Omento
   maior, 137, *137*
   menor, 137
Órbita, 209
Orelha, 200-201
Orientação, terminologia, 15
Orifício genital, 167
Orifício urogenital, 172, *172*, 173, 179
Ossículos, 194, 200, 256-258
Ossificação
   endocondral, 274, 276
   intramembranácea, 208-209, *209*, 211, 274
Ossificação intramembranácea, 208-209, *209*, 211
Osso do quadril, 285, 287, 289, 291, 308-310
Osso inominado, 289, 291
Osso. (*ver também* Sistema esquelético)
   desenvolvimento, 45
   ossificação
      endocondral, 274, 276
      intramembranácea, 208-209, 211, 274
Ossos do carpo, *286-288*, 288-289, 291

Ossos metacarpais, 286-289, 291
Ossos metatarsais, 290-294
Ossos tarsais, 290-294
Óstio atrioventricular
   direito, 75, 77-78
   esquerdo, 78-80
Óstio da uretra, 167, 189
Óstio do tronco pulmonar, 78-79
Otosclerose, 349-350
Ovário
   anatomia, 175, *176*, 178-179
   irrigação arterial, 100
Ovidutos, 177
Ovulação, 178-179

Paladar, 192
Palato
   desenvolvimento, 201-205, *206*
   fenda, 201-202, 204-205
   inervação dos músculos, 352-354
   mole, 203-204
   primário, 202-206
   secundário, 202-206
Palato fendido, 201-202, 204-205
Pâncreas, *144-145*, 144-146
Papila do duodeno, principal, 145-146
Papilas circunvaladas, língua, 208
Parede corporal
   inervação motora aos músculos da, 230, 233
   músculos da, 331-333, 336, 336t, 334-342
      bulboesponjoso, 340-342
      esfincter da uretra, 338-339
      esfincter externo do ânus, 338-340, 340-341
      isquiocavernoso, 338-341
      levantador do ânus, 336-340
      transverso profundo e superficial do períneo, 337-341
Parietal, 208, 209
Passagens nasais, 201-203, 206
Pata de ganso, 391-392
Patela, 290, 292-293, 312-314
Pé
   articulações, 320-322, *321*
   esqueleto, 290-294
   inervação, 240, 241
   irrigação arterial, 108-109
   músculos eversores, 399, 400
   músculos flexores, 395, 396t, 397, 400
   músculos plantares, 400, 401t, 402, 404, *404*
Pedículos, vértebra, 278
Pedúnculo de conexão, 20-21, 70-71
Pele
   anatomia, 405-406
   desenvolvimento, 34-35

inervação dos dermátomos, 230, 233, *230, 233*
nervos mediano, ulnar e radial, *231*
Pelve
  anatomia, 289-292, 309-310
  corte sagital da pelve masculina, 187
  retorno venoso da, 113, *113*
  vista sagital da pelve feminina, 178-179
Pênis, 187-189, *188*, 339-340
Pericárdio
  fibroso, 60, 60-61, 154-155
  seroso, 60
Perimísio, 323-325
Períneo
  anatomia, 336-338
  retorno venoso do, 113, *113*
Periósteo, 295, 297-299
Peristaltismo, 18-19, 133-134
Peritônio
  parietal, 133-134
  tubo faz pressão contra o, 140
  visceral, 133-134
Perna
  articulação, 308-322
    joelho, 311-318, *317-318*
    pé, 320-322, *321*
    quadril, 310-312, *311-312*
    sacroilíaca, 309-310, 309-311
    sínfise púbica, 309-311
    tornozelo, 316, 318, *318-319*, 318-320
  esqueleto, 290-294
  inervação (plexo sacral), 236-237, *236-241, 239-240*
  irrigação arterial, 103, 104-109
  músculos, 394, 397-400, *395*, 396t, 398-399, *399*
  retorno venoso da, 110-112
Pescoço
  desenvolvimento e organização, 192-210
    arcos faríngeos, *193-195*, 193-196
      destino de nervos e cartilagens dos, 195
      primeiro, 194-196
      quarto, 196
      segundo, 196
      sexto, 196
      terceiro, 196
    bolsas faríngeas, 196-197, *198-199*, 199
      faringe e laringe, 198, 199
      glândula tireóide, 197-200
    desenvolvimento da face, 200-208
      dentes, 200-201, 203-206
      língua, 207-208
      palatos, 201-206
    fendas faríngeas, 199-201
    visão geral, *192*, 192-193
      transformações, vista craniana, 198

inervação autônoma, 264-265
músculos, 341-365
  conjunto hióideo, 354-357, 359, 354-355t, 355-357
    grupo infra-hióideo, 354-356
    grupo supra-hióideo, 355-357, 359
  deglutição, músculos da, 349-352, 354, *351-353*, 353t, 356-357
  esternocleidomastóideo (principal movimentador da cabeça), 363-365, *364-365*, 364-365t
  fala, músculos da, 357, 359, 359t, 358-360, *359*, 361
Pia-máter, 211, 214, *214*
Piramidal, 333, 336t
Placa articular, primitiva, 294, 296
Pleura
  cervical, 161
  costal, 161
  diafragmática, 161
  mediastinal, 161
  parietal, 160, 161
  visceral, 159
Plexo
  braquial, 216-217, 226-230, 228-229, *231-232, 232*, 372
  cervical, 223, 226, 224
  coccígeo, 241
  craniano, 216-217
  definição, 216-217
  faríngeo, 257-259, 351-352
  hipogástrico inferior, *266-267*, 269
  hipogástrico superior, 266-268
  lombar, *234-235*, 234-237, *235-236*
  lombossacral, 216-217
  sacral, *236-237*, 236-241, *239-240*
Plexo braquial
  cordas, 227-228, 230
  descrição, 216-217
  desenho esquemático, 226-227
  distribuição cutânea dos nervos, 231
  divisões, 227
  inervação, 228-230
  lesão, 230, 232
  nervo subescapular do, 372
  raízes, 227
Plexo cervical, 223, 226, 224
Plexo coccígeo, 241
Plexo craniano, 216-217
Plexo faríngeo, 257-259, 351-352
Plexo hipogástrico
  inferior, 266-267, 269
  superior, 266-268
Plexo hipogástrico inferior, 266-267, 269
Plexo hipogástrico superior, 266-268
Plexo lombar, *234-235*, 234-237, *235-236*
Plexo lombossacral, 216-217

Plexo sacral, 236-237, *236-241*
Plexo venoso vertebral externo, 124, *124*
Plexo venoso vertebral interno, 124, *124*
Pluripotência, 18-19
Pneumotórax, 161
Poli-hidrâmnio, 159
Ponte, 213
Ponte de safena, 111
Posição intraperitoneal, 140, *140*
Posição retroperitoneal, 140, *140*
Prega axilar posterior, 370
Prega da cauda, 43, *43-44*
Prega neural, 25, 28-30
Prega pleuroperitoneal, 37, 39, 41
Prega urogenital, *172*, 173, 179, 187
Prega vocal, 361-362
Pregas pleuropericárdicas, 60, 154-155
Pregueamento, embrionário, 31-45, *33-34*, *36*, *38-47*
Pregueamento lateral, 32, *33*, *34*, 34-35, *48-49*, 48-49
Pregueamento longitudinal, 32, 34-39, *38-45*, 39, 41-45, 48-49
Pré-molares, 204-205
Processo coracóide, 367-368
Processo coronóide, 346, 348
Processo espinhoso, vértebra, *278*, *279-280*
Processo intermaxilar, 201-202
Processo mandibular, 200-201
Processo maxilar, 200-201
Processo nasal
  lateral, 201-202
  medial, 201-202
Processo odontóide, 300-302, 304-305
Processo transverso, vértebra, *278-280*
Proeminência maxilar, 209
Prolapso, 338-339
Prolapso da valva atrioventricular esquerda (mitral), 78-79
Proliferação, 18-20
Pronação, 325
Propriocepção, 325-326
Prosencéfalo, 213
Próstata
  anatomia e desenvolvimento, 169-170, *186*, 186-187
Ptose, 249
Púbis, 289-291
Pulmões
  amadurecimento dos, 157, *158*
  anatomia clínica do pulmão adulto, 158-164, *159-163*
  enfisema, 163, *164*
  estágios de desenvolvimento, 158
  inervação autônoma, 266
  referência anatômica no exame, 161
  toracocentese, 161, *162*
  vistas laterais dos, 160

Punção lombar, 213, 215
Punção venosa, 119-120
Punho
  articulação, 306-309
  músculos extensores, 378, 379t
  músculos flexores, 375t, 376
Pupila, 247-249

Quadril
  adutores, 392-394
  articulação, 310-312, *311-312*
  extensores, 393-394, 397
  flexores, 389-391
  rotadores, 384-385, 387-388, *388*
Quarta bolsa faríngea (corpo ultimobranquial), 197, *198*
Quiasma óptico, 246, *247*

Rádio, 286-289
Rafe pterigomandibular, 347-349
Raiz anterior, 52, 56
Raiz posterior, 52, 56
Ramo (do pênis ou clitóris), 339-340
Ramo anterior (ventral), 54, 56, 56-57, 223, 226
Ramo bronquial, 93, 94
Ramo comunicante branco, 55, 56, 230, 233
Ramo hepático próprio, da artéria hepática comum, 95, 96
Ramo laríngeo externo, 259, 260
Ramo laríngeo interno, 259, 260
Ramo posterior 54, 56-57, 222-223, 226
Ramos anteriores lombares, 230, 233-235
Ramos anteriores torácicos, 230, 233
Ramos comunicantes cinzentos, 230, 233, 55, 56
Ramos intercostais anteriores, 89, 90, 94, 407, 408
Ramos nasais posteriores superiores, 250-251
Recesso costodiafragmático, 161
Recesso poplíteo, 316
Rede do testículo, 180
Rede dorsal venosa da mão, 119
Refluxo gastresofágico (RGE), 133-134
Região perineal
Respostas clássicas de "lutar ou fugir", 218
Retina, 246
Retináculos, 272
Reto
  anatomia, 150-152
  irrigação arterial, 101-102
Retorno venoso, 109-124
  sistema porta, 114-117, *116*, *117*
  veia cava inferior, formação da, 110-115
  veia cava superior, formação da, 117-124
Revestimento peritoneal, 173
RGE (refluxo gastresofágico), 133-134

Rim
    desenvolvimento, 166-170
    irrigação arterial, 99
Rombencéfalo, 213
Rotadores, 327, 329t, 330-331

Saco peritoneal, 34-35, 133-134
Saco pleural, 34-35
Saco vitelino
    definitivo, 23, 24, 26
    primário, 20-22
    remanescente, 34-35, 44, *44*
    secundário, 20-22, 25
Sáculos alveolares, 158
Saliva, 243
Seio carótico, 258
Seio cavernoso, 123, *123*
Seio coronário, 66, 76
Seio maxilar, 206
Seio reto, 122, 123
Seio sagital inferior, 122, 123
Seio sagital superior, 122, 123
Seio sigmóide, 122, 123
Seio transverso, 122, 123
Seio urogenital, 150-151, 167, *167*, 168-169, 172, 184
Seio venoso, 48-49
Seios (venosos) da dura-máter, 122, 123
Seios, 282-283
Seios petrosos, 122, 123
Seios venosos da dura-máter, 211
Semilunar, 288-289, 291
Septo intermédio, 62, 63
Septo interventricular, 63, 66
Septo nasal, 203-204
Septo transverso, 34-35, 37-39, 61
Septo traqueoesofágico, 154
Septo urorretal, 149-151
Sesamóide, 292-294, 400, 403
Sinciciotrofoblasto, 20-22
Sincondrose, 296-297
Sindesmose, 295-297
Sínfise púbica, 309-311
Sínfises, 296-297
Sinostose, 296-297
Sinóvia, 296-297
Sistema articular, 293-322
    articulações, principais, 299-322
        esqueleto axial, 300-304
            articulação atlantoaxial, 300-302, 304-305
            articulação atlantoccipital, 300-305
            articulação intervertebral, 300-304
            articulações costotransversárias, 302-304
            articulações esternocostais, 302-304
        membro inferior, 308-322
            articulação do joelho, 311-316, 317-318
            articulação sacroilíaca, 309-311
            pé, 320-322
            quadril, 310-312
            sínfise púbica, 309-311
            tornozelo, 316, 318-320
        membro superior, 302-309
            articulação acromioclavicular, 304-305
            articulação do ombro (glenoumeral), 304-308
            articulação esternoclavicular, 304-305
            cotovelo, 306-308
            ombro, 304-308
            punho, 306-309
    tipos de articulação
        cartilagínea, 294-297
        fibrosa, 294-297
        sinovial, 294-300
    visão geral, 293-294, 296
Sistema circulatório, 59-129
    aorta
        descendente, 92-100
            parte abdominal, 84-85, 94-100
            parte torácica, 93-94
        ramos do arco, 80-89
        regiões, 80
    artéria axilar, ramos da, 89-92
    coração, adulto
        anatomia, 73-83
            artérias coronárias, 80, 81
            átrio direito, 75, 77-76
            átrio esquerdo, 78-79
            sons do coração, 79-80
            valva atrioventricular direita (tricúspide), 76-80
            valva atrioventricular esquerda (mitral), 78-80
            valva da aorta, 75, 77-80
            valva do tronco pulmonar, 75, 77-80
            ventrículo direito, 76-79
            ventrículo esquerdo, 78-80
        formação do coração, 60-73
            alterações da circulação ao nascimento, 70-73
            efluxo, 66-72
            formação da câmara, 62-66, 63-67
            influxo, 66
            saco pericárdico, 60-61
    irrigação arterial
        artéria axilar, ramos da, 89-92
        braço, 91-92
        cavidade pélvica, 100-103
        coração, 80, 81
        perna, 103-109

retorno venoso, 109-124
   sistema porta, 114-117
   veia cava inferior, formação da, 110-115
   veia cava superior, formação da, 117-124
   visão geral, 59-60
Sistema craniossacral, 218
Sistema de veias jugular, 118, 211
Sistema digestório, 131-152
   cavidade abdominal, 132-134
   desenvolvimento, 131-132
   esôfago, 133-134
   intestino anterior, 134-140
   intestino médio, 145-150
   intestino posterior, 149-152
   órgãos acessórios da digestão, 140-146
      desenvolvimento, 142
      fígado, 141-144
      pâncreas, 144-146
      vesícula biliar, 144-145
   visão geral, 131-132
Sistema esquelético
   costelas e esterno, *285, 287*
   crânio, 282-283, *283, 285-284, 284*
   desenvolvimento, 274-278
   membros, 284-294
      inferiores, 289-294
      superiores, 285-289, *291, 289, 291*
   vértebras e coluna vertebral, 278, *279-281,* 281-283
   vista de todo o esqueleto, *277*
Sistema genital
   anatomia genital feminina, 175-180, *175-180*
   anatomia genital masculina, 180-189, *181-189*
   diferenciação entre homens e mulheres, 173-175, *175*
   visão geral, 165-166
Sistema linfático
   anatomia, 124-129, *126-128*
   mama, 407, 408
Sistema muscular, 321-404
   esqueleto apendicular, 365, 367-404
      contração isométrica e isotônica, 322-323
      cabeça e pescoço, músculos da, 341-365
         conjunto hióideo, 354-357, 359, *354-355t, 355-357*
         esternocleidomastóideo (principal movimentador da cabeça), 363-365, 364-365t
         expressão facial, músculos da, 346-349
         grupo infra-hióideo, 354-356
         grupo supra-hióideo, 355-357, 359
         língua, 361-364, *362-363t*
         músculos da audição, 348-350
         músculos da deglutição, 349-352, 354, *351-353,* 353t, 356-357
         músculos da fala, 357, 359, 359t, 358-361

músculos da mastigação, 344-346, 348, 345-346, 346, 348t
músculos do olho, 332-346
esqueleto axial, músculos do, 325-327, 328t 329t, 330-332, *331-332*
estrutura das fibras, 323-325
inervação, 325-326
mão, músculos da, 380, 381, 382t, 383, 384
   adutor do polegar, 382t, 384
   interósseos, 381, 382t, 383
   lumbricais, 381, 382t, 383, 384
   radiais, 381, 383
movimento, 322-325
músculos do membro inferior, 384-404, 387t, 389, 391t, 393-394t, 396t, 401t
   abdutor do dedo mínimo, 400, 401t, 402
   abdutor do hálux, 400, 401t, 402
   adutor curto, 392-393, 50lt
   adutor do hálux, 401t, 402, 404
   adutor longo, 392-393, 392-393, 393-394t
   adutor magno, 392-393, 393-394t
   articular do joelho, 389, 391t, 392-393
   bíceps femoral, 386, 388, 393-394t, 394, 397
   extensor curto do hálux, 398
   extensor curto dos dedos, 397, 400, 398, 399
   extensor longo do hálux, 396t, 397-400
   extensor longo dos dedos, 396t, 397, 400, 398, 399
   fibular curto, 395, 396t, 399, 400
   fibular longo, 395, 396t, 398-400
   fibular terceiro, 396t, 397-400
   flexor curto do dedo mínimo, 400, 401t, 402
   flexor curto do hálux, 400, 401t, 402
   flexor curto dos dedos, 400, 401t, 402
   flexor longo do hálux, 395, 396t, 397, 400
   flexor longo dos dedos, 395, 396t, 397, 400, 401t, 402, 403
   gastrocnêmio, 394, 397, 395, 396t, 397-400
   gêmeo inferior, 387, 387t, 388
   gêmeo superior, 387, 387t, 388
   glúteo máximo, 384-386, 387t
   glúteo médio, 384-386, 387t, 388
   glúteo mínimo, 384-386, 387t, 388
   grácil, 391-394, 393-394t
   ilíaco, 389-391, 391t
   lumbricais, 400, 401t, 402
   músculos da perna, 394, 397-400, 395, 396t, 398-399
   obturador externo, 387t, 388
   obturador interno, 387, 387t, 388
   pectíneo, 390, 392-393, 392-393, 393-394t
   piriforme, 384-385, 387, 387t, 388
   plantar, 395, 397, 400

poplíteo, 394, 397, 395, 396t
psoas maior, 389, 391, 389, 391t, 390
psoas menor, 389-391
quadrado femoral, 387, 387t, 388
quadrado plantar, 400, 401t, 402
quadríceps femoral, 384, 391-392
reto femoral, 389, 391t, 391-392
sartório, 389, 391t, 391-392
semimembranáceo, 386, 388, 393-394t, 394, 397
semitendíneo, 386, 391-392, 393-394t, 394, 397
sóleo, 394, 397, 395, 396t, 397-400
tensor da fáscia lata, 387t, 388, 391-392
tibial anterior, 396t, 397-400
tibial posterior, 395, 396t, 397, 400
vasto intermédio, 389, 391t, *391-392*, 391-393
vasto lateral, 389, 391t, *391-392*, 391-393
vasto medial, 389, 391t, 391-393
músculos do membro superior, 365, 367, 366t-368t, 367-384, 372t, 375t, 379t, 382t
abdutor longo do polegar, 378, 379, 379t
bíceps braquial, 372, 372t, 374
braquial, 372t, 373, *373*
braquiorradial, 377, 378, 379t
coracobraquial, 372, 372t, 373
deltóide, 366t, 372, 373
extensor curto do polegar, 378, 379, 379t
extensor do dedo mínimo, 377, 378, 379t
extensor do indicador, 377, 378, 379t
extensor dos dedos, 377, 378, 379t
extensor longo do polegar, 377-379, 379t
extensor radial curto do carpo, 377, 378, 379t
extensor radial longo do carpo, 377, 378, 379t
flexor longo do polegar, 375, 375t, 376
flexor profundo dos dedos, 375, 375t, 376
flexor radial do carpo, 375, 375t, 376
flexor superficial dos dedos, 375, 375t, 376
flexor ulnar do carpo, 375, 375t, 376
infra-espinal, 367-368t, 371, *371*
latíssimo do dorso, 366t, 368, 370
manguito rotador, 370-371
músculos da mão, 380, 381, 383, 384, 383t
músculos do compartimento de extensão, 377-379, 379t
músculos do compartimento de flexão, 374-377, 375t
palmar longo, 374, 375t, 376
peitoral maior, 366t, 369, 370
peitoral menor, 366t, 368, 369
pronador quadrado, 375t, 376, 377
pronador redondo, 375t, 376, 377
redondo maior, 367-368t, 372, 374
redondo menor, 367-368t, 371, *371*
serrátil anterior, 366t, 367-369
subclávio, 369, 369
subescapular, 367-368t, 371, *371*

supinador, 377, 378, 379t
supra-espinal, 367-368t, 371, *371*
trapézio, 365, 367, 366t, 367-368
tríceps braquial, 372t, 373-374, *374*
músculos voluntários e involuntários, 321-322
parede corporal, músculos da, 331-333, 336, 332-333, 333, 336t, 334-342, 339-341
bulboesponjoso, 340-342
esfincter da uretra, 338-339
esfincter externo do ânus, 338-340, 340-341
isquiocavernoso, 338-341
levantador do ânus, 336-340
transverso do períneo, 337-341
visão geral, 321-323
Sistema nervoso
autônomo, 51, 262-269, *265-268*
dor referida *268*, 269
inervação
cabeça, 264-265
pulmões e coração, 266
vísceras abdominais e pélvicas, 266-269, *266-267*
nervos eferentes viscerais, 218
plexo hipogástrico inferior, 266-267, 269
plexo hipogástrico superior, 266-268
visão geral, 218-222
central (SNC)
anatomia esquemática, 210
componentes, 210
desenvolvimento, 211-213, 215
líquido cerebrospinal, 212
nervos cranianos
fibras nervosas parassimpáticas, 218
inervação do arco faríngeo, 194-196, *195*
nervo craniano I (nervo olfatório), 243, 244t, 245, 246, 350-352
nervo craniano II (nervo óptico), 244t, 245-247, *247*, 341-342
nervo craniano III (nervo oculomotor), 244t, 245, 247, 248, 249, 342-343
nervo craniano IV (nervo troclear), 244t, 245, 248, 249, 343
nervo craniano IX (nervo glossofaríngeo), 244t, 245, 257-259, *258*, 350-352
nervo craniano V (nervo trigêmeo), 244t, 245, 249-253, *250*, 341-342, 344, 348-349, 352, 354, 356-357
nervo craniano VI (nervo abducente), 244t, 245, 248, 253, 343
nervo craniano VII (nervo facial), 244t, 245, 253-255, 341-342, 346-350, 356-357
nervo craniano VIII (nervo vestibulococlear), 244t, 245, 256, 256-258, 341-342, 348-349
nervo craniano X (nervo vago), 244t, 245, 259, 260, 261, 342-343, 350-352, 354, 353, 357, 359, 361-364

nervo craniano XI (nervo acessório), 244t, *245*, 259, 261-262, *262*, 342-343, 363-365
nervo craniano XII (nervo hipoglosso), 244t, *245*, 259, 262-263, *262-263*, 342-343, 352, 354-357, 361-364
visão geral, 241-243, 244t, *245*
nervos espinais, 221-241
  alça cervical, 223, *226*, 224
  controle de movimento por, 241, 242
  nervo frênico, 223, 225-227
  plexo braquial, *226-227*, 226-230, *228-229*, *231-232*, 232
  plexo cervical, 223, *226*, 224
  plexo coccígeo, 241
  plexo lombar, *234-235*, 234-237, *235-236*
  plexo sacral, *236-237*, 236-241, *239-240*
  ramos anteriores, 223, *226*
  ramos anteriores lombares, *230*, 233-235
  ramos anteriores torácicos, *230*, 233, *230*, *233*
  ramos posteriores, *222-223*, *226*
periférico
  anatomia macroscópica, 213, 215-218
  definição, 210
  desenvolvimento, 51-58, *52-57*
  terminologia, 213, 215-218
Sistema nervoso autônomo, desenvolvimento, 51
  dor referida, 268, 269
  inervação de
    cabeça, 264-265
    pulmões e coração, *266*, 266
    vísceras abdominais e pélvicas, 266-269
  nervos eferentes (motores) viscerais, 218
  plexo hipogástrico inferior, *266-267*, 37
  plexo hipogástrico superior, 266-268
  visão geral, 218-222, 262-269
Sistema nervoso central
  anatomia esquemática, 210
  componentes, 210
  desenvolvimento, 211-213, 215
  fluxo do líquido cerebrospinal, 212
Sistema nervoso periférico
  anatomia macroscópica, 213, 215-218
  definição, 210
  desenvolvimento, 51-58
  terminologia, 213, 215-218
Sistema parassimpático, 52, 54, 218, 220, 264-269
Sistema porta, 114-117, *116*, *117*
Sistema porta do fígado (ver Sistema porta)
Sistema respiratório, 153-164
  anatomia do pulmão, clínica, 158-164, *159-163*
  desenvolvimento, 154-156
  maturidade funcional da respiração, 154-155, *157*, 157-158
  transtornos
    asma, 163, 164
    bronquite, 163, 164

doença pulmonar obstrutiva crônica (DPOC), 164
    enfisema, 163, 164
  visão geral, 153
Sistema simpático, 52-55, 218, *219*, *221-222*, 264-269
Sistema toracolombar, 218
Sistema urinário
  desenvolvimento
    bexiga e uretra, 169-173, *171-173*
    rim, *166-169*, 166-170
    ureter, 168-170
  visão geral, 165
Somitos, 45, 55-56
Sons do coração, 79-80
Substância branca, 211, 213
Substância cinzenta, 211, 213
Substância cinzenta intermédia, medula espinal, 211
Sulco laringotraqueal, 154
Sulco neural, 25, 28-30
Sulco uretral, 172, 189
Sulcos, 213, 215
Supinação, 325
Supinador, 377, 378, 379t
Sutura, 295-297

Tálamo, 213
Tálus, 290-294, 316
Tamponamento cardíaco, 60-61
Tegumento
  anatomia, 405-408
  ditribuição cutânea dos nervos mediano, ulnar e radial, 231
  inervação dos dermátomos, 230, 233
Temporal, 208-209, 345-346, 348, 348t
Tendão, 323-325
Tendão central, 37, 39, 41
Tendão do calcâneo (de Aquiles), 316, 394, 397
Tentório do cerebelo, 122
Teratoma sacrococcígeo, 22, 25, 27, *27*
Termos
  de anatomia, básicos, 15
  orientação, 15
Testículo
  anatomia, *182-185*, 183-185
  irrigação arterial, 100
  medula do, 184
Tetralogia de Fallot, 64, *64*
Tíbia, *284*, 290-292, *292-293*
Timo, 127, 197, 198
Tímpano (membrana timpânica), 197, 200, 209, 348-350
Toracoacromial, 89, 407, 408
Toracocentese, 161, 162
Torção de tornozelo, 318-319, *318-319*
Totipotência, 18-19
Trabéculas cárneas, 76

Trabéculas septomarginais, 76
Trapézio, 365, 367, 366t, 367-368, 368
Traquéia, 55
Trato gastrintestinal, 132
Trato óptico, 246
Tríade portal, 116, 144-145
Trígono, da bexiga, 186, *186*
Trígono femoral, 111, 112
Trígono suboccipital, 329t, 330-331
Trocanteres, 291-292
Trofoblasto, 20-21, *20-21*
Trompa, 351-352
Trompas de Falópio (tubas uterinas), 177
Tronco arterial, 67
Tronco braquiocefálico, 69, 80, 84-85
Tronco celíaco, 95, 95-96, *135*, 135, 137
Tronco costocervical, 89, 121
Tronco encefálico, 213
Tronco lombossacral, 236-237, *236-237*
Tronco pulmonar, 67-68, 68, 76, 78-79
Tronco simpático, 55
Tronco tireocervical, 88, 88, 121
Tuba auditiva (de Eustáquio), 197, 198
Tubas uterinas, 177
Tubérculo genital, 169-172, 180, 187
Tubérculo glenoidal, 372
Tubo cardíaco, 60-62, 66
Tubo intestinal
    a via área brota do, 154
    adulto, 134-135
    desenvolvimento, 131-132
    sistema porta de veias para o fígado, 117
Tubo laringotraqueal, 154
Tubo neural
    defeitos, 30-31, *30-31*
    desenvolvimento, 25, 28, 30, *29*, 38-39
    desenvolvimento da face, 200-202
    desenvolvimento do arco faríngeo, 193
Tubo neural aberto, 30-31
Tubos endocárdicos, laterais, 48-49

Ulna, 284, 286-289
Umbigo, 70-71, 116-117, 146
Úmero, 284, 286-289
Úraco, 169-170
Ureter, 168-170
Uretra
    anatomia, 179
    desenvolvimento, 169-173, *171-173*
    hipospadia, 189, *189*
    membranácea, 169-170
    pélvica, 169-170
    peniana, 172
    prostática, 186-187

Útero
    anatomia, 175, *176*, *177*, 177-179
    irrigação arterial, 101

Vagina, irrigação arterial para a,
Valva atrioventricular, 75, 77-78
Valva atrioventricular direita (tricúspide), 76-78, *77-78*, 79-80
Valva atrioventricular esquerda, 78-80
Valva bicúspide, 78-80
Valva da aorta, 75, 77-80
Valva do tronco pulmonar, 75, 77-79, 78-79, 79-80
Varizes, 117
Veia axilar, 119-121
Veia ázigo, 114-115, 118-119
Veia basílica, 119, 120
Veia braquial, 119, 120
Veia braquiocefálica, 119, 120, 124
Veia cardinal, 50, 70-71
Veia cava inferior
    através do diafragma, 61
    formação, 70-73, 110-115
    influxo para o átrio, 66, 76, 109
Veia cava superior
    formação, 117-124
    influxo para, 66, 75, 77-76, 109
Veia cefálica, 119, 120
Veia circunflexa da escápula, 120
Veia cubital mediana, 120, *120*
Veia dorsal profunda do clitóris, 113
Veia dorsal profunda do pênis, 113, *113*
Veia esplênica, 114-115
Veia facial, 121
Veia femoral, 107, 111, 112
Veia gástrica esquerda, 114-115
Veia gonadal, 114-115
Veia hemiázigo, 118-119
Veia hemiázigo acessória, 119
Veia hepática, 114, *114*, 114-116
Veia ilíaca comum, 110, 113
Veia ilíaca externa, 110, 111, 113
Veia iliolombar, 113
Veia intercostal, 124
Veia jugular externa, 121, 121
Veia jugular interna, 120-121, *121*, 122
Veia maxilar, 121
Veia mesentérica inferior, 114-115
Veia mesentérica superior, 114-115
Veia poplítea, 110
Veia porta, 73, 114-116, 144-145
Veia pulmonar, 62, 66, 78-79
Veia radial, 120
Veia retal inferior, 113
Veia retal média, 113

Veia retal superior, 114-115
Veia retromandibular, 121
Veia sacral mediana, 114
Veia safena magna, 110-111, *111*, 112
Veia safena parva, 110
Veia subclávia, 118-120, *120*
Veia supra-renal, 114-115
Veia temporal superficial, 121
Veia tibial posterior, 110
Veia tireóidea inferior, 124
Veia torácica interna, 121, 124
Veia torácica lateral, 120
Veia toracoacromial, 120
Veia ulnar, *120*
Veia umbilical, 50, 70-73, 117
Veia vertebral, 121, 124
Veia vitelina, 50, 70, 73
Veias acompanhantes, 110
Veias lombares, 114
Veias renais, 114-115
Veias varicosas, 111
Ventrículo, cérebro, 211, 212
Ventrículo, coração
   formação, 61-64, 66, 66
Ventrículo direito, 76-79
Ventrículo esquerdo, 78-80
Vértebra coccígea, 278, 279
Vértebras
   anatomia, 278, *279-280*, 280-283
   drenagem venosa das, 124, *124*
   irrigação arterial, 88
Vértebras cervicais, 278-280
Vértebras lombares, 278-280
Vértebras sacrais, 278, 279
Vértebras torácicas, 278-280
Vesícula biliar
   anatomia e desenvolvimento, 144-145
   irrigação arterial, 96
Vestíbulo, 179
Vestíbulo, bulbo do, 179
Via ilíaca interna, 113
Via urinária, 180
Visão, 192, 209, 246-247
Vólvulo sigmóide, 100

Zigomático, 209
Zigoto, 19-20, *19-20*